Ralf Tunn, Engelbert Hanzal, Daniele Perucchini (Hrsg.)
Urogynäkologie in Praxis und Klinik

Urogynäkologie in Praxis und Klinik

3. Auflage

Herausgegeben von
Ralf Tunn, Engelbert Hanzal und Daniele Perucchini

DE GRUYTER

Herausgeber
Prof. Dr. med. Ralf Tunn
St. Hedwig Kliniken
Klinik für Urogynäkologie
Große Hamburger Str. 5–11
10115 Berlin
Email: r.tunn@alexianer.de

ao. Univ. Prof. Dr. med. Engelbert Hanzal
Kontinenz- und Beckenbodenzentrum
Medizinische Universität Wien
Universitätsklinik für Frauenheilkunde
Währinger Gürtel 18-20
1090 Wien
Österreich
Email: engelbert.hanzal@meduniwien.ac.at

Priv.-Doz. Dr. med. Daniele Perucchini
Blasenzentrum AG, Zürich
Gottfried-Keller-Strasse 7
8001 Zürich
Schweiz
Email: perucchini@blasenzentrum.ch

und

Klinik für Gynäkologie
Universitätsspital Zürich
8091 Zürich

ISBN: 978-3-11-065434-9
e-ISBN (PDF): 978-3-11-065790-6
e-ISBN (EPUB): 978-3-11-065447-9

Library of Congress Control Number: 2021934663

Bibliografische Information der Deutschen Nationalbibliothek
Die Deutsche Nationalbibliothek verzeichnet diese Publikation in der Deutschen Nationalbiblio-graphie; detaillierte bibliografische Daten sind im Internet über http://dnb.d-nb.de abrufbar.

© 2021 Walter de Gruyter GmbH, Berlin/Boston
Einbandabbildung: Talaj / iStock / Getty Images Plus
Satz/Datenkonvertierung: L42 AG, Berlin
Druck und Bindung: CPI books GmbH, Leck

www.degruyter.com

Vorwort

Im Vorwort zur 2. Auflage sprachen wir von der rasanten Entwicklung der Urogynäkologie der davor vergangenen 15 Jahre. TVT-Plastik, konfektionierte vaginale Netze, M3-selektive Retard-Anticholinergika, SNRI zur Therapie der Belastungsharninkontinenz, Polyacrylamid zur periurethralen Unterspritzung unter Sicht waren die markantesten Innovationen.

Die letzten 10 Jahre seit Erscheinen der 2. Auflage schienen demgegenüber ruhiger. Onabotulinumtoxin musste durch die Zulassung zur Therapie der neurogenen (2011) als auch idiopathischen (2013) überaktiven Blase nicht mehr im Off-Label-Use angewandt werden und durch die Einführung von Mirabegron konnte die überaktive Blase nun endlich auch über den Sympathikus beeinflusst werden. Beide Erweiterungen des urogynäkologischen Therapiespektrums konnten sich durch wirtschaftliche Aspekte nur zögerlich etablieren, da die Finanzierung von Botox über Jahre weder stationär noch ambulant klar geregelt war und Mirabegron schon ein Jahr nach Zulassung vorübergehend wieder vom Markt genommen wurde. In beiden Fällen waren es urologisch/urogynäkologisch interessierte Ärzt*innen, die zwischen wirtschaftlichen Aspekten und dem Patientenwohl abwägend, mit viel Energie um Lösungen gerungen haben.

Weitere Spannungsfelder ergaben sich durch die FDA-Warnungen (2009 und 2011) und das Verbot (2019) der vaginalen Netze. Die Entscheidungen der FDA als auch die berufspolitischen Interpretationen weltweit, sind bis heute nur bedingt wissenschaftlich begründet, im deutschsprachigen Raum wurde von allen Seiten zwar unterschiedlich, aber mit Besonnenheit auf Grundlage des SCENIHR-Gutachtens (2015) reagiert, aber viele Fragen für den Umgang mit vaginalen Netzen bleiben weiterhin unbeantwortet.

Auf den ersten Blick könnte man der Urogynäkologie daher rückschrittliche 10 Jahre bescheinigen, weshalb wir die Frage, ob eine Neuauflage des Buches überhaupt sinnvoll ist, an alle Mitautor*innen weitergegeben haben.

Es zeigt sich, dass vieles noch Bestand hat, wie zum Beispiel die klinischen, endoskopischen und urodynamischen Untersuchungstechniken, hingegen die Bildgebung sich dynamisch weiterentwickelt hat. Die Therapie der Belastungsharninkontinenz ist etabliert, bei der überaktiven Blase und interstitiellen Zystitis scheinen sich durch Einbeziehung des Mikrobioms der Blase neue diagnostische und therapeutische Pfade zu öffnen. Beide Inkontinenzformen haben in den letzten Jahren gleichermaßen von den zunehmend differenzierten physiotherapeutischen Konzepten profitiert, ein hier völlig neu geschriebenes Kapitel zur Thematik spiegelt diese Entwicklung wider.

Die Diskussionen um die vaginalen Netze führte schließlich zur stetigen Verbesserung der Versorgungsqualität beim Descensus urogenitalis. Betroffene und Ärzt*innen sind der Pessartherapie gegenüber aufgeschlossener geworden und der Stellenwert der Faszienrekonstruktionstechniken und der Operationen mit Gewebeersatz

https://doi.org/10.1515/9783110657906-201

wird im klinischen Alltag kritischer hinterfragt und wissenschaftlich gezielter untersucht. Das hat auch zur entsprechenden Überarbeitung des Kapitels 20.2 geführt.

Natürlich kann die im Buch zitierte Literatur bereits zum Erscheinen des Buches da und dort nicht mehr aktuell sein, dafür sind im Kapitel 6 jene Werkzeuge aufgeführt, die es auch im klinischen Alltag ermöglichen, die neueste und beste Evidenz in unser Handeln zu integrieren. Die Autor*innen lassen auch ihre persönlichen Erfahrungen mit einfließen, manches mag auch länderspezifisch nuanciert sein. Daher war es uns wichtig, dass bei den Hauptthemen Autor*innen aller drei Länder vertreten sind und inhaltlich Konsens besteht.

Mit dem Buchkonzept soll erneut Geschichtliches, Traditionelles und Aktuelles miteinander vereint werden. Damit wollen wir verhindern, dass zum Beispiel Operationstechniken eine Renaissance erfahren, die sich bereits im Vorfeld nicht etablieren konnten, neue Techniken wiederum können realistischer bewertet werden. Die beste Symbiose dieser Aspekte spiegelt sich durch die evolutionsmedizinische Betrachtung der Entstehung von Urogenitalerkrankungen (siehe Kapitel 2) wider und findet durch die Einbeziehung des Mikrobioms in die Pathogenese von Blasenerkrankungen Eingang. Die evolutionsmedizinische Frage, „warum" es peripartal zu irreversiblen Beckenbodenveränderungen kommen kann, ist noch nicht ausreichend beantwortet. Die Kapitel 15, 16 und 23 vermitteln daher verschiedene konservative Therapieansätze, um unseren Wunsch Rechnung zu tragen, sie noch konsequenter vor, während und nach der Schwangerschaft zur Anwendung zu bringen. Kapitel 20.1 hat hier neben therapeutischen Ansätzen auch den präventiven Ansatz einer postpartalen Pessartherapie in den Raum gestellt. Wenn man bedenkt, dass wir ca. 20 Jahre gerungen haben, um das postpartale Beckenbodentraining zu etablieren, hoffen wir, damit einen Beitrag zur Unterstützung der postpartalen Rückbildung des Beckenbodenbindegewebes zu leisten.

Wir danken all den Mitautor*innen, die bereits die 2. Auflage mitgestaltet und sich nun wieder mit Engagement eingebracht haben. Wir blicken respektvoll und dankbar auf alle, die zum Gelingen der 2. Auflage beigetragen haben, aber aus verschiedenen Gründen an der Neuauflage nicht mitarbeiten konnten. Für sie war es selbstverständlich, dass wir ihr Wissensgut weiter nutzen konnten. Wir danken unseren vielen neuen Autor*innen, die den von uns gewünschten Generationswechsel eingeleitet haben. Danke, dass alle arrivierten Verfasser*innen diesen Erneuerungsprozess auf Augenhöhe unterstützt haben. Wir sind dankbar, dass Wolfgang Fischer im Hintergrund immer wieder an die Dringlichkeit einer Neuauflage erinnert hat, was uns disziplinierte und anspornte. Eckhard Petri und Nikolaus Veit-Rubin können die Veröffentlichung dieses Buches leider nicht mehr miterleben. Ihnen gilt unser stilles, dankbares Gedenken. Es war uns eine besondere Ehre, Eckhard Petri für unser Projekt gewinnen zu können und es gibt kaum einen gelungeneren Beitrag als das Kapitel 33, um sein Vermächtnis für die Urogynäkologie aufrecht zu erhalten.

Berlin, Wien, Zürich im Mai 2021
Ralf Tunn, Engelbert Hanzal, Daniele Perucchini

Inhalt

Autorenverzeichnis 3. Auflage

Prof. Dr. med. Thomas Aigmüller
Abteilung für Frauenheilkunde und Geburtshilfe
LKH Hochsteiermark
Vordernberger Str. 42
A-8700 Leoben
E-Mail: aigmueller@gmail.com
Kapitel 20.2

Prof. Dr. med. Werner Bader
Zentrum für Frauenheilkunde
Klinikum Bielefeld
Teutoburger Str. 50
33604 Bielefeld
E-Mail: werner.bader@klinikumbielefeld.de
Kapitel 13.1

PD Dr. med. Kaven Baessler
Frauenklinik St. Joseph Krankenhaus Tempelhof
Wüsthoffstr. 15
12101 Berlin
E-Mail: kaven.baessler@sjk.de
Kapitel 7, 8

Prof. Dr. med. Ricarda M. Bauer
Urologische Klinik und Poliklinik der
Ludwig-Maximilians-Universität München
Klinikum Großhadern
Marchioninistr. 15
81377 München
E-Mail: ricarda.bauer@med.uni-muenchen.de
Kapitel 17

Dr. med. Kathrin Beilecke
Klinik für Urogynäkologie
St. Hedwig Kliniken Berlin
Große Hamburger Straße 5–11
10115 Berlin
E-Mail: k.beilecke@alexianer.de
Kapitel 23, 29

PD MD Nicole Bender, PhD, MSc, FMH
Institut für Evolutionäre Medizin,
Universität Zürich
Deputy Institute Manager
Head Clinical Evolutionary Medicine Group
E-Mail: nicole.bender@iem.uzh.ch
Kapitel 2

PD Dr. med. Cornelia Betschart
Klinik für Gynäkologie
Universitätsspital Zürich
Frauenklinikstrasse 10
CH-8091 Zürich
E-Mail: Cornelia.betschart@usz.ch
Kapitel 4, 13.2

Ass. Prof. PD Dr. med. Vesna Bjelic-Radisic
Landesfrauenklinik Helios Universitätsklinikum
Heusnerstr. 40
8036 Wuppertal
E-Mail: vesna.bjelic-radisic@helios-gesundheit.de
Kapitel 7, 8

Prof. J.O. DeLancey M.D.
University of Michigan
Women's Hospital
Ann Arbor, USA
Kapitel 4

Prof. Dr. med. Thomas Dimpfl
Klinikum Kassel GmbH
Mönchebergstr. 41–43
34125 Kassel
E-Mail: thomas.dimpfl@klinikum-kassel.de
Kapitel 21

Ass. Prof. Dr. med. Daniela Dörfler
Universitätsklinik für Frauenheilkunde, AKH,
Medizinische Universität Wien
Währinger Gürtel 18–20
A-1090 Wien
E-Mail: daniela.doerfler@meduniwien.ac.at
Kapitel 24

Prof. Dr. med. Dr. phil. Dr. h. c. mult.
Andreas D. Ebert
Praxis für Gynäkologie und Geburtshilfe
Nürnberger Str. 67
10787 Berlin
E-Mail: adebert@gmx.de
Kapitel 29

Dr. med. Armin Fischer
Fachabteilung Gynäkologie
Klinikum Werra-Meißner
Elsa-Brändström-Str. 1
37269 Eschwege
E-Mail: armin.fischer@klinikum-wm.de
Kapitel 15

Prof. Dr. med. Wolfgang Fischer
Lenzstr. 12e
15569 Woltersdorf
E-Mail: prof.w.fischer@t-Online.de
Kapitel 1, 2, 14, 28

Prim. Dr. Ingrid Geiss MAS
Landesklinikum Lilienfeld
Im Tal 2
A-3180 Lilienfeld
E-Mail: ingrid.geiss@lilienfeld.lknoe.at
Kapitel 24

Dr. med. Gian-Piero Ghisu
Klinik für Gynäkologie
Universitätsspital Zürich
Frauenklinikstrasse 10
CH-8091 Zürich
E-Mail: gian-piero.ghisu@usz.ch
Kapitel 25

Dr. med. Antje Hagedorn-Wiesner
St. Hedwig Kliniken Berlin
Große Hamburger Straße 5–11
10115 Berlin
E-Mail: antje.hagedorn@gmx.de
Kapitel 9

Prof. Dr. med. Christian Hampel
Urologische Abteilung
Marienhospital Erwitte
Von-Droste-Straße 14
59597 Erwitte
E-Mail:
christian.hampel@dreifaltigkeits-hospital.de
Kapitel 11

ao. Univ.-Prof. Dr. med. Engelbert Hanzal
Kontinenz- und Beckenbodenzentrum
Medizinische Universität Wien
Universitätsklinik für Frauenheilkunde
Währinger Gürtel 18-20
A-1090 Wien
E-Mail: engelbert.hanzal@meduniwien.ac.at
Kapitel 2, 6, 16

PD Dr. sc. nat., Dr. med. Martin Häusler
Institut für Evolutionäre Medizin,
Universität Zürich
Head Evolutionary Morphology Group
E-Mail: martin.haeusler@iem.uzh.ch
Kapitel 2

Prof. Dr. med. Friedrich Herbst
Krankenhaus der Barmherzigen Brüder Wien
Abteilung für Chirurgie
Johannes von Gott-Platz 1
A-1020 Wien
E-Mail: friedrich.herbst@bbwien.at
Kapitel 23

PD Dr. med. Stefan Hinz
Klinik für Urologie
Vivantes Klinikum Am Urban
Dieffenbachstraße 1
10967 Berlin
E-Mail: stefan.hinz@vivantes.de
Kapitel 31

Prof. Dr. med. Markus Hübner
Klinik für Frauenheilkunde
Universitätsklinikum Freiburg
Hugstetter Straße 55
79106 Freiburg
E-Mail: markus.huebner@lindenhofgruppe.ch
Kapitel 20.1, 20.2, 32

Univ.-Prof. Dr. med. Wilhelm A. Hübner
Privatklinik Döbling
Heiligenstädter Straße 55-63
A-1190 Wien
E-Mail: w.huebner@yahoo.com
Kapitel 30

Prof. Dr. med. Thomas M. Kessler
Abteilung für Neuro-Urologie
Universitätsklinik Balgrist
Forchstrasse 430
CH-8008 Zürich
E-Mail: thomas.kessler@balgrist.ch
Kapitel 5

Dr. med. Marianne Koch, PhD
Helios Klinikum Erfurt
Währinger Gürtel 18-20
A-1090 Wien
Kapitel 6

Dr. med. dr. hab. Jacek Kociszewski
Frauenklinik Hagen Haspe
Brusebrinkstr. 20
58135 Hagen
E-Mail: kociszewski@evk-haspe.de
Kapitel 13.1

Prof. Dr. med. Heinz Kölbl
Universitätsklinik für Frauenheilkunde, AKH,
Medizinische Universität Wien
Währinger Gürtel 18-20
A-1090 Wien
E-Mail: heinz.koelbl@meduniwien.ac.at
Kapitel 12

Prim. Dr. med. Dieter Kölle, MSc
Sanatorium Hera
Abteilung für Gynäkologie
Löblichgasse 14
A-1090 Wien
E-Mail: dieter.koelle@sanatoriumhera.at
Kapitel 21, 24.2

Dr. med. Ksenia Krögler-Halpern
Universitätsklinik für Frauenheilkunde, AKH,
Medizinische Universität Wien
Währinger Gürtel 18-20
A-1090 Wien
E-Mail: ksenia.halpern@meduniwien.ac.at
Kapitel 10, 26

Prof. Dr. med. Annette Kuhn
Universitätsfrauenklinik
Inselspital Bern
Effingerstr.102
CH-3010 Bern
E-Mail: Annette.Kuhn@insel.ch
Kapitel 5, 8

Dr. med. Rainer Lange
Frauenarztpraxis
DieGyn-Praxis.de
Bleichstr. 1
55232 Alzey
E-Mail: rainer.lange@coma-ug.de
Kapitel 20.1

Dr. med. Rosa Laterza
Universitätsklinik für Frauenheilkunde, AKH,
Medizinische Universität Wien
Währinger Gürtel 18-20
A-1090 Wien
E-Mail: rosa.laterza@meduniwien.ac.at
Kapitel 29

Dr. med. Kurt Lobodasch
Frauenklinik
DRK Krankenhaus
Chemnitz-Rabenstein
Unritzstraße. 23
09117 Chemnitz
E-Mail: k.lobodasch@mac.com
Kapitel 16

Dr. med. Daniela Marschall-Kehrel
Urologische Privatpraxis
Im Steinbügel 13
60435 Frankfurt
E-Mail: kehrel.daniela@t-online.de
Kapitel 22

Dr. med. Juliane Marschke
Klinik für Urogynäkologie
St. Hedwig Kliniken Berlin
Große Hamburger Straße 5-11
10115 Berlin
E-Mail: j.marschke@alexianer.de
Kapitel 24.2

PD Dr. med. Gert Naumann
Klinik für Frauenheilkunde und Geburtshilfe
Helios Klinikum Erfurt
Nordhäuser Str. 73
99089 Erfurt
E-Mail: Gert.Naumann@helios-gesundheit.de
Kapitel 12

Dr. jur. Johann Neu
Kanzlei SWRJ
Berliner Allee 13
30175 Hannover
E-Mail: johann.neu@gmx.de
Kapitel 33

Prof. Dr. med. Arndt van Ophoven
Abteilung für Neuro-Urologie
Marienhospital Herne
Klinikum der Ruhruniversität Bochum
Hölkeskampring 40
44625 Herne
E-Mail: Arndt.vanOphoven@elisabethgruppe.de
Kapitel 18

PD Dr. med. Daniele Perucchini
Blasenzentrum AG, Zürich
Gottfried-Keller-Straße 7
CH-8001 Zürich
E-Mail: perucchini@blasenzentrum.ch
und
Klinik für Gynäkologie Universitätsspital Zürich
Kapitel 4,16, 17, 19, 27

Prof. Dr. med. Ursula Peschers
Klinik für Gynäkologie
Isar Kliniken GmbH
Sonnenstraße 24 - 26
80331 München
E-Mail: ursula.peschers@isarklinikum.de
Kapitel 3, 7

Prof. Dr.med. Dr. h.c. Eckhard Petri †
Frauenklinik
Universitätsmedizin Greifswald
Ferdinand-Sauerbruch-Strasse 1
17475 Greifswald
Kapitel 33

Priv.-Doz. Dr. med. univ. habil. Peter Rehder
Leiter Funktionelle und Rekonstruktive Urologie
Innsbruck
Medizinische Universität Innsbruck/ Tirol Kliniken
Anich Straße 35
A-6020 Innsbruck
E-Mail: peter.rehder@i-med.ac.at
Kapitel 28

Assoc.-Prof. Priv.-Doz. Dr. med. Stefan Riss
Universitätsklinik für Allgemeinchirurgie –
AKH Wien
Klinische Abteilung für Viszeralchirurgie
Währinger Gürtel 18–20
A-1090 Wien
E-Mail: stefan.riss@meduniwien.ac.at
Kapitel 23

Prof. Dr. Dr. med. Frank Rühli, EMBA
Institut für Evolutionäre Medizin,
Universität Zürich
Director of the Institute
Head Paleopathology and
Mummy Studies Group
Head Museum, Medical Collection and Human
Remains Group
E-Mail: frank.ruehli@iem.uzh.ch
Kapitel 2

Prof. Dr. med. Gabriel Schaer
Klinik für Gynäkologie
Universitätsspital Zürich
Frauenklinikstrasse 10
CH-8091 Zürich
E-Mail: Gabriel.schaer@usz.ch
Kapitel 13.1, 19, 20.2

PD Dr. med. David Scheiner
Klinik für Gynäkologie
Universitätsspital Zürich
Frauenklinikstrasse 10
CH-8091 Zürich
E-Mail: david.scheiner@usz.ch
Kapitel 16, 17

Sonja Soeder
Physiotherapie Soeder am
Deutschen Beckenbodenzentrum
St. Hedwig Kliniken
Große Hamburger Straße 5-11
10115 Berlin
E-Mail: S.Soeder@alexianer.de
Kapitel 15

Christine Stelzhammer, MEd
Physiotherapie, FH Campus Wien
Favoritenstraße 226
A-1100 Wien
E-Mail:
christine.stelzhammer@fh-campuswien.ac.at
Kapitel 15

Dr. med. Angelika Szych
Frauenarztpraxis
Allee 6
34560 Fritzlar
E-Mail: aszych@gmx.de
Kapitel 21

Ao. Univ.-Prof. Dr. med. Karl Tamussino
Klinische Abteilung für Gynäkologie
Auenbruggerplatz 14
A-8036 Graz
E-Mail: karl.tamussino@medunigraz.at
Kapitel 16

Prof. Dr. med. Ralf Tunn
Klinik für Urogynäkologie
St. Hedwig Kliniken Berlin
Große Hamburger Straße 5–11
10115 Berlin
E-Mail: r.tunn@alexianer.de
Kapitel 1, 4, 13.2, 20, 27, 28

PD Dr.med. Nikolaus Veit-Rubin †
Universitätsklinik für Frauenheilkunde, AKH,
Medizinische Universität Wien
Währinger Gürtel 18-20
A-1090 Wien
Kapitel 18

Prof. Dr. med. Dirk Watermann
Diakoniekrankenhaus Freiburg
Wirthstraße 11
79110 Freiburg im Breisgau
E-Mail: watermann@diak-fr.de
Kapitel 10, 26

Autoren der 2. Auflage, die an der 3. Auflage nicht mehr mitgearbeitet haben

Dr. med. Frank Hegenscheid
Kapitel 10

Dr. med. Susanne Hinterholzer
Kapitel 26

Dr. med. Silke Jahr
Kapitel 15

Prof. Dr. med. Dieter Kranzfelder
Kapitel 11, 30

Prof. Dr. med. Hans Methfessel
Kapitel 33

Prof. Dr. med. Eiko E. Petersen †
Kapitel 10, 25

Dr. med. Anett Reißhauer
Kapitel 15

Prim. Prof. Dr. med. Paul Riss
Kapitel 23, 20.2, 26

Prof. Dr. med. Jan Roigas
Kapitel 11, 28, 30, 32

Prof. Dr. med. Dietmar Schnorr
Kapitel 31

Prof. Dr. med. Bernd Schönberger †
Kapitel 28, 32

Prof. Dr. med. Bernhard Schuessler
Kapitel 5

Prof. Dr. med. Ulf Ulmsten †
Anhang

Univ.-Prof. Dr. med. Wolfgang Umek
Kapitel 13.2

1 Inhalt der Urogynäkologie

Wolfgang Fischer, Ralf Tunn

Autor der 2. Auflage: Wolfgang Fischer

Die Aufgaben der „Gynäkologischen Urologie" haben sich in den über 100 Jahren ihres Bestehens – bedingt durch den Wandel der Krankheitsbilder, durch Fortschritte in der Diagnostik und Therapie, vor allem aber durch die ständige Weiterentwicklung ihrer Mutterdisziplinen, der **Gynäkologie** und **Urologie**, – mehrfach verändert. Ursprünglich standen die geburtshilflichen Harnfisteln im Mittelpunkt, dann machte die operative Gynäkologie Bekanntschaft mit den Harnorganen. Die Pioniere unseres Grenzgebietes waren somit meist Geburtshelfer und Gynäkologen, aber auch alsbald Urologen, deren Schulen und Schüler*innen auch heute noch in vielen Ländern wirksam sind. Ihnen verdanken wir fundamentale Teilergebnisse und Gesamtdarstellungen des Fachgebietes, unter denen das dreibändige Handbuch von W. Stoeckel (1938) und in neuerer Zeit die Werke von Walters und Karram (2014) sowie Cardozo und Staskin (2016) hervorragen. An die Stelle der morphologischen Betrachtungsweise trat in zunehmendem Maße funktionelles Denken.

Mit der Breitenentwicklung der Frauenheilkunde und Verselbstständigung der Urologie wurden aber auch eine andere Aufgabenteilung und eine weitere Subspezialisierung erforderlich. Ältere Standardwerke wurden noch als „gynäkologischer Beitrag zur Urologie" oder „Teilvertretung eines medizinischen Fachgebietes durch eine andere Disziplin" bezeichnet. Heute verstehen wir unter **gynäkologischer Urologie** *„gynäkologisch bedingte oder begünstigte Erkrankungen der Harnorgane im kleinen Becken"*, die durch Harnstauung und Infektion auch den oberen Harntrakt einbeziehen können (Fischer, 1974).

Das ist keine grundsätzliche Neuorientierung, sondern lediglich eine Präzisierung, die den Erfordernissen interdisziplinärer Zusammenarbeit entspricht und uns das tiefere Eindringen in bestimmte Gebiete ermöglicht. Es kann heute nicht mehr von allen Gynäkolog*innen oder Urolog*innen verlangt werden, dass sie das ganze Grenzgebiet zwischen beiden Disziplinen übersehen. Urogenitalfisteln und -missbildungen, Inkontinenzspezialdiagnostik und -therapie, Beckenbodenrekonstruktionen, chronische Restharnblasen, urologische Komplikationen bei gynäkologischen Karzinomen, urologische Besonderheiten in der Schwangerschaft sowie größere Eingriffe im Urethrabereich werden dagegen in zunehmendem Maße Spezialist*innen gynäkologischer oder urologischer Provenienz überlassen. Eine Zeit lang wurde bewusst zwischen Deszensus- und Inkontinenzproblemen unterschieden. Heute weiß man durch die Integraltheorie von Petros und Ulmsten (1990), dass sie sich nicht voneinander trennen lassen. Diese geht sogar noch einen Schritt weiter und stellt Zusammenhänge zwischen Lageveränderungen des hinteren Kompartimentes und der Harnblasenfunktion her. Dieses morphologische Sehen und funktionelle Denken führte schließlich zur Einbeziehung koloproktologischer Aspekte in die Diagnostik

https://doi.org/10.1515/9783110657906-001

und Therapie von Beckenbodenfunktionsstörungen. Rekonstruktionen im kleinen Becken erfordern Spezialkenntnisse nicht nur der Organe, sondern auch der sie umgebenden Faszien- und Beckenbodenstrukturen. Diese standen und stehen international immer wieder im Fokus wissenschaftlicher Untersuchungen an Kadavern und bildgebender Darstellung durch Ultraschall und MRT an gesunden und erkrankten Frauen. Die Michigan pelvic floor research group unter der Leitung von DeLancey leistet hier seit 30 Jahren Pionierarbeit (z. B. DeLancey 2010, 2016), unterstützt von wissenschaftlich interessierten Urogynäkolog*innen aus Deutschland, Österreich und der Schweiz (z. B. Peschers et al. 1997, Schaer et al. 1999, Perucchini et al. 2002, Tunn et al. 2003, Umek et al. 2004, Betschart et al. 2014, Huebner and DeLancey 2019).

In den USA wurde bereits 1995 die Subspezialisierung *„Urogynäkologie und rekonstruktive Beckenchirurgie"* als viertes Standbein der Gynäkologie (neben der gynäkologischen Onkologie, Reproduktionsmedizin und Geburtshilfe) beschlossen. In Australien und einigen Ländern Europas, wie zum Beispiel der Schweiz, ist dies ebenfalls erfolgt, in Deutschland und Österreich leider noch nicht.

Neue Lehr- und Handbücher der Gynäkologie konzentrieren sich im Kapitel „Gynäkologische Urologie" neben der Besprechung der funktionellen Harninkontinenz in zunehmendem Maße auf die Harnweginfektionen. Dagegen werden Urogenitalfisteln, Missbildungen und Tumoren sowie die Besonderheiten der Harnorgane in der Schwangerschaft sehr unterschiedlich berücksichtigt. In den urologischen Büchern ist es nicht anders, wobei auch vorgegebener Umfang und persönliche Ansichten der Herausgeber eine Rolle spielen; ja selbst die Möglichkeit, dass sich Gynäkolog*innen und Urolog*innen in der Wissensvermittlung gegenseitig aufeinander verlassen, ist nicht ganz auszuschließen. Wer sich weiter subspezialisieren will, braucht deshalb zusätzliche Informationen. Urologisch interessierte **Gynäkolog*innen** werden sich vor allem mit neueren Erkenntnissen der funktionellen Anatomie, Urodynamik und Urogenitalsonographie, Harninkontinenztherapie und Interventionsradiologie auseinandersetzen müssen, während gynäkologisch interessierte **Urolog*innen** vor allem die Nieren- und Harnleiterphysiologie in der Schwangerschaft, neuere Erkenntnisse über die geschlechtsspezifische Inkontinenzproblematik und Urogenitalsonographie bei der Frau sowie Anforderungen aus der ultraradikalen und palliativen Therapie weiblicher Genitalkarzinome zu berücksichtigen haben. Interdisziplinäre Leitlinien der Fachgesellschaften sorgen hier für Transparenz zwischen Spezialist*innen und Praktiker*innen.

Es sind in neuerer Zeit aber auch ausgezeichnete Bücher insbesondere über Urodynamik und Ultraschalldiagnostik in der Urogynäkologie, Harninkontinenzoperationen und Beckenbodenrekonstruktionen sowie über urologische Karzinomkomplikationen bei der Frau erschienen, die diesen Bedürfnissen entgegenkommen. Umfassende Darstellungen des gesamten Grenzgebietes sind dagegen nach wie vor relativ selten. In den Büchern von Asmussen/Miller, Buchsbaum/Schmidt, Kremling/Lutzeyer/Heintz, Ostergard, Petri, Stanton, Cardozo/Staskin, Fischer/Kölbl und Walters/

Karram sind Gynäkolog*innen und Urolog*innen gemeinsam ans Werk gegangen. Dagegen haben Fischer et al. (1982) und später Wall/Norton/Delancey (1993) die Brücke zwischen bewährten Traditionen und heutigen Erfordernissen ausschließlich aus gynäkologischer Sicht geschlagen. Offenbar setzen sich der Terminus Urogynäkologie und das mit ihm verbundene Ausbildungsprogramm immer mehr durch.

Merke: In Zukunft sollte der Begriff *„Urogynäkologie"* keine Wortspielerei mehr sein, sondern die gynäkologische Ausgangsposition unterstreichen, während umgekehrt die Bezeichnung *„Gynäkologische Urologie"* besser gynäkologischen Aspekten in der Urologie vorbehalten bleibt.

Neben der anhaltenden Standortbestimmung der Urogynäkologie unterliegen ihre Inhalte einem rasanten Wandel. Die bereits erwähnten vorrangigen geburtshilflichen bzw. radiogenen Fisteln sind in Europa den postoperativen Fisteln gewichen. Neben Fisteln im Rahmen der Karzinomchirurgie wurden vermehrt Fisteln nach laparoskopischen Operationen beobachtet, was der Lernkurve, den Präparations- und Koagulationstechniken geschuldet ist. Es ist umso mehr abzuwarten, inwieweit die robotische Chirurgie durch die geänderte Taktilität Einfluss auf die Fistelgenese haben wird. Die steigende Sectio- und entsprechend Re-Sectio-Rate hat ebenfalls Einfluss auf die Häufigkeit von Fisteln, insbesondere uterovesikale Fisteln erfordern diagnostische Spezialkenntnisse.

Der Begriff „Mikrobiom" hat ebenfalls die Urogynäkologie erreicht und wird in den kommenden Jahren vermehrt Einfluss auf die Diagnostik und Therapie rezidivierender Harnwegsinfekte, der interstitiellen Zystitis bzw. überaktiven Harnblase haben.

In der Geburtshilfe haben Urogynäkolog*innen längst Verantwortung für die Schulung von Geburtshelfer*innen bzgl. der Prävention, Detektion und primären Versorgung von höhergradigen Dammrissen übernommen. Ebenfalls sehen sie die Nachsorge nach Geburtsverletzungen in ihrer Verantwortung. Hierzu gehören die Beratung über den Geburtsmodus bei Folgegeburten, die bereits etablierte aktive Unterstützung der Rekonvaleszenz der Beckenbodenmuskulatur und die bisher noch ungenügend beachtete postpartale Unterstützung der Rekonvaleszenz des Beckenbindegewebes. Neben therapeutischen Aspekten muss sich hier gleichwertig die Prävention etablieren. Dies gilt gleichermaßen auch für die verschiedenen Lebenszyklen der Frau, insbesondere für die Peri- und Postmenopause.

Merke: Fester Bestandteil der Urogynäkologie ist die Prävention von Beckenbodenfunktionsstörungen peripartal und perimenopausal, wobei die muskulären und bindegewebigen Beckenbodenstrukturen einbezogen werden müssen.

Neben der sekundären Rekonstruktion von Geburtsverletzungen, insbesondere höhergradigen Dammverletzungen, setzt sich die Urogynäkologie zunehmend auch mit funktionellen Aspekten der Darmfunktion auseinander, was interdisziplinär zusammen mit den Koloproktolog*innen, Neurolog*innen und Physiotherapeut*innen erfolgt.

Interdisziplinär geführte Beckenbodenzentren mit den Schwerpunktfächern Frauenheilkunde, Urologie und Chirurgie ermöglichen schließlich den Erfahrungsaustausch mit Vertreter*innen aus Physikalischer Medizin und Ernährungswissenschaft, Neurologie und Psychiatrie, Gastroenterologie und Pathologie, Radiologie und Anatomie, Nephrologie und Mikrobiologie. Durch die Möglichkeit der Zertifizierung erfolgt dies gleichberechtigt und mit hoher fachlicher Expertise.

Diese Interdisziplinarität soll sich auch im vorliegenden Buch widerspiegeln, indem Gynäkolog*innen, Urolog*innen, Chirurgen, eine Neurologin, Physiotherapeut*innen und ein Jurist gemeinsam die Beiträge gestaltet haben.

Literatur

Asmussen M, Miller A. Clinical gynaecological urology. Oxford, London: Blackwell; 1983.

Betschart C, Kim J, Miller JM, Ashton-Miller JA, DeLancey JO. Comparison of muscle fiber directions between different levator ani muscle subdivisions: in vivo MRI measurements in women. Int Urogynecol J. 2014 Sep;25(9):1263–8.

Buchsbaum HJ, Schmidt JD. Gynecologic and obstetric urology. Philadelphia, London, Toronto: W.B. Saunders; 1993.

Cardozo L, Staskin D. Textbook of female urology and urogynecology. 4th Edition. Informa Healthcare; 2016.

DeLancey JOL.What's new in the functional anatomy of pelvic organ prolapse. Curr Opin Obstet Gynecol. 2016 Oct;28(5):420–9.

DeLancey JOL. Why do women have stress urinary incontinence? Neurourol Urodyn 2010; 29 Suppl 1: 13–7.

Fischer W. Urogynäkologie für Klinik und Praxis. Leipzig: G. Thieme; 1982.

Fischer W, Kölbl H. Urogynäkologie in Praxis und Klinik. Berlin, New York: W. de Gruyter; 1995.

Huebner M, DeLancey JOL. Levels of pelvic floor support: what do they look like on magnetic resonance imaging? Int Urogynecol J. 2019 Sep;30(9):1593–1595.

Kremling H, Lutzeyer W, Heintz R. Gynäkologische Urologie und Nephrologie. München, Wien, Baltimore: Urban & Schwarzenberg; 1982.

Ostergard DR. Urogynecology and Urodynamics. 4th Edition. Baltimore, London: Williams & Wilkins; 1996.

Perucchini D, DeLancey JO, Ashton-Miller JA, Galecki A, Schaer GN. Age effects on urethral striated muscle. II. Anatomic location of muscle loss. Am J Obstet Gynecol. 2002 Mar;186(3):356–60.

Peschers UM, DeLancey JO, Fritsch H, Quint LE, Prince MR. Cross-sectional imaging anatomy of the anal sphincters. Obstet Gynecol. 1997 Nov;90(5):839–44.

Petri E, Kölbl H. Gynäkologische Interdisziplinäre Diagnostik und Therapie. 4. Aufl. Stuttgart: Thieme; 2013.

Petros PE, Ulmsten UI. An integral theory of female urinary incontinence. Experimental and clinical considerations. Acta Obstet Gynecol Scand. 1990;153(Suppl):7–31.

Schaer GN, Perucchini D, Munz E, Peschers U, Koechli OR, Delancey JO. Sonographic evaluation of the bladder neck in continent and stress-incontinent women. Obstet Gynecol. 1999 Mar;93 (3):412–6.

Stanton SL. Clinical gynaecologic urology. St. Louis, Toronto: C.V. Mosby; 1984.

Tunn R, DeLancey JOL, Howard D, Ashton-Miller JA, Quint LE. Anatomical variations in the levator ani muscle, endopelvic fascia, urethra in nulliparas evaluated by magnetic resonance imaging. Am J Obstet Gynecol 2003; 188: 116–21.

Umek WH, Morgan DM, Ashton-Miller JA, DeLancey JO. Quantitative analysis of uterosacral ligament origin and insertion points by magnetic resonance imaging. Obstet Gynecol. 2004 Mar;103 (3):447–51.

Wall LL, Norton PA, DeLancey JOL. Practical Urogynecology. Baltimore, London: Williams & Wilkins; 1993.

Walters MD, Karram M. Clinical urogynecology. St. Louis, Toronto: C.V. Mosby; 1993.

Walters MD, Karram M. Urogynecology and reconstructive pelvic surgery. 4. Aufl. St. Louis, Toronto: C.V. Mosby; 2014.

2 Evolutionäre und embryologische Aspekte weiblicher Urogenitalerkrankungen

Engelbert Hanzal, Nicole Bender, Martin Häusler, Frank Rühli, Wolfgang Fischer

Autor der 2. Auflage: Wolfgang Fischer

vor 7 Mio. J.	Hominiden entwickeln den aufrechten Gang
vor 315.000 J.	älteste Fossilien des *Homo sapiens*
vor 70.000 J.	kognitive Revolution
vor 10.000 J.	Agrarrevolution
6. Jh. v. Chr.	*Anaximander:* Menschen stammen von Tieren ab
2. Jh. v. Chr.	*Galen:* Über die Bildung des Fetus
16. Jh.	*Leonardo Da Vinci:* Vermessung von Feten
1651	Begriff „Epigenese" (Entwicklung eines Organismus, ohne dass dessen Strukturen bereits im Ei vorgebildet sind) von *William Harvey* geprägt
17. Jh.	*William Harvey:* Mikroskopie von Hühnerembryonen
1830	*Johannes Peter Müller* (Beschreibung des Ductus paramesonephricus)
1840	*Caspar Friedrich Wolff:* Begriff „Keimblatt" (Beschreibung des Ductus mesonephricus)
1842	*Robert Remak:* Beschreibung von Ektoderm, Mesoderm, Endoderm
um 1850	industrielle Revolution
1856	*Gregor Mendel:* genetische Kreuzungsexperimente an Erbsen
1858	*Charles Darwin* und *Alfred Russel Wallace:* Natürliche Selektion
1837	*Theodosius Dobzhansky* und *Ernst Mayr:* Synthese Genetik – Evolution

Nothing in ~~Biology~~ Medicine Makes Sense Except in the Light of Evolution
frei nach Theodosius Dobzhansky

2.1 Evolutionäre Aspekte

Der Gedanke, dass unterschiedliche Spezies miteinander verwandt und aus gemeinsamen biologischen Vorstufen entstanden sein könnten, ist nicht neu. Ideen dazu tauchten schon bei den Vorsokratikern des 6. und 7. Jhdt. v. Chr. und danach immer wieder auf (Kirk et al., 1983). Ihr Einfluss auf die Wissenschaft blieb jedoch zunächst überschaubar. Erst die Formulierung der Hypothese der Entstehung der Arten durch natürliche Selektion von Charles Darwin und Alfred Russel Wallace brachte Bewegung in sämtliche Lebenswissenschaften und heute kommen diese ohne die Theorie

https://doi.org/10.1515/9783110657906-002

der Evolution – in ihrer Bedeutung vergleichbar etwa der Relativitäts- und Quantentheorie in der Physik – in ihren Forschungsprojekten kaum mehr aus (Wallace und Darwin, 1858). Lange Zeit bildete jedoch die Medizin eine Ausnahme. Hier waren evolutionsbiologische Erklärungsmodelle seit dem 2. Weltkrieg bis auf wenige Ausnahmen wie Anatomie, Genetik und Infektiologie nur äußerst spärlich vertreten. Dies hat natürlich historische Gründe, denn voreilige und falsche Schlüsse aus der Evolution haben Ideologien genährt, deren autoritäre Umsetzung mit ihren katastrophalen Auswirkungen auch in der Medizin die Geschichtsbücher des 20. Jahrhunderts füllen. Es ist daher angebracht, dafür ein gewisses Verständnis zu zeigen. Aber soll die Evolution deshalb für immer aus den Gesundheitswissenschaften verbannt bleiben? Einige dachten anders. Eine Wende brachten die Bemühungen des Mediziners Randolph Nesse, der in Kooperation mit dem Evolutionsbiologen George C. Williams mit dem viel beachteten Buchtitel „Why we get sick" gar das Zeitalter der „Darwinian Medicine" ausrief (Nesse, 1994). In der Folge entstanden an US-amerikanischen Universitäten nach und nach einschlägige Lehr- und Forschungseinrichtungen und in Europa als erstes 2014 das Institut für Evolutionäre Medizin an der Universität Zürich. Mit der Gründung einer internationalen Gesellschaft für Evolutionsmedizin und Gesundheitswesen 2015 (isemph.org) entstand schließlich eine globale wissenschaftliche Plattform, die viele verschiedene – auch nicht-medizinische – an Evolution im Gesundheitswesen interessierte Forschungsgebiete vernetzt.

2.1.1 Evolutionsmedizinischer Ansatz

Während die „traditionelle" medizinische Wissenschaft in erster Linie versucht, Fragen nach dem *Wie* zu beantworten, stellt der evolutionsmedizinische Ansatz *zusätzlich* die Frage *Warum*. Man kann also beispielsweise „traditionell" den unteren Harntrakt erforschen und herausfinden, wie die Harnspeicherung und -entleerung bis ins kleinste Detail funktioniert, würde dabei aber kaum darauf kommen, warum diese Funktionen überhaupt vorhanden sind. Diesen zusätzlichen Fokus bietet evolutionäres Denken an, allerdings um den Preis einer schwer überschaubaren Erweiterung des Wissensbedarfes. Warum ist die Harnspeicherung überhaupt notwendig? Welcher Organismus hat diese Funktion im Laufe der Evolution „erfunden" und über welche Vorstufen ist sie entstanden? Welche reproduktiven Vorteile ergaben sich daraus? Solche Fragen führen sehr rasch aus dem unmittelbar klinisch-medizinischen Bereich heraus und erfordern die Zusammenarbeit vieler wissenschaftlicher Disziplinen. Zwar ist vielleicht der unmittelbare klinische Nutzen evolutionärer Forschungsprojekte in der Medizin nicht sofort für alle ersichtlich – evolutionäres Denken will außerdem gelernt sein und ist alles andere als simpel –, aber es mehren sich Publikationen, die die Relevanz dieses Ansatzes klar vor Augen führen. So hat Athena Aktipis vor kurzem mit ihrem Buch „The cheating cell" eine neue Sichtweise auf maligne Erkrankungen präsentiert, die maßgeblich von evolutionärem Denken inspiriert und wissenschaftlich gut belegt ist (Aktipis, 2020). Auf dem Gebiet der Urogynäkologie stellt die Evolutionsmedizin jedenfalls noch einen relativ neuen Ansatz dar.

Um sich dem evolutionären Denken anzunähern ist es hilfreich, bei allen Überlegungen die grundlegende „Spielregel" immer im Auge zu behalten und sie mit allen Erklärungsmodellen abzugleichen. Es geht nämlich bei allen biologischen Vorgängen immer „nur" um eines: möglichst viele Kopien von Genen in die nächste Generation zu bringen. Für die Medizin bedeutet dies, dass die Evolution damit nicht unbedingt einen Unterschied zwischen gesund und krank macht – zumindest solange Krankheiten nicht allzu stark mit der Reproduktion interferieren – und auch für viele andere Aspekte des Lebens, so wichtig sie dem *Homo sapiens* auch sein mögen, ganz einfach blind ist. Damit ist sie natürlich keineswegs irrelevant für Erkrankungen – ganz im Gegenteil. Nesse und Williams schlagen in ihrem Buch für eine evolutionäre Ätiologie von Erkrankungen eine grobe Leitlinie vor, um entwicklungsgeschichtliche Ursachen leichter analysieren zu können (Nesse, 1994):

Abwehr: Sehr oft werden Erkrankungssymptome, die eigentlich Abwehrmaßnahmen des Organismus sind, mit der Erkrankung selbst gleichgesetzt. Der gesteigerte Harndrang bei Infektionen des unteren Harntraktes (um Bakterien möglichst rasch aus der Blase zu transportieren) ist dafür ein Beispiel, Fieber und Schmerzen, die bei Infekten den Körper zur Ruhe zwingen, wären andere. Dies unterstreicht die Blindheit der Evolution für das, was wir „Gesundheit" nennen, denn Fieber, Schmerzen und gesteigerter Harndrang sind sehr unangenehm und Betroffene fühlen sich krank. Gleichzeitig können diese Mechanismen aber das Potenzial haben, Krankheiten schneller zu heilen und damit letztendlich eine erfolgreichere Reproduktion fördern. Die moderne Medizin kann viele dieser Symptome durch effektvolle Therapien ausschalten und damit zum Wohlbefinden der Patienten beitragen. Es ist jedoch eine Überlegung wert, inwieweit solche Interventionen eine Genesung möglicherweise verlangsamen oder verhindern können.

Infektion: Die Evolution hat den Menschen (und alle anderen Lebewesen) mit einem komplexen Abwehrsystem gegen schädliche äußere Einflüsse – darunter viele Mikroorganismen – ausgestattet. Unser Immunsystem liefert sich mit Mikroben aller Art einen ständigen Schlagabtausch und ein regelrechtes Wettrüsten. Da Bakterien, Viren und Pilze aber den selben evolutionären Gesetzmäßigkeiten unterliegen wie wir, passen sie sich durch Selektion den für sie schädlichen Einwirkungen – den Pfeilen und Schleudern unseres Immunsystem – an. Im besten Fall entsteht so ein Gleichgewicht, von dem beide Teile profitieren. Eine halbwegs friedliche Koexistenz kann also durch Ko-Evolution entstehen und die Mikrobiomforschung deckt immer mehr Facetten dieser unsichtbaren Kooperation auf. Allerdings ist dieses Gleichgewicht labil und bei Weitem nicht immer zu erreichen, wie die fatale Erfahrung mit Infektionskrankheiten zeigt. Anderseits kann ein überaktives Immunsystem auch körpereigenes Gewebe angreifen und Autoimmunerkrankungen auslösen, oder es kann auf harmlose äußere Substanzen reagieren, was zu Allergien führt.

Geänderte Lebensbedingungen: Die Geschwindigkeit, mit der evolutionäre Anpassungen an geänderte Umweltbedingungen voranschreiten, ist von verschiedenen Faktoren, unter anderem vom Zeitraum, in dem sich Organismen reproduzieren, abhängig. In der sichtbaren Welt läuft dieser Prozess so langsam ab, dass wir für die Erforschung der Evolution von Makroorganismen hauptsächlich Fossilien, genetische Analyse und Stammbäume heranziehen müssen. Ziemlich klar ist, dass sich das Genom des *Homo sapiens* seit ca. 350.000 Jahren nicht so stark geändert hat, dass Menschen aus der Steinzeit in moderner Kleidung heute besonders auffallen würden. Damals war unsere Spezies eine relativ unbedeutende Primatenart, die als Jäger und Sammler aber immer weitere Lebensräume des Planeten eroberte. Inzwischen hat sich die Umwelt durch den Menschen mit der Entdeckung der Landwirtschaft und die industrielle Revolution in der relativ kurzen Zeit von ca. 10.000 Jahren global und tiefgreifend geändert. Viele Anpassungen, die damals in einem Lebensraum mit vergleichsweise kargen Ressourcen nützlich waren, wie z.B. die Fähigkeit große Nahrungsmengen in kurzer Zeit aufnehmen und als Fettpolster speichern zu können, führen heute bei einem Überangebot an Lebensmitteln aller Art zum Phänomen einer pandemischen Überernährung mit den entsprechenden gesundheitlichen Folgen.

Genetische Faktoren: Krankmachende Gene können vererbt werden, solange sie die Reproduktion nicht einschränken. Dies gilt vor allem für solche, die ihre Wirkung erst unter geänderten Lebensbedingungen – etwa einer Überernährung – entfalten, wie beispielsweise eine genetische Neigung zu Herzerkrankungen. Andere Gene werden selektiert, weil sie gegen gewisse Erkrankungen schützen, wie die Sichelzellanämie gegen Malaria, haben aber gleichzeitig gesundheitliche Nachteile. Es gibt kaum je sehr eindeutige Vorteile von Anpassungen, immer kommt es auf die jeweilige Situation an und die Gewinner sind jene Organismen, die den besten Kompromiss zwischen vor- und nachteiligen Auswirkungen finden, um ihre Reproduktion optimieren zu können (was sehr im Gegensatz zum oft beschworenen und mittlerweile überholten Paradigma des „Überlebens der Stärkeren" steht).

Anatomische und physiologische Kompromisse (trade-offs): Schon wieder Kompromisse! Kein evolutionärer Fortschritt ohne begleitenden Nachteil. Die spektakuläre Entwicklung von der Fortbewegung auf allen Vieren zum aufrechten Gang war ein Meilenstein mit ungeahnten Konsequenzen für den Erfolg des *Homo sapiens*. Andererseits führt die Wirkung der Schwerkraft auf Wirbelsäule und Beckenboden zu einer Reihe von neuen Erkrankungen, die Vierbeiner nicht kennen, wie Rückenschmerzen, Krampfadern und erschwerte Geburt.

Evolutionäres Erbe: Evolution bei Makroorganismen verläuft graduell über lange Zeiträume, getrieben von kleinsten Genmutationen. Diese Kopierfehler der DNA ermöglichen keine „großen Sprünge", sondern verursachen minimale Veränderungen in der Makroanatomie, die aber zu geringfügigen Vorteilen führen. So ist ein Organismus mit einigen wenigen lichtempfindlichen Zellen an seiner Körperoberfläche in der Lage, sich relativ zu einer Lichtquelle zu bewegen und kann dies gegenüber anderen ohne diese Eigenschaft ausnutzen. Wenn durch eine weitere Mutation in einer Ansammlung lichtempfindlicher Zellen eine Einbuchtung entsteht, kann der Lichteinfall präziser geortet und Gefahren damit etwas besser erkannt werden. Jeder einzelne dieser Entwicklungsschritte muss einen Reproduktionsvorteil bringen, um sich in der Folgegeneration auszuwirken, bis beispielsweise ein so komplexes Organ, wie das menschliche Auge entsteht. Bei dieser inkrementellen Entwicklung können optimale Anpassungen von damals, heute unter geänderten Umweltbedingungen wie Designschwächen erscheinen, die dadurch entstehen, dass die Evolution nicht auf langfristiger Planung beruht, sondern aus einer Mischung von Zufällen (Mutationen), die dann dem Prinzip von Versuch und Irrtum ausgesetzt werden (natürliche Selektion). Diese Schwächen sind unumkehrbar und so kommt es, dass die Enden des Sehnerven innen an den lichtempfindlichen Zellen der Retina ansetzen und das Auge durch den blinden Fleck verlassen müssen, der durch verschiedene, aufwändige Mechanismen ausgeglichen werden muss. Auch die Überkreuzung von Speise- und Atemwegen, die uns bei jedem Schluckvorgang dem Risiko der Erstickung aussetzt, ist durch unsere evolutive Vergangenheit geprägt. Dieses unumkehrbare Erbe der Evolution ist eine weitere Erklärungsmöglichkeit von Erkrankungen des *Homo sapiens*.

Merke: Die grundlegende „Spielregel" der Evolution ist die Weitergabe möglichst vieler Genkopien an die nächste Generation, und nicht Gesundheit oder Langlebigkeit.

2.1.2 Aufrechter Gang und Geburtsdilemma

Der Mensch hat sich den Planeten Erde in einem Ausmaß untertan gemacht, dass man angesichts der fortschreitenden Zerstörung von Ressourcen, Lebensräumen und Artenvielfalt sowie der Anhäufung von Abfall und Treibhausgasen auf Böden, im Meer und in der Atmosphäre heute durchaus besorgt sein kann (Hansen, 2013). Unübersehbar sind aber auch die Errungenschaften des *Homo sapiens* in Technik, Kunst und Kultur und alle diese Leistungen scheinen durch die kognitive Revolution vor ca. 70.000 Jahren ermöglicht worden zu sein, die den Menschen durch die Fähigkeit, sich Dinge vorzustellen, die in der realen Welt nicht vorkommen, diese Vorstellungen mit anderen zu teilen und glauben zu machen, von allen anderen Lebewesen abhebt. Dies führt wiederum zum Phänomen der intelligenten Kooperation einer nahezu beliebig großen Zahl von Menschen, die so in ihrem Verhalten synchronisiert und durch gemeinsame Ideen verbunden werden können. Die dazu notwendige Entwicklung des Großhirns wurde wahrscheinlich schon viel früher durch die Evolution des aufrechten Ganges und den immer versatileren Gebrauch der oberen Extremitäten gefördert, die nicht mehr vorwiegend für die Fortbewegung nötig waren (Harari, 2015). Eine Fortbewegung auf zwei Beinen scheint allerdings durch ein schmäleres Becken effizienter zu werden, so dass der Geburtskanal im Laufe der Zeit immer enger wurde. Bei späteren Hominiden kam es aufgrund der oben geschilderten Hirnentwicklung zur Ausbildung größerer Köpfe. Die Entbindung verläuft daher bei keinem Primaten so schwer, wie beim *Homo sapiens*. Gleich mehrere Mechanismen die sich zur Mitigierung dieser als Geburtsdilemma bezeichneten Situation herausgebildet haben, sind bekannt: (1) kommen Menschen im Vergleich zu anderen Säugern ziemlich unreif auf die Welt und bedürfen nachher intensiver und langwieriger Betreuung bis zu Selbstständigkeit, (2) vollführt der kindliche Schädel während des Durchtritts durch das Becken Rotation, Beugung und Streckung, um die Enge passieren zu können und (3) ist der kindliche Schädel unter der Geburt (und auch noch eine Weile nachher) verformbar und kann sich dem Geburtskanal anpassen. Die Erschwernisse, die durch das Geburtsdilemma entstehen, setzen auch den mütterlichen Weichteilen zu. Der Beckenboden ist enormen Zugkräften ausgesetzt, muss sich stark dehnen und trotzdem kommt es bei der Entbindung sehr häufig zu Dammrissen. Die rasante Entwicklung der Schnittentbindung zur Abwendung der fatalen Folgen des Schädel-Becken-Missverhältnisses in den letzten fünfzig Jahren hat zur Frage geführt, ob dadurch nicht der Mensch selbst zur Selektion größerer Köpfe und engerer Becken beiträgt. Tatsächlich gibt es dafür Hinweise, wie ein Wiener Forscherteam herausgefunden hat (Mitteröcker, 2016). Die Belastung des Beckenbodens durch die Wirkung der Schwerkraft beim aufrechten Gang, schwere körperliche Arbeit, Übergewicht und die anatomischen Unterschiede zum Mann erklären, warum Störungen der Kontinenz- und Beckenbodenfunktion bei Frauen zu den häufigsten chronischen Gesundheitsproblemen überhaupt gehören (Nygaard, 2008).

2.1.3 Becken und Evolution

Bald nach der Entstehung der Ozeane vor ca. 4,4 Milliarden Jahren, entwickelten sich die ersten Lebensformen, archaische Mikroorganismen, in der Nähe von hydrothermalen Quellen am Meeresboden (Schopf, 2018). Vielzellige Lebewesen entstanden vor 2–3 Milliarden Jahren und Fische bildeten vor 450 Millionen Jahren erste Skelette aus. Bei ihnen würde man also frühestens Vorstufen zum Beckenknochen finden können. Und tatsächlich: knapp kranial der Kloakenöffnung, die Bauchmuskulatur durchziehend, befindet sich eine quer zur Körperachse verlaufende Knorpelleiste, aus deren Analogon sich bei Amphibien und Reptilien ein ringförmiger Knochen bildet, der mit der Wirbelsäule verbunden ist. Die kaudal dieses Knochens verlaufenden Züge der Schwanzmuskulatur („caudopelvic strands") können als Vorgänger der Beckenbodenmuskulatur angesehen werden. Fische entkommen ja durch ihr Leben im Wasser großteils der Wirkung der Schwerkraft und benötigen daher auch keinen sehr leistungsfähigen muskulären Verschluss der Kloakenöffnung. Sie müssen im Gegenteil intrakorporalen Druck aufbauen, um Exkremente oder Eier aus dem Körper zu befördern. Anders ist das bei landlebenden Vertebraten, die durch die Schwerkraft eine stabilere Körperform brauchen und Kraft aufwenden müssen, um innere Organe und deren Inhalt bei sich zu behalten. So bildet sich denn auch bereits bei den Amphibien, die teilweise an Land, teilweise im Wasser leben ein ringförmiger Beckenknochen. Diese erfolgreiche Konstruktion ist fortan bei landlebenden Vertebraten mehr oder weniger Standard. Die Vorstellung, dass die Evolution die Beckenbodenmuskulatur aus Schwanzmuskeln umfunktioniert hat, gilt heute als fragwürdig. Dazu gibt es viel zu viele Beispiele in der Tierwelt, die Schwänze tragen und gleichzeitig über einen exzellent ausgebildeten muskulären Beckenboden verfügen (Paramore, 1910). Der Beckenboden in seinen muskulären und bindegewebigen Anteilen, zeigt je nach Anpassung an äußerst variable Umweltbedingungen bei verschiedenen Spezies größere Unterschiede. Das Ziel, die Beckenorgane zu stabilisieren und dabei gleichzeitig eine Kontrolle der Exkretions- und Reproduktionsfunktion zu unterstützen, bleibt jedoch gleich. Die vergleichende Anatomie des *Homo sapiens* mit anderen Spezies ist etwas aus der Mode gekommen (siehe oben), erlebt aber insofern gerade eine Renaissance, als die Simulation operativer Eingriffe an Tiermodellen für die chirurgische Ausbildung eine gewisse Bedeutung hat. Operative Eingriffe am Schafmodell haben so zu einer eingehenderen Beschäftigung mit dem Beckenboden anderer Säugetiere geführt (Urbankova, 2017). In der Grundlagenforschung haben zahlreiche andere Tiermodelle in der Urogynäkologie schon lange ihren fixen Platz. Es muss allerdings gesagt werden, dass auch in diesem Bereich evolutionäre Hypothesen nur äußerst selten überprüft werden (Fry, 2010).

2.1.4 Infektionen

Der menschliche Körper besteht aus 3×10^{13} körpereigenen Zellen (mit einer Schwankungsbreite von ca. 25 %) und einer ebenso großen Anzahl an Mikroorganismen unterschiedlichster Spezies, deren Genome laufend weiter erforscht und sequenziert werden, in ihrer Summe das „Mikrobiom" genannt (Sender, 2016). Die lange vorherrschende Vorstellung, eine Infektion sei das Eindringen von Pathogenen in den Körper mit der darauffolgenden Abwehr durch verschiedene Immunmechanismen, muss daher als zu vereinfacht revidiert werden, so wie das therapeutische Ziel – etwa durch eine radikale antibiotische Behandlung – möglichst viele Mikroben aus dem Organismus zu eliminieren. Offenbar werden manche Mikroorganismen toleriert und übernehmen sogar wichtige Aufgaben, ihr Untergang kann daher kontraproduktiv werden. Natürlich sind diese Fakten in der Medizin schon lange bekannt und so ist die Infektiologie eine der wenigen Spezialdisziplinen, in der schon früh ohne Evolution nichts mehr ging. Wie soll man denn auch den Mechanismus der Resistenzbildung bei Bakterien sonst erklären? Wenn man versteht, dass sich innerhalb von Minuten mehrere Generationen von Mikroorganismen bilden können, die bei idealen Nährbedingungen in exponentielles Wachstum übergehen, begreift man schnell, wie durch zufällige Mutationen resistente Keime entstehen und selektiert werden, denen Antibiotika nichts mehr anhaben können. In der Tat führt der flächendeckende Einsatz breit wirksamer bakterizider Substanzen (oft bei banalen Infekten) zu einem Resistenzproblem, das heute in vielen Gesundheitssystemen Sorgen macht. Dabei verhalten sich multiresistente Keime nicht automatisch aggressiver, als solche, die auf Antibiotika ansprechen, nur sind gefährliche Infektionsfolgen dann wesentlich schwerer – oder gar nicht mehr – in den Griff zu bekommen. Glücklicherweise gibt es da noch das menschliche Immunsystem und so ist der Beitrag der Medizin bei der Ausheilung von Infekten in den meisten Fällen viel eher als eine begleitende Maßnahme zu verstehen, als ein unbedingter Behandlungsimperativ. Es lohnt sich daher bei jeder Infektion eine Analyse im Hinblick auf die Wahrscheinlichkeit eines fatalen Ausganges, die einfache Formel „wo Infektion, dort Antibiotikum" hat mittlerweile ausgedient – auch beim Harnwegsinfekt. Diesem Umstand wird auch in der S3-Leitlinie der AWMF (Arbeitsgemeinschaft der Wissenschaftlichen Medizinischen Fachgesellschaften e. V.) Rechnung getragen, in der die antibiotische Therapie des unkomplizierten Harnwegsinfektes nicht mehr unbedingt empfohlen wird (Deutsche Gesellschaft für Urologie, 2017).

2.1.5 Wie könnte eine evolutionäre Theorie der Inkontinenz aussehen?

In einem sehr basalen Sinn könnte man Kontinenz als die Fähigkeit bezeichnen, sich seiner Exkremente zur richtigen Zeit, am richtigen Ort zu entledigen. Die traditionelle medizinische Wissenschaft nimmt dies als gegeben und selbstverständlich an – schließlich ist der Ekel und die Abscheu, die mit diesem Thema verbunden ist, jedem Menschen klar – und schreitet dann fort, um sich den äußerst komplexen Mechanismen zu widmen, die es uns ermöglichen – bzw. nicht ermöglichen – kontinent zu sein. Die Frage, warum wir kontinent sind, oder warum wir Ekel überhaupt empfinden, wird in der Medizin erst gar nicht gestellt. Sind andere Spezies „kontinent"? Vergleichende anatomische Studien zeigen, dass sich schon bei Amphibien diffizile Verschlussapparate der Kloake finden, kräftige Sphinktermechanismen bei vielen Vertebraten vorkommen und die nervale Versorgung jener des Menschen kaum nachsteht. Kann es Zufall sein, dass die Evolution in die Kontrolle der Ausscheidung so viel investiert hat? Natürlich muss man dabei in Rechnung stellen, dass das Becken mit seinen Organen nicht nur der Exkretion, sondern auch der Reproduktion dient (siehe unten). Hier liegen die Vorteile einer aufwendigen Konstruktion klar auf der Hand. Aber könnte nicht auch die Kontrolle über die Ausscheidung sehr wichtig sein und zu einem reproduktiven Vorteil beitragen? Das Leben – auch der primitivsten Organismen – benötigt Energie, um biochemische Prozesse zu ermöglichen, die letztlich dazu führen, dass Genkopien an die nächste Generation weitergegeben werden können. Bei diesen Stoffwechselvorgängen fallen Substanzen an, die von einem bestimmten Organismus nicht verwendet werden, bzw. sogar schädlich sein können. Geht man davon aus, dass Zeit und Ort der Exkretion zufällig stattfinden, würde sich in einem bestimmten Lebensraum eine Gleichverteilung der biochemischen Abfallprodukte ergeben. Hätten Organismen nun die Fähigkeit einer nicht-zufälligen Exkretion ihrer Stoffwechselprodukte, würden in einem Habitat Zonen mit einer höheren und einer niedrigeren Konzentration von Abfall entstehen. Wäre die Reproduktion in Zonen niedrigerer Abfallkonzentration höher, zum Beispiel wegen geringerem Parasitenbefall, würde dies als Selektionskriterium für die nicht-zufällige Exkretion gelten können. Damit wäre auch das Vermeidungsverhalten – inklusive Abscheu und Ekel – besser erklärbar. Exkremente würden sich in bestimmten Zonen eines Lebensraumes anhäufen („Toiletten"), vielleicht auch an der Peripherie desselben und so Reviere markieren. Bei einer solchen Betrachtungsweise wird klar, wie viele verschiedene Disziplinen bei einer möglichen Erforschung dieses Themas involviert wären. Gleichzeitig erklärt dies auch bis zu einem gewissen Grad die Abneigung gegen diese Materie, weil sich vielleicht nur wenige – auch wissenschaftlich – mit einem ekelerregenden Thema auseinandersetzen wollen. Genau das könnte jedoch recht wichtig sein. Denn Probleme mit Abfall aller Art, für den die gleichen emotionalen Bedingungen gelten, stellen mittlerweile eine globale Herausforderung dar (Hanzal, 2018).

2.2 Embryologische Aspekte

Die Entwicklung des menschlichen Embryos spiegelt auf faszinierende Weise viele Stufen der Evolution. Man könnte in Anspruch nehmen, dass die Unterscheidung von Spezies umso schwieriger ist, je früher sie im Gestationsalter erfolgt. Für die Beteiligung der Harnorgane an weiblichen Genitalerkrankungen gibt es vier wesentliche Bezugspunkte, die aus der Übersichtstabelle ersichtlich sind (Tab. 2.1). Ihre Erläuterung hat nur Übersichtscharakter; Details sind den nachfolgenden Kapiteln zu entnehmen.

Tab. 2.1: Beziehungen zwischen den Harn- und Geschlechtsorganen der Frau.

Gesichtspunkt		Bedeutung für die Gynäkologie
1. gemeinsame Entwicklungsgeschichte		
Wolff- u. Müller-Gänge		Kombinierte Nieren-Harnleiteranomalien und Scheiden-Uterusmissbildungen
		Tumorsymptomatik (Beckenniere, Gartner-Gang-Zysten)
		Inkontinenz- und Fluorsymptomatik (dystope Uretermündung)
Sinus urogenitalis		äußere Genitalmissbildungen (Hypo-/Epispadie, Intersexe)
		Dyspareunie, Dysurie (Meatusstenose, distale Urethraenge)
2. enge Organkontakte		
		Verletzungs-(Fistel-)gefahr bei fast allen gynäkologischen Operationen, Bestrahlungen u. Gewalteinwirkungen, zusätzlich:
Harnröhre – Blasenhals – Scheide, Fascia endopelvina, Beckenboden		Deszensus- u. Inkontinenzbegünstigungen bzw. erschwerte Miktion und Restharnbildung durch Fasziendefekte und Beckenbodeninsuffizienz
Blasenboden – Uterus		Verdrängungserscheinungen, Tumorinvasion
Ureter – Parametrium – Adnexe		Stauungsnieren, aszendierende Infektionen
3. einheitliches Blut- und Lymphgefäßsystem		
		trophische Störungen nach Operationen und Bestrahlungen
Urethra	Pudendabereich	Fibrose (Wandstarre, Stenose)
Blase	Uterinabereich	Ödembildung Nekrose (Ulkus, Fistel)
Ureter	Ovaricabereich	Metastasierungseinflüsse, Infektionen, V. -ovarica-Syndrom
4. neurohormonale Korrelationen und Innervationsbesonderheiten		
Parasympathikus		Zykluseinflüsse (Vaginal-Urethralzytologie)
	Östrogene	Umstellungseinflüsse (Pubertät, Klimakterium)
Sympathikus		Dysregulationen: Reizblase, Schwangerschaftsureter
	Gestagene	Pharmakologische Nebenwirkungen (Tokolytika, Antihypertensiva)
Plexus pelvicus	geschlechtsspezifische Irritationsmöglichkeit	Denervierungsfolgen (Harnverhaltung, Inkontinenz), Sexualverhalten

2.2.1 Gemeinsame Entwicklungsgeschichte

Die Entwicklung der inneren weiblichen Geschlechtsorgane aus den Müller-Gängen erfolgt in engem Zusammenhang mit den Wolff-Urnierengängen (Abb. 2.1). Entwick-

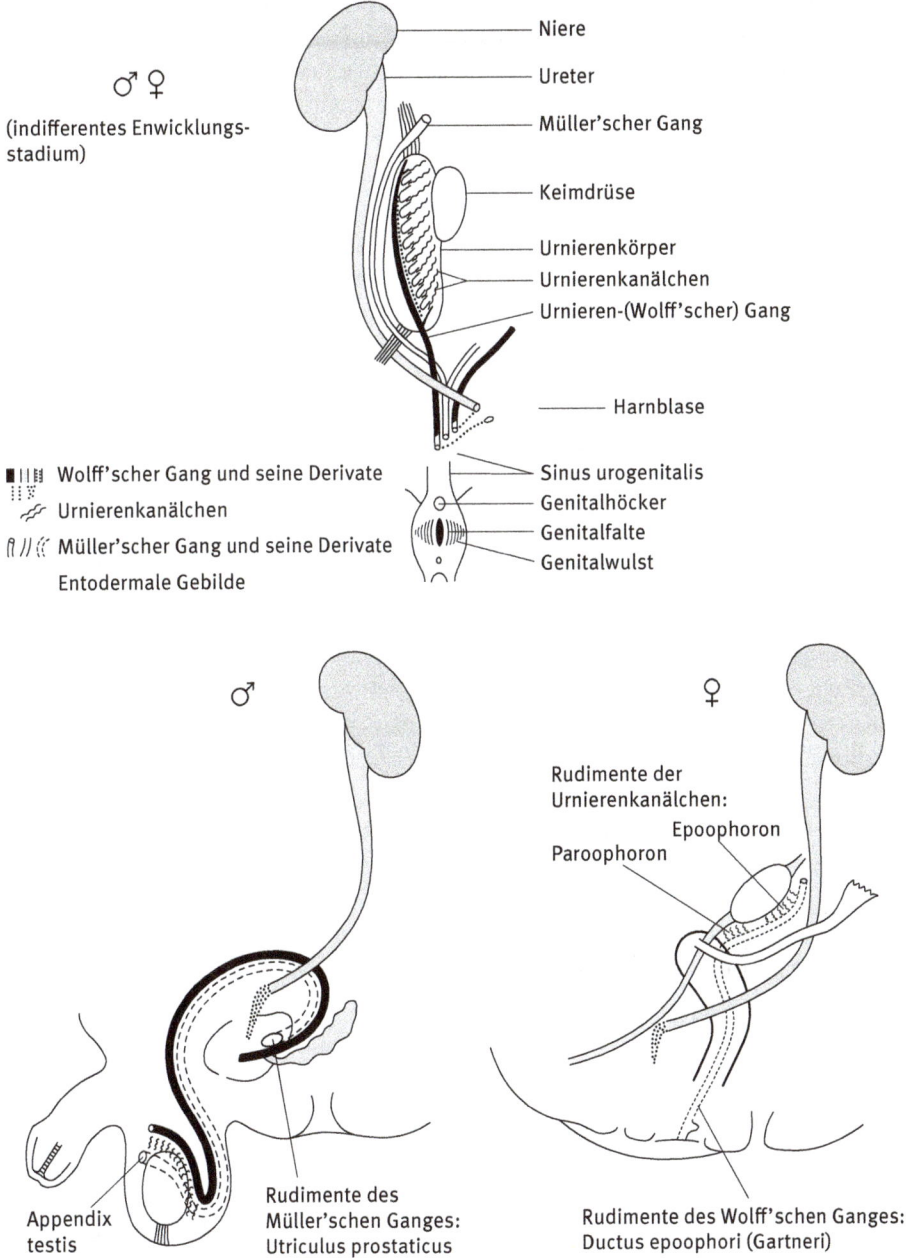

Abb. 2.1: Entwicklungsschema der Urogenitalorgane.

lungsstörungen der Urnierengänge können somit nicht nur Anomalien der Nieren und Harnleiter, sondern auch der Genitalorgane nach sich ziehen. Veranlasst der Gynäkologe insbesondere bei *Uterus- und Scheidenaplasien,* aber auch bei sonstigen Fehl- oder Doppelbildungen eine Ausscheidungsurographie (und gegebenenfalls zusätzlich eine Renovasographie), so wird er in nahezu der Hälfte der Fälle rudimentäre oder dystope *Nieren- sowie Harnleiteranomalien* feststellen. Beckennieren dürfen nicht mit Ovarialtumoren verwechselt werden, außerdem können sie bei Scheidenaplasien den künstlichen Organersatz, bei erhaltener Fortpflanzungsfunktion die Spontangeburt und beim Zervixkarzinom die Radikaloperation behindern. Reste der Urnierengänge können als *Gartner-Gang-Zysten* seitlich gelegene Scheidentumoren, Urethradivertikel oder atypische Zystozelen vortäuschen. *Ektope Harnleitermündungen* sind entweder im Bereich der Vulva, Urethra, Vagina oder (selten) am Uterus zu finden. Dann sind absolute Harninkontinenz (Enuresis ureterica) oder bei Zugehörigkeit zu einer rudimentären Nierenanlage hartnäckiger Fluor die Folgen (Kap. 32).

Die Entwicklung der **äußeren weiblichen Geschlechtsorgane** vollzieht sich in unmittelbarer Nähe des ventralen Kloakenrestes, der das Substrat für Harnblase, primäre Urethra und Sinus urogenitalis bildet. Aus dem Sinus urogenitalis entstehen Urethra, Vestibulum vaginae mit Vorhofdrüsen und der untere Teil der Vagina. Persistiert der Sinus urogenitalis infolge mangelhafter Ausbildung des Septum urethrovesico-vaginale, so haben Urethra und Vagina eine gemeinsame Öffnung (Abb. 2.2). Kommt eine Klitorisvergrößerung hinzu, so kann die *Hypospadie* weiblicher Neugeborener mit einer Hypospadia penoscrotalis sive perinealis männlicher Individuen verwechselt werden. *Kongenitale Harnröhrenerweiterungen* mit gleichzeitiger Scheidenaplasie oder Hymenalatresie verursachen weitere Probleme der Geschlechtszuordnung. *Spaltbildungen der vorderen Harnröhrenwand* (Epispadien) sind dagegen meist mit einer Spaltung der Klitoris und Symphyse, seltener mit einer zusätzlichen Spaltung der Blase und der vorderen Bauchwand (Ekstrophia vesicae) kombiniert. Schließlich können Rückbildungsstörungen der Urogenitalmembran oder Verschmelzungsschwierigkeiten am ento-ektodermalen Übergang *Meatusstenosen* und *distale Harnröhrenenge* erklären.

Merke: Stets erfordert die Feststellung von **Anomalien** in einem Organsystem die Untersuchung der Nachbarorgane und eine einheitliche urogenitale Bewertung.

2.2.2 Enge Organkontakte

Die engen Lagebeziehungen zwischen Harnröhre, Blasenhals und Scheide, zwischen Blasenboden und Cervix uteri sowie zwischen Ureteren, seitlichen Parametrien und Adnexen erklären die besondere **Verletzungs- und Fistelgefahr** der Harnorgane bei fast allen gynäkologischen Operationen, aber auch durch Bestrahlungen und Ge-

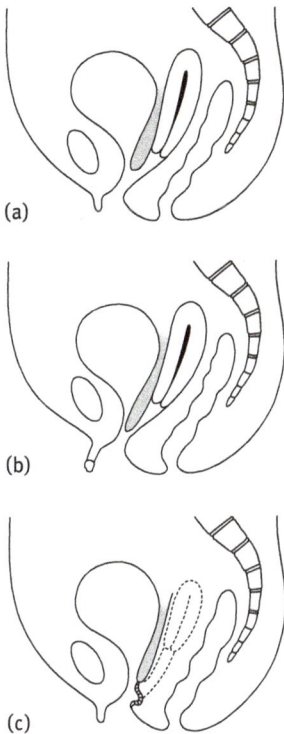

(a)

(b)

(c)

Abb. 2.2: Entwicklungsstörungen des Sinus urogenitalis: (a) Sinus urogenitalis persitens, (b) Klitorisvergrößerung, (c) Kongenitale Harnröhrenerweiterung und Hymenalatresie oder Scheidenaplasie.

walteinwirkungen (z. B. Pfählungsverletzungen). An den Berührungsschwerpunkten besteht zusätzlich die Möglichkeit der *Inkontinenzentstehung* und/oder *erschwerten Miktion* und Restharnbildung durch Lageveränderungen der Harn- und Geschlechtsorgane bzw. durch Störungen der Beckenbodenintegration in ihre Öffnungs- und Verschlussmechanismen. *Organverdrängungen oder Tumoreinbrüche aus der Nachbarschaft* sind ebenfalls möglich. *Harnleiterobstruktionen* durch Tumorausbreitungen sind vor allem beim Zervixkarzinom zu befürchten. *Stauungsnieren und Hydronephrosen* können aber auch nach der Karzinombehandlung (durch Fibrosierung), beim Genitalprolaps (durch Ureterabknickung) oder bei Ovarialtumoren sowie intraligamentären Myomen (durch Ureterverdrängung) entstehen. In der 2. Schwangerschaftshälfte drückt außerdem der vergrößerte Uterus auf die Harnleiter. Hinzu kommen Infektionsmöglichkeiten beider Organsysteme durch eine direkte Keimeinwanderung aus der Nachbarschaft und als besonderes Krankheitsbild die *Endometriosis externa*, von der am ehesten die Blase, gelegentlich aber auch der Harnleiter betroffen wird. Art und Ausmaß der Veränderungen bestimmen das weitere diagnostisch-therapeutische Vorgehen.

Merke: Rechtzeitig an die Möglichkeit einer Beteiligung der Nachbarorgane zu denken, kann der Patientin zusätzliche Leiden und dem Arzt Unannehmlichkeiten ersparen.

2.2.3 Einheitliches Blut- und Lymphsystem

Die gemeinsame Blut- und Lymphversorgung der Harn- und Geschlechtsorgane aus dem Iliaca-interna-Bereich bringt es mit sich, dass ausgedehnte trophische Störungen umso mehr zu fürchten sind, je näher an den Iliakalgefäßen die Versorgung unterbrochen wird. Von gynäkologischer Seite kommen hierfür vor allem die **Radikaloperationen und Bestrahlungen** des Zervixkarzinoms in Betracht, wobei die Uterinagefäße im Mittelpunkt stehen (Abb. 2.3). Man wird deshalb speziell bei Operationen in bestrahltem Gewebe (z. B. Tumorpersistenz oder Urogenitalfisteln), aber auch bei intraoperativen Harnleiterverletzungen das Ausmaß der Radikalität bzw. die Zumutbarkeit zusätzlicher Wiederherstellungsoperationen an den Harnwegen in der gleichen Sitzung oder die zwischenzeitliche Nierenfistelung besonders sorgfältig abwägen müssen. Gefährdet wird der Ureter auch, wenn starke Blutungen im A. uterina-Bereich unübersichtliche Gefäßabklemmungen oder Massenligaturen erfordern. Die Folgen trophischer Störungen sind dann Ödembildungen, Fibrosen und Nekrosen, d. h. *Ulzera* und *Fisteln*. Metastasierungen weiblicher Genitalkarzinome in die iliakalen und paraaortalen (lumbalen) Lymphknoten bewirken dagegen *Hydronephosen, postrenale Anurie* und *Nierentod*. Als typisches Beispiel direkter Gefäßeinwirkung auf die oberen Harnwege sei das „*Ovarian-vein-Syndrome*" erwähnt, mit dem vermehrt in der Schwangerschaft zu rechnen ist. Aber auch die ausgedehnten Venengeflechte im Bereich der Harnröhre, Vulva und Vagina sind in funktionsanatomischer Hinsicht und für Infektions- bzw. Entzündungsausbreitungen während und nach der Geschlechtsreife nicht bedeutungslos.

Merke: Leichtfertiges Operieren an den Blutgefäßen der Urogenitalregion kann sich vielfältig rächen.

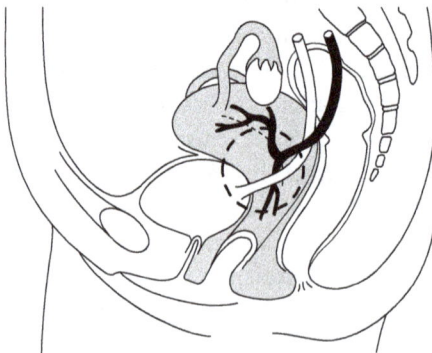

Abb. 2.3: Lagebeziehungen der Harn- und Geschlechtsorgane mit der A. uterina im Mittelpunkt

2.2.4 Neurohormonale Korrelationen und Innervationsbesonderheiten

Der Einfluss weiblicher Sexualhormone auf die Harnorgane ist am sichtbarsten an der Urethra, deren Epithel die gleichen zyklischen Veränderungen erkennen lässt wie die Vagina. Vaskularisation und Gewebsturgor sind ebenfalls hormonabhängig. Der tonussteigernde Effekt der **Östrogene**, die Tonussenkung durch **Gestagene** und die ausgleichende Wirkung der **Androgene** sind seit Langem bekannt. Zum Teil wirken die Hormone über den Stoffwechsel, zum Teil über das vegetative Nervensystem. Klinische und experimentelle Beobachtungen konnten die synergistische Wirkung von Cholinergika, α-Adrenergika und Östrogenen bzw. von Anticholinergika, β-Adrenergika und Gestagenen an der weiblichen Harnblase und Harnröhre bestätigen. Darüber hinaus entsteht durch gesteigerten Gestageneinfluss während der Schwangerschaft der sog. *Schwangerschaftsureter*, der nicht selten mit Darmträgheit, manchmal auch mit postpartalen Kontraktionsschwächen des Uterus kombiniert ist (Stoeckel-Syndrom). Gleiche Wirkungsprinzipien an verschiedenen Organen können aber auch zu unerwünschten **Nebenwirkungen der Pharmakotherapie**, z. B. Harnentleerungsstörungen bei Wehenhemmung mit β-Adrenergika (z. B. Fenoterol) oder Inkontinenzzunahme bei der Blutdrucksenkung mit α-Adrenergika (z. B. Reserpin) bzw. α-Rezeptorantagonisten (z. B. Prazosin) führen. *Zyklusstörungen* und neurohormonale Veränderungen während der biologischen Umstellungsphasen im Leben der Frau beeinflussen die Harnorgane ebenfalls. Zum Beispiel leiden Frauen mit *Reizblase* häufig gleichzeitig unter Zyklusstörungen, Fluor und Dyspareunie. Die Zunahme der funktionellen Harninkontinenz bei nachlassender Ovarialfunktion im Klimakterium ist ebenfalls nicht zufällig. Bei Stressinkontinenz stehen jetzt der reduzierte Harnröhrentonus, bei Dranginkontinenz die Urethritis atrophicans oder Detrusorinstabilität im Vordergrund. Ausgedehnte *Zerstörung des Plexus pelvicus* bei der radikalen Hysterektomie bewirkt dagegen die sog. *Denervationshypersensibilität des Detrusors* mit Miktionsschwäche. Die Lokalisation des für die Funktion der unteren Harn- und Geschlechtsorgane gleichermaßen bedeutsamen Plexus pelvicus zu beiden Seiten der Excavatio rectouterina verdeutlicht aber auch geschlechtsspezifische (mechanische) Irritationsmöglichkeiten durch Kohabitationen und andere sexuelle Aktivitäten, die Zusammenhänge zwischen neuromuskulärer Dysfunktion (Detrusorinstabilität, Detrusor-Sphinkter- [oder Beckenboden-]dyssynergie) und Sexualität erklären können.

Merke: Sexualitätseinflüsse auf die unteren Harnwege sind vermutlich bedeutsamer, als allgemein angenommen wird.

Literatur

Aktipis A (2020). The Cheating Cell: How Evolution Helps Us Understand and Treat Cancer. Princeton University Press. ISBN:9780691163840

Deutsche Gesellschaft für Urologie (2017). Interdisziplinäre S3 Leitlinie Epidemiologie, Diagnostik, Therapie ävention und Management unkomplizierter, bakterieller, ambulant erworbener Harnwegsinfektionen bei erwachsenen Patienten Aktualisierung 2017 AWMF-Register-Nr. 043/044.

Fry CH et al. (2010). Animal Models and Their Use in Understanding Lower Urinary Tract Dysfunction. Neurourol Urodyn;29(4):603–8.

Hansen J, et al. (2013). Climate sensitivity, sea level and atmospheric carbon dioxide. Phil Trans R Soc A. 371:20120294

Hanzal E. (2018). A few basic assumptions about the evolution of continence. In: Abstracts – 4th Annual ISEMH Meeting, Park City, Utah (https://isemph.org/page-18087).

Harari YN (2015). Eine kurze Geschichte der Menschheit. Pantheon Verlag, München, ISBN 978-3-641-10498-6.

Kirk G et al. (1983). The Presocratic Philosophers: A Critical History with a Selection of Texts (2nd ed.). Cambridge; New York: Cambridge University Press.

Mitteroecker P, et al. (2016). Cliff-edge Model of Obstetric Selection in Humans. Proc Natl Acad Sci U S A.113(51):14680–14685.

Nesse RM, Williams GC (1994). Why we get sick: the new science of Darwinian medicine. New York: Times Books.

Sender R, et al. (2016). Revised Estimates for the Number of Human and Bacteria Cells in the Body. PLoS Biol. 14(8):e1002533.

Schopf JW, et al. (2018). SIMS analyses of the oldest known assemblage of microfossils document their taxon-correlated carbon isotope compositions. Proc Natl Acad Sci U S A. 115(1):53–58.

Paramore RH (1910). The Hunterian lectures on the evolution of the pelvic floor in the non-mammalian vertebrates and pronograde mammals. Lancet:175(4525):1393–1399

Urbankova, Iva et al. (2017) Comparative Anatomy of the Ovine and Female Pelvis. Gynecol Obstet Invest;82:582–591

Wallace, Alfred R. and Darwin, Charles (1858): On the Tendency of Species to form Varieties, and on the Perpetuation of Varieties and Species by Natural Means of Selection. Jour. of the Proc. of the Linnean Society (Zoology), 3, S. 53–62.

3 Epidemiologie von Harninkontinenz, Stuhlinkontinenz und Deszensus

Ursula Peschers

1717	Trockenlegung von Sümpfen führt zu Rückgang der Malaria (*Giovanni Maria Manchisi*, Rom)
1847	Ursache des Kindbettfiebers und Auswirkung einer prophylaktischen Intervention (*Ignaz Semmelweis*, Wien)
1854	zahlenmäßige Beschreibung einer Cholera-Epidemie (*John Snow*, London)
1855	grafische und statistische Darstellung von Erkrankungsverläufen (*Florence Nightingale*, London)
1954	Tabak führt zu Lungenkrebs (*Doll R, Bradford Hill A*, London)
2000	EPINCONT-Studie (*Hannastadt Y*, Oslo)
2008	populationsbezogene Daten für Stuhl-, Harninkontinenz und Prolaps (*Nygaard I*, Utah)

Im folgenden Kapitel werden die Prävalenz (Erkrankungshäufigkeit zu einem bestimmten Zeitpunkt), die Inzidenz (das Erkrankungsrisiko in einem definierten Zeitraum), die ethnischen Einflüsse sowie die Risikofaktoren für das Auftreten von Harn- und Stuhlinkontinenz und Deszensus diskutiert.

3.1 Epidemiologie der Harninkontinenz

3.1.1 Prävalenz

Es gibt zahlreiche Studien, welche die Prävalenz der Harninkontinenz untersuchen. Diese kommen zu sehr unterschiedlichen Ergebnissen, abhängig davon, wie Harninkontinenz definiert wird und welche Populationen untersucht wurden. Die Harninkontinenz wurde in der allgemeinen Bevölkerung mit und ohne Patienten in Heimen untersucht, andere Studien umfassten Patienten aus Allgemeinarztpraxen oder aus gynäkologischen Praxen. Die meisten Studien umfassten hauptsächlich kaukasische Patienten im angloamerikanischen Schrifttum.

3.1.2 Prävalenz in der Allgemeinbevölkerung

Abhängig von der Definition und Fragestellung (jemals im Leben inkontinent, mindestens eine Inkontinenzepisode in den letzten zwölf Monaten) liegen die Prävalenzraten bei 5–69 % (Swithinbank et al., 1999; Van Oyen und Van Oyen, 2002).

https://doi.org/10.1515/9783110657906-003

Merke: Die meisten Studien geben Daten von 25–45 % an (Holst und Wilson, 1988; Rekers et al., 1992; Thomas et al., 1980).

Wenn die Fragestellung klarer definiert ist (tägliche Inkontinenzepisoden), kommen die Studien zu einheitlicheren Ergebnissen von 4–7 % bei Frauen jünger als 60 Jahre (Burgio et al., 1991; Moller et al., 2000; Samuelsson et al., 2000). Die Prävalenz nimmt mit dem Alter zu (Hannestad et al., 2000).

3.1.3 Prävalenz in spezifischen Bevölkerungsgruppen

Altersheime. In Altersheimen ist die Prävalenz mit ca. 55 % höher als bei Frauen, die alleine leben (Aggazzotti et al., 2000; Borrie und Davidson, 1992; Brandeis et al., 1997; Ouslander et al., 1993; Sgadari et al., 1997). Die höhere Prävalenz ist durch mehrere Faktoren erklärbar. Frauen in Heimen sind häufig älter und kränker als Frauen, die sich noch alleine versorgen können. Dazu kommt, dass möglicherweise Frauen, die schon inkontinent sind, häufiger in Heime umziehen, weil sie ohne Hilfe nicht mehr zurechtkommen.

Schwangere. Bei Schwangeren findet sich eine wesentlich höhere Prävalenz als in der Allgemeinbevölkerung. Dies ist durch das Gewicht des großen Uterus und auch durch die physiologischen Veränderungen am Ende der Schwangerschaft, die zu einer deutlichen Auflockerung des Gewebes führt, zu erklären. Die Prävalenz von Belastungsinkontinenz liegt bei 40–59 % (Dimpfl et al., 1992; Marshall et al., 1998). Prävalenz und Schweregrad der Inkontinenz nehmen mit fortschreitender Schwangerschaftsdauer zu (Burgio et al., 1996).

Ethnische Einflüsse. Frauen asiatischer und hispanischer Herkunft sowie Afroamerikanerinnen scheinen eine niedrigere Prävalenz für Harninkontinenz zu haben als kaukasische Frauen (Grodstein et al., 2003; Nygaard et al., 2003).

Verschiedene Länder. Wegen der unterschiedlichen Definition und Fragestellung ist es sehr schwierig, Daten, die in verschiedenen Ländern erhoben wurden, miteinander zu vergleichen. In einer großen internationalen Studie, in der ein validiertes Instrument verwendet wurde, fanden Hunskaar et al. (2004), dass die Prävalenz von Harninkontinenz in Deutschland, Frankreich und Großbritannien etwa gleich ist, während sie in Spanien etwa niedriger war. Insgesamt lag die Prävalenz etwa bei 35 %, was den durchschnittlichen Werten aus anderen Studien entspricht.

3.1.4 Harninkontinenzform

In fast allen Studien wurden Fragebögen verwendet oder Telefoninterviews durchgeführt. Es ist bekannt, dass die anamnestisch angegebenen Symptome nicht unbedingt mit der nachfolgenden Diagnose übereinstimmen. Sandvik et al. (1995) vergleichen die Ergebnisse von Fragebögen mit den Resultaten der urodynamischen Untersuchung und konnten zeigen, dass sich die Diagnose „Belastungsinkontinenz" von 51 % auf 77 % erhöhte, die Diagnose „Mischinkontinenz" von 39 % auf 11 % reduzierte und die Diagnose „Dranginkontinenz" mit 10 % versus 12 % in etwa gleichblieb. Allerdings gibt es auch erhebliche Diskussionen, ob mit einer urodynamischen Messung tatsächlich die Drangkomponente sicher erfasst wird. Validierte Fragebögen bleiben deshalb ein unerlässliches Instrument in der epidemiologischen Forschung, auch wenn der Subtyp der Inkontinenz nicht optimal erfasst werden kann.

Die Verteilung der verschiedenen Harninkontinenzformen unterscheiden sich mit dem Alter. Bei älteren Frauen dominiert die Mischinkontinenz und die überaktive Blase (Diokno et al., 1986; Molander et al., 1990; Nuotio et al., 2003; Roberts und Park, 1998), bei jüngeren dagegen die Belastungsinkontinenz (Burgio et al., 1991; Hording et al., 1986; Samuelsson et al., 1997). In den meisten Studien zeigt sich, dass etwa 50 % der Frauen an einer Belastungsinkontinenz leiden, ein etwas kleinerer Teil an einer Mischinkontinenz und nur der kleinste Teil ausschließlich an Drangsymptomen. Hannestad et al. (2000) fanden, dass der Anteil an reiner Belastungsinkontinenz mit dem Alter abnimmt und die Mischformen zunehmen.

Es gibt noch relativ wenige Daten zur Prävalenz von Symptomen der überaktiven Blase (overactive bladder, OAB), da diese Definition der Drangsymptomatik durch die International Continence Society noch relativ jung ist. Die NOBLE-Studie, in der Telefoninterviews durchgeführt wurden, fand eine Gesamtprävalenz der überaktiven Blase mit Inkontinenz bei Frauen über 18 Jahren von 9,6 %, ansteigend von 5 % in der Gruppe 18–44 Jahre auf 19 % bei Frauen über 65 Jahren (Stewart et al., 2003).

3.1.5 Risikofaktoren

Etablierte und mögliche Risikofaktoren für die Entwicklung einer Harninkontinenz sind
– Alter
– Schwangerschaft
– Parität
– geburtshilfliche Parameter (Forzeps, Einleitung, Kindsgewicht, Kristellern, Episiotomie)
– Menopause und Hormone
– Hysterektomie
– Übergewicht

- kognitive Beeinträchtigung
- Rauchen
- Familienanamnese/Genetik
- andere Faktoren

Alter. Es gibt zahlreiche Studien, die belegen, dass die Prävalenz von Harnkontinenz und auch der Schweregrad mit dem Alter zunehmen (Diokno et al., 1986; Hannestad et al., 2000; Hahn et al., 1993; Nygaard et al., 2008). Manche Studien zeigen, dass das Alter ein signifikanter Risikofaktor für Belastungs- und Dranginkontinenz ist (Goldberg et al., 2003), andere konnten dies nur für die Dranginkontinenz nachweisen (Brown et al., 1999; Cooper et al., 1996; Hannestad et al., 2000; Nygaard und Lemke, 1996).

Schwangerschaft. Harninkontinenz in der Schwangerschaft ist ein Risikofaktor für eine persistierende Harninkontinenz post partum (Burgio et al., 2003) und auch für eine Inkontinenz fünf Jahre nach der Geburt (Viktrup und Lose, 2001).

Geburt. Es gibt viele Studien, die den Zusammenhang zwischen der Parität und der Entwicklung einer Harninkontinenz belegen. Während einige Studien eine Zunahme der Harnkontinenzprävalenz mit zunehmender Parität nachweisen konnten (Moller et al., 2000; Nygaard et al., 2008), bestätigten andere dies nicht (Holst und Wilson, 1988; Pregazzi et al., 2002). Mit zunehmendem Alter wird der Einfluss der Parität weniger deutlich, bei sehr alten Frauen ist die Prävalenz gleich hoch, unabhängig davon, ob und wie viele Kinder sie geboren haben (Chiarelli et al., 1999; Rortveit et al., 2001).

Geburtshilfliche Einflussfaktoren. Eine vaginale Geburt hat einen stärkeren Einfluss als eine Sectio caesarea. In einer großen Studie an über 15.000 Frauen konnten Rortveid et al. zeigen, dass Frauen, die nur per Sectio entbunden wurden, ein relatives Risiko von 1,5 zur Entwicklung einer Harninkontinenz im Vergleich zu Nulliparae haben und dass Frauen, die vaginal entbunden haben, ein Risiko von 2,4 zeigen (Rortveit et al., 2001). Der Einfluss anderer geburtshilflicher Faktoren bleibt unklar. Forzepsentbindungen waren in einigen Studien mit dem Auftreten von Harninkontinenz assoziiert (Burgio et al., 2003; Farrell et al., 2001; Miller et al., 2003). Geburtseinleitung und Kristellern wird mit dem Auftreten von Harnkontinenz in Zusammenhang gebracht (Okonkwo et al., 2001; Pregazzi et al., 2002; Thom et al., 1997). Auch das Gewicht des Kindes und mediolaterale Episiotomie könnten einen Einfluss haben (Hojberg et al., 1999). Insgesamt gibt es aber widersprüchliche Daten.

Menopause und Hormone. Im klinischen Alltag scheint es einen Einfluss der Menopause auf die Entwicklung der Harninkontinenz zu geben. Durch den Hormonmangel kommt es zur atrophen Kolpitis, zu Harnwegsinfekten und Drangsymptomen. Die

Literatur spiegelt diesen klinischen Eindruck aber nicht eindeutig wider. Reker et al. verglichen prä- und postmenopausale Frauen (n = 355 und n = 858) und fanden keinen Unterschied in der Prävalenz (25 % versus 26 %), wohl aber im Schweregrad der Inkontinenz zwischen den beiden Gruppen (Rekers et al., 1992). Die Einnahme von Hormonen führt nicht zu einer signifikanten Abnahme der Harninkontinenz (Moller et al., 2000; Nygaard, 1996). Es gibt sogar Daten, die zeigen, dass es unter Hormonersatztherapie zu einer Zunahme von Harninkontinenz kommt (Grady et al., 2001).

Hysterektomie. Die Rolle der Hysterektomie bei der Entwicklung der Harninkontinenz wird kontrovers diskutiert. Die meisten Studien, die einen Zusammenhang belegen, waren nur univariante Analysen (Buchsbaum et al., 2002; Chiarelli, 1999). Multivariante Analysen konnten dies nicht bestätigen. Brown et al. beschreiben in einer Übersichtsarbeit, dass in den ersten zwei Jahren nach Hysterektomie keine Zunahme der Prävalenz auftrat (Subak et al., 2002). In einer landesweiten Kohortenstudie in Schweden an über 600.000 Frauen wurde in einem Beobachtungszeitraum von 30 Jahren bei hysterektomierten Frauen ein 2,4-fach erhöhtes Risiko für eine Stressinkontinenzoperation zu einem späteren Zeitpunkt festgestellt (Altman et al., 2007).

Übergewicht. Es ist gut belegt, dass Übergewicht einen Einfluss auf die Entwicklung und den Schweregrad einer Harnkontinenz hat (Burgio et al., 1991; Hannestad et al., 2000; Nygaard et al., 2008; Weber et al., 1999). Hoher Gewichtsverlust z. B. durch bariatrische Chirurgie kann zu einer subjektiven und objektiven Heilung von Harninkontinenz führen (Bump et al., 1992).

Kognitive Beeinträchtigung. Patienten mit Orientierungsstörungen haben in Multivarianzanalysen ein höheres Risiko zur Entwicklung einer Harninkontinenz; eine Demenz verstärkt das Risiko weiter (Holtedahl und Hunskaar, 1998; Skelly und Flint, 1995).

Rauchen. Rauchen kann durch chronisches Husten und eine Beeinflussung der Kollagensynthese die Harninkontinenz beeinträchtigen. Es gibt mehrere Studien, die eine Zunahme von Harninkontinenz durch Rauchen nahelegen (Bump et al., 1992; Sampselle et al., 2002). Es gibt außerdem Daten, die zeigen, dass Rauchen nur bei jüngeren Frauen einen Einfluss hat (Miller et al., 2003).

Familiäres Risiko/Genetik. Einige Studien beschreiben ein erbliches Risiko für eine Belastungsinkontinenz bei Verwandten ersten Grades (Großmütter, Mütter, Schwestern, Töchter) (Hannestad et al., 2004; Mushkat et al., 1996).

3.1.6 Zusammenfassung

Merke: Die Prävalenz jeder Form von Harninkontinenz nimmt mit zunehmendem Alter zu. Sie liegt bei jüngeren Frauen bei 20–30 % und steigt dann bei älteren Frauen auf 30–50 %.

Die Prävalenz von schwerer Harninkontinenz beträgt 6–10 %. Ca. die Hälfte der Betroffenen leidet an einer Belastungsinkontinenz, ein weiterer Teil an einer gemischten Inkontinenz, nur ca. 10 % der Frauen haben eine reine Dranginkontinenz. Alter, Schwangerschaft, Geburt, Menopause, kognitive Beeinträchtigung, Übergewicht und eine familiäre Disposition haben einen gut dokumentierten Einfluss auf die Prävalenz, andere Einflussfaktoren wie Hysterektomie, geburtshilfliche Parameter und Rauchen sind nicht eindeutig belegt.

3.2 Anale Inkontinenz

Unter Stuhlinkontinenz wird ein weites Spektrum von Symptomen im analen Kontinenzbereich zusammengefasst. Bewährt hat sich dabei die folgende Unterteilung:
– Stuhlinkontinenz: Inkontinenz für festen und flüssigen Stuhl,
– anale Inkontinenz: Inkontinenz für festen Stuhl, flüssigen Stuhl, Winde, Stuhlschmieren, imperativer Stuhldrang.

Im Folgenden wird die weiter gefasste anale Inkontinenz diskutiert.

3.2.1 Prävalenz

Die Prävalenz von analer Inkontinenz wird in Studien sehr unterschiedlich angegeben. Sie variiert von 2–24 % unter Erwachsenen, die nicht in Heimen leben (Macmillan et al., 2004). Problematisch ist, dass in den meisten Erhebungen völlig unterschiedliche Definitionen verwendet werden, dazu kommen nur selten validierte Fragebögen zur Anwendung. Die hohen Prozentzahlen stammen gewöhnlich aus Fragebögenuntersuchungen, in denen die Befragten selbst die Fragebögen ausfüllten. Die überwiegende Zahl der Studien fand eine Prävalenz von ca. 5 %.

Merke: In einer repräsentativen Querschnittuntersuchung ausschließlich an Frauen fanden die Autoren des US-amerikanischen „Pelvic Floor Disorders Network" bei 9 % (2,9–21,4 %) der Teilnehmerinnen über 20 Jahre unwillkürlichen Abgang von festem, flüssigem oder mukösem Darminhalt (Nygaard et al., 2008).

In Altenheimen liegt die Prävalenz mit 40–50 % noch wesentlich höher (Nelson et al., 1998).

3.2.2 Risikofaktoren

Geburt und Geburtsmodus. Die Daten, die den Einfluss von Geburt und Geburtsmodus auf die Entwicklung einer analen Inkontinenz untersuchen, sind sehr widersprüchlich. Eine große Metaanalyse von Studien, die anale Inkontinenz post partum und den Geburtsmodus untersuchten, kam zu dem Schluss, dass 77–88 % aller analen Inkontinenz bei Frauen, die geboren haben, auf Schließmuskelverletzungen zurückzuführen seien (338) (Oberwalder et al., 2003). Dem entgegen steht neben der klinischen Erfahrung auch, dass es keine Daten gibt, die belegen, dass eine Sectio vor einer analen Inkontinenz schützt. Eine randomisierte Studie zwischen Sectio und vaginaler Geburt bei Beckenendlage konnte keine signifikante Verringerung des Risikos für anale Inkontinenz drei Monate post partum nachweisen (Hannah et al. 2002).

Diarrhoe. Die Stuhlkonsistenz hat einen sehr wichtigen Einfluss auf die Prävalenz von analer Inkontinenz. Bis zu 52 % der Patienten mit chronischer Diarrhoe klagen über anale Inkontinenz (Leigh und Turnberg, 1982).

Voroperationen. Verschiedene Operationen im Analbereich können eine anale Inkontinenz zur Folge haben. Dazu gehören die Sphinctertomie, Fistelentfernungen, tiefe anteriore Rektumresektion und andere. Frauen nach Hysterektomie hatten in einer Studie ein höheres Risiko für die Entwicklung einer analen Inkontinenz, dabei sind Frauen nach abdominaler Hysterektomie häufiger betroffen als Frauen nach vaginaler Hysterektomie (Altman et al., 2004). Ursächlich dafür könnten Nervenverletzungen beim abdominalen Vorgehen sein.

Neurologische Erkrankungen. Diabetische Neuropathie, Schlaganfall, Multiple Sklerose, Demenz, kognitive Dysfunktion und andere neurologische Erkrankungen können eine anale Inkontinenz zur Folge haben.

3.3 Deszensus und Prolaps

Im deutschsprachigen Raum wird das Tiefertreten der Scheide und/oder des Uterus bis an den Hymenalsaum in der Regel als „Deszensus" bezeichnet; wenn diese über den Hymenalsaum aus der Scheide heraustreten, wird dies als „Prolaps" definiert. Im angloamerikanischen Schrifttum wird jede Form von Deszensus als „pelvic organ prolapse" bezeichnet. Studien über die Prävalenz von Prolapserkrankungen sind schwierig, weil unterschiedliche Definition und Gradeinteilungen verwendet werden.

1996 hat die International Continence Society eine Standardisierung der Prolapseinteilung veröffentlicht, das sogenannte POP-Q-System (Bump et al., 1996), wobei der Deszensus der verschiedenen Kompartimente (vordere Scheidenwand, mittleres Kompartiment mit Zervix oder Scheidenabschluss und hintere Scheidenwand) an definierten Punkten in Relation zum Hymenalsaum gemessen wird. Diese Technik ist validiert und reproduzierbar (Schär et al., 1996). Das POP-Q System beschreibt das Ausmaß des Deszensus, ohne dabei Symptome zu berücksichtigen. Es ist nicht möglich, die Prävalenz von Prolapserkrankungen durch Fragebögen oder Interviews zu untersuchen, weil die Symptome sehr unspezifisch sind. Patientinnen mit Prolaps haben häufig Begleitsymptome wie Inkontinenz, Blasenentleerungsstörungen und Dyspareunie, die auch andere Ursachen als den Prolaps haben können. Das Symptom „Fremdkörpergefühl in der Scheide" hat nur eine moderate Korrelation zum Ausmaß des Deszensus (Ellerkmann et al., 2001).

Es gibt bisher eine epidemiologische Studie, welche die Prävalenz von Prolaps außerhalb von Kliniken untersuchte (Nygaard et al., 2008). Viele Studien stützen sich auf Operationszahlen, wobei damit wohl nur die schwereren Prolapsformen erfasst werden.

3.3.1 Prävalenz

Die einzige Studie, die Prolaps anhand des POP-Q-Systems erfasst, fand eine Prävalenz von Prolaps mindestens Grad II (bis 1 cm an den Hymenalsaum und mehr) von 51 % bei Patientinnen, die zu einer Vorsorgeuntersuchung kamen (Swift, 2000). Einen Prolaps Grad III (mehr als 1 cm über den Hymenalsaum hinaus) hatten 3 % der untersuchten Patientinnen, einen Totalprolaps keine der insgesamt 497 untersuchten Patientinnen. Dies passt auch zu den Daten der einzigen populationsbezogenen Querschnittsstudie zu diesem Thema, die eine Prävalenz von 2,9 % (2,1–3,7 %) für Deszensus fand, bei dem die Frauen „eine Vorwölbung vor den Scheideneingang sehen oder fühlen" können (Nygaard et al., 2008). In einer schwedischen Studie wurde bei 1,8 % von 487 Patientinnen im Rahmen der Vorsorgeuntersuchung ein Deszensus bis an den Hymenalsaum und weiter gefunden (Samuelsson et al., 1999).

Studien ohne Untersuchung, in denen Symptome erfragt wurden, kamen auf höhere Prävalenzraten von 8–28 % (Eva et al., 2003; Kumari et al., 2000; MacLennan et al., 2000).

Prolaps tritt am häufigsten im Bereich des vorderen Kompartiments auf, gefolgt vom hinteren und dann vom mittleren Kompartiment.

3.3.2 Potenzielle Risikofaktoren

Alter. Einige Studie fanden, dass das relative Risiko für die Entwicklung eines Prolaps mit zunehmendem Alter ansteigt (Hendrix et al., 2002; Progetto Menopausa Italia Study Group, 2000), andere konnten dies nicht bestätigen (Nygaard et al., 2008).

Schwangerschaft und Geburt. Die Parität ist ein deutlicher Risikofaktor für die Entwicklung eines Prolapses. Mant et al. konnten zeigen, dass Frauen mit zwei Kindern ein relatives Risiko von 8,4 und Frauen mit vier und mehr Geburten von 10,9 für einen Prolaps hatten im Vergleich zu kinderlosen Frauen (Mant et al., 1997). Das Risiko scheint mit jeder zusätzlichen Geburt anzusteigen (Hendrix et al., 2002). Frauen, die per Forzeps entbunden wurden, könnten ein leicht erhöhtes Risiko für einen Prolaps aufweisen (Chiaffarino et al., 1999; Moalli et al., 2003). Frauen, die nur per Kaiserschnitt entbunden wurden, haben wahrscheinlich ein etwas geringes Risiko als Frauen nach vaginal-operativer Entbindung (Moalli et al., 2003). In der populationsbezogenen Studie von Nygaard et al. (2008) fand sich allerdings kein eindeutiger Zusammenhang zwischen Schwangerschaft, Geburt und Prolaps.

Übergewicht. Auch der Einfluss des BMI auf das Prolapsrisiko ist nicht eindeutig. Während in einer Studie Frauen mit einem BMI von 25 und mehr ein leicht erhöhtes Risiko für einen Prolaps hatten (Hendrix et al., 2002), war in einer anderen keine Risikoerhöhung festzustellen (Nygaard et al., 2008).

Rauchen. Rauchen konnte bislang nicht als Risikofaktor für Prolaps belegt werden (Chiaffarino et al., 1999; Mant et al., 1997).

Obstipation. Chronische Obstipation in Verbindung mit starkem und langdauerndem Pressen beim Stuhlgang kann zu einer progressiven Neuropathie im Beckenboden führen und das Risiko für die Entwicklung eines Prolapses erhöhen. In einer Fallkontrollstudie gaben 61 % der Patientinnen mit Prolaps an, schon als junge Frauen chronisch obstipiert gewesen zu sein, aber nur 4 % der Kontrollpatientinnen ohne Deszensus (Spence-Jones et al., 1994).

Hysterektomie und Deszensusoperationen. Eine Hysterektomie scheint das Risiko für die folgende Entwicklung eines Prolaps etwas zu erhöhen. In der Kohortenstudie von Mant et al. wurden 3,6 Prolapsoperationen pro 1000 Frauen pro Jahr bei Patientinnen nach Hysterektomie im Vergleich zu 2,0 für die gesamte Kohorte durchgeführt. Wenn die Indikation zur Durchführung der Hysterektomie der Deszensus war, dann stieg die Anzahl auf 5,6 Operationen pro 1000 Frauen/Jahr (Mant et al., 1997). Nach Marchionni et al. (1999) haben 4,4 % der Patientinnen im Schnitt 11 Jahre nach Hysterektomie einen Scheidenstumpfprolaps, nach Hysterektomie wegen Prolaps sogar 11,86 %, nach Hysterektomie aus anderen Ursachen nur 1,8 %. Wenn der Deszensus in einem Kompartiment korrigiert wird, dann kann dies zu einem neuen Deszensus in einem anderen Kompartiment führen. Clark et al. fanden heraus, dass 13 % der nachbeobachteten Frauen innerhalb von sechs Jahren nochmals wegen Deszensus operiert wurden, davon 32 % in einem anderen Kompartiment (Clark et al., 2003).

3.3.3 Zusammenfassung

Die Epidemiologie des Beckenorganprolaps steckt im Vergleich mit jener der Harninkontinenz noch in ihren Kinderschuhen. Dies hat verschiedene Ursachen: Einerseits sind die mit Deszensus verbundenen Zustandsbilder häufig oligo- oder asymptomatisch, was Definitionsprobleme erzeugt – ist etwas krankhaft, nur weil bei einer Untersuchung ein bestimmter Befund erhoben wird? Andererseits sind wenige der Symptome, die beim Deszensus auftreten, charakteristisch (Senkungsgefühl, Vorwölbung), während andere (Harn- und Stuhlentleerungsstörung, Inkontinenz, Schmerz, Sexualstörung) auch gänzlich andere Ursachen haben können. Die in letzter Zeit vor allem im angloamerikanischen Sprachraum entwickelten validierten Messinstrumente müssen sich erst bewähren und auch in anderen Sprachen auf ihre Tauglichkeit überprüft werden.

> **Merke:** Insgesamt dürfte die Prävalenz vor allem symptomatischer Prolapspatientinnen aber mit etwa 3 % doch niedriger liegen als bisher angenommen.

Literatur

Aggazzotti G, Pesce F, Grassi D, et al. Prevalence of urinary incontinence among institutionalized patients: a cross-sectional epidemiologic study in a midsized city in northern Italy. Urology. 2000;56(2):245–9.

Altman D, Granath F, Cnattingius S, Falconer C. Hysterectomy and risk of stress-urinary-incontinence surgery: nationwide cohort study. Lancet. 2007;370(9597):1494–9.

Altman D, Zetterstrom J, Lopez A, et al. Effect of hysterectomy on bowel function. Dis Colon Rectum. 2004;47(4):502–8.

Borrie MJ, Davidson HA. Incontinence in institutions: costs and contributing factors. CMAJ. 1992;147 (3):322–8.

Brandeis GH, Baumann MM, Hossain M, Morris JN, Resnick NM. The prevalence of potentially remediable urinary incontinence in frail older people: a study using the Minimum Data Set. J Am Geriatr Soc. 1997;45(2):179–84.

Brown JS, Grady D, Ouslander JG, et al. Prevalence of urinary incontinence and associated risk factors in postmenopausal women. Heart & Estrogen/Progestin Replacement Study (HERS) Research Group. Obstet Gynecol. 1999;94(1):66–70.

Buchsbaum GM, Chin M, Glantz C, Guzick D. Prevalence of urinary incontinence and associated risk factors in a cohort of nuns. Obstet Gynecol. 2002;100(2):226–9.

Bump RC, Mattiasson A, Bo K, et al. The standardization of terminology of female pelvic organ prolapse and pelvic floor dysfunction. Am J Obstet Gynecol. 1996;175(1):10–7.

Bump RC, Sugerman HJ, Fantl JA, McClish DK. Obesity and lower urinary tract function in women: effect of surgically induced weight loss. Am J Obstet Gynecol. 1992;167:392–7.

Burgio KL, Locher JL, Zyczynski H, Hardin JM, Singh K. Urinary incontinence during pregnancy in a racially mixed sample: characteristics and predisposing factors. Int Urogynecol J Pelvic Floor Dysfunct. 1996;7(2):69–73.

Burgio KL, Matthews KA, Engel BT. Prevalence, incidence and correlates of urinary incontinence in healthy, middle-aged women. J Urol. 1991;146(5):1255–9.

Burgio KL, Zyczynski H, Locher JL, et al. Urinary incontinence in the 12-month postpartum period. Obstet Gynecol. 2003;102(6):1291–8.

Chiaffarino F, Chatenoud L, Dindelli M, et al. Reproductive factors, family history, occupation and risk of urogenital prolapse. Eur J Obstet Gynecol Reprod Biol. 1999;82(1):63–7.

Chiarelli P, Brown W, McElduff P. Leaking urine: prevalence and associated factors in Australian women. Neurourol Urodyn. 1999;18(6):567–77.

Clark AL, Gregory T, Smith VJ, Edwards R. Epidemiologic evaluation of reoperation for surgically treated pelvic organ prolapse and urinary incontinence. Am J Obstet Gynecol. 2003;189(5):1261–7.

Cooper MJ, Cario G, Lam A, Carlton M. A review of results in a series of 113 laparoscopic colposuspensions. Aust N Z J Obstet Gynaecol. 1996;36(1):44–8.

Dimpfl T, Hesse U, Schussler B. Incidence and cause of postpartum urinary stress incontinence. Eur J Obstet Gynecol Reprod Biol. 1992;43(1):29–33.

Diokno AC, Brock BM, Brown MB, Herzog AR. Prevalence of urinary incontinence and other urological symptoms in the noninstitutionalized elderly. J Urol. 1986;136(5):1022–5.

Ellerkmann RM, Cundiff GW, Melick CF, et al. Correlation of symptoms with location and severity of pelvic organ prolapse. Am J Obstet Gynecol. 2001;185(6):1332–7.

Eva UF, Gun W, Preben K. Prevalence of urinary and fecal incontinence and symptoms of genital prolapse in women. Acta Obstet Gynecol Scand. 2003;82(3):280–6.

Farrell SA, Allen VM, Baskett TF. Parturition and urinary incontinence in primiparas. Obstet Gynecol. 2001;97(3):350–6.

Goldberg RP, Kwon C, Gandhi S, et al. Urinary incontinence among mothers of multiples: the protective effect of cesarean de- livery. Am J Obstet Gynecol. 2003;188(6):1447–50.

Grady D, Brown JS, Vittinghoff E, et al. Postmenopausal hormones and incontinence: the Heart and Estrogen/Progestin Replacement Study. Obstet Gynecol. 2001;97(1):116–20.

Grodstein F, Fretts R, Lifford K, Resnick N, Curhan G. Association of age, race, and obstetric history with urinary symptoms among women in the Nurses' Health Study. Am J Obstet Gynecol. 2003;189(2):428–34.

Hahn I, Milsom I, Fall M, Ekelund P. Long-term results of pelvic floor training in female stress urinary incontinence. Br J Urol. 1993;72:421–7.

Hannah ME, Hannah WJ, Hodnett ED, et al. Outcomes at 3 months after planned cesarean vs planned vaginal delivery for breech presentation at term: the international randomized Term Breech Trial. Jama. 2002;287(14):1822–31.

Hannestad YS, Lie RT, Rortveit G, Hunskaar S. Familial risk of urinary incontinence in women: population based cross sectional study. BMJ. 2004;329(7471):889–91.

Hannestad YS, Rortveit G, Sandvik H, Hunskaar S. A community-based epidemiological survey of female urinary incontinence: the Norwegian EPINCONT study. Epidemiology of Incontinence in the County of Nord-Trondelag. J Clin Epidemiol. 2000;53(11):1150–7.

Hendrix SL, Clark A, Nygaard I, et al. Pelvic organ prolapse in the Women's Health Initiative: gravity and gravidity. Am J Obstet Gynecol. 2002;186(6):1160–6.

Hojberg KE, Salvig JD, Winslow NA, Lose G, Secher NJ. Urinary incontinence: prevalence and risk factors at 16 weeks of gestation. Br J Obstet Gynaecol. 1999;106(8):842–50.

Holst K, Wilson PD. The prevalence of female urinary incontinence and reasons for not seeking treatment. N Z Med J. 1988;101(857):756–8.

Holtedahl K, Hunskaar S. Prevalence, 1-year incidence and factors associated with urinary incontinence: a population based study of women 50–74 years of age in primary care. Maturitas. 1998;28(3):205–11.

Hording U, Pedersen KH, Sidenius K, Hedegaard L. Urinary incontinence in 45-year-old women. An epidemiological survey. Scand J Urol Nephrol. 1986;20(3):183–6.

Hunskaar S, Lose G, Sykes D, Voss S. The prevalence of urinary incontinence in women in four European countries. BJU Int. 2004;93(3):324–30.

Kumari S, Walia I, Singh A. Self-reported uterine prolapse in a resettlement colony of north India. J Midwifery Womens Health. 2000;45(4):343–50.

Leigh RJ, Turnberg LA. Faecal incontinence: the unvoiced symptom. Lancet. 1982;1(8285):1349–51.

MacLennan AH, Taylor AW, Wilson DH, Wilson D. The prevalence of pelvic floor disorders and their relationship to gender, age, parity and mode of delivery. BJOG. 2000;107(12):1460–70.

Macmillan AK, Merrie AE, Marshall RJ, Parry BR. The prevalence of fecal incontinence in community-dwelling adults: a systematic review of the literature. Dis Colon Rectum. 2004;47(8):1341–9.

Mant J, Painter R, Vessey M. Epidemiology of genital prolapse: observations from the Oxford Family Planning Association Study. Br J Obstet Gynaecol. 1997;104(5):579–85.

Marchionni M, Bracco GL, Checcucci V, et al. True incidence of vaginal vault prolapse. Thirteen years of experience. J Reprod Med. 1999;44(8):679–84.

Marshall K, Thompson KA, Walsh DM, Baxter GD. Incidence of urinary incontinence and constipation during pregnancy and postpartum: survey of current findings at the Rotunda Lying-In Hospital. Br J Obstet Gynaecol. 1998;105(4):400–2.

Miller YD, Brown WJ, Russell A, Chiarelli P. Urinary incontinence across the lifespan. Neurourol Urodyn. 2003;22(6):550–7.

Moalli PA, Jones IS, Meyn LA, Zyczynski HM. Risk factors associated with pelvic floor disorders in women undergoing surgical repair. Obstet Gynecol. 2003;101(5 Pt 1):869–74.

Molander U, Milsom I, Ekelund P, Mellstrom D. An epidemiological study of urinary incontinence and related urogenital symptoms in elderly women. Maturitas. 1990;12(1):51–60.

Moller LA, Lose G, Jorgensen T. The prevalence and bothersomeness of lower urinary tract symptoms in women 40–60 years of age. Acta Obstet Gynecol Scand. 2000;79(4):298–305.

Mushkat Y, Bukovsky I, Langer R. Female urinary stress incontinence – does it have familial prevalence? Am J Obstet Gynecol. 1996;174(2):617–9.

Nelson R, Furner S, Jesudason V. Fecal incontinence in Wisconsin nursing homes: prevalence and associations. Dis Colon Rectum. 1998;41(10):1226–9.

Nuotio M, Jylha M, Luukkaala T, Tammela TL. Urinary incontinence in a Finnish population aged 70 and over. Prevalence of types, associated factors and self-reported treatments. Scand J Prim Health Care. 2003;21(3):182–7.

Nygaard IE. Nonoperative management of urinary incontinence. Curr Opin Obstet Gynecol. 1996;8(5):347–50.

Nygaard IE, Barber MD, Burgio KL, et al. Pelvic Floor Disorders Network, Prevalence of symptomatic pelvic floor disorders in US women. JAMA. 2008;300(11):1311–6.

Nygaard IE, Lemke JH. Urinary incontinence in rural older women: prevalence, incidence and remission. J Am Geriatr Soc. 1996;44(9):1049–54.

Nygaard IE, Turvey C, Burns TL, Crischilles E, Wallace R. Urinary incontinence and depression in middle-aged United States women. Obstet Gynecol. 2003;101(1):149–56.

Oberwalder M, Connor J, Wexner SD. Meta-analysis to determine the incidence of obstetric anal sphincter damage. Br J Surg. 2003;90(11):1333–7.

Okonkwo JE, Obionu CO, Obiechina NJ. Factors contributing to urinary incontinence and pelvic prolapse in Nigeria. Int J Gynaecol Obstet. 2001;74(3):301–3.

Ouslander JG, Palmer MH, Rovner BW, German PS. Urinary incontinence in nursing homes: incidence, remission and associated factors. J Am Geriatr Soc. 1993;41(10):1083–9.

Pregazzi R, Sartore A, Bortoli P, et al. Perineal ultrasound evaluation of urethral angle and bladder neck mobility in women with stress urinary incontinence. BJOG. 2002;109(7):821–7.

Progetto Menopausa Italia Study Group. Risk factors for genital prolapse in non-hysterectomized women around menopause. Results from a large cross-sectional study in menopausal clinics in Italy. Eur J Obstet Gynecol Reprod Biol. 2000;93:135–40.

Rekers H, Drogendijk AC, Valkenburg H, Riphagen F. Urinary incontinence in women from 35 to 79 years of age: prevalence and consequences. Eur J Obstet Gynecol Reprod Biol. 1992;43(3):229–34.

Roberts MM, Park TA. Pelvic floor function/dysfunction and electrodiagnostic evaluation. Phys Med Rehabil Clin N Am. 1998;9(4):831–51,vii.

Rortveit G, Hannestad YS, Daltveit AK, Hunskaar S. Age- and type-dependent effects of parity on urinary incontinence: the Norwegian EPINCONT study. Obstet Gynecol. 2001;98(6):1004–10.

Sampselle CM, Harlow SD, Skurnick J, Brubaker L, Bondarenko I. Urinary incontinence predictors and life impact in ethnically diverse perimenopausal women. Obstet Gynecol. 2002;100(6):1230–8.

Samuelsson E, Victor A, Svardsudd K. Determinants of urinary incontinence in a population of young and middle-aged women. Acta Obstet Gynecol Scand. 2000;79(3):208–15.

Samuelsson E, Victor A, Tibblin G. A population study of urinary incontinence and nocturia among women aged 20–59 years. Prevalence, well-being and wish for treatment. Acta Obstet Gynecol Scand. 1997;76(1):74–80.

Samuelsson EC, Arne-Victor FT, Tibblin G, Svardsudd KF. Signs of genital prolapse in a Swedish population of women 20 to 59 years of age and possible related factors. Am J Obstet Gynecol. 1999;180(2 Pt 1):299–305.

Sandvik H, Hunskaar S, Vanvik A, et al. Diagnostic classification of female urinary incontinence: an epidemiological survey corrected for validity. J Clin Epidemiol. 1995;48(3):339–43.

Schär G, Kölbl H, et al. Empfehlungen der Arbeitsgemeinschaft Urogynäkologie zur Sonographie des unteren Harntraktes im Rahmen der Urogynäkolo-gischen Funktionsdiagnostik. Der Frauenarzt. 1996;37(2):220–5.

Sgadari A, Topinkova E, Bjornson J, Bernabei R. Urinary incontinence in nursing home residents: a cross-national comparison. Age Ageing. 1997;26(Suppl 2):49–54.

Skelly J, Flint AJ. Urinary incontinence associated with dementia. J Am Geriatr Soc. 1995;43(3):286–94.

Spence-Jones C, Kamm MA, Henry MM, Hudson CN. Bowel dysfunction: a pathogenic factor in utero-vaginal prolapse and urinary stress incontinence. Br J Obstet Gynaecol. 1994;101(2):147–52.

Stewart WF, Van Rooyen JB, Cundiff GW, et al. Prevalence and burden of overactive bladder in the United States. World JUrol. 2003;20(6):327–36.

Subak LL, Johnson C, Whitcomb E, et al. Does weight loss improve incontinence in moderately obese women? Int Urogynecol J Pelvic Floor Dysfunct. 2002;13(1):40–3.

Swift SE. The distribution of pelvic organ support in a population of female subjects seen for routine gynecologic health care. Am J Obstet Gynecol. 2000;183(2):277–85.

Swithinbank LV, Donovan JL, du Heaume JC, et al. Urinary symptoms and incontinence in women: relationships between occurrence, age, and perceived impact. Br J Gen Pract. 1999;49 (448):897–900.

Thom DH, van den Eeden SK, Brown JS. Evaluation of parturition and other reproductive variables as risk factors for urinary incontinence in later life. Obstet Gynecol. 1997;90(6):983–9.

Thomas TM, Plymat KR, Blannin J, Meade TW. Prevalence of urinary incontinence. Br Med J. 1980;281 (6250):1243–5.

Van Oyen H, Van Oyen P. Urinary incontinence in Belgium;prevalence, correlates and psycho-social consequences. Acta Clin Belg. 2002;57(4):207–18.

Viktrup L, Lose G. The risk of stress incontinence 5 years after first delivery. Am J Obstet Gynecol. 2001;185(1):82–7.

Weber AM, Walters MD, Schover LR, Church JM, Piedmonte MR. Functional outcomes and satisfaction after abdominal hysterectomy. Am J Obstet Gynecol. 1999;181(3):530–5.

4 Funktionelle Beckenbodenanatomie

Daniele Perucchini, Cornelia Betschart, Ralf Tunn, John O. DeLancey

Autoren der 2. Auflage: Daniele Perucchini, Ralf Tunn, John O. DeLancey

1600 v. Chr.	ägyptischer Papyros belegt Kenntnis innerer Organe und Blutgefäße
400 v. Chr.	Bewegungsapparat, Herzklappen sind bekannt (*Hippokrates*)
300 v. Chr.	Sezieren lebender Menschen (Kriminelle) und Leichen (Alexandria, Ptolemäische Dynastie)
200 n. Chr.	Sezieren an lebendigen Tieren, Lehrbuch mit detaillierten Zeichnungen (*Galen*, Römisches Reich)
1543	Lehrbuch mit anatomischen Zeichnungen basierend auf dem Sezieren von Leichen (*Vesalius*, Padua)
1832	„Anatomy Act" in Großbritannien: Leichen dürfen für den medizinischen Wissensgewinn seziert werden
1858	„Grey's Anatomy"-Lehrbuch erscheint in London
1938–45	Pernkopf-Atlas entsteht in Wien, Leichen sind Opfer des Nazi-Regimes
1977	erster Einsatz von Magnetresonaztomografie am Menschen
1978	Patentierung des Plastinationsverfahrens (*Hagens G*, BRD)
1995	öffentliche Ausstellung plastinierter Leichen (*Hagens G*, Japan)

4.1 Einleitung

Der weibliche Beckenboden ist eine komplexe anatomische Einheit, die aus Muskulatur und Bindegewebe aufgebaut ist. Viele verschiedene anatomische Strukturen sichern die Lage der Organe und gewährleisten Kontinenz. Unser Wissen bezüglich der funktionellen Anatomie des Beckenbodens ist heute noch lückenhaft. Zukünftige Forschung wird aufzeigen, welche unserer heutigen Konzepte und Vorstellungen richtig sind, um nicht nur Diagnostik und Therapie zu verbessern, sondern auch eine Prävention von Inkontinenz und Senkungsbefunden zu ermöglichen.

Beckenbodenerkrankungen im Sinne von Harninkontinenz und Senkungsbeschwerden sind häufig. Jede 9. und in neueren Studien sogar jede 5. Frau wird bis im Alter von 80 Jahren wegen Inkontinenz oder Prolaps operiert (Olsen et al., 1997; Smith et al., 2010).

Merke: Ohne Kenntnisse des Aufbaus und der Anordnung der verschiedenen Beckenbodenstrukturen sind ein Verständnis der komplexen Funktion der weiblichen Beckenorgane und eine sinnvolle Behandlung nicht möglich.

https://doi.org/10.1515/9783110657906-004

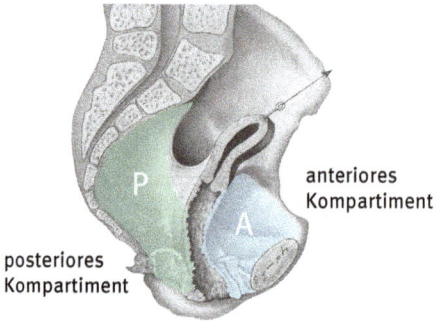

Abb. 4.1: Die Scheide und die endopelvine Faszie unterteilen das kleine Becken in ein anteriores und posteriores Kompartiment. Die Hohlorgane über dem Beckenboden wurden im Bild entfernt (DeLancey, 1998; mit Erlaubnis).

Das knöcherne Becken liegt in der Mitte des menschlichen Körpers. Der Beckenraum wird durch die Scheide und die endopelvine Faszie in ein anteriores und ein posteriores Kompartiment unterteilt, im mittleren oder auch apikalen Kompartiment befindet sich die Vagina und der Uterus (Abb. 4.1). Das Kreuzbein (Os sacrum) ist ein Teil der Wirbelsäule, bildet gleichzeitig den dorsalen Anteil des knöchernen Beckens und stützt zudem die Wirbelsäule. Die unteren Extremitäten sind indirekt über das Becken mit der Wirbelsäule verbunden. Der Beckenboden schließt das knöcherne Becken nach kaudal ab und ist in der Lage, die Hohlorgane, die ihn passieren, zu komprimieren. Infolge des aufrechten Ganges des Menschen ist der Beckenboden einem ständigen Druck ausgesetzt. Dieser Druck auf den Beckenboden kann zusätzlich bei starken Belastungen (z. B. Husten, Heben schwerer Lasten) kurzfristig ansteigen. Nur intakte Strukturen der komplexen funktionellen Beckenbodeneinheit gewährleisten eine optimale Funktion.

Der M. levator ani ist der Hauptmuskel des Beckenbodens und damit hauptverantwortlich für die Stützung der Beckenorgane (Abb. 4.2). Der M. levator ani verschließt das knöcherne Becken nach unten und ermöglicht den darüberliegenden Strukturen, sich auf der Oberseite des Levators abzustützen (Abb. 4.3). Die Verschlusskraft des Levator-ani-Muskels des gesunden Beckenbodens ist beeindruckend. Sie muss dem Druck im Bauchraum, welcher rasch auch 100 cm Wasserdruck und mehr (z. B. beim kräftigen Husten) erreichen kann, entgegenwirken. Durch Mus-

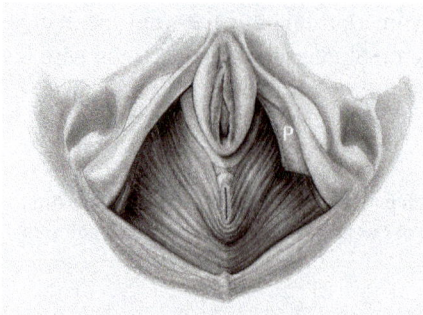

Abb. 4.2: Ansicht des L. levator ani von unten. Die perineale Membran („diaphragma urogenitale") wurde entfernt. Rechts im Bild ist noch ein Rest erkennbar (P) (DeLancey, 1998; mit Erlaubnis).

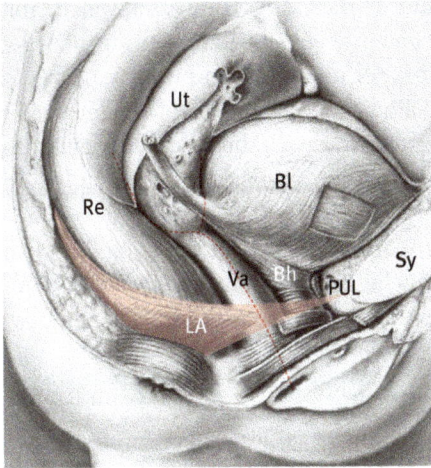

Abb. 4.3: Übersicht über die Beckenorgane. Der Beckenknochen und Teile des Levatormuskels wurden entfernt. Re = Rektum, Ut = Uterus, Bl = Blase, Sy = Symphyse, Va = Vagina, La = Levator-ani-Muskel, PUL = pubourethrales Ligament, Bh = Blasenhals.

kelschädigungen, aber auch durch Nervenschädigung und Bindegewebsschädigung kann es zur Beckenbodenschwäche mit Inkontinenz und Senkungsbefunden kommen. Schwangerschaft, Geburt und Alter sind anerkannte Faktoren, welche eine Harninkontinenz bei der Frau begünstigen. Allgemein wird davon ausgegangen, dass Harninkontinenz und genitaler Deszensus eine multifaktorielle Ätiologie haben, wobei uns die genauen Ursachen nicht vollständig bekannt sind.

Merke: Ein schwacher Harnröhrensphinkter, aber auch Schwäche der Muskeln und Faszienstrukturen, welche die Urethra und den Blasenhals stützen, sind neben neurologischen Ursachen, direkten Verletzungen durch Geburt sowie altersbedingten Veränderungen inklusive Hormonen und systemischen Krankheiten alles anerkannte Ursachen, welche zur Beckenbodenschwäche führen können.

Es wird übereinstimmend anerkannt, dass sich der Kontinenzmechanismus durch Alterung verschlechtert (Abb. 4.4 und 4.5). Entsprechend nimmt die Prävalenz von Senkungsbeschwerden mit dem Alter zu (Olsen et al., 1997). Geburt erhöht das Risiko für Senkungsbefunde um das Vier- bis Elffache (Mant et al., 1997). Die Verschlechterung der Beckenbodenfunktion kann subakut z. B. nach Schwangerschaft und Geburt auftreten. Nach einer Beckenbodenschädigung kann es zur Regeneration und Heilung kommen, bis allenfalls ein erneuter Beckenbodenschaden zu einer langsamen Abnahme der Beckenbodenfunktion beiträgt. Die möglichen Szenarien der Beckenbodenschädigung im Verlaufe des Lebens einer Frau sind zusammenfassend in Abb. 4.5 am Beispiel der Belastungsinkontinenz dargestellt. Die blaue Linie veranschaulicht, dass bei hinreichenden Ressourcen trotz wiederholter Geburten auch bei leichter Schädigung/Schwächung des Kontinenzapparates ein „imaginärer" Kontinenzschwellenwert nicht unterschritten wird und damit keine Belastungsinkontinenz auftritt. Die rote Kurve soll veranschaulichen, dass bei einer Frau, welche mit schlechten Ressourcen geboren wurde, bei identischen Einwirkungen auf den Beckenboden und den Kontinenzapparat (wie bei der in der blauen Kurve dargestellte Person) im Verlaufe des Lebens diese unterhalb den Schwellenwert fällt und damit inkontinent werden kann. Schwarz ist dargestellt, wie ein akutes Beckenbodentrauma bei einer schweren Geburt zur Beckenbodenschädigung und Inkontinenz schon unmittelbar nach der Geburt führen kann.

Lange wurden die Beckenbodenschäden nach vaginaler Geburt stiefmütterlich behandelt. Es ist wenig bekannt über individuelle Risikofaktoren, welche zu Inkontinenz und Prolaps führen (Abb. 4.4). Eine präzise Identifikation von Personen bzw.

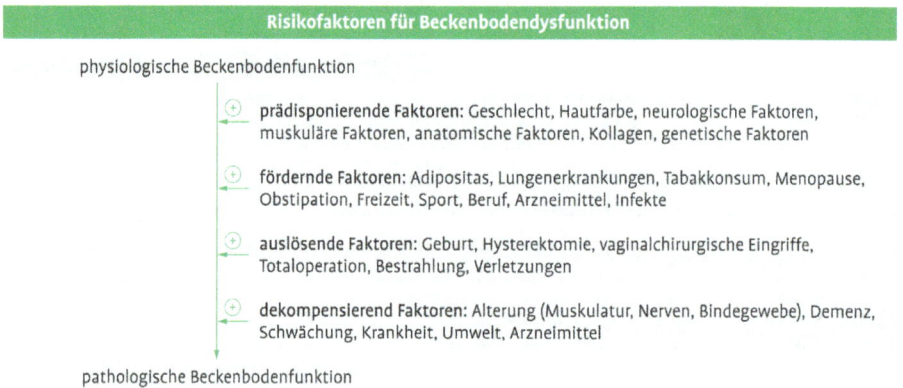

Risikofaktoren für Beckenbodendysfunktion

physiologische Beckenbodenfunktion

- ⊕ **prädisponierende Faktoren:** Geschlecht, Hautfarbe, neurologische Faktoren, muskuläre Faktoren, anatomische Faktoren, Kollagen, genetische Faktoren

- ⊕ **fördernde Faktoren:** Adipositas, Lungenerkrankungen, Tabakkonsum, Menopause, Obstipation, Freizeit, Sport, Beruf, Arzneimittel, Infekte

- ⊕ **auslösende Faktoren:** Geburt, Hysterektomie, vaginalchirurgische Eingriffe, Totaloperation, Bestrahlung, Verletzungen

- ⊕ **dekompensierend Faktoren:** Alterung (Muskulatur, Nerven, Bindegewebe), Demenz, Schwächung, Krankheit, Umwelt, Arzneimittel

pathologische Beckenbodenfunktion

Abb. 4.4: Risikofaktoren für Beckenboden-Dysfunktion: Verschiedene Faktoren sichern normale Lage und Funktion der Beckeneingeweide. Eine Schädigung oder Schwächung einzelner Faktoren kann eine Inkontinenz, Senkungsbefunde und Genitalprolaps begünstigen.

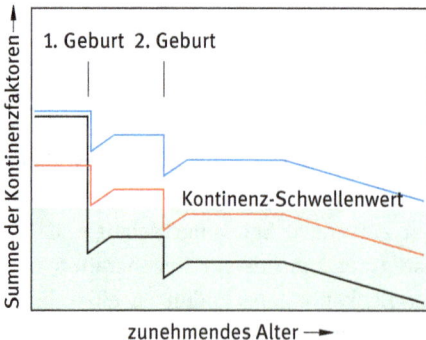

Abb. 4.5: Mögliche Szenarien der Beckenbodenschädigung im Verlaufe des Lebens einer Frau am Beispiel der Belastungsinkontinenz: Blaue Linie: Die Frau bleibt ein Leben lang kontinent: Bei hinreichenden „Kontinenzressourcen" wird trotz wiederholter Geburten bei leichter Schädigung/Schwächung des Kontinenzapparates ein „imaginärer" Kontinenzschwellenwert nicht unterschritten. Rote Linie: Bei identischen Einwirkungen auf den Kontinenzapparat (wie bei der in der blauen Kurve dargestellten Person), aber schlechterer Ausgangslage fällt die Patientin im Verlaufe des Lebens unter den Schwellenwert und wird damit inkontinent. Schwarze Linie: Akutes Beckenbodentrauma bei einer schweren Geburt führt zur Beckenbodenschädigung und Inkontinenz früh im Leben.

Schwangeren mit erhöhtem Risiko, welche dann einem speziellen Präventionsprogrammen zugeführt werden könnten, ist heute nicht möglich.

Die Sectio cesarea als Protektion vor Beckenbodenschwäche bzw. Beckenbodenschäden wird zurzeit intensiv und kontrovers diskutiert. Weltweit hat sich die Rate der Sectiones in den letzten 15 Jahren verdoppelt und sie steigt jährlich um ca. 4 %. Präventiv kann in der Schwangerschaft Beckenbodentherapie eingesetzt werden.

Eine gewisse Risikoabschätzung kann mit einem als „UR-CHOICE" bezeichnete Algorithmus erfolgen. Dabei werden verschiedene Risikofaktoren abgefragt (http://riskcalc.org/UR_CHOICE). Basierend auf verschiedenen Risikofaktoren wie Alter bei Geburt des ersten Kindes, Body Mass Index, Kindsgewicht und mütterliche Größe, aber auch Familienanamnese wird das 10- und 20-Jahresrisiko für eine Beckenbodenpathologie errechnet. Diese kann als Grundlage für eine Beratung verwendet werden. Man trägt die Angaben ein und danach lässt sich ablesen, mit welchem Risiko eine Schwangere bei welchem Geburtsmodus rechnen muss (Wilson et al., 2014).

Frauen, welche nie Kinder geboren haben, sind vor Harninkontinenz und Prolaps nicht geschützt. In verschiedenen Studien konnte gezeigt werden, dass etwa jede dritte junge, gesunde Sportlerin Kontinenzprobleme unter Belastungssituationen angibt. Bei intensiver Gymnastik und Basketball geben etwa ²⁄₃ der Frauen teilweise unwillkürlichen Urinabgang an (Nygaard et al., 1994).

Merke: Bei hohen Belastungen ist trotz intakter anatomischer Strukturen Inkontinenz auch bei jungen Frauen möglich.

Das vorliegende Kapitel befasst sich mit der funktionellen Anatomie des Beckenbodens der Frauen und erörtert, wie die Beckenbodenorgane durch die Beckenbodenmuskeln und das Beckenbodenbindegewebe gestützt werden.

4.2 Anatomie des unteren Harntraktes

4.2.1 Die Harnblase

Die Harnblase ist ein muskulomembranöser Niederdruckspeicher für den Harn. Sie liegt im kleinen Becken hinter der Symphyse und ist der Gebärmutter und der Scheide vorgelagert. Je nach Füllungsvolumen nimmt die Blase einen unterschiedlichen Anteil des Beckens ein. Die Innenseite der Harnblase wird durch ein hormonsensibles Urothel ausgekleidet. Dieses Urothel ist nicht, wie lange geglaubt, eine passive Membran, welche die Blase auskleidet. Neuere Arbeiten sehen das Urothel als „Organ" mit aktiver Rolle bei der Blasenfunktionssteuerung (Andersson, 2002; Andersson und Arner, 2004). So hat das Urothel spezialisierte Oberflächenproteine und Ionenpumpen mit Proteoglykanen und Glykoproteinen. Alle diese Strukturen zusammen tragen zur Undurchlässigkeit bei (Burton et al., 2000; Deng et al., 2001). Dieselben Mechanismen schützen vor bakteriellen Infekten oder halten uropathogene Erreger in Schach. Die Aufgabe der Blase ist Urin zu speichern. Bis vor wenigen Jahren galt, dass Urin unter physiologischen Bedingungen steril ist. Die wissenschaftlichen Erkenntnisse der letzten Jahre zwingen wahrscheinlich wie selten in unserem Fach zu einem Paradigmenwechsel bezüglich der vielen derzeit noch gültigen Vorstellungen. Wolf wies 2012 in vermeintlich sterilem Urin Bakteriengenomteile mittels Next-Generation-Sequencing nach. Dabei war anfänglich nicht klar, ob damit auch lebende Bakterien nachgewiesen sind. Hiltl gelang schließlich 2014 durch spezielle Kulturtechniken (mittels sog. EQUC = enhanced quantitative urine culture) der Nachweis, dass es sich dabei in rund 80 % der Fälle um lebende, kultivierbare Bakterien handelt. Daten aus dem Jahre 2018 (Thomas-White) zeigen sogar, dass Organismen wie Escherichia coli in der Blase von katheterisierten Patienten existieren, ohne eine Bakteriurie zu verursachen.

Aufbau und Funktion der Harnblase

Die Hauptaufgabe der Blase ist die Urinspeicherung und gezielte Blasenentleerung. Das Erlernen einer normalen Blasenfunktion ist ein wichtiger Bestandteil der kindlichen Entwicklung. Die Harnblasenwand besteht aus glatter Muskulatur, dem sog. M. detrusor vesicae. Am Blasenboden befindet sich ein trichterförmiger Kanal, das Trigonum, welches den Ablauf des Harns in Form eines laminären Strahls gewährleistet. Eine Sphinkterstruktur gibt es am Blasenhals nicht, kompliziert angeordnete Detrusormuskel-Faserbündel unterstützen die Kontinenz auf diesem Niveau. Der Detrusormuskel muss sowohl die „Speicherphase" als auch die „Blasenentleerung" ermöglichen. Während der Füllungsphase muss sich der Detrusormuskel mit zunehmender Blasenfüllung kontinuierlich entspannen, um die Harnspeicherung ohne wesentliche intravesikale Drucksteigerung zu ermöglichen. Während der Speicherphase aktivieren afferente Blasennervenfasern die Motoneurone des Nervus pudendus im Onuf-Kern des spinalen Vorderhorns. Diese Aktivierung der pudendalen Motoneurone stimulieren den externen urethralen Sphinkter, was zentral ist für die Kontinenz während der Speicherphase und als „Guarding Reflex" bezeichnet wird (Yoshimura N et al., 2003). Wenn die Blase die physiologische Kapazität erreicht hat oder eine Frau willentlich die Blase entleeren will, wird die reflexartige Blasenentleerung durch Abnahme der tonischen Hemmung des Detrusormuskels durch das Zerebrum ermöglicht. Die Blasenentleerung geschieht, wenn gleichzeitig ein hemmender Input auf das somatische Kontrollzentrum ausgelöst wird und der Urethralsphinkter sich relaxiert und ein aktivierender Input auf das parasympathische System ausgelöst wird, der den Detrusormuskel spiralartig kontrahiert („Micturition Reflex") (Yoshimura N et al., 2003).

Der Blasenhals

Kliniker haben traditionell den unteren Harntrakt in Blase und Harnröhre unterteilt. Zwischen Harnröhre und Blase befindet sich der sogenannte Blasenhals (Abb. 4.3, „Bh"). Der Blasenhals gehört nicht nur zur Blase, sondern beinhaltet auch das Lumen und die Strukturen der proximalen Urethra. Wegen der einzigartigen funktionellen Charakteristiken des Blasenhalses wird diese Struktur separat besprochen. Einzigartig ist die Anordnung verschiedenartiger gerichteter Muskelfasern, welche direkt in das Trigonum als auch in die longitudinale innere als auch in die zirkuläre äußere glatte Muskulatur der proximalen Urethra überlaufen (Huisman AM et al., 1983). Der Blasenhals spielt eine wichtige Rolle beim Beginn der Blasenentleerung. Die Relaxation und Öffnung des Blasenhalses muss mit der gleichzeitigen Relaxation der Urethra einhergehen, um die Blase entleeren zu können (Gil Vernet, 1968). So müssen die Urethra und Blasenhals als synergistische Einheit betrachtet werden, da sie in gegenseitiger Abhängigkeit ihre Funktion ausüben. Harneintritt in die proximale Urethra kann bei abdominaler Druckerhöhung radiologisch und sonographisch als sog. „Trichterbildung" nachgewiesen werden. Er kann ein unerwünschtes Dranggefühl bewirken und eine Drangsymptomatik und Detrusorkontraktionen begünstigen, dies konnte in Tierexperimenten gezeigt werden (Jung et al., 1999).

Schädigungen der anatomischen Strukturen im Bereich des Blasenhalses begünstigen einen auch in Ruhe offenen Blasenhals (McGuire, 1986). Bei Patientinnen mit Belastungsinkontinenz findet sich häufig ein mobiler Blasenhals.

Innervation der Harnblase

Merke: Die Neuroanatomie der Blasenfunktion ist gekennzeichnet durch ein komplexes Zusammenspiel des vegetativen, viszerosensorischen und willkürlich motorischen Systems (Abb. 4.6). Das Bewusstsein ist je nach Situation und Bedarf an diesen Vorgängen beteiligt.

Eine besondere Rolle spielt das parasympathische Nervensystem, denn es ist jener Teil des autonomen Nervensystems, welcher die motorische Innervation der Blase innehat und die Blasenentleerung fördert.

Von den sakralen Rückenmarksegmenten ziehen Nervenfasern über den Plexus hypogastricus inferior zu Ganglien in der Wand der Harnblase und der Urethra. So wird die Kontraktion des glatten M. detrusor vesicae unter Entspannung der Harnröhre gesteuert und die Blasenentleerung eingeleitet.

Die sympathischen Nervenfasern treten efferent von Th10 bis L2 aus dem Rückenmark aus. Von dort ziehen sie, umgeschaltet in paravertebralen Ganglien, über den Plexus hypogastricus superior und von dort zur Blase. Das sympathische Nervensystem innerviert alpha-adrenerg die glatte Muskulatur am Blasenhals und sorgt hier für dessen Verschluss. Gleichzeitig hemmt es die Beta-Rezeptoren am Detrusor vesicae und verhindert somit dessen Kontraktion, d. h. die Blasenentleerung. Der

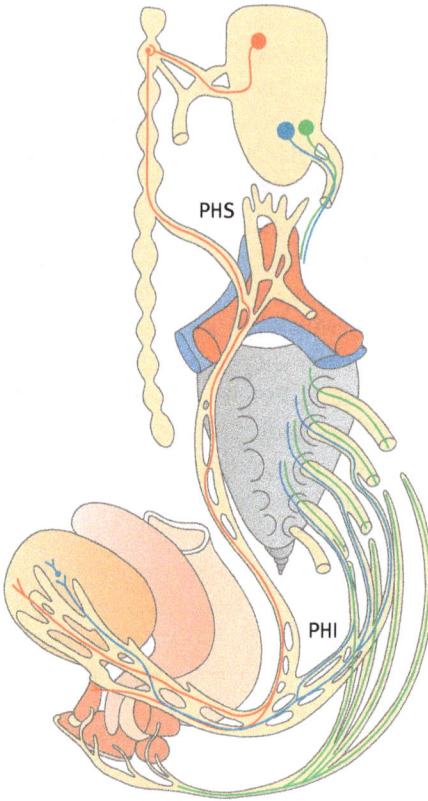

Abb. 4.6: Sympathikus (rot) hat seinen Ursprung im Seitenhorn des Rückenmarks (Nucleus intermediolateralis), geht über in den sympathischen Grenzstrang (= Paravertebralganglien, die miteinander verbunden sind), und bildet dann das Nervengeflecht des Plexus hypogastricus superior (PHS). Parasympathikus (blau) mit prä- und postganglionären Nervenfasern vereinigt sich mit dem Sympathikus des PHS zum Plexus hypogastricus inferior (PHI). Nervus pudendus (grün) für die somatische Innervation: infralevatorielle Innervation des Levator ani, Innervation des analen Sphinkterapparates, Vulva und Urethra.

quergestreifte Urethrasphinkter erhält über den N. pudendus motorische Fasern zur Innervation der quer gestreiften Muskulatur. Der Ursprung der motorischen Vorderhornneurone liegt in den Segmenten S2–S4.

Afferente Fasern verlaufen in Richtung des Plexus pelvicus und des ZNS via sympathischen und parasympathischen Fasern. Die Hyperaktivität des Detrusormuskels wird nach „klassischer" Vorstellung auf verstärkte parasympathische Aktivität zurückgeführt; deshalb werden anticholinerge Medikamente heute primär bei der hyperaktiven Blase angewendet.

4.2.2 Die weibliche Urethra

Die Harnröhre der Frau ist für die Kontinenz einer Frau eine der wichtigsten Strukturen. Im letzten Jahrhundert wurden mehrere Hypothesen zur Pathophysiologie der Belastungsinkontinenz vorgeschlagen. Dabei wurde hauptsächlich die Schwächung des Halteapparates der Harnröhre und der Beckenorgane als Ursache verantwortlich gemacht.

Dies scheint auch plausibel, weil die operative Unterstützung der Harnröhre mittels „Bändchen" (z. B. Tension free Vaginal Tape) häufig Kontinenz erzielt. Diese traditionelle Sichtweise wurden jedoch durch jüngere Forschungen in Frage gestellt. Die ROSE-Studie (DeLancey et. al., 2008) zeigte nämlich, dass der in der Urodynamik gemessene maximale Urethraverschlussdruck der Harnröhre bei weitem der stärkste Prädiktor für Belastungsinkontinenz ist.

Die Urethra der Frau ist mit ca. 20 bis 35 mm kurz, der Durchmesser beträgt ca. 12–15 mm (Abb. 4.7a). Die Harnröhre kann in fünf gleich lange Segmente von jeweils 20 % der Harnröhrenlänge unterteilt werden (DeLancey, 1986) (Abb. 4.7a). Das proximale Harnröhrenfünftel wird von den Strukturen des Blasenhalses umgeben (0–20 %). Weiter distal umgeben der M. sphincter urethrae (Skelettmuskulatur) und der glatte Harnröhrensphinkter das Lumen der Harnröhre entlang 20 bis 60 % der Harnröhrenlänge. Weiter distal, also bei 60 bis 80 % der Harnröhre, finden sich zwei bogenförmige Muskelzüge, welche M. compressor urethrae und M. sphincter urethrovaginalis heißen. In diesem Bereich findet sich keine zirkulär um die Harnröhre verlaufende Muskulatur. Das letzte Urethrafünftel enthält nur Bindegewebe und keine kontraktilen Strukturen.

Die Harnröhre liegt auf einer sie stützenden Schicht, welche sich aus der Fascia endopelvina und der vorderen Scheidenwand zusammensetzt (Abb. 4.8). Diese Schicht, in welche die Harnröhre eingebettet ist, wird lateral durch die Befestigung am Arcus tendineus fasciae pelvis (ATFP) und dem Arcus tendineus levator ani (ATLA-Muskel) (Abb. 4.9, 4.13, 4.17) (DeLancey, 1988 und 1994) und durch die Verbindung zu den Beckenknochen über das Lig. pubourethrale, welches dichtes Bindegewebe und glatte Muskulatur enthält (Wilson et al., 1983), stabilisiert. Die zwischen hinterem Schambein und mittlerer Urethra liegenden pubourethralen Ligamente (Abb. 4.3 und 4.21) haben mit der Einführung der spannungsfreien Bänder unter der mittleren Urethra wieder vermehrt Interesse gefunden. Man nimmt an, dass diese Bänder die mittlere Urethra festigen und damit für die Harnkontinenz mitverantwortlich sind.

Die Harnröhrenwand enthält konzentrische Schichten von Muskulatur, Bindegewebe, Gefäße und Nerven. Alle diese Schichten tragen zur Urethraverschlussfunktion bei und sind maßgeblich im Verständnis der Dysfunktion des unteren Harntraktes (Huismann, 1983; Mistry M et al., 2019). Der Harnröhrenverschlussdruck (als Parameter der Verschlussfunktion) nimmt mit zunehmendem Alter kontinuierlich ab (Rud, 1980). Harninkontinente Frauen haben einen statistisch tieferen Urethraverschlussdruck als ihre kontinenten Vergleichsprobandinnen (Hilton und Stanton, 1983; DeLancey et al., 2007).

Merke: Entscheidende Faktoren für die Kontinenz sind das Zusammenspiel der glatten longitudinalen und zirkulären Muskulatur, sowie dem M. sphincter urethrae, welche zusammen den Ruhetonus aufrechterhalten (Guarding Reflex).

Musculus sphincter urethrae (quer gestreifter Urethrasphinkter)

Die äußerste Muskelschicht der Harnröhre setzt sich aus drei quer gestreiften Muskeln zusammen: M. sphincter urethrae, M. compressor urethrae und dem M. sphincter urethrovaginalis (Abb. 4.7a). Der Musculus sphincter urethrae (SU) liegt proximal im mittleren Urethradrittel, der M. compressor urethrae (CU) und der urethrovaginale Sphinkter (UVS) distal. Diese drei Muskelstrukturen zusammen bezeichnet man als quer gestreiften Urethrasphinkter (engl.: „striated urogenital sphincter"). Der proximaler gelegene M. sphincter urethrae verläuft zirkulär um das Harnröhrenlumen herum, die beiden distaler gelegenen Muskeln M. compressor urethrae und der M. sphincter urethrovaginalis verlaufen bogenförmig über die distale Urethra, trennen sich dann und enden in der Vaginalwand und der „Perineal Membrane"

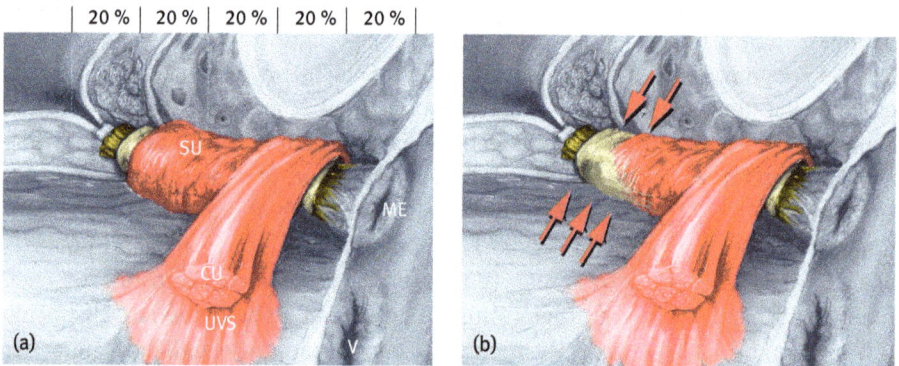

Abb. 4.7: (a) Anatomische Verhältnisse der weiblichen Urethra. Die äußerste Muskelschicht (rot) wird durch die quer gestreifte Muskulatur gebildet, welche sich aus drei Komponenten zusammensetzt: M. sphincter urethrae (SU), M. compressor urethrae (CU) und M. sphincter urethrovaginalis(UVS). Diese drei Muskelstrukturen zusammen bilden den quer gestreiften Urethrasphinkter. Der proximaler gelegene Musculus sphincter urethrae verläuft zirkulär um das Harnröhrenlumen herum, die beiden distaler gelegenen M. compressor urethrae und M. sphincter urethrovaginalis verlaufen bogenförmig über die distale Urethra, um dann in den Umgebungsstrukturen zu inserieren. Die zirkuläre und longitudinale glatte Muskelschicht ist gelb dargestellt. Beachte: Das pubourethrale Ligament ist in den Abb. 4.6a und b nicht dargestellt, es findet sich aber in Abb. 4.3, 4.7 und 4.21. (b) Illustration zur vulnerablen Zone der Harnröhre im Bereich des Blasenhalses. Mit zunehmendem Alter kann es zu Muskelschwund im quer gestreiften Urethrasphinkter kommen. Dieser Muskelschwund fällt in der histologischen Untersuchung vor allem im Bereich des Blasenhalses auf. In der Illustration ist entsprechend die quer gestreifte Muskelschicht im Bereich des Blasenhalses ausgedünnt dargestellt (→), sodass die darunter liegende zirkuläre glatte Muskelschicht sichtbar ist. Klinisch begünstigt dieser Muskelschwund im Bereich des Blasenhalses bei Belastungssituationen den Eintritt von Urin in die proximale Harnröhre.

(Diaphragma urogenitale) (Abb. 4.7a). Dieser quer gestreifte Urethrasphinkter wird auch als äußerer Urethrasphinkter bezeichnet und ihm wird für den Kontinenzmechanismus die Hauptfunktion zugesprochen. Seine Drucktransmission wird in der Urodynamik im Urethradruckprofil im maximalen urethralen Verschlussdruck (MUCP) wiedergegeben (Mistry et al., 2019). Er ist auch für die kurzfristige, rasche intraurethrale Druckerhöhung bei Belastungssituationen verantwortlich. Er trägt auch mindestens zu einem Drittel zum Ruheverschlussdruck der Harnröhre bei (Thind et al., 1996). Histochemische Untersuchungen zeigen, dass der quer gestreifte Urethrasphinkter primär aus Slow-twitch-Fasern besteht (auch Typ1-Fasern genannt), welche wenig ermüdbar sind. Die Muskelzellen sind kleiner als normale Skelettmuskeln, der Durchmesser beträgt durchschnittlich 20 Mikrometer (Gosling et al., 1981).

Mit zunehmendem Alter konnte eine Abnahme der Anzahl quer gestreifter Muskelfasern in der Harnröhre gefunden werden. Durchschnittlich beträgt der Verlust zwischen dem 20. und dem 80. Lebensjahr eine Faser pro Tag (Abb. 4.10) (Perucchini et al., 2002) bzw. ca. 1 % pro Jahr. Der Muskelschwund der quer gestreiften Muskulatur scheint im Bereich des Blasenhalses und der hinteren Harnröhrenwand am eindrücklichsten. Dies führt zu einem hufeisenförmigen Aspekt der quer gestreiften Muskulatur im Querschnitt der Harnröhre (Abb. 4.7b) (Perucchini et al., 2002). Bei abdominalen Druckerhöhungen bewirkt der quer gestreifte urogenitale Sphinkter durch Verkürzung der zirkulär verlaufenden Muskelfasern eine Erhöhung des Verschlussdrucks. Außerdem führt die Kontraktion des M. pubococcygeus zu einer Kompression der Harnröhre. Diese Kompression kann nur dann eine optimale Wirkung entfalten, wenn die bindegewebige Verbindung der vorderen Scheidenwand zum Levator-ani-Muskel intakt ist (Abb. 4.8, „Verbindung" mit ↑ gekennzeichnet). Eine Hemmung der Aktivität des quer gestreiften Muskels führt zu einem Absinken des Urethraverschlussdruckes um etwa 50 % (Thind et al., 1996). Constantinou und Govan (1982) haben gezeigt, dass während eines Hustenstoßes eine intraurethrale Druckerhöhung im Bereich des Urethraspinkters gemessen werden kann, nicht aber proximal davon. Auch die Beobachtung, dass beim Husten und Kneifen elektromyographisch bei gesunden Frauen eine erhöhte Aktivität des quer gestreiften Urethrasphinkters nachgewiesen werden kann (Constantinou, 1985), weist auf die signifi-

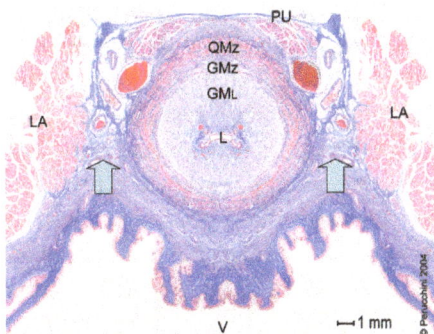

Abb. 4.8: Querschnitt durch die mittlere Harnröhre mit beidseits sichtbarem Levator-ani-Muskel. PUL = pubo-urethrales Ligament, QMz = quer gestreifte zirkuläre Muskelschicht (Urethrasphinkter), GMz = glatte zirkuläre Muskelschicht, GML = glatte longitudinal verlaufende Muskelschicht, L = Lumen, LA = M. levator ani, ↑ = laterale Fixation der Scheidenwand am M. levator ani über die endopelvine Faszie.

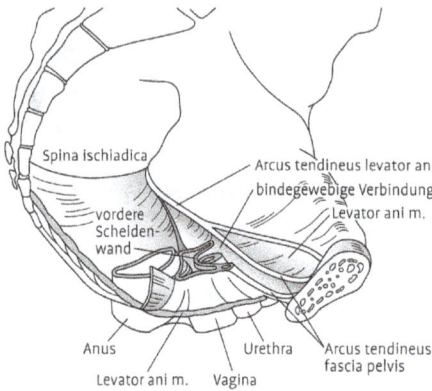

Abb. 4.9: Seitenansicht der Beckenstrukturen zur Darstellung des Halteapparates der Harnröhre (stehende Position). Die sagittale Schnittfläche verläuft leicht lateral der Mittellinie. Harnröhre, Vagina und Rektum sind auf der Höhe der proximalen Urethra durchtrennt worden. Sichtbar sind die bindegewebigen Verbindungen der Vagina über die endopelvine Faszie zum Arcus tendineus ATFP, welche hängemattenartig die Urethra stützen.

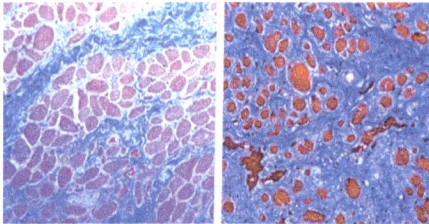

Abb. 4.10: Illustration zum Faserverlust der quer gestreiften Urethramuskulatur an zwei Beispielen: links bei einer 21-jährigen nulliparen Patientin und rechts bei einer 46-jährigen Patientin mit Z. n. zwei Geburten.

kante Bedeutung des Urethrasphinkters für den optimalen Urethraverschlussdruck hin. Nicht alle Frauen mit Belastungsinkontinenz können den Beckenboden gezielt aktivieren, und bei einigen belastungsinkontinenten Frauen, welche den Beckenboden auf Befehl aktivieren können, ist diese reflexartige Kontraktion beim Husten nicht sichtbar (Bump et al., 1991).

Glatte Muskulatur der Harnröhre

Unter der quer gestreiften Muskelschicht liegen zwei weitere, glatte Muskelschichten. Äußerlich findet sich eine sehr dünne (0,1 mm) zirkulär verlaufende Schicht, danach folgte eine Schicht mit längs verlaufender glatter Muskulatur („GMz" in Abb. 4.8). Die zirkulär verlaufenden Fasern tragen zum Harnröhrenverschluss bei. Entsprechend kann bei Blockade der Aktivität der glatten Muskulatur ein Abfall des Urethra-Ruhedruckes um etwa ein Drittel gefunden werden. Die Funktion der längs verlaufenden glatten Muskelschicht ist nicht restlich geklärt. Auffallend ist aber, dass die längs zum Lumen verlaufende Muskelschicht dicker ist als die quer verlaufende (vgl. „GML" in Abb. 4.8). Eine neue Übersichtsarbeit vermutet, dass durch Kontraktion der längsverlaufenden glatten Muskulatur sich eine Verdichtungszone bildet, welche den urethralen Lumendurchmesser vermindert und so vor allem zur Kontinenz beiträgt im Sinne eines dauerhaften Ruhetonus (Mistry et al., 2019). Bis anhin hatten verschiedene Autoren propagiert, dass die Längsfasern nur eine Funktion während der Miktion haben, indem sie den Blasenhals nach unten ziehen würden, um die Harnröhre zu verkürzen und die Urinpassage zu erleichtern (Huisman, 1983; DeLancey et al., 2008). Auch die zirkuläre glatte Muskulatur nimmt, wie die quer gestreifte Muskulatur der Urethra, mit zunehmendem Alter ab (Clobes et al., 2008)

In der glatten Muskulatur der Harnröhre finden sich relativ wenig noradrenerge Nervenendigungen und eine ausgedehnte, mutmaßlich cholinerg-parasympathische Nervenversorgung, welche im Erscheinungsbild identisch mit der beim Detrusormuskel ist (Ek et al., 1997).

Submukosa der Harnröhre und Urethraepithel und Drüsen

Die Submukosa ist reich an Blutgefäßen, wodurch eine Schwellfähigkeit des Gewebes ermöglicht wird. Dadurch kann das Harnröhrenlumen zusätzlich abgedichtet werden. Eine Blockade des arteriellen Blutflusses in dieses Gebiet führt zur Abnahme des Urethraverschlussdruckes. Aufgrund dieser Beobachtung wird vermutet, dass diese Gefäße ebenso für den Verschlussdruck wichtig sind (Huismann, 1983). Das urethrale Epithel reagiert auf Östrogene und wird entsprechend in der Postmenopause dünnschichtiger. An der Mündung geht es in ein mehrreihiges Zylinderepithel (Übergangsepithel) und schließlich in das mehrschichtige, unverhornte Plattenepithel der Vagina über. Verschiedene Drüsen finden sich insbesondere im Bereich der dorsalen (vaginalen) Urethrawand (Huffman, 1948). Durch eine zystische Dilatation dieser Drüsen kann es zu Urethradivertikeln kommen. Entsprechend der Anordnung der Drüsen finden sich die Divertikel meist im Bereich der mittleren und distalen Urethra. Urethralkarzinome sind bei Frauen sehr selten (1:1,5 Mio.) und setzen sich histologisch meistens aus einem der drei obengenannten Gewebetypen zusammen (Urothelkarzinom [30 %], Plattenepithelkarzinom [28 %], Adenokarzinom [29 %], weitere [23 %]) (Itani et al., 2016).

Innervation der Harnröhre

Die Innervation des Urethrasphinkters ist komplex. Frühe Studien konnten mittels Nervenstimulation zeigen, dass der externe Urethrasphinkter durch somatische Fasern aus dem Nervus pudendus versorgt wird. Verschiedene Autoren beschreiben, dass der externe Urethrasphinkter aus den Sakralmarksegmenten S2 bis S3 über Fasern, welche in den Ästen des Nervus pudendus verlaufen, innerviert wird (Juenemann et al., 1988). Bei einer Geburt kann es durch Druck, aber auch durch eine starke Überdehnung zur Schädigung des Pudendusnerven und damit zur Urethradysfunktion kommen (Lien et al., 2005). Die autonome Innervation der Urethra erfolgt über die sympathischen präganglionären Neurone (untere mesenterische Ganglione, paravertebrale Ganglien und pelvine Ganglien), welche über den Plexus hypogastricus zur Urethra laufen. Der wichtige Neurotransmitter des sympathischen Systems ist adrenerg (Norepinephrin) (Nelson et al., 2003; Mistry, 2019). Die efferenten parasympathischen Nerven haben ihren Ursprung tiefer, nämlich im intermediolateralen

Anteil von S2-S4 und treten als pelvine Nerven aus. Die parasympathischen, präganglionären Axone schütten Acetylcholin als Neurotransmitter aus (Yoshimura N et al., 2003). Sowohl die medikamentöse Beeinflussung des adrenergen als auch des cholinergen Systems werden therapeutisch genutzt (Kapitel OAB und Belastungsinkontinenz)

Der quer gestreifte Urethralsphinkter wird durch Axone innerviert, welche ihren Ursprung im sakralen Rückenmark im sogenannten Onuf-Kern haben. Die Fasern gelangen über den Nervus pudendus zur Urethra. Der Onuf-Kern zeichnet sich durch eine hohe Dichte an Serotonin- und Noradrenalin-Rezeptoren aus. Durch Erhöhung der Neurotransmitter-Konzentration konnten in Studien medikamentös mit Duloxetine (einem selektiven Serotonin- und Norepinephrin-Reuptake-Hemmer) eine urethrale Tonuserhöhung und Besserung von Belastungsinkontinenz-Beschwerden nachgewiesen werden (Millard et al., 2004; Thor, 2003).

4.3 Der Halteapparat der Harnröhre und der Beckenorgane

Der Beckenboden muss gleichzeitig einen tragfähigen Abschluss im kleinen Becken sicherstellen und die Passage für Urethra, Vagina und Rektum sowie normale Miktion und Defäkation ermöglichen. Bei der Kohabitation wie auch bei einer Geburt muss sich das Gewebe den mechanischen Belastungen anpassen können. Diese Anforderungen an den Beckenboden der Frau können zu unterschiedlichen Problemen und Krankheitsbildern führen. Der Beckenboden besteht aus verschiedenen Komponenten, welche sich zwischen Peritoneum und Perineum ausdehnen. Die physiologische Lage der Hohlorgane erfolgt über bindegewebige und muskuläre Verbindungen zu den Beckenknochen. Die Fascia endopelvina wird dabei als Sammelbegriff für den bindegewebigen Halteapparat und die bindegewebige „Kittsubstanz" zwischen Blase, Urethra und dem M. levator ani verwendet (Stein T et al, 2008). Diese Membran, im englischen Sprachgebrauch „perineal membrane" und in deutschen Anatomiebüchern auch als Diaphragma urogenitale bezeichnet, wird genauer im Kapitel 4.4.2 beschrieben.

Die Gesamtheit des Bindegewebes des kleinen Beckens ist das endopelvine Bindegewebe und verbindet die Beckenorgane miteinander und lateral mit dem knöchernen Becken. Der M. levator ani bildet dabei den eigentlichen Beckenboden, der Muskel hat einen U-förmigen Verlauf (Abb. 4.2 und 4.11). Die Vagina und die Beckenorgane stehen dort, wo die Organe durch den Hiatus urogenitalis treten, durch bindegewebige Strukturen in Verbindung mit den Levator-ani-Muskeln; dadurch werden die Organe gestützt.

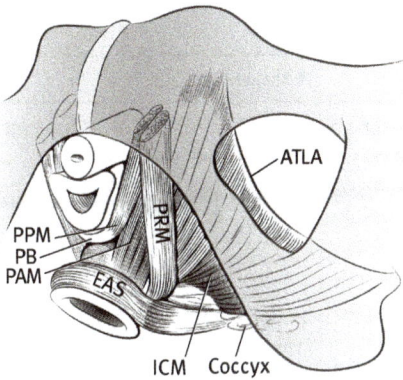

Abb. 4.11: Schematische Ansicht des U-förmigen Levator-ani-Muskels. Ansicht von unten, nachdem die Vulva und die perineale Membran entfernt wurden. ATLA = Arcus tendineus levator ani, EAS = externer Analsphinkter, PAM = puboanaler Muskel, PB = Perinealkörper: Dieser vereinigt die beiden Enden des puboperinealen Muskels (PPM), ICM = Iliococcygeus-Muskel, PRM = puborektaler Muskel. Die distale Urethra und Vagina sind unmittelbar unter dem Hymenalring im Bild durchtrennt worden. (DeLancey, 2003).

4.4 Der Musculus levator ani

4.4.1 Aufbau

Makroskopische Anatomie

Der M. levator ani bildet eine entscheidende Komponente des Beckenbodens. Er setzt sich aus vier Anteilen zusammen: M. pubococcygeus (synonym mit M. puboviseralis), M. puborectalis, M. iliococcygeus und M. coccygeus. Im Allgemeinen wird der Begriff Beckenboden resp. englisch „pelvic floor" synonym für den Begriff Levator ani verwendet (Abb. 4.2, 4.3, 4.11) (Tab. 4.1).

Tab. 4.1: Levator ani Untergruppen und Funktionen.

Terminologia Anatomica	Ursprung → Insertion	Funktion
Musculus puboccygeus, synon. mit Musculus pubovisceralis		
M. puboperinealis	Pubis → Perineum	tonische Aktivität zieht das Perineum nach ventral gegen den Ursprung am Os pubis
M. pubovaginalis	Pubis → Vagina auf der Höhe der Midurethra	eleviert die Vagina in der Höhe der Midurethra
M. puboanalis	Pubis → intersphinkterischer Raum zwischen M. sphinkter ani internus und externus. Endet distal in der Analhaut	eleviert den Anus
Musculus puborectalis	Pubis → bildet eine Schlinge um die Rektumhinterwand	verschließt den Hiatus (Vagina und Rektum). Sphinkterfunktion

Tab. 4.1: (fortgesetzt)

Terminologia Anatomica	Ursprung → Insertion	Funktion
Musculus iliococcygeus	Arcus tendineus levator ani → die zwei Seiten des M. iliococcygeus fusionieren in der Mittellinie. Dieser Anteil wird auch iliococcygeale Raphe genannt.	die zwei Seiten des M. iliococcygeus bilden ein unterstützendes Diaphragma, das den Beckenkanal nach posterior abschließt
Musculus coccygeus	Spina ischiadica → Coccyx	Bewegung des Os coccygis. In der Evolution Funktion des Schwanzhebens.

Die Öffnung, welche durch den Levator ani begrenz wird, nennt man „Hiatus urogenitalis", er ist ein physiologischer Schwachpunkt der Beckenbodenstruktur der Frau. Der Hiatus urogenitalis wird durch einen konstanten, je nach Bedarf angepassten Muskeltonus des M. levator ani verschlossen (Taverner, 1959). Dieser „Verschluss" wird durch die U-Form des M. levator ani ermöglicht. Bei Kontraktion werden Urethra, Vagina und das Rektum gegen die Hinterwand der Symphyse eleviert und damit die darüber liegenden Beckeneingeweide gestützt (Abb. 4.11). Die Muskelbündel der verschiedenen Muskeltypen haben verschiedene Zugsrichtungen, welche unterschiedliche Aktionsmechanismen wie Sphinkter-, Hebe-/Elevations- und Stützfunktion ausüben (Betschart et al., 2014). Schädigungen des M. levator ani können eine Schwächung und damit eine Relaxation des Beckenbodens verursachen, was zu einer sichtbaren Senkung des Perineums („descending perineum syndrome") mit einem klaffenden Introitus in der gynäkologischen Untersuchung führen kann (Abb. 4.12). Mit zunehmender Beckenbodenschädigung und genitalen Senkungsbefunden kommt es zur Absenkung des Perineums, dabei lässt sich eine Zunahme der Öffnungsfläche des Hiatus urogenitalis messen. Nach wiederholten misslungenen Senkungsoperationen findet sich ein erweiterter Hiatus urogenitalis (DeLancey und Hurd, 1998). Auch knöcherne Strukturen tragen zur Verengung des Hiatus

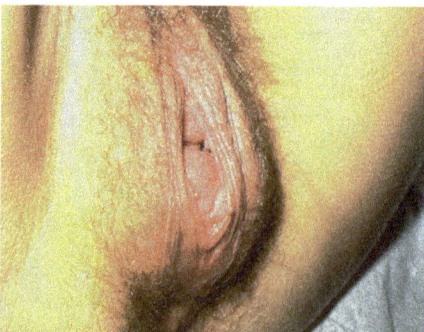

Abb. 4.12: Descending perineum syndrome mit klaffendem Introitus als Folge von Beckenbodenmuskelschwäche und erweitertem Hiatus urogenitalis (DeLancey, mit Erlaubnis).

urogenitalis bei. Das Os coccygeum wird durch die Aktivität des Beckenbodens beeinflusst, da die Muskeln des Beckenbodens am Os coccygeum inserieren. In MRT-Untersuchungen konnte gezeigt werden, dass sich bei Beckenbodenkontraktion das Os coccygeum nach ventral und kranial verlagert und somit die Öffnungsfläche des Hiatus urogenitalis verkleinern hilft. Durch Pressen bei abdominaler Druckerhöhung verlagert sich das Os coccygeum nach dorso-kaudal und der Hiatus urogenitalis wird zusätzlich erweitert (Bo et al., 2001).

> **Merke:** Zu Beginn einer Miktion relaxiert sich der Beckenboden und der Hiatus urogenitalis „öffnet sich".

Sonographisch kann man beobachten, dass der Blasenhals nach dorso-kaudal relaxiert.

> **Merke:** Nach der Miktion nehmen der Levator-ani-Muskel und der Blasenhals wieder ihre ursprüngliche Position ein und durch Tonisierung der Muskulatur wird der Hiatus urogenitalis wieder verschlossen.

Den M. levator ani zusammen mit den Faszienbedeckungen (endopelvine Faszie und perineale Membran) nennt man Diaphragma pelvis.

Klinisch sind zwei Bindegewebsstrukturen im kleinen Becken von besonderer Bedeutung. Dies sind bds. der Arcus tendineus levator ani (ATLA) und der Arcus tendineus fasciae pelvis (ATFP) (Abb. 4.9, 4.11, 4.13, 4.15, 4.18, 4.19, 4.20, 4.23). ATLA und ATFP sind bindegewebige Verdichtungen der Faszien des M. obturatorius internus und des M. levator ani und bestehen vorwiegend aus Kollagen. ATLA und ATFP haben eine laterale Stützfunktion für die Beckenbodenorgane. Der ATLA inseriert an der Rückfläche des Ramus anterior ossis pubis beidseitig im anterioren Bereich und posterior in der Nähe der Spina ischiadica. Der ATLA liegt über dem M. obturatorius internus. Der ATFP liegt medial des ATLA und inseriert im unteren Anteil der Symphyse ziemlich konstant 1 cm lateral der Mittellinie. Posterior inseriert der ATLA im Os ischium unmittelbar oberhalb der Spina ischiadica.

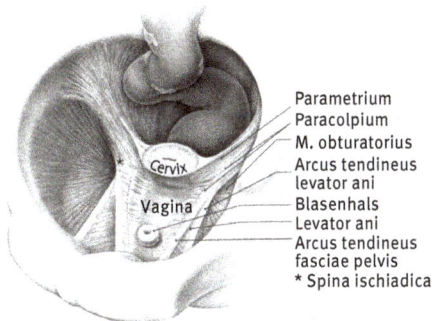

Parametrium
Paracolpium
M. obturatorius
Arcus tendineus levator ani
Blasenhals
Levator ani
Arcus tendineus fasciae pelvis
* Spina ischiadica

Cervix
Vagina

Abb. 4.13: Die Darstellung der Verbindung der Zervix und der Vagina zur Beckenseitenwand mit den unterschiedlichen Regionen der Beckenbodenstützung. Der Uterus ist in situ belassen. Corpus uteri und die Blase sind entfernt worden. Die Urethra ist auf Höhe der Urethramitte durchtrennt worden (DeLancey, 2002; mit Erlaubnis).

Merke: Der einheitlich imponierende M. levator ani besteht aus mehreren paarigen Anteilen.

Nach Ursprung und ihrer Beziehung zu den Organen in der Mittellinie werden verschiedene Muskelfasergruppen unterteilt (Abb. 4.2, 4.11): Der M. iliococcygeus und der nur inkonsistent vorhandene M. coccygeus sind die zwei posteriorsten Muskeln, die das Becken im hinteren Anteil abschließen. Sie bestehen aus einer dünnen Muskelschicht, welche sich von der knöchernen Seitenwand des Beckens von einer Beckenseite zur anderen Beckenseite ausspannt. Sie finden sich relativ lateral und haben in stehender Position einen flächenförmigen horizontalen Verlauf. Der M. iliococcygeus entspringt am ATLA, wobei einige Fasern auch vom Os pubis ausgehen können. Seine Fasern inserieren an der Seite des Steißbeines. Teils kreuzen sie sich mit denen der Gegenseite unter Bildung einer Raphe. Der M. coccygeus ist als ehemaliger Schwanzhebermuskel von den humanen Beckenbodenmuskeln zunehmend in Rückbildung begriffen und teilweise nicht mehr nachweisbar.

Die ventral, resp. anterior gelegenen Anteile des Levator-ani-Muskels (M. pubococcygeus und M. puborectalis) bilden einen schlingenförmigen „Muskelgurt". Dieser entspringt beidseits lateral von der Symphyse und vereinigt sich hinter dem Rektum, wobei gleichzeitig einige Fasern in den Perinealkörper, die Vagina und auch in den Analsphinkter inserieren. Aus diesen unterschiedlichen Ursprung-Ansatz Paaren des M. pubovisceralis ergeben sich die in Tab. 4.1 aufgelisteten Untergruppen, welche vom Faserverlauf her vor allem elevierende Funktionen haben. Der M. puborectalis liegt lateraler und wird nicht zur Gruppe der pubococcygealen Muskel gezählt (Kearney et al., 2004). Sein Verlauf ist horizontal, was primär auf eine verschließende Funktion hinweist („Sphinkter des Hiatus genitalis"). Der M. obturatorius internus und der M. piriformis sind größere Muskeln der Beckenseitenwand (Abb. 4.13). Der Obturator internus ist ein großer, fächerförmiger Muskel, welcher seinen Ursprung an den knöchernen Rändern des Foramen obturatum sowie an der Oberfläche der Membrana obturatoria und dem Ramus des Os ischi und Os pubis nimmt. Es setzt am Trochanter major an und hat eine außenrotierende Funktion. Dieser Muskel bildet die Lateralwand des Beckens und kann von der Scheide getastet werden. Der M. piriformis bildet die Hinterwand des Beckens. Die beiden Mm. piriformes haben den Ursprung anterior und lateral am Os sacrum sowie im mittleren und oberen Anteil und verlassen das Becken durch das größere Foramen ischiadicum, um ebenfalls am Trochanter major des Femurs zu inserieren.

Ein interaktives und frei-zugängliches 3D-Lernmodel zu den Beckenbodenmuskeln ist über folgenden Link erhältlich: https://3dpics.study/femalepelvis/ (Dissertation Sager, 2019).

Muskelphysiologie und Muskelfasertyp

Merke: Der M. levator ani besteht aus quer gestreifter Muskulatur.

Quer gestreifte Muskeln sind, je nach der Funktion, die sie zu erfüllen haben, aus unterschiedlichen Muskelfasern zusammengesetzt (Betschart et al., 2014). Man unterscheidet langsam zuckende, tonische Muskelfasern (Muskelfasern des Typs I = *slow twitch fibres*) und schnell zuckende, phasische Muskelfasern (Muskelfasern des Typs II = *fast twitch fibres*). Der M. levator ani besitzt sowohl Typ-I- wie auch Typ-II-Fasern.

Merke: Die Zusammensetzung der Muskeltypen im Levatormuskel weist auf die physiologische Beanspruchung hin.

Der M. levator ani hat einen konstanten Tonus zu gewährleisten. Durch diesen konstanten Muskeltonus verschließt er das Lumen der Vagina und verhindert dadurch entscheidend das Auftreten von Senkungszuständen. Diese Funktion wird durch die Typ-I-Fasern mit wenig Energieaufwand sichergestellt. Typ-II-Fasern können dabei raschere, kräftigere Kontraktionen bewirken, diese sind bei kurzfristiger Belastung wichtig. Gilpin et al. (1989) konnten nachweisen, dass bei Frauen ohne Harninkontinenz der anterior gelegene M. pubococcygeus 33 % Typ-II-Fasern enthält und dass sich im posterioren M. pubococcygeus nur 24 % Typ-II-Fasern finden. Die prozentuale Muskelverteilung ist wahrscheinlich sowohl genetischen Faktoren als auch Trainingseinflüssen unterworfen. Eine Abnahme der Typ-II-Fasern mit einer Zunahme des Durchmessers von Typ-I-Fasern ist ein bekannter Anpassungsprozess bei Inaktivität, Schädigung der Innervation und Alterung (Koelbl et al., 1989). Die Verteilung kann durch intensives Training beeinflusst werden. Um den Trainingszustand eines Muskels aufrechtzuerhalten, reicht ein verminderter Trainingsaufwand zur Erhaltung der Kraft (Graves et al., 1988).

Merke: Eine Muskelkontraktion von zunehmender Intensität beginnt zuerst mit der Rekrutierung von Typ-I-Fasern, erst danach werden Typ-II-Fasern rekrutiert. In einem Muskel mit 30 % Typ-II-Fasern wie dem M. pubococcygeus müssen zuerst 70 % der Muskelfasern erregt sein, bevor die Typ-II-Fasern rekrutiert werden.

Der Einfluss von Alter und Geburt auf die Beckenbodenmuskulatur wurde durch verschiedene Autoren untersucht (Dimpfl et al., 1998; Gilpin et al., 1989; Jundt et al., 2005). Diese Autoren fanden, dass beide zu sichtbaren histomorphologischen Veränderungen führen, welche auf myogene Ursachen zurückgeführt werden können. Diese Veränderungen waren im ventralen Anteil des Beckenbodens (längerer Nervenfaserverlauf) deutlicher. Daraus lässt sich schließen, dass der ventrale Anteil des Beckenbodens möglicherweise der „verletzlichere" Anteil des Muskels ist. Dies bestätigte sich auch in einer neueren Arbeit von Kim et al., wo sich der ventrale Muskelanteil direkt in einer bindegewebigen Enthesis am Knochen (Os pubis) verankert, während die lateralen und posterioren Anteile des M. pubovisceralis im ATLA verankert sind, welchem mehr Elastizität und Plastizität zugesprochen wird (Kim et al., 2015).

Innervation

Der Musculus levator ani wird nach gängiger Meinung durch somatische Nervenfasern, welche im Pudendusnerv und in den separaten Nn. Levatores ani verlaufen, innerviert. Neuere Arbeiten weisen auf eine direkte Innervation aus S3–S5 hin, aber auch auf eine zusätzliche autonome Innervierung (Barber et al., 2002; Nyangoh Timoh et al., 2017). Der Nervus pudendus ist der größte Nerv der Region und enthält Fasern aus S2–S4. Auf beiden Körperseiten trennen die Spinae ischiadicae und die an ihnen befestigten Ligamentia sacrospinalia an der seitlichen Beckenwand das Foramen ischiadicum majus vom Foramen ischiadicum minus. Der Nervus pudendus verlässt die Beckenhöhle durch das Foramen ischiadicum majus und zieht anschließend unterhalb des Beckenbodens um die Spina ischiadica herum und durch das Foramen ischiadicum minus durch den Alcock-Kanal wie in einem bindegewebigen Tunnel an der medialen Seite des M. obturatorius internus zur Regio perinealis.

Dies deutet auf eine komplexe Innervierung hin mit neuronaler Aktivität aus dem Nervus pudendus, den Nervi levatores ani, welche direkt aus dem Plexus sacralis entstammen und dem Plexus hypogastricus inferior (Abb. 4.6, Abb. 4.14). Der Nervus pudendus besteht aus somatischen und autonomen Nervenfasen und innerviert den Levator ani von kaudal. Die Nn. levatores ani dagegen haben einen supralevatoriellen Zugang und sind nach heutigen Kenntnissen rein somatisch (Nyangoh

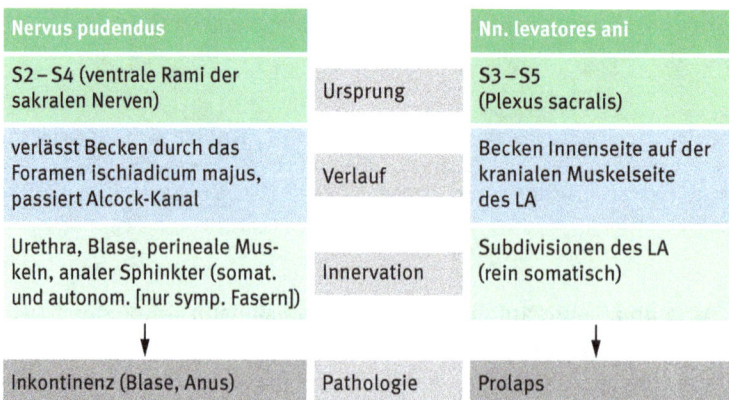

Nervus pudendus		Nn. levatores ani
S2 – S4 (ventrale Rami der sakralen Nerven)	Ursprung	S3 – S5 (Plexus sacralis)
verlässt Becken durch das Foramen ischiadicum majus, passiert Alcock-Kanal	Verlauf	Becken Innenseite auf der kranialen Muskelseite des LA
Urethra, Blase, perineale Muskeln, analer Sphinkter (somat. und autonom. [nur symp. Fasern])	Innervation	Subdivisionen des LA (rein somatisch)
↓		↓
Inkontinenz (Blase, Anus)	Pathologie	Prolaps

Abb. 4.14: Schematische Darstellung der Beckenbodeninnervation und Folgen im Pathomechanismus.

Timoh et al., 2017). Sie dürften eine wichtige Rolle in der neuromuskulären Übertragung beim Beckenbodentraining spielen. Der Nervus pudendus ist nicht nur für die Innervation des Levator ani zuständig, sondern gibt im Verlauf weitere Äste zum Beckenboden, zum Perineum, den Labien und zur Urethra ab. Seine drei Endäste sind der N. perinealis, N. clitoridis posterior und N. analis inferior. Bei der Pudendus-Innervation sind verschiedene Variationen beschrieben.

Levator-ani-Muskelfunktion und Kontinenzmechanismus

Der Levatormuskel spielt eine entscheidende Rolle in der Sicherstellung der Kontinenz bei intraabdominaler Druckerhöhung (DeLancey, 1994; DeLancey et al., 2003; Petros und Ulmsten, 1990). In Ruhe wird nach gängiger Hypothese ein adäquater Urethraverschlussdruck durch die glatte und quer gestreifte Muskulatur unter Mithilfe des Abdichtungsfaktors durch die Gefäße und dem Urethraepithel sichergestellt (DeLancey, 1988; Huisman, 1983; Pandit et al., 2000; Perucchini et al., 2002). Bei einer plötzlichen, starken intraabdominalen Druckerhöhung wie beim Husten oder Lachen kann der Blaseninnendruck den Harnröhrendruck aber übersteigen. Dadurch kann es zu unwillkürlichem Urinabgang kommen, wenn nicht zusätzlich der Urethraverschlussdruck ansteigt (= Belastungsinkontinenz). Dieser zusätzliche intraurethrale Druckanstieg wird nach den heutigen Erkenntnissen durch die intakte Funktion des Levatormuskels und die koadaptive Kontraktion der longitudinalen glatten Muskulatur des Sphinkter urethrae internus ermöglicht (Mistry et al., 2019).

> **Merke:** Entscheidend ist dabei, dass der Levatormuskel quer gestreifte Muskelfasern enthält, denn die glatte Muskulatur kann nicht innerhalb von Bruchteilen von Sekunden rasch einen Druck aufbauen!

DeLancey postulierte, dass die vordere Vaginalwand um die Urethrahinterwand eine Hängematte bildet, indem die seitliche Vaginalwand am M. levator ani fibromuskulär fixiert ist (Abb. 4.8, 4.15). Somit kommt es bei der Kontraktion des M. levator ani zur Erhöhung der Spannung der vorderen Vaginalwand und zur Ventralisierung der Urethra.

> **Merke:** Bei intraabdominaler Druckerhöhung trägt somit auch das Beckenbodenbindegewebe durch die Verbindungen der endopelvinen Faszie zum quer gestreiften Levator ani bei, dass ein kräftiges Widerlager entsteht. Gegen dieses Widerlager wird die Harnröhre bei intraabdominaler Druckerhöhung komprimiert (Abb. 4.16) (DeLancey, 1994).

Dieser sogenannte extrinsische Kontinenzmechanismus optimiert den Urethraverschluss bei intraabdominaler Druckerhöhung. Der genaue Beitrag der quer gestreiften Muskulatur der Harnröhre und des Levator-ani-Muskels am Urethraverschluss-

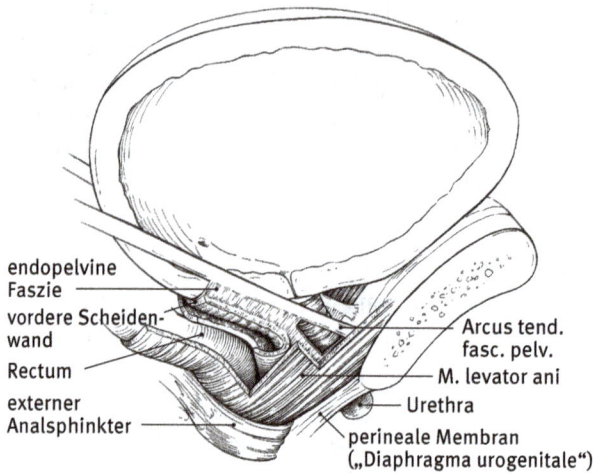

endopelvine Faszie
vordere Scheidenwand
Rectum
externer Analsphinkter

Arcus tend. fasc. pelv.
M. levator ani
Urethra
perineale Membran („Diaphragma urogenitale")

Abb. 4.15: Seitenansicht des anterioren Beckenkompartimentes mit den anatomischen Strukturen des Kontinenz-Kontrollsystems n. DeLancey in stehender Position. Damit die Urethra und vordere Scheidenwand sichtbar sind, wurden Teile der Vagina, der endopelvinen Faszie und des M. levator ani entfernt (nach DeLancey, 2002; mit Erlaubnis).

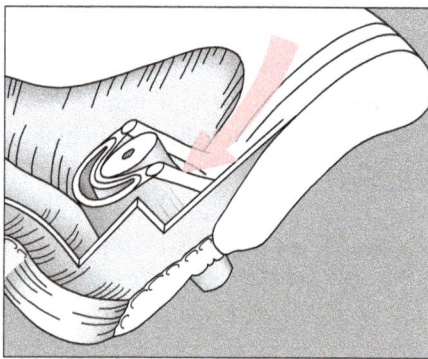

Abb. 4.16: Darstellung zur Hängematten-Theorie von DeLancey. Die Urethra und Vagina sind im Bereich der proximalen Urethra durchtrennt. Der Pfeil illustriert, wie bei abdominaler Druckerhöhung die Urethra bei intaktem Widerlager komprimiert wird.

druck kann heute nicht anteilmäßig bestimmt werden. Miller und Mitarbeiter (2001) konnten aber zeigen, dass eine Beckenbodenkontraktion unmittelbar vor dem Husten oder anderen körperlichen Tätigkeiten den Abgang von Urin vermindern oder reduzieren kann. Zusätzlich dürfte eine neuronal-gesteuerte, unwillkürliche Präaktivität und Reflexaktivität der Beckenbodenmuskulatur beim, resp. schon vor dem Hustenstoß ausgelöst werden (Luginbuehl et al., 2016), was die Kontinenz unterstützt. Mittels sonographischer Untersuchungen konnte gezeigt werden, dass es zu einem geringen Absinken des zysto-urethralen Überganges nach dorso-kaudal kommt, weil die Urethra „stabilisiert" wird (Miller et al., 2001). Die Arbeitsgruppe um Miller hat ebenso beobachtet, dass einige Frauen nach Instruktionen von Beckenbodenübungen innerhalb von wenigen Tagen eine verbesserte Kontinenz angaben. Dieser Effekt innerhalb der kurzen Zeit kann nicht auf einen Trainingseffekt der Beckenbodenmuskulatur zurückgeführt werden. Es wurde deshalb gefolgert, dass das Erlernen einer willkürlichen „Prä"-Kontraktion der Beckenbodenmuskulatur unmittelbar vor einem Hustenstoß für diese Verbesserung der Kontinenz verantwortlich sein könnte. Dieses Manöver wurde „the knack" genannt (eng. für „der Trick", um kontinent zu bleiben) (Miller et al., 1998). Die Arbeitsgruppe konnte auch zeigen, dass ausgewählte Frauen mit milder bis mäßiger Belastungsinkontinenz innerhalb kurzer Zeit den unwillkürlichen Urinabgang durch die gleichzeitige Beckenbodenkontraktion beim Husten reduzieren konnten. Es wird angenommen, dass die Kontraktion des M. pubococcygeus im Wesentlichen die Kompression der Urethra gegen das umliegende Gewebe bewirkt. Diese Annahme wird durch Magnetresonanzuntersuchungen gestützt, die gezeigt haben, dass 11 % von nach Geburt kontinenten Erstgebärenden einen signifikanten Muskelverlust des M. pubococcygeus aufweisen (DeLancey et al., 2003; vgl. auch Kap. 13). Dieser Muskelverlust ist in 3D-Rekonstruktionen eindrücklich sichtbar (Abb. 4.17). Daraufhin konnte in weitere Studien durch Messung des Urethraverschlussdruckes während einer Beckenbodenmuskelkontraktion bei Frauen mit intakter Muskulatur einerseits und bei Frauen mit Muskeldefekten andererseits festgestellt werden, dass es zu einem höheren intraurethralen Druckanstieg in der Gruppe der Frauen mit intaktem M. pubococcygeus kommt (Miller et al., 2004). Levatordefekte können demnach die Urethraverschlussfunktion negativ beeinflussen.

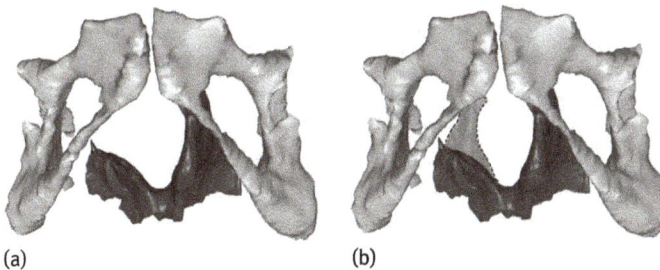

(a) (b)

Abb. 4.17: 3D-Illustration mit Darstellung des Os pubis (hell) und des M. levator ani (dunkel) mit: in (a) sichtbarem unilateralem Muskeldefekt rechts (*), in (b) Darstellung, wie der fehlende Muskelanteil sein müsste (nach Chen, 2006).

4.4.2 Das Beckenbodenbindegewebe: Die endopelvine Faszie

Der Begriff „endopelvine Faszie" wird als Sammelbegriff für den bindegewebigen Halteapparat und die bindegewebige Kittsubstanz zwischen Blase, Urethra und dem M. levator ani verwendet. Die endopelvine Faszie unterteilt das kleine Becken mit der Scheide in ein anteriores und posteriores Kompartiment (Abb. 4.1) (Otcenasek et al., 2008; Stein et al., 2008).

Die endopelvine Faszie besteht aus Kollagen, Elastin, glatter Muskulatur, Gefäßen und Nerven. Ihre Gewebszusammensetzung spiegelt die Funktion dieses Gewebes wider: Einerseits beinhaltet sie Gefäße und Nerven zur Versorgung der Organe, andererseits besitzt sie eine Stützfunktion. Das endopelvine Bindegewebe, welches am Uterus ansetzt, wird „Parametrium" genannt, der Bindegewebsanteil, welcher zur Vagina zieht, wird als „Parakolpium" bezeichnet (Abb. 4.18, 4.19, 4.20) (DeLancey, 1992). Im distalen, oder inferioren Gebiet des kleinen Beckens wird die endopelvine Faszie als perineale Membran bezeichnet. Stein hat diese perineale Membran als komplexe dreidimensionale Struktur mit folgenden Merkmalen beschrieben, nämlich zwei voneinander unterscheidbare Bereiche mit einem ventralen und einem dorsalen Abschnitt. Der ventrale Anteil ist gegen distal verschmolzen mit dem M. compressor urethrae und dem M. sphincter urethrovaginalis. Ebenfalls distal fixiert die Membran die Crura der Klitoris und die venösen weiblichen Schwellkörper

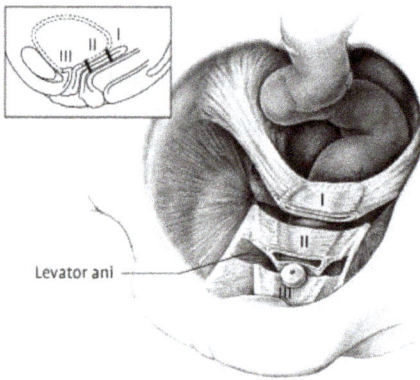

Abb. 4.18: Verschiedene Ebenen des vaginalen Stützapparates nach Hysterektomie; Level I (Aufhängung) und Level II (laterale Befestigung). Im Level I fixiert das Parakolpium die Vagina zur Beckenseitenwand. Fasern der endopelvinen Faszie des Levels I verlaufen vertikal und posterior zum Sakrum. Im Level II ist die Vagina lateral am Arcus tendineus fasciae pelvis und an der Fascia des Musculus levator ani befestigt. Im Level III ist die Vagina direkt ohne dazwischen liegendem Parakolpium lateral fixiert (DeLancey, 1992; mit Erlaubnis).

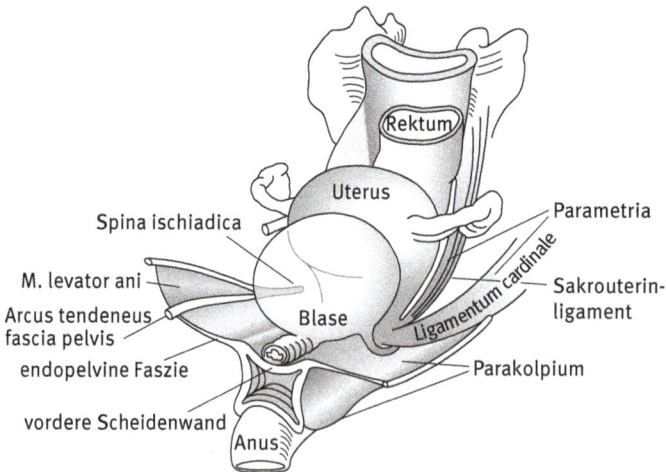

Abb. 4.19: Schematische Darstellung des endopelvinen Stützgewebes im Bereich der oberen ²/₃ der Vagina und der Gebärmutter (Level I und II). Urethra und Vagina wurden knapp über dem Levatormuskel durchtrennt.

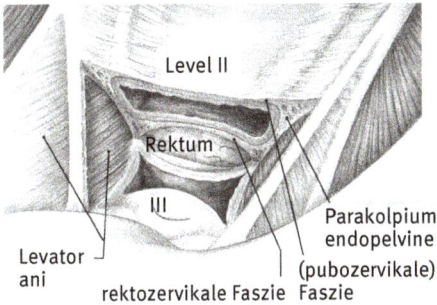

Abb. 4.20: Vergrößerte Darstellung des Levels II, nachdem keilförmig die Vagina entfernt wurde. Durch die Verbindung der vorderen Scheidenwand zum Arcus tendineus fasciae pelvis entsteht eine stützende Schicht, welche auch als pubozervikale Faszie bezeichnet wird. Posterior entspricht diese Struktur der rektovaginalen Faszie (DeLancey, 2002; mit Erlaubnis).

(paarige Bulbi vestibuli) sowie der M. bulbospongiosus und ischiocavernosus. Nach lateral geht der ventrale Anteil über in den Arcus tendineus fascia pelvis (ATFP), welcher die laterale Stabilisierung der Urethra und Vagina sichert. Nach kranial geht die endopelvine Faszie in den Levator ani über. Im posterioren Anteil werden das Perineum und der Anus durch die perineal Membran an des Os ischii fixiert. Die gefäß- und nervenführenden Äste der Arteria, Vena und Nervus pudendus verlaufen lateral am inferioren Ast des Os pubis. Operationen in der Mittellinie gewährleisten die Unversehrtheit gefäß- und nervenführenden Strukturen.

> **Merke:** Nach DeLancey (1992) wird das stützende Bindegewebe im anterioren Beckenkompartiment in drei verschiedene „Levels" (Abb. 4.18) unterteilt: Level I beinhaltet den apikalen Anteil des Halteapparates im Bereich des Scheidenendes, Level II umschreibt die Region der mittleren Vagina und mit Level III wird die Region der distalen Vagina umschrieben.

Es muss in diesem Zusammenhang darauf hingewiesen werden, dass die stützenden Organe des Beckenbodens eine Einheit bilden, diese Unterteilung in verschiedene Levels ist arbiträr und erfolgt aus didaktischen Gründen. Sie hat sich weltweit bei Urogynäkologen durchgesetzt. Es hat sich gezeigt, dass dieses Konzept der verschiedenen Levels im pathophysiologischen Verständnis von Senkungsbefunden und Harninkontinenz hilfreich ist.

> **Merke:** Schädigungen im Level I (Abb. 4.18) im Aufhängeapparat des Parakolpiums führen zur Senkung der Gebärmutter (Abb. 4.22b) oder des Scheidendoms (Abb. 4.21). Schädigungen im Level II (Abb. 4.15, 4.18, 4.20, 4.23, 4.24) führen zur Absenkung im anterioren Kompartiment mit Zystozele (Abb. 4.22a) und im posterioren Kompartiment zur Rektozele (Abb. 4.22c).

Diese Defekte können in unterschiedlichen Kombinationen und Ausprägungen auftreten und sind verantwortlich für die unterschiedlichen Senkungsbefunde, welche klinisch beobachtet werden. Die Interaktion zwischen Beckenbodenmuskel und dem stützenden Bindegewebe ist entscheidend für die normale Stützfunktion des Be-

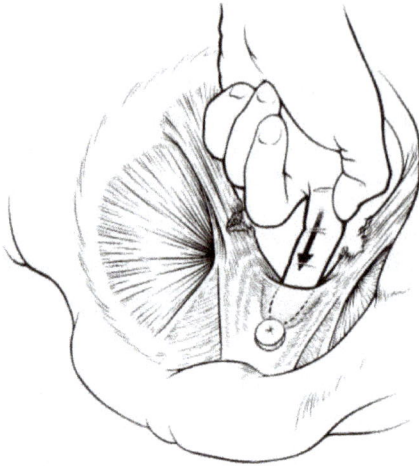

Abb. 4.21: Schädigung des Levels I ermöglicht das Absenken des Scheidenstumpfes durch abdominale Krafteinwirkung (hier mittels Finger dargestellt) (DeLancey, 2002; mit Erlaubnis).

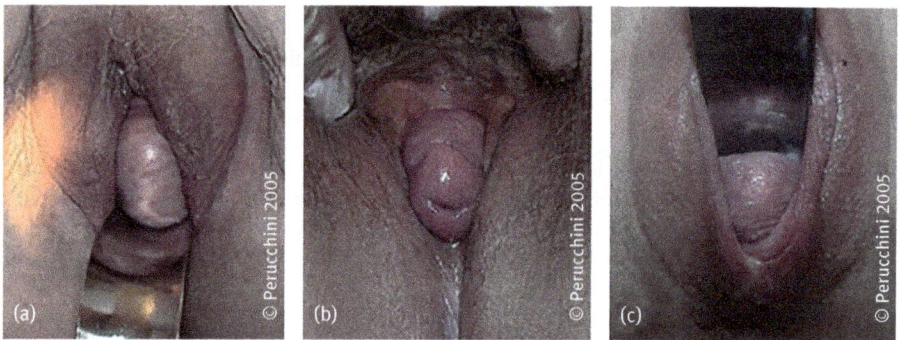

Abb. 4.22: Illustration verschiedener Senkungsbefunde: (a) Schwächung im anterioren Kompartiment bewirkt, dass sich die vordere Scheidenwand mit der Blase durch den Introitus vorwölbt = Zystozele. (b) Die Zervix (oder nach Hysterektomie der Scheidenstumpf) kann sich zwischen dem anterioren und posterioren Kompartiment vor den Introitus vorwölben. (c) Eine Schwächung des posterioren Kompartimentes führt zur Vorwölbung der hinteren Scheidenwand im Sinne einer Rektozele.

ckens. Bei intakter und gut funktionierender Levator-ani-Muskulatur ist die Beckenbodenöffnung geschlossen, und die Ligamente und bindegewebigen Strukturen der Fascia endopelvina sind nur einem minimalen Druck ausgesetzt. Das endopelvine Gewebe hat lediglich die Aufgabe, die Organe in ihrer Position über dem Levator-ani-Muskel zu stützen. Wenn der Beckenbodenmuskel entspannt oder geschädigt ist, kommt es zu einer Erweiterung des Hiatus urogenitalis, und die Vagina wird voll dem Druckgradienten zwischen abdominaler Druckerhöhung und atmosphärischem Druck bei Belastungen ausgesetzt.

4.4.3 Halteapparat des anterioren Kompartimentes inkl. Urethra

Für die Kontinenzerhaltung bei abdominaler Drucksteigerung sind die Urethra, der M. levator ani und die Fascia endopelvina gleichermaßen verantwortlich. Im vorderen Kompartiment bilden die vordere Scheidenwand und die Harnröhre eine anatomische Einheit (Abb. 4.8, 4.15, 4.19). Sowohl die Beckenbodenmuskulatur als auch die endopelvine Faszie sind für Stützfunktion und die Lage der Harnröhre (Abb. 4.16) im anterioren Kompartiment von entscheidender Bedeutung (Miller et al., 1998). Das suburethrale Gewebe, welches die Harnröhre stützt, hat eine muskuläre und eine bindegewebige laterale Verankerung (DeLancey, 1994). Das Bindegewebe sichert eine Verbindung des periurethralen Gewebes und der vorderen Scheidenwand zum Arcus tendineus fasciae pelvis (Richardson et al., 1981). Eine Schädigung dieses Halteapparates führt zu einer Senkung der Harnröhre und der vorderen Scheidenwand (Abb. 4.24, linkes Bild). Richardson et al. beobachteten, dass eine Unterbrechung dieser Schicht (lateraler Defekt) (Abb. 4.23, Pfeil = Abriss der endopelvinen Faszie vom ATFP) zu Belastungsinkontinenz und Zystozele führen kann.

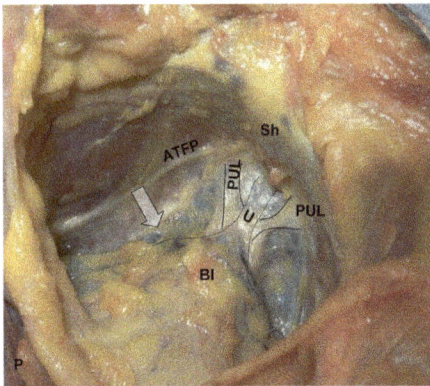

Abb. 4.23: Blick ins kleine Becken (Leichenpräparat): Gut sichtbarer Arcus tendineus fasciae pelvis (ATFP) und Lateraldefekt (Pfeil). PUL = pubourethrale Ligamente, Bl = Blase, Sh = Symphysenhinterseite, U = Urethra.

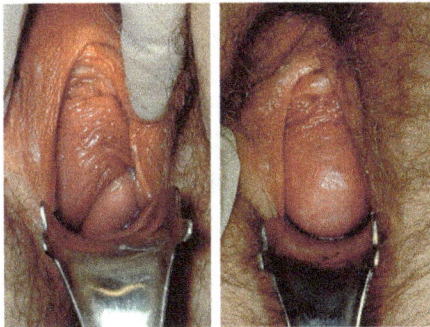

Abb. 4.24: Linkes Bild: Durch lateralen Defekt kommt es zur Ausbildung einer „Traktionszystozele" mit Absinken der intakten vorderen Scheidenwand, bedingt durch einen paravaginalen Defekt. Es ist sichtbar, dass sich auf der rechten Seite wegen ausgeprägterem Defekt mehr absenkt als links. Rechtes Bild: Beispiel einer „Pulsationszystozele", bei intaktem lateral support. In dieser Situation führt eine Schwächung der endopelvinen Faszie im Mittellinienbereich zu einer Vorwölbung der Blase (keine Rugae) (DeLancey, 2002; mit Erlaubnis).

Merke: Die vordere Scheidenwand ist auch mit dem medialen Anteil des Levator-ani-Muskels verbunden (Abb. 4.15, 4.20). Über diese Verbindung kann die Lage der Urethra und des Blasenhalses durch den Levator beeinflusst werden.

Wenn sich die Beckenbodenmuskulatur vor der Miktion relaxiert, kommt es zu einer rotatorischen Absenkung des Blasenhalses nach dorso-kaudal, der am Ende der Miktion wieder in die Ausgangslage (durch Tonuserhöhung) zurückkehrt. Schädigungen der Bindegewebestützung kann zu Senkungsbefunden führen (Halban und Tandler, 1947; DeLancey, 2002).

Die vordere Vaginalwand bildet um die Urethrahinterwand eine Art Hängematte und ist seitlich am M. levator ani und Arcus tendineus fasciae pelvis fibromuskulär fixiert. Bei abdominaler Druckerhöhung wird die Harnröhre gegen die darunter liegende Stützschicht (Hammock) komprimiert (Abb. 4.15, 4.16) (DeLancey, 1994). Dabei ist die genaue Lage der Harnröhre weniger entscheidend für die Sicherung der Kontinenz als die relative Elastizität des Stützapparates. Entscheidend ist, dass diese Stützschicht unter der Harnröhre bei abdominaler Druckerhöhung einen guten Gegendruck aufbauen kann („backstop", Abb. 4.16), sodass die Harnröhre durch die Kräfte des Abdominaldruckes und der hinteren Scheidenwand komprimiert wird („Hängematten-Hypothese", DeLancey, 1994). Durch Schädigung des urethralen Widerlagers kann dieser Kontinenzfaktor geschwächt werden.

4.4.4 Uterovaginale Stützung (apikaler Halteapparat)

Das Lig. sacrouterinum und das Lig. cardinale (Tab. 4.2) verlaufen von der Zervix zur seitlichen Beckenwand und stabilisieren die Zervix (Campbell, 1950; Range und Woodburne, 1964). Diese beiden Strukturen werden auch als Parametrium bezeichnet (Abb. 4.18–4.20). Das Parametrium setzt sich von der Zervix auf die proximale Vagina fort und verbindet damit die proximale Vagina mit der Beckenwand. Das proximale scheidenumgebende Beckenbindegewebe bezeichnet man auch als Parakolpium (DeLancey, 1992). Das Parakolpium (Abb. 4.18, 4.19) sichert nach einer Hysterektomie die regelrechte Position der proximalen Vagina. Das Parakolpium wird in zwei Anteile unterteilt. Der ganz oben liegende Teil des Parakolpiums besteht aus relativ langen Gewebeschichten, welche die anteriore Vagina mit der lateralen Beckenwand verbinden. Im mittleren Drittel der Vagina (Abb. 4.18, 4.20, Level II) verbindet das Parakolpium diese lateral direkt mit der Beckenwand. Diese Verbindung spannt die Vagina zwischen Blase und Rektum aus und hat eine wichtige funktionelle Bedeutung. Diese Schicht, auf welche die Blase unmittelbar stützt (auch „pubozervikale Faszie" genannt), kann nicht als von der Scheide separierbare Schicht identifiziert werden, sondern besteht aus vorderer Scheidenwand und endopelviner Faszie, welche diese Schicht mit der Seitenwand verbindet (Abb. 4.20). In ähnlicher Weise bilden auch die hintere Scheidenwand und die endopelvine Faszie („rektovaginale Faszie") eine Schicht, welche das Rektum gegen die hintere Scheidenwand hin zurückhält. Auf Höhe der distalen Vagina (Abb. 4.18, 4.20, Level III) ist die Vagina direkt mit den umgebenden Strukturen verbunden, ohne Parakolpium. Anterior liegt die Scheide mit der Harnröhre und im posterioren Anteil mit dem Perinealkörper. Lateral besteht eine Verbindung zu den Levator-ani-Muskeln (Abb. 4.8, 4.15).

Eine Gebärmuttersenkung oder eine Senkung des Vaginalstumpfes nach Hysterektomie ist häufig. Der Mechanismus der Fixation der Zervix und der Vagina wird gut erkennbar, wenn im Operationssaal bei anästhesierter Patientin die Portio nach unten gezogen wird. Nach einem gewissen Absinken der Portio spürt man, dass die Parametrien straff werden und ein weiteres Absinken der Zervix verhindern. In ähnlicher Weise kommt es beim Zug am Vaginalstumpf bei Status nach Hysterektomie zu einem Stopp des Deszensus durch das Spannen der Paracolpia. Eine neue Theorie von DeLancey beschreibt drei Phasen der apikalen Unterstützung. Gemäß dieser Theorie kommt es erst bei Versagen aller drei Mechanismen zu einem Prolaps. In der ersten Phase werden die physiologisch gekrümmt verlaufenden apikalen Ligamente gestreckt. In der zweiten Phase kommt es durch Spannung, d. h. durch Zug nach unten zu einer Verlängerung der Ligamente, jedoch immer noch unter Gewährung der elastischen Eigenschaften der Parametrien. Dank der Gewebeelastizität sind diese zwei Phasen, vergleichbar mit einem Probezug an der Zervix vor einer vaginalen Operation, reversibel und erlauben es den Organen, wieder bei nachlassendem Zug, die Ausgangsposition zu erreichen. Erst in der dritten Phase kommt es zu Gewebeveränderungen, d. h. zum Umbau der histologischen Zusammensetzung der Ligamente, welche irreversibel ist (Veränderung der Kollagentypen und Metalloproteinasenexpression) (Kieserman-Shmokler et al., 2019). Abb. 4.25 zeigt auf, dass es bei Scheidenstumpfvorfall bis vor den Scheideneingang zu einer sichtbaren „Einschnürung" zwischen Zystozele und Rektozele kommt, wenn die Fasern des Parakolpiums unter Zug stehen.

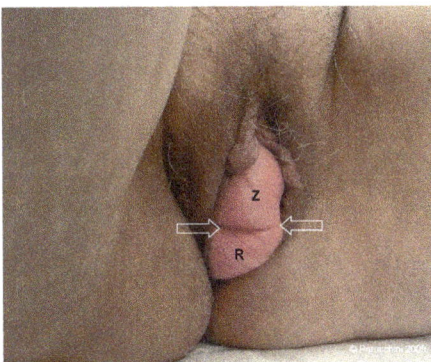

Abb. 4.25: Vaginalstumpfprolaps bis vor den Introitus mit Ausbildung einer Zystozele im anterioren Bereich und posterior einer Rektozele, wobei es zwischen den beiden Strukturen durch die Anspannung durch den ligamentären Support am Level I zu einer leichten Einziehung kommt (Pfeil). Z = Zystozele, R = Rekto-Enterozele (© Perucchini).

Tab. 4.2: Übersicht aller Beckenbodenligamente mit ihrem Verlauf und ihrer Funktion.

Terminologia Anatomica	Ursprung → Insertion	Funktion
Ligamentum cardinale	Ursprung im Bereich der A. ilica interna, Foramen ischicadicum majus → kranialer Anteil zum Lig. sacrouterinum, kaudaler Anteil inseriert an der Zervix	Gefäße- (A./V. uterina) und nervenführendes Ligament/Mesenterium Suspension von Uterus und Vagina (kraniales Drittel)
Ligamentum sacrouterinum	S2-S4 (tw. S1-S4 beschrieben) → dorsale Seite der Zervix und/oder bis zum oberen Vaginaldrittel.	oberflächlicher Anteil, gefäßführend tiefer Anteil, autonome Nervenfasern Suspension von Uterus und Vagina (kraniales Drittel)
Ligamentum rotundum	Canalis inguinalis internus → Tubenwinkel	enthält glatte Muskelfasern, ev. zuständig für die Uteruslage (anteflektiert/retroflektiert)
Ligamentum sacrospinale	Sacrum → Spina ischiadica	Sicherung des Iliosakralgelenks, verantwortlich für die Anteriorkippung des Sakrums
Ligamentum sacrotuberale	Sacrum → Os tuber	Sicherung des Iliosakralgelenks, verantwortlich für die Anteriorkippung des Sakrums
Ligamentum pubourethrale	nicht als eigentliche Struktur vorhanden, sondern eine Fusion der pelvinen Membran mit dem kaudalstem Teil des Arcus tendinous fasia pelvis (ATFP)	fixiert den distalsten Teil der Urethra an das Os pubis. der obere Anteil der Urethra hat Verbindungen zur vorderen Vaginalwand, welche ihrerseits in Verbindung zum Levator ani steht über den M. pubovaginalis. (Abb. 4.23)
Ligamentum pubovesicalis	Blasenhals → untere Kante der Symphyse	Haltestruktur für den Blasenhals von einigen auch als Musculus pubovesicalis bezeichnet, da quergestreifte Muskelfasern nachgewiesen wurden

4.4.5 Diaphragma urogenitale (perineale Membran)

Die Ansichten über das Diaphragma urogenitale waren lange kontrovers. In früheren Anatomiebüchern findet man das Diaphragma urogenitale als „sandwich"-artige Struktur mit einer oberflächlichen und tiefen Muskelschicht (M. transversus perinei profundus) beschrieben. Während gewisse Autoren das Diaphragma urogenitale als feste Grundlage des Beckenbindegewebes hoch einschätzten, halten es andere für eine belanglose, nicht einmal präparatorisch nachweisbare Struktur. Eine Fußnote der Nomina anatomica (1981) hält zum Beispiel fest, dass „das gewöhnlich beschriebene und abgebildete sandwichartige Diaphragma urogenitale nicht existiert" (Oelrich, 1983; Richter, 1998).

Merke: Im anglo-amerikanischen Raum wird der Begriff perineale Membran („perineal membrane") für die ursprüngliche anatomische Struktur des „Diaphragma urogenitale" verwendet. Dieser Begriff weist darauf hin, dass die anatomische Struktur nicht eine kräftige Muskelschicht im Sinne eines Diaphragmas ist, sondern vielmehr eine bindegewebige Struktur (Abb. 4.26).

Anatomische Untersuchungen mittels Serienschnitten und anatomischer Präparationen stützten diese Ansicht (Oelrich, 1983). Bei der älteren Frau konnten in neueren histomorphometrischen Untersuchungen tatsächlich hauptsächlich Bindegewebe und wenig Muskulatur gefunden werden (Betschart et al., 2008). Die perineale Membran findet sich im Bereich des Hymenalrings, spannt sich unterhalb des Levators im Schambeinbogen aus und ist an der Urethra, der Vagina und im Perinealkörper wie auch an den Schambeinästen verankert. Der M. compressor urethrae und der M. sphincter urethrovaginalis strahlen oberflächlich in die Perinealmembran ein (Abb. 4.7). Diese beiden quer gestreiften Muskeln sind im Bereich der distalen Urethra am kräftigsten ausgebildet. Deshalb findet sich beim Husten der größte Druckanstieg in der distalen Urethra (Constantinou, 1985; Hilton und Stanton, 1983), wo das Lumen der Urethra kurz vor einem Hustenstoß komprimiert wird (DeLancey, 1986 und 1988).

4.4.6 Halteapparat des posterioren Kompartimentes

Die hintere Scheidenwand wird durch Bindegewebe zwischen Vagina, Beckenknochen und Levator-ani-Muskel gestützt (DeLancey, 1999). Das untere Vaginadrittel ist mit dem Perinealkörper verwachsen. Diese Verbindung verhindert das Prolabieren des Rektums. Wenn die bindegewebige Struktur, welche beide Seiten verbindet, unterbrochen ist, kann es zu einem Vorfall von Darm und somit zu einer Rektozele kommen (Abb. 4.27). Das mittlere Drittel der hinteren Scheidenwand (Level II, Abb. 4.18, 4.20) ist beidseits mit dem Levatormuskel über die endopelvine Faszie ver-

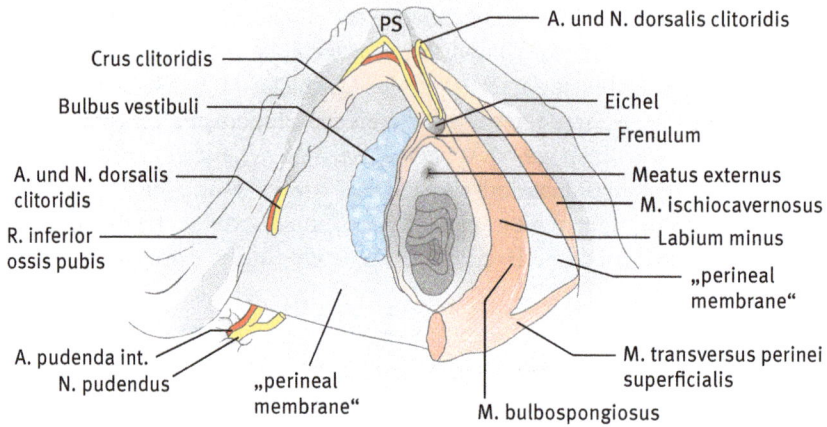

Abb. 4.26: Ansicht von distal auf die perineale Membran. IC Ischiocavernosus Muskel, BS Bulbo-spongiosus Muskel, IT Tuber ischiadicum, STP M. transversus perinei superficialis. (Aus: Jackson LA, Hare AM, Carrick KS, et al. Anatomy, histology, and nerve density of clitoris and associated structures: Clinical Applications to Vulvar Surgery. AJOG 2019)

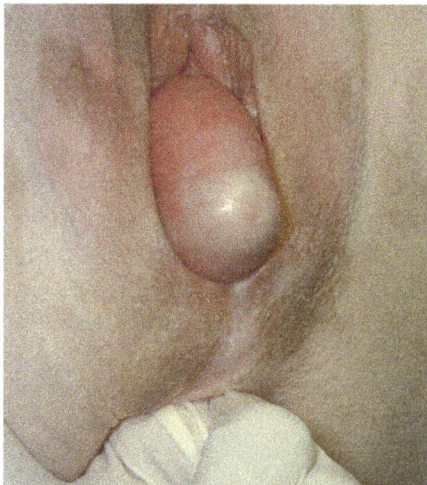

Abb. 4.27: Durch den Introitus prolabierende Rektozele ausgehend von der mittleren Vagina bei unauffälligem Perinealkörper (Foto: De-Lancey mit Erlaubnis).

bunden. Diese bindegewebige Verbindung verhindert die ventrale Verlagerung der hinteren Scheidenwand bei abdominaler Druckerhöhung (Abb. 4.26, 4.27).

Die Verbindung vom Levatormuskel zum Perinealkörper ist wichtig. Verletzungen des Levatormuskels in diesem Bereich während der Geburt führen zu einer irreparablen Schädigung (Abb. 4.29, 4.30).

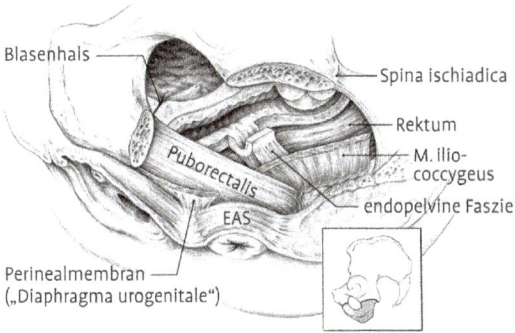

Abb. 4.28: Beckenseitenansicht zur Illustration der Beziehung des Musculus puborectalis, Musculus ileococcygeus und der Beckenbodenstrukturen nach Entfernen des Os ischium unterhalb der Spina und dem sakrospinalen Ligament. Die Blase und die Vagina sind in der Mittellinie eröffnet worden, das Rektum ist nicht eröffnet. Die endopelvine Faszie verhindert durch die Verbindung mit der Vagina das Prolabieren der Scheidenwand. EAS = externer Analsphinkter (DeLancey, 1999; mit Erlaubnis).

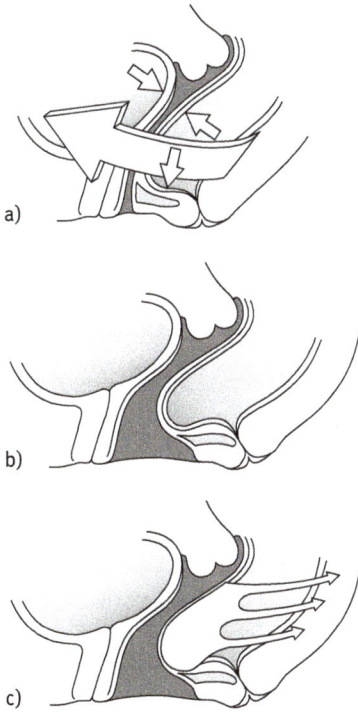

Abb. 4.29: Darstellung der Entstehung einer Rektozele. (a) Durch die Verschlusskraft der Levatormuskulatur bleibt der Introitus verschlossen und es kommt nicht zu einer Absenkung. (b) Bei Schwächung des Beckenbodens und erweitertem Introitus kann es zu einer Vorwölbung der hinteren Scheidenwand im Sinne einer Rektozele kommen. Die endopelvine Faszie, im Bild (c) dargestellt, welche mit der hinteren Scheidenwand verbunden ist, kommt durch die Vorwölbung der Rektozele und der Spannung (nach DeLancey).

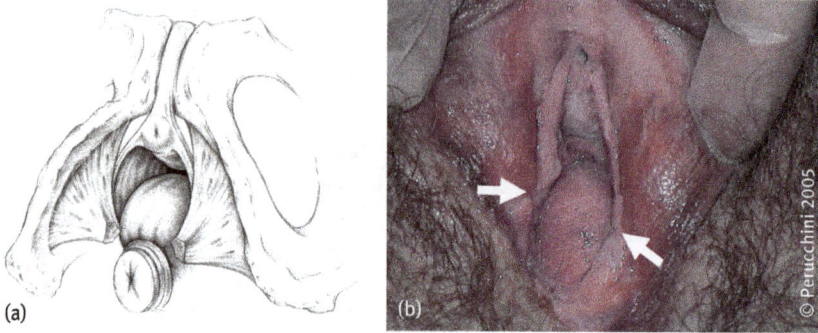

Abb. 4.30: (a) Durch Schädigung des Perinealkörpers kommt es im hinteren Kompartiment zu einer Vorwölbung der Scheidenwand im Sinne einer Rektozele (nach DeLancey mit Erlaubnis). (b) Befund: Die beiden Enden des Hymenalsaums (mit dem Pfeil markiert) sind nicht miteinander verbunden. Dies begünstigt die Zelenbildung

Magnetresonanzuntersuchungen des Beckenbodens zeigen im Vergleich von nulliparen Frauen zu Frauen nach Geburt, dass in 20 % der Frauen nach Geburt ein Levator-ani-Defekt gefunden werden kann (DeLancey et al., 2003) (Abb. 4.30). Dieser nachgewiesene Muskelschaden ist wahrscheinlich ein wichtiger Faktor für Rezidive nach Prolapsoperationen. Interessanterweise fanden sich auch in der Gruppe mit Muskelschaden häufiger Patientinnen mit Belastungsinkontinenz-Symptomen. Der Muskelschaden bei einer Patientin kann chirurgisch nicht korrigiert werden. Ein besseres Verständnis der Biomechanik des Beckenbodens ist nötig, um zu verstehen, was diese Muskeldefekte genau bewirken.

Literatur

Andersson KE, Arner A. Urinary bladder contraction and relaxation: physiology and pathophysiology. Physiol Rev. 2004;84:935–86.

Andersson KE. Bladder activation: afferent mechanisms. Urology. 2002;59:43–50.

Barber MD, Bremer RE, Thor KB, et al. Innervation of the female levator ani muscles. Am J Obstet Gynecol. 2002;187(1):64–71.

Bartscht KD, DeLancey JO. A technique to study the passive supports of the uterus. Obstet Gynecol. 1988;72(6):940–3.

Betschart C, Kim J, Miller JM, Ashton-Miller JA, DeLancey JO. Comparison of muscle fiber directions between different levator ani muscle subdivisions: in vivo MRI measurements in women. Int Urogynecol J. 2014;25(9):1263–8.

Betschart C, Scheiner D, Maake C, et al. Histomorphological analysis of the urogenital diaphragm in elderly women: a cadaver study. Int Uregynecol J. 2008;19:1477–81.

Bo K, Lilleas F, Talseth T, Hedland H. Dynamic MRI of the pelvic floor muscles in an upright and sitting position. Neurourol Urodyn. 2001;20:167–74.

Bonney V. The principles that should underlie all operations for prolapse. Obstet Gynaecol Br Emp. 1934;41:669.

Bump RC, Hurt WG, Fantl JA, Wyman JF. Assessment of Kegel pelvic muscle exercise performance after brief verbal instruction. Am J Obstet Gynecol. 1991;165(2):322–7;discussion 327–9.

Burton TJ, Elneil S, Nelson CP, Ferguson DR. Activation of epithelial Na(+) channel activity in the rabbit urinary bladder by cAMP. Eur J Pharmacol. 2000;404:273–80.

Campbell RM. The anatomy and histology of the sacrouterine ligaments. American J of Obstet Gynecol. 1950;59:1.

Clobes A, DeLancey JOL, Morgan DM. Urethral circular smooth muskle in young and old woman. Am J Obstet Gynecol. 2008;198:587. e1–5.

Constantinou CE, Govan DE. Spatial distribution and timing of transmitted and reflexly generated urethral pressures in healthy women. J Urol. 1982;127(5):964–9.

Constantinou CE. Resting and stress urethral pressures as a clinical guide to the mechanism of continence in the female patient. Urologic Clinics of North America. 1985;12(2):247–58.

DeLancey JO, Hurd WW. Size of the urogenital hiatus in the levator ani muscles in normal women and women with pelvic organ prolapse. Obstet Gynecol. 1998;91(3):364–8.

DeLancey JO, Miller J, Kearney R, et al. Vaginal birth and de novo stress incontinence. Relative contributions of urethral dysfunction and mobility. Obstet Gynecol. 2007;110:354–62.

DeLancey JO, Trowbridge ER, Miller JM, et al. Stress urinary incontinence: relative importance of urethral support and urethral closure pressure. J Urol. 2008;179:2286–90.

DeLancey JO. Anatomic aspects of vaginal eversion after hysterectomy. Am J Obstet Gynecol. 1992;166:1717–28.

DeLancey JO. Structural anatomy of the posterior pelvic compartment as it relates to rectocele. Am J of Obstet Gynecol. 1999;180:815–23.

DeLancey JO. Structural aspects of the extrinsic continence mechanism. Obstet Gynecol. 1988;72:296–301.

DeLancey JO. Structural support of the urethra as it relates to stress urinary incontinence: the hammock hypothesis. Am J of Obstet Gynecol. 1994;170:1713.

DeLancey JOL, Kearney R, Chou Q, Speights S, Binno S. The appearance of levator ani muscle abnormalities in magnetic resonance images after vaginal delivery. Obstet Gynecol. 2003;101:46–53.

DeLancey JOL, Toglia MR, Perucchini D. Internal and external anal sphincter anatomy as it relates to midline obstetrical lacerations. Obstet Gynecol. 1997;90:924–6.

DeLancey JOL. Fascial and muscular abnormalities in women with urethral hypermobility and anterior vaginal prolapse: Am J Obstet Gynecol. 2002;18:93–8.

DeLancey JO. Correlative study of paraurethral anatomy. Obstet Gynecol. 1986;68:91–7.

Deng FM, Ding M, Lavker RM, Sun TT. Urothelial function reconsidered: a role in urinary protein secretion. Proc Natl Acad Sci USA. 2001;98:150–4.

Dimpfl T, Jaeger C, Mueller-Felber W, et al. Myogenic changes of the levator ani muscle in premenopausal women: the impact of vaginal delivery and age. Neurourol Urodyn. 1998;17(3):197–205.

Ek A, Alm P, Andersson KE, Persson CGA. Adrenergic and cholinergic nerves of the human urethra and urinary bladder. A histochemical study. Acta Physiol Scand. 1997;99:345.

Gil Vernet S. Morphology and function of the veslcoprostato-urethral musculature. Treviso: Edizioni Canova; 1968.

Gilpin SA, Gosling JA, Smith AR, Warrel DW. The pathogenesis of genitourinary prolaps and stress incontinence of urine. A histologic and histochemical study. Br J Obstet Gynaecol. 1989;64 (4):385–90.

Gosling JA, Dixon JS, Critchley HO, Thompson SA. A comparative study of the human external sphincter and periurethral levator ani muscles. Br J Urol. 1981;53(1):35–41.

Graves JE, Pollock ML, Leggett SH, et al. Effect of reducing training frequency of muscular strength. Inter J Sports Med. 1988;9:316–9.

Haadem K, Dahlström JA, Ling L. Anal sphincter competence in healty women. Clinical implicationof age and others factors. Obstet Gynecol. 1991;78:823–7.

Halban J, Tandler I. Anatomie und Aetiologie der Genitalprolapse beim Weibe. Wien: Wilhelm Braumüller; 1907.

Henneman E, Somjen C, Carpenter D. Functional significance of cell size in spinal motor neurons. J Neurophysiol. 1965a;28:561–80.

Henneman E, Somjen G, Carpenter D. Excitability and inhibitibility of motoneurons of different sizes. J Neurophysiol. 1965b;28:599–620.

Hilton P, Stanton SL. Urethral pressure measurement by microtransducer: the results in symptom-free women and in those with genuine stress incontinence. British Journal of Obstetrics & Gynaecology. 1983;90(10):919–33.

Huffman J. Detailed anatomy of the paraurethral ducts in the adult human female. Am I Obstet Gynecol. 1948;55:86.

Huisman AB. Aspects on the anatomy of the female urethra with special relation to urinary continence. Contributions to Gynecology & Obstetrics. 1983;10:1–31.

Itani M, Kielar A, Menias CO, et al. MRI of female urethra and periurethral pathologies. Inter Urogynecol J. 2016;27:195–204.

Jackson LA, Hare AM, Carrick KS, et al. Anatomy, histology, and nerve densitiy of clitoris and associated structures: Clinical Applications to Vulvar Surgery. AJOG 2019, online.

Juenemann KP, Lue TF, Schmidt RA et al. Clinical significance of sacral and pudendal nerve anatomy. Journal of Urology. 1988;139(1):74–80.

Jundt K, Kiening M, Fischer P, et al. Is the histomorphological concept of the female pelvic floor and its changes due to age and vaginal delivery correct? Neurourol Urodyn. 2005;24:44–50.

Jung SY, Fraser MO, Ozawa H, et al. Urethral Afferent nerve activity affects the micturition reflex; Implication for the relationship between stress incontinence and detrusor Instability. J Urol. 1999;162:204–12.

Kearney R, Sawhney R, DeLancey JO Levator ani muscle anatomy evaluated by origin-insertion pairs. Obstet Gynecol. 2004;104(1):168–73.

Kieserman-Shmokler C, Swenson CW, Chen L, et al. From molecular to macro: the key role of the apical ligaments in uterovaginal support. 2019;222(5): 427–36.

Kim J, Betschart C, Ramanah R, Ashton-Miller JA, DeLancey JO. Anatomy of the pubovisceral muscle origin: Macroscopic and microscopic findings within the injury zone. Neurourology and Urodynamics. 2015;34(8):774–80.

Koelbl H, Strassegger H, Riss PA, Gruber H. Morphologic and functional aspects of pelvic floor muscles in patients with pelvic relaxation and genuine stress incontinence. Obstet Gynecol. 1989;74(5):789–95.

Lien KC, Morgan DM, DeLancey JO, Ashton-Miller J. Pudendal nerve stretch during vaginal birth: A 3 D computer simulation. Am J Obstet Gynecol. 2005;192:1669–76.

Luginbuehl H, Baeyens JP, Kuhn A, et al. Pelvic floor muscle reflex activity during coughing – an exploratory and reliability study. Ann Phys Rehabil Med. 2016;59(5–6):302–307.

Mant J, Painter R, Vessey M. Epidemiology of genital prolapse: observations from the Oxford Family Planning Association Study. Br J Obstet Gynaecol. 1997;104(5):579–85.

Mcguire EJ. The innervation and function of the lower urinary tract. Journal of Neurosurgery. 1986;65 (3):278–85.

Millard RJ, Moore K, Rencken R, et al. Duloxetine vs. placebo in the treatment of stress urinary incontinence: a four-continent randomized trial. BJU Int. 2004;93:311–8.

Miller JM, Ashton-Miller JA, DeLancey JO. A pelvic muscle precontraction can reduce cough-related urin loss in selected women with mild SUI. J Am Geriatr Soc. 1998;46:870–4.

Miller JM, Perucchini D, Carchidi LT, DeLancey JO, Ashton-Miller J. Pelvic floor muscle contraction during a cough and decreased vesical neck mobility. Obstet Gynecol. 2001;97:255–60.

Miller JM, Umek WH, DeLancey JO, Ashton-Miller JA. Can women without visible pubococcygeal muscle in MR images still increase urethral closere pressures? Am J Obstet Gynecol. 2004;191:171–5.

Mistry MA, Klarskov N, DeLancey JO, Lose G. A structured review on the female urethral anatomy and innervation with an emphasis on the role of the urethral longitudinal smooth muscle. In Urogyn J. 2019;published online Sept. 16

Nelson CP, Montie JE, Mcguire EJ et al. Intraoperative nerve stimulation with measurement of urethral sphincter pressure changes during radical retropubic prostatectomy: a feasibility study. J of Urol. 2003;169(6):2225–8.

Nyangoh Timoh K, Bessede T, Lebacle C, et al. Levator ani muscle innervation: Anatomical study in human fetus. Neurourology and urodynamics. Neurourol Urodyn. 2017;36(6):1464–1471.

Nygaard IE, Thompson FL, Svengalis SL, Albright JP. Urinary incontinence in elite nulliparous athletes. Obstet Gynecol. 1994;84:183–7.

Oelrich TM. The striated urogenital sphincter muscle in the female. Anatomical Record. 1983;205(2):223–32.

Olsen AL, Smith VJ, Bergstrom JO. Epidemiology of surgically managed pelvic organ prolapse and urinary incontinence. Obstet Gynecol. 1997;89(4):501–6.

Otcenasek M, Baca V, Krofta L, Feyereisl J. Endoplevic fascia in women. Am J Obst Gynecol. 2008;111(3):622–30.

Pandit M, DeLancey JO, Ashton-Miller J, et al. Quantification of intramuscular nerves within the female striated urogenital sphincter muscle. Obstet Gynecol. 2000;95:797–800.

Perucchini D, DeLancey JO, Ashton Miller J, Peschers U, Kataria T. Age effects on urethral striated muscle I. Changes in number and diameter of striated muscle fibers in the ventral urethra. Am J Obstet Gynecol. 2002;186:351–5.

Perucchini D, DeLancey JO, Ashton Miller J, Galecki A, Schaer GN. Age effects on urethral striated muscle II. Anatomic location of muscle loss. Am J Obstet Gynecol. 2002;186:356–60.

Petros PEP, Ulmsten UL. An integral theory of female urinary incontinence. Experimental and clinical considerations. Acta Obstet Gynecol Scand Suppl. 1990;153:7–31.

Range RL, Woodburne RT. The gross and microscopic anatomy of the transverse cervical ligaments. Am J of Obstet Gynecol. 1964;90:460–2.

Richardson AC, Edmonds PB, Williams NL, Treatment of stress urinary incontinence due to paravaginal fascial defect. Obstet Gynecol. 1981;57:357–62.

Richter K. Gynäkologische Chirurgie des Beckenbodens. Heinz F, Terruhn V, editors. Stuttgart: Georg Thieme Verlag; 1998.

Rud T. Urethral pressure profile in continent women from childhood to old age. Acta Obstet Gynecol Scand. 1980;59:331–5.

Sager A. Segmentation und 3D-Rekonstruktion des weiblichen Beckens mittels 3D-Slicer und dem digitalen Datensatz des Visible Human Project. Inauguraldisseratation Universität Zürich 2019

Smith FJ, Holman CD, Moorin RE, Tsokos N. Lifetime risk of undergoing surgery for pelvic organ prolapse. Obstet Gynecol. 2010;116(5):1096–100.

Stein TA, DeLancey JO. Structure of the perineal membrane in females: gross and microscopic anatomy. Obstet Gynecol. 2008;111(3):686–693.

Taverner D. An electromyographic study of the normal function of the external anal sphincter and pelvic diaphragm. Dis Colon Rectum. 1959;2:153–8.

Thind P, Bagi P, Mieszczak C, Lose G. Influence of pudendal nerve blockade on stress relaxation in the female urethra. Neuro Urodyn. 1996;15:31–6.

Thomas-White K Forster SC, Kumar N, et al. Culturing of female bladder bacteria reveals an interconnected urogenital microbiota.2018: Nat. Commun. 9, 1557.

Thor KB. Serotonin and norepinephrin involvement in efferent pathways to the urethral rhabdosphincter: implication for treating stress urinary incontinence. Urology. 2003;62:3–9.

Wilson PD, Dixon JS, Brown AD, Gosling JA. Posterior pubo-urethral ligaments in normal and genuine stress incontinent women. J Urol. 1983;130(4):802–5.

Wilson D, Dornan J, Milsom I, et al. UR-CHOICE: can we provide mothers-to-be with information about the risk of future pelvic floor dysfunction? Int Urogynecol J. 2014;25(11):1449–52.

Yoshimura N, Chancellor MB. Neurophysiology of lower urinary tract function and dysfunction. Rev Urol. 2003;5(Suppl 8):S3-S10.

5 Physiologie und Pathophysiologie der Harnblasenfunktion

Annette Kuhn, Thomas M. Kessler

Autoren der 2. Auflage: Bernhard Schüssler, Annette Kuhn

100 n. Chr.	Lehrbuch über Harnorgane: De renum et vesicae morbis (*Rufus von Ephesos*)
150 n. Chr.	Physiologie (*Claudius Galenus*)
1025	Lehrbuch „Der Kanon der Medizin" mit detaillierter Beschreibung der Harnorgane (*Avicenna*, Persien)
1616	Herz-Kreislauf-System (*William Harvey*)
1838	Zelltheorie (*Mathias Jacob Schleiden, Theodor Schwann*)

Die normale Harnblasenfunktion hat zwei unterschiedliche Aufgaben: Harnspeicherung und Harnentleerung.

Merke: Entsprechend Definition der International Continence Society ist die Speicherphase derjenige Zeitraum, in welchem die Harnblase gefüllt wird, ohne dass es zu einem relevanten intravesikalen Druckanstieg kommt (Akkomodation). Die Miktion hingegen ist der zeitliche Rahmen, in dem sich die Blase auf Willkürbefehl beginnt zu kontrahieren und gleichzeitig Blasenhals, Harnröhre und Beckenboden synchronisiert relaxiert werden (Abrams et al., 2002).

Diese beiden Abläufe werden über zwei unterschiedliche Reflexbögen kontrolliert. Im Gegensatz zu Reflexabläufen bei anderen Viszeralorganen und ähnlich wie beim analen Sphinkterorgan kann das Gehirn aber kontrollierend und modifizierend eingreifen. Aufgabe einer normalen Speicherfunktion ist es, eine adäquate Menge Urin in der Harnblase zu speichern, ohne dass es zu einem nicht gewollten Urinverlust kommt. Physiologische Entleerung beinhaltet die willkürliche und vollständige Abgabe der gespeicherten Urinmenge. Diese Funktionen sind Grundvoraussetzung dafür, dass die Harnblasenfunktion sozialverträglich gesteuert werden kann.

Störungen der Harnblasenfunktion äußern sich in Blasenspeicher- und Entleerungssymptomen.

5.1 Die normale Harnblasenfunktion

Die „Hardware" für dieses System besteht aus einem Netzwerk autonomer und somatischer Nerven, die von verschiedenen Zentren im zentralen Nervensystem von unterschiedlicher Hierarchie gesteuert werden (Fowler CJ et al., 2008). Darüber hinaus sind periphere Nerven involviert. Damit ist gewährleistet, dass sowohl glatte wie

https://doi.org/10.1515/9783110657906-005

auch quergestreifte Muskulatur zusammenarbeiten. Die afferente Innervation der Harnblase läuft sowohl über den Plexus pelvicus (Parasympathikus), den N. hypogastricus (Sympathikus) und über die somatischen motorischen Nerven. Bemerkenswert ist auch, dass die afferente Innervation der Harnblase sowohl über den Plexus pelvicus (parasympathisches System), den N. hypogastricus (sympathisches System) als auch die somatischen motorischen Nervenfasern verläuft. Da die Fasern des N. hypogastricus z. T. bis auf Höhe von Th10 ihren Ursprung nehmen, wird verständlich, dass bei Querschnittslähmungen unterhalb von Th10 zwar die motorische Kontrolle der Harnblase verloren ist, nicht aber die sensorische Wahrnehmung der Blasenfunktionszustände. Im Detail muss man sich die Blasenfunktion folgendermaßen vorstellen:

Merke: Die primäre Reflexebene mit dem im sakralen Rückenmark gelegenen Miktionszentrum (S2 bis S5) wird durch ein darüber liegendes pontines Zentrum gesteuert.

Alle Abläufe in diesem Reflexsystem laufen unterhalb der Wahrnehmungsebene. Im sakralen Miktionszentrum besitzt der Neurotransmitter Glutamat eine wichtige Steuerfunktion im Sinne eines biochemischen Schalters (Kakizaki et al., 1998). In der Füllungsphase (Glutamatschalter: „An"), die nur solange funktioniert, wie Glutamat im sakralen Miktionszentrum anwesend ist, kommt es während der langsamen Dehnung der Blasenwand zu einem afferenten Stimulus, welcher den sympathisch innervierten Blasenauslass kontrolliert. Gleichzeitig werden über den N. pudendus und direkte motorische Nerven aus den Segmenten S2–S5 der externe Urethralsphinkter bzw. die Beckenbodenmuskulatur stimuliert. Das Resultat ist eine Tonuserhöhung dieser Strukturen, sodass der Verschluss der Harnblase auch bei zunehmendem Blasenvolumen gewährleistet ist (Guarding-Reflex). Parallel nimmt die sympathische Aktivierung des Detrusors zu, welche die Akkomodation der glatten Muskelfasern vermitteln hilft (Abb. 5.1).

Während der Miktionsphase (Glutamatschalter: „Aus") kommt es zu einer maximalen parasympathischen Innervation des Blasenmuskels, die als intravesikaler Druckanstieg messbar ist. Gleichzeitig stellt sich eine Inhibition der sympathischen Strukturen am Blasenauslass sowie eine Relaxation der quer-gestreiften Sphinkter- und Beckenbodenmuskulatur ein. Letzteres lässt sich in einem Nachlassen der EMG-Aktivität messen. Damit ist gewährleistet, dass sich die Harnblase ohne wesentlichen infravesikalen Widerstand entleeren kann (Abb. 5.2 und 5.3).

Merke: Das pontine Miktions- und Speicherzentrum steht unter Kontrolle des Großhirns, ist also willkürlich steuerbar.

Pontines
Speicherzentrum

hypogastrischer Nerv
(sympathisch):
⊕ kontrahiert Blasenauslass
⊖ hemmt den Detrusormuskel

afferente
Nerven

Nervus
pudendus/
direkte sakrale
Nerven
(somatisch)

Harnblase

Sphinkter ext./
M. levator ani

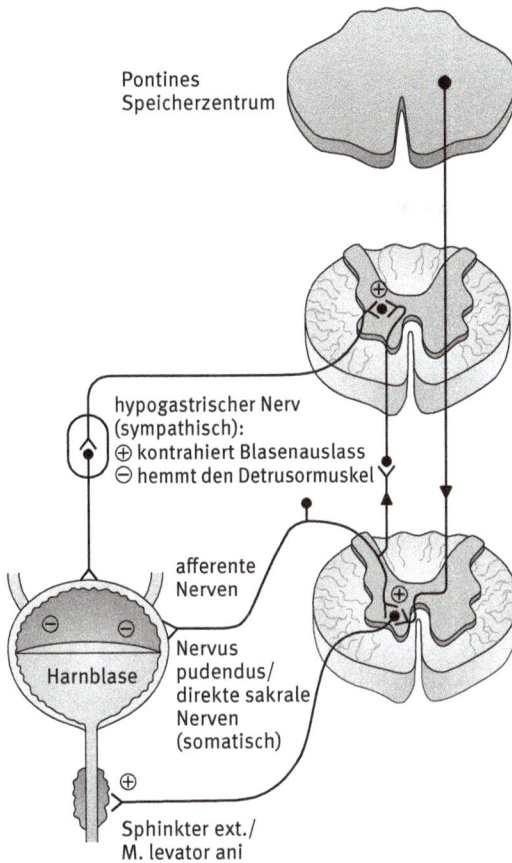

Abb. 5.1: Speicherphase: Konstant zunehmende Dehnung der Blasenwand wird über das afferente Nervensystem, welches den Plexus pelvicus bzw. N. hypogastricus begleitet, in das zentrale Nervensystem eingespeist. Dieses löst eine Stimulation der sympathischen Innervation aus (Hemmung des Detrusors; Kontraktion des Blasenauslasses). Gleichzeitig werden direkt die somatischen Nerven zum Sphincter externus und Beckenboden stimuliert. Diese Kontrolle wird über das pontine Speicherzentrum verstärkt.

Das erklärt, warum Patienten nach einer Läsion im Bereich des Großhirns (z. B. Apoplexie) nicht mehr in die Reflexaktivitäten eingreifen können und damit die kortikale Kontrolle über die Blasenfunktion verlieren. So ist z. B. die Möglichkeit, das Wasserlösen auf einen entsprechenden Drang hin so lange zu verzögern, bis die Toilette erreicht werden kann, dann nicht mehr gegeben.

Demgegenüber kommt es bei Läsionen unterhalb der pontinen Zentren und oberhalb des sakralen Miktionszentrums nicht nur zu einem Ausfall der Willkürkontrolle, sondern es entfällt auch die Feinsteuerung von Harnspeicherung und Miktion. Ungesteuerter Urinverlust als Reflexmiktion ist die Folge, meist gekoppelt an eine unvollständige Entleerung (Abb. 5.4).

Neuere Untersuchungen zeigen, dass neben den beiden Reflexbögen aber auch die Blasenwand selbst eine wichtige Rolle bei Füllung und Miktion spielt. So gibt es mittlerweile genügend Evidenz dafür, dass es in der Blasenwand zwischen glatter Muskulatur, Urothelium und afferenten Nervenendigungen zusammen mit verschie-

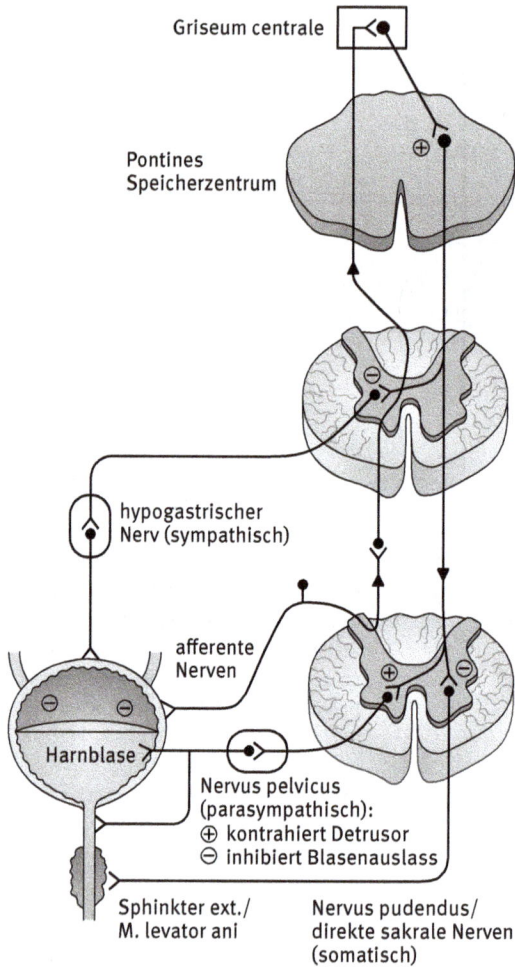

Abb. 5.2: Miktionsphase: Bevor es zur Einleitung der Miktion kommt, müssen die afferenten Nervenfasern eine entsprechende Blasenfüllung signalisieren. Modifiziert durch eine Relaisstation im periaquäduktalen Grau (Griseum centrale), aktiviert das pontine Miktionszentrum einen hemmenden Reflex zum Sphincter externus, Sphincter internus und der Beckenbodenmuskulatur sowie eine Hemmung im Bereich des den Detrusor relaxierenden sympathischen Nervensystems. Gleichzeitig wird der Plexus pelvicus maximal aktiviert, sodass es zu einer Detrusorkontraktion kommt, bei gleichzeitiger Hemmung des sympathischen innervierten Blasenauslasses und der quer-gestreiften Muskulatur des urethralen Sphinkters bzw. Beckenbodens.

denen Neurotransmittern ein intensives Informationssystem für das zentrale Nervensystem gibt, was möglicherweise zumindest das Phänomen Blasenwand-Compliance besser erklärt als die bisher bekannten Reflexbögen alleine (Morrison et al., 2005).

Einige Beispiele sollen helfen, den komplexen Speicher- und Miktionsablauf verständlicher zu machen.

- Fehlende Blasensensation bei geringer Blasenfüllung: Offensichtlich gibt es einen zentralen Schwellenwert für das Blasengefühl.
- Erster Harndrang kann unterdrückt werden: Dies dokumentiert einen kortikalen Kontrollmechanismus über das pontine Speicher- und Miktionszentrum.
- Früherer und intensiverer Harndrang in Situationen psychischer Agitation: Dies ist als Hinweis für Verbindungen zwischen kortikaler Empfindung und Arealen

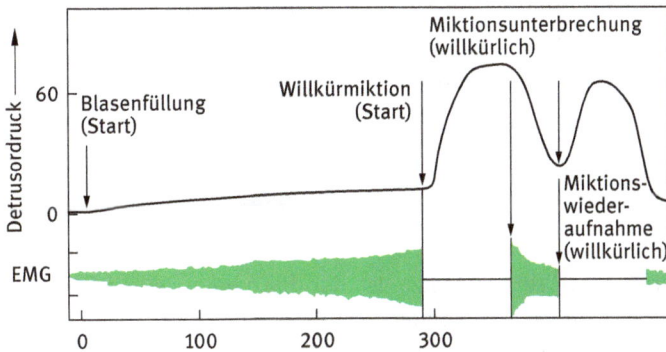

Abb. 5.3: Normale Miktion: Zusammenspiel zwischen Blasendruckverhältnissen und Beckenboden. EMG während Blasenfüllung und Miktion: Während der gesamten Blasenfüllung nimmt der Blaseninnendruck nur gering zu (Akkomodation). Wird die Miktion eingeleitet, kommt es zu einem Druckanstieg des Blaseninnendruckes, gleichzeitig wird die Aktivität der quer-gestreiften Beckenboden- und Sphinktermuskulatur abgeschaltet. Soll die Miktion durch Beckenbodenkontraktion willkürlich unterbrochen werden, kommt es zu einer sofortigen Aktivitätszunahme im Beckenbodenbereich.

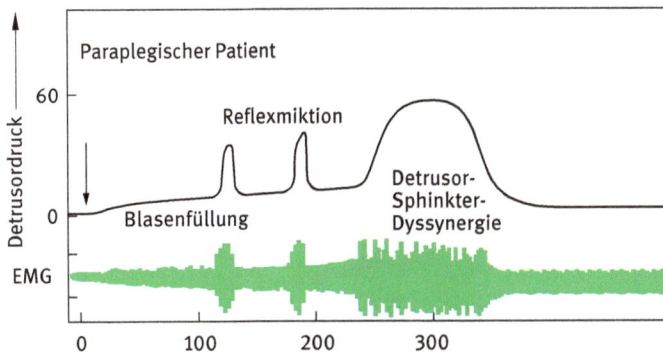

Abb. 5.4: Miktion beim paraplegischen Patienten. Das gleichsinnige Auftreten von Detrusorkontraktion und Sphinkterrelaxation fehlt, vielmehr kommt es zu einer Sphinkterreflexkontraktion während der unhemmbaren reflektorischen Detrusorkontraktion (Detrusor-Sphinkter-Dyssynergie). Die Folge sind inkomplette Entleerung und Inkontinenz (Kap. 4).

im Gehirn, die den emotionalen Bereich steuern, und dem pontinen Miktions- und Speicherzentrum zu sehen. Gleiches gilt auch für Situationen, in denen trotz gut gefüllter Harnblase mit entsprechendem Harndrang wegen der äußeren Umstände nicht willkürlich Wasser gelöst werden kann (z. B. Doping-Kontrolle).

– Unterdrückung eines starken Harndrangs durch Beckenbodenkontraktion bzw. Relaxation des Beckenbodens als notwendige Voraussetzung für die Miktion sowie auch die Möglichkeit, die Miktion durch eine Kontraktion des Beckenbodenmuskels zu unterbrechen: Hinweis dafür, dass auch die Skelettmuskulatur in die reflektorischen Abläufe der Miktion einbezogen sind und gleichzeitig willkürlich in das Reflexgeschehen eingreifen können.

5.1.1 Marker der physiologischen Harnblasenfunktion

Der normale Harndrang

Eine normale Speicherfunktion vorausgesetzt, ist der Harndrang jederzeit unterdrückbar, solange der Detrusor noch akkommodiert, d. h. ohne relevanten Druckanstieg Volumen aufnehmen kann. Bei welcher Kapazität es zu einem Harndrang kommt, ist individuell und situativ (z. B. Aufregung) unterschiedlich. Obwohl es hierzu keine allgemein akzeptierten Daten gibt, dürfte die noch als normal anzusehende Blasenkapazität zwischen 280 und 600 ml liegen (Parsons, 2006). Höhere „normale Blasenfüllungen" ohne Harndranggefühl sind wahrscheinlich antrainiert. Ihre Bedeutung für die Entwicklung eines sogenannten hypokontraktilen Detrusors, also einer zu schwachen Detrusorleistung mit inadäquater Entleerung im späteren Leben ist unklar.

Normale Miktionsfrequenz

Die Miktionsfrequenz hängt von vier Parametern ab:
- individueller Funktionszustand der Harnblase,
- tägliche Trinkmenge,
- individuelle Blasenkapazität (s. o.),
- Alter.

Merke: Bezogen auf eine Trinkmenge von maximal 2000 ml/Tag, sind 4–7 Miktionen pro Tag und eine Miktion pro Nacht als normal anzusehen.

Mit steigendem Alter nimmt die Miktionsfrequenz zu, im Wesentlichen bedingt durch Zunahme der Nykturie wegen abnehmender biphasischer ADH-Sekretion. Ab 70 Jahren rechnet man mit einer zusätzlichen Nachtmiktion für jede folgende Lebensdekade (Wells et al., 1987).

Die „normale" Trinkmenge

„Viel trinken" liegt derzeit im Trend des allgemeinen Gesundheitsbewusstseins. Immer häufiger sieht man in einer urodynamischen Sprechstunde Frauen, welche wegen eines Frequency-Urgency-Problems, also einer überaktiven (hyperaktiven) Harnblase ohne Inkontinenz, zugewiesen werden. Als Ursache findet sich dann eine tägliche Routine-Trinkmenge von drei Litern und mehr. Da die Blasenkapazität sich nicht automatisch der Trinkmenge anpasst und eine forcierte Diurese eher zu einem früheren Harndrang führt, ist eine über das Trinkvolumen hinausgehende Miktionsfrequenz zu erwarten. Es stellt sich dann immer die Frage nach der „normalen Tagestrinkmenge".

Merke: Fakt ist, dass es keinerlei seriöse Untersuchungen gibt, welche einen günstigen Einfluss auf die Gesundheit durch hohe Tagestrinkmengen belegen können. Vielmehr gilt nach wie vor, dass sich, normale Nierenfunktion vorausgesetzt und ohne sportliche Ausdauerleistung, die „notwendige" Tagestrinkmenge durch das Durstgefühl regelt. Unter diesen Voraussetzungen sind 1,5–2 Liter ausreichend.

Die kontinente Harnblase

Normale Speicherfunktion des Detrusors vorausgesetzt, ist die Kontinenzerhaltung eine Leistung des urethralen Verschlussmechanismus. Dieser spiegelt sich in der individuellen Leistung aller am Verschluss beteiligten glatten und quer-gestreiften Muskelanteile wider. Als neuromuskuläres System nimmt diese Leistung mit zunehmendem Alter ab (Russell und Brubaker, 2008). Grundsätzlich ist der weibliche Urethralverschlussmechanismus im Vergleich zum Mann aufgrund der anatomischen Konstellation (Kap. 4) ein schwächeres System. Komplette Kontinenz ist deshalb auch bei jungen nulliparen Frauen nicht zu erwarten, vielmehr ist es als Balance zwischen der individuellen Beckenbodenleistung und dem Ausmaß körperlicher Belastungen zu sehen. Dies wird dadurch deutlich, dass bei sportlicher Betätigung mit hoher körperlicher Belastung (z. B. Tennis, Kunstturnen) die individuelle Kontinenzgrenze in einem erheblichen Prozentsatz von Frauen unterschritten werden kann, Inkontinenz also als physiologisches Grenzphänomen auftritt (Nygaard et al., 1994).

Physiologische Blasenentleerung

Merke: Das Zusammenspiel zwischen infravesikaler Relaxation und Detrusorkontraktion ist Grundvoraussetzung für eine normale Miktion.

Die infravesikale Relaxation kann dabei so ausgeprägt sein, dass die gleichzeitige Detrusorkontraktion urodynamisch nicht mehr als Druckanstieg nachweisbar ist. Außerdem kann die Geschwindigkeit der Blasenentleerung zusätzlich jederzeit durch Einsatz der Bauchpresse beschleunigt werden.

Eine übervolle Blase verursacht häufig eine verzögerte Blasenentleerung. Diese wird durch eine Verziehung der Harnblase bei Überfüllung aus ihrer normalen kreisrunden Dimension ausgelöst. Letztere ist nachgewiesenermaßen aufgrund des Verhältnisses von Oberfläche und Volumen die effektivste Form für die Entleerung (Simmons et al., 1997). Ein zusätzliches Auseinanderweichen der Aktin-Myosin-Filamente kann bei übervoller Blase oder Harnverhalt dazu beitragen, die Harnblasenentleerung zu beeinträchtigen.

5.2 Die pathologische Harnblasenfunktion

5.2.1 Inkontinenz

Inkontinenz ist eine Pathologie der Speicherfunktion. Die verschiedenen Inkontinenzformen haben entweder eine funktionelle oder anatomische Ursache. Epidemiologisch tritt die Belastungsinkontinenz mit einer Prävalenz von bis zu 57 % am häufigsten auf (Diokno et al., 1986).

Die überaktive Harnblaseninkontinenz (OAB wet) macht zwischen 14 und 26 % aus, der Anteil an gemischter Inkontinenz, d. h. einer Kombination aus Belastungsinkontinenz und überaktiver Harnblase, liegt zwischen 22 und 55 % (Diokno, 1986; Hannestad et al., 2000).

Seltene Formen sind:

Überlaufinkontinenz. Meist eine Folge langdauernder Blasenüberdehnung, entweder durch infravesikale Obstruktion (z. B. Prolaps, obstruktive Inkontinenzchirurgie) oder als Folge einer peripheren Blasendenervierung (z. B. radikale Beckenchirurgie). Dabei erzeugt die überfüllte Harnblase einen Blasenbinnendruck, der den urethralen Verschlussdruck auch bei körperlicher Ruhe übersteigt. Die Folge ist ein kontinuierlicher („Überlauf") Urinabgang.

Fistelbildung. Diese können als Blasen- oder Ureterfistel auftreten und sind Folge chirurgischer oder geburtshilflicher Verletzungen, entzündlicher Prozesse oder auch tumorbedingt. Selten lösen Fehlbildungen im Bereich des Genitaltrakts eine Inkontinenz aus.

Giggle-Inkontinenz. Giggle-Inkontinenz wird durch Lachsalven ausgelöst und geht höchstwahrscheinlich mit einer situativen Detrusorüberaktivität einher, die aber urodynamisch kaum reproduzierbar ist. Offensichtlich liegt ein verzögerter Reifungsprozess vor, tritt diese Inkontinenzform doch äußerst selten bei Frauen älter als 25 Jahren auf (Chandra et al., 2002). Ein relatives Östrogendefizit wie beispielsweise in der Pubertät und Adoleszenz wird ätiologisch diskutiert.

Belastungsinkontinenz

Merke: Diese ist definiert durch das Symptom unwillkürlicher Urinabgang bei körperlicher Belastung wie z. B. Niesen und Husten ohne gleichzeitige Detrusorkontraktion (Abrams et al. 2002).

Da der Blasendruck mit zunehmender Füllung aufgrund der Compliance der Blasenwand nur wenig ansteigt, braucht es in Phasen körperlicher Ruhe nur einen geringen positiven Druckgradienten in der Harnröhre, um einen unwillkürlichen Urinverlust zu verhindern. Diese Situation ändert sich unter körperlicher Belastung (z. B. Niesen und Husten), die zu einem schnellen und erheblichen Anstieg des intraabdominalen Druckes führen kann und leicht auch den besten Urethraverschlussdruck übersteigt. Zwei Mechanismen sind nötig, um dies zu verhindern: zum einen der „Guarding-Reflex", der aktiv den Muskeltonus in diesen Situationen erhöht, zum anderen eine passive Transmission des intraabdominalen Druckanstieges auch auf die Harnröhre. Je mehr diese Drucktransmission nachlässt, umso größer ist die Wahrscheinlichkeit einer Belastungsinkontinenz; umgekehrt braucht es eine exzellente Drucktransmission, wenn der individuelle Urethraverschlussdruck sehr niedrig ist. Die Drucktransmission ist abhängig vom Tonus der Beckenbodenmuskulatur und der Elastizität des Bindegewebes.

Eine Belastungsinkontinenz basiert auf drei Hauptursachen:
1. Schwangerschaft und Geburt,
2. Alterungsprozess,
3. individuelle Kontinenzreserven (vgl. Abb. 4.5).

Neben diesen Faktoren gibt es andere Risikofaktoren wie Parität, Körpergewicht und Rauchen (Hunskaar et al., 2000). Auch genetische Ursachen kommen hier zum Tragen.

Das überaktive Harnblasensyndrom

Merke: Überaktives Harnblasensyndrom (*overactive bladder syndrome*, OAB) ist definiert als unwillkürliche Detrusorkontraktion in der Füllungsphase, entweder spontan oder provoziert, welches nicht komplett unterdrückt werden kann (Abrams et al., 2002).

Die überaktive Harnblase kommt entweder mit Inkontinenz (OAB wet) oder ohne Inkontinenz (OAB dry) vor. In beiden Fällen ist die maximale Blasenkapazität eingeschränkt und konsekutiv die Miktionsfrequenz erhöht.

Die Ursache eines überaktiven Harnblasensyndroms ist bis heute nicht komplett bekannt. Neben einer Vielzahl meist neurologischer Ursachen findet sich in der Mehrzahl der Fälle keine Ursache (idiopathische überaktive Harnblase; Tab. 5.1) (Kuhn und Schuessler, 2008). Arteriosklerotische Faktoren werden aktuell diskutiert und sind im Tierversuch nachgewiesen.

Urodynamisch lassen sich zwei verschiedene Formen unterscheiden: mit oder ohne Detrusorüberaktivität (d. h. ungehemmten Detrusorkontraktionen). Detrusorüberaktivität mit sehr hohem Detrusordruck findet sich häufig bei neurologischen Erkrankungen (z. B. Rückenmarkverletzung). Eine rein sensorische Harninkontinenz unterscheidet sich im Druckablauf nicht von einer normalen Blasenentleerung; allerdings fehlt die individuelle Möglichkeit, den Harndrang zu unterdrücken (z. B. Inkontinenz bei einem akuten Harnwegsinfekt). Harnblasenüberaktivität ohne Harninkontinenz (OAB dry) kann ebenfalls mit unwillkürlichen Detrusorkontraktionen einhergehen.

Tab. 5.1: Ursachen, die zu einem überaktiven Harnblasensyndrom führen können.

gynäkologisch	Prolaps
	Schwangerschaft
	radikale Beckenchirurgie
	Bestrahlung
	Atrophie
	Beckentumoren
	Bladder Pain Syndrome (früher: interstitielle Zystitis)
urologisch	Blasenkarzinom
	chronische Blasenentleerungsstörung, Obstruktion (z. B. nach Inkontinenzeingriffen)
	Tuberkulose
	Blasensteine oder andere Fremdkörper
Infektionen	Harnwegsinfekt
endokrin	Diabetes mellitus
	Diabetes insipidus
medizinisch	Medikamente
	neurologische Erkrankungen
psychologisch	Angst
	Trinkgewohnheiten

5.2.2 Blasenentleerungsstörungen

Eine Blasenentleerungsproblematik tritt dann auf, wenn das simultane Zusammenspiel von einer Detrusorkontraktion und gleichzeitiger infravesikaler Relaxation auf irgendeiner Ebene gestört ist, d. h., entweder kontrahiert sich der Detrusor nicht oder die Harnröhre relaxiert nicht oder infravesikal besteht trotz guter Relaxation eine Resistenz (z. B. Überkorrektur bei Stressinkontinenzoperationen), oder aber die Synchronisation zwischen Detrusorkontraktion und urethraler Relaxation ist gestört.

Folge ist entweder eine verzögerte Miktion oder die Harnblase entleert sich nicht komplett. Diverse unspezifische Symptome können mit dieser Pathologie verknüpft sein (Tab. 5.2) (Kuhn und Schuessler, 2008). Blasenentleerungsprobleme sind bei der Frau seltener als beim Mann, kommen aber immerhin mit einer Prävalenz von 12–17 % vor (Brieger et al., 1996; Stanton et al., 1983).

Die Ätiologie von Blasenentleerungsstörungen spiegelt Defekte wider, die auf allen möglichen Ebenen des normalen Miktionsablaufes vorkommen können, von mechanischer infravesikaler Obstruktion als der häufigsten Ursache bis hin zu psychogenen Ursachen (Tab. 5.3) (Kuhn und Schuessler, 2008).

Tab. 5.2: Symptome verschiedener Blasenentleerungsstörungen.

Kondition	Symptom
asymptomatische Blasenentleerungsstörungen	Miktionsfrequenz Harnwegsinfektionen keine Symptome
symptomatische Blasenentleerungsstörungen	abgeschwächter Harnstrahl inkomplette Miktion Miktion mit Bauchpresse erhöhte Miktionsfrequenz
akute Retention	schmerzhaft oder schmerzlos plötzliches Auftreten
chronische Retention	verminderte Sensation abgeschwächter Harnstrahl Miktion mit Bauchpresse erhöhte Miktionsfrequenz Nykturie Drang, Inkontinenz rezidivierende Harnwegsinfektion
akute chronische Retention	schmerzhaft oder schmerzlos plötzliches Auftreten Inkontinenz

Tab. 5.3: Ursache von Blasenentleerungsproblemen.

Ätiologie	Mechanismus
postoperativ	mechanische Obstruktion nach Harninkontinenzoperation postoperatives Ödem
Prolaps	Obstruktion der Harnröhre durch den Prolaps
akute Entzündung	Vermeidung schmerzhafter Miktion, ausgelöst durch Vulvitis, Zystitis, Urethritis
Medikamente	trizyklische Antidepressiva, Alpha-adrenerge Substanzen, Anticholinergika, spinale oder epidurale Anästhesie
Alter	Ageing der neuromuskulären Komponente des Detrusors hypokontraktiler Detrusor
neurologisch	Erkrankungen des zentralen und peripheren Nervensystems
Fowler-Syndrom	neurologischer Defekt des quergestreiften, urethralen Sphinkters mit Hypertrophie und fehlender Relaxation
Detrusor-Beckenboden-Dyssynergie	angelernter oder funktioneller Defekt, bei dem gleichzeitig mit der Detrusorkontraktion der Beckenboden kontrahiert wird

Tab. 5.3: (fortgesetzt)

Ätiologie	Mechanismus
psychogen	beeinträchtigte Miktion, z. B. bei Hysterie
infravesikale Obstruktion	Kompression durch suburethrale Tumoren, z. B. Myome, Divertikel
endokrin	diabetogene Neuropathie

Literatur

Abrams P, Blaivas JC, Stanton SL. Standardization of terminology of lower urinary tract function. Neuro-urol Urodyn. 2002;21:167–78.

Brieger GM, Yip SK, Len LY et al. The prevalance of urinary dysfunction in Hongkong chinese women. Obstet Gynecol. 1996;88:1041–4.

Chandra M, Zakaria R, Shi Q et al. Giggle incontinence in children: Manifestation of detrusor instability. J Urol. 2002;168:2184–7.

Diokno AC, Prog BN, Brown NB, et al. Prevalance of the urinary incontinence and other urologic Symptoms in the non institutionalised elderly. J Urol. 1986;136:1022–5.

Fowler CJ, Griffiths D, de Groat WC. The neural control of micturition. Nat Rev Neurosci. 2008;5:319–28.

Hannestad YS, Rortveid G, Sandvik H, et al. Community based epidemiological survey of female urinary incontinence: The Norvegean EPICONT Study. JClin Epidemiol. 2000;350:1150–7.

Hunskaar S, Arnold EP, Burgio K, et al. Epidemiology and natural history of urinary incontinence. Urogyn J Pelvic Floor Dysfunct. 2000;11:310–9.

Kakizaki H, Yoshiyama M, Roppolo JR, et al. Role of spinal glutamatergic transmission in the ascending hints of the micturation reflex pathway in the rat. JPharmacol Exp Ther. 1998;285:22–8.

Kuhn A, Schuessler B. Urinary incontinence and voding dysfunction. In: Baessler K, Schuessler B, Burgio KL, Moore KH, Norton PA, Stanton S, editors. Pelvic floor re-education. Berlin, London, Heidelberg, New York: Springer Verlag: 2008. p. 67–75.

Morrison L, Birder M, Craggs M, et al. Neural control. In: Abrams P, Cardozo L, Khoury S, Wein A, editors. Incontinence Vol. 1. Plymouth: Health Publication LTD; 2005. p. 367–422.

Nygaard IE, Thompson FL, Svengalis SL, et al. Urodynamic incontinence in nulliparous elite athletes. Obstet Gynecol. 1994;84:183–7.

Parsons M. Normative values in a healthy population. In: Cardozo L, Stastkin D, editors. Textbook of Female Urology and Urogynecology, Vol. 1. 2nd ed. New York: Informa Healtcare; 2006. p. 2001–3.

Russell B, Brubaker L. Muscle Function and Ageing. In: Baessler K, Schuessler B, Burgio KL, Moore KH, Norton PA, Stanton S, editors. Pelvic floor re-education. Berlin, London, Heidelberg, New York: Springer Verlag: 2008. p. 49–61.

Simmons A, Williams S, Craggs MD, et al. Dynamic multiplanar EPI of urinary bladder during voiding with simultaneous detrusor pressure measurement. JMag Res Imaging. 1997;15:295–300.

Stanton SL, Soy C, Hilton P. Voding difficulties in the female: Prevalence. A clinical and urodynamic review. Obstet Gynecol. 1983;61:144–7.

Wells TJ, Brink CA, Diokno AC. Urinary incontinence in the elderly women: Clinical findings. J Am Geriatr Soc. 1987;35:933–9.

6 Evidenzbasierte Praxis

Engelbert Hanzal, Marianne Koch

Autor der 2. Auflage: Engelbert Hanzal

500 v. Chr.	Entdeckung der wissenschaftlichen Methode (Xenophanes, Vorsokratiker, Griechenland)
900 n. Chr.	kontrolliertes Experiment Aderlass bei Meningitis (*al-Razi*, Persien)
1450	Buchdruck (*Gutenberg*, Mainz)
1753	kontrolliertes Experiment zur Behandlung des Skorbut bei Seeleuten (*Lind*, Edinburgh)
1861	Ätiologie und Prophylaxe des Kindbettfiebers (*Semmelweis*, Wien)
1934	Entdeckung der „Allocation Bias" (Research Council, London)
1934	Fallbereicht Physostigmin bei Myasthenia gravis (*Walker*, Greenwich)
1941	randomisierte Studie zur Behandlung von Hungerödemen in einem Kriegsgefangenenlager (*Cochrane*, Thessaloniki)
1961	Leserbrief im „Lancet" über Fehlbildungen bei Einnahme von Thalidomid (*McBride*, Australien)
1972	„Effectiveness and Efficiency" (*Archie Cochrane*)
1987	erste systematische Reviews und Metaanalysen (*Mulrow, Sacks, Oxman*)
1992	Begriff „Evidence-based Medicine" (*Guyatt* et al.)
1996	erste Cochrane Reviews erscheinen
2000	Industriesponsoring als Bias (*Djulbegovic*, Lancet)
2005	Richtlinie zur Registrierung klinischer Studien des International Committee of Medical Journal Editors zur Bekämpfung der Publication Bias

Immerhin betrifft unser Aberglaube am meisten die Therapie ... sie gründet sich zu sehr noch auf den uralten Boden der Wünsche und Einbildungen statt auf den der Wirklichkeit und strenger logischer Schlußfolgerung.
E. Bleuler 1919

6.1 Einleitung

Was ist die Basis unseres Handelns in der Medizin? Im günstigsten Fall kann man wohl eine Synthese aus klinischer Erfahrung, den Vorstellungen unserer Patientinnen und dem aktuellsten und am strengsten überprüften Wissensstand der gesamten Menschheit erwarten. Es ist erstaunlich, wie utopisch dies heute noch klingt, obwohl eine Umsetzung durch technologische Fortschritte in greifbarer Nähe liegt und man-

https://doi.org/10.1515/9783110657906-006

cherorts zumindest teilweise schon Realität ist. Das Deutsche Netzwerk für evidenzbasierte Medizin definiert evidenzbasierte Medizin (EBM = beweisgestützte Medizin) als „den gewissenhaften, ausdrücklichen und vernünftigen Gebrauch der gegenwärtig besten externen, wissenschaftlichen Evidenz für Entscheidungen in der medizinischen Versorgung individueller Patienten" (https://www.ebm-netzwerk.de/de,). Wobei „Beweis" nicht absolut im Sinn der Mathematik zu verstehen ist, sondern wissenschaftlich, wie es in anderen Bedeutungen des englischen Wortes „evidence" (Aussage, Zeugnis, Ergebnis, Beleg) besser zum Ausdruck kommt. Ist man selbst Patient und wird mit einem Therapievorschlag konfrontiert, stellt sich ja meist sofort und selbstverständlich die Frage, wie die Behandlung bei anderen (= extern) gewirkt hat. Bei der Beantwortung dieser Frage nur auf die Erfahrung einer behandelnden Person zu setzen, hat sich als trügerisch herausgestellt; zu stark sind Einflussfaktoren wie Erinnerungsvermögen und Selektion, um hier verlässliche Schlüsse zu erwarten. Es müssen schon durch explizite Methoden generierte Daten her, um verlässliche Aussagen treffen zu können.

Merke: Das Wesen einer wissenschaftlichen Arbeit besteht in einer Vermutung (Hypothese, Theorie) und deren kritischer Überprüfung.

Es konnte gezeigt werden, dass die Richtigkeit einer wissenschaftlichen Vermutung nicht direkt nachgewiesen werden kann (Verifikation); stattdessen wird alles unternommen, um sie zu widerlegen (Falsifikation). Je mehr Versuchen der Widerlegung eine Theorie widersteht, desto größer und sicherer ist ihr Erklärungspotenzial und desto bessere und genauere Voraussagen können mit ihrer Hilfe getroffen werden (Popper, 2005). Sätze, die nicht widerlegt werden können, sind per definitionem unwissenschaftlich, da ihre Konsequenzen nicht überprüft werden können.

Die wissenschaftliche Methode dürfte in der Geschichte der Menschheit nur ein einziges Mal erfunden worden sein, wahrscheinlich im 6. vorchristlichen Jahrhundert durch die Vorsokratiker im alten Griechenland (Popper et al., 2001). Im Mittelalter geriet sie in Vergessenheit und zum Teil auch in Verruf, wurde wiederentdeckt und wird seit den Zeiten der Aufklärung immer systematischer und umfassender angewandt. Dies hat uns in kürzester Zeit in die Lage versetzt, Wissen anzusammeln, das für einzelne unübersehbar ist. Die Unterteilung der Wissenschaft in Spezialgebiete – darunter auch die Medizin – schien eine Zeit lang als Lösung ausreichend; längst hat sich jedoch auch hier herausgestellt, dass selbst in engsten Subdisziplinen ein umfassendes und noch dazu stets aktualisiertes Wissen für einzelne Expertinnen und Experten unrealistisch ist. Durch die Definition immer engerer Spezialgebiete geht zudem mit der Zeit der Überblick über das Ganze verloren – ein oftmals kritisierter Nachteil. Von Anfang an war daher die Speicherung der Ergebnisse der Wissenschaft ein vitales Bedürfnis. Die Erfindung des Buchdruckes ermöglichte ab dem 15. Jh. mit einem Schlag die Vervielfältigung in einem vorher nicht gekannten Ausmaß und damit die Wissensverbreitung in immer größeren Schichten der Gesellschaft. Für die Wissenschaft bedeutete dies eine Fülle von neuen Möglichkeiten in der Weitergabe und Kommunikation ihrer Ergebnisse. Durch die Anhäufung immer größerer Wissensinhalte in Büchern und Bibliotheken wurde aber zunehmend das Auffinden der notwendigen Informationen zum Problem. Mit Einführung der Computertechnologie konnten ab den 60er-Jahren des 20. Jahrhunderts die Indexierung und Katalogisierung von Bibliotheksbeständen schrittweise beschleunigt und immer schneller erschlossen werden – so etwa von der US-amerikanischen National Library of Medicine ab 1966.

Ein weiterer Meilenstein der Informationstechnologie war die Konzeption des World Wide Web ab 1993. Durch die mittlerweile globale Vernetzung praktisch aller Computer sind dem Verbreitungsgrad und dem raschen Auffinden beliebiger Informationen technisch fast keine Grenzen mehr gesetzt. Für den Wissenschaftsbetrieb bedeutet das eine enorme Beschleunigung. Publikationen, die früher Monate benötigten, um beim Endverbraucher anzukommen, können nunmehr in wenigen Tagen kommuniziert werden.

Merke: Das Internet macht in der Bereitstellung seiner Inhalte keine personenbezogenen Unterschiede. Informationen sind allen zugänglich: Ärzten, Patienten, Angehörigen.

Heute findet kaum ein Arzt-Patientinnen-Kontakt statt, ohne dass nicht vorher das Problem „gegoogelt" und manche Vorabinformationen bereits bekannt sind. Typische Fragen, die im klinischen Alltag immer wieder auftauchen, sind in Tab. 6.1 zusammengefasst.

Tab. 6.1: Typische Fragen im klinischen Alltag

Ist dieser Befund normal?

Was ist die richtige Diagnose?

Wie oft tritt das auf?

Welche Risikofaktoren gibt es für eine Erkrankung?

Wie kommt es zu dieser Störung?

Wie würde die Erkrankung ohne Behandlung verlaufen?

Wie effektiv ist die Behandlung?

Wie effektiv sind präventive Maßnahmen?

Mit dem Begriff der „Evidence-based Medicine" ist es 1992 Gordon Guyatt, einem Mitarbeiter der Gruppe um den charismatischen Dave Sackett, die in den 1990er-Jahren an der McMaster University in Hamilton, Ontario, arbeiteten, gelungen, ein Schlagwort für eine Entwicklung zu finden, die zu einem eindrucksvollen Paradigmenwechsel in der Medizin geführt hat (Guyatt et al., 1992). Die großen Diskussionen über Für und Wider sind geführt und an der Wahrheitsnähe, Praktikabilität und Umsetzbarkeit der Thesen der EBM ungefähr so viel Zweifel wie an Einsteins Relativitätstheorie (Dawes et al., 2005). Kaum ein medizinisches Curriculum, kaum eine wissenschaftliche Organisation weltweit, die EBM nicht anerkennt, darin ausbildet, sie empfiehlt. Der Begriff „Evidence-based" – und vor allem das, was er meint – hat so großen Anklang gefunden, dass er bald auch für andere Bereiche des Gesundheitswesens Anwendung fand (etwa: Evidence-based Nursing, Evidence-based Healthcare, Evidence-based Medical Ethics), ja sogar außerhalb der Medizin populär wurde (Evidence-based Management, Evidence-based Legislation).

Merke: Als Überbegriff im Gesundheitswesen wurde daher vor einigen Jahren „Evidence-based Practice" vorgeschlagen, auch um sich von Berufsgruppen abzugrenzen, die einen wissenschaftlichen Anspruch explizit ablehnen (Dawes et al., 2005).

6.2 Umsetzung in der klinischen Praxis

EBM setzt immer bei der betroffenen Patientin an. Deren Problem muss in eine beantwortbare klinische Frage verwandelt werden (Schritt 1). Daran schließt sich die systematische Suche nach der besten wissenschaftlichen Evidenz an (Schritt 2), die auf ihre Wahrheitsnähe, klinische Relevanz und Anwendbarkeit überprüft werden muss (Schritt 3), um nach Abstimmung mit der Patientin zur Anwendung zu kommen (Schritt 4). Eine regelmäßige Überprüfung der Performance bildet schließlich Schritt 5 (Straus, 2005).

Fallvignette
Die 26-jährige C. E. klagt im Rahmen der Schwangerenkontrolle über unwillkürlichen Harnverlust beim Husten, Lachen und Niesen. Sie ist in der 28. Schwangerschaftswoche (Grav. 1), nicht adipös und hatte bisher nie Probleme. Von ihrer Freundin hat sie erfahren, dass man höchstwahrscheinlich einen Kaiserschnitt machen muss und danach in einer kleinen Operation ein Bändchen unter die Blase gelegt werde. Frau C. E. fragt, ob das so stimme oder ob es die Möglichkeit einer Spontangeburt und nichtoperativen Behandlungsalternative gibt, da sie eher „normal" entbinden und chirurgische Eingriffe vermeiden möchte.

Aus dieser kurzen Angabe lässt sich eine Reihe von Informationen gewinnen, deren sorgfältige Filterung in einem ausführlichen Gespräch zunächst die wichtigste Aufgabe ist. Dabei kommt die Expertise und Erfahrung des Behandlers ins Spiel und hilft, falsche Vorstellungen – wie hier die primäre Indikation zur Sectio und Inkontinenzoperation, die von der Freundin angesprochen wurde – auszuräumen und zu erklären. Dabei ist auch Gelegenheit, die Wünsche und Vorstellungen der Patientin zu hören und entsprechend zu berücksichtigen. Folgende Fragen hinsichtlich einer persistierenden (Belastungs-)Harninkontinenz nach ersten Symptomen in der Schwangerschaft können sich danach ergeben:

- Wie hoch ist das Risiko für eine Harninkontinenz nach der Geburt?
- Risiko in Abhängigkeit vom Geburtsmodus?
- Möglichkeit einer Prophylaxe?
- Behandlungsmöglichkeiten?
- Auswirkung der Behandlung auf evtl. nächste Schwangerschaft/Geburt?

6.3 Grundlagen der EBP

> Das Bessere ist der Feind des Guten.
> Voltaire 1772

Zwischen einer dogmatischen Position („Ich weiß, was gut ist") und einer relativistischen Haltung („Man kann nie wissen, es kommt darauf an") gibt es einen schmalen Grat, auf dem wissenschaftliche Theorien balancieren. Von diesen kann man zwar nie mit absoluter Sicherheit wissen, ob sie richtig sind, aber es gelingt meistens, zu zeigen, ob eine besser ist als eine andere. Aus diesem Umstand ergibt sich eine Hierarchie der Methodik klinischer Studien oder anderer Evidenz, die zur Entscheidungsfindung bei der Betreuung von Patientinnen herangezogen werden kann. Für jede Stufe in dieser Hierarchie der Evidenz besteht im Einzelfall wieder die Möglichkeit, dass eine Studie valide ist oder nicht. Im letzteren Fall kann sie nicht als gültige Evidenz gewertet werden. Alle Evidenzstufen, auch die niedrigste, können wertvolle Informationen liefern, solange sie nicht von höherwertigen, validen Studien übertroffen werden.

In Abwesenheit jeglicher anderer Information ist die Meinung eines Experten wichtig und kann in bestimmten Situationen sogar lebensrettend sein (Evidenzstufe 5). Die Beobachtung und Beschreibung eines Falles (Fallbericht) oder mehrerer Fälle (Fallserie) ist besser als die Expertenmeinung (Evidenzstufe 4, Ausnahme: sogenannte „Alles-oder-Nichts"-Fallserien[1] werden mit Evidenzstufe 1 bewertet). Evidenzstufe 3 betrifft Fallkontrollstudien, Fallserien, denen eine Kontrollgruppe gegenübergestellt wird, die nach der Exposition (i. e. therapeutische oder diagnostische medizinische Intervention bzw. Umwelteinfluss) gebildet wird (retrospektiv). Valide Fallkontrollstudien sind besser als Expertenmeinungen und Fallserien (Ausnahme: Alles-oder-

---

1 „Alles-oder-Nichts"-Fallserie: Alle PatientInnen sterben an einer bestimmten Erkrankung, nach der zu überprüfenden Therapie überleben einige bzw. einige PatientInnen sterben an einer bestimmten Erkrankung, nach der zu überprüfenden Therapie überleben alle.

Nichts-Fallserien). In Kohortenstudien sind Gruppen von Patienten, die einander möglichst ähnlich sind, verschiedenen Expositionen ausgesetzt und werden bezüglich eines definierten Ergebnisses miteinander verglichen (meist prospektiv, Evidenzstufe 2). Valide Kohortenstudien sind besser als Evidenzstufe 3–5, ausgenommen Alles-oder-Nichts-Fallserien. An der Spitze stehen die randomisierten Studien, bei denen eine Exposition nach dem Zufallsprinzip (Randomisierung) erfolgt (Evidenzstufe 1).

Randomisierte Studien (RCTs) sind insofern etwas Besonderes, als sie immer ein Experiment darstellen. Die Patienten werden im Rahmen der Studie einer Behandlung bzw. Kontrollbehandlung aktiv zugeteilt. Bei den anderen hier besprochenen Untersuchungen handelt es sich meist um Beobachtungen von sogenannten Endpunkten – jene Ereignisse, an denen die Auswirkung einer Intervention oder eines anderen Einflussfaktors gemessen wird –, wobei die Zuteilung zu einer bestimmten Exposition nicht im Rahmen der Studie erfolgt (Beobachtungsstudien). Einen Spezialfall des RCTs stellt das „N of 1 trial" dar, das nur an einer Person durchgeführt wird. Voraussetzung dafür ist, dass die zu überprüfende Intervention reversibel und eine doppelte Verblindung möglich ist. Danach wird Therapie und Kontrolltherapie abwechselnd verabreicht und man erhält eine Aussage über die Wertigkeit der Behandlung. Theoretisch stellt das „N of 1 trial" die höchste Evidenzstufe dar, da hierbei keine Population mit ihren verschiedenen Eigenschaften, sondern jenes Individuum untersucht wird, für das die Intervention gedacht ist. Durch die genannten Rahmenbedingungen ist diese Form der Evidenz jedoch eher selten anzutreffen und scheint in den diversen Vorschlägen für die Hierarchisierung wissenschaftlicher Evidenz nur selten auf (Kravitz et al., 2008).

Gibt es noch eine Steigerung zum RCT? In den späten 1970er-Jahren wurde angesichts der steigenden Publikationszahlen und der Beobachtung, dass selbst gut gemachte RCTs zum selben Thema unterschiedliche Resultate erbrachten, zunehmend über die gemeinsame statistische Auswertung mehrerer solcher Untersuchungen nachgedacht. Gleichzeitig ergab eine kritische Analyse sogenannter „narrativer" (erzählender) Überblicksarbeiten, bei denen oft namhafte Experten ihre Meinung zu einem bestimmten Thema abgeben und mit wissenschaftlicher Literatur belegen, dass dabei häufig Studien anhand ihrer Ergebnisse ausgewählt wurden – nämlich dann, wenn diese der Meinung des Autors entsprechen – und Arbeiten, die die Position des Autors nicht unterstützten, ignoriert werden. Die Verfälschung des Wissensstandes durch diese subjektive Auswahl wird „Selection Bias" genannt und kann bewusst oder unbewusst erfolgen. Diese Entwicklungen führten zur Formulierung einer eigenständigen wissenschaftlichen Methodik – dem systematischen Review (SR).

Merke: Im systematischen Review wird eine Hypothese generiert, deren Überprüfung nun nicht anhand einer Untersuchung an Personen, sondern anhand von nach expliziten Kriterien gesuchten und ausgewerteten bereits durchgeführten Studien erfolgt.

Die statistische Methodik, die dabei angewendet wird, heißt Metaanalyse. Diese kann aber nicht bei allen SRs durchgeführt werden, sodass zwar alle Metaanalysen SRs sind, aber nicht umgekehrt. SRs und Metaanalysen von validen RCTs stellen daher heute für sehr viele medizinische Interventionsformen die höchste Stufe der wissenschaftlichen Evidenz dar. Auch für Wissensquellen der Stufen 2–4 können SRs und Metaanalysen erstellt werden, die dann ebenfalls als bessere wissenschaftliche Grundlage gelten können als eine Einzelstudie. Eine Zusammenstellung verschiedener Evidenzstufen mit ihren besonderen Eigenschaften ist in Tab. 6.2 zusammengefasst.

Tab. 6.2: Evidenzstufen mit ihren besonderen Eigenschaften

0. N of 1 trial	höchste Validität, nur auf 1 Patienten anwendbar, für wenige Interventionen geeignet	experimentell
1a. SR von randomisierten Studien 1b. individuelle randomisierte Studie 1c. Alles-oder-Nichts-Fallserie	robust gegen viele Bias, aufwendig, teuer	
2a. SR von Kohortenstudien 2b. individuelle Kohortenstudie	in Situationen, in denen RCTs nicht möglich sind, Langzeiteffekte, Bias: Loss to follow-up, Confounding	vorwiegend beobachtend
3a. SR von Fallkontrollstudien 3b. individuelle Fallkontrollstudie	Untersuchung von unerwünschten Ereignissen (Komplikationen, Nebenwirkungen), Bias: Auswahl, Recall, Confounding	
4a. SR von Fallserien 4b. individuelle Fallserie	schnell, billig, bei Erstentdeckung von neuen Erkrankungen, bei zu erwartenden großen Therapieeffekten, Kausalität nur in Ausnahmenfällen zu zeigen	
5. Expertenmeinung	für die klinische Praxis nur relevant, wenn 0–4 nicht verfügbar	

Im Jahr 2011 publizierte das Centre for Evidence Based Medicine Oxford eine Anpassung der Evidenzlevel nach klinischer Fragestellung. Diese Erweiterung soll es Klinikern erleichtern, ausgehend von einer jeweiligen Fragestellung die hierfür beste Evidenz zu suchen. Die Tabelle enthält sieben relevante Fragestellungen: 1. Wie häufig ist das Problem? 2. Ist dieser diagnostische Test akkurat (Diagnose)? 3. Was wird passieren, wenn wir keine Therapie hinzufügen (Prognose)? 4. Hilft diese Intervention (Benefit der Therapie)? 5. Was sind die häufigen Nachteile dieser Therapie? 6. Was sind die seltenen Nachteile dieser Therapie? 7. Ist dieser Früherkennungs-Test wertvoll (Screening)?

Wohingegen in der ursprünglichen Tabelle zu Evidenzstufen Level 1 konstant SRs, RCTs und Alles-oder-nichts Fallserien beinhaltet, so ist dies in der neuen Tabelle flexibler gestaltet und richtet sich nach der Fragestellung. Beispielsweise beinhaltet Level 1 (also beste Evidenzstufe) für die Fragestellung „Wie häufig ist das Problem?" eine „lokale und aktuelle Studie einer Zufallspopulation", wohingegen Level 2 (also zweitbeste Evidenzstufe) das „SR aus Studien(-populationen) die mit lokalen Gegebenheiten verglichen werden können" beinhaltet.

Die vollständige Tabelle kann auf der Homepage des Centre for Evidence Based Medicine kostenfrei heruntergeladen werden (OCEBM Levels of Evidence Working Group. „The Oxford 2011 Levels of Evidence". Oxford Centre for Evidence-Based Medicine. https://www.cebm.ox.ac.uk/).

6.3.1 Schritt 1: Konstruktion einer beantwortbaren klinischen Frage

Zur Strukturierung einer Suche nach relevanter Literatur kann die Verwendung des „PECOT"-Akronyms empfohlen werden (Jackson et al., 2006).

> **Merke:** „P" steht hier für Patient (oder Population), „E" für die Exposition – häufig gegen-über einer Behandlung, oft auch gegenüber diagnostischen Tests, manchmal gegenüber (schädlichen) Umwelteinflüssen, „C" für Kontrollexposition (z. B. unbehandelte Kontrollgruppe, Placebothera-pie, Standardbehandlung), „O" für Ergebnis (Endpunkt, Outcome) und „T" für Zeitraum (Timef-rame – dem Zeitrahmen, in dem die Ergebnisse erhoben wurden).

In Tab. 6.3 sind die Ergebnisse für unseren Beispielfall dargestellt.

Tab. 6.3: Konstruktion einer beantwortbaren klinischen Frage (PECOT). Frage A: Risiko für eine Harninkontinenz nach der Geburt, Frage B: Abhängigkeit vom Geburtsmodus, Frage C: Prophylaxe, D: Behandlungsmöglichkeiten.

P	Patientin (Population)	26 Jahre harninkontinent schwanger 28. SSW Nullipara nicht adipös			
		A	B	C	D
E	Exposition (Therapie, diagnostischer Test, Umwelteinfluss etc.)	Geburt	Sectio	Beckenbodentraining	Beckenbodentraining
C	Kontrollexposistion (keine Therapie, Placebo, Standardtherapie etc.)	keine Geburt	vaginale Entbindung, operativ-vaginale Entbindung	keine Prophylaxe	Beratung
O	Ergebnis (Outcome)	(Belastungs-) Harninkontinenz	(Belastungs-) Harninkontinenz	(Belastungs-) Harninkontinenz	(Belastungs-) Harninkontinenz
T	Zeitrahmen (Timeframe)	nach dem Wochenbett, nach 1 Jahr, nach 2 Jahren	nach dem Wochenbett, nach 1 Jahr, nach 2 Jahren	nach dem Wochenbett, nach 1 Jahr, nach 2 Jahren	nach 3 Monaten, nach 1 Jahr, nach 2 Jahren

6.3.2 Schritt 2: Suche nach der besten wissenschaftlichen Evidenz

Die Cochrane Collaboration (CC), eine Non-Profit-Organisation, organisiert, verwaltet und publiziert eine Sammlung von systematischen Reviews, die einem gut spezifizierten, transparenten und dokumentierten Produktionsprozess entspringen. Alle Abstracts der CC sind frei zugänglich, die Volltextzugänge sind kostenpflichtig, die meisten medizinischen Einrichtungen haben aber Zugangsmöglichkeiten für ihre Mitarbeiter geschaffen. Es ist sehr lohnend, dort mit der Suche zu beginnen. Die Adresse ist cochrane.org. In das Suchfeld rechts oben auf der Startseite können die Suchbegriffe wie bei Google eingegeben werden. Ist ein Volltextzugang vorhanden, können auch Platzhalter verwendet werden (meist die Symbole „*" oder „$"). Wird man bei Cochrane nicht fündig, ist die nächste Station die „Medline" (pubmed.ncbi. nlm.nih.gov). Spätestens bei der Eingabe in eine Suchmaschine müssen die Suchbegriffe auf Englisch übersetzt werden.

Merke: Eine Beschränkung auf die deutsche Sprache ist bei der EBP nicht sinnvoll, bei Problemen sollte in Sprachkurse investiert werden.

Die nach „PECOT" strukturierten Fragen liefern eine Menge an Suchbegriffen, die nun eingegeben werden. Die Suchalgorithmen sind mittlerweile so ausgeklügelt, dass sogar Tippfehler erkannt und Alternativen vorgeschlagen werden. Werden die Begriffe getrennt durch einen Abstand eingegeben, versteht die Suchmaschine ein logisches „UND"; damit entsteht durch die Eingabe von mehreren Suchbegriffen eine immer engere Auswahl mit immer weniger Suchresultaten, die immer spezifischer werden. Der Suchlauf bei Frage C (Tab. 6.3) sieht so aus: *urinary incontinence pregnancy pelvic floor exercises* („Reservesuchwörter" für den Fall, dass zu viele Suchergebnisse gefunden werden: *stress urinary incontinence, nulliparity, prevention, puerperium*)

Es findet sich in beiden Datenbanken ein SR von RCTs der CC (Hay-Smith et al., 2008). Bei besonders vielen Suchergebnissen kann bei „Medline" durch die Eingabe von „Limits" weiter eingeschränkt werden. Hier stehen beispielsweise RCTs und Metaanalysen zur Auswahl, aber auch nach Altersgruppen (bei unserem Beispiel 19–44 yrs), Publikationsdatum und anderen Features kann eingeschränkt werden. Wenn man die entsprechenden Optionen auswählt, ignoriert die Suchmaschine alle anderen Einträge in der Datenbank.

6.3.3 Schritt 3: Kritische Überprüfung der gefundenen Evidenz

Die Kategorisierung einer Studie anhand ihres Designs und Zuordnung zu einer Evidenzstufe ist mit einem einfachen Algorithmus möglich (Grimes und Schulz, 2002). Zunächst wird überprüft, ob Expositionen im Rahmen der Studie aktiv zugeteilt wurden. Trifft dies zu, handelt es sich um ein Experiment, anderenfalls liegt eine Beobachtungsstudie vor. Die Frage, ob im Fall einer experimentellen Studie die Zuteilung randomisiert erfolgte, erlaubt dann die Unterscheidung in RCTs oder nicht randomisierte Experimente (z. B. Phase-I- und manche Phase-II-Studien bei Medikamenten). Bei den Beobachtungen wird die Unterscheidung in analytische und deskriptive Studien anhand der Frage nach der Mitbeobachtung einer Kontrollgruppe getroffen. Bei analytischen Studien hilft schließlich die Frage nach der zeitlichen Beobachtungsrichtung bei der Unterteilung in Kohortenstudien (Blickrichtung Exposition → Endpunkt, meist prospektiv), Fallkontrollstudien (Blickrichtung Endpunkt → Exposition, immer retrospektiv) und Querschnittstudien (Exposition und Endpunkt werden gleichzeitig erhoben) (Grimes und Schulz, 2002). Damit ist jedoch nur ein kleiner und relativ unwichtiger Teil des 3. Schrittes erledigt, die individuellen Publikationen müssen nun auf ihre

1. Validität (= Wahrheitsnähe),
2. klinische Relevanz und
3. Anwendbarkeit

überprüft werden. Dies gelingt am besten mit Checklisten, die einschlägigen Lehrbüchern der EBM oft beiliegen (Straus et al., 2005) oder auf einschlägigen Webseiten (z. B. jener des Centre of Evidence based Medicine in Oxford, http://www.cebm.ox.ac.uk, unter „EBM Tools") abrufbar sind. Außerdem finden sich dort auch Online-Rechenprogramme, die helfen können, die Ergebnisse der Publikationen in eine Form zu bringen, die in der Beratungssituation Patienten oft besser zu kommunizieren ist (z. B. die „Number needed to treat" – NNT, die angibt, wie viele Patienten behandelt werden müssen, um einen Therapieerfolg zu erzielen). Jene, die sich aus den verschiedensten Gründen nicht mit Schritt 3 auseinandersetzen können, müssen der EBP nicht entsagen, sondern können auf eine Reihe von Ressourcen zugreifen, die die kritische Überprüfung vorhandener Evidenz zu vielen wichtigen und häufigen klinischen Problemen von Experten durchführen lassen. Beispiele dafür sind UpToDate (uptodate.com) und DynaMed (dynamed.com). Die Ergebnisse sind hier bewusst kurz und übersichtlich aufbereitet, um einem zügigen Einsatz im klinischen Alltag Rechnung zu tragen.

6.3.4 Schritt 4: Anwendung an der Patientin

Abgesehen von seltenen Ausnahmen (z. B. Alles-oder-Nichts-Fallserien) ist bei therapeutischen Interventionen generell die Untermauerung durch SRs von RCTs zu fordern. Liegt diese Art der Evidenz für eine geplante Behandlung nicht vor, sollte man sich ernsthaft fragen, ob für die geplante Therapie nicht Alternativen vorhanden sind, die wissenschaftlich besser belegt sind. Neben der Relevanz für die Patientin ist hier durchaus der forensische Aspekt einzubeziehen – auch Gerichtsgutachter beschäftigen sich zunehmend mit EBP. Es ist zu betonen, dass Evidenz allein niemals ausreicht, um eine Intervention zu begründen. Immer sind die Vorstellung des Patienten, die Erfahrung des Behandlungsteams und das Umfeld (Verfügbarkeit von Therapien, Follow-up-Möglichkeiten etc.) in die Entscheidung zu integrieren. Was nützt z. B. die schönste Evidenz über ein physiotherapeutisches Verfahren, wenn die nächste Physiotherapeutin 50 km entfernt praktiziert oder eine Operation nicht beherrscht wird?

Für die konkrete Umsetzung der Daten einer Studie auf eine individuelle Patientin müssen folgende Fragen beantwortet werden:

– Unterscheidet sich unsere Patientin sehr von jenen, die in der Studie untersucht wurden?
  Beispiel: Ein abdomineller Eingriff ist einem vaginalen Verfahren überlegen, aber unsere Patientin ist sehr adipös und schwer zuckerkrank

- Ist die geplante Behandlung in unserem Bereich ausreichend etabliert, um vorhersagbare Ergebnisse zu liefern?
- Welchen Nutzen zieht die Patientin aus der Intervention und welchen Schaden kann sie erleiden?
  Dazu müssen die Zahlenwerte, die die Effektgröße der Intervention beschreiben, in leicht verständlicher Form präsentiert werden.
- Wie sind die Wertvorstellungen unserer Patientin und wie sieht die Erwartungshaltung gegenüber der geplanten Therapie aus?

Das Abarbeiten dieser kurzen Checkliste erfordert meist eine eigene Besprechung des Behandlungsteams mit der Patientin und oft auch deren Angehörigen.

6.3.5 Schritt 5: Überprüfung der eigenen Performance

Das Hauptproblem für klinisch Tätige ist die gewaltige Menge an wissenschaftlicher Literatur, die existiert und in ständig wachsendem Umfang täglich neu publiziert wird. Weltweit erscheinen z. B. pro Tag 50 neue RCTs.

> **Merke:** Das früher beherrschende Paradigma, Menschen in den Gesundheitsberufen mit einem weitreichenden Grundwissen auszustatten, das sie dann durch ein ganzes Berufsleben begleitet und das im Einzelfall abgerufen werden kann („just in case learning"), muss immer mehr von einem Modell abgelöst werden, das Behandlungsteams befähigt, in kürzester Zeit anhand der Daten einer konkreten Patientin die aktuellsten Grundlagen für das klinische Management herbeizuschaffen („just in time learning").

Es ist klar, dass beide Lernmethoden gebraucht werden, Letztere muss aber besonders bei jenen geübt werden, die in ihren Curricula keinen Unterricht in EBP erhalten haben. Ein guter Einstieg ist es, in ein Abonnement eines EBM-Review-Journals zu investieren. Hier werden die Publikationen aufbereitet, in ihrer Qualität beurteilt und oft zusätzliche Zahlenwerte zur Effektgröße, z. B. NNT, präsentiert. Auch das Führen eines Logbuches mit Fragen zu klinischen Fällen ist sinnhaft. Ebenso helfen Teambesprechungen, in denen Fälle aufgearbeitet werden, die Performance beim anspruchsvollen Vorgang der EBP ständig zu verbessern.

6.4 Zusammenfassung

Evidence-based medicine is medicine that can be shown to work.
D. Wooton 2006

Bei einem „Relaunch" des renommierten British Medical Journal im Jahr 2007 wurde eine Umfrage über die größten Errungenschaften in der Medizin seit 1840 – der Ersterscheinung des Journals – unter Lesern und ExpertInnen gestartet. Unter Entwicklungen wie Anästhesie, Antibiotika, Entschlüsselung des Genoms, Versorgung mit sauberem Trinkwasser etc. war auch die „Evidence-based Medicine" zu finden. Der zweithäufigste Artikel, der von der Webseite derselben Zeitschrift heruntergeladen wird, heißt „Evidence-based Medicine: what it is and what it isn't" (Sackett et al., 1996). Es besteht heute wenig Zweifel daran, dass EBP spätestens seit 1992 einen der größten Paradigmenwechsel in der Medizin der Neuzeit bewirkt hat. Die Entwicklung ist noch lange nicht abgeschlossen, viele Herausforderungen in der Umsetzung der Ideen stehen noch bevor. Die weite Verbreitung in den medizinischen Curricula und jenen anderer Gesundheitsberufe wird jedoch in absehbarer Zeit auch im deutschen Sprachraum noch zu einer wesentlich breiteren Anwendung der EBP führen.

Literatur

Dawes M, Summerskill W, Glasziou P, et al. Second International Conference of Evidence-Based Health Care Teachers and Developers, Sicily statement on evidence-based practice. BMC Med Educ. 2005;5(1):1.

Grimes DA, Schulz KF. An overview of clinical research: the lay of the land. Lancet. 2002;359 (9300):57–61.

Guyatt G, Cairns J, Churchill D, et al. ('Evidence-Based Medicine Working Group'), Evidence-based medicine. A new approach to teaching the practice of medicine. JAMA. 1992;268:2420–5.

Guyatt GH, Rennie D, editors. Users' Guides to the Medical Literature: A Manual of Evidence-Based Clinical Practice. Chicago, IL: AMA Press; 2002.

Hay-Smith J, Mørkved S, Fairbrother KA, Herbison GP. Pelvic floor muscle training for prevention and treatment of urinary and faecal incontinence in antenatal and postnatal women. Cochrane Database Syst Rev. 2008;(4):CD007471.

Jackson R, Ameratunga S, Broad J, et al. The GATE frame: critical appraisal with pictures. Evid Based Med. 2006;11:35–8.

Kravitz RL, Duan N, Niedzinski EJ, et al. What ever happened to N-of-1 trials? Insiders' perspectives and a look to the future. Milbank Q. 2008;86(4):533–55.

Popper K, Logik der Forschung. 11. Aufl. Tübingen: Mohr Siebeck; 2005.

Popper K, Pedersen AF, Wieland S, Dunkel D. Die Welt des Parmenides: Der Ursprung des europäischen Denkens. 2. Aufl. München: Piper; 2001.

Sackett DL, Rosenberg WM, Gray JA, Haynes RB, Richardson WS. Evidence based medicine: what it is and what it isn't. BMJ. 1996;312(7023):71–2.

Straus SE, Richardson WS, Paul Glasziou, Haynes RB. Evidence-based Medicine: How to Practice and Teach EBM. 3 rd edition. Edinburgh: Churchill Livingstone; 2005.

7 Urogynäkologische Anamnese

Kaven Baessler, Vesna Bjelic-Radisic, Ursula Peschers

80 v. Chr.	erhaltene Vaginalspekula (Ausgrabungen in Pompeji)
100 n. Chr.	Schriften zur Verfassung einer Anamnese (*Rufus von Ephesos*)
1850 n. Chr.	Harnschau (*Galen*)
1665	Lichtmikroskop (*Robert Hooke*)
1845	Sims-Speculum, Untersuchungsposition nach Sims (*James Marion Sims*)
1870	Breisky-Specula (*August Breisky*)
1870	*Francis Galton* verwendet erstmals einen Fragebogen
1879	Zystoskopie (*Maximilian Nitze*)
1981	Vorlagenwiegetest zur Quantifizierung des Harnverlustes (*Sutherst J*)
1988	Blasentagebuch standardisiert (ICS)

Merke: Eine zielführende Anamnese ist einer der wesentlichen Eckpfeiler der urogynäkologischen Untersuchung.

Die Bedeutung einer strukturierten Anamnese, die zwar zeitaufwendig ist, kann nicht überschätzt werden. Die typische Patientin ist nicht nur an einer Diagnose zu ihren Symptomen interessiert, sondern auch an Erklärungen zu Ätiologie und Pathogenese, weiterer Diagnostik und Vorschlägen zur Behandlungsstrategie. Die International Urogynecological Association (IUGA) und die International Continence Society (ICS) haben eine Standardisierung der Begriffe und Tests vorgenommen, an denen sich auch dieses Kapitel orientiert (Haylen et al., 2016, Haylen et al., 2010).

Eine gewissenhafte Beckenboden-Anamnese umfasst alle Beckenbodenfunktionen inkl. Blasen-, Darm- und Sexualfunktion und Prolapssymptome sowie deren Schweregrad, Leidensdruck und Auswirkungen auf die Lebensqualität. Um Zeit zu sparen, können von Patientinnen ausgefüllte Fragebögen weiterhelfen. Ein validierter Fragebogen ist in Kapitel 8 zu finden (Anhang, Abb. 8.9) (Baessler und Kempkensteffen, 2009). Screening-Fragen zu Beckenbodenfunktionen können die Anamnese straffen, sollten aber gut dokumentiert werden: „Gibt es Probleme mit der Blase, dem Darm, beim Sexualleben, mit einem Senkungsgefühl?" Treten verschiedene Beckenbodenprobleme auf, ist es sinnvoll, eine Prioritätenliste mit der Patientin anhand ihres Leidensdruckes zu erstellen. Zum Beispiel sollte schon anhand der Anamnese klar sein, ob die Drang- oder Belastungsinkontinenz die Patientin mehr stört, ob z. B. zunächst mit Anticholinergika oder Duloxetin behandelt werden soll oder gezielte Beckenbodenrehabilitation für beide Inkontinenzen empfohlen werden soll. Ein systematischer Review

https://doi.org/10.1515/9783110657906-007

von diagnostischen Tests ergab, dass Anamnese und klinischer Stresstest eine urodynamisch gesicherte Belastungsinkontinenz gut vorhersagen können (Martin et al., 2006). Die Symptome der überaktiven Blase korrelieren allerdings nicht mit der urodynamischen Diagnose Detrusorüberaktivität (Digesu et al., 2003).

Der Zeitfaktor spielt nicht nur eine Rolle bei der Anamnese, sondern auch bei der Diagnostik und für den Therapieplan. Die Basisanforderungen beinhalten:

1. Anamnese
2. klinische urogynäkologische Untersuchung inklusive Deszensus- und Beckenbodenbeurteilung, Husten-Stresstest
3. Urinanalyse (Schnelltest)
4. Bestimmung des postmiktionellen Restharnes (vorzugsweise mit Ultraschall)

Zusätzliche Maßnahmen reichen von vaginalem/perinealem Ultraschall, Nieren-Ultraschall, Urinkultur und -zytologie, Urodynamik, Zystourethroskopie bis zur Viszerographie/MRT. Tab. 7.1 listet mögliche Indikationen.

Tab. 7.1: Indikationen zu zusätzlichen Untersuchungen.

Diagnostik	Indikation	Ziel, mögliche Befunde
Urinkultur	– auffälliger Schnelltest – rezidivierende Harnwegsinfekte – Symptome trotz unauffälligem Schnelltest	– resistenzgerechte Antibiotikagabe – bei *E. coli* ggf. Impfung – Empfehlung Cranberry-Saft, D-Mannose
Urinzytologie	– Hämaturie – ungewöhnliche Entwicklung von Drangsymptomatik, Nichtansprechen – auf Anticholinergika – Blasenschmerzen	– Neoplasie
Serum-Kreatinin	– Hydronephrose – V. a. ureterale oder urethrale Obstruktion	– Bestimmung Nierenfunktion
perinealer/Introitusultraschall	– genaue Evaluation von Blase, Urethra, Rektum (Routine in einer urogynäkologischen Sprechstunde)	– Blasenhalsposition in Ruhe und -deszensus beim Pressen und Husten – Blasenhalselevation bei Kontraktion – Zystozele, Zystourethrozele – Enterozele, Rektozele – Blasenwanddicke – Puborektalisschlinge
Nieren-Ultraschall	– V. a. ureterale oder urethrale Obstruktion – großer Genitalprolaps	– Hydronephrose

Tab. 7.1: (fortgesetzt)

Diagnostik	Indikation	Ziel, mögliche Befunde
Urodynamik	– vor geplanten Prolapsoperationen – unklare Anamnese z. B. bei – Rezidivinkontinenz oder -prolaps	– Objektivierung Belastungsinkontinenz (= Urinverlust beim Husten/Pressen ohne Detrusorkontraktion) – Darstellung Detrusorüberaktivität (Ausschluss nicht möglich) – Blasensensitivität und -kapazität – Beurteilung Blasenentleerung (z. B. neurogene oder obstruktive Störung)
Zystourethroskopie	– rezidivierende Harnwegsinfekte – Z. n. Operationen im kleinen Becken oder Urethraltrauma – V. a. Fremdkörper – Nichtansprechen auf Anticholinergika – V. a. Fistel – V. a. interstitielle Zystitis (in Narkose zur Hydrodilatation) – V. a. Neoplasie	– Neoplasien – Fremdkörper – Fadenmaterial, Netze, Schrauben – chronische Entzündungszeichen – Fistel – Glomerulationen, Petechien, Hunner-Ulkus
Viszerografie/dynamisches MRT	– unklare vag./rektale Untersuchung – unklare Blasen- oder Darmentleerungsstörungen	– Objektivierung Entleerungsstörung – Darstellung Enterozele, Intussuszeption

7.1 Anamnese

7.1.1 Derzeitige Beschwerden

Wenn man der Patientin genug Freiraum lässt, wird sie ihre Hauptbeschwerden und Symptome mit großer Wahrscheinlichkeit exakt schildern. Mit gezielten zusätzlichen Fragen muss dann der Hintergrund der Beschwerden evaluiert werden. Es ist möglich, schon hier die Bereitschaft und Motivation für eine konservative Therapie bzw. den Wunsch nach chirurgischer Sanierung der Probleme zu erfragen.

7.1.2 Allgemeine gynäkologische Anamnese

– Zyklusanamnese, insbesondere bei zyklusabhängigen Beschwerden
– Kontrazeption, insbesondere bei rezidivierenden Harnwegsinfektionen nach Verhütung mit Kondom fragen

- Geburten: vaginale Spontangeburt, instrumentelle Entbindung wie Vakuumextraktion oder Forcepsentbindung (hier besteht das Risiko eines erhöhten Beckenbodentraumas) (Rortveit et al., 2003), Sectio caesarea, Gewicht des schwersten Kindes, Alter beim ersten Kind (Rortveit und Hunskaar, 2006)
- vorangegangene Erkrankungen, z. B. Malignome und durchgeführte Strahlentherapie etc.
- vorangegangene Operationen wie Hysterektomie (inklusive Zugangsweg), Myomenukleation, Malignomoperationen, Inkontinenz- und Prolapschirurgie

7.1.3 Allgemeine (Eigen-)Anamnese

- Evaluation von mentalem Status und neurologischen Erkrankungen, da hier Hinweise von Ursachen einer Inkontinenz zu finden sind (z. B. Z. n. Apoplex, M. Parkinson, multiple Sklerose, ZNS-Tumoren, Erkrankungen im Bereich der S2–S4-Segmente),
- systemische Erkrankungen wie Diabetes mellitus, Diabetes insipidus oder Niereninsuffizienz (Folge z. B. Polyurie und Pollakisurie), Hypertonie etc.
- chronisch-obstruktive Lungenerkrankung/Asthma: gilt als Einflussfaktor sowohl in der Pathogenese als auch bei Rezidiven von Beckenbodendysfunktionen (Olsen et al., 1997),
- Bindegewebserkrankungen wie Marfan- oder Ehlers-Danlos-Syndrom prädisponieren zu Beckenbodendysfunktionen (Carley und Schaffer, 2000).
- Voroperationen wie z. B. Appendektomie, Cholezystoektomie, Darmteilresektionen inklusive Zugangsweg (laparoskopisch, offen etc.), da auch diese eine Rolle bei der operativen Therapieplanung spielen können,
- Medikamenteneinnahme und eventuelle Medikamentenunverträglichkeit. Bekannt ist, dass z. B. Diuretika zur Polyurie, gesteigerter Miktionsfrequenz und Drangsymptomatik führen, Antidepressiva, Anticholinergika und Ca-Kanal-Blocker Harnretention und ggf. Überlaufinkontinenz verursachen können. Auf die anticholinerge Last ist bei geplanter anticholinerger Therapie zu achten, insbesondere bei älteren Patientinnen.
- Alkohol führt zur Sedierung und gesteigerten Diurese, Antidepressiva und Antipsychotika haben einen anticholinergen und sedativen Effekt.
- Standardfragen bezüglich Gewichtsentwicklung, Appetit, Durst, Schlaf,
- Eruierung von Risikofaktoren für die Entstehung und Ausprägung einer Beckenbodenstörung: Familienanamnese hinsichtlich Beckenbodendysfunktionen (Rinne und Kirkinen, 1999), Berufsanamnese (schweres Heben) (Woodman et al., 2006), Nikotinabusus, Alkoholabusus (Hannestad et al., 2003 und 2004).

7.1.4 Gezielte urogynäkologische Anamnese

Die urogynäkologische Anamnese kann mit strukturierten und/oder validierten Fragebögen unterstützt werden, unter Studienbedingungen sind validierte Fragebögen mit Erfassung der Lebensqualität zu verwenden (Avery et al., 2007).

> **Merke:** Neben dem Symptom sollten auch Schweregrad/Häufigkeit (selten – häufig – meistens) und Leidensdruck (gering – moderat – stark) erfragt werden.

Symptome sind subjektive Erfahrungen der Patientin. Symptome allein sind nicht ausreichend, um eine Diagnose zu stellen, können aber einen Indikator für vorhandene Pathologien im unteren Harntrakt sein. IUGA und ICS haben eine Standardisierung von Definitionen erarbeitet, wonach die Dokumentation erfolgen sollte (An International Urogynecological Association [IUGA]/International Continence Society [ICS] joint report on the terminology for female pelvic organ prolapse [POP]) (Haylen et al., 2016; Haylen et al., 2010).

Neben Symptomen (z. B. Belastungsinkontinenz) werden Zeichen (z. B. darstellbarer Urinverlust) und Diagnosen (urodynamische Belastungsinkontinenz = darstellbare Inkontinenz bei Belastung ohne gleichzeitige Detrusoraktivität) unterschieden.

7.1.5 Blasenfunktion

Miktionsfrequenz. Zahl der Miktionen in 24 Stunden. Als normal erachtet werden sieben Miktionen am Tag und nicht mehr als eine in der Nacht, wobei diese Anzahl im Zusammenhang mit Gewohnheiten der Patientin, Medikationen bzw. Trinkmengen (Hashim und Abrams, 2008) betrachtet werden muss und auch geringere Miktionsfrequenzen einen Leidensdruck hervorrufen können (Fitzgerald et al., 2002).

Pollakisurie. Gesteigerte Miktionsfrequenz über 8 (Fitzgerald und Brubaker, 2003).

Nykturie. Sie ist definiert als Anzahl der Miktionen in der Nacht, wobei wichtig ist, dass die Frau vom Harndrang wach geworden ist und deshalb die Toilette aufsuchte. Mehr als eine Miktion pro Nacht wird als pathologisch bewertet (Coyne et al., 2003; Massolt et al., 2005; van Kerrebroeck et al., 2002). Ödeme der Beine, die im Laufe des Tages zunehmen und am Morgen abgeklungen sind, weisen auf die Ursache einer pathologischen Nykturie hin (Carter et al., 1999). Hier ist der Internist gefragt.

Belastungsinkontinenz. Der Urinverlust tritt bei körperlicher Belastung (Husten, Niesen, Lachen, Sport, Wandern, Treppensteigen, Bücken, schweres Heben, Tanzen) ohne Vorankündigung auf. Der Urinverlust reicht von Tropfen bis zum Abgang im

Strahl, von minimal bis massiv. Funktionell gesehen übersteigt der Blasendruck durch die intraabdominale Druckerhöhung den Druck in der Urethra, wobei keine Detrusorkontraktionen auftreten (Abrams et al., 2003). Die Blasenkapazität wird nicht beeinflusst, obwohl viele Frauen willkürlich die Miktionsfrequenz erhöhen, um eine volle Blase und stärkeren Urinverlust zu vermeiden.

Imperativer Harndrang. Starker, nicht beherrschbarer, nicht unterdrückbarer Harndrang. Die ICS spricht von „urgency", deren pathologische Komponente auch aus der Angst vor dem Urinverlust besteht (Abrams et al., 2003). Ein starker Harndrang bei voller Blase ist normal.

Dranginkontinenz. Der vorzeitige Urinabgang wird vom imperativen Harndrang begleitet. Die Blase entleert sich häufig komplett und die funktionelle Blasenkapazität kann reduziert sein. Pollakisurie, Nykturie und imperativen Harndrang mit oder ohne Dranginkontinenz werden als überaktive Blase (ÜAB), *overactive bladder* (OAB) bezeichnet. Leitsymptom ist ein imperativer, plötzlicher Harndrang mit oder ohne Harnverlust, der schwer zu unterdrücken ist (ÜAB trocken oder nass). Meistens ist die ÜAB mit Pollakisurie und Nykturie verbunden (Irwin et al., 2006). Die Patientin sollte nach auslösenden Faktoren gefragt werden. Dies kann z. B. laufendes Wasser oder der Schlüssel im Schloss beim Nachhausekommen sein (sog. Schlüssellochinkontinenz) (Ghei und Malone-Lee, 2005).

Mischinkontinenz. In einem Drittel bis zur Hälfte der Fälle liegt eine gemischte Symptomatik von Belastungs- und Dranginkontinenz vor, obwohl meist eine Komponente überwiegt (Hannestad et al., 2000; Teleman et al., 2004).

Inkontinenz beim Kichern (giggle incontinence). Diese kommt meistens bei jungen Mädchen vor und scheint auf einer durch das Lachen ausgelöste Detrusorüberaktivität zu beruhen (Chandra et al., 2002).

Reflexinkontinenz. Urinabgang bei abnormaler spinaler Reflexaktivität. In der IUGA/ICS -Standardisierung wird dieser Begriff nicht mehr geführt, es gibt nur noch die Diagnose neurogene Detrusorüberaktivität.

Überlaufinkontinenz. Infolge einer neurogenen oder obstruktiven Blasenentleerungsstörung kommt es zum „Überschwappen" der Blase mit Urinverlust. Auch dieser Begriff wird international nicht mehr verwendet.

Extraurethrale Inkontinenz. Harnabgang, der nicht durch die Urethra erfolgt (z. B. vesikovaginale Fisteln, ektoper Ureter).

Enuresis nocturna. Unwillkürlicher Harnverlust während des Schlafes. Wichtig ist es, genau nachzufragen, ob die Frau nicht doch schon wach war oder der Urinverlust beim Aufstehen auftrat. Des Weiteren sollte zwischen primärer und sekundärer Enuresis nocturna unterschieden werden. Die primäre tritt schon in der Kindheit auf, die sekundäre ist erworben und kann z. B. aufgrund einer abnormen zirkadianen Ausschüttung des antidiuretischen Hormones oder bei Ödemen vorkommen.

Verminderter Harnstrahl. Der Harnstrahl ist verlangsamt, schwächer oder intermittierend im Vergleich zu früher oder zu anderen.

Pressen bei der Miktion. Einsatz von Bauchmuskulatur oder suprapubischem Druck, um die Miktion zu beginnen bzw. den Harnstrahl zu verstärken oder um die Blase vollständig zu entleeren.

Inkomplette Miktion, Restharngefühl. Eindruck der Patientin, dass sich die Blase nicht vollständig entleert. Hier muss unterschieden werden, ob die Patientin nach einigen Minuten erneuten Harndrang hat oder ob sie wirklich am Ende der Miktion das Gefühl hat, die Blase ist nicht leer.

Postmiktionströpfeln. Der tropfenweise Urinverlust nach der Miktion kann auf ein Urethraldivertikel hinweisen, aber auch aufgrund einer Belastungs- oder Dranginkontinenz auftreten.

Koitale Inkontinenz. Harnverlust während des Geschlechtsverkehrs. Es kann hilfreich sein zu definieren, ob sich der Harnverlust während Penetration, Koitus oder Orgasmus ereignet.

Dysurie. Schmerzen beim Wasserlassen. Hier muss ggf. genauer nachgefragt werden, ob die Schmerzen am Ende (typisch für akute Zystitis) oder während der Miktion (z. B. urethrales Syndrom) auftreten. Außerdem ist die Lokalisation wichtig, denn bei Atrophie oder durch Inkontinenz mazerierter Vulva kann der Urin die Schmerzen extern auslösen.

Chronische Schmerzzustände:
-   Blasenschmerzen – suprapubische oder retropubische Schmerzen, häufig ansteigend mit der Blasenfüllung, die auch nach der Miktion persistieren können (z. B. bei interstitieller Zystitis),
-   urethrale, vulväre, vaginale Schmerzen.

Gebrauch von Vorlagen. Viele Patientinnen nehmen normale Menstruationsvorlagen, die nicht für die Aufnahme von Urin geeignet sind (Menge, Geruchsentstehung). Sowohl die Anzahl als auch die Art der Vorlagen sollten dokumentiert werden, da dies auch ein Hinweis auf den Schweregrad der Inkontinenz ist.

Trinkmenge. Eine normale Trinkmenge liegt bei 1,5–2 l. Die Art der Getränke ist wichtig, da z. B. koffeinhaltige Getränke einen nachgewiesenen schlechten Einfluss auf die Inkontinenz haben. Ggf. kann schon eine Verhaltensänderung zum Ziel führen.

Leidensdruck. Die meisten Patientinnen gehen erst zum Arzt, wenn ein gewisser Leidensdruck vorhanden ist. Für die unterschiedlichen Beckenbodenfunktionen sollte dieser ermittelt werden. Möglich ist eine Beschreibung mit kein – wenig – mäßig – stark oder eine 10-cm-Analogskala (Stach-Lempinen et al., 2001) oder der Einsatz eines validierten Fragebogens.

Lebensqualität. Sie spiegelt sich auch im Leidensdruck wider. Hierfür sollten spezielle validierte Fragebögen genutzt werden.

7.1.6 Miktionstagebuch

Weiterführend zur Anamnese kann das Anlegen eines Miktionsprotokolls (Abb. 7.1–7.5), das von der Patientin selbst ausgefüllt wird, sinnvoll sein. Dokumentiert werden sollen die Trinkmenge, das Miktionsvolumen und die Anzahl der Vorlagen und Inkontinenzepisoden. Die Dauer der Dokumentation wird kontrovers diskutiert. Ein 7-Tage-Miktionstagebuch erwies sich als zuverlässig (Reliabilität) und akkurat (Groutz et al., 2000; Homma et al., 2002), hatte jedoch eine geringe Patienten-Compliance (Groutz et al., 2000). Da die Werte der ersten drei Tage sehr gut mit den restlichen vier korrelierten, scheint auch ein 3-Tages-Protokoll ausreichend, wenn die Inkontinenzepisoden nicht sehr selten auftreten (Dmochowski et al., 2005; Groutz et al., 2000; Ku et al., 2004; Locher et al., 2001; Nygaard und Holcomb, 2000). Empfohlen wird das Führen eines Miktionstagebuches über wenigstens 24 Stunden, besser 2–3 Tage, da dann mehr Informationen zu erwarten sind (An International Urogynecological Association [IUGA]/International Continence Society [ICS] joint report on the terminology for female pelvic floor dysfunction) (Haylen et al., 2010).

Aus dem Miktionsprotokoll lassen sich neben der Trinkmenge die Miktionsfrequenz, das Miktionsvolumen, die Anzahl der Inkontinenzepisoden und Vorlagenverbrauch bestimmen. Auch die Bestimmung einer Polyurie ist möglich, sie liegt über 40 ml/kg (van Kerrebroeck et al., 2002). Die nächtliche Polyurie ist als nächtliche Urinproduktion von über 33 % des Gesamtmiktionsvolumens definiert.

Merke: Äquivalent zum Miktionsprotokoll ist die Führung eines Stuhltagesprotokolls sinnvoll, wenn eine Stuhlinkontinenz oder Obstipation vorliegen.

7.1.7 Darmfunktion

Merke: Blasenprobleme treten oft zusammen mit Darmproblemen auf.

Stuhlinkontinenz oder Defäkationsprobleme sind noch mehr ein Tabuthema und werden weniger angesprochen als eine Harninkontinenz (Stenzelius et al., 2004). Auch aufgrund der gemeinsamen Ätiologie und Pathogenese ist es wichtig, die

Uhrzeit	Trinkmenge	Miktionsmenge	Harndrang	Urinverlust
6–7				
7–8				
8–9				
9–10				
10–11				
11–12				
12–13				
13–14				
14–15				
15–16				
16–17				
17–18				
18–19				
19–20				
20–21				
21–22				
22–23				
23–24				
0–1				
1–2				
2–3				
3–4				
4–5				
5–6				
gesamt				

Harndrang: + schwach, ++ normal, +++ sehr stark, unkontrollierbar
Harnverlust: + Tropfen, ++ größere Menge, +++ sehr viel, eingenässt

Abb. 7.1: Trink- und Miktionsprotokoll, Vorlage

Uhrzeit	Trinkmenge	Miktionsmenge	Harndrang	Urinverlust
6–7		450 ml	++	
7–8	250 ml Kaffee			
8–9		100 ml	+	
9–10	250 ml Kaffee			
10–11		250 ml	++	
11–12				
12–13				+
13–14	500 ml Schorle			
14–15				
15–16	250 ml Wasser	400 ml	++	
16–17				
17–18				
18–19	500 ml Tee			+
19–20		450 ml	++	
20–21	500 ml Bier			
21–22				
22–23	250 ml Wasser	400 ml	++	
23–24				
0–1				
1–2				
2–3		600	++	
3–4				
4–5				
5–6				
gesamt	3000 ml	2850 ml		

Harndrang: + schwach, ++ normal, +++ sehr stark, unkontrollierbar
Harnverlust: + Tropfen, ++ größere Menge, +++ sehr viel, eingenässt

Abb. 7.2: Trink- und Miktionsprotokoll bei Belastungsinkontinenz

Anamnese zur Darmfunktion zu erheben. Die Daten der EPINCONT-Studie zeigen, dass 38 % der Frauen mit Harninkontinenz zusätzlich auch eine Analinkontinenz aufweisen (Hannestad et al., 2000). Die hier angegebenen Definitionen und Angaben sind an systematische Reviews und Konsensusveröffentlichungen der IUGA und ICS (An International Urogynecological Association [IUGA]/International Continence Society [ICS] joint report on the terminology for female pelvic organ prolapse [POP]) (Haylen et al., 2010; Haylen et al., 2016) angelehnt.

Uhrzeit	Trinkmenge	Miktionsmenge	Harndrang	Urinverlust
6–7				
7–8				
8–9	250 ml Kaffee	300 ml	+++	+++
9–10		50 ml	+++	+
10–11	100 ml Wasser	75 ml	+++	+
11–12		50 ml	+	
12–13				
13–14	200 ml Wasser	50 ml	++	
14–15		100 ml	+++	+++
15–16	150 ml Kaffee			
16–17		150 ml	+++	+++
17–18	100 ml Wasser			
18–19		75 ml	+++	++
19–20	100 ml Wein			
20–21		75 ml	+++	
21–22				
22–23	200 ml Wasser	150 ml	++	
23–24				
0–1				
1–2				
2–3		200 ml	+++	+++
3–4				
4–5				
5–6				
gesamt	1100 ml	1275 ml		

Harndrang: + schwach, ++ normal, +++ sehr stark, unkontrollierbar
Harnverlust: + Tropfen, ++ größere Menge, +++ sehr viel, eingenässt

Abb. 7.3: Trink- und Miktionsprotokoll bei überaktiver Blase mit Inkontinenz

Uhrzeit	Trinkmenge	Miktionsmenge	Harndrang	Urinverlust
6–7				
7–8	250 ml Kaffee	200 ml	+++	
8–9	250 ml Kaffee	150 ml	+++	
9–10		100 ml	+++	
10–11	250 ml Tee	100 ml		
11–12				
12–13		225 ml	+++	
13–14	250 ml Wasser	200 ml	++	
14–15		75 ml	++	
15–16	250 ml Kaffee	100 ml	++	
16–17		100 ml	+++	
17–18	500 ml Wasser	250 ml	++	
18–19		75 ml	+++	
19–20	250 ml Tee	300 ml	+++	
20–21		125 ml	++	
21–22	250 ml Tee	50 ml	+++	
22–23		150 ml	++	
23–24				
0–1				
1–2				
2–3		200 ml	++	
3–4				
4–5				
5–6				
gesamt	2250 ml	2350 ml		

Harndrang: + schwach, ++ normal, +++ sehr stark, unkontrollierbar
Harnverlust: + Tropfen, ++ größere Menge, +++ sehr viel, eingenässt

Abb. 7.4: Trink- und Miktionsprotokoll bei überaktiver Blase ohne Inkontinenz

Uhrzeit	Trinkmenge	Miktionsmenge	Harndrang	Urinverlust
6–7		800 ml	+++	
7–8	250 ml Kaffee	250 ml	++	
8–9	250 ml Kaffee	175 ml	++	
9–10	250 ml Wasser	200 ml	+++	
10–11	500 ml Wasser			
11–12	500 ml Kaffee	650 ml	+++	+
12–13		300 ml	++	
13–14	500 ml Schorle	250 ml	++	
14–15	500 ml Wasser	400 ml	++	
15–16	250 ml Wasser	175 ml	+	
16–17	500 ml Tee			
17–18	500 ml Wasser	550 ml	+++	
18–19		350 ml	++	
19–20	250 ml Wasser	450 ml	++	
20–21	500 ml Wasser			
21–22		450 ml	++	
22–23	250 ml Wasser			
23–24		400 ml	++	
0–1				
1–2				
2–3				
3–4				
4–5				
5–6				
	5000 ml	5600 ml	5600	

Harndrang: + schwach, ++ normal, +++ sehr stark, unkontrollierbar

Harnverlust: + Tropfen, ++ größere Menge, +++ sehr viel, eingenässt

Abb. 7.5: Trink- und Miktionsprotokoll bei Polydipsie

Stuhlfrequenz und Stuhlkonsistenz. Eine Stuhlfrequenz zwischen dreimal pro Tag bis dreimal pro Woche wird als normal erachtet. Harter Stuhl erschwert die Defäkation, sehr weicher oder flüssiger Stuhl hingegen begünstigt eine Stuhlinkontinenz (Weber et al. 1998). Eine plötzliche Änderung der Stuhlgewohnheiten sollte einer weiteren Diagnostik zugeführt werden.

Obstipation. Ist neben der o. g. Definition der normalen Frequenz auch ein subjektives Gefühl. Viele Frauen betrachten harten Stuhl als ein Zeichen einer Obstipation. Neben adäquater Trinkmenge sollten Auskünfte zur Art der Nahrung (z. B. zu viel oder zu wenig Ballaststoffe) und zur körperlichen Aktivität eingeholt werden. Funktionell kann zwischen gestörtem Kolontransit (Obstipation meist schon in der Jugend präsent) und obstruktiver anorektaler Entleerung (s. u.) unterschieden werden. Auch hier ist die Anamnese wegweisend. Die Obstipation gilt als Risikofaktor für Beckenbodendysfunktionen und sollte auch deshalb behandelt werden (Rortveit et al., 2007).

Pressen beim Stuhlgang. Definiert als Pressen bei mehr als 25 % der Defäkationen. Obstipation und exzessives Pressen sind mit rektalem Prolaps und einem vermehrten perinealen Deszensus, „descending perineum syndrome", assoziiert (Harewood et al., 1999).

Inkomplette Defäkation. Das Gefühl der nicht vollständigen Darmentleerung kann durch eine Rektozele oder ein stark absinkendes Perineum hervorgerufen werden, wobei die Stuhlretention dann auch objektiv nachgewiesen werden kann. Aber auch eine Intussuszeption oder ein Rektumprolaps können durch das Vorfallen der Darmwand dieses Gefühl auslösen (Thompson et al., 2002). Sowohl die Stuhlretention als auch die Intussuszeption können in der Röntgen- oder MRT-Defäkographie dargestellt werden (Goei, 1990).

Digitale Unterstützung der Defäkation. Die Darmentleerung muss manuell unterstützt werden, z. B. durch Druck auf den Damm zum Ausgleich eines starken perinealen Deszensus oder die hintere Scheidenwand zur „Schienung" des Rektums bei Rektozele (Siproudhis et al., 1992). Allerdings ist diese Trennung nicht eindeutig, viele Frauen probieren einiges aus oder scheuen sich, vaginal nachzuhelfen.

Gebrauch von Laxantien. Werden regelmäßig Laxantien eingenommen, stellt die Obstipation einen hohen Leidensdruck dar.

Imperativer Stuhldrang. Analog zum imperativen Harndrang kann der Stuhldrang nicht unterdrückt werden, insbesondere je dünner der Stuhl ist.

Stuhlinkontinenz. Es sollte dokumentiert werden, für welche Konsistenz die Inkontinenz besteht, ob sie mit einem imperativen Stuhldrang einhergeht (Hinweis auf Insuffizienz des externen analen Sphinkters) oder ob es sich eher um ein Stuhlschmieren oder Abgang bei körperlicher Belastung handelt (Hinweis auf Insuffizienz des internen analen Sphinkters ggf. mit Anal- oder Rektumprolaps).

Windinkontinenz. Sie ist ein sehr häufiges Symptom. Es sollte genau erfragt werden, ob wirklich ein unwillkürlicher Verlust vorliegt oder ob die Patientin vermehrt unter Meteorismus leidet.

Proctalgia fugax. Starke, plötzlich einsetzende, spastisch-stechende Schmerzen im Rektum/analen Sphinkter, die meist nur eine Minute oder weniger dauern. Ätiologie und Pathogenese sind nicht bekannt (Thompson, 1981).

Leidensdruck und Lebensqualität. Auch für die Darmfunktion sollten der Leidensdruck und die Auswirkung auf die Lebensqualität erfasst werden.

7.1.8 Deszensussymptome

Die Lageveränderung von Uterus, Scheide mit Blase und Rektum und Beckenboden kann Symptome hervorrufen, die üblicherweise erst ab Stadium 2 (Hymenalsaum ± 1 cm) auftreten (Baessler et al., 2006). Es ist besonders wichtig, Symptome und den Leidensdruck vor Operationen zu eruieren, denn ein Genitaldeszensus sollte nur operiert werden, wenn Symptome bestehen (außer beim Totalprolaps, bei dem es durch Ureterobstruktion zur Hydronephrose kommen kann).

> **Merke:** Alle Blasen- und Darmsymptome können isoliert, aber auch im Zusammenhang mit einer Senkung vorkommen (Nygaard et al., 2008).

Bevor die Patientin untersucht wird, können erste Hinweise anhand von gezielten Fragen evaluiert werden.

Fremdkörpergefühl. Bezieht sich auf die Empfindung, ein „Fremdkörper" befinde sich in der Scheide, insbesondere bei uterinem Deszensus.

Senkungsgefühl. Meist handelt es sich um Ziehen, Druck- oder Schweregefühl im Unterbauch, aber auch um Kreuzschmerzen oder ziehende Unterbauchschmerzen. Manche Patientinnen beschreiben ganz konkret das Vorfinden eines „Balles" im oder vor dem Introitus. Viele geben im fortgeschrittenen Stadium dann Probleme beim Sitzen oder Laufen an.

Kohabitationsbeschwerden. Ein Deszensus kann Schmerzen und Inkontinenz beim Geschlechtsverkehr auslösen und zum Verzicht auf sexuelle Aktivität führen (Weber et al., 2000). Oft sind auch Scham und das Gefühl der zu weiten, klaffenden Scheide vorhanden.

Notwendigkeit der Prolapsreposition zur Miktion oder Defäkation. Dies sind Zeichen eines fortgeschrittenen Vorfalles.

Leidensdruck und Lebensqualität. Der Leidensdruck und die Beeinträchtigung der Lebensqualität werden sehr unterschiedlich erlebt. Vor einer Deszensusoperation sollte ein entsprechender Leidensdruck vorliegen.

7.1.9 Sexualfunktion

> **Merke:** Die Sexualität ist integraler Bestandteil der Beckenbodenfunktionen, deren Evaluation in angebrachtem Ausmaß bei allen Frauen in die Anamnese aufgenommen werden sollte.

Das Erleben der Sexualität ist häufig bei Frauen mit Inkontinenz oder Prolaps in Mitleidenschaft gezogen, insbesondere auch nach Operationen (Baessler et al., 2005; Baessler und Maher, 2006; Barber et al., 2002; Rogers et al., 2006; Weber et al., 1995 und 2000). „Sind Sie sexuell aktiv?", kann eine Einleitungsfrage sein. Die Frage nach

Schmerzen oder Inkontinenz beim Verkehr erscheint den meisten Frauen begründet. Inzwischen gibt es auch auf Deutsch validierte ausführliche Fragebögen zur Sexualität und Auswirkungen auf die Lebensqualität (FSFI und PISQ) (Trutnovsky et al., 2016; Berner et al., 2004). Der Deutsche Beckenboden-Fragebogen (Kap. 8, Abb. 8.9) enthält auch eine Sexualitätsdomäne (Baessler und Kempkensteffen, 2009).

Dyspareunie. Unterschieden werden superfizielle Schmerzen beim Geschlechtsverkehr am Introitus (z. B. vernarbt oder zu eng) oder Scheidenepithel (z. B. zu trocken) von der tiefen Dyspareunie, die z. B. im Rahmen eines Descensus uteri auftritt (Schmerzleitung durch Dehnung der Sakrouterinligamente), oder pelvine Pathologien (Ovarialzysten, Adhäsionen, Endometriose etc.).

Koitale Inkontinenz. Inkontinenz bei Penetration und/oder Orgasmus, meist sekundär bei Belastungsinkontinenz (Baessler und Stanton, 2004). Seltener ist eine Detrusorüberaktivität ursächlich. Die Patientinnen sprechen dieses Problem selten von allein an, es kann aber den größten Leidensdruck hervorrufen (Hilton, 1988).

Gefühl der zu weiten oder zu engen Scheide. Gerade präoperativ kann es wichtig sein, dies zu eruieren, um die Operation anzupassen.

7.1.10 Lebensqualität

Viele Patientinnen, die zur urogynäkologischen Sprechstunde kommen, haben jahrelang Symptome und passen ihren Lebensstil an diese Symptome an (Hannestad et al., 2002; Hagglund et al., 2003; Teunissen und Lagro Janssen, 2004). Die Auswirkungen von verschiedenen Symptomen wie Harninkontinenz oder Senkungsbeschwerden auf die Lebensqualität wurden in den letzten Jahren intensiv diskutiert (Avery et al., 2004 und 2007; Black et al., 1997; Kelleher, 2000; Papanicolaou et al., 2005).

> **Merke:** Für die Behandlung ist neben einer exakten Beurteilung der anatomischen Veränderungen und der funktionellen Störungen auch der individuelle Leidensdruck der Patientinnen entscheidend.

Aus diesem Grund haben die IUGA und die ICS die Berücksichtigung der Lebensqualität als Zielparameter in klinischen Studien empfohlen. Heute ist es möglich, die Auswirkungen von Beckenbodendysfunktionen und derer Therapien auf die Lebensqualität mittels validierter Fragebögen zu erfassen (Avery et al., 2004 und 2007; Baessler et al., 2008 und 2009; Barber et al., 2001; Bjelic-Radisic et al., 2005; Karantanis et al., 2004; Kelleher et al., 1997). Es existieren zwei große Gruppen von Fragebögen: generische Instrumente zur Erfassung der Lebensqualität für Populationen ohne Spezifität für eine bestimmte Krankheit (z. B. SF 36) (Paick et al., 2007) und krankheitsspezifische Fragebögen, mit denen es möglich ist, den Einfluss einer bestimmten Krankheit auf die Lebensqualität zu evaluieren (Avery et al., 2007; Kelleher, 2000). Ein Beispiel dafür ist der King's Health Questionnaire (KHQ-Fragebogen) zur Erfassung der Lebensqualität bei der Frau mit Harninkontinenz (Kelleher et al., 1997). Die deutsche Version steht zur Verfügung (Bjelic-Radisic et al., 2005). Generell ist es von großer Bedeutung, dass diese Fragebögen unabhängig von Arzt oder Physiotherapeut ausgefüllt werden (Patientinnen- oder selbstadministriert), um eine Beeinflussung soweit wie möglich zu vermeiden.

Literatur
Siehe Kapitel 8.

8 Klinische urogynäkologische Untersuchung

Kaven Baessler, Vesna Bjelic-Radisic, Annette Kuhn

Wie viele klinische Untersuchungen beginnt auch die urogynäkologische Untersuchung mit der Beobachtung des Ganges, des Bewegungsablaufes und der Mobilität der Patientin. Eine auffällige Gelenkhypermobilität kann zur Genitalsenkung prädisponieren (Norton et al., 1995). Bei Adipositas sollten Gewicht und Größe dokumentiert und die Patientin auf diesen Risikofaktor aufmerksam gemacht werden (Bradley et al., 2007). Können die Hände nicht gut bewegt werden, limitiert dies z. B. den Einsatz einer Pessartherapie oder Selbstkatheterisierung. Gerade bei der geriatrischen Patientin muss eventuell auf Arthrosen Rücksicht genommen und gegebenenfalls die Beinstützen am gynäkologischen Untersuchungsstuhl verstellt werden.

Merke: Die Patientin sollte vor der Untersuchung darauf aufmerksam gemacht werden, dass die Darstellung eines Urinverlustes erwünscht ist und für sie keinesfalls peinlich sein muss.

8.1 Externe Inspektion

Nach der so bequem wie möglichen Positionierung der Patientin auf dem gynäkologischen Untersuchungsstuhl erfolgt zunächst eine *Begutachtung der Haut des Abdomens und des Genitale*. Narbenverläufe nach vorangegangenen Operationen sowie ausgeprägte Striae gravidarum, die gerade bei Patientinnen mit Beckenbodendysfunktionen auftreten (Norton, 1993), sollten dokumentiert werden. Rötungen, Exkoriationen, Erosionen und Intertrigo sind Hinweise auf eine Inkontinenz und auf unzulängliche Versorgung mit Vorlagen. Eine Atrophie sollte ebenso wie ein Lichen sclerosus et atrophicans dokumentiert und behandelt werden. Eine Folge einer Östrogenmangelatrophie ist häufig ein Urethralkarunkel (auch Urethramukosaprolaps genannt), welches zu Irritationen und Schmerzen und auch zur Thromboisierung führen kann.

Ein offener Introitus ist häufig bei Multiparae zu finden und kann auch allein zu einem Senkungsgefühl führen. Dies insbesondere, wenn auch ein abgesenktes Perineum vorhanden ist oder eine Levatoravulsion. Im Normalfall liegt der Damm in Ruhe kranial in Relation zu den Sitzbeinhöckern. Es gibt eine beträchtliche Variabilität in der Größe und Länge von Labien, Perineum und genitalem Hiatus (Lloyd et al., 2005). Das Perineum einer gesunden nulliparen Frau ist zwischen 1 und 4 cm lang, der genitale Hiatus zwischen 2 und 4 cm (O'Boyle et al., 2002; Swift et al., 2005). Episiotomie- und Dammrissnarben können sichtbar sein und Schmerzen bereiten. Die sonst normale zirkuläre anale Fältelung fehlt über großen anterioren Analsphinkterdefekten („dove-tail Phänomen", Abb. 8.1).

https://doi.org/10.1515/9783110657906-008

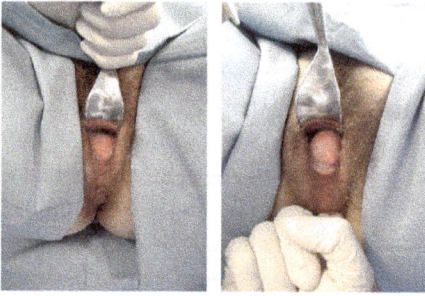

Abb. 8.1: Deszensus der hinteren Vaginalwand Stadium I (Rektozele); Breisky-Spekulum hält die vordere Vaginalwand. Wird gleichzeitig rektal untersucht, womit harter Stuhl imitiert wird, erhöht sich das Stadium. Die Patientin gab an, dass ihr Stuhlretentionsgefühl in der Rektozele lokalisiert ist. Zu beachten ist auch die fehlende anteriore Hautfältelung über dem analen Sphinkter.

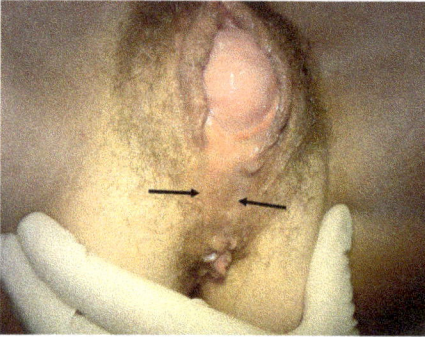

Abb. 8.2: Quantitativ nach ICS-Standardisierung: Prolaps der vorderen Vaginalwand Stadium 3 (mehr als 1 cm distal des hier nicht sichtbaren Hymenalsaumes). Qualitativ: Mediane Zystozele Grad II–III mit verstrichenen Rugae vaginales. Daumen und Mittelfinger sind auf dem Tuber ischiadicum links bzw. rechts; das verlängerte Perineum ist deutlich unterhalb dieser Ebene deszendiert. Die Pfeile markieren eine Unterbrechung in der Anatomie der Labien mit vermutetem Defekt in der perinealen Membran und der Mm. bulbocavernosi.

Die Untersuchung wird durch die *Inspektion beim Pressen und Husten sowie bei einer Beckenbodenkontraktion* vervollständigt. Beim Pressen vergrößert sich meist der Hiatus genitalis und der Damm kann sich verlängern und deszendieren (Abb. 8.2). Bei einer Absenkung um mehr als 2 cm distal der Sitzbeinhöcker wird im Englischen von einem „descending perineum syndrome" gesprochen (Abb. 8.2). Beim Pressen verstärken sich bestehende Senkungen. Sowohl Hämorrhoidalknoten als auch die anale Mukosa (Fältelung radiär) und das Rektum (Fältelung zirkulär) können prolabieren.

Beim Husten kann im Normalfall indirekt die gleichzeitige Beckenbodenkontraktion beobachtet werden: Introitus, Perineum und Analsphinkter verengen bzw. heben sich. Sowohl beim Husten als auch beim Pressen kann es zum unwillkürlichen Urinverlust kommen.

Die *äußere Inspektion und Evaluation mit einem Q-Tip-Stäbchen* ist bedeutsam bei vulvären Schmerzen und Vestibulitis, um diese genau lokalisieren zu können. Wenn sich aus der Anamnese der Verdacht auf eine Fistel oder einen ektopen Ureter ergibt, sollte gut auf den genauen Austrittsort des Urins geachtet werden. Embryologisch entstandene ektope Ureter können auch neben der Urethraöffnung münden.

8.2 Neurologisches Screening

Ein Screening der für den Beckenboden wichtigen *Sakralwurzeln S2–S4* kann Hinweise auf mögliche neurologische Schädigungen geben, z. B. Multiple Sklerose. Der Bulbocavernosusreflex wird durch leichtes Berühren der Klitoris ausgelöst. Neben einer sichtbaren (geringen) Verkleinerung des Introitus vaginae kann die Kontraktion der Bulbocavernosusschenkel manchmal einfacher durch Auflage von Zeige- und Mittelfinger palpiert werden. Der anale Sphinkterreflex sollte bilateral durch leichtes Bestreichen der perianalen Haut geprüft werden. Hierbei kann auch die Sensibilität der Haut erfragt werden.

8.3 Spekulumeinstellung

Neben der *Beurteilung des Vaginalepithels* (z. B. Atrophie) und *ggf. der Portio oder Hysterektomienarbe* steht die *Beschreibung eines Deszensus* im Vordergrund. Diese wird unter maximalem Pressen vorgenommen. Mit geteilten Spekula (z. B. Breisky-Spiegel; Abb. 8.1) muss jeweils gegenüberliegende Vaginalwand zurückgehalten werden, um Qualität (was deszendiert?) und Quantität (wie viel deszendiert?) zu erfassen. Es gibt unterschiedliche Prolapseinteilungen, die in Abb. 8.3 dargestellt werden. Das Ausmaß der Senkung von Zysto(urethro)zele, Rektozele, Enterozele, Uterus und Vaginalstumpf kann einzeln in Graden oder Stadien angegeben werden. Traditionell üblich ist folgende Graduierung:

- 1. Grad – innerhalb der Scheide = „klein"
- 2. Grad – bis zum Introitus = „mäßig"
- 3. Grad – distal des Introitus = „groß"

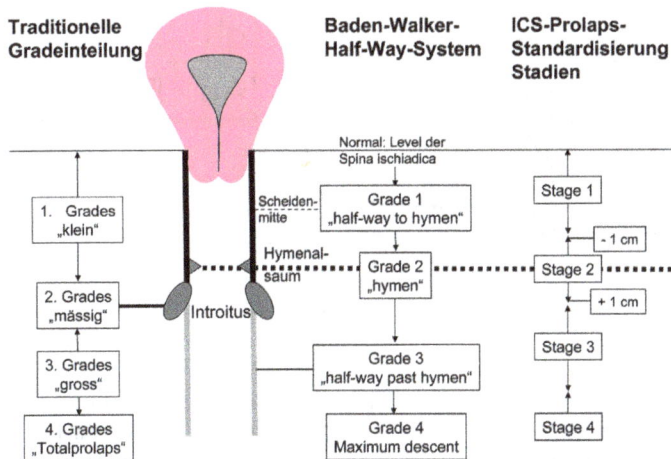

Abb. 8.3: Verschiedene Möglichkeiten, einen Genitaldeszensus zu beschreiben. Die ICS-Standardisierung erlaubt eine metrische Quantifizierung.

Die Standardisierung der International Urogynecological Association and International Continence Society hat eine quantitative Beschreibung des Genitaldeszensus standardisiert (Pelvic organ prolapse quantification – POPQ; Erstbeschreibung durch Bump et al., 1996; Haylen et al., 2010; und Haylen et al., 2016). Dies hat den Vorteil, dass Vergleiche über die Zeit oder zwischen Studien einfach möglich sind. In dem **9-Punkt-System** wird unter Pressen das Ausmaß der Senkung der vorderen (Punkte Aa und Ba) und hinteren Vaginalwand (Punkte Ap und Bp), der Zervix oder der Hysterektomienarbe (Punkt C) und des hinteren Fornix (Punkt D) bei Frauen mit Uterus in Referenz zum Hymenalsaum ausgemessen (Abb. 8.4). Im Normalfall liegt der Punkt Aa (Punkt A anterior) 3 cm oberhalb des Hymenalsaumes an der vorderen Scheidenwand, ungefähr der Position des Blasenhalses entsprechend. Punkt Ba beschreibt den distalsten Anteil der vorderen Wand proximal von Punkt Aa. Im Normalfall liegt er auch bei –3 cm. Deszendiert der Blasenhals z. B. um 1 cm, liegt Punkt Aa bei –2 cm und Ba ebenfalls bei –2 cm. Nach Operationen kann der Blasenhals anatomisch korrekt bei –3 cm fixiert sein, eine hohe Zystozele jedoch bis zum Introitus bei 0 deszendieren. Analog werden die Punkte Ap (Punkt A posterior) 3 cm vom Hymenalsaum und Bp, dem distalsten Punkt auf der hinteren Vaginalwand proximal von Bp, virtuell bestimmt und beim Pressen deren Absenkung in Relation zum Hymenalsaum ausgemessen. Des Weiteren werden die Länge des genitalen Hiatus (gh) von der Urethralöffnung bis zur hinteren Fourchette, des Perineums (perineal body – pb) von der hinteren Fourchette bis zum Anus und der Scheide vom Hymenalsaum bis zum hinteren Fornix oder zur Hysterektomienarbe (total vaginal length – tvl) ermittelt. Nur die Scheidenlänge wird ohne Pressen gemessen. Die Mes-

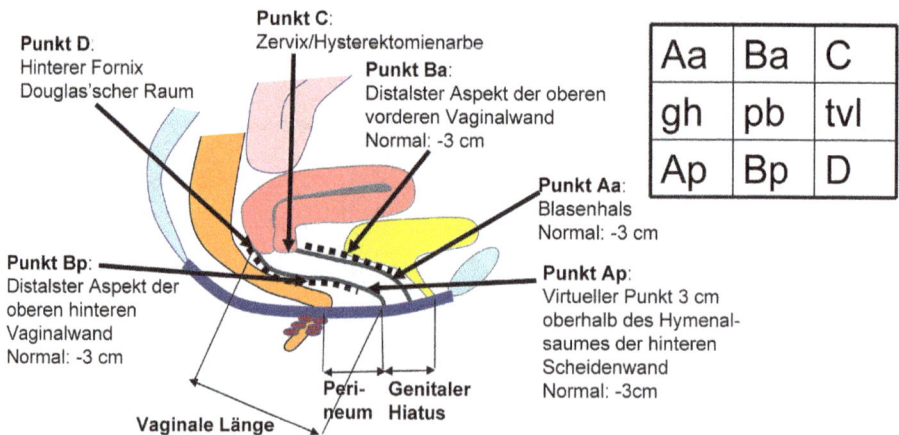

Abb. 8.4: Prolaps-Quantifizierung der International Continence Society. Neun Werte werden erhoben und in einer 3 × 3-Tabelle eingetragen: je zwei an der vorderen und hinteren Vaginalwand (Aa, Ba, Ap, Bp), Zervix oder Hysterektomienarbe (C), hinterer Fornix bei Frauen mit Uterus (D), Länge des genitalen Hiatus (gh), Länge des Perineums (perineal body – pb) und Länge der Scheide (total vaginal length – tvl).

(a)

(b)

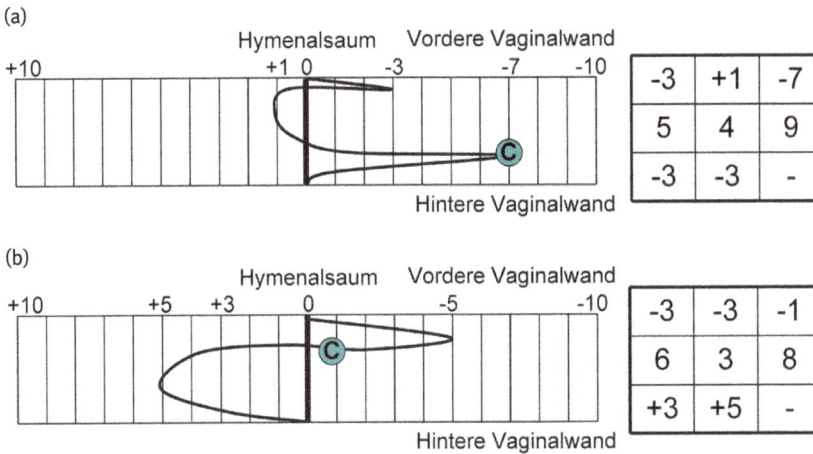

Abb. 8.5: Schüßler-Diagramme sowie 3 × 3-ICS-Tabelle. A Stadium-II-Prolaps der vorderen Vaginal-wand (Aa-3 und Ba+1). B Stadium-III-Prolaps der hinteren Vaginalwand (Ap+3 und Bp+5) sowie Sta-dium II apikaler Deszensus (C-1) und Stadium-I-Deszensus der oberen Vaginalwand (Aa-3 und Ba-2)

sungen werden in eine 3 × 3-Tabelle oder in ein sogenanntes Schüßler-Diagramm eingetragen (Viereck et al., 1997) (Abb. 8.5). Ein **Stadium-1-Deszensus** liegt vor, wenn die Punkte des Systems nicht −1 cm erreichen, das heißt sich mehr als 1 cm proximal des Hymenalsaumes befinden (Abb. 8.3). **Stadium 2** bedeutet einen Des-zensus innerhalb von ± 1 cm des Hymenalsaumes, **Stadium 3** mehr als 1 cm distal, wenn der distalste Punkt nicht größer als die Scheidenlänge abzüglich 2 cm ist. Über **Stadium 4** wird bei einem Totalprolaps gesprochen. Obwohl diese Quantifizierung initial schwierig erscheint, sind die Vorteile bei regelmäßigem Gebrauch sehr groß. Die Anordnung in einer *3 × 3-Tabelle* oder im sogenannten *Schüßler-Diagramm* er-laubt die schnelle Darstellung der Senkung, intra- und interpersonelle sowie interna-tionale Vergleiche in Studien (Abb. 8.5).

Die *Mobilität der Urethra* ist ein wichtiger Faktor und sollte dokumentiert werden (z. B. starre Urethra, ausgeprägter Blasenhalsdeszensus; Abb. 8.6). Im POPQ-System korreliert dies mit dem Punkt Aa. Zystozelen können aufgrund der zugrunde liegen-den Fasziendefekte beschrieben werden. Sind die lateralen vaginalen Sulci uni- oder bilateral abgesunken, wird von paravaginalen Aufhängungsdefekten (sog. Lateralde-fekte) gesprochen (Abb. 8.6). Typischerweise sind dann die Rugae an der vorderen Vaginalwand erhalten. Bei der Pulsionszystozele besteht ein medianer Defekt der an-terioren endopelvinen Faszie, die Rugae sind verstrichen, die lateralen Sulci aber er-halten (Abb. 8.2). Werden die lateralen Sulci mit einer Kornzange oder Spekula ange-hoben, kann damit eine Zystozele über Paravaginaldefekte reponiert werden, eine

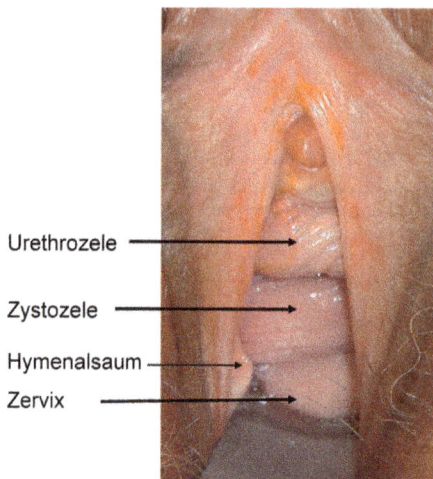

Urethrozele

Zystozele

Hymenalsaum

Zervix

Abb. 8.6: Deszensus des Uterus der vorderen Vaginalwand Stadium II über paravaginalen Defekten (Traktionszystozele). Die Rugae sind weitestgehend erhalten.

mediane Pulsionszystozele bleibt bestehen (Barber et al., 1999). Kombinationen von beiden Defekten sind eher die Regel als eine Ausnahme.

Auch bei *Rektozelen* können unterschiedliche Defekte beschrieben werden, insbesondere auch ein Abriss des Septum rectovaginale vom Perineum (DeLancey, 1999). Bei der Untersuchung sollte auch auf eine Elongatio colli, eine Verlängerung der Zervix, geachtet werden. Sie kann zu Deszensussymptomen führen und sich bei Uterus-erhaltenen Operationen verstärken (Rosen et al., 2008). Bei der Spekulumeinstellung müssen Introitus, Vagina und Portio bei V. a. Fisteln besonders systematisch untersucht werden, ggf. mit intravenöser und/oder intravesikaler Indigokarmin (Methylenblau)-Applikation. Zum Ausschluss von Fisteln kann die sog. Drei-Tupfer-Probe erfolgen, indem drei Tupfer in der Scheide platziert und nach einer angemessenen Zeit des Laufens, Hustens etc. auf Blauverfärbung inspiziert werden.

8.4 Klinischer Stresstest

Der Stresstest dient zur *objektiven Darstellung einer Belastungsinkontinenz* und sollte bei gut gefüllter Blase vorgenommen werden. Zeigt sich kein Urinverlust in der Steinschnittlage, die Patientin klagt aber über Symptome, sollte der Test im Stehen wiederholt werden. Es gibt eine Gradeinteilung nach Schüßler:

- 1.Grad – Urinverlust im Stehen in Tropfen
- 2.Grad – Urinverlust im Liegen in Tropfen oder im Stehen im Strahl
- 3. Grad – Urinverlust im Liegen im Strahl

Liegt ein Deszensus vor, sollte der Test nach Reposition wiederholt werden, um eine larvierte Stressinkontinenz darzustellen, obwohl die Aussagekraft kontrovers diskutiert wird (Haessler et al., 2005). Die Reposition kann digital erfolgen oder mit Spekulum, Kornzange mit Tupfer oder mittels locker sitzendem Pessar. Bei allen Methoden muss darauf geachtet werden, dass die Urethra nicht obstruiert wird. Auch der Blasenhals darf nicht so angehoben und unterstützt werden, dass es eine Operation simuliert und damit den Urinverlust verhindert. Werden die Mitturethra oder der Blasenhals bilateral unterstützt bzw. angehoben und der Stresstest fällt dann negativ aus, wird eine Kontinenzoperation wahrscheinlich erfolgreich sein.

8.5 Palpation

Merke: Neben einer allgemeinen gynäkologischen Untersuchung sollten Beckenboden, Urethra, Blase und Rektum beurteilt werden.

Die folgenden Ausführungen beruhen auch auf IUGA und ICS-Standardisierungen (An International Urogynecological Association [IUGA]/International Continence Society [ICS] joint report on the terminology for female pelvic organ prolapse [POP]) (Haylen et al., 2010; Haylen et al., 2016). Die Urethra ist normalerweise als kräftiges „Rohr" zu palpieren. Ausbuchtungen können Hinweise auf Divertikel oder Zysten, z. B. Gartner-Zysten, sein, Schmerzen auf ein urethrales Syndrom. Weiter proximal ist die Blase meist empfindlich auf starken Druck, bei akuter oder interstitieller Zystitis schon bei geringer Berührung.

Der muskuläre Beckenboden besteht vaginanah aus dem M. puborectalis, von der Symphyse aus um das Rektum verlaufend, deshalb auch *Puborektalisschlinge* genannt (Abb. 8.7). Palpiert wird der **gesamte Beckenboden** mit einem Finger von Symphysen bis Symphysenansatz. Wird tiefer palpiert, erschließen sich der M. pubococcygeus, der M. iliococcygeus und noch weiter dorsal und proximal der M. coccygeus hinter dem Ligamentum sacrospinale. Zwischen den Muskeln kann manchmal sehr gut durch bindegewebige Anteile unterschieden werden. Das Foramen obturatum und der M. obturatorius internus können von der Scheide her gut palpiert wer-

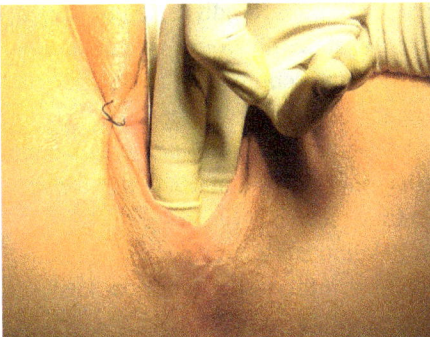

Abb. 8.7: aufgebautes Perineum, über 1,5 cm nur aus Haut bestehend. Die Finger in der Vagina deuten an, auf welcher Ebene die hintere Scheidenwand liegt. Die Patientin beklagte eine Introitus-Dyspareunie trotz eines offenen Introitus.

den. Schmerzen in diesem Bereich sollten vor transobturatorischen Bandeinlagen ausgeschlossen worden sein.

Der **Ruhetonus des Beckenbodens** kann mit leichtem Druck und lateraler Dehnung überprüft werden. Der *hypertone oder überaktive Beckenboden* gibt kaum nach, auch nicht nach Aufforderung zur Relaxation (Messelink et al., 2005; Bo et al., 2017). Er kann als kräftiger Beckenboden fehlinterpretiert werden, obwohl eine gute Kontraktion dann meist nicht mehr möglich ist. Auffällig sind hier manchmal auch sogenannte Triggerpunkte, an denen Schmerzen durch Fingerdruck ausgelöst werden können. Ein *hypotoner Beckenboden* fühlt sich schlaff an und zeigt wenig Resistenz auf Fingerdruck. Paradoxerweise kann sich dieser Beckenboden bei der Beckenbodenkontraktion kräftig anfühlen, da die Elevation aufgrund des niedrigeren Ausgangspunktes größer erscheint. Wird die Patientin zur Beckenbodenkontraktion aufgefordert, sollte sie idealerweise den gesamten Beckenboden anspannen, ohne den Atem anzuhalten, das Gesäß anzuheben oder die Beine zusammenzudrücken. Die Kontraktion sollte während mehrerer Atemzüge aufrechterhalten werden können. Dies ist wichtig zu eruieren, da bei der Beckenbodenrehabilitation auch eine Präkontraktion vor dem Husten geübt werden soll, die dem Husten standhält. Die Kontraktion während des Einatmens zu verlieren, ist hier kontraproduktiv. Außerdem sollte die Beckenbodenkontraktion mit einer Stärke erfolgen, bei der noch nicht die oberflächliche Bauchmuskulatur anspannt (Mm. obliquus externus et internus, M. rectus). Die Co-Kontraktion des M. transversus abdominis ist vorprogrammiert (Sapsford et al., 2001) und physiologisch und führt nicht zu einem harten Bauch. Die Bestimmung der Beckenboden-Kontraktionskraft kann anhand der als zuverlässig eingestuften modifizierten **Oxford-Skala** erfolgen (0 = keine Kontraktion, 1 = Zucken einzelner Muskelfasern, 2 = geringe Kontraktion, 3 = Kontraktion mit deutlicher Elevation, 4 – kräftige Kontraktion, 5 = kräftige Kontraktion gegen Widerstand, der mit dem Palpationsfinger ausgeübt wird) (Isherwood und Rane, 2000; Bo et al., 2017).

Defekte und Narben in der Muskulatur sollten dokumentiert werden. Sogenannte Levatoravulsionen von der Symphyse und Ramus ossis pubis befinden sich lateral der Urethra und wurden speziell mit dreidimensionalem Ultraschall untersucht (Dietz und Shek, 2007 und 2008). Frauen mit solchen strukturellen Muskeldefekten haben häufiger Beckenbodendysfunktion und ein erhöhtes Rezidivrisiko nach Operationen (Dietz et al., 2008; Dietz et al., 2012; Wong et al., 2013; Wong et al., 2014).

Bei *Schmerzsyndromen* ist es wichtig, systematisch schrittweise vorzugehen und zunächst auf eine bimanuelle Palpation zu verzichten, um Schmerzpunkte, auch in der Muskulatur, genau eruieren zu können (FitzGerald und Kotarinos, 2003; Langford et al., 2007; Bo et al., 2017). Postoperative oder posttraumatische Narbenzüge können Schmerzen auslösen, insbesondere beim Geschlechtsverkehr. Dies gilt auch für Episiotomie- oder Dammrissnarben. Ein in Relation zur Vagina hoch aufgebauter, aber häutiger Damm kann eine oberflächliche Introitusdyspareunie auslösen (Abb. 8.8). Die Urethra sollte vorsichtig palpiert und bei Schmerzen ein Abstrich auf

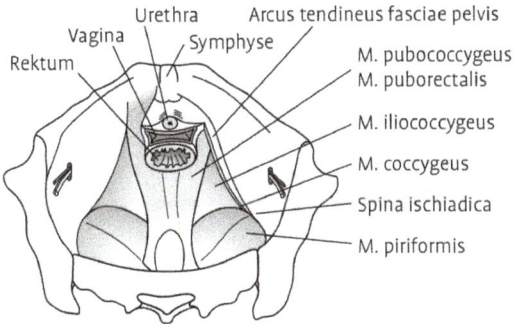

Abb. 8.8: Bei der Beckenboden-Palpation können die verschiedenen Muskelanteile unterschieden werden. Nach großen Levatordefekten kann trotzdem eine Kontraktion z. B. im M. iliococcygeus vorliegen.

Chlamydien, Herpes und Gonokokken genommen werden. Wird hierbei Urin und Sediment exprimiert, ist dies ein Hinweis auf ein Urethraldivertikel.

Eine **rektale Palpation** sollte bei allen Patientinnen erfolgen, zumindest aber bei denen mit Darmdysfunktionen. Der Sphinkterruhetonus kann mit normal, hypoton oder hyperton beschrieben werden. Ausgeprägte Sphinkterdefekte sind schon in Ruhe palpabel und können bi-digital mit einem weiteren Finger am Perineum genauer abgegrenzt werden. Es sollte eine 360°-Kontraktion vorliegen. Bei Sphinkterdefekten kann diese fehlen, obwohl durch Narbenbildung trotzdem eine zirkumferentielle Anspannung imponieren kann. Wird der Finger nach ventral gebeugt, kann eine Rektozele weiter ausgezogen werden, insbesondere beim Pressen (Abb. 8.2). Die Patientin kann hierbei gezielt nach Darmentleerungsschwierigkeiten gefragt werden. Häufig kann sie die Lokalisation der „Obstruktion" bei der Palpation sehr genau bestätigen. Natürlich sollte auch die Ampulle abgetastet werden, um nicht ein Rektumkarzinom zu übersehen. Der muskuläre Beckenboden kann transrektal ebenso wie transvaginal beurteilt werden.

8.6 Urinanalyse

Merke: Bei der ersten Untersuchung sollte ein Urinschnelltest durchgeführt werden, um u. a. eine Infektion und Mikrohämaturie auszuschließen.

Wichtig ist, dass die Schnelltests nur eine unzureichende Sensitivität haben, sodass bei Frauen mit Dysurie und negativem Schnelltest trotzdem eine Urinkultur angelegt werden sollte (Eigbefoh et al., 2008; Hessdoerfer E, Jundt K, Peschers U, 2011). Bei rezidivierenden Harnwegsinfekten, stark adipösen oder nur eingeschränkt mobilen Frauen sollte erwogen werden, ob ein Katheterurin sinnvoll ist.

8.7 Restharnbestimmung

Merke: Der postmiktionelle Restharn sollte wenigstens bei jeder Erstuntersuchung bestimmt werden, da er für eine Reihe von Symptomen, wie Pollakisurie, Nykturie, imperativer Harndrang und Schmerzen, Dranginkontinenz, Stressinkontinenz und rezidivierende Harnwegsinfekte, verantwortlich sein kann.

Wenn kein automatischer „Bladder scanner" vorhanden ist, sind der suprasymphysäre, perineale oder Introitus-Ultraschall die einfachsten Methoden. Es gibt unterschiedliche Formeln zur Berechnung der Restharnmenge im Ultraschall; Länge × Breite × Höhe × 0,6 ist eine konservative Variante. Die Formel π × Länge × Breite × Höhe/6 wurde für postpartale Frauen genau bestimmt (Yip et al., 2003). Für einen Einmalkatheterismus sollte eine Indikation vorliegen.

Vorlagenwiegetest (pad test)

Der *Urinverlust in einer bestimmten Zeit* und ggf. bei vorgegebenen Übungen und Handlungen wird mittels Vorlage aufgefangen und gewogen. Der Urinverlust wird damit objektiviert und quantifiziert und gilt als ausgezeichneter Wert zur Überprüfung einer Therapie (outcome measure). Der *Einstundentest* mit vorgeschriebenen Aktivitäten wie Treppensteigen und Husten wird aufgrund seiner Einfachheit zwar noch empfohlen, hat jedoch eine geringe Sensitivität zur Messung des Inkontinenzschweregrades und inakzeptable Reliabilität für Studien und Verlaufskontrollen (International Urogynecological Association [IUGA]/International Continence Society [ICS] joint report on the terminology for female pelvic floor dysfunction) (Haylen et al., 2010; Lose et al., 1988 ; Simons et al., 2001). Für den *24-Stunden-Test* müssen die Vorlagen in Tüten versiegelt und gewogen werden. Er hat eine hinreichende Sensitivität und Reliabilität (Karantanis, 2005). Bis zu 1,2 g Urinverlust wird als normal bewertet, 1,3–20 g als geringe, 21–74 g als moderate und mehr als 74 g als schwere Inkontinenz (O'Sullivan et al., 2004, Karantanis et al., 2005).

Anhang

Harninkontinenz Fragen 1–15		Score /45 =
1. Miktionsfrequenz Wie häufig lassen Sie Wasser am Tage? 0 bis zu 7 1 zwischen 8–10 2 zwischen 11–15 3 mehr als 15	**2. Nykturie** Wie häufig stehen Sie in der Nacht auf, weil Sie Urin lassen müssen? 0 0–1 1 2 2 3 3 mehr als 3	**3. Enuresis nocturna** Verlieren Sie Urin, während Sie schlafen? 0 niemals 1 manchmal – weniger als 1/Woche 2 häufig – einmal oder mehr/Woche 3 meistens – täglich
4. Imperativer Harndrang Ist der Harndrang so stark, dass Sie sofort zur Toilette eilen müssen? 0 niemals 1 manchmal – weniger als 1/Woche 2 häufig – einmal oder mehr/Woche 3 meistens – täglich	**5. Dranginkontinenz** Verlieren Sie Urin, bevor Sie die Toilette erreichen? 0 niemals 1 manchmal – weniger als 1/Woche 2 häufig – einmal oder mehr/Woche 3 meistens – täglich	**6. Stressinkontinenz** Verlieren Sie Urin beim Husten, Niesen, Lachen oder Sport? 0 niemals 1 manchmal – weniger als 1/Woche 2 häufig – einmal oder mehr/Woche 3 meistens – täglich
7. Schwacher Urinstrahl Ist Ihr Harnstrahl schwach/verlangsamt/verlängert? 0 niemals 1 manchmal – weniger als 1/Woche 2 häufig – einmal oder mehr/Woche 3 meistens – täglich	**8. Inkomplette Entleerung** Haben Sie das Gefühl, dass Sie Ihre Blase nicht vollständig entleeren? 0 niemals 1 manchmal – weniger als 1/Woche 2 häufig – einmal oder mehr/Woche 3 meistens – täglich	**9. Pressen zur Miktion** Müssen Sie pressen, um Urin zu lassen? 0 niemals 1 manchmal – weniger als 1/Woche 2 häufig – einmal oder mehr/Woche 3 meistens – täglich
10. Vorlagen-Gebrauch Tragen Sie Vorlagen oder Binden wegen eines Urinverlustes? 0 nein – niemals 1 manchmal – nur als Prophylaxe 2 häufig – beim Sport/bei Erkältung … 3 meistens – täglich	**11. Reduzierte Trinkmenge** Schränken Sie Ihre Trinkmenge ein, um Urinverlust zu vermeiden? 0 nein – niemals 1 vorm Aus-dem-Haus-Gehen etc. 2 ziemlich – häufig 3 regelmäßig – täglich	**12. Dysurie** Haben Sie Schmerzen beim Wasserlassen? 0 niemals 1 manchmal – weniger als 1/Woche 2 häufig – einmal oder mehr/Woche 3 meistens – täglich
13. Rezidivierende HWI Haben Sie häufig Blaseninfektionen? 0 nein 1 1–3/Jahr 2 4–12/Jahr 3 > 1/Monat	**14. Lebensqualität** Beeinträchtigt der Urinverlust Ihr tägliches Leben? (Einkauf, Ausgehen, Sport …) 0 überhaupt nicht 1 ein wenig 2 ziemlich 3 stark	**15. Leidensdruck** ☐ nicht zutreffend Wie sehr stört Sie Ihr Blasenproblem? 0 überhaupt nicht 1 ein wenig 2 ziemlich 3 stark
Andere Symptome:		

Darminkontinenz Fragen 16–27		Score /34 =
16. Stuhlfrequenz Wie häufig haben Sie Stuhlgang? 2 weniger als 1/Woche 1 weniger als alle 3 Tage 0 mehr als 3/Woche oder täglich 1 mehr als 1/Tag	**17. Stuhlkonsistenz** Wie ist die Konsistenz Ihres Stuhls beschaffen? 0 weich 0 geformt 1 sehr hart 2 dünn/breiig 1 variabel	**18. Pressen beim Stuhlgang** Müssen Sie beim Stuhlgang sehr stark pressen? 0 niemals 1 manchmal – weniger als 1/Woche 2 häufig – einmal oder mehr/Woche 3 meistens – täglich
19. Laxantien-Gebrauch Nehmen Sie Abführmittel ein? 0 niemals 1 manchmal – weniger als 1/Woche 2 häufig – einmal oder mehr/Woche 3 meistens – täglich	**20. Obstipation** Denken Sie, dass Sie unter Verstopfung leiden? 0 niemals 1 manchmal – weniger als 1/Woche 2 häufig – einmal oder mehr/Woche 3 meistens – täglich	**21. Windinkont.** Entweicht Ihnen Wind/Blähungen versehentlich, ohne dass sie sie halten können? 0 niemals 1 manchmal – weniger als 1/Woche 2 häufig – einmal oder mehr/Woche 3 meistens – täglich
22. Imperativer Stuhldrang Bekommen Sie Stuhldrang, den Sie nicht zurückdrängen können? 0 niemals 1 manchmal – weniger als 1/Woche 2 häufig – einmal oder mehr/Woche 3 meistens – täglich	**23. Inkontinenz für dünnen Stuhl** Verlieren Sie/entweicht Ihnen versehentlich dünner Stuhl? 0 niemals 1 manchmal – weniger als 1/Woche 2 häufig – einmal oder mehr/Woche 3 meistens – täglich	**24. Inkontinenz für normalen Stuhl** Verlieren Sie/entweicht versehentlich festen Stuhl? 0 niemals 1 manchmal – weniger als 1/Woche 2 häufig – einmal oder mehr/Woche 3 meistens – täglich
25. Inkomplette Defäkation Haben Sie das Gefühl, den Darm nicht vollständig zu entleeren? 0 niemals 1 manchmal – weniger als 1/Woche 2 häufig – einmal oder mehr/Woche 3 meistens – täglich	**26. Digitale Defäkationshilfe** Müssen Sie die Darmentleerung mit Fingerdruck unterstützen? 0 niemals 1 manchmal – weniger als 1/Woche 2 häufig – einmal oder mehr/Woche 3 meistens – täglich	**27. Leidensdruck** ☐ nicht zutreffend Wie sehr stört Sie Ihr Darmproblem? 0 überhaupt nicht 1 ein wenig 2 ziemlich 3 stark
Andere Symptome:		

Abb. 8.9: Deutscher Beckenboden-Fragebogen

Prolaps   *Fragen 28 –32*   *Score*   */15 =*

28. Fremdkörpergefühl Haben Sie ein Fremdkörpergefühl in der Scheide? 0 niemals 1 manchmal – weniger als 1/Woche 2 häufig – einmal oder mehr/Woche 3 meistens – täglich	**29. Prolapsgefühl** Haben Sie das Gefühl, dass sich Ihr Genitale abgesenkt hat? 0 niemals 1 manchmal – weniger als 1/Woche 2 häufig – einmal oder mehr/Woche 3 meistens – täglich	**30. Reposition für Miktion** Müssen Sie die Senkung zurückschieben, um Wasser zu lassen? 0 niemals 1 manchmal – weniger als 1/Woche 2 häufig – einmal oder mehr/Woche 3 meistens – täglich
31. Reposition zur Defäkation Müssen Sie die Senkung zurückschieben zum Stuhlgang? 0 niemals 1 manchmal – weniger als 1/Woche 2 häufig – einmal oder mehr/Woche 3 meistens – täglich	**32. Leidensdruck** ☐ nicht zutreffend Wie sehr stört Sie Ihre Senkung? 0 überhaupt nicht 1 ein wenig 2 ziemlich 3 stark	**Andere Symptome:**

Sexualfunktion   *Fragen 33 – 42*   *Score*   */21 =*

33. Sexuell aktiv Sind Sie sexuell aktiv? ☐ gar nicht ☐ selten ☐ regelmäßig *Wenn hier „gar nicht" geantwortet wird, nur noch Fragen 34 und 42!!*	**34. Falls kein Sex, warum nicht:** ☐ kein Partner ☐ Partner impotent ☐ kein Interesse ☐ vaginale Trockenheit ☐ Schmerzen ☐ zu peinlich (Inkontinenz/Prolaps) ☐ anderes:	**35. Lubrikation** Wird die Scheide ausreichend feucht während des Verkehrs? 0 ja 1 nein
36. Während des Verkehrs ist die vaginale Empfindung: 0 normal 1 reduziert 3 kein Gefühl 1 schmerzhaft	**37. Vaginale Schlaffheit** Denken Sie, dass Ihre Scheide zu schlaff oder weit ist? 0 nein – niemals 1 manchmal 2 häufig 3 immer	**38. Vagina zu eng/Vaginismus** Denken Sie, dass Ihre Scheide zu eng oder straff ist? 0 nein – niemals 1 manchmal 2 häufig 3 immer
39. Dyspareunie Haben Sie Schmerzen während des Verkehrs? 0 nein – niemals 1 selten 2 meistens 3 immer	**40. Dyspareunie wo** Wo haben Sie diese Schmerzen? 0 keine Schmerzen 1 am Scheideneingang 1 tief innerlich/im Becken 2 beides	**41. Koitale Inkontinenz** Verlieren Sie Urin beim Geschlechtsverkehr? 0 nein – niemals 1 manchmal 2 häufig 3 immer
42. Leidensdruck ☐ nicht zutreffend Wie sehr stören Sie diese Probleme? 0 überhaupt nicht 1 ein wenig 2 ziemlich 3 stark	**Andere Symptome:**	

Beckenbodendysfunktions-Score _____ **/40**
(Blasen-Score + Darm-Score + Prolaps-Score + Sex-Score)

Abb. 8.9: (Fortsetzung)

Literatur

Abrams P, Cardozo L, Fall M, et al. The standardisation of terminology in lower urinary tract function: report from the standardisation sub-committee of the International Continence Society. Urology. 2003;61:37–49.

Avery K, Donovan J, Peters TJ, et al. ICIQ: a brief and robust measure for evaluating the symptoms and impact of urinary incontinence. Neurourol Urodyn. 2004;23:322–30.

Avery KN, Bosch JL, Gotoh M, et al. Questionnaires to assess urinary and anal incontinence: review and recommendations. J Urol. 2007;177:39–49.

Baessler K, Hewson AD, Tunn R, Schuessler B, Maher CF. Severe mesh complications following intravaginal slingplasty. Obstet Gynecol. 2005;106:713–6.

Baessler K, Kempkensteffen C. Validierung eines umfassenden Beckenboden-Fragebogens für Klinik, Praxis und Forschung. Gynakol Geburtshilfliche Rundsch. 2009;in press.

Baessler K, Maher CF. Mesh augmentation during pelvic-floor reconstructive surgery: risks and benefits. Curr Opin Obstet Gynecol. 2006;18:560–6.

Baessler K, O'Neill S, Maher C. Prevalence, incidence, progression and regression of pelvic organ prolapse in a community cohort: Results of a 5-year longitudinal study. Neurourol Urodynam. 2006;25:520–522.

Baessler K, O'Neill SM, Maher CF, Battistutta D. An interviewer-administered validated female pelvic floor questionnaire for community-based research. Menopause. 2008.

Baessler K, O'Neill SM, Maher CF, Battistutta D. Australian pelvic floor questionnaire: a validated interviewer-administered pelvic floor questionnaire for routine clinic and research. Int Urogynecol J Pelvic Floor Dysfunct. 2009;20:149–58.

Baessler K, Stanton SL. Does Burch colposuspension cure coital incontinence? Am J Obstet Gynecol. 2004;190:1030–3.

Barber MD, Cundiff GW, Weidner AC, et al. Accuracy of clinical assessment of paravaginal defects in women with anterior vaginal wall prolapse. Am J Obstet Gynecol. 1999;181:87–90.

Barber MD, Kuchibhatla MN, Pieper CF, Bump RC. Psychometric evaluation of 2 comprehensive condition-specific quality of life instruments for women with pelvic floor disorders. Am J Obstet Gynecol. 2001;185:1388–95.

Barber MD, Visco AG, Wyman JF, Fantl JA, Bump RC. Sexual function in women with urinary incontinence and pelvic organ prolapse. Obstet Gynecol. 2002;99:281–9.

Berner MM, Kriston L, Zahradnik HP, Härter M, Rohde A Überprüfung der Gültigkeit und Zuverlässigkeit des deutschen Female Sexual Function Index (FSFI-d). [Inspection of the validity and reliability of the German Female Sexual Function Index (FSFI-d).]. Geburtshilfe und Frauenheilkunde. 2004;64:293–303.

Bjelic-Radisic V, Dorfer M, Tamussino K, Greimel E. Psychometric properties and validation of the German-language King's Health Questionnaire in women with stress urinary incontinence. Neurourol Urodyn. 2005;24:63–8.

Black N, Griffiths J, Pope C, Bowling A, Abel P. Impact of surgery for stress incontinence on morbidity: cohort study. Bm.j 1997;315:1493–8.

Bo K, Frawley HC, Haylen BT, et al. An International Urogynecological Association (IUGA)/International Continence Society (ICS) joint report on the terminology for the conservative and nonpharmacological management of female pelvic floor dysfunction. Int Urogynecol J. 2017.;28(2):191–213.

Bradley CS, Zimmerman MB, Qi Y, Nygaard IE. Natural history of pelvic organ prolapse in postmenopausal women. Obstet Gynecol. 2007;109:848–54.

Bump RC, Mattiasson A, Bo K, et al. The standardization of terminology of female pelvic organ prolapse and pelvic floor dysfunction. Am J Obstet Gynecol. 1996;175:10–7.

Carley ME, Schaffer J. Urinary incontinence and pelvic organ prolapse in women with Marfan or Eh-
lers Danlos syndrome. Am J Obstet Gynecol. 2000;182:1021–3.

Carter PG, Cannon A, McConnell AA, Abrams P. Role of atrial natriuretic peptide in nocturnal polyuria
in elderly males. Eur Urol. 1999;36:213–20.

Chandra M, Saharia R, Shi Q, Hill V. Giggle incontinence in children: a manifestation of detrusor instability. J Urol. 2002;168:2184–7;discussion 2187.

Coyne KS, Zhou Z, Bhattacharyya SK, et al. The prevalence of nocturia and its effect on health-related
quality of life and sleep in a community sample in the USA. BJU Int. 2003;92:948–54.

DeLancey JO. Structural anatomy of the posterior pelvic compartment as it relates to rectocele. Am J
Obstet Gynecol. 1999;180:815–23.

Dietz HP, Shek C. Levator avulsion and grading of pelvic floor muscle strength. Int Urogynecol J Pelvic
Floor Dysfunct. 2007;.

Dietz HP, Moegni F, Shek KL. Diagnosis of levator avulsion injury: a comparison of three methods.
Ultrasound Obstet Gynecol. 2012;40(6):693–8.

Dietz HP, Simpson JM. Levator trauma is associated with pelvic organ prolapse. BJOG. 2008;115
(8):979–84.; Weemhoff M, Vergeldt TF, Notten K, Serroyen J, Kampschoer PH, Roumen FJ. Avulsion of puborectalis muscle and other risk factors for cystocele recurrence:a 2-year follow-up study. Int Urogynecol J. 2012;23(1):65–71.

Dietz HP, Shek C. Validity and reproducibility of the digital detection of levator trauma. Int Urogynecol JPelvic Floor Dysfunct. 2008;.

Digesu GA, Khullar V, Cardozo L, Salvatore S. Overactive bladder symptoms: do we need urodynamics? Neurourol Urodyn. 2003;22:105–8.

Dmochowski RR, Sanders SW, Appell RA, Nitti VW, Davila GW. Bladder-health diaries: an assessment
of 3-day vs 7-day entries. BJU Int. 2005;96:1049–54.

Eigbefoh JO, Isabu P, Okpere E, Abebe J. The diagnostic accuracy of the rapid dipstick test to predict
asymptomatic urinary tract infection of pregnancy. JObstet Gynaecol. 2008;28:490–5.

Fitzgerald MP, Brubaker L. Variability of 24-hour voiding diary variables among asymptomatic women. JUrol. 2003;169:207–9.

FitzGerald MP, Butler N, Shott S, Brubaker L. Bother arising from urinary frequency in women. Neurourol Urodyn. 2002;21:36–40;discussion 41.

FitzGerald MP, Kotarinos R. Rehabilitation of the short pelvic floor. I: Background and patient evaluation. Int Urogynecol J Pelvic Floor Dysfunct. 2003;14:261–8.

FitzGerald MP, Kotarinos R. Rehabilitation of the short pelvic floor. II: Treatment of the patient with
the short pelvic floor. Int Urogynecol J Pelvic Floor Dysfunct. 2003;14:269–75;discussion 275.

Ghei M, Malone-Lee J. Using the circumstances of symptom experience to assess the severity of urgency in the overactive bladder. J Urol. 2005;174:972–6.

Goei R. Anorectal function in patients with defecation disorders and asymptomatic subjects: evaluation with defecography. Radiology. 1990;174:121–3.

Groutz A, Blaivas JG, Chaikin DC, et al. Noninvasive outcome measures of urinary incontinence and
lower urinary tract symptoms: a multicenter study of micturition diary and pad tests. J Urol.
2000;164:698–701.

Haessler AL, Lin LL, Ho MH, Betson LH, Bhatia NN. Reevaluating occult incontinence. Curr Opin Obstet Gynecol. 2005;17:535–40.

Hagglund D, Walker-Engstrom ML, Larsson G, Leppert J. Reasons why women with long-term urinary
incontinence do not seek professional help: a cross-sectional population-based cohort study.
Int Urogynecol J Pelvic Floor Dysfunct. 2003;14:296–304;discussion 304.

Hannestad YS, Lie RT, Rortveit G, Hunskaar S. Familial risk of urinary incontinence in women: population based cross sectional study. Bmj. 2004;329:889–91.

Hannestad YS, Rortveit G, Daltveit AK, Hunskaar S. Are smoking and other lifestyle factors associated with female urinary incontinence? The Norwegian EPINCONT Study. Bjog. 2003;110:247–54.

Hannestad YS, Rortveit G, Hunskaar S. Help-seeking and associated factors in female urinary incontinence. The Norwegian EPINCONT Study. Epidemiology of Incontinence in the County of Nord-Trondelag. Scand J Prim Health Care. 2002;20:102–7.

Hannestad YS, Rortveit G, Sandvik H, Hunskaar S. A community-based epidemiological survey of female urinary incontinence: the Norwegian EPINCONT study. Epidemiology of Incontinence in the County of Nord-Trondelag. J Clin Epidemiol. 2000;53:1150–7.

Harewood GC, Coulie B, Camilleri M, Rath Harvey D, Pemberton JH. Descending perineum syndrome: audit of clinical and laboratory features and outcome of pelvic floor retraining. Am J Gastroenterol. 1999;94:126–30.

Hashim H, Abrams P. How should patients with an overactive bladder manipulate their fluid intake? BJU Int. 2008;102:62–6.

Haylen BT, de Ridder D, Freeman RM, et al. International Urogynecological Association; International Continence Society. Neurourol Urodyn. 2010;29(1):4–20.

Haylen BT, Maher CF, Barber MD, et al. An International Urogynecological Association (IUGA)/International Continence Society (ICS) joint report on the terminology for female pelvic floor dysfunction. Int Urogynecol J. 2016;27:655–684.

Hilton P. Urinary incontinence during sexual intercourse: a common, but rarely volunteered, symptom. Br J Obstet Gynaecol. 1988;95:377–81.

Homma Y, Ando T, Yoshida M, et al. Voiding and incontinence frequencies: variability of diary data and required diary length. Neurourol Urodyn. 2002;21:204–9.

Irwin DE, Milsom I, Hunskaar S, et al. Population-based survey of urinary incontinence, overactive bladder, and other lower urinary tract symptoms in five countries: results of the EPIC study. Eur Urol. 2006;50:1306–14;discussion 1314–5.

Isherwood PJ, Rane A. Comparative assessment of pelvic floor strength using a perineometer and digital examination. Bjog. 2000;107:1007–11.

Karantanis E, Allen W, Stevermuer TL, et al. The repeatability of the 24-hour pad test. Int Urogynecol J Pelvic Floor Dysfunct. 2005;16:63–8;discussion 68.

Karantanis E, Fynes M, Moore KH, Stanton SL. Comparison of the ICIQ-SF and 24-hour pad test with other measures for evaluating the severity of urodynamic stress incontinence. Int Urogynecol J Pelvic Floor Dysfunct. 2004;15:111–6;discussion 116.

Kelleher C. Quality of life and urinary incontinence. Baillieres Best Pract Res Clin Obstet Gynaecol. 2000;14:363–79.

Kelleher CJ, Cardozo LD, Khullar V, Salvatore S. A new questionnaire to assess the quality of life of urinary incontinent women. Br J Obstet Gynaecol. 1997;104:1374–9.

Ku JH, Jeong IG, Lim DJ, et al. Voiding diary for the evaluation of urinary incontinence and lower urinary tract symptoms: prospective assessment of patient compliance and burden. Neurourol Urodyn. 2004;23:331–5.

Langford CF, Udvari Nagy S, Ghoniem GM. Levator ani trigger point injections: An underutilized treatment for chronic pelvic pain. Neurourol Urodyn. 2007;26:59–62.

Lloyd J, Crouch NS, Minto CL, Liao LM, Creighton SM. Female genital appearance: "normality" unfolds. Bjog. 2005;112:643–6.

Locher JL, Goode PS, Roth DL, Worrell RL, Burgio KL. Reliability assessment of the bladder diary for urinary incontinence in older women. J Gerontol A Biol Sci Med Sci. 2001;56:M32–5.

Longstreth GF, Thompson WG, Chey WD, et al. Functional bowel dis-orders. Gastroenterology. 2006;130:1480–91.

Lose G, Rosenkilde P, Gammelgaard J, Schroeder T. Pad-weighing test performed with standardized bladder volume. Urology. 1988;32:78–80.

Martin JL, Williams KS, Sutton AJ, Abrams KR, Assassa RP. Systematic review and meta-analysis of methods of diagnostic assessment for urinary incontinence. Neurourol Urodyn. 2006;25:674–83;discussion 684.

Massolt ET, Wooning MM, Stijnen T, Vierhout ME. Prevalence, impact on the quality of life and pathophysiological determinants of nocturia in urinary incontinent women. Int Urogynecol J Pelvic Floor Dysfunct. 2005;16:132–7.

Messelink B, Benson T, Berghmans B, et al. Standardization of terminology of pelvic floor muscle function and dysfunction: report from the pelvic floor clinical assessment group of the International Continence Society. Neurourol Urodyn. 2005;24:374–80.

Norton PA. Pelvic floor disorders: the role of fascia and ligaments. Clin Obstet Gynecol. 1993;36:926–38.

Norton PA, Baker JE, Sharp HC, Warenski JC. Genitourinary prolapse and joint hypermobility in women. Obstet Gynecol. 1995;85:225–8.

Nygaard I, Barber MD, Burgio KL, et al. Prevalence of symptomatic pelvic floor disorders in US women. Jama. 2008;300:1311–6.

Nygaard I, Holcomb R. Reproducibility of the seven-day voiding diary in women with stress urinary incontinence. Int Urogynecol J Pelvic Floor Dysfunct. 2000;11:15–7.

O'Boyle AL, Woodman PJ, O'Boyle JD, Davis GD, Swift SE. Pelvic organ support in nulliparous pregnant and nonpregnant women: a case control study. Am J Obstet Gynecol. 2002;187:99–102.

O'Sullivan R, Karantanis E, Stevermuer TL, Allen W, Moore KH. Definition of mild, moderate and severe incontinence on the 24-hour pad test. Bjog. 2004;111:859–62.

Olsen AL, Smith VJ, Bergstrom JO, Colling JC, Clark AL. Epidemiology of surgically managed pelvic organ prolapse and urinary incontinence. Obstet Gynecol. 1997;89:501–6.

Paick JS, Kim SW, Oh SJ, Ku JH. A generic health-related quality of life instrument, the Medical Outcomes Study Short Form-36, in women with urinary incontinence. Eur J Obstet Gynecol Reprod Biol. 2007;130:18–24.

Papanicolaou S, Hunskaar S, Lose G, Sykes D. Assessment of bothersomeness and impact on quality of life of urinary incontinence in women in France, Germany, Spain and the UK. BJU Int. 2005;96:831–8.

Rinne KM, Kirkinen PP. What predisposes young women to genital prolapse? Eur J Obstet Gynecol Reprod Biol. 1999;84:23–5.

Rogers RG, Coates KW, Kammerer-Doak D, Khalsa S, Qualls C. A short form of the Pelvic Organ Prolapse/Urinary Incontinence Sexual Questionnaire (PISQ-12). Int Urogynecol J Pelvic Floor Dysfunct. 2003;14:164–8;discussion 168.

Rogers RG, Kammerer-Doak D, Darrow A, et al. Does sexual function change after surgery for stress urinary incontinence and/or pelvic organ prolapse? A multicenter prospective study. Am J Obstet Gynecol. 2006;195:e1–4.

Rortveit G, Brown JS, Thom DH, et al. Symptomatic pelvic organ prolapse: prevalence and risk factors in a population-based, racially diverse cohort. Obstet Gynecol. 2007;109:1396–403.

Rortveit G, Daltveit AK, Hannestad YS, Hunskaar S. Vaginal delivery parameters and urinary incontinence: the Norwegian EPINCONT study. Am J Obstet Gynecol. 2003;189:1268–74.

Rortveit G, Hunskaar S. Urinary incontinence and age at the first and last delivery: the Norwegian HUNT/EPINCONT study. Am J Obstet Gynecol. 2006;195:433–8.

Rosen DM, Shukla A, Cario GM, Carlton MA, Chou D. Is hysterectomy necessary for laparoscopic pelvic floor repair? A prospective study. J Minim Invasive Gynecol. 2008;15:729–34.

Sapsford RR, Hodges PW, Richardson CA, et al. Co-activation of the abdominal and pelvic floor muscles during voluntary exercises. Neurourol Urodyn. 2001;20:31–42.

Simons AM, Yoong WC, Buckland S, Moore KH. Inadequate repeatability of the one-hour pad test: the need for a new incontinence outcome measure. Bjog. 2001;108:315–9.

Siproudhis L, Ropert A, Lucas J, et al. Defecatory disorders, anorectal and pelvic floor dysfunction: a polygamy? Radiologic and manometric studies in 41 patients. Int J Colorectal Dis. 1992;7:102–7.

Stach-Lempinen B, Kujansuu E, Laippala P, Metsanoja R. Visual analogue scale, urinary incontinence severity score and 15 D – psychometric testing of three different health-related quality-of-life instruments for urinary incontinent women. Scand J Urol Nephrol. 2001;35:476–83.

Stenzelius K, Mattiasson A, Hallberg IR, Westergren A. Symptoms of urinary and faecal incontinence among men and women 75 + in relations to health complaints and quality of life. Neurourol Urodyn. 2004;23:211–22.

Swift S, Woodman P, O'Boyle A, et al. Pelvic Organ Support Study (POSST): the distribution, clinical definition, and epidemio-logic condition of pelvic organ support defects. Am J Obstet Gynecol. 2005;192:795–806.

Teleman PM, Lidfeldt J, Nerbrand C, Samsioe G, Mattiasson A. Overactive bladder: prevalence, risk factors and relation to stress incontinence in middle-aged women. BJOG. 2004;111:600–4.

Teunissen D, Lagro Janssen T. Urinary incontinence in community dwelling elderly: are there sex differences in help-seeking behaviour? Scand J Prim Health Care. 2004;22:209–16.

Thompson JR, Chen AH, Pettit PD, Bridges MD. Incidence of occult rectal prolapse in patients with clinical rectoceles and defecatory dysfunction. Am J Obstet Gynecol. 2002;187:1494–9;discussion 1499–500.

Thompson WG. Proctalgia fugax. Dig Dis Sci. 1981;26:1121–4.

Thompson WG, Longstreth GF, Drossman DA, Heaton KW, Irvine EJ, Muller-Lissner SA. Functional bowel disorders and functional abdominal pain. Gut. 1999;45 Suppl 2:II43–7.

Trutnovsky G, Nagele E, Ulrich D, et al; Austrian Urogynecology Working Group. German translation and validation of the Pelvic Organ Prolapse/Incontinence Sexual Questionnaire-IUGA revised (PISQ-IR). Int Urogynecol J. 2016. Aug;27(8):1235–44.

Van Kerrebroeck P. Standardization of terminology in nocturia: commentary on the ICS report. BJU Int. 2002;90 Suppl 3:16–7.

Van Kerrebroeck P, Abrams P, Chaikin D, et al. The standardisation of terminology in nocturia: report from the Standardisation Sub-committee of the International Continence Society. Neurourol Urodyn. 2002;21:179–83.

Viereck V, Peschers U, Singer M, Schuessler B. Metrische Quantifizierung des weiblichen Genitalprolapses: Eine sinnvolle Neuerung in der Prolapsdiagnostik? Geburtshilfe Frauenheilkd 1997;57:177–182.

Weber AM, Walters MD, Ballard LA, Booher DL, Piedmonte MR. Posterior vaginal prolapse and bowel function. Am J Obstet Gynecol. 1998;179:1446–9;discussion 1449–50.

Weber AM, Walters MD, Piedmonte MR. Sexual function and vaginal anatomy in women before and after surgery for pelvic organ prolapse and urinary incontinence. Am J Obstet Gynecol. 2000;182:1610–5.

Weber AM, Walters MD, Schover LR, Mitchinson A. Sexual function in women with uterovaginal prolapse and urinary incontinence. Obstet Gynecol. 1995;85:483–7.

Wong V, Shek K, Rane A, et al. Is levator avulsion a predictor of cystocele recurrence following anterior vaginal mesh placement? Ultrasound Obstet Gynecol. 2013;42(2):230–4.

Wong V, Shek KL, Goh J, et al. Cystocele recurrence after anterior colporrhaphy with and without mesh use. Eur J Obstet Gynecol Reprod Biol. 2014;172:131–5..

Woodman PJ, Swift SE, O'Boyle AL, et al. Prevalence of severe pelvic organ prolapse in relation to job description and socioeconomic status: a multicenter cross-sectional study. Int Urogynecol J Pelvic Floor Dysfunct. 2006;17:340–5.

Yip SK, Sahota D, Chang AM. Determining the reliability of ultrasound measurements and the validity of the formulae for ultrasound estimation of postvoid residual bladder volume in postpartum women. Neurourol Urodyn. 2003;22:255–60.

9 Neurologische Diagnostik

Antje Hagedorn-Wiesner

1791	„Abhandlung über die Kräfte der thierischen Elektrizität auf die Bewegung der Muskeln": Elektrische Aktivität kann Muskelzuckungen bei Fröschen auslösen (*Galvani*)
1792	diese Elektrizität stammt nicht aus der tierischen Muskulatur, sondern aus einer externenSpannungsquelle (*Volta*)
1799	Erfindung der Voltaschen Säulen = elektrische Batterie (*Volta*)
1867	erste Versuche der Messung der Leitgeschwindigkeiten in motorischen menschlichen Nerven (*von Helmholtz*)
1908	Aufzeichnung von Muskelaktionspotenzialen mithilfe eines Seitengalvanometers (*Piper*)
1929	Einführung der konzentrischen Nadelelektrode zur Registrierung des Elektromyogramms (EMG) (*Adrian und Bronk*)
1930	Beschreibung eines Elektromyogramms mit Nadelelektroden am M. sphincter ani externus (*Adolf Beck*)
1956	erste Resultate von Messungen sensibler Leitgeschwindigkeiten im menschlichen Nerven (*Dawson*)
1957	Einführung der neurophysiologischen Messmethoden in die klinische Routinediagnostik (*Buchthal und Rosenfalck*)
1966	EMG des M. sphincter ext urethrae (*Chantraine*)
1981	Fingerelektrode zur Elektrostimulation (*Brindley*)
1984	Sankt Marks Pudendal Electrode zur Bestimmung der elektrischen Pudenduslatenz (*Kiff und Swash*)
1988	Elektrostimulation der sakralen Nervenwurzeln zur Beeinflussung der neurogenen Blase (*Tanagho*)

9.1 Einführung

Bei urogynäkologischen Erkrankungen kann eine neurologische (bzw. nervenärztliche) Untersuchung sinnvoll sein. Bei einer bekannten neurologischen Systemerkrankung wie beispielsweise einer Multiplen Sklerose oder einem Morbus Parkinson ist die Vorstellung beim neurologischen Facharzt unter der Frage, ob eine Blasen- oder Sexualfunktionsstörung durch diese Erkrankung (mit)bedingt sein kann, auf jeden Fall sinnvoll. Aber auch in folgenden Situationen kann eine neurologische Abklärung Sinn machen:
- **Pollakisurie und Urgency** unklarer Genese, insbesondere wenn die Urodynamik eine Detrusorhyperreflexie zeigt. Hier können bisher nicht bekannte Rücken-

https://doi.org/10.1515/9783110657906-009

marksschädigungen vorliegen, wie beispielsweise eine zervikale Myelopathie oder eine Multiple Sklerose (ca. 10 % der MS-Erkrankungen sollen laut Literatur als Erstmanifestation eine Blasenstörung aufweisen) oder auch zentrale Störungen.

- **Harnverhalt mit und ohne Inkontinenz.** Hier finden sich gelegentlich Polyneuropathien (PNP), insbesondere bei Diabetes mellitus, mit Schädigung des autonomen Nervensystems. Schwertner-Tiepelmann et al. (2017) wiesen ausdrücklich darauf hin, dass eine neurogene Schädigung im EMG, Alter über 60 Jahre, Diabetes, Zn radikaler Operation oder Chemotherapie hier als red flags für eine mögliche neurogene Ursache einer Blasenentleerungsstörung anzusehen sind.
- **Sexualfunktionsstörungen**, die peripher-neurogen (z. B. Pudendusschädigung nach Geburten), radikulär nach Bandscheibenvorfällen oder psychogen bei Depressionen und anderen psychischen Erkrankungen bedingt sein können. Auch bei der Multiplen Sklerose kommt es aufgrund der Schädigung langer Bahnen im Rückenmark sehr häufig beispielsweise zu allmählicher Libidoreduktion und Verlust der Orgasmusfähigkeit (Anamnese!).
- **Zustand nach Krebserkrankungen**, insbesondere in Kombination mit Chemotherapie und Bestrahlung. Hier liegt häufig eine lokale Schädigung des Nervus pudendus vor, oft finden sich darüber hinaus aber auch eine radiogene Beeinträchtigung des Plexus lumbosacralis und eine chemotherapiebedingte PNP.
- **Harninkontinenz**, die sich trotz lege artis durchgeführtem operativem Eingriff nicht überzeugend bessert. Hier zeigt sich in der speziellen elektrophysiologischen Diagnostik (siehe unten) häufig eine neurogene Schädigung der quer gestreiften Beckenbodenmuskulatur
- **Psychiatrische Erkrankungen** können beispielsweise zu Inkontinenz führen: Der M. Alzheimer und auch zerebrale Ischämien führen über eine Schädigung des kortikalen Blasenzentrums häufig zu imperativem Harndrang mit unkontrollierter Entleerung kleinerer Urinmengen. Depressionen werden häufig mit anticholinerg wirkenden Medikamenten behandelt, die zum Harnverhalt führen können.
- **Unklare Schmerzsyndrome** können durch psychiatrische Erkrankungen, aber auch myofasziell und durch Verletzungen peripherer Nerven, z. B. im Rahmen operativer Eingriffe, verursacht sein.

9.2 Neurologische Untersuchung

Es sollte eine komplette neurologische Untersuchung mit Schwerpunkt auf den vermuteten oder bekannten Symptomen durchgeführt werden. Viele neurologische Erkrankungen führen jedoch zu mehreren Symptomen, so kann beispielsweise eine Patientin mit Multipler Sklerose an einer spinalen Läsion mit einer spastischen Beinparese und einer Blasen- und Sexualfunktionsstörung leiden und zusätzlich auch noch eine schwere Sehstörung aufgrund von Blickparesen und Nystagmus aufweisen. Eine ausschließlich symptomorientierte Untersuchung würde diese „Nebenbefunde", die das Alltagsleben des Patienten erheblich einschränken können, übersehen.

Auch vom Urogynäkologen könnten bei *Verdacht auf eine Rückenmarksschädigung*, die zu Urgency und Pollakisurie führen kann, eine *Reflexuntersuchung* (sind diese spastisch gesteigert?) und die *Prüfung des Romberg-Versuchs* (die Patientin muss mit geschlossenen Augen mit direkt nebeneinander stehenden Füßen stehen und der Untersucher stößt sie vorsichtig an – cave Stürze!) sowie die *Prüfung der Tiefensensibilität* (Stimmgabeluntersuchung) an den Malleoli der Unterschenkel durchgeführt werden. Die Stimmgabeluntersuchung ist auch zur Frage einer eventuellen Polyneuropathie sehr wertvoll.

Merke: Der eigentliche *Neurostatus* beinhaltet die Prüfung der Hirnnerven, der Muskeleigenreflexe und des Muskeltonus, der Motorik, der Pyramidenbahnzeichen, Sensibilität, Koordination, Stand- und Gangsicherheit sowie die Erhebung des psychopathologischen Befunds.

Bei der *Untersuchung der Sensibilität* sollte insbesondere darauf geachtet werden, ob sich ein *sensibles Niveau* als Hinweis auf eine Querschnittläsion finden lässt. Außerdem ist bei Verdacht auf eine PNP die *distale Gefühlsempfindung an den Beinen* besonders wichtig. Es sollte neben der Prüfung des Vibrationsempfindens (s. o.) die Oberflächensensibilität bei leichter Berührung mit dem Finger oder dem Watteträger sowie die Schmerzempfindung (Nadelrad oder Spitze eines abgebrochenen Watteträgers) untersucht werden. Insbesondere im Anogenitalbereich ist eine sehr detaillierte Sensibilitätsprüfung erforderlich. Findet sich eine (in der Regel unvollständige) Reithosensensibilitätsstörung?

Merke: Eine Reithosenanästhesie spricht für eine Störung der Lumbosakralen Rückenmarksanteile (Konus-Kauda-Bereich).

Gleichzeitig sollten eine gründliche *Inspektion und ggf. auch Palpation des Urogenital- und Analbereichs* erfolgen. Die Prüfung der Muskelansätze zeigt bei Patientinnen mit chronischen Beckenbodenschmerzen häufig deutliche Druckschmerzhaftigkeiten als Hinweis auf ein *myofaszielles Schmerzsyndrom*. Die Untersuchung erfolgt am besten in Linksseitenlage (bei einem rechtshändigen Untersucher). Zur Inspektion des Analbereichs und der Prüfung des Analreflexes müssen die Gesäßbacken gespreizt werden.

Vorhandene sensible Defizite sollten möglichst dem Versorgungsgebiet einzelner oder mehrerer Nerven (insbesondere des N. pudendus) oder dem der sakralen Dermatome zuzuordnen sein.

Merke: Zentral bedingte Gefühlsstörungen sind typischerweise halbseitig ausgeprägt.

Bei der Prüfung der Motorik müssen die bekannten Kennmuskeln für die einzelnen Segmente getestet werden. Bei Verdacht auf neurogen bedingte Blasen-, Mastdarm- und Sexualfunktionsstörungen sind insbesondere die lumbosakralen Myotome von diagnostischer Bedeutung (M. sphincter ani externus als Kennmuskel für die Wurzeln S3–S5, Prüfung von Hüftbeugern und Gesäßmuskulatur als Hinweise auf eine Schädigung des Plexus lumbosacralis). Der Untersucher sollte sich folgende Fragen beantworten: Passen evtl. vorhandene Paresen zur angenommenen Höhe einer Rückenmarksschädigung oder sind diese eher mit einer Läsion des Plexus lumbosacralis oder eines einzelnen peripheren Nerven zu erklären? Ist die willkürliche Kontraktion des M. sphincter ani externus möglich? Liegt eine Spastik vor? Findet sich diese nur an den Beinen oder auch an den Armen? Im Rahmen der Untersuchung muss ebenfalls der Muskeltonus des M. sphincter ani externus beurteilt werden. Bei einer Spastik dieses Muskels findet sich eine überschießende Kontraktion nach Dehnung mit dem Finger. U. U. ist bereits das Einführen des Fingers stark erschwert oder kaum möglich. Es sollten neben den routinemäßig untersuchten Eigen- und Fremdreflexen auch der Analreflex (Bestreichen der Perianalregion führt zu ipsilateraler Sphinkterkontraktion – auf Seitendifferenzen achten! Ein beidseitiger Ausfall ist insbesondere nach Geburten relativ häufig und hilft lokalisatorisch nicht weiter) untersucht werden.

9.2.1 Anatomie

Vereinfacht dargestellt, kann man sich die Blaseninnervation wie folgt vorstellen (Abb. 9.1): Zentral im Frontalhirn befindet sich das motorische Miktionszentrum, das für die willkürliche Kontrolle des Miktionsreflexes verantwortlich ist, der Harndrang kann so willkürlich noch aufgeschoben werden. In der Brücke liegt das pontine Miktionszentrum, in dem afferente und efferente Fasern umgeschaltet und in dem die Blasenkontraktion und die Relaxation des äußeren Blasenhalsschließmuskels koordiniert werden. Im Sakralmark findet sich das parasympathisch innervierte sakrale Miktionszentrum, das reflektorisch die Blasenentleerung steuert. Die Verbindung erfolgt spinal über die Pyramidenbahn und afferente Fasern sowie über den Truncus sympathicus. Die periphere nervöse Versorgung erfolgt bei Blase und Urethra sympathisch über den N. hypogastricus und parasympathisch über den N. pelvicus, der Blasenhals- und Analsphinkter wird somatisch über den N. pudendus versorgt. Der M. levator ani wird direkt sakral aus den Wurzeln S2–S4 versorgt.

Aus der Topographie kann man sich die einzelnen Krankheitsbilder entsprechend der Läsionsstelle ableiten: Zentrale Störungen wie Tumoren, Schlaganfälle, aber auch degenerative Erkrankungen (Alzheimer-Demenz) führen zum Verlust der willkürlichen Blasenkontrolle, die Blase wird schon bei geringer Füllungsmenge aufgrund eines imperativen Harndrangs mehr oder weniger unkontrolliert, aber in der Regel vollständig, entleert. Läsionen im Verlauf der Pyramidenbahn, also beispiels-

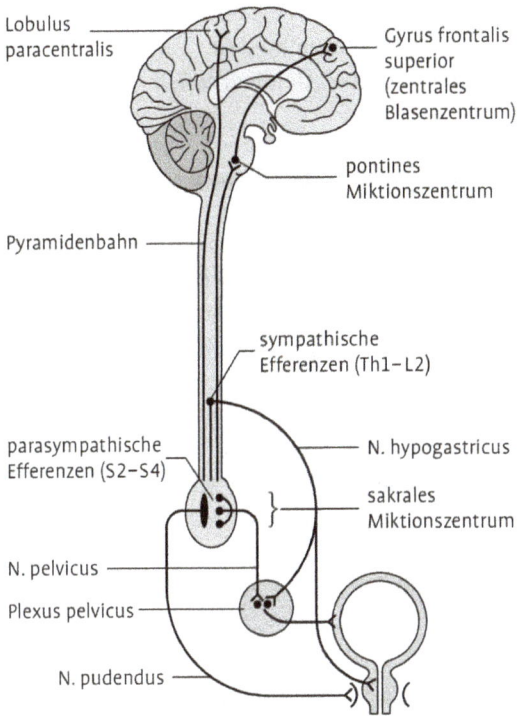

Abb. 9.1: Überblick über die Blaseninnervation (nach Möbius et al., 1990).

weise Halsmarkläsionen wie bei der Multiplen Sklerose oder traumatischen Quer-
schnittlähmungen, führen zu einer spastischen Übererregbarkeit der Blase (sog. „Detrusorhyperreflexie"), häufig besteht gleichzeitig eine spastische Tonuserhöhung des
M. sphincter vesicae. Daraus resultiert die „Detrusor-Sphinkter-Dyssynergie", bei der
eine Pollakisurie und Blasenhypertrophie mit der Gefahr des Harnrückstaus in die
oberen Harnwege und gleichzeitiger Restharnbildung entsteht.

Merke: Schädigungen des Rückenmarks oberhalb des sakralen Miktionszentrums führen zur Detrusor-Sphinkter-Dyssynergie (DSD).

Merke: Die Schädigung des sakralen Miktionszentrums, wie bei einem Konus-Kauda-Syndrom
nach einem entsprechenden Bandscheibenvorfall, führt zur Entkoppelung der Blase von den spinalen und zentralen Strukturen: Die sog. „autonome Blase" ist schlaff, es kommt zur Überlaufinkontinenz und eventuell zur reflektorischen Entleerung geringer Mengen Urins.

Es bestehen meist hohe Restharnmengen. Eine ähnliche Symptomatik entsteht auch
durch eine Schädigung des Plexus lumbosacralis (beispielsweise als Bestrahlungsfol-

ge) oder durch eine autonome Neuropathie (am häufigsten im Rahmen eines Diabetes mellitus). (Eine sehr gute Übersicht über die Blasenfunktion gibt Bradley [1974] und in deren Interpretation bei gestörten Verhältnissen Heidler [1997]).

9.3 Elektrophysiologische Untersuchungsmethoden

Neurophysiologische Untersuchungsverfahren zur Abklärung organisch bedingter Blasen- und Sexualfunktionsstörungen erfassen fast ausschließlich das somatische Nervensystem. Hiermit ist eine Überprüfung des somatischen afferenten und efferenten Nervensystems möglich. Eine Untersuchung des vegetativen Nervensystems, das für die Innervation der Blase eine große Rolle spielt, ist mit Routineverfahren nicht möglich. Hier können lediglich aufgrund anderer pathologischer Befunde, wie beispielsweise Hinweise auf eine Polyneuropathie in der Elektroneurographie und Elektromyographie der Beine, Rückschlüsse auf eine ebenfalls bestehende Schädigung der vegetativen Fasern gezogen werden. Standardmäßig eingesetzte Verfahren sind die Elektromyographie des M. sphincter ani externus (EMG), die elektrisch stimulierte Latenz des N. pudendus sowie somatosensibel evozierte Potenziale im N. pudendus-Innervationsgebiet (SSEP) (Jost, 2004).

> **Merke:** Vor dem Einsatz neurophysiologischer und sonstiger apparativer Untersuchungsverfahren muss immer versucht werden, die mögliche anatomische Lokalisation einer neurologischen Störung anhand klinischer Symptome einzugrenzen.

So wird einer Blasenstörung bei einer bekannten Multiplen Sklerose am häufigsten eine spinale Läsion im Zervikalmark zugrunde liegen. Bei urogenitalen Störungen nach Operation eines Uteruskarzinoms mit anschließender Bestrahlung findet sich häufig eine operative und/oder radiogene Schädigung des Plexus lumbosacralis bzw. einzelner peripherer Nerven und vegetativer Strukturen. Aufgrund der engen Nachbarschaft der anatomischen Strukturen wird im Fall der oben beschriebenen Multiple-Sklerose-Patientin meist zusätzlich eine Sexualfunktionsstörung und evtl. auch eine (u. u. sehr diskrete) spastische Paraparese oder eine Hemiparese vorliegen. Die Patientin mit dem Uteruskarzinom wird vermutlich ebenfalls unter einer Blasenstörung und evtl. auch unter einer, möglicherweise sehr geringen, Parese der Beckengürtelmuskulatur oder der Fußsenker leiden. Diese zusätzlich bestehenden neurologischen Symptome erleichtern die Lokalisationsdiagnostik erheblich. Sofern die anatomische Zuordnung der Störung nicht bereits aus der Vorgeschichte bekannt ist, lässt sich mittels Anamnese und klinisch-neurologischer Untersuchung meist eine ungefähre Lokalisation erreichen. Vereinfacht dargestellt ist eine Zuordnung zu folgenden Strukturen anzustreben:
- Gehirn
- Zervikal-/Thorakalmark

– Lumbosakralmark/Kaudaregion
– Beckenplexus/peripheres Nervensystem

Bildgebende Verfahren wie CT und MRT können hierbei u. U. eine *morphologische Darstellung* liefern, *neurophysiologische Verfahren* liefern eine *Funktionsdiagnostik*. Diese Verfahren ergänzen sich sinnvoll und sind nicht in Konkurrenz zueinander zu sehen.

Wichtige nicht- bzw. minimalinvasive Verfahren sind:
– Elektromyographie des äußeren Analsphinkters (EMG des M. sphinkter ani externus) sowie weiterer Muskeln des Lumbosakralplexus, in Ausnahmefällen auch das EMG des M. sphincter vesicae externus
– Latenzmessungen des N. pudendus (PNTML)
– somato-sensibel evozierte Potenziale nach Stimulation des N. pudendus und des N. tibialis (Pudendus- bzw. Tibialis-SEP)

Weitere, jedoch nicht in der neurologischen Routinediagnostik etablierte Verfahren sind die penile sympathische Hautantwort, magnetisch evozierte Potenziale des Analsphinkters und der Blase, das Corpus-cavernosum-EMG, die elektrische Messung des Bulbocavernosus- und Analreflexes sowie die Bestimmung der urethro-analen Latenzzeit und der urethralen sensiblen Latenz. Auch die oben erwähnten Verfahren werden in der Regel nur in Schwerpunktzentren eingesetzt.

In einer aktuellen Arbeit wurden Oberflächen-EMG-Ableitungen von einer transurethralen Elektrode zum intraoperativen Monitoring bei Eingriffen im Bereich der Wirbelsäule eingesetzt (Jahangiri et al., 2019)

9.4 Elektromyographie des äußeren Analsphinkters

Mit der Nadelmyographie des äußeren Analsphinkters (Sphinkter-EMG) lassen sich neurogene Schädigungen nachweisen (Chantraine, 1966). Hierbei werden selektiv die quer gestreiften Muskeln des M. puborectalis und des M. sphincter ani externus untersucht.

Merke: Mit dem EMG des Analsphinkters ist ein Rückschluss auf eine Läsion des den Muskel versorgenden Nervus pudendus, des Plexus lumbosacralis oder auch der weiter proximal gelegenen sakralen Nervenwurzeln möglich.

Auffällige Befunde sind nach Traumen im Beckenbereich, nach Bestrahlungen, operativen Eingriffen wie Hysterektomien, komplizierten vaginalen Entbindungen sowie Kaudaläsionen, zum Beispiel nach einem lumbosakralen Bandscheibenmassenprolaps, zu sehen. Polyneuropathien, wie beispielsweise die diabetische PNP, weisen häufig eine Beteiligung des autonomen und des somatischen peripheren Nervensystems auf. Die somatische Schädigung lässt sich mit dem EMG u. U. erkennen. Darüber hinaus können muskuläre Schäden und Defekte des Analsphinkters erkannt werden, wie sie häufig nach vaginalen Entbindungen und Senkungen des Beckenbodens auftreten.

Kommt es bei Dehnung des Sphinkters mit dem Finger zu heftigen, nicht erschöpflichen Kontraktionen, ist dies ein Zeichen einer neurogenen Spastik. Diese lässt sich nicht nur an den Extremitätenmuskeln nachweisen, sondern auch an der quer gestreiften Beckenbodenmuskulatur, zu der der M. sphincter ani externus gehört.

Merke: Eine Spastik des M. sphincter ani externus ist ein Zeichen für eine Schädigung zentraler motorischer Bahnen, entweder im Bereich des Rückenmarks oder des Gehirns.

Einen solchen Befund wird man typischerweise bei urogenitalen Funktionsbeeinträchtigungen im Rahmen von zervikalen und thorakalen Querschnittsläsionen sehen, erstaunlicherweise gibt es hierbei auch eine periphere Beteiligung (Tankisi et al., 2015) sowohl bei traumatischer als auch entzündlicher Genese. Die Diagnostik von Fehlbildungen und Anlagestörungen wie beispielsweise eine Spina bifida stellt eine weitere Indikation für das Elektromyogramm des Analsphinkters dar.

9.4.1 Praktisches Vorgehen

Es wird zunächst eine *Untersuchung in Ruhe* durchgeführt, um pathologische Spontanaktivität als Hinweis auf eine frische neurogene Schädigung darzustellen. Allerdings weist der Analsphinkter eine gewisse Dauerspannung auf, sodass die Untersuchung der Ruheaktivität schwierig sein kann (Floyd, 1953). Danach erfolgt die *Einzelpotenzialanalyse bei leichter Willküraktivierung*. Anschließend wird die *Reflexaktivierung* beim Husten und digitaler Dehnung geprüft. Zuletzt wird die *Reaktion nach Aufforderung der Patientin zum Pressen und Kneifen* untersucht.

Durch diese Untersuchungen kann eine *neurogene Schädigung* (aufgrund von pathologischer Spontanaktivität und von Veränderungen der Potenzialgröße und -konfiguration) nachgewiesen werden. Allerdings setzt eine differenzierte Aussage eine ausreichende Erfahrung des Untersuchers voraus. Eine ungefähre *zeitliche Einordnung des Schädigungszeitpunkts* sowie eine Einschätzung des *Ausmaßes* sind ebenfalls möglich.

Eine Kontraktion der Sphinkteren beim Versuch zu pressen kann auf eine Fehlkoordination hinweisen, die beispielsweise zu Blasenentleerungsstörungen und auch Obstipation führen kann. Allerdings finden sich hier aufgrund der Untersuchungsbedingungen, die die Patientin häufig als unangenehm erlebt, oft Artefakte, die sich mit Geduld und Einfühlungsvermögen aber meist beseitigen lassen.

Bei fehlender Reflexaktivierung lassen sich Rückschlüsse auf eine Störung im Verlauf des Reflexbogens ziehen, beispielsweise durch eine diabetische Neuropathie, eine Schädigung peripherer Nerven nach Operationen und Geburten oder einen Plexusschaden nach Bestrahlung.

Wie oben bereits erwähnt, lässt sich eine Spastik als Folge spinaler oder zentraler Läsionen ebenfalls diagnostizieren: Eine kurze Dehnung des Sphinkters mit dem Finger führt zu heftigen Kontraktionen, die sich akustisch und optisch darstellen lassen.

Das Ausmaß einer neurogenen Schädigung lässt sich relativ genau differenzieren und erlaubt daneben die Abgrenzung zu einem muskulären Defekt. Die eigene Erfahrung hat gezeigt, dass sich auch bei nachgewiesenen Sphinkterdefekten in der analen Sonographie im EMG gelegentlich Hinweise auf einen (Rest-)Muskel finden. Dies spricht wahrscheinlich für eine größere Sensitivität der Sonographie, insbesondere wenn keine detaillierte Prüfung der gesamten Zirkumferenz mit dem EMG (sog. Mapping, schmerzhaft!) durchgeführt wird (Sultan, 1994). Bei Störungen der Blasenkontinenz nach Entbindungen finden sich häufig Mischformen von muskulärer und neurogener Schädigung. Dazu kommt es beispielsweise als Folge von Geburtstraumen, die zu muskulären Defekten führen und als Folge dessen, oder auch unabhängig davon, zusätzlich zu einer Nervenschädigung. Auch diese Mischformen lassen sich durch ein EMG genau analysieren und diagnostizieren.

Die Untersuchung dauert etwa eine halbe Stunde und ist nur gering invasiv (Abb. 9.2). Bei Verwendung einer geeigneten dünnen Nadel und vorsichtigem Vorgehen ist sie kaum schmerzhafter als eine venöse Blutentnahme. Die Hauptkontraindikation ist, wie für jede EMG-Untersuchung, eine erhöhte Blutungsneigung (idiopathisch oder aufgrund von Antikoagulation).

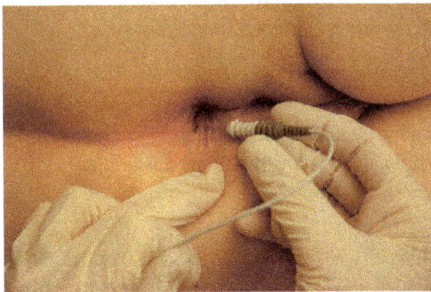

Abb. 9.2: Elektromyographie des M. sphincter ani externus.

9.5 Elektrisch stimulierte Pudenduslatenz

Eine weitere elektrophysiologische Untersuchung, die eine Aussage über den N. pudendus erlaubt, ist die *Messung der elektrisch stimulierten Pudenduslatenz* (*Pudendal Nerve Terminal Motor Latency* = PNTML). Diese sollte jedoch zusammen mit einem EMG des Analsphinkters durchgeführt werden.

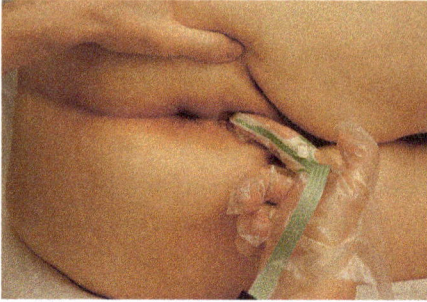

Abb. 9.3: Durchführung der Messung der vaginalen peripheren Pudenduslatenzmessung mit der *Sankt Marks Pudendal Electrode.*

Zur Durchführung der Untersuchung wird eine spezielle Elektrode, die sogenannte *St. Marks Pudendal Electrode*, benutzt. Der Finger des Untersuchers wird mit der darauf aufgeklebten Elektrode in die Vagina (Tetzschner, 1997; Wiesner, 2001) und den Analkanal eingebracht (Abb. 9.3). Männer können ausschließlich anal untersucht werden, die vaginale Untersuchung ist jedoch bei dem Verdacht auf Störungen der Blaseninnervation deutlich informativer. *Die Reizung erfolgt am* distalen Ende der Elektrode (entsprechend der Fingerspitze des Untersuchers) und somit möglichst nah *am Ursprung des N. pudendus.* Die *Ableitung* erfolgt am proximalen Teil, der am *Analsphinkter* bzw. *am M. transversus perinei* anliegt. Die Untersuchung ist etwas unangenehm, aber nicht schmerzhaft.

Der N. pudendus besteht aus motorischen, sensiblen und vegetativen Fasern. Bei der elektrischen Stimulation des Nerven wird die periphere Endstrecke des motorischen Anteils gemessen. Da in die eigentliche Leitungszeit die neuromuskuläre Überleitung mit eingeht, kann keine Leitgeschwindigkeit berechnet werden, sondern man muss sich auf die Bestimmung der Latenzzeit, für die Normwerte existieren, beschränken.

Merke: Bei Neuropathien, beispielsweise nach Traumata, Bestrahlungen oder im Rahmen einer diabetischen PNP, findet sich eine Latenzverlängerung. Auch bei einer Stuhl- oder Harninkontinenz als Folge eines Geburtstraumas findet sich häufig eine verlängerte Pudenduslatenz.

Amplitudenminderungen können ein Hinweis auf eine axonale Schädigung sein, sind aber nur bei relevanten Seitendifferenzen zu verwerten. Auch scheint die Höhe der Amplitude Hinweise auf die Intaktheit des M. levator ani zu geben (eigene Ergebnisse der Autorin).

9.6 Somatosensibel evozierte Potenziale des N. pudendus

Somatosensibel evozierte Potenziale (SEP) mit Reizung von Arm- oder Beinnerven stellen heute ein Routineverfahren zur Diagnostik und Lokalisation peripherer und zentraler Läsionen des somatischen Nervensystems dar. Indikationen sind Myelopathien, Polyneuropathien, Multiple Sklerose, Plexusläsionen und Prognoseeinschätzungen bei Patienten im postanoxischen Koma. Seit einiger Zeit ist auch die Ableitung kortikaler und spinaler SEP nach Stimulation des N. pudendus möglich (Haldeman, 1982). Hierdurch können Aussagen sowohl über den peripheren als auch über den zentralen Anteil des sensiblen Teils des N. pudendus getroffen werden. Die kortikale Latenz stellt die Gesamtlatenz der afferenten Leitungsbahnen aus dem Pudendus-Innervationsgebiet dar.

Die *Stimulation* erfolgt durch eine *klitoral aufgeklebte Oberflächenelektrode* bzw. *peripenile Ringelektrode sowie Elektroden beiderseits perianal*. Die *Ableitung erfolgt spinal bzw. kortikal* durch Oberflächen- oder Nadelelektroden. Zusätzlich sollte zur genaueren Lokalisierung noch die Untersuchung der SEP nach Stimulation des beidseitigen N. tibialis erfolgen. Die Ableitung erfolgt über dem somatosensorischen Cortex (Cz + 2 cm) mit Oberflächen- oder Nadelelektroden. Es handelt sich um ein Averaging-Verfahren – üblicherweise werden ca. 200 Stimulationen aufsummiert und gemittelt.

Verlängerungen der Latenzen treten sowohl bei peripheren Läsionen als auch bei zentralen Demyelinisierungsherden auf. Die Untersuchung erlaubt, die Integrität schnell leitender Fasern und deren zentrale Weiterleitung zu beurteilen. Das Verfahren ist nicht belastend für den Patienten. Es ermöglicht zwar eine Objektivierung von Sensibilitätsstörungen, allerdings keine Lokalisationsdiagnostik.

Auch diese Methode erlaubt, ebenso wenig wie die anderen bereits vorgestellten Verfahren, keine Beurteilung des autonomen Nervensystems, welches jedoch für die urogenitalen Funktionen von hoher Bedeutung ist. Das autonome Nervensystem ist in der Routinediagnostik praktisch nicht zu beurteilen. Die einzige (außerhalb von Speziallabors) verfügbare diagnostische Möglichkeit stellt die penile sympathische Hautantwort dar, die aber nicht standardmäßig eingesetzt wird und für die es bei Frauen keine äquivalente Untersuchung gibt.

9.7 Weitere Untersuchungsverfahren

Die Untersuchung des *elektrisch ausgelösten Bulbocavernosusreflexes* kann sowohl bei erektiler Dysfunktion als auch bei Blasen- und Mastdarmstörungen pathologische Befunde aufweisen. Es handelt sich dabei um einen polysynaptischen Reflex, der afferent von der Klitoris/Glans penis zum Sakralkonus Höhe S2–S4 und wieder zurück verläuft. Da in die Messzeit die Dauer der afferenten und efferenten Strecke sowie die spinale Umschaltung mit eingehen, ist eine Lokalisation der Störung hiermit nicht möglich. Es ist umstritten, ob eine seitendifferente Untersuchung möglich ist. Diese Methode wird bis heute nicht routinemäßig verwendet, allerdings wird sie im Rahmen aufwendiger neurourologischer Diagnostik gelegentlich eingesetzt. Dies gilt ebenfalls für die Untersuchung des *elektrisch stimulierten Analreflexes*.

Literatur

Adrian ED, Bronk DW. The discharge of impulses in motor nerve fibres. J Physiol 1929;67(2):3–151.

Beck A. Elektromyographische Untersuchungen am Sphincter ani (Ein Beitrag zur Tonusfrage.). Pflügers Archiv European Journal of Physiology. 1930;224(1):278–92.

Bradley WE, Timm GW, Scott FB. Innervation of the detrusor muscle and urethra. Urol Clin N Am. 1974;1(1):3–27.

Brindley GS. Electroejaculation: its technique, neurological implications and uses. J Neurol Neurosurg Psychiat. 1981;44:9–18.

Buchthal F, editor. An introduction to electromyography. Kopenhagen: Gyldendal; 1957.

Chantraine A. Electromyography of the human striated urethral and anal sphincters. Descriptive and analytical study. Rev Neurol (Paris). 1966;115(3):396–403.

Dawson GD. The relative excitability and conduction velocity of sensory and motro nerve fibres in man. JPhysiol (London). 1956;131:436–50.

Floyd WF, Wallis EW,.Electromyography of the sphincter ani externus in man. J Physiol. 1953;122:599–609.

Haldeman S, Bradley WE, Bhatia N, Johnson BK. Pudendal evoked responses. Arch Neurol. 1982;39 (5):280–3.

Heidler H. Klassifikation neurogener Blasenfunktionsstörungen. In: Stöhrer H, Madersbacher H, Palmtag H, editors. Neurogene Blasenfunktionsstörung. Neurogene Sexualfunktionsstörung. Berlin, Heidelberg: Springer; 1997. p. 34–43.

Jahangiri F, Asdi RA, Azzubi M. intraoperative Triggered Elektromyography Recordings form External Urethral Sphincter Muscles During Spine Surgeries. Cureus. 2019;11(66):e4867.

Jost W. Neurologie des Beckenbodens – Neurourologie. Bremen, London, Boston: Uni-Med Verlag AG; 2004. p. 89–121.

Kiff ES, Swash M. Normal and delayed distal conduction in the pudendal nerves of patients with idiopathic (neurogenic) faecal incontinence. J Neurol Neurosurg Psychiatry. 1984;47:820–3.

Piper H. Über den willkürlichen Muskeltetanus. Pflügers Gesamte Physiol Menschen Tiere. 1907;119:301–38.

Schwertner-Tiepelmann N, Hagedorn-Wiesner A, Erschig C, et al. Clinical relevance of neurological evaluation in patients suffering urinary retention in the absence of subvesical obstruction. Arch Gynecol Obstet. 2017;296(5):1017–1025.

Sultan AH, Kamm MA, Talbot IC, Nicholis RJ, Bartram CI. Anal endosonography for identifying external sphincter defects confirmed histologically. Br J Surg. 1994;81(3):463–5.

Tanagho EA, Schmidt RA. Electrical stimulation in the clinical management of the neurogenic bladder. JUrol. 1988;140:1331–9.

Tankisi H, Pugdahl K, Rasmussen MM, et al. Peripheral nervous system involvement in Chronic spinal cord injury. Muschel Nerve. 2015;52(6):1016–22.

Tetzschner T, Sorensen M, Lose G, Christiansen J. Vaginal pudendal nerve stimulation: a new technique for assessment of pudendal nerve terminal motor latency. Acta Obstet Gynecol Scandinavica. 1997;76:324–31.

Von Helmholtz H. Mitteilung betreffend Versuche über die Fortpflanzungsgeschwindigkeit in den motorischen Nerven des Menschen, welche Herr Baxt aus Petersburg im Physiologischen Laboratorium zu Heidelberg ausgeführt hat. Mber akad Wissensch Berlin. 1887;228.

Wiesner A, Jost WH. Vaginal versus anal stimulierte Pudenduslatenz – ein Vergleich. Akt Neurol. 2001;28:388–90.

10 Diagnostik der Harnwegsinfektionen

Dirk Watermann und Ksenia Krögler-Halpern

Autoren der 2. Auflage: Paul Riss, Susanne Hinterholzer, Frank Hegen Scheid, Heiko E. Petersen

Harnwegsinfektionen gehören zu den häufigsten Infektionen. Obwohl sie oft blande verlaufen und aufsteigende Infektionen der Nieren oder gar eine Sepsis selten sind, beeinträchtigen sie die Lebensqualität der Betroffen erheblich und sind eine der häufigsten Ursachen für Krankschreibungen. Besonders chronisch rezidivierende Verläufe können sehr belastend sein. Die Diagnostik und Therapie dieser Infektionen ist meist einfach, dabei ist es wichtig die Therapieprinzipien zu beachten, um unnötige Kosten und Resistenzentwicklungen, sowie ungünstige Verläufe zu vermeiden.

10.1 Definitionen

Es ist wichtig die verschiedenen Formen von Harnwegsinfektionen (HWI) zu unterscheiden, da es bei der Diagnostik und Therapie erhebliche Unterschiede gibt. Die Harnwegsinfektionen bei Männern unterscheiden sich grundlegend von denen der Frauen und werden in diesem Kapitel nicht behandelt.

Man unterscheidet unkomplizierte und komplizierte Harnwegsinfektionen, wobei letztere durch relevante Begleiterkrankungen mit immunsuppressiver Wirkung (z. B. schlecht eingestellter Diabetes mellitus, Chemotherapie, Leber- oder Niereninsuffizienz), funktionelle oder anatomische Anomalien des Harntrakts gekennzeichnet sind. Zu den komplizierenden Anomalien des Harntrakts können neben angeborenen Fehlbildungen auch iatrogene Veränderungen, wie Blasenkatheter und andere Fremdkörper gehören. Auch erworbene Anomalien komplizieren einen HWI, wie Divertikel, Stenosen und Strikturen oder externe Kompressionen, wenn diese mit einer Störung des Harnabflusses oder mit vermehrtem Restharn einher gehen.

Die Infektionen des unteren Harntrakts werden von den oberen unterschieden, die sich durch eine Beteiligung der Nieren auszeichnen. Des Weiteren sind sporadische von chronisch rezidivierenden HWI zu unterscheiden. Eine weitere besondere Form ist die Harnwegsinfektion in der Schwangerschaft. Auf die asymptomatische Bakteriurie ist besonders einzugehen, da Sie im großen Umfang zum irrationalen Einsatz von Antibiotika führt. Einen Überblick zu den Definitionen gibt Tab. 10.1.

Merke: Es ist wichtig verschiedene Arten von Harnwegsinfektionen in unterschiedlichen Populationen zu unterscheiden, da sich die Diagnostik und Therapie erheblich unterscheiden können.

https://doi.org/10.1515/9783110657906-010

Tab. 10.1: Definitionen von Harnwegsinfektionen.

komplizierte HWI	Harnwegsinfektion bei denen durch funktionelle Besonderheiten, anatomisch Anomalien, Nierenerkrankungen und Systemerkrankungen ein schwerwiegender Verlauf begünstigt wird
oberer HWI	ein oberer Harnwegsinfekt kann vermutet werden, wenn Symptome wie Fieber, Flankenschmerzen oder klopfschmerzhafte Nierenlager vorliegen
chronisch rezidivierender HWI	mehr als 2 symptomatische Infektionen in 6 Monaten oder mehr als 3 in 12 Monaten
asymptomatische Bakteriurie	Bakteriennachweis im Urin gegebenenfalls mit Leukozyturie, aber ohne klinische Symptome

10.2 Epidemiologie

Genaue Daten zur Häufigkeit von Harnwegsinfektionen sind schwierig zu erheben. Dies liegt zum einen daran, dass betroffene Frauen verschiedene Fachdisziplinen aufsuchen (z. B. Haus- oder Frauenärzte oder Urologen) und zum anderen daran, dass viele keine ärztliche Hilfe in Anspruch nehmen. Erhebungen der Krankenkassen und bevölkerungsbasierte Befragungen legen nahe, dass etwa 9 % aller Frauen ab dem 12. Lebensjahr pro Jahr einen HWI erleiden. Einen ersten Häufigkeitsgipfel gibt es in der späten Pubertät und im frühen Erwachsenalter durch den Beginn sexueller Aktivität (sogenannte Honeymoon Zystitis). Im Weiteren treten Harnwegsinfektionen ab der Menopause zunehmend häufiger auf und sind im Senium sehr verbreitet. Einschränkend muss hier festgestellt werden, dass bei diesen Daten nicht zwischen einer symptomatischen Infektion und einer asymptomatischen Bakteriurie unterschieden werden kann.

Besonders häufig treten Harnwegsinfektionen nach medizinischen Maßnahmen am Genitaltrakt, wie Desinfektionen, gynäkologischen Operationen oder Katheterisierungen auf. In der Schwangerschaft kommt es durch die gestagenbedingte Relaxation der Ureteren und die Kompression des Uterus häufiger zu Pyelonephritiden, während die früher angenommene Assoziation zur Präeklampsie und zur Frühgeburtlichkeit sich nicht bestätigt hat. Bei Männern tritt ohne prädisponierende Faktoren nur sehr selten eine Harnwegsinfektion auf.

Merke: Harnwegsinfektionen gehören zu den häufigsten Infektionen überhaupt, wobei der größte Teil auf untere unkomplizierte Harnwegsinfektionen der Frau entfällt. Trotz der geringen Gefahr für schwerwiegende Komplikationen stellt diese Entität auf Grund Ihrer Häufigkeit ein relevantes Gesundheitsproblem der Bevölkerung dar.

10.3 Pathogenese

Der Introitus vaginae und der Meatus urethrae externus besitzen bei ausreichender Östrogenversorgung eine Flora aus grampositiven Bakterien, Laktobazillen und Diphteroiden, welche im Harn sehr schlecht wachsen und keine HWI hervorrufen. Diese Flora verdrängt uropathogene Bakterien, die in ihrer weit überwiegenden Zahl vom Rektum in die Harnblase gelangen. Dies spiegelt sich im Keimspektrum der Harnwegsinfektionen wider, die bei außerhalb des Krankenhauses erworbenen Infektionen, zu über 90 % durch Darmbakterien und zu etwa 5 % durch uropathogene Hautkeime bedingt sind (s. Tab. 10.2). Bei nosokomial erworbenen Infektionen findet sich ein deutlich anderes Spektrum, aber auch hier bilden die Darmkeime mit Abstand die häufigste Erregergruppe.

Tab. 10.2: Erregerspektrum bei Frauen mit unkomplizierter Zystitis (nach: Naber KG, Schito GC, Botto H, Palou J, Mazzei T. Surveillance study in Europe and Brazil on clinical aspects and antimicrobial resistance epidemiology in females with cystitis [ARESC]: Implications for empiric therapy. European Urology. 2008;54:164–78)

Erreger	%
Escherichia coli	76,7
Proteus mirabilis	3,4
Klebsiella pneumoniae	3,5
Enterobacter spp.	1,1
Citrobacter spp.	1,0
Andere Enterobacteriaceae	1,2
Non Enterobacteriaceae	0,2
Staphylococcus saprophyticus	3,5
Staphylococcus aureus	1,1
Andere Koagulase-negative Staphylokokken	2,3
Enterococcus spp.	4,1
Streptococcus spp.	1,9
Gesamt	100

Eine Störung der physiologischen Flora des Introitus durch eine Kolpitis, mechanische Einwirkungen (z. B. Geschlechtsverkehr oder Katheterisieren), Desinfektionen oder einen Hormonmangel unterstützt das Wachstum uropathogener Keime. Die kurze Harnröhre der Frauen begünstigt die Aszension in die Blase. Auch seltene oder gar ausbleibende Miktionen bei einliegenden Kathetern fördern die Entstehung eines

HWI, da die spülende Wirkung der Miktion entfällt. Begünstigend wirken sich ebenfalls genetisch determinierte Oberflächeneigenschaften des Urothels aus, die eine verbesserte Anhaftung von Bakterien bewirken können. Auch die Besiedlung des Darms mit besonders uropathogenen Bakterien, die durch spezifische Organellen besonders gut am Urothel anhaften können, kann das Auftreten von Infektionen hervorrufen. Zukünftig könnte auch das physiologische Mikrobiom des Harntrakts, das mit modernen Nachweisverfahren untersucht werden kann, in den Fokus der Forschung rücken und insbesondere bei chronisch rezidivierenden Infektionen und bei der überaktiven Blase weitere Mechanismen der Pathogenese und der Therapie aufzeigen.

> **Merke:** Harnwegsinfektionen der Frau werden überwiegend durch uropathogene Darmkeime ausgelöst. Eine Störung des Mikrobioms und insbesondere der physiologischen Vaginalflora spielen dabei eine wichtige Rolle spielen

10.4 Diagnostik

Die Diagnostik der Harnwegsinfektionen orientiert sich an den anfangs definierten Patientengruppen. Bei allen spielt die Anamnese eine wesentliche Rolle. Das Ausmaß des diagnostischen Aufwands orientiert sich aus gesundheitsökonomischen Gründen und wegen des Therapieprinzips der raschen Symptomlinderung auch an den gruppenspezifischen Komplikationsrisiken.

10.4.1 Anamnese und Klinik

Der Anamnese kommt insbesondere bei der Diagnostik des unteren Harnwegsinfektes eine zentrale Rolle zu. Die typische Symptomkombination von neu aufgetretenen Schmerzen beim Wasserlassen sowie häufigem und starkem Harndrang ist richtungsweisend. Kommen noch suprasymphysäre Schmerzen, eine Hämaturie und eine neu aufgetretene oder verschlimmerte Harninkontinenz hinzu, erhöht sich die Wahrscheinlichkeit für einen HWI. Weitere Risikofaktoren ergeben sich aus der Epidemiologie und Pathogenese der Harnwegsinfektionen (s. Tab. 10.3). Gleichzeitig bestehende Symptome einer Kolpitis, wie Juckreiz oder vaginaler Fluor verringern hingegen die Wahrscheinlichkeit für einen HWI.

Frauen, die bereits einen Harnwegsinfekt erlitten haben, können meist selbst die Symptome sehr gut einordnen und spüren eine Infektion oft bevor Streifentest oder Urinkulturen positiv werden.

Tab. 10.3: Symptome und anamnestische Angaben die auf eine Harnwegsinfektion hinweisen.

Symptome	Schmerzen und/oder Brennen beim Wasserlassen
	Pollakisurie, Nykturie, imperativer Harndrang
	neu aufgetretene oder verstärkte Inkontinenz
	Makrohämaturie
	Trüber und unangenehm riechender Urin
	Suprasymphysäre Schmerzen
Anamnese	Geschlechtsverkehr
	Verhütung mit Spermiziden, Scheidendiaphragmen, intrauterin Pessar
	Desinfektion des Genitalbereichs (im Rahmen med. Interventionen)
	Katheterisierung der Harnröhre
	Antibiotikatherapie vor 2–4 Wochen
	anatomische oder funktionelle Besonderheiten (z. B. Restharn, Fisteln, Obstruktion)
	Diabetes mellitus oder andere immunsuppressive Erkrankungen oder Therapien
	Stuhlinkontinenz

Zur Diagnostik der Zystitis reichen eindeutige anamnestische Angaben und Symptome sowie zur Bestätigung ggf. ein Streifentest aus. Eine klinische Untersuchung ist nur bei unbekannten Patientinnen, unklaren anamnestischen Angaben oder dem Verdacht auf eine Kolpitis erforderlich.

Bei klopfschmerzhaften Nierenlagern, Flankenschmerzen und eventuellem Fieber sowie Übelkeit und Erbrechen kann eine Pyelonephritis angenommen werden. Die Symptome können mit denen einer Zystitis assoziiert sein, sie können aber auch unabhängig davon auftreten. Neben der Anamnese sind die körperliche Untersuchung und eine Urinkultur erforderlich. Auch sollten Laboruntersuchungen des Blutes (Blutbild und CRP, ggf. Procalcitonin) und eine Nierensonographie erfolgen.

Treten mehr als 2 Episoden in 6 Monaten oder mehr als 3 Episoden im Jahr auf, spricht man von einer chronisch rezidivierenden Harnwegsinfektion. Bei dieser, oder auch bei kurzfristigen Rezidiven nach erfolgreicher Antibiotikatherapie, sollten eine Urinkultur und eine körperliche Untersuchung durchgeführt werden. Auch eine Sonographie zur Bestimmung des Restharns und zum Ausschluss komplizierender Faktoren sollte erfolgen. An eine Zystoskopie sollte vor allem bei persistierender Hämaturie oder zum Fremdkörperausschluss nach urogynäkologischen Operationen mit nicht resorbierbaren Materialien gedacht werden.

Ein Screening zur Diagnose einer asymptomatischen Bakteriurie ist in der Regel nicht erforderlich. Ausnahmen bilden Patientinnen nach der Therapie einer Pyelonephritis und Patientinnen vor invasiven Eingriffen am Harntrakt. In der Schwangerschaft ist in Deutschland eine regelmäßige Untersuchung des Urins vorgesehen, da es in der Schwangerschaft bei asymptomatischer Bakteriurie häufiger zu einer Pyelonephritis kommt. Die früher vermutete Assoziation zur Frühgeburtlichkeit, fetaler Wachstumsretadierung und zur Präeklampsie hat sich nicht bestätigt. Wegen der geringen Sensitivität in einem asymptomatischen Kollektiv sind Teststreifen zum Screening wenig geeignet. Daher sollte bei entsprechender Anamnese, insbesondere bei vorangehenden schwangerschaftsassoziierten Pyelonephritiden, eine Urinkultur zum Ausschluss einer Bakteriurie durchgeführt werden. In der Schweiz wird im 2. Trimenon bei allen Schwangeren ein Screening auf eine asymptomatische Bakteriurie durchgeführt, in Deutschland allerdings nicht.

Merke: Bei der Diagnose der Harnwegsinfekte, insbesondere bei der Zystitis, kommt der Anamnese und den klinischen Symptomen eine entscheidende Rolle zu.

10.4.2 Streifentest

Ein Streifentest (Nitrit und/oder Leukozyten-Esterase) kann bei der Diagnostik weitere wertvolle Informationen liefern, die zahlreichen Möglichkeiten für falsch positive oder falsch negative Ergebnisse eines Streifentest sind aber zu beachten (s. Tab. 10.4).

In der Praxis werden vor allem falsch positive Ergebnisse der Leukozyten-Esterase und falsch negative Ergebnisse des Nitritnachweises gesehen: Ein falsch positives Testergebnis der Leukozytenesterase kann durch eine Kontamination mit Vaginalsekret entstehen. Ein falsch negatives Ergebnis für Nitrit kann auf Grund einer ungenügenden Blasenverweilzeit, da die eigentlich notwendige Verweilzeit von 3 Stunden im Rahmen einer akuten Zystitis meist nicht möglich ist, oder auf Grund einer Infektion mit Bakterien, die keine Nitratreduktase besitzen (z. B. Staphylokokken, Pseudomonaden oder Enterokokken) bedingt sein.

Daraus ergibt sich folgendes Vorgehen bei entsprechenden anamnestischen und klinischen Angaben: Bei entsprechender Klinik und dem Nachweis von Nitrit, mit oder ohne gleichzeitigen Nachweis von Leukozyten im Urin, kann ein Harnwegsinfekt angenommen werden. Beim alleinigen Nachweis von Leukozyten sollte nur bei eindeutiger Symptomatik von einem Harnwegsinfekt ausgegangen werden, bei Zweifeln ist hier eine Untersuchung zum Ausschluss einer Kolpitis erforderlich oder eine Uringewinnung durch Einmalkatheterisierung und gegebenenfalls eine Urinkultur. Bei fehlendem Nachweis von Nitrit und Leukozyten ist ein Harnwegsinfekt unwahrscheinlich.

Tab. 10.4: Mögliche Ursachen falsch positiver und falsch negativer Ergebnisse von Urinteststreifen.

	Leukozyten-Esterase	Nitrit

falsch positiv	– Kontamination mit Vaginalsekret
	– Antibiotika
	  – Meronem
	  – Imipenem
	  – Clavulansäure
		– langes Stehenlassen des Urins
		– Farbstoff im Urin (z. B. Rote Beete)

falsch negativ	– Vitamin C
	– Reaktionsfarbe wird überdeckt durch hohe Konzentrationen von:
	  – Bilirubin
	– Reaktionsfarbe wird abgeschwächt durch
	  – Eiweisausscheidung > 5 g/l
	  – Glukoseausscheidung > 20 g/l
	  – Antibiotika: Cefalexin, Gentamicin, Doxycyclin, Nitrofurantoin
		– fehlende Nitrat-Reduktase der pathogenen Bakterien
		– ungenügende Blasenverweilzeit
		– stark verdünnter Urin
		– sehr saurer Urin
		– Luftexposition
		– hohe Konzentration an Urobilinogen
		– nitratarme Kost
		– Vitamin C

10.4.3 Urinkultur

Die Urinkultur stellt weiterhin den Goldstandard zum Nachweis einer Harnwegsinfektion dar. Sie sollte bei einem Verdacht auf eine Harnwegsinfektion durchgeführt werden. Einzige Ausnahme ist die sporadische, ambulant erworbene Zystitis, die in der gynäkologischen Praxis aber bei weitem am häufigsten beobachtet wird.

Bei der Anlage einer Urinkultur gibt es zahlreiche Fehlermöglichkeiten. Schon bei der Probengewinnung ist zu bedenken, dass es sehr vielen Frauen nicht gelingt, einen Mittelstrahlurin zu gewinnen. Die Verwendung von desinfizierenden Substanzen vor der Uringewinnung sollte vermieden werden, der Introitus sollte lediglich mit Wasser gereinigt werden. Weitere Fehlermöglichkeiten ergeben sich bei der Lagerung und beim Transport ins Labor, so ist auf eine Kühlung des Urins zu achten, wenn dieser nicht unmittelbar verarbeitet werden kann. Einschränkungen ergeben sich auch aus der Verwendung von Eintauchnährböden, welche besonders bei niedrigen Bakterienkonzentrationen im Urin falsch negative Ergebnisse generieren können. Auch die Kommunikation mit dem Labor ist von Bedeutung, sie wird in der klinischen Routine leider oft vernachlässigt; wichtig ist hier der Hinweis auf vorangegangene Antibiotikatherapien und auf den Modus der Uringewinnung.

Der früher oft verwendete untere Grenzwert von 10^5 Kolonien bildenden Einheiten (KBE) wird heute nicht mehr verwendet, da er zu einer sehr hohen Zahl an falsch negativen Ergebnissen führen würde. Beim Nachweis geringer Konzentrationen zwischen 10^3 und 10^4 KBE kann die Sensitivität der Urinkultur deutlich verbessert werden. Bei steril durch suprapubische Blasenpunktion gewonnenen Urinproben ist bereits eine Konzentration von 10^2 KBE beweisend für einen HWI.

10.4.4 Weiterführende Diagnostik

Bei der sporadischen Zystitis ist bei eindeutiger Klinik und einem positiven Streifentest in der Regel keine weitere Diagnostik erforderlich. Bei diagnostischen Unsicherheiten, Hinweisen auf eine Beteiligung der oberen Harnwege oder bei rezidivierenden oder komplizierten Infektionen sollte eine körperliche Untersuchung durchgeführt werden. Je nach Klinik und individueller Konstellation können die Sonographie oder andere bildgebende Verfahren eingesetzt werden. Endoskopische Verfahren sind nur bei begründetem Verdacht auf Tumore, Fremdkörper oder Fehlbildungen indiziert.

Merke: Der Urin-Streifentest gibt eine gute Orientierung, die zahlreichen Fehlermöglichkeiten dieses Testverfahrens müssen aber bedacht werden. Auf die Urinkultur sollte bei der sporadischen unkomplizierten Zystitis verzichtete werden, bei allen anderen Harnwegsinfektionen stellt sie den Goldstandard der Diagnostik dar.

Literatur

Leitlinienprogramm DGU: Interdisziplinare S3 Leitlinie: Epidemiologie, Diagnostik, Therapie, Pravention und Management unkomplizierter, bakterieller, ambulant erworbener Harnwegsinfektionen bei erwachsenen Patienten. Langversion 1.1–2, 2017 AWMF Registernummer: 043/044, http://www.awmf.org/uploads/tx_szleitlinien/043-044l_S3_Harnwegsinfektionen pdf (Zugriff am: 25.05.20).

Guideline of the Swiss Society of Gynaecology and Obstetrics (SSGO) on acute and recurrent urinary tract infections in women, including pregnancy. Betschart Cornelia, Albrich Werner C., Brandner Sonja, Faltin Daniel, Kuhn Annette, Surbek Daniel, Geissbühler Verena. Swiss Med Wkly. 2020;150:w20236. doi:10.4414/smw.2020.20236 https://ssi.guidelines.ch/guideline/2981 (Zugriff am 25.5.20)

Mueller ER, Wolfe AJ, Brubaker L. Female urinary microbiota. Curr Opin Urol. 2017;27(3):282–6. doi: http://dx.doi.org/10.1097/MOU.0000000000000396. PubMed.

Naber KG, Schito GC, Botto H, Palou J, Mazzei T. Surveillance study in Europe and Brazil on clinical aspects and antimicrobial resistance epidemiology in females with cystitis (ARESC): Implications for empiric therapy. European Urology. 2008;54:164–78.

DEGAM Leitlinie: Brennen beim Wasserlassen https://www.awmf.org/uploads/tx_szleitlinien/053-001l_S3_Brennen_beim_Wasserlassen_2018-09.pdf (Zugriff am 25.5.20)

11 Untersuchungen und Ableitungen des Harntraktes

Christian Hampel

Autoren der 2. Auflage: Dietmar Kranzfelder, Jan Roigas

11.1 Katheterismus

Der instrumentelle Katheterismus der abführenden Harnwege kann sowohl aus diagnostischen als auch therapeutischen Gründen indiziert sein. Um Verletzungen zu vermeiden, müssen bei Verdacht auf anatomische Besonderheiten der Harnröhre, Harnblase und Ureteren diese vorher durch bildgebende Verfahren abgeklärt werden.

11.1.1 Diagnostische Indikationen

- Urinentnahme zum Anlegen einer Bakterienkultur
- vesikale und urethrale Druckmessung
- Messung des peri- und postoperativen Harnvolumens
- intraoperative Blasenwand-Integritätsprüfung
- retrograde Kontrastmittelinstillation bei Röntgenuntersuchungen
- Durchgängigkeitsprüfung der Urethra bei operativer Blasenhalselevation

11.1.2 Therapeutische Indikationen

- Harnverhaltung
- Messung des peri- und postoperativen Harnvolumens
- Urinableitung prä-, intra- und postoperativ bei Blasenscheidenfistel oder fortgeschrittenem Genitalkarzinom
- urethrale Schienung bei Urethraplastik oder Harnröhrentrauma

Katheterarten

Für die transurethrale Katheterisierung stehen verschiedene Katheter-Varianten zur Verfügung, die sich in Form, Größe, Material, Anzahl der Lumina und in der Art des Haltemechanismus unterscheiden. In der Gynäkologie und Geburtshilfe werden für den einmaligen Gebrauch Polyäthylen- und Polyvinylchlorid-Katheter am häufigsten eingesetzt (Robinson-Katheter). Diese Katheter sind relativ starr und haben ein günstiges Verhältnis von Innen- zu Außendurchmesser. Ist eine transurethrale Urinablei-

https://doi.org/10.1515/9783110657906-011

tung für einen längeren Zeitraum erforderlich, kommt meist der doppellumige Foley-Katheter aus Latex oder Silikon zur Anwendung. Das kleine Ballon-Lumen dient der Befüllung des endovesikalen Fixierungsballons, das größere zweite zur Urinableitung.

Die Größe des zu verwendenden Katheters hat sich nach dem Zweck des Eingriffs zu richten. Der äußere Umfang der Katheter und der meisten Endoskope wird nach der französischen Skala von Charrière in mm angegeben. Nach der Kreisumfangsformel $U = \pi \times 2 \times r$ errechnet sich der Katheterdurchmesser pro Charrière folglich auf ca. 0,33 mm. In der Regel werden zum Einmalkatheterismus und bei Verweilkathetern Größen von 16–18 Charr. gewählt. Da die weibliche Harnröhre im Erwachsenenalter physiologisch einen Innenumfang von 30 mm aufweist, ist die Wahl eines dünneren Katheters zur Blasendrainage nicht sinnvoll, zumal das Verletzungsrisiko durch Verhaken der Katheterspitze in der Harnröhrenschleimhaut mit abnehmendem Durchmesser genau wie die Dauer der Blasenentleerung und die Verstopfungsgefahr durch Koagel oder Zelldetritus *zunimmt*. Umgekehrt verhält es sich bei den Messkathetern für urodynamische Komplexmessungen (Füllungszystometrie, Druck-Fluss-Studie, Urethradruckprofil). Hier sollte die Harnröhre während der Messung des Harnstrahls oder des Harnröhrenverschlussdruckes möglichst wenig durch das Katheterlumen obstruiert werden (Stöpsel-Effekt), um die Messergebnisse nicht zu verfälschen. Hier haben sich Kathetergrößen für Bi- und Trilumenkatheter von 6–8 Charrière etabliert. Die einzige urodynamische Messmethode ohne obstruktive Beeinflussung des Blasenauslasses ist hingegen die Messung über eine Bilumen-Zystostomie (s. u.), allerdings ist dabei keine Urethra-Druck-Profilometrie möglich.

Technik des Katheterismus. Die Uringewinnung über einen Einmalkatheter kann im Sitzen, Liegen, auf dem gynäkologischen Stuhl, auf dem Operationstisch oder im Bett erfolgen.

> **Merke:** Das Katheterisieren muss unter **sterilen Kautelen** durchgeführt werden.

Die mit sterilen Handschuhen bekleideten Finger des Untersuchers spreizen mit einer Hand die Labien und reinigen mit der anderen Hand mit mehreren feuchten, mit Desinfektionslösung getränkten Tupfern die Region der äußeren Harnröhrenöffnung. Anschließend wird der an der Spitze mit Gleitmittel benetzte Katheter in die Blase eingeführt. Bei ausgeprägtem Genitalprolaps müssen hierbei zur Schmerzvermeidung häufig erst der Uterus und die Zystozele reponiert werden. Dient die Urinentnahme dem Anlegen einer Bakterienkultur, lässt man die erste Portion des Urins z. B. in eine Nierenschale ablaufen, hält dann ein steriles Auffanggefäß in den Urinstrahl, um die mittlere Portion zu gewinnen, und lässt den Resturin wieder ablaufen. Soll die Urinmenge quantifiziert werden, erfolgt die Gewinnung in ein graduiertes Auffanggefäß. Beim Legen eines Dauerkatheters wird in gleicher Weise vorgegangen.

Die Blockade des meist verwendeten Foley-Katheters erfolgt mit 10–20 ml physiologischer Kochsalzlösung (abhängig von der zulässigen Ballonfüllung und der Gefahr automanipulativer Katheterentfernung z. B. bei dementen Patientinnen). Abhängig von der Liegedauer des Katheters und dem Funktionszustand der umliegenden Haut ist eine äußere Katheterpflege mit Bepanthen- und Östrogen-Salbenapplikation im Bereich des Meatus urethrae externus zu empfehlen. Bei der Indikation zur langfristigen oder gar lebenslangen transurethralen Harnableitung sollten Latex-Katheter alle 2 Wochen, Silikonkatheter alle 4 Wochen gewechselt werden.

11.2 Suprapubische Zystostomie

Alternativ zum transurethralen Katheterismus ist es gelegentlich vorteilhafter, die Harngewinnung und Harnableitung über einen suprapubischen Zugang vorzunehmen (Abb. 11.1).

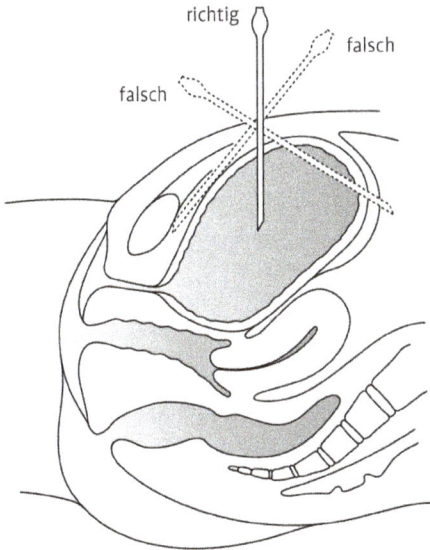

Abb. 11.1: Suprapubische Blasenpunktion: richtige und falsche Führungsrichtung der Punktionskanüle.

11.2.1 Indikationen

11.2.1.1 Diagnostische Indikationen
– kontaminationsarme Uringewinnung (steriler Punktionsurin)
– Restharnmessung bei Blasenentleerungsstörungen
– Urodynamische Druck-Fluss-Studie ohne obstruktive Messkatheterbeeinflussung des Blasenauslasses

11.2.1.2 Therapeutische Indikationen

- längerdauernde postoperative Harnableitung bei Senkungs- und Harninkontinenzoperationen
- Blasendrainage mit der Möglichkeit des Miktionstrainings, vor allem nach gynäkologischen Radikaloperationen
- nach vesiko- oder urethrovaginalen Fisteloperationen
- Harnverhalt bei Harnröhrenverletzung oder tumorös veränderter Urethra

11.2.2 Kontraindikationen

- Blutgerinnungsstörungen
- angeborene Koagulopathien
- Antikoagulantientherapie
- unklare anatomische und topographische Veränderungen der Blase (ausgedehnte Vernarbungen nach Voroperationen)
- bekanntes Urothelkarzinom der Harnblase.

Technik. Die Blasenpunktion erfolgt 2–3 cm oberhalb der Symphyse in der Mittellinie der auf dem Rücken liegenden Patientin (Albrecht, 2004).

Merke: Wenn möglich sollte die Blase physiologisch gefüllt sein. Bei freier transurethraler Katheterisierbarkeit kann die Blase vor der Punktion mit 300–400 ml physiologischer Kochsalzlösung aufgefüllt werden. Die Punktion sollte unter permanenter sonographischer Kontrolle erfolgen. Punktionen bei Füllungen < 100 ml (z. B. bei kleinkapazitären, inkontinenten Schrumpfblasen) sind technisch anspruchsvoll, bergen erhöhte Verletzungsrisiken für Nachbarorgane und sollten nur unter strengster Indikationsstellung von Experten durchgeführt werden.

Nach chirurgischer Hautdesinfektion und Sterilabdeckung wird der Punktionskanal mit Lokalanästhetika infiltriert.

Die Punktionsnadel wird senkrecht zur Haut auf die Blase zugeführt. Benutzt man dazu eine dünne lange Nadel, dann kann hierbei gleichzeitig durch eine Probepunktion die genaue Punktionsrichtung festgelegt werden. Soll nur eine Urinprobe entnommen werden, kann dies jetzt geschehen.

Für eine suprapubische Blasendrainage stehen steril abgepackte Einmalsets zur Verfügung. Zu Beginn der Punktion wird der Katheter in die Punktionskanüle (12–16 Charr) eingeführt. Anschließend erfolgt die Punktion der Harnblase. Sobald Urin aus dem Katheter läuft, wird dieser weiter bis zu einer vorgegebenen Markierung in die Blase vorgeschoben und anschließend die Punktionskanüle aus der Blase zurückgezogen und vom Katheter getrennt. Der abfließende Urin wird in einem Auffangbeutel gesammelt, der Katheter durch Auffüllen des in den Zystofix integrierten

Ballons in der Blase befestigt. Ein anfangs nach der Punktion leicht blutig tingierter Urin sollte sich bei normaler Diurese schon nach kurzer Zeit wieder aufhellen.

Obgleich die suprapubische Zystostomie für den Geübten keine größeren Probleme hervorruft, muss dennoch auf mögliche seltene Komplikationen wie ausgedehnte Hämatome infolge von Gefäßverletzungen, Dünndarmperforationen, Peritonitis und Ileus hingewiesen werden. Dieses Risiko besteht vor allem nach Voroperationen in der Unterbauchregion (relative Kontraindikation!). Daher besteht vor Anlage einer suprapubischen Zystostomie eine zwingende Aufklärungspflicht über den Eingriff und die potenziellen Komplikationen. Aktuelle Blutgerinnungswerte sollten vorliegen.

Tipp: Eine stärkere Blutung im Stichkanal kann gegebenenfalls durch Zug am Ballon zur Blasenwand hin komprimiert werden.

11.3 Kalibrierung und Dilatation der Harnröhre

Für die Kalibrierung und Dilatation der weiblichen Harnröhre werden Bougies-à-Boule-Stifte mit zunehmenden Durchmessern verwendet.

11.3.1 Indikationen

- Harnverhalt bzw. abgeschwächter Harnstrahl nach Harninkontinenzoperation
- Symptomatische (Reizblase, Harnblasenentleerungsstörung) atrophiebedingte Stenosierung des Orificium urethrae externum

Technik. Die meist aus Metall gefertigten Stifte (Abb. 11.2) sind an der Spitze olivenförmig gestaltet bzw. glatt. Nach Instillation eines Lokalanästhetikums in die Harnröhre werden die Stifte mit leichter Hand zur Blase hin eingeführt und wieder zurückgezogen. Ist beim Einführen oder Zurückziehen ein Widerstand bemerkbar oder erscheint die distale Harnröhrenöffnung wie ein weißlicher Ring, ist von einer Harnröhrenstenosierung auszugehen. Die Bougierung der weiblichen Harnröhre sollte im Regelfall problemlos bis 24–28 Charr möglich sein, eine therapiebedürftige Enge liegt aber erst bei einem Innenumfang von < 17 mm vor.

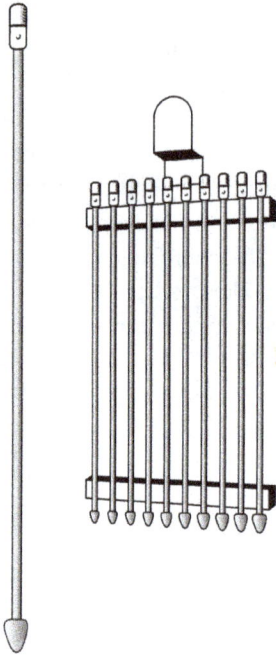

Abb. 11.2: Set von Bougies-à-Boule-Stiften.

11.4 Diagnostische Urethrozystoskopie

Merke: Die enge anatomische und funktionelle Beziehung der weiblichen Harnröhre und Harnblase zum inneren Genitale und dem Beckenboden verpflichtet auch Gynäkologen, mit der Technik und Durchführung der Urethrozystoskopie zum Zweck der Diagnostik vertraut zu sein.

Therapeutische Eingriffe werden dagegen heute in der Regel von Urologen ausgeführt. Jede Urethrozystoskopie muss unter streng aseptischen Bedingungen durchgeführt werden. Chirurgische Händedesinfektion, Desinfektion des Orificium urethrae externum, ein steriles Anreichen und Einführen des Zystoskops sind unerlässliche Voraussetzungen.

Die Durchführung der Zystoskopie erfolgt bei in Steinschnittlage liegender Patientin, bei fehlender Verfügbarkeit einer Videokette auf Augenhöhe des Untersuchers. Grundsätzlich sollte aber in heutiger Zeit auf diese ergonomische Untersuchungstechnik nicht verzichtet werden, welche längere und genauere Spiegelungen zulässt und auch anderen Untersuchungsteilnehmern die Möglichkeit zur Befundbestätigung oder -diskussion eröffnet. Außerdem ist die Videozysturethroskopie ein wertvolles Weiterbildungsinstrument. Die auch in der Gynäkologie immer mehr um sich greifende Laparoskopie stellt in der Regel die entsprechende Videotechnik bereit und sollte auch entsprechend zum Einsatz kommen. Voraussetzungen für die Zystoskopie sind eine für das Zystoskop passierbare Harnröhre, ein ausreichendes Füllvolumen der Harnblase und ein Blaseninhalt, der eine Beurteilung zulässt. Ist die Sicht innerhalb der Blase z. B. durch ein großes Hämatom oder eine starke Blutung nicht ausreichend, dann muss zunächst das Blasenlumen über ein Spülzystoskop soweit ausgeräumt werden, dass eine Beurteilung möglich wird. Wenn möglich sollte in solchen Fällen eine starre Optik mit großlumigem Spülkanal und eine Dauerspülung verwendet werden.

11.4.1 Indikationen für die Urethrozystoskopie in der Gynäkologie

– bei Makro- und Mikrohämaturie zur Abklärung der Blutungsursache
– bei rezidivierenden Harnwegsinfekten
– vor Operationen eines großen Uterus myomatosus oder von Adnextumoren
– vor Karzinomoperationen, bei denen eine Blasenwandinfiltration nicht ausgeschlossen werden kann
– bei überaktiver Blase
– vor oder im Verlauf einer Strahlentherapie des Uterus
– geplante blinde Platzierung von Harnleiterschienen (bei fehlender Verfügbarkeit urologischer Konsiliartätigkeit mit der Möglichkeit fluoroskopischer Lagekontrolle)
– bei Verdacht auf Blasenscheidenfistel
– intraoperativ zur Kontrolle der Blasenhalselevation und Blasenwandintegrität bei Bandeinlagen und Nadelsuspensionen oder zur Prüfung der Ureterintegrität bei ausgedehnten bzw. unübersichtlichen Unterleibsoperationen (i. v. Blauprobe)
– zum Ausschluss einer Blasen- oder Harnröhrenläsion (z. B. bei Pfählungstrauma)

11.4.2 Relative Kontraindikationen für die Urethrozystoskopie in der Gynäkologie

– akute Urethritis und Zystitis
– Erkrankungen der Harnwege, die durch radiologische oder sonographische Untersuchungsverfahren ausreichend diagnostiziert werden können

Instrumentarium. Für die Urethrozystoskopie werden in der Gynäkologie vor allem starre Instrumente verwendet. Die starren Urethrozystoskope haben eine bessere optische Qualität und verfügen über einen größeren Arbeitskanal, durch den im Bedarfsfall zahlreiche Hilfsinstrumente eingeführt werden können. Die starren Urethrozystoskope haben Schäfte von 8–24 Charr und Optiken mit einem Blickwinkel von 0–170°. Für die Inspektion der Harnröhre eignen sich Optiken mit einem Blickwinkel von 0–25° (Geradeausblick-Optik), für die Inspektion der weiblichen Blase Zystoskope mit einem Blickwinkel von 30–70° (Vorausblick-Optik). Der Blasenhals wird am besten mit einer Optik von 70–120° (Steilblick-Optik) inspiziert.

Technik und Befunderhebung. Bei der retrograden Urethrozystoskopie kann die Urethra bereits beim Einführen des Endoskops beurteilt werden. Zur Entfaltung der Harnröhrenwände muss das Instrument stetig mit Flüssigkeit durchspült werden. Wird der Zystoskopschaft mit Mandrin blind in die Blase eingeführt, dann erfolgt die Inspektion der Urethra beim Zurückziehen des Instruments.

Endoskopisch zu beurteilen sind mögliche Strikturen, Divertikel, Warzen, Tumoren sowie der Meatus urethrae externus. Durch gezieltes Ein- und Ausführen des Urethrozystoskops in die Blase und zurück bis zur Mitte der Urethra können funktionelle Aspekte der Verschlussfunktion erfasst werden.

Als Füllmedium eignen sich physiologische Kochsalzlösung, isotone Glukoselösung sowie aufbereitetes entionisiertes Leitungswasser. Für die Beurteilung der einzelnen Blasenabschnitte haben sich vier Grundbewegungen bei der Zystoskopie bewährt (Abb. 11.3).

1. Inspektion des Blasenscheitels und der Blasenvorderwand. Im Blasenscheitel findet sich typischerweise eine Luftblase, die bei Einführen des Instruments in die Blase gelangt.

2. Drehung des Zystoskops in seiner Längsachse um 180°, Besichtigung von Fundus, Trigonum vesicae und Orificium internum urethrae. Durch leichtes Senken und Herausziehen des Zystoskops in Richtung Untersucher erscheinen die Ureterleisten und in deren Fortsetzung die Ostien. Bei Prolaps oder ausgeprägter Zystozele ist es häufig hilfreich, die hintere Blasenwand von der Scheide her mit einem Stieltupfer oder digital anzuheben. Andererseits lässt ein Zug an der Por-

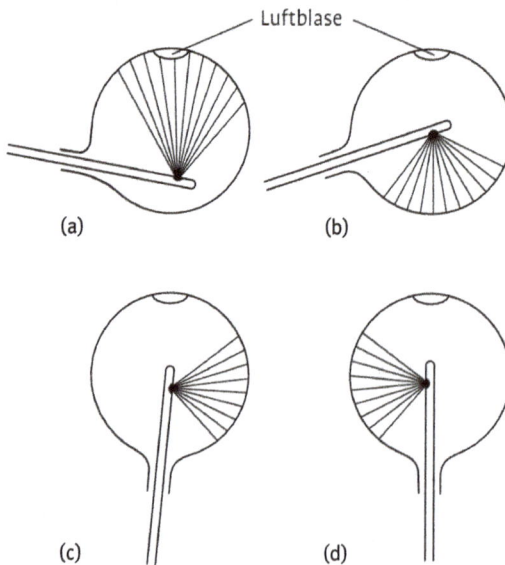

Luftblase

(a) (b) (c) (d)

Abb. 11.3: Die vier Grundbewegungen des Zystoskops zur Besichtigung der einzelnen Blasenabschnitte.

tio vag. uteri Infiltrationen der Blasenwand beim fortgeschrittenen Zervixkarzinom erkennen.

3. und 4. Inspektion beider Seitenwände sowie der Hinterwand, des Fundus vesicae. Die Inspektion der Blasenwand sollte in verschiedenen Füllungsstadien vorgenommen werden. Bei geringer Füllung erhält man einen guten Überblick. Details werden bei stärkerer Füllung erkennbar.

Chromozystoskopie. Die Blasenspiegelung kann mit einer Funktionsprüfung der Urinausscheidung kombiniert werden, wobei wegen der fehlenden Zulassung von Methylenblau und Cardio-Green für die i. v.-Applikation nur noch Indigokarmin eingesetzt werden kann.

Die Ausscheidung des Farbstoffs über die Ostien wird beeinflusst von der Diurese, der exkretorischen Nierenleistung und der Ureterfunktion. In der Regel beginnt die Farbstoffausscheidung 3–5 Minuten post injectionem kräftig und konzentriert in der typischen Rauch- oder Fächerform. Verzögerte oder fehlende Ausscheidung bzw. matte und träge Aktionen lenken den Verdacht auf eine Störung der Harnausscheidung und indizieren eine weiterführende Abklärung. Die Kombination von Urinanalyse und Sonographie der abführenden Harnwege hat die Indikation der Chromozystoskopie weiter eingeschränkt.

Protokollierung. Die Niederschrift eines Urethrozystoskopiebefundes sollte folgende Punkte beinhalten:
- Passage der Harnröhre
- Qualität des ablaufenden Harns und der Spülflüssigkeit (Farbe und Geruch)
- Blasenkapazität
- Beschaffenheit der Blasenschleimhaut und Blasenwand (Ausschluss eines Blasentumors, Divertikel, Pseudodivertikel, Trabekulierungen)
- Lage, Form und Aktivität der Ureterostien; Blauausscheidung
- Zustand des Blasenhalses

Bei Beachtung der relativen Kontraindikationen sind Komplikationen bei der Durchführung der Urethrozystoskopie sehr selten.

11.5 Ureterenkatheterismus

Aus gynäkologisch-geburtshilflicher Sicht bestehen folgende **Indikationen** für einen Ureterkatheterismus:
- Tumorprogression bei z. B. Zervixkarzinom,
- intraoperative Ureterdarstellung bei unübersichtlicher Anatomie,
- Schienung bei Ureterläsion,

- pathologische Harnabflussbehinderung in der Gravidität und nach Senkungsoperationen,
- inkomplette (wandständige) Ureter-Scheidenfistel,
- Stenosierung der Ostien bei radiogen bedingter Schrumpfblase.

Technik. Nach dem Einführen eines Ureterenkatheters in den intramuralen Harnlei-
teranteil sollte immer, wenn möglich, eine radiologische Diagnostik mit retrograder
Darstellung des Ureters und des Nierenbeckenkelchsystems erfolgen. Da nur wenige
Gynäkologen im Besitz der Fachkunde für die Teilgebietsradiologie des Harntraktes
sein dürften, wird hier die Kooperation mit Urologischen Partnerkliniken dringend
empfohlen. Das Einführen eines Ureterenkatheters erfolgt über einen in das Zystoskop oder Ureterorenoskop integrierten Arbeitskanal oder im Falle einer offenen intraoperativen Ureterläsion auch direkt. Nach Aufsuchen der Ostien wird die Katheterspitze über den Albarran-Hebel in den Ureter geleitet. Moderne Ureterenkatheter sind
allerdings leicht gebogen und werden durch einen Führungsmandrin nur zur Einführung in den Arbeitskanal begradigt. Endovesikal wird der Mandrin entfernt und die
gekrümmte Spitze des Ureterkatheters lässt sich auch ohne Albarran-Hebel durch eine Schraubenbewegung in den Harnleiter einführen (sogenannte steuerbare Ureterenkatheter). Auch wegen der notwendigen Erfahrung und der möglichen Gefahren
(z. B. Perforation) sollte die Durchführung des Ureterkatheterismus in enger Kooperation mit Urologen erfolgen. Über einen durch den Ureterkatheter eingeführten Führungsdraht kann nach Entfernung des Ureterenkatheters in Seldinger-Technik eine
endovesikal und im Nierenbecken durch einen Kringel fixierte permanente Harnleiterschiene (Doppel-J-Katheter) eingeführt werden. Für die verschiedenen Verwen-
dungszwecke stehen rigide, aus Polyvinylchlorid oder Polyäthylen gefertigte Katheter mit oder ohne einen hydrophil beschichteten Führungsdraht sowie weiche, aus
Silikon oder Polyurethan hergestellte, zentral offene Doppel-J-System-Katheter zur
Verfügung (Abb. 11.4). Die Katheterdurchmesser reichen von 3–10 Charr (Chaussy
und v. Wallenberg Pachaly, 1991).

Gelingt aus anatomischen oder technischen Gründen die retrograde Passage der
Ureteren nicht, dann besteht häufig noch die Möglichkeit, die Ureteren anterograd
über eine perkutane Nephrostomie zu schienen. Dieser Eingriff ist aber wegen der
Gefahr der Nierenblutung und der Notwendigkeit einer fluoroskopischen Kontrolle

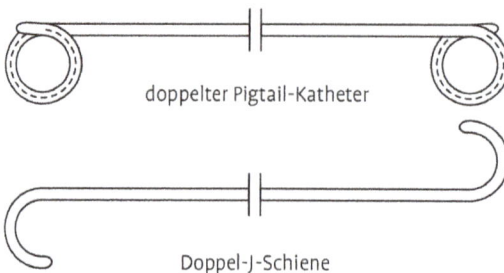

doppelter Pigtail-Katheter

Doppel-J-Schiene

Abb. 11.4: Beispiele für Ureterkatheter.

nur vom Urologen durchzuführen. Bei Patientinnen mit einer durch Tumorkompression bedingten Ureterläsion empfiehlt sich die Verwendung eines zentral offenen Ureterenkatheters, der unter Verwendung eines Führungsdrahtes leicht gewechselt werden kann. Spezielle endoluminale Verstärkungen und rigidere Materialien in speziellen Tumorschienen erlauben eine verlängerte Liegezeit bis zu einem Jahr. Üblicherweise sollte eine Harnleiter-Dauerschiene wegen der Gefahr einer Verstopfung durch Koagel, Steingries oder Zelldetritus allerdings alle drei Monate erfolgen. Bei Schwangeren mit Harnleiterschienen wegen therapierefraktärer Harnstauungsniere und konsekutiven Flankenschmerzen (wegen der ureterprotektiven Wirkung des colon sigmoideum meist rechts) führt die gesteigerte Lithogenität des Schwangerenurins zu einer schnelleren Schienenverkrustung bzw. -verstopfung und zu einer Verkürzung des Wechselintervalls auf bis zu 8 Wochen.

11.6 Perkutane Nephrostomie

Die **Indikationen** der perkutanen Punktion des Nierenhohlraumsystems reichen von der anterograden Pyelographie über das Legen eines Nephrostomiekatheters bis hin zur Steinentfernung und Tumorresektion. Im gynäkologisch-geburtshilflichen Krankengut ergibt sich nur selten eine Indikation für eine perkutane Nephrostomie. Eine Indikation zur Nierenfistelung kann bei einem progressiven Genitalkarzinom mit zunehmender Harnstauung bestehen, wenn eine retrograde transurethrale Harnableitung nicht mehr möglich ist. Es ist hierbei aber genau zu prüfen, ob die damit möglicherweise verbundene Lebensverlängerung im Vergleich zu einem gnädigen Tod in der Urämie zu rechtfertigen ist.

In der Schwangerschaft kann sich bei einer therapieresistenten Pyelonephritis mit hochgradiger Harnstauung eine weitere Indikation für die perkutane Nephrostomie ergeben, falls die retrograde Platzierung eines Doppel-J-Katheters nicht möglich ist. Der Eingriff wird in Deutschland in der Regel von Urologen ausgeführt.

Bei Beachtung der **Kontraindikationen** (z. B. Blutgerinnungsstörungen, angeborene Koagulopathien, Antikoagulantientherapie) ist die perkutane Nephrostomie in der Hand des Geübten ein komplikationsarmer Eingriff.

Technik. Für die perkutane Nephrostomie wird zunächst die Niere unterhalb der 12. Rippe der in Bauchlage befindlichen Patientin aufgesucht und die Punktionsrichtung festgelegt. Danach erfolgt in Lokalanästhesie unter aseptischen Bedingungen die Punktion des Nierenhohlraumsystems transparenchymatös unter Ultraschallkontrolle. Über die Punktionsnadel wird ein Führungsdraht in die Niere und ggf. den Harnleiter hinunter bis in die Blase platziert. Über diesen kann dann nach entsprechender Dilatation des Punktionskanals in Seldinger-Technik die antegrade Harnleiterschienung mit Versenkung des Doppel-J-Katheters in die Niere oder aber die Einlage einer Nephrostomie erfolgen.

11.7 Gewebeentnahme aus Blase und Nieren

Die Abklärung unklarer Blasenwandveränderungen oder die Entfernung eines Blasentumors erfolgt transurethral in Abhängigkeit von Größe und Beschaffenheit mittels PE-Zange oder Resektoskop (Hartung und Barba, 2006). Unter endoskopischer Sicht wird mit einer elektrochirurgischen Schlinge das abklärungsbedürftige Gewebsstück reseziert und anschließend über den Resektoskopschaft aus der Blase ausgespült. Persistierende Blutungsquellen werden koaguliert.

Zur Punktion von Nierenzysten und zu gezielter Gewebeentnahme aus der Niere eignen sich die Ultraschall- oder Computertomographie-gestützte perkutane Nierenpunktion oder die Feinnadelbiopsie. Eine exakte Tumorlokalisation mit diesen bildgebenden Verfahren ist Voraussetzung für den erfolgreichen Einsatz dieser invasiven Verfahren.

Literatur

Albrecht K. Die Relevanz der Harnblasenfüllung. Der Urologe (A). 2004;43:178–84.

Chaussy C, v. Wallenberg Pachaly H. Ureterschienen. Der Urologe (A). 1991;30:282–4.

Hartung R, Barba M. Endourologische Diagnostik und Therapie. In: Hautmann R, Huland H, editors. Urologie, 3., überarbeitete Auflage. Berlin, Heidelberg: Springer; 2006. p. 75–86.

Michel, Thüroff, Janetschek, Wirth (Hrsg.). Die Urologie (2 Bd.) , 1. Auflage 2016, Springer-Verlag Berlin Heidelberg New York.

Schultz-Lampel, Goepel, Haferkamp (Hrsg.). Urodynamik, 3. Aufl. 2012, Springer-Verlag Berlin Heidelberg New York.

12 Urodynamik der unteren Harnwege

Gert Naumann, Heinz Kölbl

250 v. Chr.	Grundlagen der Hydrostatik (*Archimedes von Syracus*)
1643	Messung des Luftdruckes mit einer Quecksilbersäule (*Evangelista Toricelli*)
1897	erste kombinierte Urodynamik-Messung mit simultaner Registrierung von Blasendruck und Harnfluss (*Eugen Rehfisch*)
1961	Drucktransmissionstheorie (*Enhörning G*)
1969	Messung des Blasen- und Harnröhrendruckes mit wassenführenden Kathetern (*Brown, Wickham*)
1976	erster Standardisierungsbericht der ICS
1982	ambulante Urodynamik (*Bhatia NN*)
1983	Microtransduktoren zur urodynamischen Druckmessung (*Anderson RS*)
1990	„Leak point pressure" (*Bloom DA*)

Die Abklärung von Speicher- und Entleerungsstörungen der Harnblase, Pathologien des urethralen Verschlussapparates sowie Störungen eines geordneten Zusammenspiels der verschiedenen Sphinkterpartien erfordert eine umfangreiche Diagnostik, die vor allem auf funktionelle Aspekte fokussiert sein sollte.

Bildgebende Untersuchungen können hier zwar Störungen aufzeigen, liefern jedoch keinerlei Aussagen über wichtige Faktoren wie Druckveränderungen in den einzelnen Kompartimenten während unterschiedlicher Beanspruchungen.

Hier liefern die urodynamischen Untersuchungen die notwendigen Informationen zur Komplettierung der morphologischen Pathophysiologie.

Ziel der urodynamischen Untersuchung sind eine Funktionsdiagnostik von Harnblase und Harnröhre sowie eine Objektivierung der von der Patientin geäußerten Symptome.

Die Messung kann ausschließlich Volumen, Druck und deren zeitliche Änderung quantitativ bzw. elektromyographische Signale qualitativ erfassen. Diese Messparameter werden dann durch existierende Erklärungsmodelle in pathopysiologisch verwertbare Zielparameter umgewandelt.

Merke: Die Urodynamik (UD) ist keine reine technische Messung, sie muss mit Symptomen und Beschwerden der Patientin korreliert werden. Dies erfordert eine stete Kontrolle der Messung und des Befindens der Patientin sowie eine Überprüfung der Plausibilität und Echtheit der anfallenden Messsignale zum Ausschluss von möglichen Artefakten, welche die Interpretation der Messung enorm verfälschen können.

https://doi.org/10.1515/9783110657906-012

Deshalb sollte der untersuchende Arzt oder eine spezialisierte Schwester während der gesamten Messung anwesend sein.

12.1 Apparative Voraussetzungen

In der Anfangsphase der Urodynamik waren technisch aufwendige Apparaturen zur Druckableitung, Messung und Auswertung notwendig, die eine weitere Verbreitung nicht zuließen. In speziellen Zentren wurden diese Untersuchungen zum Teil von Technikern oder Bioingenieuren ausgewertet.

Im Zuge der technischen Weiterentwicklung ist es in den letzten 20 Jahren gelungen, kleinere und kompakte Urodynamik-Systeme zu entwickeln, die einfach zu bedienen und die teilautomatisiert bis hin zu fertigen Analysen befähigt sind (Abb. 12.1).

Vorteile der modernen Geräte:
– kurzer und wenig belastender Untersuchungsablauf
– reproduzierbare Analysen
– Kosteneffizienz und Bediensicherheit
– individuelle Konfigurationsmöglichkeit
– mögliche automatisierte Auswertemöglichkeit
– Integration in medizinische Datenbank, Brieferstellung, Archivierung

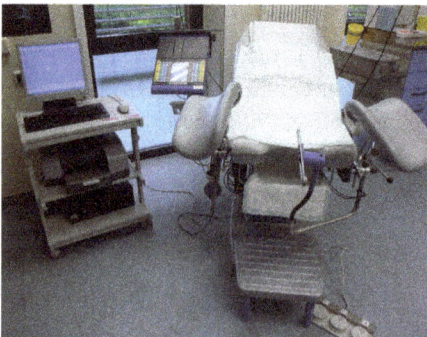

Abb. 12.1: Urodynamischer Messplatz (Fa. Andromeda).

12.2 Urodynamik-Methoden

Prinzipiell kann die Urodynamik mit zwei unterschiedlichen Methoden durchgeführt werden.

12.2.1 Konventionelle urodynamische Messung

Bei dieser meistens angewandten Methode erfolgen die Messungen in einer Einrichtung (Praxis, Beckenbodenzentrum, Klinik etc.) unter standardisierten Bedingungen mit einer artifiziellen retrograden Füllung der Harnblase über die Urethra mit speziellen Kathetern und einem speziellen Medium in einer definierten Geschwindigkeit.

Vorteile:
– Messung unter definierten Bedingungen,
– Retrograde Blasenfüllung erlaubt schnelleren Messablauf.
– Standardisierung der Einflussgrößen möglich.

Nachteile:
  Messung erfasst nicht die Alltagssituationen bzw. Belastung.
– Retrograde Blasenfüllung entspricht nicht der langsameren natürlichen Füllung.
– Schamgefühl kann Messergebnis beeinflussen.

12.2.2 Ambulante urodynamische Messung

Bei der ambulanten Urodynamik werden mittels einem in der Harnblase eingelegten Spezialkatheter über einen längeren Zeitabschnitt unter häuslichen Bedingungen in der Alltagssituation die Funktionszustände von Harnblase und Urethra geprüft. Hierbei wird die natürliche antegrade Blasenfüllung ausgenutzt. Diese Methode hat sich jedoch im klinischen Alltag bislang nicht durchgesetzt. Geprüft werden aktuell neue telemetrische kabellose Messsysteme (*telemetric ambulatory urodynamic monitoring* = TAUM) (Abelson, 2019).

Vorteile:
– Messung erfolgt unter normalen Alltagsbedingungen und erfasst die individuelle Belastung.
– Schamgefühl hier nicht gegeben.

Nachteile:
– weniger Standardisierungsmöglichkeiten,
– Veränderung der Katheterlage bei Alltagssituation kann unterschiedliche Ergebnisse liefern.

12.3 Ablauf einer urodynamischen Messung

12.3.1 „Kleine Messung"

Bei dieser komplett nichtinvasiven Form der UD werden keine Spezialkatheter benötigt. In der eingeschränkten Variante erfolgen die Bestimmung des Restharnes und die Durchführung einer Uroflowmetrie. Damit können Aussagen zur Blasenentleerung sowie quantitative und qualitative Aussagen zur Harnstrahlqualität gegeben werden. Diese sind ausreichend bei Einleitung einer konservativen Therapie oder initialer Abklärung von Blasenfunktionsstörungen. Bei Abweichungen vom Normalbefund sollten die Untersuchungen nochmals wiederholt werden, um Artefakte auszuschließen.

12.3.2 „Große Messung"

Die Mehrkanal-Urodynamik umfasst die komplette diagnostische Abklärung mittels verschiedener urodynamischer Messungen.

Nach initialer Restharnmessung erfolgt dann eine Zystometrie mit Auffüllung der Harnblase, ein Urethradruckprofil sowie eine Uroflowmetrie oder eine Druck-Fluss-Messung. Zusätzlich kann diese Untersuchung mittels bildgebender Diagnostik durch simultane Beckenbodensonographie oder durch Videourodynamik mit Verwendung eines Bildwandlers und Kontrastmittelgabe erweitert werden.

Vorteil dieser Komplettierung ist die bessere Evaluation von komplexen Störungen wie neurogenen Blasenfunktionsstörungen (z. B. Detrusor-Sphinkter-Dyssynergie) oder das Auftreten eines Refluxes; dies ist in der Urogynäkologie zur Abklärung einer Belastungsharninkontinenz oder einer überaktiven Blase meist nicht notwendig.

12.4 Indikation zur urodynamischen Komplexmessung

Nach den neuesten Empfehlungen des ICS und Internationale Konsultation für Inkontinenz (ICI) im Jahr 2017 (Abrams et al), ist die Urodynamik allgemein akzeptiert und indiziert zur Beurteilung und Objektivierung von Symptomen des unteren Harntraktes (LUTS). Die Urodynamik gilt als der „Goldstandard" für die Beurteilung von LUTS. Diese Empfehlung beruht auch auf dem Konzept, dass „die Blase ein unzuverlässiger Zeuge ist" („the bladder is an unreliable witness", Hashim, 2006).

Viele anerkannte europäische Experten messen der Urodynamik eine wichtige Rolle zu (Finazzi-Agro, 2020) und warnen vor den Risiken operativer Therapien ohne verifizierte Diagnose. Diese Meinung wird durch die Tatsache unterstützt, dass die Symptome nicht immer mit objektiven Befunden korrelieren (Hashim, 2006).

Die urodynamische Messung objektiviert Symptome und liefert wertvolle Informationen über Funktionsabläufe der Speicher- und Entleerungsfunktion der Harnblase.

Der Stellenwert der Urodynamik vor Operationen bei komplizierten Belastungsinkontinenz ist international klar definiert und alle Richtlinien empfehlen in diesen Fällen eine präoperative Urodynamik.

In einer großen multizentrischen retrospektiven Studie zur Prävalenz von unkomplizierter und komplizierter Belastungsinkontinenz konnte in der Gruppe der vermeintlich unkomplizierten Inkontinenz nur in 60 % dieser Fälle (n = 444/740) die Diagnose nach Urodynamik bestätigt werden.

Eine geplante Operation war nach Urodynamik in 19,2 % der Fälle annulliert oder geändert worden (Serati M, 2016). Der Stellenwert der Urodynamik wurde in einer weiteren großen Studie bei 3428 Frauen mit Belastungsinkontinenz untersucht. Nur 8,9 % der Patienten wurden als reine Belastungsinkontinenz beurteilt und fast 20 % der Patientinnen hätten nicht primär wie vorgesehen operiert werden müssen (Digesu, 2009). Namhafte Experten weisen in einer neueren Publikation (Finazzi-Agro, 2020) darauf hin, dass umfassende Erfahrungen und Beobachtungsstudien gegen ein zu großzügiges ausgelegtes empirisches Management bei der Belastungsinkontinenz sprechen und unterstützten nachdrücklich den Wert der Urodynamik.

Rubiliotta (2019) schätzte in einer ebenfalls kürzlich publizierten Studie eine Rate von 9 % unnötigen chirurgischen Behandlung bei vermeintlich einfacher Belastungsinkontinenz. Ohne Urodynamik wären diese Frauen operiert worden und die Versicherungen hätten für dies Kosten aufkommen müssen.

Trotz fortschreitender Minimalinvasivität mit immer kürzeren Untersuchungszeiten und modernem Equipment wird diese Untersuchung von vielen Patientinnen als unangenehm empfunden. Sie sollte auch im Hinblick auf ein vernünftiges Zeitmanagement in Klinik und Praxis und die zur Verfügung stehenden ökonomischen Ressourcen gezielt eingesetzt werden.

> **Merke:** Eine urodynamische Untersuchung ist nur dann sinnvoll, wenn sich aus den Ergebnissen eine therapeutische Konsequenz ergibt.

Die Einleitung einer konservativen Therapie bei klarer Arbeitsdiagnose, z. B. einer Belastungsharninkontinenz, benötigt keine initiale Urodynamik.

Im klinischen Alltag wird die urodynamische Messung zumeist vor operativen Maßnahmen bei Belastungsinkontinenz gefordert. Die Belastungsinkontinenz ist jedoch eine klinische Diagnose und definiert einen hustensynchronen Urinverlust in Abwesenheit einer Detrusorkontraktion. Bei einer eindeutigen unkomplizierten Belastungsinkontinenz (siehe unten) kann die Blasendruckmessung nur bedingt Hinweise auf den Schweregrad der Inkontinenz noch eine prädiktive Vorhersage für einen Erfolg bzw. mögliche Komplikationen liefern.

Charakteristika der unkomplizierten Belastungsinkontinenz sind:
- dominierende Symptome der Belastungsinkontinenz
- keine Inkontinenz- oder ausgedehnte Senkungsoperationen in der Anamnese,
- keine neurologischen Symptome,
- kein symptomatischer Genitalprolaps,
- Restharn < 100 ml, kein Harnwegsinfekt
- abgeschlossener Kinderwunsch.

Aktuelle Studien haben die Vorhersagekraft der Urodynamik auf die zu erwartenden Erfolgsraten bzw. auf auftretende Komplikationen oder Nebenwirkungen bewertet und die Wertigkeit der präoperativen Urodynamik bei der unkomplizierten Belastungsinkontinenz in Frage gestellt.

In einer randomisierten non-inferioren Multicenterstudie (ValUE-trial = Value of Urodynamic Evaluation) untersuchte Nager 2012 insgesamt 630 Frauen präoperativ (n = 315 mit präoperativer Urodynamik und n = 315 präoperativ nur klinische Untersuchung) vor einer geplanten OP und konnte keine Unterschiede hinsichtlich des operativen Erfolges aufzeigen (Urodynamik-Gruppe 76,9 % Erfolg vs. 77,2 % in der Gruppe klinische Untersuchung) (Nager, 2012). Einbezogen wurden nur Frauen mit einer eindeutigen Belastungsinkontinenz ± einer milden Drangkomponente ohne Begleitprolaps, Restharn > 150 ml oder vorangegangener Operation. Auch die Vorteile der Urodynamik bzgl. des Aufdeckens einer OAB oder Blasenentleerungsstörung waren statistisch nicht signifikant. Die Autoren schlussfolgerten, dass bei unkomplizierter Belastungsinkontinenz bei Analyse der postoperativen Ergebnisse nach 1 Jahr eine präoperative Blasendruckmessung keine Vorteile erbrachte.

Die VUSIS-Studie (Value of Urodynamics prior to Stress Incontinence Surgery) zeigte ähnliche Ergebnisse, hier fanden sich jedoch einige Schwächen, die eine eindeutige Interpretation schwierig machen (van Leijsen, 2012). 2708 der 4083 gescreenten Frauen (66 %!) zeigten keine Übereinstimmung mit den Einschlusskriterien der Studie, nach einer Rekrutierung von nur 22 % (59/260) wurde die Studie aufgrund von Rekrutierungsschwierigkeiten vorzeitig geschlossen. In der Urodynamik-Gruppe fanden sich nur in 52 % eine urodynamisch gesicherte Belastungsinkontinenz und in 12 % eine Dranginkontinenz. Daher können diese Daten nur bedingt in die tägliche Praxis überführt werden.

In 2015 filterten Latthe und Kollegen in einer Meta-Analyse insgesamt 388 Artikel zur Frage „Erhöht die präoperative Urodynamik das Outcome einer Inkontinenz-Chirurgie?". Auch hier fanden sich nur 3 RCT Studien, auch hier keine statistischen Unterschiede in den unterschiedlichen Gruppen bzgl. subjektiven und objektiven Heilungsraten oder Komplikationen wie Miktionsstörungen oder Harndrangsymptomatik (Rachaneni, 2015).

In der aktuellen Literatur werden kontroverse Diskussionen über die Wertigkeit dieser beiden randomisierten Studien geführt, die weltweit zu einer deutlichen Abnahme an präoperativen Messungen nicht zuletzt auch aus Kostengründen geführt haben. Kritikpunkte für das Weglassen der Untersuchung ist der relativ geringe Anteil an wirklich unkomplizierter Belastungsinkontinenz von 5–36 % und der unscharfen Selektion der Patientinnen in beiden Studien (Finazzi-Agro, 2020).

Aktuelle Indikationen zur Durchführung einer Urodynamik:

– Planung einer Inkontinenzoperation bei komplizierter Belastungsinkontinenz
– Planung einer Deszensusoperation mit V. a. eine larvierte Harninkontinenz
– Evaluation einer Rezidiv-Harninkontinenz
– Diskrepanz zwischen Anamnese und klinischem Befund
– frustrane initiale konservative Therapie
– spezielle Fälle (z. B. Blasenentleerungsstörung, Kombination von Inkontinenz und Blasenentleerungsstörung)
– Mischharninkontinenz (vgl. Kap. 19 und Nambiar et al., 2016)
– frustrane konservative Therapie der OAB vor Durchführung einer Botox-Injektion oder sakralen Neuromodulation

Aufgrund der Fülle an Messparametern, einer hohen physiologischen Variabilität und einer doch hohen Artefaktanfälligkeit kann die Urodynamik keine umfassende selbsterklärende Diagnose liefern. Die alleinige Interpretation von Messergebnissen ohne Kombination mit klinischen Daten und Angaben der Patientinnen führt zumeist zu Fehlinterpretationen (Abb. 12.2).

Vor Indikation einer urodynamischen Messung sollte eine klare Arbeitsdiagnose der bestehenden Funktionsstörung vorliegen. Die Urodynamik kann dann mögliche Hypothesen festigen bzw. mögliche Risikopunkte für eine therapeutische Konsequenz aufzeigen.

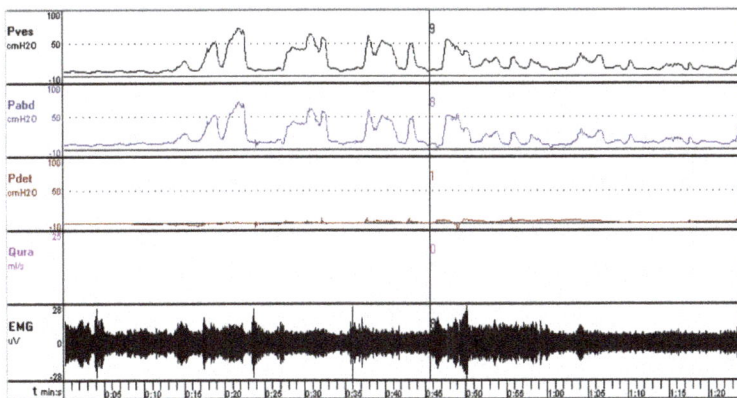

Abb. 12.2: Beispiel einer Zystometrie mit intravesikalen Druckschwankungen, die nicht durch Detrusorkontraktionen bedingt sind, sondern durch Sprechen und Lachen der Patientin zu einer intermittierenden Erhöhung des Abdominaldruckes führen.

Vor jeder urodynamischen Untersuchung sollte ein orientierender Urinstatus zum Ausschluss einer Harnwegsinfektion erhoben und eine ggf. nachgewiesene Infektion zunächst behandelt werden.

Eine generelle Indikation zur prophylaktischen Antibiose vor jeder Messung ist nicht gegeben (Foon, 2012).

Die Patientin sollte angehalten werden, nach der erfolgten Messung in der Häuslichkeit hinreichend zu trinken, um das Risiko einer auftretenden Harnwegsinfektion zu minimieren.

12.5 Urodynamische Untersuchungsmethoden

Für eine einheitliche Standardisierung und Reproduzierbarkeit sowie eine interindividuelle Vergleichbarkeit der Ergebnisse wurden sämtliche Untersuchungen und Messgrößen gemäß den Empfehlungen des Standardisierungskomitees der International Continence Society (ICS) bestimmt und angegeben, einschließlich der technischen Ausstattungen und der Messmethode (Abrams et al., 2002, 2008 und 2009; Ghoniem et al., 2008; Schafer et al., 2002).

Merke: Als standardisierte Messeinheit bei der Urodynamik wird der Druck stets in Zentimeter Wassersäule (cm H_2O) angegeben und nicht in Millimeter Quecksilbersäule (mmHg).

Unter Berücksichtigung der SI-Einheiten entspricht 1 cm H_2O = 98,07 Pascal.

Die Urodynamik sollte die Symptome der Patientin unter kontrollierten und messbaren Bedingungen reproduzierbar machen.

12.5.1 Restharnbestimmung

Die Bestimmung des Restharnes gehört zu den Basisuntersuchungen und kann entweder als gesonderte Untersuchung zumeist über eine Sonographie oder im Rahmen der Urodynamik nach Uroflowmetrie oder direkt zu Beginn nach Spontanmiktion erfolgen.

Im Rahmen der Urodynamik erfolgt die Restharnbestimmung durch Kathetermessung und gibt einen exakten Einblick über eine normalerweise physiologische restharnfreie Miktion. Bei Frauen mit Symptomen von Blasenentleerungsstörungen, gehäuften Harnwegsinfektionen, einem begleitenden Genitalprolaps, vor Einleitung einer Anticholinergika-Therapie oder vor Inkontinenzoperationen sollte der Restharn immer bestimmt werden.

In der Literatur finden sich keine einheitlichen Angaben zur Höhe des tolerablen Restharns. Laut AHCPR Guidelines (1996) werden RH-Mengen unter 50 ml als adäquate und Werte > 200 ml als inadäquate Blasenentleerung gewertet. Restharn steigt mit zunehmendem Lebensalter und ist häufiger mit Blasenfunktionsstörungen und Harnwegsinfekten assoziiert.

81 % aller Frauen mit Beckenbodenfunktionsstörungen zeigen RH-Werte < 30 ml (Haylen et al., 2008) und unterscheiden sich so nicht von asymptomatischen peri- oder postmenopausalen Frauen, bei denen 15 % RH-Werte > 50 ml aufweisen (Gehrich et al., 2007).

Merke: Restharnbestimmung: Normalerweise liegt der Restharn < 50 ml. Er stellt einen wichtigen Parameter bei Blasenentleerungsstörungen oder neurogenen Störungen dar. Seine Messung ist prä- und postoperativ bei allen Inkontinenz- und Deszensusoperationen notwendig.

12.5.2 Uroflowmetrie

Die Uroflowmetrie ist eine einfache, preiswerte und nichtinvasive Screening-Untersuchung zur Aufdeckung von Blasenfunktionsstörungen.

Gemessen wird die Menge Urin, die in einer bestimmten Zeiteinheit während einer Miktion ausgeschieden wird. Dazu sitzt die Patientin auf einem Miktionsstuhl und entleert ihren Urin in ein spezielles Gefäß, das auf einer Waage angebracht ist. Das Messprotokoll beschreibt eine physiologischerweise glockenförmige Kurve mit einem raschen Ansteigen und einem etwas abgeflachteren Ende.

Neben der Ermittlung der Messparameter (Tab. 12.1) muss die Messkurve vom Untersucher auch visuell beurteilt werden, um mögliche Artefakte ausschließen zu können.

Tab. 12.1: Gemäß der geltenden aktualisierten ICS-Empfehlungen 2002 (Abrams et al., 2002; Rosier, 2017) werden bei der Uroflowmetrie folgende Parameter bestimmt.

Messparameter	Symbol	Maßeinheit	Normalwert
flow rate (Harnflussrate)	Q	ml/s	
maximum flow rate (max. Harnflussrate)	Q_{max}	ml/s	> 5 ml/s
average flow rate (durchschnittl. Harnflussrate)	Q_{ave}	ml/s	
time to maximum flow (Flussanstiegzeit)	t	s	
voided volume (Miktionsvolumen)	V	ml	> 150 ml
voiding time (Miktionszeit)	t	s	< 30 s
flow time (Flusszeit)	t	s	

Abb. 12.3 zeigt eine schematische Darstellung einer Uroflowmetrie, Abb. 12.4, 12.5 und 12.6 stellen typische Beispiele aus der klinischen Praxis dar.

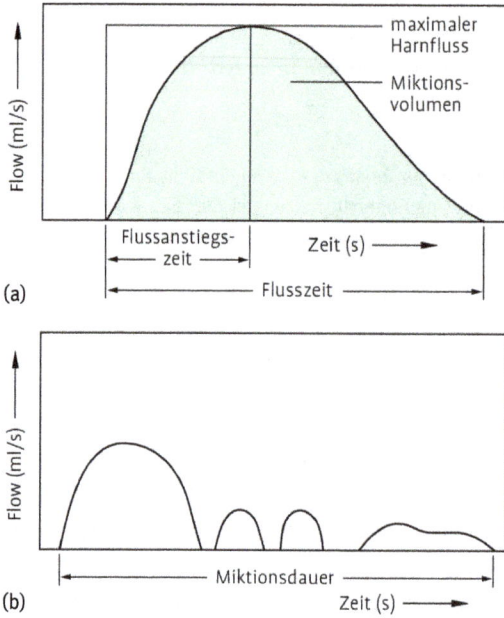

(a)

(b)

Abb. 12.3: Schematische Darstellung einer Uroflowmetrie-Messkurve; (a) normale Harnflusskurve, (b) intermittierende Harnflusskurve (aus: Palmtag et al., 2007).

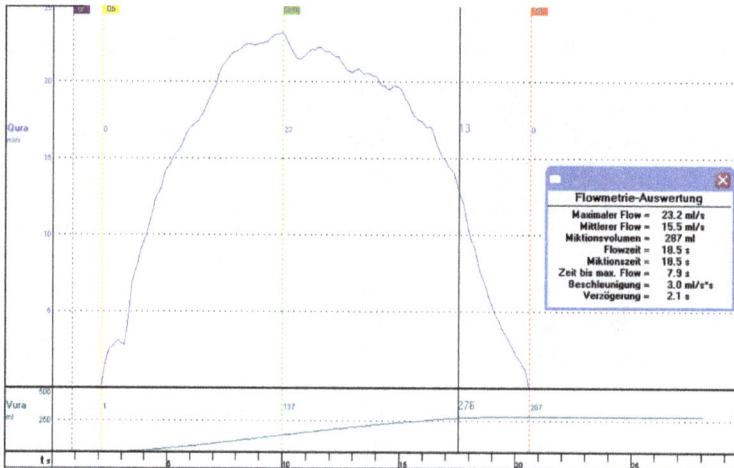

Abb. 12.4: 54-jährige Patientin mit unauffälliger Uroflowmetrie.

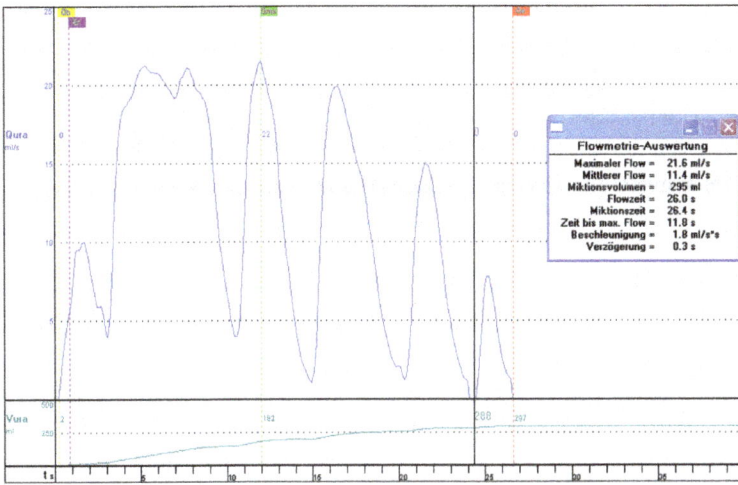

Abb. 12.5: 67-jährige Patientin mit intermittierender Harnflusskurve in Uroflowmetrie bei Blasen-entleerungsstörung mit Nutzung der Bauchpresse bei deutlichem Genitalprolaps.

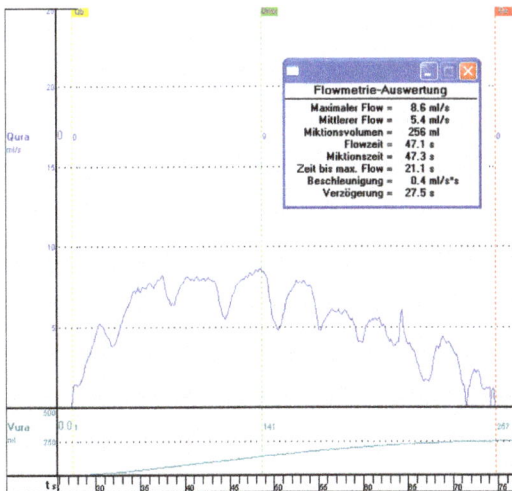

Abb. 12.6: 80-jährige Patientin mit deutlich eingeschränktem Uroflow bei Detrusorhypokontraktilität mit Nutzung der Bauchpresse.

Zur vergleichbaren Datenauswertung sollten immer drei Hauptpunkte angegeben werden:

1. Q_{max}, max. Harnflussrate (auf ganze Zahl aufrunden, z. B. 10,25 ml/s = 10 ml/s, gesamte Flowkurve glätten und dann Punkt für Q_{max} aufsuchen)
2. Miktionsvolumen (auf nächste 10 aufrunden z. B. 342 ml = 340 ml)
3. Restharn nach Miktion (auch auf nächste 10 aufrunden)

Die Uroflowmetrie-Messung ist von mehreren Einflussfaktoren abhängig, zum Beispiel Untersuchungsumgebung, Blasenfüllung oder Alter der Patientin.

Ein geordneter Harnstrahl ist von einer adäquaten Detrusorkraft und einer Senkung des Auslasswiderstandes während der Miktion abhängig. Bei der einfachen Harnstrahlmessung kann zwischen einer Störung durch Detrusorhypokontraktilität oder subvesikalem Abflusshindernis (z. B. Prolaps) nicht unterschieden werden.

Es existieren verschiedene Nomogramme zur Einstufung der verschiedenen Messwerte (Abb. 12.7).

In der klinischen Routine sollte die Uroflowmetrie als Screening-Methode großzügig bei Patientinnen mit Blasenentleerungsstörungen und präoperativ vor Inkontinenzoperationen eingesetzt werden.

Patientinnen zur geplanten intraurethralen Injektion sollten z. B. eine maximale Harnflussrate von > 15 ml/s aufweisen, um postoperativ keine Blasenentleerungsstörungen zu entwickeln.

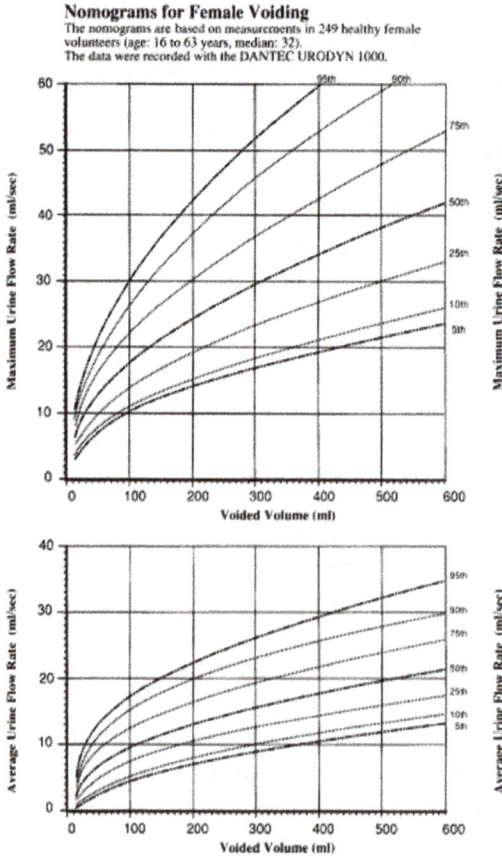

Abb. 12.7: Nomogramme zur Bestimmung der maximalen und mittleren Harnflussrate (aus: Haylen et al., 1989).

Merke: Die **Uroflowmetrie** ist eine wichtige nichtinvasive Basisuntersuchung. Sie hat wenig Aussagekraft bei Belastungsinkontinenz oder überaktiver Blase. Sie liefert wichtige Informationen bei Verdacht auf BES und der Planung von Inkontinenzoperationen.

12.5.3 Zystometrie

Die Zystometrie gibt Informationen über die Beziehung zwischen Volumen und Druckverhältnissen in der Harnblase während der Blasenfüllung. Sie ist die beste Methode zur Evaluation der Speicherfunktion der Blase (Dmochowski, 1996).

Auf der anderen Seite ist die Reproduzierbarkeit der Messergebnisse gerade bei nichtneurogenen Störungen eher schwach, sodass eine Wiederholung der Messung zur Erhärtung der Daten von Blasenkapazität und Druckverhältnissen empfohlen wird (Mortensen et al., 2002).

Die Messung des intravesikalen Druckes erfolgt über wasser-, luftführende oder elektronische Katheter (Microtip) mit Druckabnehmern, die an der Spitze eines Katheters angebracht sind, über den die Harnblase mit konstanter Füllrate (10–100 ml/min) mit körperwarmer und steriler Kochsalzlösung gefüllt wird. Im Allgemeinen sollte die Füllungsrate 30–50 ml/min nicht übersteigen.

Als Faustregel gilt hier:

$$\text{Füllungsrate: } \frac{\text{Körpergewicht in kg}}{4} = \text{Füllungsrate in ml/min}$$

Gleichzeitig wird über einen rektalen oder vaginalen Katheter der Druck aufgezeichnet, der dem intraabdominalen Druck (cm H_2O) entspricht. Durch Subtraktion des intraabdominellen Druckes vom intravesikalen Druck lässt sich der Detrusordruck bestimmen. Die Messung beginnt mit Start der Blasenfüllung und endet bei Angabe von starkem Harndrang der Patientin.

Entscheidend für eine reproduzierbare Auswertung der Ergebnisse und Vergleichbarkeit zwischen den Patientinnen oder Zentren ist eine exakte Eichung der Messung für die Druckableitung.

Standardisierung des Nulldruckes und Referenzhöhe (Schafer et al., 2002):

- **Nulldruck:** Der Referenzdruck ist der Umgebungsdruck bei nach außen geöffnetem Transducer und gilt als 0. Das Niederdrucksystem Harnblase wird auf diesen Nulldruck geeicht. Die häufig gängige Praxis der Nullung nach Kathetereinlage in die Blase oder Rektum führt zu einer deutlichen Verfälschung bei der Messung. Z. B. kommt es bei Nullung des liegenden P_{abd} bei Beckenbodenrelaxation zur einem weiteren Absinken des Druckes, d. h., P_{abd} wird negativ und P_{det} wird größer als P_{ves}.
- **Referenzhöhe:** Als Messebene dient die Oberkante der Symphyse, die Messtransducer sollten sich auf dieser Höhe befinden.

Zu Beginn der Messung sollte geprüft werden, dass P_{ves} und P_{abd} auf Druckveränderungen (z. B. Husten) ansprechen, Atembewegungen oder Sprechen der Patientin sollten keine Auswirkung auf P_{det} haben.

Normalwerte für P_{ves} und P_{abd} zu Messbeginn in Abhängigkeit der Untersuchungsposition (Schafer et al., 2002):

- liegend: 5–20 cm H_2O
- sitzend: 15–40 cm H2O
- stehend: 30–50 cm H_2O

Der resultierende initiale P_{det} zu Beginn der Messung beträgt meist Null oder in 80 % der Fälle 0–6 cm H_2O.

Die Bestimmung der intravesikalen Druckverhältnisse dient der Beurteilung der Detrusorfunktion, die durch das Blasenfüllungsgefühl, die Blasenkapazität, die Blasen-Compliance (Dehnbarkeit und Volumentoleranz) und das Vorhandensein willkürlicher oder unwillkürlicher Detrusorkontraktionen charakterisiert ist (Tab. 12.2).

Tab. 12.2: Gemäß der geltenden aktualisierten ICS-Empfehlungen 2002 (Abrams et al., 2017; Rosier, 2017) werden folgende Parameter bei Durchführung der Zystometrie bestimmt.

Messparameter	Symbol	Maßeinheit	Normalwert
maximale Blasenkapazität	BK_{max}	ml	350–550
erster Harndrang	1. Hd. (> 60 % der BK_{max})	ml	150–200
zweiter Harndrang	2. Hd.	ml	> 300
unwillkürliche Detrusorkontraktionen	keine bis 300 ml		
Compliance	C	ml/cm H_2O	> 25

Die Füllung der Blase erfolgt bis zum Einsetzen eines starken, nicht mehr hinausschiebbaren Harndranges für die Patientin. In regelmäßigen Abständen erfolgen Provokationstests (z. B. Husten), um evtl. Detrusorkontraktionen auszulösen. Im Normalfall sollten solche unwillkürlichen Detrusorkontraktionen weder spontan noch durch Provokation bis zum Auftreten eines starken Harndranges nachzuweisen sein (Abb. 12.8 und 12.9).

Zusätzliche Informationen kann man über die simultane EMG-Ableitung mittels Flächenelektroden erhalten. Diese werden nach ggf. notwendiger Rasur direkt perianal beidseits der Raphe angebracht. Mit zunehmender Blasenfüllung ist eine Steigerung der Beckenbodenaktivität zu beobachten, die bei max. Blasenkapazität ihre Hauptamplitude erreicht. Während der Blasenentleerung entspannt der Beckenboden physiologischerweise und die EMG-Aktivität geht zurück.

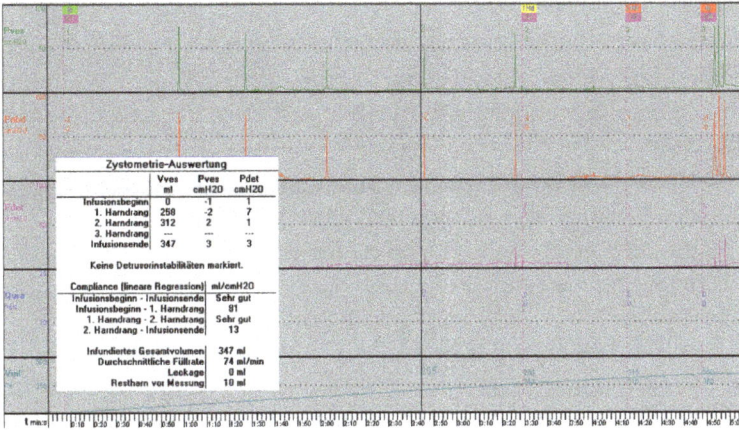

Abb. 12.8: 57-jährige Patientin mit unauffälliger Füllungszystometrie.

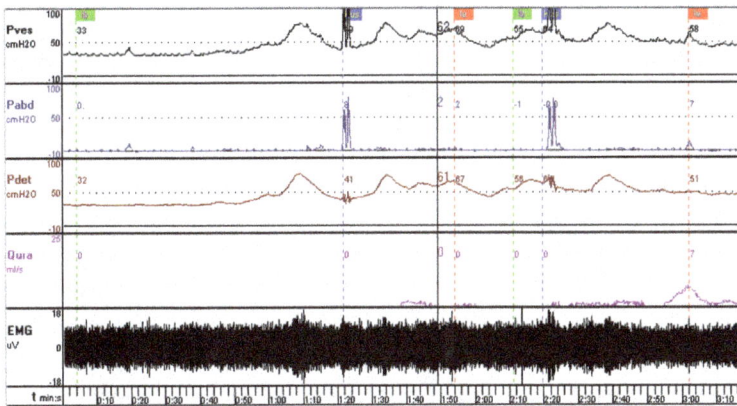

Abb. 12.9: 48-jährige Patientin mit ausgeprägter Detrusorkontraktion bei ca. 200 ml Blasenfüllung nach Hustenprovokation.

Bei der Evaluation der Speicherfunktion der Harnblase sollten folgende Punkte beschrieben werden:

- Blasenfüllungsgefühl
- Detrusoraktivität
- Blasen-Compliance
- Blasenkapazität

Blasenfüllungsgefühl

– **Normal:** Während der Füllung kann das normale Blasenfüllungsgefühl der Patientin durch drei abgestufte Angaben quantifiziert werden:
  1. erstes Gefühl der Blasenfüllung: Die Patientin verspürt erstmals die Füllung ihrer Harnblase.
  2. erster Harndrang: Gefühl der kurz- bis mittelfristigen Notwendigkeit einer Miktion, Patientin kann diese jedoch noch hinauszögern.
  3. zweiter Harndrang: persistierender starker Harndrang ohne Urinverlust, der sich nicht länger hinauszögern lässt.
– **Pathologisch**
  – reduziertes Blasenfüllungsgefühl
  – fehlendes Blasenfüllungsgefühl
  – unspezifisches Blasenfüllungsgefühl (vegetative Sympt., abd. Schweregefühl)
  – Blasenschmerzen (schmerzhafte Blasenfüllung)
  – Urgency (plötzlicher imperativer Harndrang). Die früher üblichen Bezeichnungen der motorischen Urge-Komponente (mit Nachweis von Detrusorkontraktionen) und sensorischen Urge-Komponente (ohne Nachweis von Kontraktionen) sollten nicht mehr verwendet werden.

Die einzelnen Messwerte variieren von Studie zu Studie (Tab. 12.3 und 12.4), wie am Beispiel der maximalen Blasenkapazität von 340–570 ml als Intercenter-Variabilität, aber auch bei der Inter-Patienten-Variabilität mit Standardabweichung von > 100 ml bei der konventionellen Zystometrie zu sehen ist.

Detrusoraktivität. Während der Blasenfüllung werden normalerweise verfrühte Detrusorkontraktionen unterdrückt, erst bei Gefühl des Harndranges und der Möglichkeit der Blasenentleerung wird diese über geordnete Kontraktionen eingeleitet. Jegliche vorfristige Kontraktionen werden als unwillkürliche Detrusorkontraktionen bezeichnet und als pathologisch eingestuft.

– **Normale Detrusorfunktion:** Während der Füllungszystometrie treten keine spontanen oder provozierten Detrusorkontraktionen auf, der Detrusordruck bleibt gleich oder steigt nur gering an.
– **Detrusorüberaktivität** (*detrusor overactivity*, DO): Während der Füllungsphase der Zystometrie auftretende spontane oder provozierte Detrusorkontraktionen. Auch Detrusorkontraktionen mit geringer Amplitude können klinisch relevant sein, deshalb definiert die ICS keine maximal zulässige Amplitudenhöhe für Detrusorhyperaktivitäten. Die frühere Angabe von mindestens 15 cm H_2O Amplitudenerhöhung als messbare Detrusorkontraktion gilt nicht mehr (Romanzi et al., 2001). Druckwellen mit einer Amplitude < 5 cm H_2O müssen vorsichtig interpretiert werden (Qualität der Druckaufzeichnung).

Unwillkürliche Detrusorkontraktionen können bei der konventionellen Zystometrie bei gesunden Probanden in bis zu 17 % (Durchschnitt 8 %) und bei der ambulanten Zystometrie in bis zu 45 % beobachtet werden (Tab. 12.3 und 12.4).

Tab. 12.3: Normalwerte der Messparameter bei der konventionellen Zystometrie (mod. nach Abrams et al., 2009)

Autor	Population	Parameter	1. Hd.	max. BK	Detrusorkontraktion
Brostrom	gesund	im Sitzen	171	572	4/30
		50 ml/min	43–508	338–1016	
Wyndaele	gesund	Körpertemp.	272 + 106	429 + 153	5/7
		30 ml/min			
Van Waalwijk	gesund	im Sitzen	172 + 66	263 + 96	3/17
		35 ml/min			
Robertson	gesund	Raumtemp.		500	2/12
		50 ml/min		345–562	
		100 ml/min		500	0/12
				390–790	
Sorensen	gesund	Körpertemp.			
		in Rückenlage	347 + 101	482 + 103	0/10
		60 ml/min			
	gesund	sitzend	357 + 126	491 + 147	
		60 ml/min			
	postmenop.	in Rückenlage	396 + 163	551 + 223	0/12
		60 ml/min			
	postmenop.	sitzend	331 + 168	489 + 196	
		60 ml/min			
Heslington	gesund	in Rückenlage		420	4/22
		100 ml/min		175–810	
Walter	gesund	in Rückenlage	225	425	0/15
		Körpertemp	150–300	400–490	
		30 ml/min			
Hosker	gesund	in Rückenlage	304 + 116	543 + 94	0/72
		Körpertemp			
		100 ml/min			

Tab. 12.4: Normalwerte bei ambulanter Zystometrie (mod. nach Abrams et al., 2009)

Autor	Population	mittleres/medianes Miktionsverhalten	Detrusorkontraktion
Van Waalwijk	gesund	200 + 78 ml	11/16
Robertson	gesund	263 ml (201–346)	6/16
Heslington	gesund	212 ml (100–550)	15/22
Salvatore	gesund		2/21
Total Detrusorkontraktionen 34/75 = 45 %			

Formen der urodynamischen Detrusorüberaktivität

- **phasische Detrusorüberaktivität** (*phasic* DO): typische wellenförmige Detrusorkontraktionen während der Blasenfüllung, die zu einer Harninkontinenz führen können.
- **terminale Detrusorüberaktivität** (*terminal* DO): singuläre terminale Detrusorkontraktion bei erreichter Blasenkapazität, die nicht unterdrückbar ist und zu einer Inkontinenz mit Blasenentleerung führt.
- **Detrusorüberaktivitäts-Inkontinenz** (DO *incontinence*): auftretende Inkontinenz durch unwillkürliche Detrusorkontraktion.
- **neurogene Detrusorüberaktivität** (*neurogenic* DO): Detrusorüberaktivität bei bekannter neurogener Ursache, ersetzt den Begriff Detrusorhyperreflexie.
- **idiopathische Detrusorüberaktivität** (*idiopathic* DO): Detrusorüberaktivität bei nicht bekannter Ursache, ersetzt den Begriff der Detrusorinstabilität.

Die Verteilung von idiopathischer zu neurogener Ursache nimmt mit zunehmendem Ausmaß der neurologischen Diagnostik zugunsten der neurogenen Gruppe zu.

Zur Provozierung von unwillkürlichen Detrusorkontraktionen werden unterschiedliche Provokationsmanöver eingesetzt. Hierzu zählen z. B. eine Erhöhung der Blasenfüllungsgeschwindigkeit, Einsatz von gekühlten Einfüllmedien, Medikamenten oder bestimmte Lagewechsel, Händewaschen oder Husten.

Urodynamische Provokationstests

1. Eiswassertest: Instillation von 100 ml Eiswasser innerhalb 15 s über Perfusorspritze in die leere Blase; gleichzeitige Aufzeichnung des Detrusordruckes.

Interpretation:

- Keine Verstärkung der Detrusoraktivität spricht für intakte zentrale Hemmung.
- Überschießende Detrusorkontraktionen geben Zeichen auf zentrale Enthemmung bei intaktem sakralen Reflexbogen.

2. Carbachol-Test: Füllen der Blase mit 100 ml Flüssigkeit während Zystometrie; Füllstopp und Messung des Detrusordruckes; subkutane Injektion (OS) von 0,25 mg Carbachol (entspr. 1 Amp. Doryl) und Registrierung des Detrusordruckes über 30 min.

Interpretation:

– Druckanstieg < 15 cm H_2O bedeutet negativer Test.

– Druckanstieg > 20 cm H_2O bedeutet positiver Test mit Zeichen der peripheren Denervierung des Detrusors und überschießender Reaktion auf Transmittersubstanz (cave: bei empfindlichen Patientinnen venöser Zugang und Atropin bereithalten wg. parasympathischer Reaktionsmöglichkeit).

Patientinnen mit einer überaktiven Blase zeigen nicht immer Detrusorkontraktionen, ebenso klagen Patientinnen mit nachgewiesenen unwillkürlichen Detrusorkontraktionen nicht immer über Drangbeschwerden.

Digesu et al. (2003) zeigten in einer großen retrospektiven Studie an 4500 Frauen mit Ausschluss von neurogenen Erkrankungen eine hohe Rate von falsch positiven (OAB ohne DO) und falsch negativen (DO ohne OAB) Symptomen (Tab. 12.5).

Die Sensitivität der Detrusorüberaktivität für OAB-Symptome betrug 54 % (457/843), die Spezifität 68 % (2473/3657).

Tab. 12.5: Retrospektive Untersuchung bei 4500 Frauen mit Zusammenhang von Symptomen der überaktiven Blase (OAB-Symptome) und urodynamisch nachgewiesener Detrusorüberaktivität (DO) (mod. Nach Digesu et al., 2003).

	DO	keine DO	gesamt
OAB-Symptome	457	386	843
keine OAB-Symptome	1184	2473	3657
gesamt	1641	2859	4500

Blasen-Compliance

Die Blasen-Compliance beschreibt den Zusammenhang zwischen Veränderung des Blasenvolumens und der Veränderung des Detrusordruckes. Der Detrusorkoeffizient oder Compliance ist eine Maßzahl zur Beurteilung der Blasendehnbarkeit bzw. Detrusortonus während einer Blasenfüllung. Im Normalfall steigt der Druck in der Harnblase bei Füllung nur sehr langsam an, d. h., normalerweise findet sich bei Füllung von 100 ml ein Druckanstieg von nicht mehr als 4 cm H_2O. Abb. 12.7 zeigt einen solchen normalen Zystometrieverlauf.

Dieser Wert wird zwischen Start und Erreichen der zystometrischen Blasenkapazität oder vor dem ersten Einsetzen von Detrusorkontraktionen ermittelt, bei stärkerer Füllung kommt es meist zu einem physiologisch verstärkten Druckanstieg. Zudem

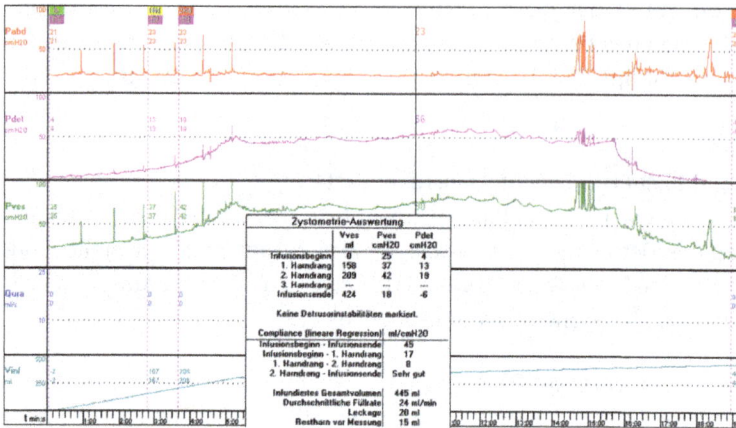

Abb. 12.10: 61-jährige Patientin mit *low-compliance bladder* bei operiertem und nachbestrahltem Vulva-karzinom.

hängt er von verschiedenen Faktoren wie der Füllgeschwindigkeit, der Blasenwanddicke und dem Abschnitt der für die Berechnung verwendeten Zystometriekurve ab.

- Compliance: 100 ml Volumenzunahme / 4 cm H_2O Druckanstieg = 25 ml/cm H_2O
- Normalwert: > 25 ml/cm H_2O
- Störungen: < 25 ml/cm H_2O → „low compliance bladder": Zeichen für eingeschränkte Blasendehnbarkeit, z. B. bei Strahlenblase, neurogenen Störungen, irritativen Prozesse (Abb. 12.10).

Blasenkapazität

Die Blasenkapazität beschreibt die mögliche Füllung der Harnblase bis zum Erreichen eines Harndranges. Physiologisch ist eine ausreichende Blasenfüllung bis mindestens 300 ml.

- **zystometrische Blasenkapazität:** Blasenkapazität bei Einsetzen eines normalen Harndranges, wenn die „Erlaubnis" zum Wasserlassen gegeben wird.
- **maximale zystometrische Blasenkapazität:** Blasenkapazität bei starkem, nicht aufschiebbarem Harndrang und normalem Blasenfüllungsgefühl.
- **anatomische Blasenkapazität:** mögliche Blasenkapazität bei Füllung unter Intubation oder Spinalanästhesie.
- **funktionale Blasenkapazität:** Differenz aus zystometrischer Blasenkapazität und verbliebenem Restharn.

Merke: Die **Zystometrie** ist die wichtigste und sensibelste Untersuchung zur Speicherfunktion der Harnblase. Die hohe physiologische Variabilität der Ergebnisse mit nur eingeschränkter Reproduzierbarkeit (bei unmittelbarer Wiederholung der Messung Anstieg der Blasenkapazität um bis zu 50 ml, Abfall der Blasensensitivität, vermindertes Auftreten von Detrusorkontraktionen) erfordert eine subtile Auswertung.

12.5.4 Druck-Fluss-Messungen

Die Entleerungsphase der Harnblase kann nichtinvasiv durch Uroflowmetrie (ohne Katheter) oder invasiv durch Druck-Fluss-Studien (mit liegendem Katheter) analysiert werden. Dabei können sowohl die Detrusor- als auch die Urethralsphinkterfunktion beurteilt werden. In der Gynäkologie finden diese Messungen bei Belastungs- und Dranginkontinenz kaum Anwendung. Typisches Anwendungsgebiet ist in der Urologie z. B. die Beurteilung einer Obstruktion durch eine benigne Prostatahyperplasie.

Bei Frauen kann diese optionale Methode bei Miktionsstörungen mit Restharnbildung oder vorangegangenen Inkontinenzoperationen angewandt werden.

Wichtige Messparameter sind hier die Harnflussrate mit der bekannten mittleren und maximalen Harnflussrate, dem Miktionsvolumen und der Miktionszeit sowie Parameter des Miktionsdruckes wie Öffnungsdruck, Öffnungszeit bis zum Einsetzen des Harnflusses oder der Detrusordruck bei maximaler Flussrate (P_{det} bei Q_{max}) (Tab. 12.6).

Bei der Druck-Fluss-Messung werden der Detrusordruck und der Harnfluss pro Zeiteinheit simultan aufgezeichnet. Vorteil dieser Untersuchung mit liegendem Katheter ist die genaue Unterscheidung möglicher Ursachen von Blasenentleerungsstörungen. Während die Uroflowmetrie die Blasenentleerungsstörung lediglich quantifizieren kann (Verringerung des Harnflusses, Verlängerung der Miktionszeit), kann die Druck-Fluss-Messung deutlich zwischen einer Störung mit Verringerung des Detrusordruckes als Ausdruck einer verminderten Detrusorkontraktilität bei ungestörtem Abfluss oder einer infravesikalen Obstruktion mit Verringerung des Harnflusses trotz normalem Detrusordruck unterscheiden (Abb. 12.11).

Ziel der Messung ist also die Quantifizierung des urethralen Widerstandes und der Detrusorkontraktilität (Abb. 12.12 und 12.13).

Tab. 12.6: Gemäß der geltenden aktualisierten ICS-Empfehlungen 2002 (Abrams et al., 2002) werden folgende Parameter bei Durchführung der Druck-Fluss-Messung bestimmt (mod. nach Palmtag et al., 2007).

Messparameter	Symbol	Bedeutung	Maßeinheit
Detrusoreröffnungs-druck	$pdet_{open}$	Detrusordruck bei Flow-Beginn	cm H_2O
maximaler Detrusor-druck	$pdet_{max}$	max. gemess. Detrusordruck bei Miktion	cm H_2O
Detrusordruck bei max. Flow	$pdetq_{max}$	gemessener Detrusordruck bei Q_{max}	cm H_2O
Detrusordruck bei Flow-Ende	$pdet_{clos}$	Detrusordruck bei Flow-Ende	cm H_2O
minimaler Miktions-druck	$pdet_{vokjmin}$	geringster Detrusordruck bei Miktion	cm H_2O
Flussrate	Q	Urinvolumen pro Zeiteinheit	ml/s
Flusszeit	t	Zeit während Harnfluss-Registrierung	s
Miktionsdauer	t	Dauer der Miktion bei int. Fluss	s
maximaler Harnfluss	Q_{max}	max. gemessener Wert der Flussrate	ml/s
mittlerer Harnfluss	Q_{ave}	Miktionsvolumen dividiert durch Flusszeit	ml/s
Miktionsvolumen	V	Gesamtvolumen der Miktion	ml
Restharn	RH	Blasenvolumen nach Miktion	ml

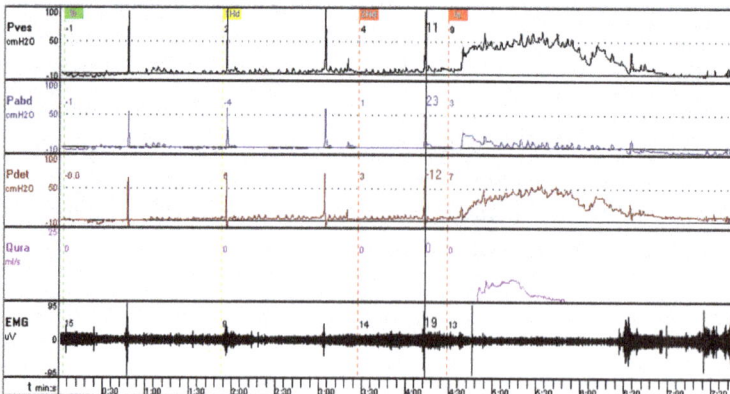

Abb. 12.11: 63-jährige Patientin mit unauffälliger Füllungszystometrie und Druck-Fluss-Messung.

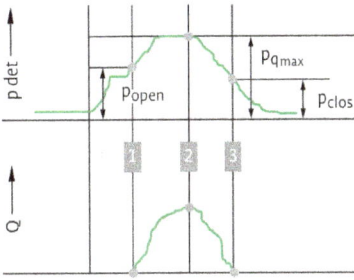

Abb. 12.12: Schema einer Druck-Fluss-Messung. Beim Detrusoreröffnungsdruck pdetopen (1) öffnet sich die Urethra, der Flow beginnt und erreicht mit maximalem Detrusordruck bei (2) sein Maximum. Mit fallendem Detrusordruck und simultanem Flow schließt sich die Urethra bei (3) und der Flow endet.

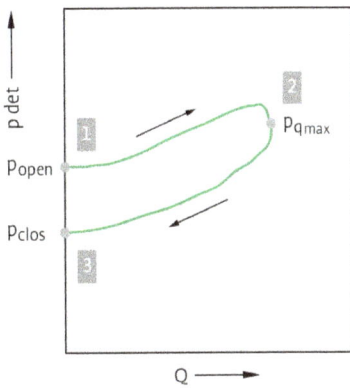

Abb. 12.13: Druck-Fluss-Plot-Darstellung der Abb. 12.11 mit Darstellung der korrespondierenden Werte 1–3.

Detrusorfunktion während Miktion

- normale Detrusorfunktion
    - Willkürlich eingeleitete Detrusorkontraktion führt zu einer kompletten Entleerung der Harnblase in einer normalen Zeitspanne ohne Anzeichen einer Obstruktion.
    - Anstieg des Detrusordruckes ist abhängig vom Auslasswiderstand.
    - normal: hoher Druck bei hohem Auslasswiderstand, niedriger Druck bei niedrigem Auslasswiderstand,
    - physiologisch: hoher Flow bei niedrigem Detrusordruck.
- abnormale Detrusorfunktion
    - **verminderte Detrusoraktivität:** Detrusorunteraktivität mit reduzierter Amplitude oder Dauer führt zu verlängerter Blasenentleerung und/oder Blasenentleerungsstörung in normaler Zeitspanne. Unterschied zwischen Detrusorunteraktivität und Blasenauslassobstruktion (BOO):
        - beide Formen zeigen eine inkomplette Blasenentleerung mit Restharn
        - bei der Detrusorunteraktivität findet sich eine verminderte Aktivität des Detrusormuskels, diese kann z. B. mit Cholinergika medikamentös behandelt werden.

- Bei der Blasenauslassobstruktion findet sich ein normaler oder erhöhter Detrusortonus, während durch ein Hindernis (z. B. Zystozele) oder eine Engstellung der Harnröhre (z. B. Vernarbung) der Urin nicht restharnfrei abgegeben werden kann. Therapie ist hier die Beseitigung der Senkung durch Pessar oder OP, bzw. medikamentöse Weitstellung der Urethra durch Tamsulosin
- **akontraktiler Detrusor:** Detrusorkontraktion kann während Druck-Fluss-Messung nicht nachgewiesen werden.
- **Restharn:** verbliebenes Volumen in Blase am Ende der Miktion.

Bei Diskrepanz zwischen restharnfreier Miktion in Uroflowmetrie und Restharn bei Druck-Fluss-Messung sind Artefakte zu beachten.

Urethralfunktion während Miktion

- normale Urethralfunktion: Urethra ist während Miktion offen und relaxiert, sodass die Harnblase mit normalem Druck komplett entleert werden kann.
- anomale Urethralfunktion: funktionale (z. B. urethrale Überaktivität) oder anatomische Obstruktion (z. B. urethrale Striktur, Prostatahyperplasie)
  - **Blasenauslass-Obstruktion** (*bladder outlet obstruction*; BOO): charakterisiert durch erhöhten Detrusordruck und verminderte Harnfluss-Rate,
  - **dysfunktionale Miktion** (*dysfunctional voiding*): intermittierende oder schwankende Flow-Rate durch unwillkürliche intermittierende Kontraktionen der quer gestreiften Urethra-Muskulatur während der Miktion; keine neurogene Ursache, häufig bei Kindern, Beckenbodenkontraktionen können Ursache sein; Synonyme: idiopathische Detrusor-Sphinkter-Dyssynergie, Sphinkter-Überaktivität-Miktionsdysfunktion,
  - **Detrusor-Sphinkter-Dyssynergie:** gleichzeitige Detrusorkontraktion mit unwillkürlicher Kontraktion der urethralen oder periurethralen quer gestreiften Muskulatur, z. B. bei Patientinnen mit supraspinaler Rückenmarksläsion,
  - **nichtrelaxierende Urethralsphinkter-Obstruktion** (*non-relaxing urethral sphincter obstruction*): typisch für Patientinnen mit neurogener Störung (z. B. Meningomyelozele, Z. n. Radikalchirurgie im kleinen Becken), Urethra wird bei Miktion nicht relaxiert, Obstruktion der Urethra führt zu vermindertem Flow.

Zur Einstufung der möglichen Formen einer funktionellen oder mechanischen Obstruktion wurden verschiedene Nomogramme entwickelt, die modernen Urodynamik-Messgeräte geben diese sofort nach der Messung aus.

Steht keine computertechnische Auswertung zur Verfügung, können die Werte auch manuell eingetragen werden, jedoch ist eine Zuordnung zu bestimmten Obstruktionsgraden dann nicht möglich.

1. **ICS-Nomogramm** (Abb. 12.14): In Modifizierung des Abrams-Griffiths-Nomogramms werden beim ICS-Nomogramm bei Auftragung von Detrusordruck und maximaler Harnflussrate drei Zonen für eine mögliche Obstruktion festgelegt (obstruktiv, Grauzone, nicht obstruktiv).

2. **Schäfer-Nomogramm** (Abb. 12.15): Bei diesem Nomogramm werden sieben Obstruktionsgrade ermittelt (Feld 0–I als nichtobstruktiv, Feld II als Grauzone und Feld III–VI als Obstruktion unterschiedlicher Ausprägung). Zusätzlich existieren Felder zur Klassifikation der Detrusorkontraktilität (stark, normal, schwach).

3. **CHESS-Klassifikation** (Abb. 12.16): Dieses Nomogramm mit Ähnlichkeit zu einem Schachbrett mit jeweils vier Feldern ist eine zweidimensionale getrennte Klassifikation von Fußpunkt und Anstieg der passiven urethralen Widerstandsrelation (PURR). Mit der Klassifizierung des Fußpunktes von A bis D und des Anstieges von 1 bis 4 können insgesamt 16 Obstruktionsgrade definiert werden.

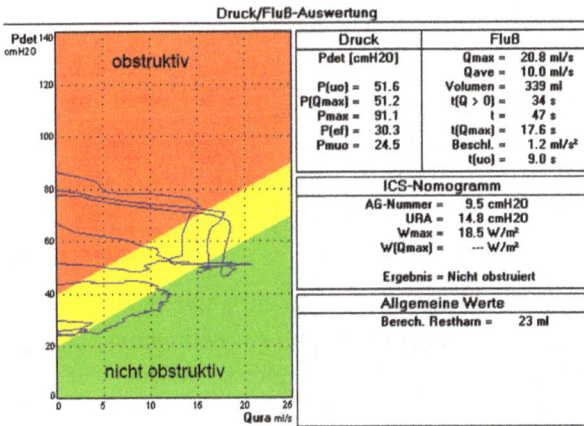

Abb. 12.14: Auswertung einer Druck-Fluss-Messung mithilfe des ICS-Nomogrammes; Ergebnis hier unauffälliger Befund, nicht obstruiert.

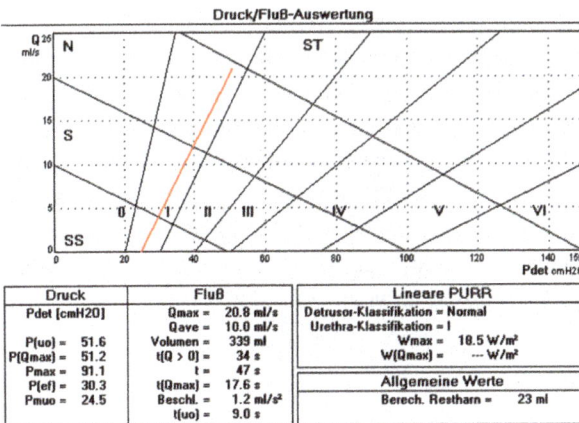

Abb. 12.15: Auswertung einer Druck-Fluss-Messung mithilfe des Schäfer-Nomogrammes; Ergebnis hier unauffälliger Befund, normale Detrusorkontraktilität (Bereich N), Urethraklassifikation I (nicht obstruiert).

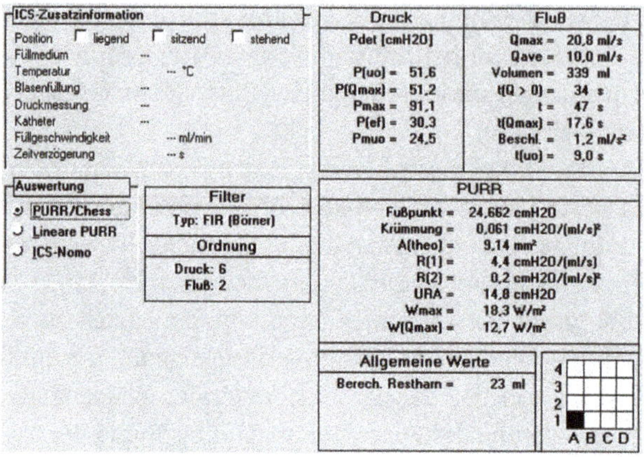
ICS-Zusatzinformation
Position liegend sitzend stehend
Füllmedium ---
Temperatur --- °C
Blasenfüllung ---
Druckmessung ---
Katheter ---
Füllgeschwindigkeit --- ml/min
Zeitverzögerung --- s
Auswertung
PURR/Chess
Lineare PURR
ICS-Nomo
Filter
Typ: FIR (Börner)
Ordnung
Druck: 6
Fluß: 2
Druck
Pdet [cmH20]
P(uo) = 51,6
P(Qmax) = 51,2
Pmax = 91,1
P(ef) = 30,3
Pmuo = 24,5
Fluß
Qmax = 20,8 ml/s
Qave = 10,0 ml/s
Volumen = 339 ml
t(Q > 0) = 34 s
t = 47 s
t(Qmax) = 17,6 s
Beschl. = 1,2 ml/s²
t(uo) = 9,0 s
PURR
Fußpunkt = 24,662 cmH20
Krümmung = 0,061 cmH20/(ml/s)²
A(theo) = 9,14 mm²
R(1) = 4,4 cmH20/(ml/s)
R(2) = 0,2 cmH20/(ml/s)²
URA = 14,8 cmH20
Wmax = 18,3 W/m²
W(Qmax) = 12,7 W/m²
Allgemeine Werte
Berech. Restharn = 23 ml
4
3
2
1
A B C D

Abb. 12.16: Auswertung einer Druck-Fluss-Messung mithilfe des CHESS-Nomogrammes; Ergebnis hier unauffälliger Befund, nicht obstruiert.

Merke: Die **Druck-Fluss-Messung** stellt eine optionale Urodynamik-Methode mit höherem Aufwand und großen Anforderungen an Untersuchungsdurchführung und Auswertung dar. Sie wird bei Frauen mit Blasenentleerungsstörungen und Restharnbildung eingesetzt und ist eine geeignete Methode zur Beurteilung von Detrusorkraft und Harnfluss. Keine Notwendigkeit für ihren Einsatz besteht bei Belastungsharninkontinenz oder reiner OAB.

12.5.5 Urethradruckprofilmessung

Die Messung des Urethradruckprofils erlaubt eine Beurteilung des Harnröhrenverschlussmechanismus während Ruhe und unter Belastung. Zur Bestimmung der urethralen Druckverhältnisse wird ein Katheter mit einem Druckabnehmer mit einer konstanten Geschwindigkeit (1 mm/s) durch die Harnröhre gezogen und dabei kontinuierlich der Druck (cm H_2O) gemessen. Die urethrale Verschlussfunktion wird durch die Messung des Druckes in Ruhe und unter Belastungsbedingungen (provoziertes Husten = Steigerung des intraabdominalen Druckes) definiert (Tab. 12.7).

Wichtige Parameter im Ruhedruckprofil sind der maximale Urethraverschlussdruck P_{clomax} sowie die funktionelle Urethralänge (Abb. 12.17). Wichtigster klinischer Parameter ist der maximale Urethraverschlussdruck in Ruhe, der 100 – Lebensalter, mindestens aber 20 cm H_2O betragen sollte, dann spricht man von einer normotonen Urethra. Bei Verschlussdrücken unter 20 cm H_2O liegt eine hypotone Urethra vor, meist Folge einer intrinsischen Sphinkterschwäche. Bei Vorliegen einer hypotonen Urethraschwäche sind die Erfolgsraten aller operativen Therapien deutlich reduziert (Bowen et al., 1989; Kuhn et al., 2005; Rezapour et al., 2001; Sand et al., 1987).

Tab. 12.7: Gemäß der geltenden aktualisierten ICS-Empfehlungen 2002 (Abrams et al., 2017; Rosier, 2017) werden folgende Parameter bei Durchführung des Urethradruckprofils bestimmt.

Messparameter	Bedeutung	Normwert
funktionelle Urethralänge	Bereich, in dem Urethraruhedruck über dem intravesikalen Druck liegt	> 25 mm
max. urethraler Verschlussdruck	max. Urethradruck minus intravesikalem Druck	> 20 cm H_2O
Drucktransmission	Druckveränderungen auf Blase und Urethra	
Transmissionsdruck	Anstieg des intraurethralen Druckes unter Belastung (Amplitude der Druckzacke)	
Depressionsdruck	Abnahme des Urethraverschlussdruckes unter Belastung (Differenzdruck)	
Depressionsquotient	Quotient aus Depressionsdruck und max. Urethraverschlussdruck in Ruhe	
Urethraverschlussdruck unter Belastung	Urethraverschlussdruck minus Depressionsdruck	
Transmissionsfaktor	Drucktransmission, Darstellung als Mittelwert mehrerer Einzelmessungen	

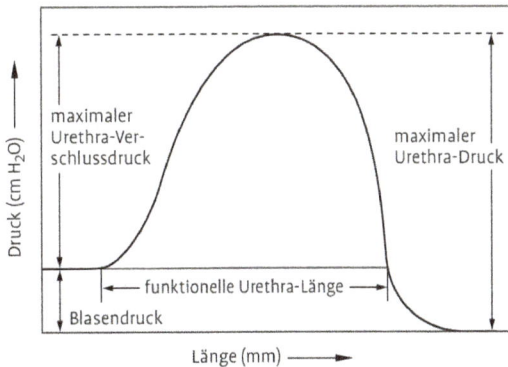

Abb. 12.17: Schematische Darstellung eines Urethradruckprofiles in Ruhe (aus: Palmtag et al., 2007).

Bei Frauen mit einem Subtotalprolaps oder Totalprolaps kann es durch die starke Senkung der vorderen Vaginalwand zu einem Abknicken der Harnröhre, einem sog. Quetschhahnphänomen, kommen, das hohe Verschlussdruckwerte der Harnröhre und damit eine falsche Kontinenz ergibt. Dieses Artefakt kann durch Reposition des Deszensus während der Messung behoben werden.

Im Druckprofil können die Transmission (urethraler Druckanstieg unter Belastung in Prozent des intravesikalen Druckanstiegs) und der Depressionsquotient (Verhältnis zwischen Depressionsdruck und Urethraverschlussdruck unter Stress) bestimmt werden.

Zur Sicherung der Reproduzierbarkeit sollte die Messung mindestens einmal wiederholt werden, bei nicht erklärbaren oder pathologischen Befunden können durchaus 2–3 Wiederholungen notwendig werden (Kuhn et al., 2005).

Das Urethradruckprofil wird zumeist zur Beurteilung einer bestehenden Belastungsharninkontinenz eingesetzt.

Abb. 12.18 zeigt ein Urethradruckprofil einer kontinenten Patientin, Abb. 12.19 die Ergebnisse einer belastungsinkontinenten Patientin.

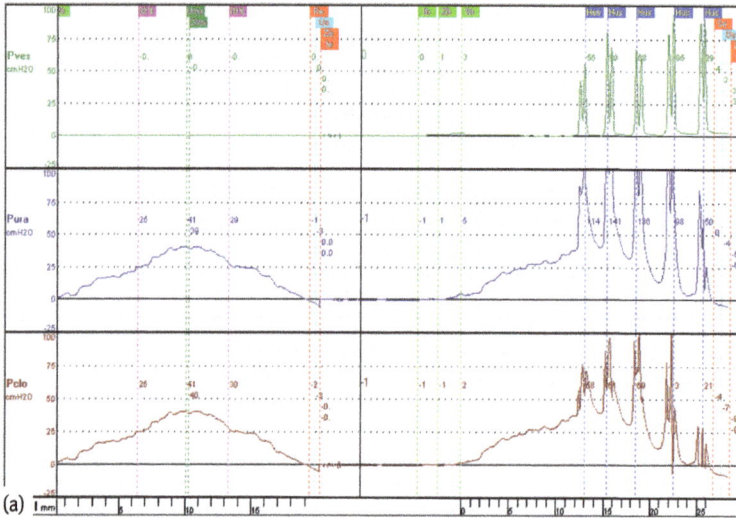

(a)

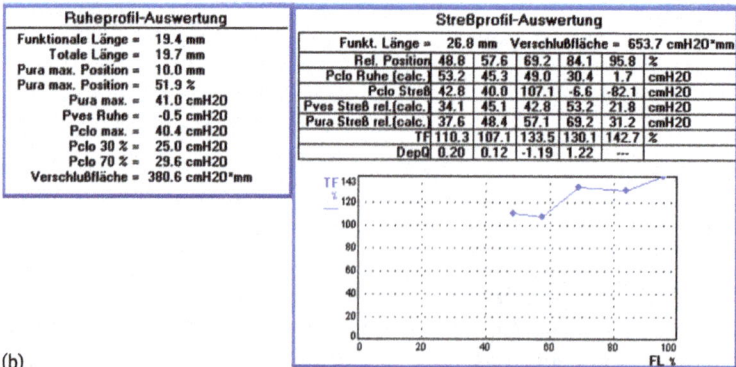

(b)

Abb. 12.18: 58-jährige Patientin mit klinischer urodynamischer Belastungskontinenz, Messprofil (a) und Auswertung (b), gute Drucktransmission. Durch simultane Beckenbodenkontraktion kommt es zu positiven Druckamplituden beim urethralen Verschlussdruck, normotone Urethra.

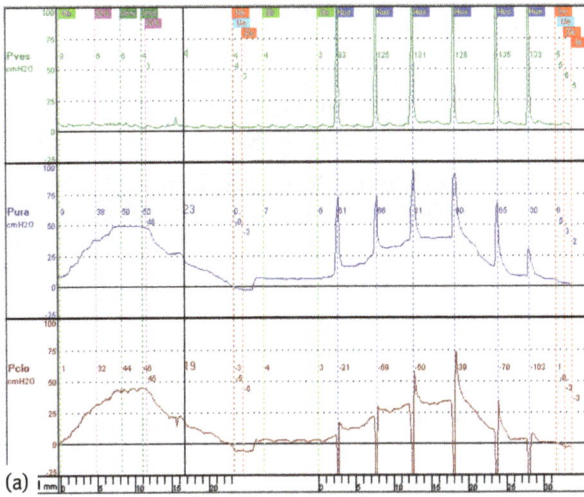

(a)

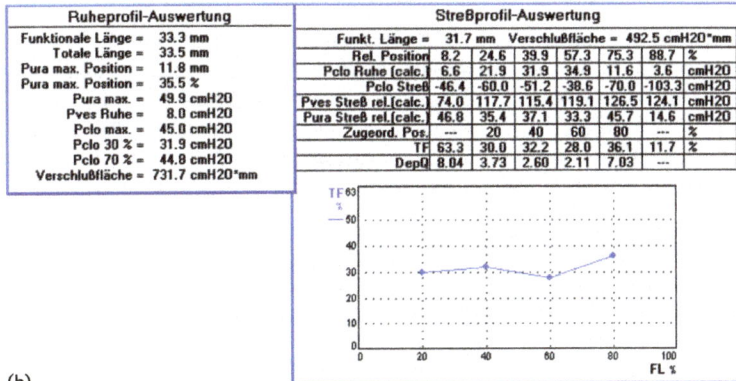

Ruheprofil-Auswertung	
Funktionale Länge =	33.3 mm
Totale Länge =	33.5 mm
Pura max. Position =	11.8 mm
Pura max. Position =	35.5 %
Pura max. =	49.9 cmH2O
Pves Ruhe =	8.0 cmH2O
Pclo max. =	45.0 cmH2O
Pclo 30 % =	31.9 cmH2O
Pclo 70 % =	44.8 cmH2O
Verschlußfläche =	731.7 cmH2O*mm

Streßprofil-Auswertung						
Funkt. Länge = 31.7 mm Verschlußfläche = 492.5 cmH2O*mm						
Rel. Position	8.2	24.6	39.9	57.3	75.3	88.7	%
Pclo Ruhe (calc.)	6.6	21.9	31.9	34.9	11.6	3.6	cmH2O
Pclo Streß	-46.4	-60.0	-51.2	-38.6	-70.0	-103.3	cmH2O
Pves Streß rel.(calc.)	74.0	117.7	115.4	119.1	126.5	124.1	cmH2O
Pura Streß rel.(calc.)	46.8	35.4	37.1	33.3	45.7	14.6	cmH2O
Zugeord. Pos.	---	20	40	60	80	---	%
TF	63.3	30.0	32.2	28.0	36.1	11.7	%
DepQ	8.04	3.73	2.60	2.11	7.03	---	

(b)

Abb. 12.19: 61-jährige Patientin mit klinischer Belastungsinkontinenz II° und urodynamisch nachgewiesener Belastungsinkontinenz, Messprofil (a) und Auswertung (b); Negativierung des urethralen
Verschlussdruckes beim Husten, normotone Urethra.

Mögliche Zeichen für eine bestehende Belastungsinkontinenz:
- Urethradruckprofil in Ruhe:
  - Verkürzung der funktionellen Urethralänge
  - Erniedrigung des urethralen Verschlussdruckes mit niedrigem P_{clomax}
- Urethradruckprofil unter Belastung:
  - Verkürzung der funktionellen Urethralänge
  - erniedrigter urethraler Verschlussdruck
  - verminderte passive Drucktransmission (Zeichen der Harnröhrenverschluss-
    schwäche)

- verminderte aktive Drucktransmission (Verminderung der reflektorischen Beckenbodenkontraktion)

Insgesamt ist die Messung des Urethradruckprofils eine stark interindividuell variierende Untersuchung mit hohen Abweichungen und schlechter Reproduzierbarkeit. Die unterschiedliche Position des Druckaufnehmers kann unterschiedliche Druckwerte aufweisen, Wiederholungen der Messung mit veränderter Katheterlage können bisweilen völlig anders interpretiert werden.

- Das Urethradruckprofil ist nicht in der Lage, eine Inkontinenz zu diagnostizieren, eine genaue Differenzierung zwischen inkontinenten und kontinenten Frauen ist nicht möglich. Die Messung kann eine reine Urethraverschlussschwäche nicht von anderen Ursachen abgrenzen, ebenso wie z. B. Hustenstöße nicht standardisierbar sind. Sie kann keine Vorhersage für einen Behandlungserfolg, z. B. eine Inkontinenzoperation, geben. Auch bei erfolgreich operierten Patientinnen kann der max. urethrale Verschlussdruck niedriger sein als präoperativ.

> **Merke:** Das **Urethradruckprofil** wird bei Frauen mit Belastungsharninkontinenz eingesetzt und ist eine notwendige Untersuchung bei der OP-Planung. Maximaler Verschlussdruck in Ruhe und funktionelle Urethralänge geben einen guten Aufschluss über eine bestehende Belastungsinkontinenz. Der Nachweis einer hypotonen Urethra ist ein guter Prädiktor für schlechtere OP-Ergebnisse (präoperative Aufklärung der Patientin). Das Belastungsprofil ist wenig reproduzierbar und kann keine Aussage über Schweregrad oder Erfolgsaussicht geben.

12.5.6 Leak-Point-Pressure-Messung (LPP)

Der intravesikale Druck, bei dem unwillkürlich Urin aus der Urethra austritt, wird als *Leak Point Pressure* (LPP) bezeichnet.

Der Detrusor *Leak Point Pressure* (DLPP) ist der geringste Detrusordruck, bei dem ohne zusätzliche Detrusorkontraktion oder Abdominaldruckanstieg Urin verloren geht. Der abdominale *Leak Point Pressure* (ALPP) ist der intravesikale Druck, bei dem ein Urinverlust durch erhöhten abdominalen Druck ohne Detrusorkontraktion auftritt.

Die Ermittlung des LPP sollte spezifiziert werden durch Angabe des Ableitungsortes (intravesikal, rektal, vaginal) und durch die Methode der Auslösung (Husten, Valsalva).

Wichtig ist die genaue Angabe der Druckgenerierung:
- Nullung des intravesikalen Druckes
- P_{ves}, gemessen bei Nullung zu Beginn der Blasenfüllung
- P_{ves}, gemessen bei 200–300 ml Blasenfüllung vor Provokationstest

Von klinischer Bedeutung ist der Valsalva *Leak Point Pressure* bei der Diagnostik der Belastungsharninkontinenz, wobei hier der Cut-Off-Wert bei 60 cm H_2O für einen pathologischen Wert liegt. Werte unter 60 cm H_2O sind mit einer stärkeren Belastungsinkontinenz assoziiert (Cummings et al., 1997; Feldner et al., 2004; McGuire et al., 1993 und1996). Trotz diverser technischer Schwierigkeiten für eine exakte Durchführung und die fehlende Standardisierung ist der VLLP in den USA als Standardmethode der Diagnostik der Belastungsinkontinenz empfohlen.

Zur Beseitigung der technischen Schwierigkeiten (z. B. liegender Katheter, der Inkontinenz verschleiert oder verändert, Abhängigkeit des LPP von der Katheterstärke) wurde der *Cough Leak Point* (CLP) entwickelt.

Die Nutzung des Hustenstoßes zum Nachweis der Inkontinenz erlaubt die Messung des LPP ohne Notwendigkeit eines transurethralen Katheters mit drucksimultaner Erfassung des Urinverlustes durch Uroflowmeter.

Die Patientin steht über dem Trichter des Uroflowmeters mit gefüllter Blase und hustet; über einen rektalen Katheter wird P_{abd} ermittelt und zusammen mit der Harnflussrate gemessen. Der Computer korrigiert die unvermeidbare Zeitverschiebung zwischen Hustenstoß und Urinverlust (Abb. 12.20). Bei zeitgleichem Auftreten von Hustenstoß und Urinverlust kann von einer Belastungsinkontinenz ausgegangen werden, bei einer größeren Zeitverschiebung liegt eher eine Detrusortriggerung als Ursache einer Dranginkontinenz zugrunde (Hofner et al., 1999).

Einzelne Untersuchungen zeigen auch eine Korrelation zwischen LPP und maximalem urethralem Verschlussdruck (Lose et al., 2002).

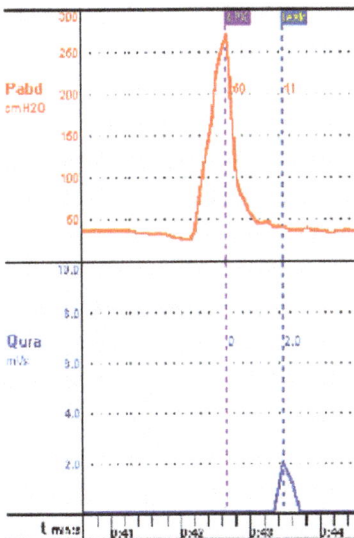

Abb. 12.20: Beispiel einer *Cough-Leak-Point-*(CLP-)Messung (aus: Palmtag et al., 2007).

12.5.7 Messung des urethralen Retro-Resistenzdruckes (URP)

Eine weitere Art der der Evaluation der urethralen Funktion ist die Ermittlung des urethralen Retro-Resistenzdruckes (URP). Hier wird ein Plastikkonus ca. 5 mm in den Meatus externus der Urethra eingesetzt und durch retrograde Wasserspülung der urethrale Eröffnungsdruck gemessen. Der URP ist der Druck, der zum Öffnen und Offenhalten der geschlossenen Urethra benötigt wird. Aus drei Messungen wird dann der URP gemittelt (Abb. 12.21). Laut ersten Untersuchungen zeigt der URP als einziger Wert eine Korrelation mit dem Schweregrad der Belastungsinkontinenz. Hiernach nimmt der URP mit zunehmendem Alter und zunehmendem Inkontinenz-Schweregrad ab (Slack et al., 2004)). Andere Studien konnten einen Zusammenhang zwischen URP und Inkontinenz-Schweregrad nicht erbringen (Tunn et al., 2007; Roderick et al., 2009). Aufgrund technischer Probleme und ungeklärter finanzieller Fragen hat sich das System bislang nicht für den klinischen Alltag empfehlen können.

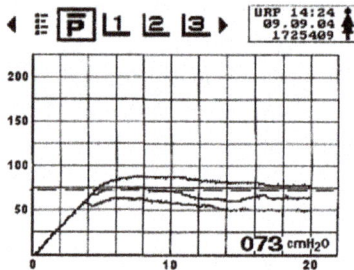

Abb. 12.21: 49-jährige Patientin mit klinischer Kontinenz und unauffälliger Messung des urethralen Retro-Resistenzdruckes (URP).

12.6 Zusammenfassung

Ziel der Urodynamik ist es, Symptome einer Blasen- und Urethrafunktionsstörung unter Messbedingungen zu objektivieren, die Ursache zu identifizieren und die Funktionsstörungen zu quantifizieren.

Die Urodynamik kann nicht isoliert eingesetzt werden, sondern sollte stets mit der Anamnese, den Beschwerden und anderen Untersuchungsbefunden kombiniert werden.

Die Urodynamik ist eine interaktive Untersuchungstechnik, welche nicht einfach automatisch abläuft und welche die Anwesenheit des ärztlichen Untersuchers erfordert.

Urodynamik sollte nie reine „Auftragsleistung" darstellen. Trotz moderner Geräte und computerisierter Auswerteverfahren ist immer auf eine kontinuierliche Überwachung der Qualität der Messsignale sowie auf eine unmittelbare Auswertung zu achten, um bei Diskrepanzen eine Wiederholmöglichkeit zu haben.

Probleme ergeben sich bei falscher Indikationsstellung, fehlender Arbeitsdiagnose, fehlerhafter Vorbereitung oder Durchführung sowie bei falscher Interpretation der Ergebnisse.

12.6.1 Wann welche Untersuchung?

Uroflowmetrie
– einfachste, nichtinvasive urodynamische Messung als Screening-Methode
– Ausschluss oder Nachweis einer dysfunktionellen Miktion

Zystometrie
– beste Methode zur Beurteilung der Speicherkapazität der Blase
– Ausschluss einer idiopathischen Detrusorüberaktivität
– Differenzierung zwischen Dranginkontinenz (aktiver Urinverlust) und Belastungsinkontinenz (passiver Urinverlust)

Druck-Fluss-Messung
– optionale Methode zur Evaluierung von Detrusorkontraktilität und Harnfluss bei Blasenentleerungsstörungen, neurogenen Störungen

Urethradruckprofil
– Quantifizierung des urethralen Verschlusses bei Belastungsinkontinenz

Leak Point Pressure
– Parameter zur Graduierung der Belastungsinkontinenz

12.6.2 Urodynamik bei Belastungsinkontinenz

Der klinische Alltag in der Gynäkologie beschäftigt sich vorrangig mit Frauen mit Belastungsharninkontinenz oder Dranginkontinenz.

Notwendig
– Zystometrie
    – max. Blasenkapazität (mind. > 250–300 ml)
    – Ausschluss idiopathischer Detrusorüberaktivität
    – Restharn (< 50 ml)
– Urethradruckprofil
    – P_{clomax} (normal > 25 cm H_2O)
    – ausreichende funktionelle Urethralänge (> 25 mm)
– Belastungsprofil sehr artefaktbehaftet

Optional
- Uroflowmetrie
    - bei älteren Patientinnen, Verdacht auf Blasenentleerungsstörung
- Druck-Fluss-Messung
    - bei Verdacht auf Detrusorminderaktivität oder subvesikale Obstruktion
- Leak Point Pressure
    - in Deutschland nicht gängig, in USA Standardmethode

12.6.3 Urodynamik bei Dranginkontinenz

Notwendig
- Zystometrie
    - Nachweis unwillkürlicher Detrusorkontraktionen
    - verminderte Blasenkapazität, verfrühter erster Harndrang

Optional
- Druck-Fluss-Messung
    - Ermittlung der Detrusorkontraktilität

12.6.4 Urodynamik bei Genitalprolaps

Eine urodynamische Messung bei vorliegendem Genitalprolaps sollte eine Harninkontinenz ausschließen, um eine evtl. unnötige zusätzliche Inkontinenzoperation zu vermeiden. Ein zumeist larvierte Harninkontinenz durch ein Quetschhahn-Phänomen bei massivem Prolaps lässt sich nur durch Reposition des Bruchsackes aufdecken und ist sehr artefaktbehaftet. Daher ist ein Urodynamik vor Prolapsoperation nicht sinnhaft, eine klinische Kontrolle auf Restharn und ein klinischer Stresstest nach Reposition sollten das Vorliegen einer maskierten Inkontinenz aufdecken.

Eine Operation sollte immer zweizeitig erfolgen, zunächst Korrektur des Genitalprolaps, dann Neuevaluation der Kontinenzsituation dann mit Durchführung einer Urodynamik (Sierra, 2019).

Literatur

Abelson B, Majerus S, Sun D, et al. Ambulatory urodynamic monitoring: state of the art and future directions. Nat Rev Urol. 2019;16(5):291–301.

Abrams P, Cardozo L, Fall M, et al. The standardisation of terminology of lower urinary tract function: Report from the Standardisation Subcommittee of the International Continence Society. Neurobiol Urodynam. 2002;21:167–78.

Abrams P, Cardozo L, Wagg A, et al. Incontinence. 6th ed. Tokyo: International Consultation on Incontinence; 2017.

Abrams P, Artibani W, Cardozo L, et al; International Continence Society, Reviewing the ICS 2002 terminology report: the ongoing debate. Neurourol Urodyn. 2009;28(4):287.

Abrams P, Eustice S, Gammie A, et al. United Kingdom Continence Society: Minimum standards for urodynamic studies, 2018. Neurourology and Urodynamics. 2019;38:838–856.

Agency for Health Care Policy and Research, Clinical practice guideline: urinary incontinence in adults. AHPCR Pub. No. 96–0682. Rockville, MD: Dept of Health and Human Services (US), Agency for Health Care Policy and Research; 1996.

Austin PF, Bauer SB, Bower W, et al. The standardization of terminology of lower urinary tract function in children and adolescents: Update report from the standardization committee of the International Children's Continence Society. Neurourol Urodyn. 2016;35(4):471–81.

Bowen LW, Sand PK, Ostergard DR, Franti CE. Unsuccessful Burch retropubic urethropexy: a case-controlled urodynamic study. Am J Obstet Gynecol. 1989;160(2):452–8.

Cummings JM, Bouiller JA, Parra RO, Wozniak-Prerofsky J. Leak point pressures in women with urinary stress incontinence: correlation with patient history. J Urol. 1997;157:818.

Digesu GA et al. Overactive bladder symptoms: do we need urodynamics? Neurourol Urodyn. 2003;22(2):105–8.

Digesu GA, Hendricken C, Fernando R, et al. Do women with pure stress urinary incontinence need urodynamics? Urology. 2009;74:278–281.

Dmochowski R. Cystometry. Review. Urol Clin North Am. 1996;23(2):243–52.

Feldner PC, Bezerra LR, Aquino de Castro R, et al. Correlation between Valsalva Leak Point pressure and maximal urethral closure pressure in women with stress urinary incontinence. Int Urogynecol J. 2004;15:194–7.

Finazzi-Agro E, Gammie A, Kessler TM, et al. Urodynamics Useless in Female Stress Urinary Incontinence? Time for Some Sense-A European Expert Consensus. Eur Urol Focus. 2020;6(1):137–145.

Foon R, Toozs-Hobson P, Latthe P. Prophylactic antibiotics to reduce the risk of urinary tract infections after UDS. Cochrane Data base of Systematic Reviews 2012, Issue 10. Art. No.:CD008224).

Gehrich A, Stany MP, Fischer JR, Buller J, Zahn CM. Establishing a mean postvoid residual volume in asymptomatic perimenopausal and postmenopausal women. Obstet Gynecol. 2007;110(4):827–32.

Ghoniem G, Stanford E, Kenton K, et al. Evaluation and outcome measures in the treatment of female urinary stress incontinence: International Urogynecological Association (IUGA) guidelines for research and clinical practice. Int Urogynecol J Pelvic Floor Dysfunct. 2008;19(1):5–33.

Hashim H, Abrams P. Is the bladder a reliable witness for predicting detrusor Overactivity? J Urol. 2006;175:191–194.

Haylen BT, Ashby D, Sutherst JR, Frazer MI, West CR. Maximum and average urine flow rates in normal male and female populations – the Liverpool Nomograms. Br J Urol. 1989;64:330–8.

Haylen BT, Lee J, Logan V, Husselbee S, Zhou J, Law M. Immediate postvoid residual volumes in women with symptoms of pelvic floor dysfunction. Obstet Gynecol. 2008;111(6):1305–12.

Hofner K, Oelke M, Wagner T, Wefer J, Jonas U. Computerunterstützte Messung und Standardisierungen des leak point pressure beim Husten (Cough Leak Point Pressure – CLPP) zur Diagnostik der Stress- inkontinenz. Akt Urol. 1999;30:321–8.

Kuhn A, Kuhn P, Stanton SL. Urethrale Funktionsteste: Was bringen sie uns wirklich? Eine Literatur-übersicht. Geburtsh Frauenheilk. 2005;65:669–73.

Lose G, Griffiths D, Hosker G. The standardisation of urethral pressure measurement report from the standardisation sub-committee of the International Continence Society. Neurourol Urodyn. 2002;21:258–60.

McGuire EJ, Cespedes RD, HE OC. Leak-point pressures. Urol Clin North Am. 1996;23:253–62.

McGuire EJ, Fitzpatrick CC, Wan J, et al. Clinical assessment of urethral sphincter function. J Urol. 1993;150:1452–4.

Mortensen S, Lose G, Thyssen H. Repeatability of cystometry and pressure-flow parameters in female patients. Int Urogynecol J. 2002;13:72–5.

Nager CW, Brubaker L and Urinary Incontinence Treatment Network. A randomized trial of urodynamic testing before stress-incontinence surgery. N Engl J Med. 2012;366:1987–97.

Nambiar AK, Lemack EG, Chapple CR et al. The Role of Urodynamics in the Evaluation of Urinary In-continence: The European Association of Urology Recommendations in 2016. Eur Urol. 2017 Apr;71(4):501–503. doi: 10.1016/j.eururo.2016.09.045

Palmtag H, Goepel M, Heidler H. Urodynamik. 2. Auflage. Heidelberg: Springer Medizin Verlag; 2007.

Rachaneni S, Latthe P. Does preoperative urodynamics improve outcomes for women undergoing sur-gery for stress urinary incontinence? A systematic review and meta-analysis. BJOG. 2015;122:8–16.

Rezapour M, Falconer C, Ulmsten U. Tension-Free vaginal tape (TVT) in stress incontinent women with intrinsic sphincter deficiency (ISD) – a long-term follow-up. Int Urogynecol J Pelvic Floor Dys-funct. 2001;12(Suppl 2):S12–4.

Roderick T, Paul M, Christopher M, Douglas T. Urethral retro-resistance pressure: association with established measures of incontinence severity and change after midurethral tape insertion. Neurourol Urodyn. 2009;28(1):86–9.

Romanzi LJ, Groutz A, Heritz DM, Blaivas JG. Involuntary detrusor contractions: correlation of urody-namic data to clinical categories. Neurourol Urodyn. 2001;20(3):249–57.

Rosier PFWM, Schaefer W, Lose G, et al. International Continence Society Good Urodynamic Practices and Terms 2016: Urodynamics, uroflowmetry, cystometry, and pressure-flow study. Neurourol Urodyn. 2017;36(5):1243–1260.

Rubilotta E, Balzarro M, D'Amico A, et al. Pure stress urinary incontinence: analysis of prevalence, estimation of costs, and financial impact. BMC Urology. 2019;19:44.

Sand PK, Bowen LW, Panganiban R, Ostergard DR. The low pressure urethra as a factor in failed retro-pubic urethropexy. Obstet Gynecol. 1987;69(3 Pt 1):399–402.

Schafer W, Abrams P, Liao L, et al. Report on good urodynamic practice: Uroflowmetry, Filling Cysto-metry, and Pressure-Flow Studies. Neurourol Urodyn. 2002;21(3):261–74.

Serati M, Topazio L, Bogani G, et al. Urodynamics useless before surgery for female stress urinary incontinence: are you sure? Results from a multicenter single nation database. Neurourol Uro-dyn. 2016;35:809–812.

Sierra T, Sullivan G, Leung K, Flynn M. The negative predictive value of preoperative urodynamics for stress urinary incontinence following prolapse surgery. Int Urogynecol J. 2019;30(7):1119–1124.

Slack M, Culligan P, Tracey M, Hunsicker K, Patel B. Sumeray M, Relationship of urethral retro-resis-tance pressure to urodynamic measurements and incontinence severity. Neurourol Urodyn. 2004;23:109–14.

Tunn R, Marschke J, Wildt B, Gauruder-Burmester A. Clinical experience with urethral retro-resistance pressure measurement: a prospective pre- and postoperative evaluation in women with stress urinary incontinence. Neurourol Urodyn. 2007;26(2):262–6.

Van Leijsen SA, Kluivers KB, Mol BW, et al. Can preoperative urodynamic investigation be omitted in women with stress urinary incontinence? A non-inferiority randomized controlled trial. Neurou-rol Urodyn. 2012;31:1118–23.

13 Bildgebende Diagnostik

1902	Quecksilberinstillation der Blase (*Zeissl und Holzknecht*)
1929	Urethrozystografie (*Schubert*)
1966	erste Standardisierung der Methode (*Green*)
1981	Abdominalsonografie (*Bernascheck*)
1983	Rektalsonografie (*Shapiro*)
1985	Vaginalsonografie (*Debus*)
1986	Perinealsonografie (*Kohorn und Grischke*)
1990	Introitussonografie (*Kölbl*)
1994	3D-Sonografie (*Khullar*)
2006	Pelvic-floor-Sonography (*Kociszewski*)

Die sonomorphologische Darstellung des Beckenbodens ist eine der wesentlichen diagnostischen Elemente zur Abklärung von Harninkontinenzen und Deszensusbeschwerden. Die morphologische Diagnostik eröffnet hierbei ein grundsätzliches Verständnis für die pathoanatomischen Veränderungen und ist ein wesentlicher Bestandteil der präoperativen Diagnostik. Schon zu Beginn des letzten Jahrhunderts wurde versucht, die Harnblase mittels Quecksilber zu füllen, um dadurch eine Darstellung der urethrovesikalen Region und der Blase vorzunehmen. Nach Richter ist dieser Anfang der bildgebenden Diagnostik auf Zeissl und Holzknecht zurückzuführen, welche dieses Verfahren 1902 erstmalig anwandten. In den Folgejahren entstanden zahlreiche radiologische Untersuchungsmethoden, die 1962 erstmals durch Green eine Standardisierung in der Auswertemethodologie erfuhren, welche in weiten Bereichen bis heute Bestand hat. Bernaschek konnte 1981 nachweisen, dass vergleichbare Resultate zu der radiologischen Darstellung, des sogenannten lateralen Urethrozystogramms, auch abdominalsonographisch erhoben werden können (Bernaschek et al., 1981).

Es sind die Verdienste von Kohorn und Grischke, die 1986 erstmalig einen Scanner im Scheideneingangsbereich positionierten, um hier mittels der sogenannten Perinealsonographie eine optimale Übersicht und Beurteilung der Urethra, Blasen- und Genitalregion zu gewinnen (Grischke et al., 1986; Kohorn et al., 1986). Als alternative Methode wurde 1990 das Verfahren der Introitussonographie von Kölbl inauguriert, welches sich anstatt eines Linear- bzw. Curved-Array-Scanners einer Vaginalsonde bediente (Kölbl und Bernaschek, 1990; Kölbl et al., 1990). Die genannten Verfahren hatten vornehmlich die Inkontinenzdiagnostik im Fokus.

Mit der Entwicklung der 3D-Sonographie und vor allem der Untersuchung aller Kompartimente mittels eines Vaginalscanners durch Kociszewski war eine neue Ära eröffnet worden, das gesamte Becken in seiner Morphologie und Funktionalität zu

https://doi.org/10.1515/9783110657906-013

beurteilen. Die Inkontinenzdiagnostik wurde damit um die Diagnostik von Senkungszuständen jeglicher Form als auch des Komplikationsmanagements erweitert. Der Ultraschall ist damit zur wichtigsten morphologischen Diagnostikmodalität des kleinen Beckens geworden und ersetzt fast vollständig die klassische Röntgendiagnostik und MR-Defäkographie.

13.1 Ultraschalldiagnostik

Gabriel Schär, Werner Bader, Jacek Kociszewski

Autoren der 2. Auflage: Gabriel Schaer, Werner Bader

13.1.1 Ziele der sonographischen Untersuchung

Tab. 13.1: Einsatzgebiete und Ziele der urogynäkologischen Sonographie

– feinstrukturelle Informationen der urethrovesikalen Einheit

– Erkennen pathologischer Strukturen von Blase und Urethra

– Qualitätskontrolle nach konservativer oder operativer Behandlung

– Lokalisation von Bändern und Netzen

– dynamische Information bei Beckenbodenkontraktion und abdominaler Druckerhöhung zu pathophysiologischen Abläufen bei Inkontinenz und Deszensus-Problemen

– Vermitteln einer ganzheitlichen Sichtweise und integralen Diagnosestellung durch morphologische Bildinformation

– Bilddokumentation

– wissenschaftliches Instrument

Durch die Möglichkeit der dynamischen Abbildung von Lageveränderungen der Organe des kleinen Beckens mit ihren Bindegewebs- und Muskelstrukturen sowie von Flüssigkeiten ist die urogynäkologische Sonographie eine hervorragende Untersuchungstechnik, um die pathophysiologischen Zusammenhänge von Inkontinenz und Deszensus in dieser Region zu verstehen.

Im Bereich der Dynamik ist die Sonographie den radiologischen Techniken wie dem lateralen Urethrozystogramm oder dem MRT überlegen. Auch schnelle Bewegungen, wie sie beim Husten oder Pressen sowie bei der Beckenbodenkontraktion entstehen, können dokumentiert und analysiert werden.

Die verbesserte Auflösung moderner Geräte erlaubt es, feinstrukturelle Informationen von Urethra und Blase zu erhalten und diese dynamisch abzubilden. Dazu gehören vor allem die Trichterbildung der Urethra, aber auch der Strukturaufbau und die Mobilität der Urethra in verschiedenen Funktionszuständen selbst.

Mittels Ultraschall kann eingelegtes Fremdmaterial, wie dies bei Netzen oder Inkontinenzbändern der Fall ist, sehr gut dargestellt werden.

Nicht zu unterschätzen ist der Dokumentationswert der Sonographie. Mit Sicherheit ist die urogynäkologische Sonographie kein Instrument, das allein für sich als Diagnosemittel gelten darf. Sie ist nur ein Bestandteil einer integralen Untersuchung, welche das Gesamtverständnis von Inkontinenz und Deszensus verbessern hilft. Mit ihren Möglichkeiten, quantitative und qualitative Messparameter zu erheben, kann die Sonographie auch als gutes wissenschaftliches Instrument bezeichnet werden.

13.1.2 Standardverfahren der urogynäkologischen Sonographie

Die Introitus- und Perinealsonographie haben sich in den letzten Jahren zum Goldstandard der bildgebenden Inkontinenzdiagnostik etabliert. Für diese beiden Verfahrenstechniken, welche sich lediglich in der Scannertechnologie unterscheiden, liegen wissenschaftliche Untersuchungen vor, sodass beide Verfahren als validierte und heute im klinischen Alltag als fest etablierte Methoden zu bezeichnen sind. Beide Verfahren wurden aber weiterentwickelt um auch Senkungszustände beurteilen und klinische Fragestellungen zur OP-Fähigkeit und Komplikationsmanagement beantworten zu können.

Bei der **Perinealsonographie** verwendet man einen Linear- oder Curved-Array-Scanner, welcher im Scheideneingangsbereich positioniert wird. Durch die breitere Auflage des Scanners ist eine Orientierung damit leichter möglich, sodass es auch dem Ungeübten schnell gelingt, sich in das Verfahren der Beckendiagnostik unkompliziert einzuarbeiten. Die verwendeten Ultraschallfrequenzen liegen in der Regel zwischen 3,5 und 5 MHz. Optional kann der Hiatus genitalis in der axialen Ebene durch den 3D-Scanner dargestellt werden um auch Senkungszustände über das Maß der reinen Inkontinenzdiagnostik beurteilen zu können.

Diese dreidimensionale Darstellung des Beckenbodens als **3D-Sonographie** befindet sich derzeit in einem überwiegend wissenschaftlichen Stadium, wird aber vermehrt auch in der Routine vor allem in Kliniken eingesetzt. Sie ermöglicht eine anatomisch komplette Darstellung des Hiatus genitalis mit den seitlich ansetzenden Levatorenschenkeln, so dass der gesamte Bereich des Scheideneingangs und Beckenbodens in der Transversalebene darstellbar wird. Klinische Konsequenzen können aus dieser Methode derzeit nur bedingt gewonnen werden. Es ist aber aus den vorhandenen wissenschaftlichen Untersuchungen zu einem dargestellten Schaden des Levators möglich, sowohl das erhöhte Risiko für eine spätere Senkungsproblematik als auch eine erhöhte Versagerquote korrelieren zu können.

Bei der klassischen **Introitussonographie** wird im Gegensatz zum Curved-Array-Scanner der Perinealsonographie ein Vaginalscanner verwendet, welcher ebenfalls im Scheideneingangs-/Introitusbereich positioniert wird. Die hierbei ausgesandten höheren Ultraschallfrequenzen von durchschnittlich 5 bis 7,5 MHz führen zu einer höheren Feinauflösung im Nahfeldbereich, sodass insbesondere die zystourethrale Übergangsregion optimal zur Darstellung kommt. Das vaginalsonographische Verfahren bietet darüber hinaus die Möglichkeit, den inneren Genitalbereich und alle Kompartimente des Beckens im gleichen Untersuchungsvorgang abzuklären. Die Sonde kann damit sowohl zur Inkontinenzdiagnostik als auch differenzierten Senkungsabklärung des vorderen, zentralen und hinteren Kompartimentes und zur Darstellung eines lateralen Defektes angewendet werden, sodass diese Methode ein noch weiteres und größeres Spektrum als alle anderen Verfahren aufweist. In Kombination mit der Abdominalsonographie wird diese Methode als **Pelvic-Floor-Sonographie** (PF-Sonographie) bezeichnet.

13.1.3 Sonstige Ultraschalltechniken

Die **transabdominale Sonographie** wird heute in der Regel nur noch für die Messung des Blasenvolumens und der Restharnmenge verwendet, ist aber auch ein Bestandteil der oben erwähnten PF-Sonographie. Mittels des abdominalen Ultraschalls können laterale Defektbildungen nicht selten besser als bei der vaginalen Untersuchung beurteilt werden.

Die **intraurethrale Untersuchungstechnik** hat nach wie vor lediglich wissenschaftlichen Wert, während die **Endoanal- oder Rektalsonographie** vor allem zur Darstellung der Strukturen des Musculus sphincter ani dient. Letztere dient als Routinediagnostik bei koloproktologischen Fragestellungen. Bei Analinkontinenz, Rektumtumoren und analen Schmerzen wird diese regelhaft eingesetzt. Mit dieser Technik können das Subepithelium, der Musculus sphincter ani internus, die Longitudinalmuskulatur und der Musculus sphincter ani externus dargestellt werden. Auch hier können wieder qualitative und quantitative Messwerte erfasst werden. Die einzelnen Strukturen werden nach Dicke, Symmetrie, Kontinuität und Echodichte beurteilt. Mit dieser Methode können ergänzende Informationen bei postpartalen Sphinkterdefekten, Muskelatrophie, Analinkontinenz und Myopathie gewonnen werden.

Nierensonographie

Die sonographische Diagnostik der Niere ist im Rahmen von Inkontinenz-, Senkungs- und großen gynäkologischen Operationen im kleinen Becken eine fest etablierte Untersuchungsmethode, um postoperative Komplikationen zu diagnostizieren. Wichtig ist in diesem Zusammenhang zu erwähnen, dass eine Ureterkomplikation immer auch die Frage aufwirft, wie der präoperative Zustand der Niere war. In diesem Sinne bietet sich die Nephrosonographie prä- als auch postoperativ bei den erwähnten operativen Eingriffen an. Die Morphologie des Nierenparenchyms sollte dem operativ Tätigen bekannt sein, um im Rahmen der Routinediagnostik zufällig auftretende tumoröse Befunde wie auch Zystenbildungen korrekt erkennen und beschreiben zu können. Im Falle einer auftretenden Nierenstauproblematik ist das Ausmaß des Nierenstaus zu dokumentieren und in einer interdisziplinären Absprache mit den Urologen eine differenzierte Diagnostik und eventuelle Therapie anzuschließen.

13.1.4 Bilddarstellung

Es wird empfohlen die Bilddarstellung für wissenschaftliche Publikationen entsprechend den Empfehlungen der DEGUM vorzunehmen. Bei Verwendung der Vaginal- aber auch Abdominalsonde werden kraniale Strukturen im Bild oben, kaudale Anteile im Bild unten dargestellt. Ventral entspricht rechts und dorsal links im Bild (Abb. 13.1). Die Auswertungen zur topgraphischen Lage des Meatus urethrae internus erfolgen über ein Koordinatensystem. (Abb. 13.2 und 13.3). Im Rahmen einer 3D-Darstellung erfolgt ein tomographisch errechnetes Bild in der Transversal- bzw. Axialebene mit anatomiegerechter Darstellung, links im Bild entspricht der rechten Seite der Patientin und umgekehrt, Urethra cranial oben, Vagina mittig und Rektum dorsal unten im Bild (Abb. 13.4)

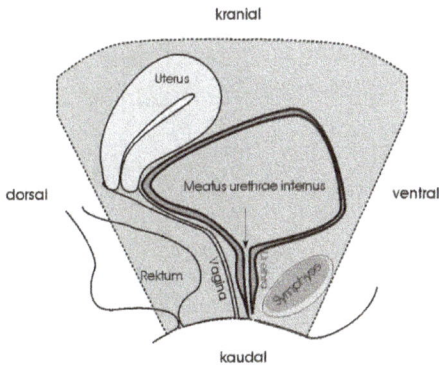

Abb. 13.1: Darstellung des sonographischen Urogenitalsitus entsprechend den Empfehlungen der DEGUM, AGUB sowie IUGA und ICS (Merz et al., 2007; Haylen et al., 2010; Tunn, 2014). Kraniale Strukturen werden im Bild oben, kaudale Anteile im Bild unten dargestellt. Ventral wird rechts und dorsal links abgebildet.

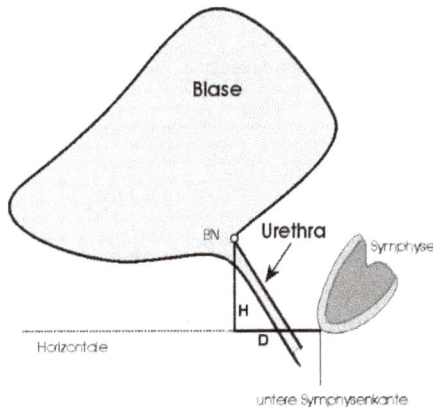

Abb. 13.2: Introitussonographie: Höhenmessung am Blasenhals (*bladder neck*, BN) mittels Introitussonographie nach Bader (Bader et al., 1997; modifiziert nach Viereck et al., 2005): Von der unteren Symphysenkante aus wird eine Horizontale gezogen. Die Höhe des BN wird als Abstand des BN zur Horizontalen gemessen. Bei der Messung zwischen Ruhe, Pressen und Beckenbodenkontraktion muss streng auf eine unveränderte Position des Ultraschallkopfes geachtet werden.

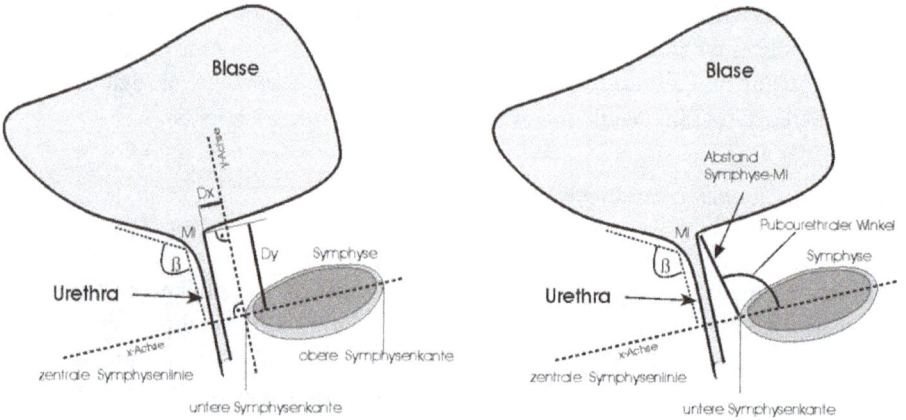

Abb. 13.3: Perinealsonographie: Auswertungsmethoden für die Position des Meatus urethrae internus (MI) und für den Winkel β (posteriorer urethrovesikaler Winkel). **Links:** Ausmessung der Lage des MI in einem Koordinatensystem (Schaer et al., 1995). **Rechts:** Ausmessung der Lage des MI mit einer Distanz und einem Winkel nach Pregazzi (Pregazzi et al., 2002).

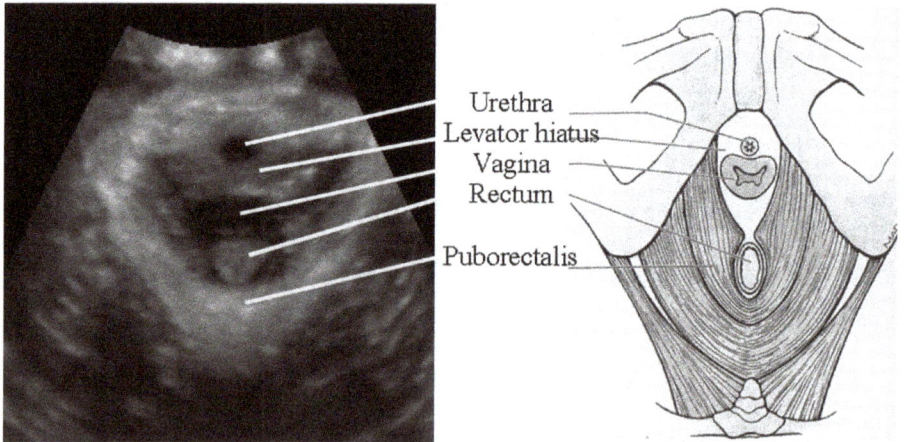

Abb. 13.4: 3D-Sonographie: Sono-Anatomie des Hiatus genitalis (nach Steensma, 2009).

13.1.5 Untersuchungsablauf der Pelvic-Floor-Sonographie

Die Arbeitsgemeinschaften Urogynäkologie von Deutschland, Österreich und der Schweiz hatten zu der sogenannten klassischen 2D-Sonographie erstmals 1995 Empfehlungen im Rahmen der urogynäkologischen Diagnostik veröffentlicht, welche zuletzt in Form einer AWMF S2k Leitlinie 2014 aktualisiert und publiziert wurden. Die internationalen Gesellschaften IUGA und ICS haben diese Empfehlungen zur Bilddarstellung und Auswertung sowie deren Terminologie seit 2010 übernommen und sind daher auch in diesem Kapitel die Grundlage der Empfehlungen.

Die 3D-Sonographie soll an dieser Stelle nur erwähnt sein und würde in seiner Komplexität auch das vorliegende Buchkapitel überfordern. Die meisten gynäkologischen Praxen haben zudem keinen Zugang zu den wesentlich teureren dreidimensional auflösenden Scannern, so dass der Fokus des Kapitels auf der Pelvic-Floor-Sonographie als zweidimensionales Verfahren liegt. Dem Interessierten werden die konsentierten Empfehlungen der Internationalen Urogynäkologischen Gesellschaft IUGA und der Amerikanischen Ultraschallgesellschft AIUM zum Untersuchungsablauf und Anwendung der 3D-Sonographie empfohlen (AIUM/IUGA, 2019).

Eine vollständige Pelvic-Floor-Sonographie sollte auf einem gynäkologischen Untersuchungsstuhl durchgeführt werden. Sie unterteilt sich in die zwei folgenden Untersuchungsschritte:
- abdominale PF-Sonographie (PFS-TA)
- vaginale PF-Sonographie (PFS-TV)

Während der **abdominalen PF-Sonographie (PFS-TA)** können mit einem Curved-Array-Scanner Defekte der endopelvinen Faszie im vorderen Kompartiment besonders im Level II erfasst und zusammen mit dem klinischen Untersuchungsbefund (paravesikale Sulci und vaginale Querrugae) analysiert werden.

Mit der zweidimensionalen **vaginalen PF–Sonographie (PFS-TV)** kann das vordere und hintere Kompartiment des Beckenbodens in real-time statisch und dynamisch in drei möglichen Ebenen: sagittal, frontal und axial in fließenden Übergängen dargestellt werden (Abb. 13.5). Der Vaginalscanner muss dabei im Gegensatz zur reinen Introitussonographie in die Vagina eingeführt werden. Durch Verkippung, Rotation, Bewegung oder Senkung der Sonde eröffnen sich dann die vielfältigen Dimensionen der diagnostischen Möglichkeiten im Rahmen der dynamischen PF-Sonographie.

In dem vaginalen Untersuchungsschritt wird an der liegenden Frau die Sonde auf den Introitus aufgelegt. Dabei wird darauf geachtet, durch einen möglichst geringen Anpressdruck und unter Zuhilfenahme von Ultraschallgel eine artefaktfreie Darstellung zu ermöglichen (Abb. 13.6). Zu starker Anpressdruck führt zur Kompression und Elevation der Urethra (Abb. 13.6). In der sagittalen Referenzebene des Discus interpubicus der Symphyse werden Urethra, Blasenhals und die mit 200–300 ml gefüllte Harnblase abgebildet. Die Blasenfüllung beeinflusst die Messwerte der Lage des Blasenhalses insgesamt nur wenig, verbessert aber die Darstellung einer Trichterbildung der proximalen Urethra. Für standardisierte Messmethoden wird eine Füllung von 300 ml empfohlen.

Für den klinischen Alltag kann davon ausgegangen werden, dass eine Frau, welche eine leicht gefüllte Blase spürt, auch ein genügendes Blasenvolumen aufweist, um die Sonographie durchführen zu können.

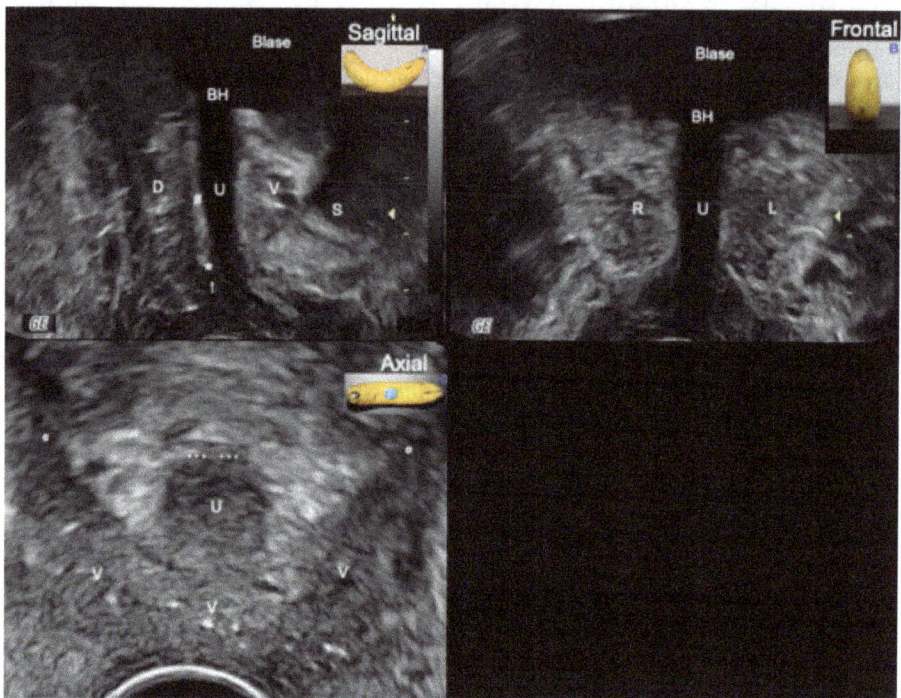

Abb. 13.5: Vorderes Kompartiment in drei Ebenen: In der Sagittalebene werden Messungen der Urethralänge, als auch der Position des Blasenhalses mittels zwei Koordinaten H und D in Ruhe, bei Kontraktion der B-Muskulatur und während Husten/Pressen vorgenommen. Zusätzlich wird das Gewebe ventral (V) und dorsal (D) der Harnröhre dargestellt und beurteilt. In der Frontalebene ist auf die Symmetrie des Gewebes zu achten, in der Axialebene die Höhe des Sulcus paraurethralis in Bezug zum Querschnitt der Urethra als auch die Symmetrie des paraurethralen Gewebes. (B-Blase; BH-Blasenhals; U-Urethra; S-Symphyse; (#)- M. sphincter urethrae externus-MSpEx; (*)- Ende des MSpEx; (!)- Diaphragma urogenitale; R- rechts: L-links; V-ventral; D-dorsal; V-Vagina; (°)- Höhe des Sulcus paraurethralis (... ...) -obere Kante der Urethra im Querschnitt.

Zunächst werden morphologische Informationen in Ruhe erfasst. Dies sind z. B. Divertikel der Urethra (Abb. 13.7) oder beim Einführen der Sonde in die Vagina auch Blasendivertikel, eine Endometriose der Harnblasenwand, Harnblasenkarzinome, Fremdkörper oder bullöse Ödeme.

Anschließend werden die Messungen des Blasenhalses in der Ruheposition, bei der Beckenbodenkontraktion und beim Pressen oder Husten mit Hilfe von zwei Koordinaten durchgeführt. Das Hauptaugenmerk wird dabei auf die Auswertung der Lage des Meatus urethrae internus gelegt. Dabei wird die Hinterwand des Überganges der Urethra in den Blasenboden in einem Koordinatensystem oder in einem System mit einer Distanz und einem Winkel ausgemessen sowie zusätzlich ggfs. der retrovesikale Winkel Beta bestimmt (Abb. 13.2 und 13.3).

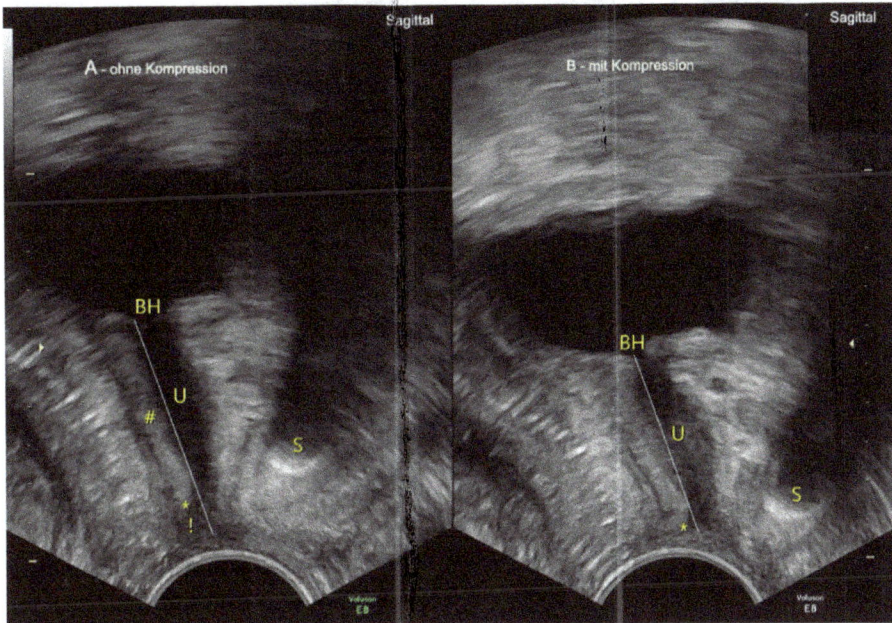

Abb. 13.6: Einfluss des Kompressionsdruckes auf die Urethralänge: In Sagittalebene wird die echoarme Harnröhre als gesamte Urethralänge gemessen. Die Vaginalsonde sollte dabei locker auf der Hand liegen, um den Druck auf die Urethra so gering wie möglich halten. Bei falscher Technik wird das Diaphragma urogenitale komprimiert und die Urethralänge zu kurz gemessen. (BH-Blasenhals; U-Urethra; S-Symphyse; #-echoreicher Musculus sphincter externus (MSpEx); *- Ende von MSpEx; !-echoarmes Diaphragma urogenitale).

Bei der Beckenbodenkontraktion soll erkannt werden, ob die Levatormuskulatur aktiviert werden kann und damit eine Elevation von Urethra und Blasenboden sichtbar ist. Gleichzeitig kann dies auch zur Instruktion der Patientin über eine wirksame Beckenbodenkontraktion im Sinne eines Biofeedbacks genutzt werden Beim Pressen und Husten wird zusätzlich die Blasenhalsmobilität und Deszensusart der Urethra. (vertikaler, rotatorischer oder gemischtförmiger Deszensus urethrae) untersucht (Abb. 13.8). Um eine verbesserte Visualisierung der gesamten Urethra und um erhöhte Erkennungsrate von Trichterbildung gewährleisten zu können, kann die Vaginalsonde zudem etwas weiter in die Scheide eingeführt und gleichzeitig nach dorsal abgekippt werden.

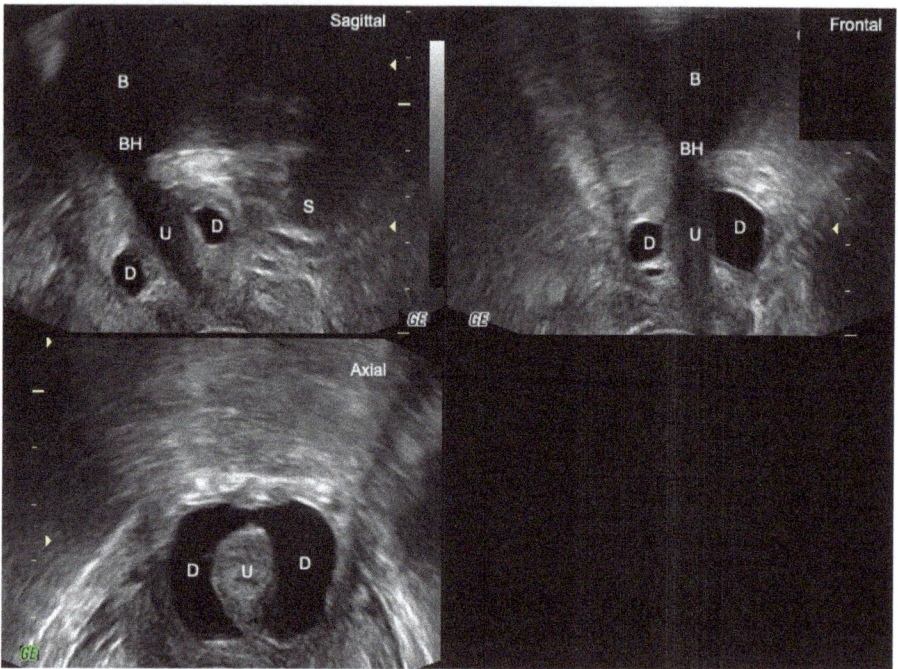

Abb. 13.7: Darstellung eines großen Urethradivertikels in 3 orthogonalen Ebenen: Sagittal, frontal und axial mit einer 2D-Vaginalsonde. In Sagittalebene sieht man nur zwei kleine echoleere Strukturen ventral und dorsal der Harnröhre. In Axialebene kann man erkennen wie das Divertikel fast die ganze Urethra umarmt. (B-Blase; BH-Blasenhals; U-Urethra; D-Divertikel: S-Symphyse).

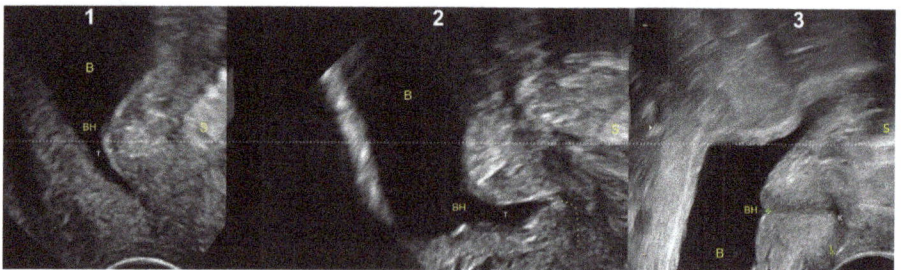

Abb. 13.8: Deszensusarten der Urethra (Aufnahmen in der Press- oder Hustenphase): vertikal (1), rotatorisch (3) und gemischförmig (2). Vertikaler Deszensus urethrae (1): repräsentiert eine steilgestellte hypomobile Harnröhre und ist meist mit einer Trichterbildung durch Öffnung der proximalen Urethra kombiniert. Rotatorischer Deszensus (3): repräsentiert eine mobile Urethra in einem horizontalen Verlauf, ohne Trichterbildung sowie einem möglichen Abknicken in der Urethraachse (Kinking K). Das Bildbeispiel zeigt eine solche Knickung der Urethra ohne Trichterbildung. Gemischtförmiger Deszensus (2): verbindet Zeichen des rotatorischen und vertikalen Deszensus urethrae. (B-Blase; BH-Blasenhals; S-Symphyse; T-Trichter; K-Knickung).

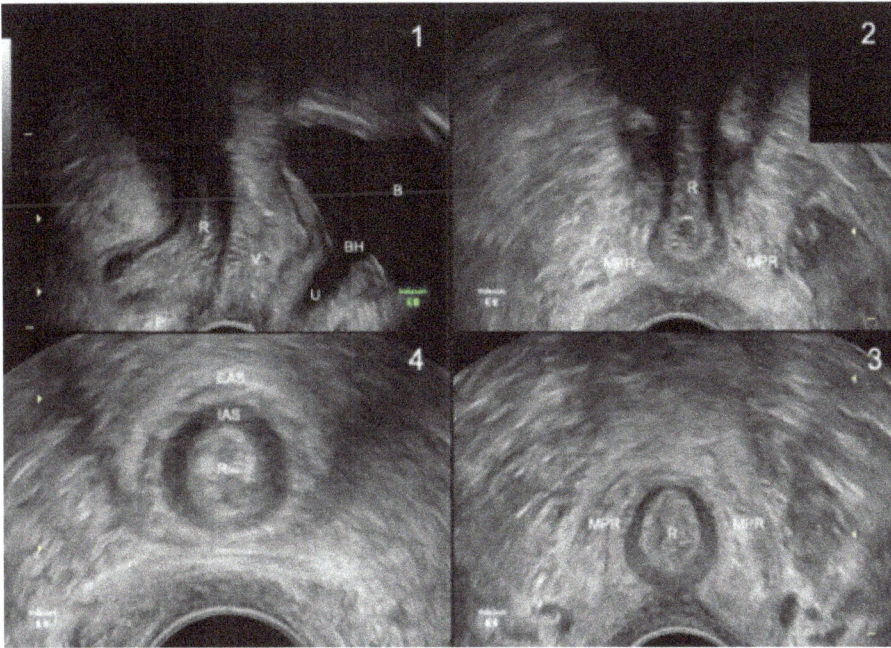

Abb. 13.9: Physiologisches hinteres Kompartiment: Sagittalebene zum Ausschluss von Rekto- und Enterozelen; Frontalebene zur Beurteilung der Symmetrie des pararektalen Gewebes; Axialebene, zur Diagnostik der Intaktheit des analen Sphincter-Komplexes. (R-Rektum; P-Perineum; V-Vagina; MPR-Musculus puborectalis; IAS-M. sphincter ani internus; EAS-M. sphincter ani externus; B-Blase; BH-Blasenhals; U-Urethra).

Anschließend wird mit dem Vaginalscanner eine klassische gynäkologische Sonographie der weiblichen Organe durchgeführt, welche im sogenannten zentralen Kompartiment liegen. Hierbei wird auch der Douglasraum beurteilt. Entsprechend den Zielstellungen der Pelvic-Floor-Sonographie erfolgt dann abschließend die Beurteilung des hinteren Kompartimentes. Der Scanner wird hierzu nach dorsal gerichtet und um 90° rotiert, um den muskulären Verschlussapparat des M. sphincter ani allumfänglich und optimal beurteilen zu können. (Abb. 13.9).

13.1.6 Korrelation von Klinik, Anatomie und Sonographie

Die sonographische Darstellung in der sagittalen Mittelebene gibt direkte und indirekte Hinweise auf die Beckenbodenanatomie und dynamische Faktoren wie Intaktheit von urethralen Muskelstrukturen oder des Levator ani. Rotatorische und vertikale Deszensusformen der Urethra und Zystozelenbildungen können sonographisch sehr gut dargestellt werden, allerdings gelingt es der zweidimensionalen Sonographie nicht, eindeutige Diagnosen bezüglich des zugrunde liegenden Defekts wie lateralem oder zentralem Defekt der endopelvinen Faszie zu stellen. Diese Darstellung ist durch die transversale Bildgebung am Perineum zwar möglich, aber bezüglich ihrer Aussagewertigkeit nicht evidenzbasiert. Auch bei der 3D-Sonographie ist keine direkte Korrelation des Levatorausrisses (Avulsion) mit der wirklichen Anatomie (Da Silva, 2016) und nur bedingt zum klinischen Palpationsbefund gegeben (van Delft, 2015).

Für das bessere Verständnis dieser pathoanatomischen Veränderungen des gesamten Beckenbodens und um ein möglichst perfektes Behandlungsergebnis zu erreichen, sollten immer alle Kompartimente des Beckenbodens mittels eines bildgebenden Verfahrens abgeklärt werden, bevorzugt durch die Sonographie. Die MRT-Diagnostik des kleinen Beckens ist in der Regel nur noch spezifischen Fragen und komplexen Störungen vorbehalten, welche durch die Ultraschalluntersuchung nicht ausreichend beantwortet werden konnten. Die Röntgen-Defäkographie sollte aus Gründen der Strahlenbelastung nur noch bei strenger Indikationsstellung angewandt werden.

So kann z. B. die klinische Darstellung einer Rektozele eindeutig einer Vorwölbung der vorderen Rektumwandung (ventrale Rektozele), einer Enterozele oder auch der Kombination beider Senkungsformen zugeordnet und das operative Prozedere darauf abgestimmt werden. Diese Evaluation aller Kompartimente erreicht man durch die schon oben erwähnte sogenannte Pelvic-Floor-Sonographie (PF-Sonographie). Die PF-Sonographie stellt damit ein integratives Ultraschallkonzept dar, in dem Introitus-, Vaginal-, und die Abdominalsonographie in einem Untersuchungsgang sowohl in der 2D- als auch ggfs. 3D-Technik kombiniert werden können.

13.1.6.1 Vorderes und zentrales Kompartiment

Die Urethra weist interindividuell physiologische Längenvariationen auf. Ca. 70 % der weiblichen Bevölkerung hat eine durchschnittliche Urethralänge von 30 mm ± 5 mm (Abb. 13.10). Die Kenntnis der individuellen Urethralänge ist für die Planung einer Schlingenimplantation hilfreich (Pomian, 2018; Kociszewski, 2012; Dietz, 2011). Die sonographische Messung der Urethralänge liefert hierbei objektive und reproduzierbare Ergebnisse (Wlazlak, 2016).

Die Position des Blasenhalses und die Beweglichkeit der Urethra während Valsalva sind wichtige Parameter zur Auswahl eines Operationsverfahrens bei der Behandlung einer Belastungsinkontinenz. Je geringer die Mobilität der Urethra ist, desto schwieriger ist eine Heilung der Belastungsinkontinenz mit einem spannungsfreien Band zu erreichen. Eine starre Urethra (frozen urethra) stellt eine relative Kontraindikation für die Implantation eines spannungsfreien Bandes dar.

Die Trichterbildung der Urethra deutet auf eine Verschlussinsuffizenz der Urethra, welche in der Regel mit einer vertikalen oder rotatorischen Deszendierung der Urethra einhergeht (Abb. 13.8). Ist ein Trichter nicht nachweisbar und lediglich der

Blasenboden deszendiert, so spricht man von einer sonographischen Zystozele. Diese ist in der Regel mit der klinischen Pulsionszystozele, also dem zentralen Defekt als Ausdruck einer Überdehnung des Gewebes kongruent (Abb. 13.11). Die Darstellung eines Trichters während des Valsalvamanövers ist hingegen pathognomonisch für eine Belastungsinkontinenz, kann aber auch bei einer Dranginkontinenz gefunden werden. Am besten gelingt die Beurteilung des Trichters in der Sagittalebene.

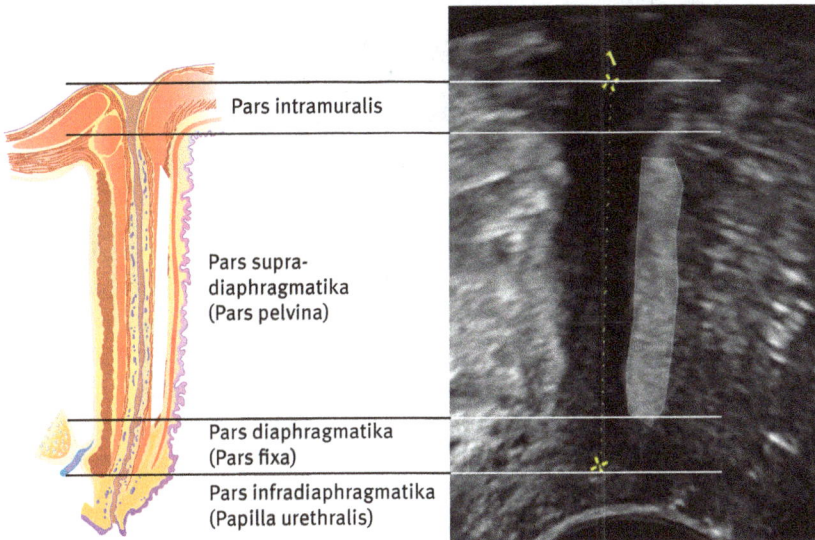

Pars intramuralis

Pars supra-
diaphragmatika
(Pars pelvina)

Pars diaphragmatika
(Pars fixa)

Pars infradiaphragmatika
(Papilla urethralis)

Abb. 13.10: Anatomie der Harnröhre klinisch und sonographisch. Messung der Urethralänge in der Sagittalebene.

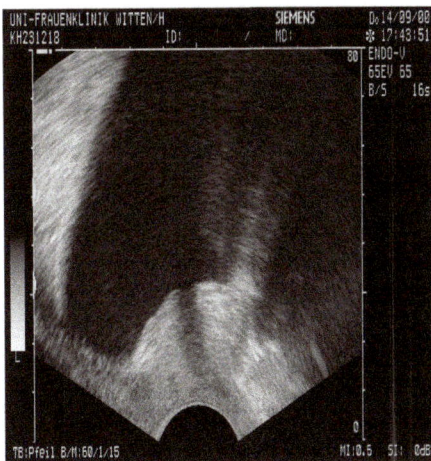

Abb. 13.11: Sonographische Zystozele.

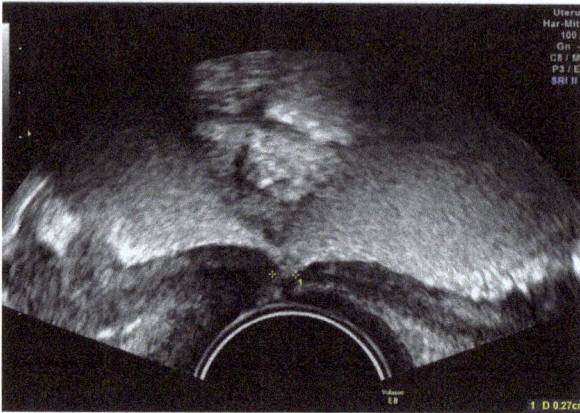

Abb. 13.12: Dünndarm-Scheidenfistel nach vaginaler Hysterektomie. Der Darminhalt dient als „physiologisches Kontrastmittel".

Die Urethra und Blasendivertikel, Tumoren, Gefäßanomalien, Abszesse oder Fisteln unterschiedlicher Art können sonographisch problemlos erkannt oder ausgeschlossen werden. Pus und Darminhalt, vor allem des Dünndarmes, sind gute „physiologische Kontrastmittel" für die sonographische Diagnostik (Abb. 13.12).

Die Sonographie bietet durch ihre geringe Invasivität und schnelle Verfügbarkeit die idealen Voraussetzungen, eingebrachte spannungsfreie Suburethralschlingen oder Meshes, deren Platzierung und Funktion zu überprüfen (Kociszewski, 2010; Chantarasorn, 2011; Flock, 2011; Kociszewski, 2012; Kociszewski, 2017).

Hierbei können vier Parameter herangezogen werden, um ein Band zu beurteilen. Drei Parameter (Lage, Abstand und Form) werden in der Sagitalebene geprüft, die Symmetrie eines Bandes wird in der Axialebene dokumentiert (Tab. 13.2, Abb. 13.13) (Kociszewski, 2015).

Tab. 13.2: Kriterien zur Beurteilung einer spannungsfreien Vaginalschlinge in Ruhe in Sagittalebene.

1.	die Lage des Bandes (L) im Verhältnis zur Länge der Harnröhre: idealerweise auf Höhe des Übergangs des unteren zum mittleren Harnröhrendrittel bei TVT, bei TOT mittig unter der Harnröhre
2.	der Abstand des Bandes (A) zur Harnröhre: optimal 3–5 mm
3.	die Form (F): parallel zur Harnröhre, glatt ausgestreckt ohne hufeisenförmige Beugung in Ruhe. In der Belastungssituation mit Beugung im Sinne des Aufbrauchens der Elastizitätsreserve des Implantates, was seine gute Funktionalität bestätigt. Eine permanente Hufeisenform in Ruhe zeigt eine erhöhte Spannung des Bandes und ist mit einer erhöhten Rate an obstruktiven BES vergesellschaftet.
4	die Symmetrie eines Bandes (S): ohne seitliche Berührung oder Imprimieren der Harnröhre

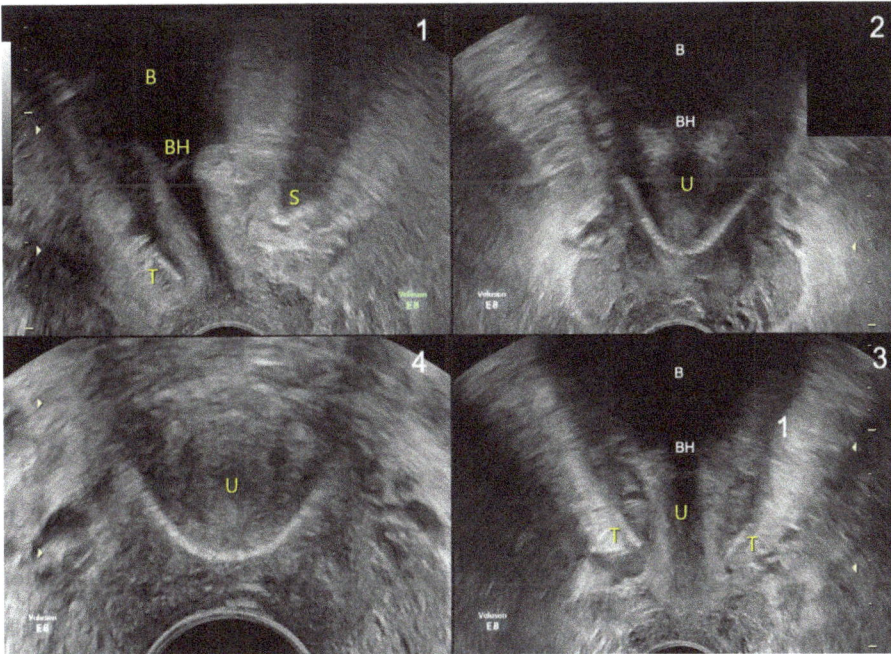

Abb. 13.13: Beurteilung eines suburethralen Bandes in Ruhe in drei Ebenen. Sagittalebene (1): Lage des Bandes zur Urethrallängsachse, Abstand des Bandes zu Urethra und Form des Bandes. Frontalebene (2 + 3) und Axialebene (4): Symmetrie des Bandes und eventuelle Berührungen oder Penetrationen der Harnröhre durch eine Schlinge (B-Blase; BH-Blasenhals; U-Urethra; T-Band; S-Symphyse).

Die Dokumentation eines Befundes ist viel einfacher als deren Interpretation. Die Interpretation setzt eine große klinische Erfahrung voraus. Ein pathologischer Ultraschallbefund bei unauffälliger Anamnese darf nicht zu Verunsicherung der Patientin führen (Tunn, 2009).

Besonders wichtig ist es das Band in den ersten postoperativen Tagen zu beurteilen, denn in einem Zeitraum von bis zu sieben Tagen (**Frühkomplikationen**) lassen sich notwendige Korrekturen in der Regel problemlos vornehmen. Bei Fehllagen zu einem späteren Zeitpunkt sprechen wir von **Spätkomplikationen**, die häufiger in der Therapieempfehlung münden, das Band zunächst partial zu entfernen, um dann erst nach erfolgter Abheilung evtl. ein neues Band einlegen zu können (Kociszewski, 2015; Fabian, 2015; Kociszewski, 2017).

Bei der häufigsten **Frühkomplikation (< 7 Tage)** handelt es sich um die Blasenentleerungsstörung oder de novo überaktive Blase. Hier stellt sich die entscheidende Frage, ob diese von einer Fehllage des Bandes verursacht ist oder ob andere Gründe für diese Situation verantwortlich sind. Beispielhaft seien eine Zystitis oder eine postoperative Schwellung des operierten Gebietes oder gar Verlagerung der Urethra durch ein Hämatom oder Serom genannt. Eine gute Bandlage und ein Ausschluss eines verursachten Kompressionsverhaltens verschaffen Sicherheit und ermöglichen eine konservative Therapie zu initiieren. Diese besteht in solchen Fällen aus einem vorübergehenden intermittierenden Selbstkatheterismus und/oder medikamentösen Unterstützung der Blasenaktivität (Abb. 13.14, 13.15, 13.16, 13.17).

Bei **Spätkomplikationen (> 7 Tage)** ist eine gezielte Lockerung des Bandes nur noch sehr schwer bis unmöglich. Ein prolongierter intermittierender Selbstkatheterismus, das häufig laut Literatur als Mittel der ersten Wahl empfohlen wird, ist ohne objektive sonographiegestützte Diagnose wenig Erfolg versprechend. Einer vaginale Bandteilexstirpation, einer hohen unilateralen Bandspaltung, einer vaginalen Bandadhäsiolyse oder einer Bandraffung sollten immer eine dezidierte sonographische Befundung vorausgehen (Kociszewski, 2014; Kociszewski, 2016). Auch nach Mesh-Interponaten ist gezielt nach Beeinträchtigungen der Netze auf die Organe zu fahnden (Abb. 13.18).

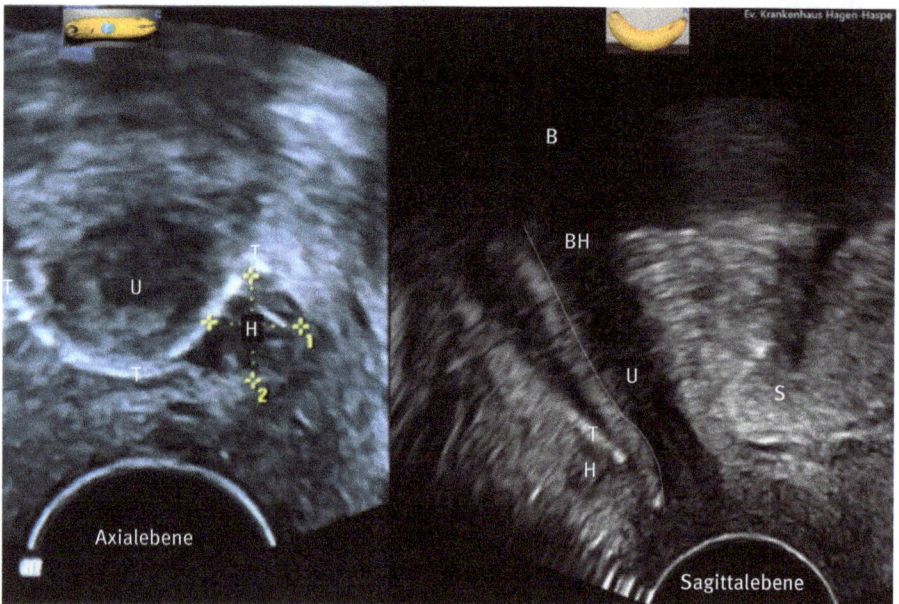

Abb. 13.14: Postoperative Blasentleerungsstörung nach TVT. Pelvic-Floor-Sonographie in der Sagittal- und Axialebene: Kleines Hämatom unter und neben dem Band auf der linken Seite. Der Druck des Hämatoms auf das Band führt konsekutiv zur Kompression der Urethra und zu einer passageren Blasenentleerungsstörung. In der Sagittalebene erkennt man die Verformung des Musculus sphincter urethrae externus. Resorptive Maßnahmen ggf. unterstützt durch Cholinergika führen in der Regel rasch zur restharnfreien Miktion. (S: Symphyse BH: Blasenhals H: Hämatom; U-Urethra; T-Band; B-Blase).

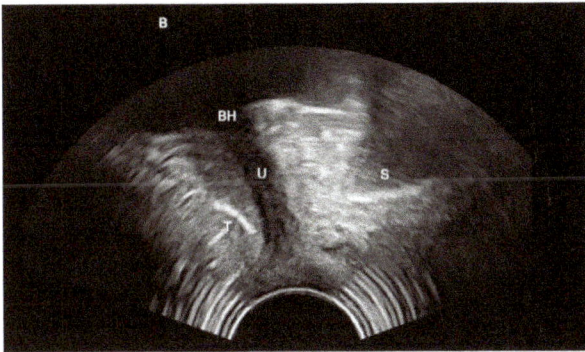

Abb. 13.15: De novo überaktive Blase nach suburethraler Schlingenplastik mit Blasenentleerungs-störung: Pelvic-Floor-Sonographie in der Sagittalebene: Die Lage im Übergang vom mittleren zum distalen Drittel der Urethra und die annähernd parallel zur Urethra ausgerichtete Bandstruktur sind optimal. Das Band ist nicht hufeisenförmig deformiert und damit spannungsfrei positioniert, jedoch ist der Band-Urethra-Abstand distal zu gering. (B-Blase; BH-Blasenhals; S-Symphyse; U-Urethra; T-Band).

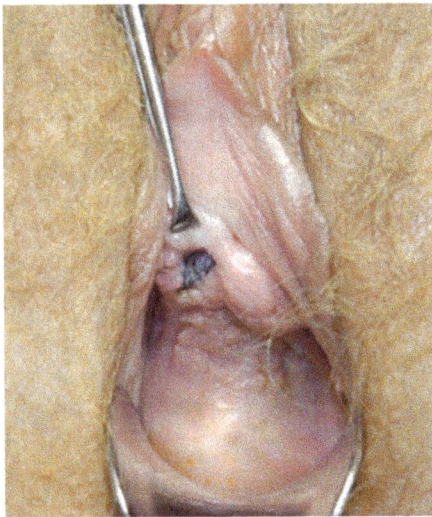

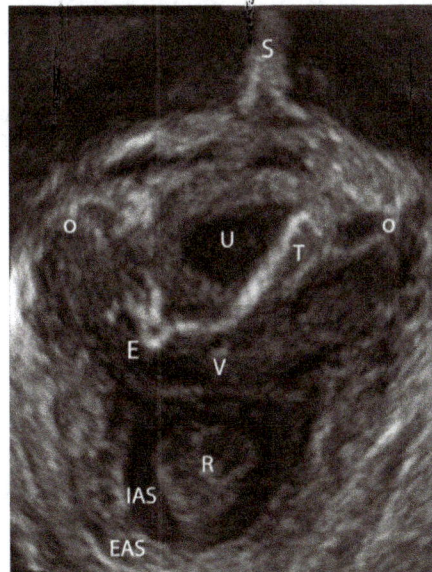

Abb. 13.16: Klinisches und sonographisches Bild einer 57-jährigen Patientin 3 Monate nach Band-einlage mit postoperativen Miktionsbeschwerden und einer Bandexposition. Im axialen Sonographie-bild ist das Band rechts zu locker eingefügt und deshalb gefaltet und durch die Vaginalhaut perforiert, während es links den glatten Urethrasphinkter tangential berührt und den externen Sphinkter durch-läuft. Bei dystoper Bandlage z. B. am Blasenhals bleiben Korrekturversuche erfolglos. Ein solches Band sollte entfernt werden, was in den ersten 7 Tagen postoperativ i. d. R. problemlos möglich ist. (E = Exposition, V = Vagina, T = TVT, IAS = interner analer Sphinkter, EAS = externer analer Sphink-ter, R = Rektum, o = lateraler vaginaler Sulcus, U = Urethra).

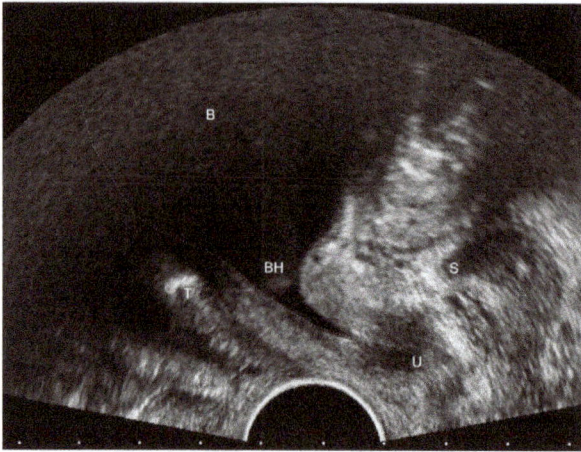

Abb. 13.17: Rezidiv-Belastungsinkontinenz nach Bandimplantation. Das dystope Band „rutscht" während der Valsalva Manövers unter den Blasenboden. Das für die Kontinenz wichtige mittlere Urethradrittel wird dabei nicht stabilisiert. In der Pressphase zeigt sich eine Trichterbildung des Meatus urethrae int. und die Patientin ist inkontinent. (B-Blase; BH-Blasenhals; S-Symphyse; U-Urethra; T-Band).

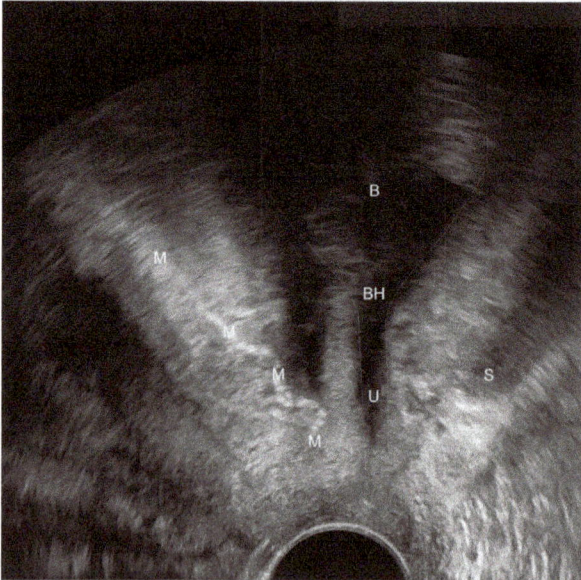

Abb. 13.18: Postoperative Blasenentleerungsbeschwerden nach vaginaler anteriorer Netzeinlage: Das kaudale Ende des vorderen Meshes berührt die Harnröhre in der Sagittalebene (↑), was zu erhöhten Restharnwerten oder Miktionsstörungen führen kann. Eine bogenförmige suburethrale Teilresektion des Meshes befreite die Harnröhre von der Druckstelle und die Patientin von den Beschwerden. (B-Blase; BH-Blasenhals; S-Symphyse; U-Urethra; M-Mesh anterior; 1- Abstand des Meshes zu Urethra beträgt 1,1 mm).

13.1.6.2 Hinteres Kompartiment

Wie auch im vorderen Kompartiment sollte die Beurteilung des hinteren Kompartimentes in drei Ebenen erfolgen: sagittal, frontal und axial. Der Vorteil der dynamischen Untersuchungsmöglichkeit in den unterschiedlichen Zuständen des Pressens, Hustens und Kneifens ermöglicht eine in der Regel schnelle und sichere Differentialdiagnose zwischen einer Rektozele, einer Enterozele, deren Kombination und nicht selten auch einer rektalen Intussuszeption (Abb. 13.19 und 13.20).

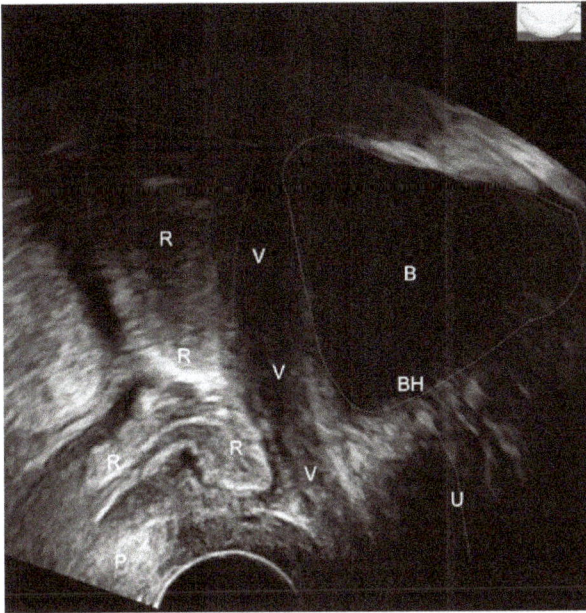

Abb. 13.19: Hinteres Kompartiment in der Sagittalebene: Rektozele (R-Rektum; V-Vagina; P-Perineum, B- Blase, BH-Blasenhals, U-Urethra).

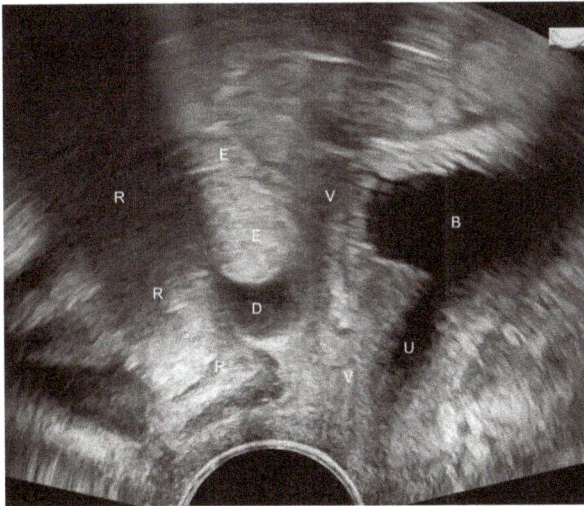

Abb. 13.20: Hinteres Kompartiment in der Sagittalebene: Enterozele mit Douglasozele. (E-Enterozele, D-Douglasozele; R-Rektum; V-Vagina; P-Perineum, B- Blase, BH-Blasenhals, U-Urethra).

Mit der Pelvic-Floor-Sonographie können die implantierten Netze besonders beim Auftreten von Komplikationen ebenso in zwei Ebenen: sagittal und axial untersucht werden. Das Verhältnis eines Netzes zu Urethra, Symphyse, Blase, Rektum, Perineum und Scheide kann in Ruhe, bei Beckenbodenkontraktion und beim Pressen beurteilt werden. Besonders bei postoperativen Beschwerden wie Dyspareunie sollte eine Faltung des Netzes gesucht werden.

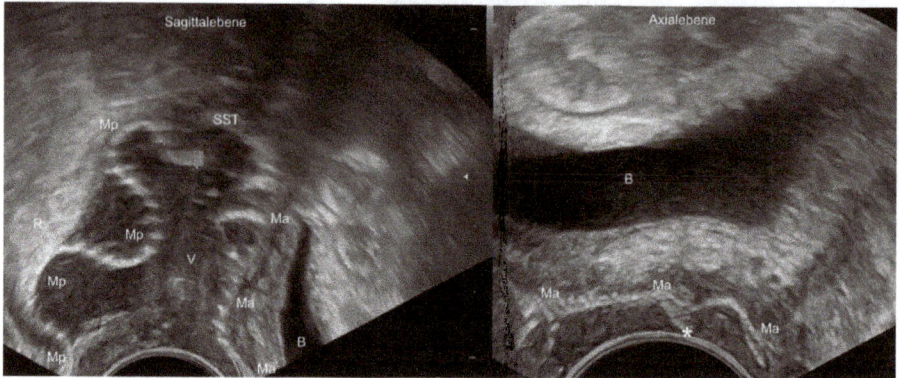

Abb. 13.21: Postoperative Schmerzen nach vaginaler Implantation eines vorderen und hinteren Meshes. In der Sagittalebene sind sowohl das anteriore wie das posteriore Netz gefaltet. In der Axialebene lässt sich eine beginnende aber klinisch noch okkulte Netzexposition (*) nachweisen. Jede Falte des Netzes begünstig die Entstehung von vaginalen Expositionen und kann vaginale Schmerzen hervorrufen. (B-Blase; R-Rektum; Ma- anteriores Netz; Mp- posteriores Netz; V-Vagina; SST-Scheidenstumpf nach Hysterektomie; (*)-Einwachsen des gefalteten Netzes in die Vaginalfaszie.

Die Pelvic-Floor-Sonographie kann in diesen Fällen nicht selten die Ursachen eines Misserfolges nach Netzeinlage objektivieren und hilft bei der Auswahl eines Reparatureingriffes (Abb. 13.21).

13.2 Radiologische und kernspintomographische Diagnostik

Cornelia Betschart, Ralf Tunn

Autoren der 2. Auflage: Ralf Tunn, Wolfgang Umek

1895	*Wilhelm Conrad Röntgen* entdeckt die „X-Strahlen"
1902	Quecksilberdarstellung der Blase (*Zeissl und Holzknecht*)
1918	Röntgenfilm (*Eastman*)
1929	Urethrozystografie (*Schubert*)
1937	Darstellung der Harnröhre mit Metallkette (*F. von Miculicz-Radecki*)
1952	Defäkografie (*Walden*)
1959	Kolpografie (*Calandra*)
1977	erster Einsatz von Magnetresonanztomografie (MRI) am Menschen
1984	Zulassung der MRI durch die US-Behörde FDA
1998	MR-Defäkografie (*Schoenenberg*)
2003	systematische MR-Darstellung der Defekte des Musculus levator ani (*DeLancey*)

13.2.1 Radiologische Diagnostik im Wandel der Zeit

Der Einsatz der bildgebenden Diagnostik bei Harninkontinenz hat sich durch die flächendeckend verfügbare, strahlenbelastungsfreie und von Gynäkologen und Urologen selbstständig durchgeführte Sonographie gewandelt.

Merke: Einerseits wurde die Röntgendiagnostik weitestgehend aus der Basisdiagnostik verdrängt, andererseits ist die MRT im Rahmen der MR-Defäkographie und zur Bearbeitung wissenschaftlicher Fragestellungen zur Pathogenese von Beckenbodenfunktionsstörungen unverzichtbar geworden.

Introitus- bzw. Perinealsonographie haben durch ihre exzellente morphologische und funktionelle Darstellung von Blasenhals und Urethra die technisch aufwendige und für Patientinnen belastende Kolpozystourethrographie aus der Basisdiagnostik verdrängt. Auch die Nephrosonographie konnte sich durchsetzen, um prä- und postoperativ im Rahmen von Harninkontinenz- und Deszensusoperationen Abflussbehinderungen der oberen Harnwege auszuschließen. Die Indikation zur Ausscheidungsurographie sollte hier erst im Rahmen der weiterführenden Diagnostik gestellt werden. Die Doppelballonurethrographie zur Diagnostik des Urethradivertikels wird nur noch in wenigen Abteilungen durchgeführt. Sonographie und MRT lassen Divertikel von periurethralen Zysten zuverlässig unterscheiden, letztlich muss intraoperativ unabhängig von der Bildgebung die Intaktheit der Urethra geprüft und gegebenenfalls wiederhergestellt werden.

Wichtig hingegen sind radiologische Untersuchungsverfahren in der Differentialdiagnostik von Blasenentleerungsstörungen, Harndrangsymptomatik, rezidivierenden Harnweginfektionen und unklaren Hämaturien. In der Ultraschall-Basisdiagnostik können Restharnvolumen, eine verdickte Blasenwand, größere Blasensteine oder -Tumoren entdeckt werden. Kommt es zu spezifischen Fragestellungen wie die Abklärung der Mikrohämaturie so erfolgt die sensitivste Abklärung der unteren Harnwege durch die Zystoskopie und die der oberen Harnwege durch ein Uro-CT mit Kontrastmittel oder durch die MRT (Zeikus et al., 2019). Werden urogenitale Malformationen vermutet, so ist das Becken-MRT unter Einschluss der Abbildung der oberen Harnwege die sensitivste Diagnostik mit dem höchsten Weichteilkontrast (Son JK et al., 2019). Dabei gilt es zu beachten, dass das Becken-MRI bis zu den Nieren hochgefahren wird, da nicht selten uterine Fehlbildungen mit Ureter- und Nierenfehlbildungen koinzidieren.

Eine weitere Indikation zur radiologischen Diagnostik stellt die extraurethrale Inkontinenz dar. So ist die Vaginographie unverzichtbar zur Diagnostik von Urethra-, Blasen- und Ureter-Scheiden-Fisteln, besonders wenn antegrade Darstellungsmethoden wie die Zystographie versagen. Das Wissen um einfache Funktionstests, wie die Spülprobe mit/ohne Farbstoff zum Nachweis einer Blasen-Scheiden-Fistel oder die i. v. Applikation von entsprechenden Farbstoffen mit anschließender vaginaler Spiegeleinstellung bzw. Tupferprobe, um bei Blauaustritt aus dem Scheidengrund eine postoperative Ureter-Scheiden-Fistel nachzuweisen, ersetzt häufig den Einsatz der Röntgendiagnostik.

Die retrograde Kolographie und die Defäkographie haben durch die Zusammenarbeit zwischen Urogynäkologen und Koloproktologen für die urogynäkologische Diagnostik einen neuen Stellenwert erlangt. Sie kommen standardisiert zur Anwendung, wenn die Ausbildung einer klinischen Rektozele nicht mit dem Grad und der Qualität der Obstipation korreliert. Im fertilen Alter und grundsätzlich dort, wo die Verfügbarkeit gegeben ist, sollte die MR-Defäkographie dem konventionellen Röntgen bevorzugt werden. Trotz der liegenden bzw. sitzenden Untersuchungsposition sind die Sensitivität und Spezifität beider Untersuchungstechniken vergleichbar.

Letztlich kann nur bei strenger Indikationsstellung eine diagnostische Aussage von radiologischen Untersuchungen erwartet werden. Nur unter Kenntnis der genauen Fragestellung und anamnestischer Angaben kann der Radiologe Befunde zuordnen.

Merke: Um der strengen Indikationsstellung zur radiologischen Diagnostik von Harnspeicher- und Entleerungsstörungen gerecht zu werden, sollte sie einerseits unter Einbeziehung erfahrener Urologen bzw. Urogynäkologen initiiert werden. Andererseits können die folgend aufgeführten Untersuchungsmethoden nur an Institutionen gebunden sein, die über das notwendige Equipment und die Erfahrung verfügen.

13.2.2 Kontraindikationen zur radiologischen Diagnostik

In der radiologischen bildgebenden Diagnostik werden im Allgemeinen wasserlösliche jodhaltige Kontrastmittel zur Darstellung der Harnwege benutzt, da die Harnwege auf Nativaufnahmen nicht zur Abbildung kommen. Eine intravenöse Applikation (z. B. Ausscheidungsurographie) dieser Kontrastmittel ist bei bekannter Kontrastmittelallergie, Hyperthyreose und bei Niereninsuffizienz kontraindiziert. In diesen Situationen ist zwar eine direkte Applikation von Kontrastmittel ins Hohlsystem erlaubt, es sollte aber die Indikationsstellung zur jeweiligen Untersuchung noch kritischer gestellt werden. Die nötigen Voraussetzungen zur Anaphylaxiebehandlung müssen immer gegeben sein.

Wird ein akuter Harnwegsinfekt diagnostiziert, sollte dieser behandelt werden, bevor Untersuchungen mit Kathetereinlage durchgeführt werden.

Merke: Eine Schwangerschaft muss vor jeder radiologischen Diagnostik des kleinen Beckens ausgeschlossen werden. Die Untersuchungen sollten in der ersten Zyklushälfte durchgeführt werden, um Strahlenexpositionen in den ersten zwei Wochen post conceptionem zu vermeiden.

Durch die rasante Weiterentwicklung der Untersuchungstechniken werden konventionelle Untersuchungstechniken zunehmend von kontrastmittelbegleiteten und dynamisch durchgeführten Untersuchungstechniken mittels Computertomographie und Magnetresonanztomographie abgelöst. Anders als in der Tumordiagnostik kann die MRT-Untersuchung für die urogynäkologische Diagnostik kontrastmittelfrei durchgeführt werden. Im Folgenden werden die wichtigsten Untersuchungstechniken bezüglich ihrer Durchführung, Indikation und Befundbewertung aufgelistet, ohne den Anspruch auf Vollständigkeit zu erheben; die Autoren lassen hier Wertigkeiten durch die eigenen klinischen Erfahrungen einfließen (Stoker, Taylor et al., 2010).

13.2.3 Ausscheidungsurographie

Merke: Die Ausscheidungsurographie hat ihren Stellenwert in der primären prä- und postoperativen Abklärung der oberen Harnwege im Rahmen urogynäkologischer Operationen verloren.

Sie ist erst bei sonographisch pathologischen Befunden indiziert, um die Ursache einer postoperativen Abflussbehinderung objektivieren zu können. Sie kann ebenfalls zur Abklärung der extraurethralen Harninkontinenz zum Ausschluss einer Urogenitalfistel bzw. eines ektopen Ureters indiziert sein. Bei rezidivierenden Harnwegsinfekten können Ureterozelen (Abb. 13.22) bzw. Senknieren als Ursache objektiviert werden. Bei Hämaturie soll eine Urolithiasis ausgeschlossen werden. Vor onkologischen Eingriffen im kleinen Becken mit Einbeziehung des Retroperitonealraumes

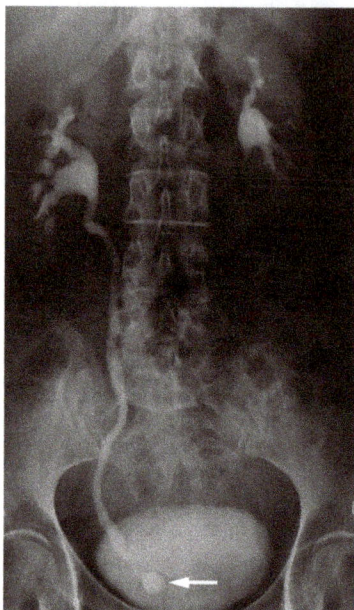

Abb. 13.22: Ausscheidungsurogramm, Ureterozele rechts (Pfeil).

gibt die Ausscheidungsurographie wichtige Hinweise zum Ureterverlauf. Nicht geeignet ist die Methode zur Tumorabklärung, hier ist das Ausscheidungs-CT zielführend.

Nach der Abdomenübersichtsaufnahme zum Nachweis von Urolithiasis, verkalkten Lymphknoten, Gallensteinen, verkalkten Myomen und Fremdkörpern erfolgt die Injektion von wasserlöslichem, jodhaltigem Kontrastmittel, nach einer Minute die Aufnahme der Nieren-Parenchymphase, nach weiteren 7–10 Minuten die Aufnahme der Nierenregion zur Erfassung der Ausscheidungsphase. Nach weiteren 5 Minuten (15 min post injectionem) erfolgt die Aufnahme von Nieren, Ureteren und Blase zur Beurteilung des Abflusses, dann eine Aufnahme im Stehen nach Miktion zur Beurteilung von Lageveränderungen der Nieren und Harnblase. Durch Spätaufnahmen (bei Abflussstörungen), Schicht- und Durchleuchtungsaufnahmen lassen sich spezielle Fragestellungen beantworten.

Diagnostische Grenzen sind gegeben, da eine stumme Niere in der Ausscheidungsurographie trotzdem eine Restfunktion haben kann und nicht jeder ektope Ureter antegrad zur Darstellung kommt. Bei entsprechend klinischer Symptomatik sollte die retrograde Darstellung (siehe Vaginographie) versucht werden. Bei der Suche nach prävesikalen Ureter-Fisteln (Abb. 13.23) müssen sehr frühe Aufnahmen erfolgen, damit die Fistel nicht durch die mit Kontrastmittel gefüllte Harnblase überlagert wird.

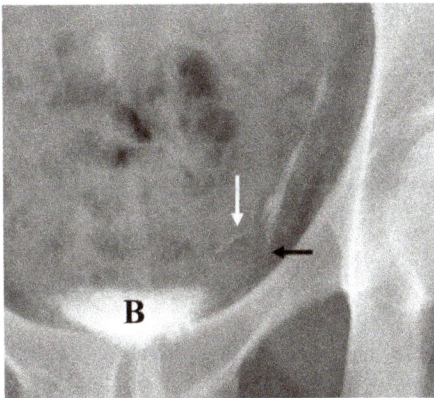

Abb. 13.23: Ausscheidungsurogramm, linker Ureter mit Verlauf in die Harnblase (schwarzer Pfeil), prävesikal Darstellung einer Ureter-Zervix-Fistel (weißer Pfeil).

13.2.4 Zystographie

Merke: Die Zystographie ist indiziert bei extraurethraler Harninkontinenz zum Nachweis einer Blasen-Scheiden-Fistel (Abb. 13.24), nach Beckentraumata und Pfählungsverletzungen zum Ausschluss von Blasenverletzungen.

Optional kann sie nach Verschluss einer intraoperativen Laesio vesicae, nach operativer Korrektur einer Blasen-Scheiden-Fistel vor Entfernung der Harnableitung oder z. B. nach Ureterneoinplantation (Abb. 13.25) durchgeführt werden, um die Intaktheit der Blasenwand zu bestätigen.

Nach der Nativaufnahme des kleinen Beckens erfolgt die Blasenfüllung mit wasserlöslichem jodhaltigem Kontrastmittel über Katheter. Je nach Indikation erfolgt die Füllung in drei Stufen, Belichtung des gleichen Filmes nach jeder Füllungsstufe bzw. die Durchleuchtung mit tangentialem Strahlengang im betroffenen Blasenwandbereich.

Bewertet werden Fistellokalisation und -verlauf mit Darstellung des kommunizierenden Nachbarorgans (Blase-Vagina, -Zervix, -Uterus, -Darm, -Haut). Es kann

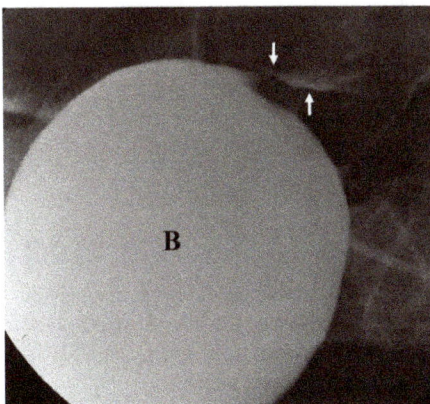

Abb. 13.24: Zystographie mit Darstellung des Fistelganges (Pfeile) einer Blasen-Scheiden-Fistel, B = Blase.

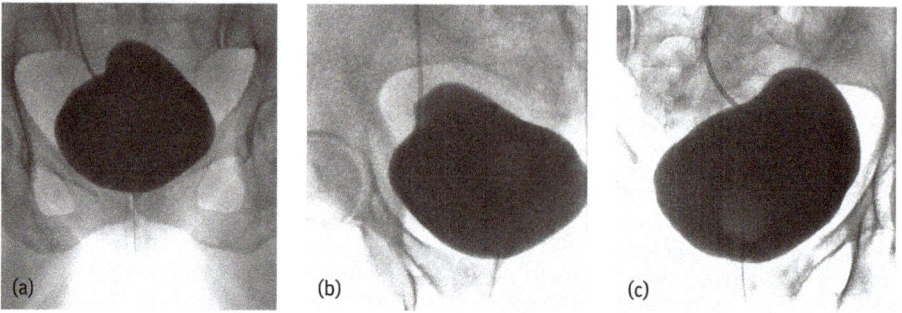

Abb. 13.25: Zystographie. Aufnahme in Rückenlage 7 Tage nach Ureterozystoneostomie rechts. DK und Tumorstent rechts in situ. Apikal in Blase mündend. Aufnahmen antero-posteriorer Strahlengang (a), Fechterstellung rechts und links (b, c). Es zeigt sich kein KM-Extravasat.

zwischen intra- bzw. extraperitonealen Blasenverletzungen unterschieden und ein persistierender Urachus bzw. ein Urachusdivertikel erkannt werden.

Bei Karzinominfiltration zeigt sich eine lokale, bei Strahlenblase eine gleichmäßige Einschränkung der Entfaltung der Harnblase. Eine Urachuszyste und ein Urachussinus sind nicht darstellbar, da die Verbindung zur Harnblase fehlt. Falsch negative Befunde können bei der Detektion von Blasenverletzungen auftreten, wenn die Blasenfüllung unter 250 ml bleibt.

13.2.5 Vaginographie

Merke: Wenn bei extraurethraler Harninkontinenz die antegrade Darstellung einer Blasen- bzw. Ureter-Scheiden-Fistel nicht gelingt, ist die Vaginographie zum Ausschluss einer in die Vagina mündenden Fistel indiziert (Abb. 13.26).

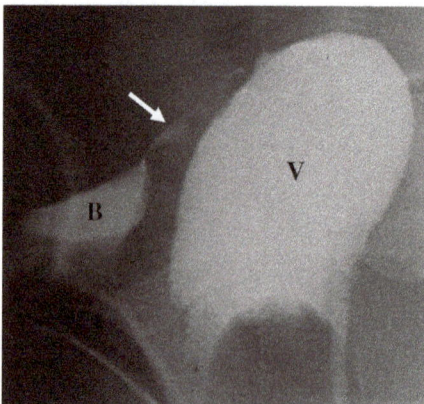

Abb. 13.26: Vaginographie zur retrograden Darstellung einer Blasen-Scheiden-Fistel, B = Blase, V = Vagina, Pfeil = Fistelgang, Introitus vaginae ist durch Ballon abgedichtet.

Bei therapieresistentem Fluor vaginalis nach Hysterektomie kann sie zum Ausschluss einer Tuben-Scheiden-Fistel angewandt werden.

Mittels Ballonkatheter wird der Introitus vaginae abgedichtet, unter Durchleuchtungskontrolle erfolgt die Applikation von wasserlöslichem jodhaltigem Kontrastmittel in die Vagina.

Dargestellt werden Fistelkanäle und deren Ursprung, Verlaufsrichtung und Beziehung zu den Nachbarorganen (Blasen-, Ureter-, Urethra- bzw. Rektum-Scheiden-Fistel).

Haarfisteln lassen sich oft erst nach Sondierung und Kontrastmittelauffüllung objektivieren (hier Einbeziehung des Gynäkologen bzw. Urologen zur Fistelkanaldarstellung, ggf. Ureterkatheter verwenden).

13.2.6 Miktionszystourethrographie

Merke: Die Miktionszystourethrographie ist bei rezidivierenden Harnwegsinfekten zum Ausschluss eines vesikoureteralen Refluxes, Blasenentleerungsstörungen zum Ausschluss einer subvesikalen Stenose und bei unklarer Harninkontinenz zum Ausschluss einer Detrusor-Sphinkter-Dyssynergie indiziert.

Es erfolgt eine retrograde Auffüllung der Harnblase mit wasserlöslichem, jodhaltigem Kontrastmittel, bis Harndrang verspürt wird, die Miktion wird im Stehen im seitlichen Strahlengang dokumentiert.

Nachweisbar sind ein vesikoureteraler Reflux (Abb. 13.27), Urethrastenosen und daraus resultierende Harnblasenveränderungen wie Balkenblase, Trabekulierung bzw. Pseudodivertikel. Beim Nachweis einer Detrusor-Sphinkter-Dyssynergie fehlt die synchrone Eröffnung des Blasenhalses bei Tonisierung der Harnblase, ggf. zusätzliche Einengung der Urethra in Höhe der Levatorplatte.

Der Aussagewert der Untersuchungstechnik kann bei fehlender Spontanmiktion bzw. bei pathologischen Miktionsmustern durch die Untersuchungsbedingungen eingeschränkt sein. Urethradivertikel sind nur bei ausreichender Weite des Divertikelhalses nachweisbar.

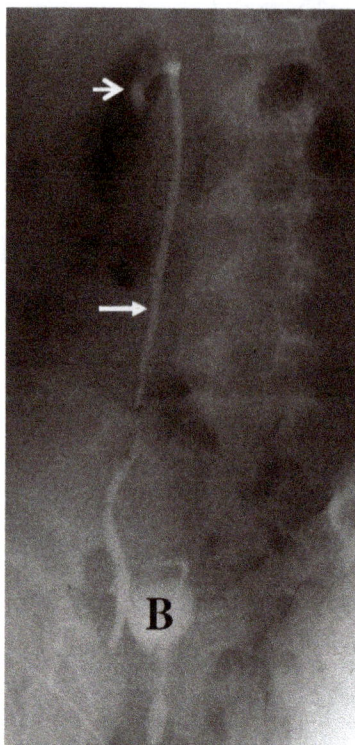

Abb. 13.27: Miktionszystourethrographie. Während der Miktion kommt es zum vesikoureteralen Reflux bis ins Nierenbeckenkelchsystem (offener Pfeil) rechts, geschlossener Pfeil = rechter Ureter, B = fast entleerte Blase.

13.2.7 Interventionsradiologie und Fisteldarstellung

Merke: Die Interventionsradiologie wird in der Regel durch Urologen durchgeführt und findet in der Urogynäkologie bei extraurethraler Inkontinenz zum Ausschluss einer Ureter-Scheiden-Fistel (nach operativen Eingriffen im kleinen Becken) bzw. eines ektopen Ureters oder bei postoperativer Harnabflussstörung bei bereits erfolgter Nierenfistelung statt.

Die Kontrastmittelgabe erfolgt über das Nephrostoma unter Durchleuchtung, ggf. folgen eine zusätzliche Dilatation von Ureterstenosen und der Versuch der Ureterschienung ebenfalls unter Durchleuchtungskontrolle.

Zur retrograden Darstellung erfolgt die direkte Fisteldarstellung durch Sondierung des Fistelkanals und Kontrastmittelapplikation (Abb. 13.28 und 13.29).

Kommt es zum Nachweis einer Ureter-Scheiden-Fistel (Abb. 13.30), kann der betroffene Ureter ante- oder retrograd geschient werden (gelingt dies, kann Spontanheilung abgewartet werden).

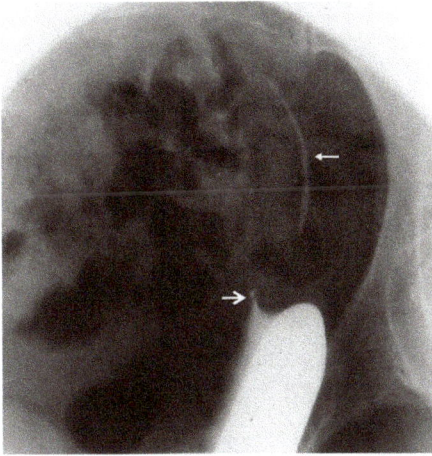

Abb. 13.28: Retrograde Darstellung eines in die Scheide mündenden ektopen Ureters links (geschlossener Pfeil) durch Sondierung (offener Pfeil) der Ureteröffnung in die Scheide und Kontrastmittelapplikation.

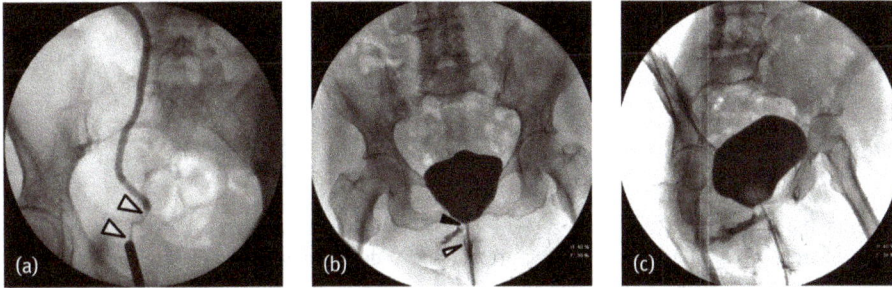

Abb. 13.29: (a): Ureterstenose rechts: retrograde Darstellung des rechten Ureters ohne Hinweis auf Kontrastmittelextravasat. Filiforme Verengung des unmittelbar prävesikal gelegenen Abschnittes bei Elongation und Kinking des Ureters nach laparoskopischer Hysterektomie (Pfeilspitzen). (b, c): y-förmige urethrovesikokutane Fistel mit jeweils einem Schenkel aus Blasenboden (schwarze Pfeilspitze) und proximaler Urethra (nicht ausgefüllte Pfeilspitze) mit posterolateraler KM-Ansammlung. Zustand nach Kolpektomie und Radiotherapie.

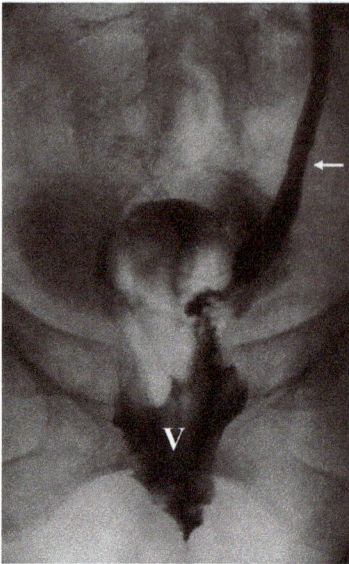

Abb. 13.30: Antegrade Darstellung einer Ureter-Scheiden-Fistel links durch Kontrastmittelapplikation über das Nephrostoma und Kontrastmittelübertritt in die Vagina (V) und partiell in die Blase, Pfeil = linker Ureter.

13.2.8 Kombinierte radiologische und urodynamische Untersuchungen

Merke: Die Indikationsstellung erfolgt in der Urogynäkologie eher selten. Sie bleibt angeborenen und neurogenen Kontinenz- und Entleerungsstörungen der Harnblase vorbehalten und damit in der Hand des erfahrenen Neurourologen.

Nach Blasenfüllung mit wasserlöslichem, jodhaltigem Kontrastmittel erfolgt die synchrone Darstellung von Röntgenaufnahmen im seitlichen Strahlengang und urodynamischen Messkurven. Einerseits können durch die morphofunktionellen Aussagen zur Blasenfunktion bei den genannten Indikationen wichtige therapeutische Konzepte abgeleitet werden, andererseits limitieren die Untersuchungsbedingungen und die Strahlenbelastung die Indikation und Befundbewertung.

13.2.9 Defäkographie

Merke: Korrelieren Darmfunktionsstörungen (Obstipation, Nachschmieren, Stuhldrang, manuell unterstützte Darmentleerung) nicht sicher mit der Ausprägung einer Rektozele, sollte die Defäkographie indiziert werden.

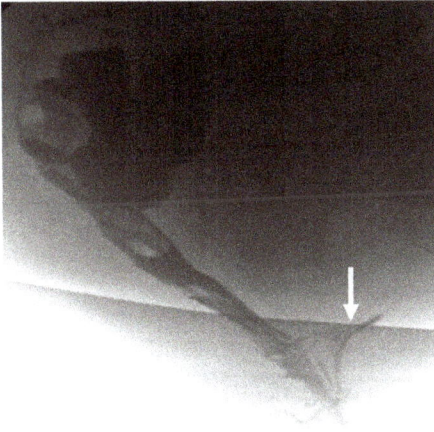

Abb. 13.31: Defäkographie mit Darstellung einer Intussuszeption (Pfeil).

Nach retrograder Applikation eines röntgendichten Kontrastmittels erfolgt die Durchleuchtung während der Defäkation in sagittaler Untersuchungsebene. Beurteilt werden die Lageveränderung des Rektums im Sinne einer anterioren Rektozele bzw. Intussuszeption (Abb. 13.31), eines Anal- bzw. Rektumprolapses bzw. die Kompression des Rektums durch eine durchhängende Sigmaschleife im Sinne eines Cul-de-sac-Phänomens. Zusätzlich können Aussagen zur Funktion des analen Schließmuskelsystems und des Beckenbodens gemacht werden. Zur Beurteilung des gesamten Dickdarms erfolgt die Kombination mit der retrograden Kolographie. Wenn aufgrund der klinischen Symptomatik ein elongiertes Sigma, ein Cul-de-sac-Phänomen oder eine Divertikulose vermutet wird, sollte daher zur Defäkographie explizit die retrograde Kolographie als Zusatzuntersuchung durchgeführt werden. Um eine optimale Bildbefundung zu ermöglichen, sollten Standards zur Darmvorbereitung mit den jeweiligen radiologischen Abteilungen abgestimmt werden.

13.2.10 Computertomographie

Merke: Die Computertomographie findet ihre Indikation zur weiterführenden Diagnostik zum Tumornachweis bei Urogenitalfisteln bzw. Harnabflussbehinderungen der oberen und unteren Harnwege und unklarer Hämaturie, wobei mit dem Radiologen jeweils entschieden werden sollte, ob nicht die Magnetresonanztomographie aussagekräftiger ist.

Durch rotierende Röntgenröhren und digitale Bildverarbeitung können Querschnittsbilder der Knochen und Weichteile dargestellt werden. Mittels intravenöser Kontrastmittelhochdruckinjektion können Gefäße darstellt und pathologische Befunde abgegrenzt werden.

Nachgewiesen werden Raumforderungen und deren Organbeziehungen im kleinen Becken, im Retroperitonealraum, im Bereich der Wirbelsäule sowie der Nieren und Ureteren, insbesondere bei unklarer Hämaturie. Geht es allein um Abklärung von Nephro- oder Urolithiasis, so kann die CT-Diagnostik ohne Kontrastmittel erfolgen.

13.2.11 Magnetresonanztomographie (MRT) des Beckenbodens

Die MRT ist ein diagnostisches Verfahren, das keine Röntgenstrahlung zur Bilderstellung verwendet, sondern mit Magnetfeldern und Radiowellen arbeitet und damit nach dem derzeitigen Kenntnisstand (seit 1984 in der Patientenanwendung) keinen schädigenden Einfluss auf den menschlichen Organismus besitzt.

> **Merke:** Die MRT hat in der Routinediagnostik von Kontinenz- bzw. Miktionsstörungen noch nicht Einzug gehalten, da für die statischen MRT-Befunde, insbesondere im Rahmen der Beckenbodenbewertung, die Abgrenzung zwischen Normalbefund und Pathologie aufgrund ausgeprägter anatomischer Normvarianten weitestgehend fehlt. Mit dem Fortschritt der Technik können dynamische Untersuchungen während zumutbaren Pressmanövern von 14–16 Sekunden abgebildet werden, so dass in Zukunft die MRT Abklärung an Bedeutung gewinnen könnte. Nachteilig sind die gegenüber dem Ultraschall deutlich höheren Kosten und die Verfügbarkeit.

Die MRT ist aber zur Beantwortung wissenschaftlicher Fragestellungen unverzichtbar geworden (Lockhart et al., 2018; Khatri et al., 2017). So können die supportiven Strukturen der Beckenorgane, wie die uterosakralen oder kardinalen Ligamente oder die Levator ani Subdivisionen im MRT mit einer hohen Detailtreue abgebildet werden (Luo et al., 2014; Betschart et al., 2014) (Abb. 13.32a, b und Abb. 13.33). Dadurch können Insuffizienzen in einem prä-symptomatischen Stadium abgebildet und studiert werden, was für das Verständnis der Pathomechanismen, die später im Leben zu Prolaps führen können, von Bedeutung ist.

Durch exzellente Bildauflösung der Weichteile gelingt die Darstellung der Morphologie von Harnblase, Urethra (Clobes et al., 2008; Umek et al., 2003), Rektum, Anus inklusive Analsphinkterkomplex, Vagina, Musculus levator ani (Margulies et al., 2006) und benachbarten Faszien- und Bandkomplexen (Umek et al., 2004). Durch dynamische Aufnahmen während einer Beckenbodenmuskel-Kontraktion und eines Valsalva-Manövers (willkürliche Bauchpresse) können die Beckenorgane und ihre Bewegungen zueinander beurteilt werden. Wenn klinische und sonographische Untersuchungstechniken nicht ausreichend Aufschluss geben, kann die MRT zur Diagnostik von periurethralen Raumforderungen (Kap. 27) und urogenitalen Fisteln indiziert sein.

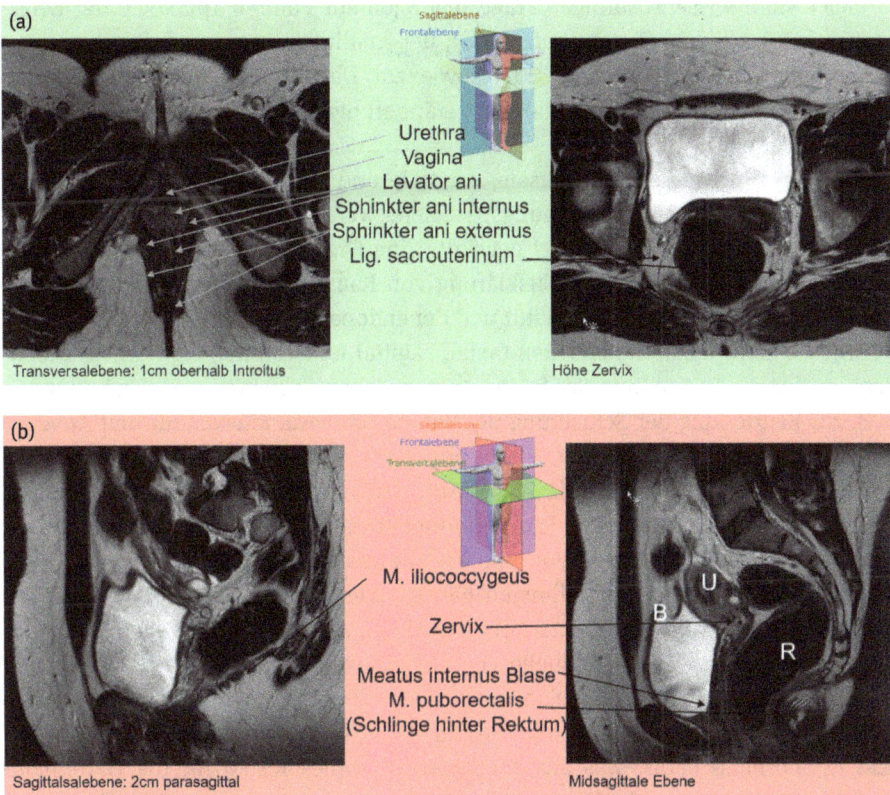

Urethra
Vagina
Levator ani
Sphinkter ani internus
Sphinkter ani externus
Lig. sacrouterinum

Transversalebene: 1cm oberhalb Introitus

Höhe Zervix

M. iliococcygeus

Zervix

Meatus internus Blase
M. puborectalis
(Schlinge hinter Rektum)

Sagittalsalebene: 2cm parasagittal

Midsagittale Ebene

Abb. 13.32: (a) MRT Aufnahmen von physiologischen muskulären und ligamentären Strukturen des Beckenbodens in transversalen Untersuchungsebenen. (b) MRT Aufnahmen von physiologischen muskulären Strukturen des Beckenbodens in sagittalen Untersuchungsebenen.

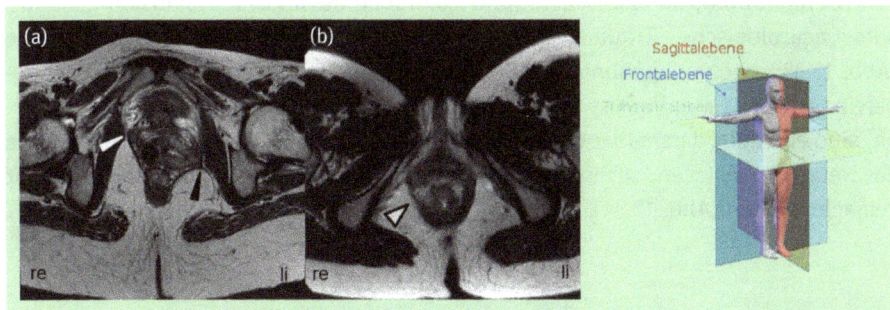

Abb. 13.33: Postpartales MRI bei symptomatischen Primiparae, (a) graziler Levator ani mit Avulsion links (schwarzer Pfeilkopf) und orthotopem Ursprung rechts (weißer Pfeilkopf) (b) kräftiger Levator ani mit Atrophie rechts 9 Monate postpartum.

MRT kann wissenschaftliche Fragestellungen zur Pathomorphologie der Belastungsharninkontinenz (Tunn et al., 2006), der Analinkontinenz und des Descensus urogenitalis (DeLancey et al., 2007) sowie zur Darstellung und Quantifizierung schwangerschafts- und altersbedingter Veränderungen der Beckenbodenmorphologie beantworten.

Ausgewertet werden transversale, sagittale und koronale Schnittebenen durch das kleine Becken. Die Untersuchungsparameter werden organ- und untersuchungsspezifisch (T1, T2, Rho-Wichtung) gewählt. Eine Organkontrastierung mittels Kontrastmittel erfolgt nur zur Dignitätsklärung von Raumforderungen und ist zur Darstellung der Beckenbodenmuskulatur und der endopelvinen Faszie nicht notwendig.

Die T2 multiplanaren Schichten (axial, sagittal und coronal) eignen sich besonders gut für die Darstellung der feinen anatomischen Schichten und Strukturen: so z. B. zur Beurteilung der Schichtung der Vagina (Mukosa, Muskulatur und Adventitia), Urethra und ihrer Sphinkter, Uterus aber auch zur Beurteilung der Faserverläufe des Levator ani (Betschart et al., 2014) (Abb. 13.32). Die T1 gewichteten Sequenzen sind ideal für die Detektion von Fett und Blut (Hämatokolpos/-metra bei Fehlbildungen) oder muzinöse Anteile im Vor- und Postkontrastverlauf.

Wissenschaftliche Fragestellungen haben neue Erkenntnisse zur Anatomie der Beckenbodenmuskulatur und endopelvinen Faszie am Lebenden ergeben: bei Nulliparae 2- bis 3-fache interindividuelle Volumenschwankungen der Beckenbodenmuskulatur (Abb. 13.32), in 10 % fehlender Nachweis der Insertion des M. levator ani am Os pubis und der muskulofaszialen Verschmelzung zwischen seitlicher Vaginalwand und Levatormuskulatur, was auf ein konstitutionelles Risiko für die Harninkontinenz-Entstehung hinweist (Tunn et al., 2003).

In der weiterführenden urogynäkologischen Diagnostik kann die MRT mit dynamischen Aufnahmen Lageveränderungen der Organe des kleinen Beckens im Sitzen, Liegen, bei Beckenbodenmuskel-Kontraktion und während der Bauchpresse (Valsalvamanöver) darstellen. Ebenfalls können Läsionen im Levator ani visualisiert werden (Levatorabriss, im englischen Sprachgebrauch auch Levator avulsion genannt) oder neurologische Trauma oder Muskelersatz durch fibrotisches Gewebe (Abb. 13.33; erhöhte Signalintensität des M. levator ani). Laterale Defekte der endopelvinen Faszie (u. a. Verlust der symphysenwärts konkaven Konfiguration der Vagina) sind ebenfalls darstellbar (Tunn et al., 2006). Auch bei Netzkomplikationen kann das Netz, resp. netzverursachte Erosionen in den Darm oder Abszedierungen sichtbar gemacht werden (Abb. 13.34).

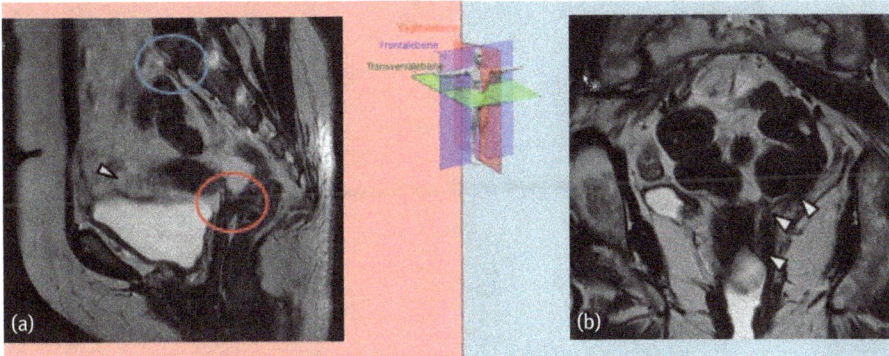

Abb. 13.34: Netzkomplikationen. (a) Laparoskopische Sakrokolpopexie mit korrekter apikaler Fixierung am Os sacrum S1 (blauer Kreis), Erosion ins Rektum (roter Kreis). (b) Vaginales Mesh mit 6 cm langem Fistelgang ausgehend von der Kolpotomieecke rechts entlang des apikalen Fixationsarmes ins Colon sigmoideum (Pfeilspitzen).

Wie werden Beckenbodendefekte quantifiziert?

Die Beckenbodeninsuffizienz ist ein Phänomen, das der Gravitationskraft unterliegt. Mit vier fixen Punkten im 3D-Raum lässt sich ein Koordinatensystem aufstellen, in dessen Relation jedes Organ, Ligament oder Muskel mit einer Koordinate versehen werden kann, resp. mehreren Koordinaten, wenn es sich wie bei Muskeln um Ursprung und Ansatz handelt. Ein solches System ist das 3D Pelvic Inclination Correction System (3D PICS) (Reiner et al., 2017). Das 3D PICS definiert sich über die knöchernen Fixpunkte der Symphyse, dem Promontorium und den Spinae ischiadicae (Abb. 13.35). Organe oder Strukturen, die sich im Lauf des Lebens senken können, werden mit einer Koordinate im 3D-Raum (x/y/z) versehen. Die Koordinate bleibt in Ruhe fix, unabhängig von der Lage der Patientin im Scanner, unabhängig vom Senkungs- und Füllungszustand der Organe und erlaubt, Studienkollektive und operative Outcomes zu vergleichen. Im Gegensatz zu den MR-Referenzlinien, welche sich nur in einer Ebene, nämlich der mittsagittalen Ebene anwenden lassen, kann mit dem 3D PICS System jede Struktur im Raum quantifiziert werden in allen drei Ebenen.

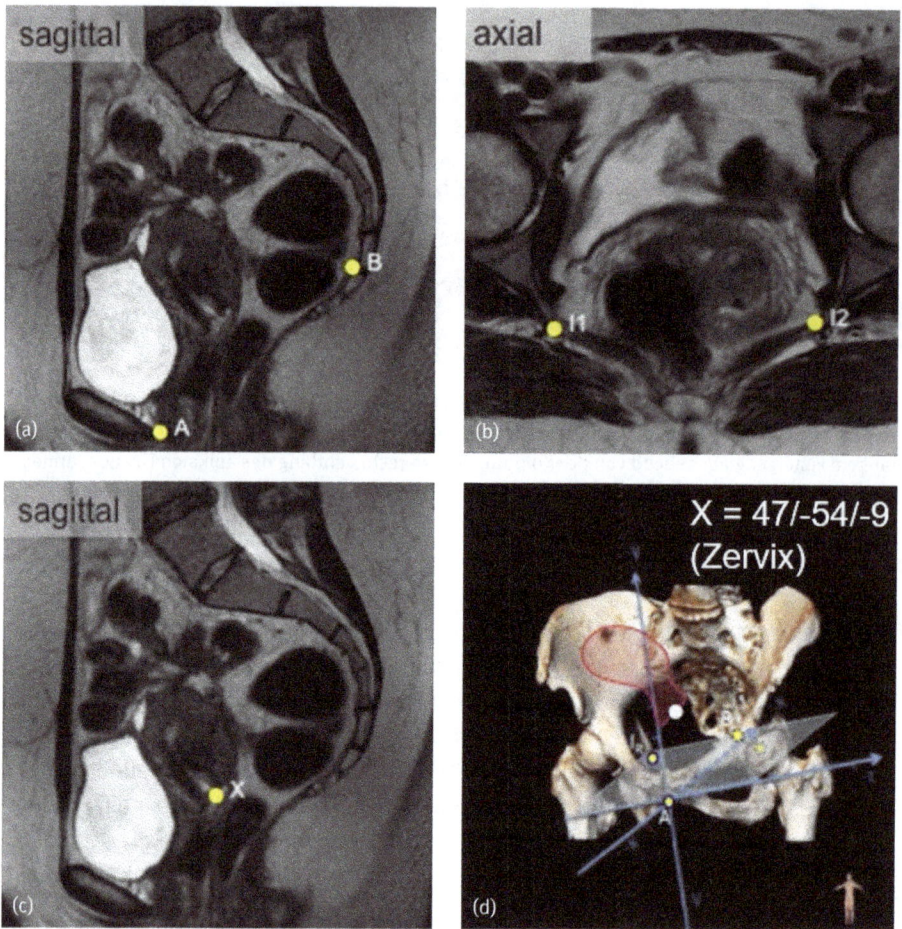

Abb. 13.35: 3D PICS System zur Lage der Zervix. Zur Etablierung des 3D-Koordinatensystems werden in (a) die Symphyse (A), das sacrococcygeale Gelenk (B), in (b) die Spinae ischiadicae (I1 und I2) und in (c) die Zervix (X) markiert. Durch Vektorgeometrie lässt sich nun die Lage der Zervix bestimmen (d). Die Koordinate X bedeutet, dass die Zervix 47 mm von der Symphyse entfernt auf der antero-posterioren X-Achse liegt, −54mm nach kranial von dieser Linie, d. h. gut 5 cm oberhalb des Introitus mitten im Becken, und −9 mm bedeutet knapp einen Zentimeter nach links im Becken von der Mittellinie entfernt.

13.2.12 MR-Defäkographie

Merke: Die dynamische MR-Defäkographie ermöglicht die Differenzierung zwischen anteriorer Rektozele und Intussuszeption. Diese Unterscheidung ist wichtig für die Wahl des chirurgischen Verfahrens.

Je nach Befund können unterschiedliche operative Konzepte (transvaginaler, transanaler oder laparoskopischer, ggf. Mesh-unterstützter Zugangsweg) zur Anwendung kommen.

Die Hauptindikation zur MR-Defäkographie ist die obstruktive Defäkation, insbesondere, wenn sie sich durch manuelle Reposition nicht beheben lässt und sich klinisch eine Rekto- oder Enterozele zeigt. Die aufgezeichneten Sequenzen erlauben weiter eine Beurteilung der Motorik der Beckenbodenmuskulatur und geben Hinweise auf eine dyssynerge Defäkation.

Bei der MR-Defäkographie wird der Patientin transanal ein Gel appliziert. Es werden verschiedene sagittale Sequenzen aufgezeichnet: Ruhe, Kneif-, Press-, und Entleerungsphase. Die dynamische MRT erfolgt zur Beurteilung des Deszensus (Hsu et al., 2008). Die Deszensusqualität, im Speziellen beim Scheidenstumpfprolaps, kann beurteilt werden: Darstellung von Enterozele (Defekt-Level I), Urethrozysto- und Rektozele (Defekt-Level II und III). Ganz wichtig und nicht relevant durch eine andere Bildgebung ersetzbar ist die Diagnostik der Intussuszeption (Flusberg et al., 2011), was therapeutische Konsequenzen hat, da sie durch eine Kolpoperineoplastik nicht behoben würde (Abb. 13.36).

Im Rahmen der MR-Defäkographie erfolgt die Befundbeurteilung vergleichbar mit der konventionellen Untersuchungstechnik (Hutzel et al., 2002).

Herzschrittmacher, anamnestisch angegebene Hirnoperationen, Metallprothesen und Klaustrophobie sind Kontraindikationen für den Einsatz der MRT.

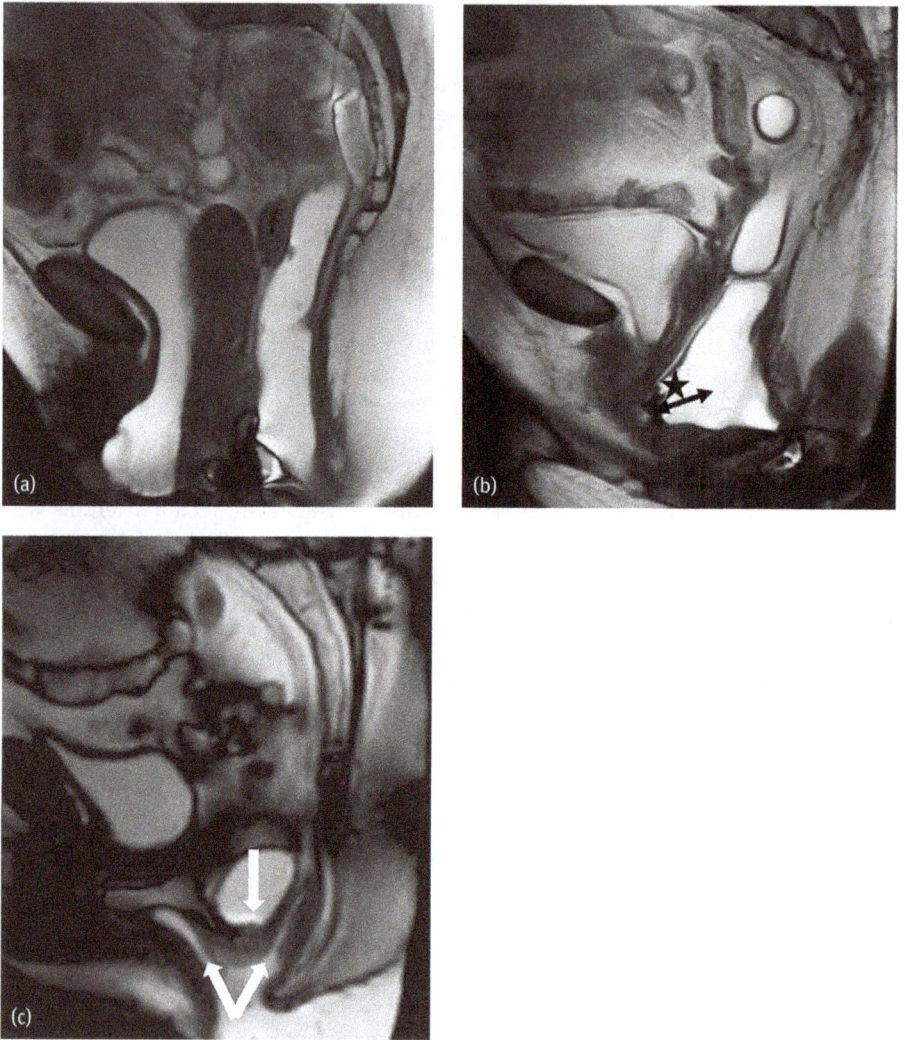

Abb. 13.36: MR-Defäkographie, Sequenzen der Entleerung, mittsagittale Ebene. (a) ausgeprägter 3-Kompartiment Defekt mit Zystozele III°, Deszensus Uteri und Rektozele III°; (b) große anteriore Rektozele von 4,5 cm (Asterix); (c) rektoanale Intussuzeption.

Literatur

AIUM/IUGA. Practice parameter for the performance of Urogynecological ultrasound examinations : Developed in collaboration with the ACR, the AUGS, the AUA, and the SRU. Int Urogynecol J. 2019;30(9):1389–400.

Bader W, Degenhardt F, Kauffels W, Nehls K, Schneider J. Sonomorphologische Parameter der weiblichen Stressharninkontinenz. Ultraschall in Med. 1995;16:180–5.

Bader W, Schwenke A, Leven A, Schüßler M, Hatzmann W. Methodischer Ansatz zur Standardisierung der Introitussonographie. Geburtsh u Frauenheilk. 1997;57:193–7.

Bernaschek G. Derzeitiger Stand der Vaginosonographie – eine weltweite Umfrage. Geburtsh Frauenheilk. 1991;51:729–33.

Betschart C, Kim J, Miller JM, Shton-Miller JA, DeLancey JO. Comparison of muscle fiber directions between different levator ani muscle subdivisions: in vivo MRI measurements in women. IUJ. 2014;25(9):1263–8

Chantarasorn V, Shek KL, Dietz HP. Sonographic appearance of transobturator slings: implications for function and dysfunction. Int Urogynecol J. 2011;22(4):493–8.

Clobes A, DeLancey JO, Morgan DM. Urethral circular smooth muscle in young and old women. Am J Obstet Gynecol. 2008;98:587.e1–5.

Da Silva AS, Digesu GA, Dell'Utri C, et al. Do ultrasound findings of levator ansi "avulsion" correlate with anatomical findings: a multicentre cadaveric study. Neurourol Urodyn. 2016;35(6):683–688.

Dietz HP. Pelvic floor ultrasound in incontinence: what's in it for the surgeon? Int Urogynecol J. 22 (9):1085–97.

Dietz HP, Shek C, De Leon J, Steensma AB. Ballooning of the levator hiatus. Ultrasound Obstet Gynecol. 2008;31(6):676–80.

DeLancey JO, Morgan DM, Fenner DE, et al. Comparison of levator ani muscle defects and function in women with and without pelvic organ prolapse. Obstet Gynecol. 2007;109:295–302.

Fabian G, Kociszewski J, Kuszka A, et al. Vaginal excision of the sub-urethral sling: analysis of indications, safety and outcome. Archives of Medical Science. 2015;11,5:982–8.

Flock F, Kohorst F, Kreienberg R, Reich A. Ultrasound assessment of tension-free vaginal tape (TVT). Ultraschall Med. 2011;32 Suppl 1:S35-40.

Flusberg M, Sahni VA, Erturk SM, Mortele KJ. Dynamic MR Defecographiy: Assessment of the usefulness of the defecation phase. AJR. 2011;196(4):W394.9.

Green TH. Development of a plan für diagnosis and treatment of urinary stress incontinenc. Am J Obstet Gynecol. 1992;83:632–48.

Grischke EM, Dietz HP, Jeanty P, Schmidt W. Eine neue Untersuchungsmethode: Perineal Scan in der Geburtshilfe und Gynäkologie. Ultraschall in Med. 1986;7:154–61.

Haylen BT, Ridder de D, Freeman RM, et al. An International Urogynecological Association (IUGA)/International Continence Society (ICA) Joint Report on the Terminology for Female Pelvic Floor Dysfunktion. Neurology and Urodynamics. 2010; 29:4–20.

Hsu Y, Lewicky-Gaupp C, DeLancey JOL. Posterior compartment anatomy as seen in magnetic resonance imaging and 3–dimensional reconstruction from asymptomatic nulliparas. Am J Obstet Gynecol. 2008;198:651.e1–7.

Khatri G, de Leon AD, Lockhart ME. MR imaging of the pelvic floor. Magn Reson Imaging Clin N Am. 2017;25(3):457–80

Khullar V, Salvatore S, Cardozo L. Three dimensional ultrasound of the urethra and urethral pressure pro-files. Int Urogynecol J Pelvic Floor Dysfunct. 1994;5:319.

Kociszewski J, Rautenberg O, Kolben S, et al. Tape functionality: position, change in shape, and outcome after TVT procedure–mid-term results. Int Urogynecol J. 2010;21(7):795–800.

Kociszewski J, Rautenberg O, Kuszka A, et al. Can we place tension-free vaginal tape where it should be? The one-third rule. Ultrasound Obstet Gynecol. 2012;39(2):210–4.

Kociszewski J, Rautenberg O, Perucchini D, et al. Tape functionality: sonographic tape characteristics and outcome after TVT incontinence surgery. Neurourology and urodynamics. 2008;27(6):485–90.

Kociszewski J, Fabian G, Grothey S, et al. [Tethered tape or the fourth factor. A new cause of recurrent stress incontinence after midurethral tape procedures vaginal tape insertion]. Urologe A. 2014;53(1):55–61.

Kociszewski J, Kolben S, Barski D, Viereck V, Barcz E. Complications following Tension-Free Vaginal Tapes: Accurate Diagnosis and Complications Management. Biomed Res Int. 2015;2015:538391.

Kociszewski J, Majkusiak W, Pomian A, et al. The Outcome of Repeated Mid Urethral Sling in SUI Treatment after Vaginal Excisions of Primary Failed Sling: Preliminary Study. Biomed Res Int. 2016;2016:1242061.

Kociszewski J, Fabian G, Grothey S, et al. Are complications of stress urinary incontinence surgery procedures associated with the position of the sling? Int J Urol. 2017;24(2):145–50.

Kölbl H, Bernaschek G, Deutinger J. Assessment of female urinary incontinence by introital sonography. Jcu J Clin Ultrasound. 1990;18(4):370–4.

Lockhart ME, Bates GW, Morgan DE, Beasley TM, Richter HE. Dynamic 3 T pelvic floor magnetic resonance imaging in women progressing from the nulligravid to the primiparous state. IUJ. 2018;29 (5):735–44

Luo J, Betschart C, Chen L, Ashton-Miller JA, DeLancey JO. Using stress MRI to analyze the 3 D changes in apical ligament geometry from rest to maximal Valsalva: a pilot study. IUJ 2014;25 (2):197–203.

Margulies RU, Hsu Y, Kearney R, et al. Appearance of the levator ani muscle subdivisions in magnetic resonance images. Obstet Gynecol. 2006;107:1064–9.

Merz E. Standardisierung der Bilddarstellung bei der transvaginalen Sonographie. Gynäkologie und Geburtshilfe. 1991;1:37–8.

Meriwether KV, Hall RJ, Leeman LM, et al. Anal sphincter complex: 2 D an 3 D endoanal and translabial ultrasound measurement variation in normal postpartum measurements. Int Urogynecol J. 2015; 26:511–517.

Peschers U, Schaer GN, Anthuber C, DeLancey JOL, Schuessler B. Changes in vesical neck mobility following vaginal delivery. Obstetrics and gynecology. 1996;88:1001–6.

Pomian A, Majkusiak W, Kociszewski J, et al. Demographic features of female urethra length. Neurourology and urodynamics. 2018;37(5):1751–6.

Pregazzi R, Sartore A, Bortoli P, et al. Perineal ultrasound evaluation of urethral angle and bladder neck mobility in women with stress urinary incontinence. BJOG. 2002;109(7):821–7.

Reiner CS, Williamson T, Winklehner T, et al. The 3 D Pelvic Inclination Correction System (PICS): A universally applicable coordinate system for isovolumetric imaging measurements, tested in women with pelvic organ prolapse (POP). Comput Medi Imaging Graph. 2017;59:28–37.

Santoro GA, Wieczorek AP, Dietz HP, et al. State of the art: an integrated approach to pelvic floor ultrasonography. Ultrasound Ostet Gynecol. 2011; 37:381–396.

Sarlos D, Kuronen M, Schaer GN. How does tension-free vaginal tape correct stress incontinence? Investigation by perineal ultrasound. Int Urogynecol J Pelvic Floor Dysfunct. 2003;14(6):395–8.

Schaer GN, Koechli OR, Haller U. Perineal ultrasound – determination of reliable examination procedures. Ultrasound Obst Gynecol. 1996;7:347–52.

Schaer GN, Koechli OR, Schuessler B, Haller U. Perineal ultrasound for evaluating the bladder neck in urinary stress incontinence. Obstetrics and gynecology. 1995;85(2):220–4.

Schaer GN, Schmid T, Peschers U, DeLancey JO. Intraurethral ultrasound correlated with urethral histology. Obstetrics and gynecology. 1998;91(1):60–4.

Shobeiri SA. Practical Pelvic Floor Ultrasonography. First Edition 2014.

Son JK, Sumera A, Al Khori N, Lee EY. MR Imaging Evaluation of Pediatric Genital Disorders: MR Technologic Overview and Interpretation. Magn Reson Imaging Clin N Am. 2019;27(2):301–321.

Surkont G, Wlazlak E. Modern methods of imaging in urogynecology – when do we really need them. Arch of Perinatal Med. 2017; 23(2):77–81.

Tunn R, DeLancey JOL, Howard D, Ashton-Miller JA, Quint LE. Anatomical variations in the levator ani muscle, endopelvic fascia, and urethra in nulliparas evaluated by MR imaging. Am J Obstet Gynecol. 2003;188:115–20.

Tunn R, Goldammer K, Neymeyer J, et al. MRI morphology of the levator ani muscle, endopelvic fascia, and urethra in women with stress urinary incontinence. Eur J Obstet Gynecol Reprod Biol. 2006;126(2):239–45.

Tunn R, Schaer G, Peschers U, et al., Updated recommendations on ultrasonography in urogynecology. Int Urogynecol J Pelvic Floor Dysfunct. 2005;16(3):236–41.

Tunn R, Albrich S, Beilecke K, et al. Interdisciplinary S2k Guideline: Sonography in Urogynecology Short Version – AWMF Registry Number: 015/055. Geburtsh Frauenheilk. 2014;74:1093–1098.

Umek WH, Kearney R, Morgan DM, Ashton-Miller JA, DeLancey JO. The axial location of structural regions in the urethra: a magnetic resonance study in nulliparons women. Obstet Gynecol. 2003;102(5):1039–45.

Umek WH, Morgan DM, Ashton-Miller JA, DeLancey JO. Quantitative analysis of uterosacral ligament origin and insertion points by magnetic resonance imaging. Obstet Gynecol. 2004;103(3):447–51.

Van Delft KW, Sultan AH, Thakar R, Shobeiri SA, Kluivers KB. Agreement between palpation and transperineal and endovaginal ultrasound in the diagnosis of levator ani avulsion. Int Urogynecol J. 2015; 26(1):33–39.

Viereck V, Bader W, Skala C, et al. Determination of bladder neck position by intraoperative introital ultrasound in colposuspension: outcome at 6-month follow-up. Ultrasound Obstet Gynecol. 2004;24(2):186–91.

Wlazlak E, Kociszewski J, Suzin J, Dresler M, Surkont G. Urethral length measurement in women during sonographic urethrocystography – an analysis of repeatability and reproducibility. J Ultrason. 2016;16(64):25–31.

Zeikus E, Sura G, Hindman N, Fielding JR. Tumors of renal collecting systems, renal pelvis, and ureters: role of MR imaging and MR urography versus computed tomography urography. Magn Reson Imaging Clin N am. 2019;27(1):15–32.

14 Allgemeine Behandlungsgrundsätze

Wolfgang Fischer, Daniele Perucchini

Autor der 2. Auflage: Wolfgang Fischer

Die multifaktorielle Ätiologie von Harninkontinenz und unterschiedlichen Deszensusformen erfordert verschiedene, teilweise sich ergänzende, mitunter aber auch konträre Behandlungsmaßnahmen. Früher galt der Grundsatz, dass man die Belastungsinkontinenz operiert, die überaktive Blase dagegen konservativ behandelt und bei kombinierten Erscheinungsformen der Harninkontinenz zunächst das vorherrschende Symptom angeht. Es gibt aber keine Evidenz aus qualitativ hochwertigen Studien zur Erstbehandlung von Frauen mit Mischinkontinenz (vgl. Kap. 16).

> **Merke:** Heute ist man gut beraten, bei der Therapie **erst alle konservativen Behandlungsmöglichkeiten** auszuschöpfen, bevor man sich zur Operation entschließt. Bei Harninkontinenzrezidiven muss individuell unter Berücksichtigung der Vorbehandlung, der Vorbefunde und des Schweregrades über das Vorgehen entschieden werden.

Indikation für eine Schlingenoperation sind die ausgeschöpfte konservative Therapie und die von einem Spezialisten zumindest mittels urogynäkologischer Basisdiagnostik, besser sogar urodynamisch, objektivierte belastungsbetonte Mischinkontinenz mit einem entsprechend hohem Leidensdruck seitens der Patientin.

Die Senkungsoperationen sollen möglichst wenig invasiv sein, möglichst wenig Komplikationen und ein geringes Rezidivrisiko aufweisen. Die Indikation zur vaginalen Netzeinlage sollte nur in der Rezidivsituation oder beim komplexen Prolaps gestellt werden. Lediglich der ausgeprägte Begleitdeszensus oder bereits vorhandene Prolaps der Genitalorgane tendiert von vornherein zur Operation. Ob man in derartigen Fällen zunächst nur den Deszensus operiert und abwartet, ob sich danach die Harninkontinenz von selbst zurückbildet oder zu einem späteren Zeitpunkt einen Zweiteingriff erfordert, muss von Fall zu Fall mit der Patientin entschieden werden (vgl. dazu auch Kap. 21). Denn auch das Gegenteil – eine Harninkontinenzverstärkung oder überhaupt manifest werdende Harninkontinenz nach der Deszensusoperation – ist möglich. Eine derartige „larvierte Harninkontinenz" kann entdeckt werden, wenn man vor der Deszensusoperation ein Pessar einsetzt, eine Untersuchung ohne und mit Reposition des Deszensus mit Belastungstest bzw. Urodynamik durchgeführt. Die Dokumentation der Befunde kann späteren Schadenersatzansprüchen vorbeugen.

Eine rechtzeitige, besonders sorgfältige und verständliche Patientenaufklärung ist immer unerlässlich und von großer Bedeutung. Allgemein reagiert der Beckenboden auf konservative (physiotherapeutische) Maßnahmen besser als der Bandapparat, sodass die Entscheidung auch in Abhängigkeit von der Dominanz der Befunde (Muskel oder/und „Bänderinsuffizienz"?) fallen kann. Bei dieser Grundeinstellung

https://doi.org/10.1515/9783110657906-014

Prinzip der Mehrschritt-Therapie	
Belastungsinkontinenz	Dranginkontinenz

1. Schritt: konservative Therapie

Regelung der Lebensweise (Infektions-/Entzündungs-bekämpfung), Östrogene (postmenopausal), Serotonin-/Noradrenalin-Wiederaufnahme-Hemmer, Beckenbodentraining, Gymnastik, Elektrostimulation (prothetische Versorgung)	Regelung der Lebensweise (Infektions-/Entzündungs-bekämpfung), Anticholinergika, Anrenorezeptoragonisten, Myorelaxantia, Östrogene (postmenopausal), Miktionstraining, Gymnastik, max. Elektrostimulation, Blaseninstillationen

bei Persistenz

2. Schritt: operative Therapie

Rekonstruktionsverfahren (vaginal, abdominal oder kombiniert), Gewebeersatzverfahren (allogene oder xenogene Schlingen), Sphinkterprothesen (Injektionen oder Ballone)	Botox-Therapie, Urethrovesikolyse, Zysten-/Divertikelexstirpation, sakrale Neuromodulation, Blasenaugmentation, kombinierte Verfahren (partielle Denervierung), Harnleiter-Darm-Anastomose

zur Sicherung des Operationsresultats

3. Schritt: konservative Therapie

wie unter 1. Schritt vor allem Physiotherapie, ggf. Arbeitsplatzwechsel, (Kontrazeption)	wie unter 1. Schritt vor allem Physiotherapie ggf. Milieuwechsel

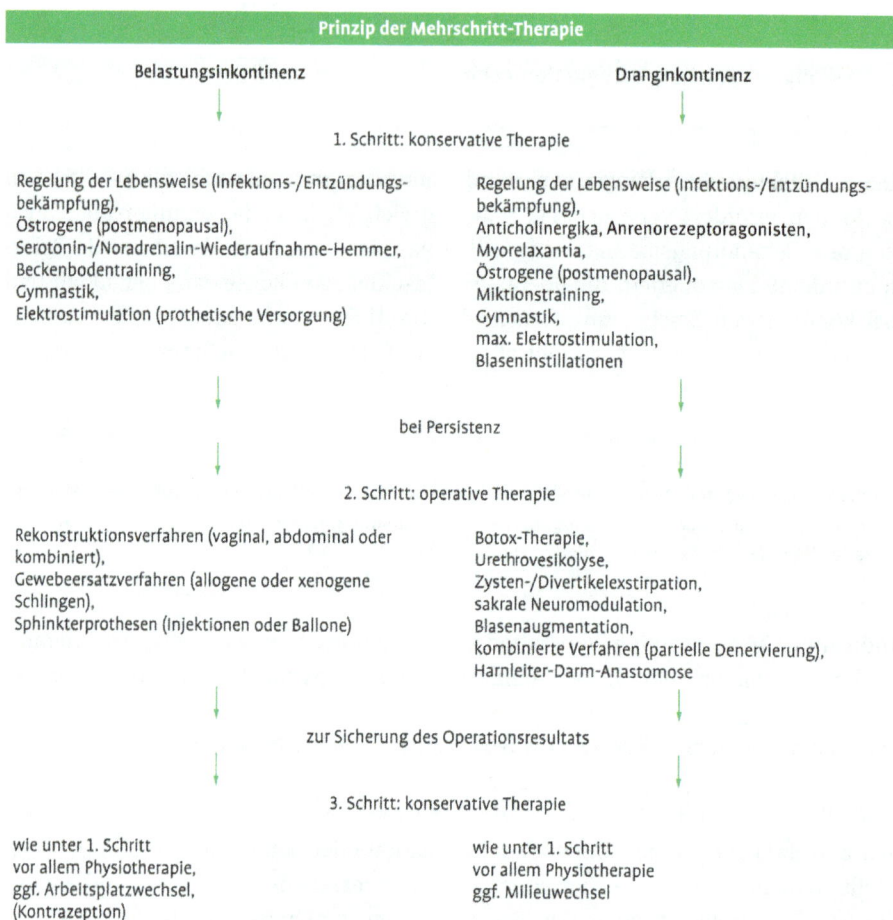

Abb. 14.1: Therapeutisches Gesamtkonzept am Beispiel der Harninkontinenz.

werden unnötige oder sogar kontraindizierte Operationen weitgehend vermieden, Fehleinschätzungen korrigierbar, unumgängliche Operationen besser vorbereitet, Entscheidungen über die zweckmäßigste Nachbehandlung getroffen (Prinzip der Mehrschritt-Therapie, Abb. 14.1) und Prognoseeinschätzungen ermöglicht.

Seit vielen Jahren besteht eine Zusammenarbeit der Deutschen, Österreichischen und Schweizer Gesellschaft für Gynäkologie und Geburtshilfe (DGGG, ÖGGG, SGGG). Die Erstellung von Leitlinien und Expertenbriefen beinhaltet einen definierten Konsensfindungsprozess, der die verschiedenen, auch nicht gynäkologischen Disziplinen und Patientenvertreter mit einbezieht. Als „systematische Reviews mit Handlungsempfehlungen" beruhen diese Leitlinien und Expertenbriefe auf den aktuellen medizinischen Standards und dem Stand der Wissenschaft. Sie sind inhaltlich, aber nicht rechtlich bindend. Dennoch sind Abweichungen zu begründen, zumal diese Leitlinien und Expertenbriefe als Bezugspunkte bei Rechtsgutachten beigezogen werden.

> **Merke:** Die Therapie muss auf einer sorgfältigen Diagnose und Befunderhebung basieren. Wer gleich operiert braucht sich über ein Rezidiv nicht zu wundern!

Es hat auch keinen Sinn, zwei völlig voneinander getrennte Behandlungspläne für die Belastungsinkontinenz und Dranginkontinenz bzw. überaktive Blase aufstellen zu wollen. Die Unterschiede zwischen beiden Erscheinungsformen sind in praxi teilweise fließend.

Schließlich ist bei allen therapeutischen Maßnahmen sorgfältig zwischen Aufwand und Notwendigkeit abzuwägen. Keine Untersuchungsmethode ist bisher in der Lage, Ausmaß und Häufigkeit einer Inkontinenz immer zuverlässig zu quantifizieren (auch der Vorlagenwiegetest nicht!). Entscheidend ist die Situation der betroffenen Patientin im Alltag. Der Leidensdruck verschiedener Frauen ist sehr unterschiedlich; mitunter erzeugt ein einmaliges Inkontinenz-Malheur bereits ein schweres Krankheitsgefühl, während sich andere Frauen mit dem täglichen Bedarf mehrerer Vorlagen abfinden. Andere wiederum brauchen das Symptom Harninkontinenz als „Blitzableiter" (psychogene HI). Hier sind wir nach wie vor auf die Aussagen der Patientinnen und die Einschätzung ihrer Persönlichkeit angewiesen.

Man sollte auch keinen Hehl daraus machen, die Behandlungsaussichten realistisch einzuschätzen. Eine „schwache Blase" ist und bleibt oftmals ein Locus minoris resistentiae. Je frühzeitiger diese Erkenntnis akzeptiert und im Alltag befolgt wird, desto effektiver ist die Patientenführung.

Ein gewiss nicht konservativ eingestellter Altmeister der Urogynäkologie – Walter Stoeckel – hat schon vor mehr als 80 Jahren postuliert:

> Bevor man operativ an die Inkontinenzfälle herangeht, soll man es sich dreimal überlegen und erst dann damit anfangen, wenn die Patientin die Unerträglichkeit des Zustandes so glaubwürdig macht, dass an der Wahrhaftigkeit ihrer Darstellung kein Zweifel aufkommen kann.
> W. Stoeckel (1938)

Heute können wir unter Berücksichtigung moderner Untersuchungsverfahren hinzufügen: Alle Befunde, ob nacheinander oder simultan, an kleinen oder großen Messplätzen ermittelt, sind nur in ihrer Gesamtheit unter Berücksichtigung des Allgemeinzustandes, des urogynäkologischen Status und der Bewertung der Harninkontinenz durch die Patientin selbst aussagekräftig!

Literatur

Baessler K et al. Descensus genitalis der Frau. AWMF-Register Nr. 015/006, 2016.

Reisenauer C et al. Belastungsharninkontinenz der Frau. AWMF-Register Nr. 015/005, 2013.

Stoeckel W. Gynäkologische Urologie. Ein gynäkologischer Beitrag zur Urologie. Erster Teil. München: Verlag von J. F. Bergmann; 1938.

15 Ganzheitlich physiotherapeutischer Behandlungsansatz bei Beckenfunktionsstörungen

Armin Fischer, Sonja Soeder, Christine Stelzhammer

Autoren der 2. Auflage: Silke Jahr, Anett Reißhauer

seit 6.000 J.	Beckenbodenübungen als Teil des Übungsprogramms im chinesischen Taoismus
seit 1920	Beckenbodentraining im Rahmen physikalischer Therapie in Großbritannien
1948	Beckenbodentraining (*Kegel*)
1951	Biofeedbacktraining
1970	standardisierte Verfahren in der Elektrostimulation
1988	vaginale Konen
2001	PERFECT-Schema/standardisiertes Palpationsschema als wesentliches Element für befundorientierte Therapie (*Laycock*)
2003	Vibrationstraining
2003	Palpation in Deutschland auf Basis ärztlicher Delegation seit 2013 in Österreich gesetzlich als physiotherapeutische Maßnahme geregelt
2014	MAPLe®: punktgenaue Diagnostik und Stimulation

15.1 Einleitung

Die physiotherapeutische Befundung erfolgt auf Basis der medizinischen Zuweisungsdiagnose, der Anamnese sowie vorhandener Befunde und validierter Fragebögen, die vor der strukturellen Untersuchung erhoben werden. Diese betrifft nicht nur die Funktion und Struktur des Beckenbodens, sondern auch Atmung, Haltung, Rumpfstabilität bzw. Bewegungsstrategien bei typischen Alltagsbewegungen und die Funktion synergistischer Muskelgruppen, wie z. B. der Hüftmuskulatur, unter Berücksichtigung des individuellen Bewegungsverhaltens und spezifischer Belastungssituationen. Die physiotherapeutische Arbeitsdiagnose berücksichtigt diese, indem sie den Zusammenhang zwischen den erhobenen Befunden und deren Auswirkung auf das Bewegungssystem her- und darstellt. Nach dem Festlegen geeigneter Referenzparameter werden in Absprache mit der Patientin die Therapieziele festgelegt und geeignete Maßnahmen ausgewählt. Diese Auswahl berücksichtigt die aktuelle Evidenzlage und therapiebegleitend die Rückmeldung der Patientin über deren Wirksamkeit, sowie die Compliance der Patientin und ihre Ressourcen für Therapie.

https://doi.org/10.1515/9783110657906-015

Merke: Befund vor Therapie!
Erst auf Basis der genauen Untersuchung des Beckenbodens und seiner Funktion kann die Therapie effizient geplant und umgesetzt werden.

Die Dokumentation unterscheidet in allen Phasen der Therapie gemäß ICF-(Internationale Klassifikation der Funktionsfähigkeit-)Modell zwischen

- Einschränkungen bei körperlichen Funktionen und Strukturen (reduzierte Funktion des Beckenbodens als pathophysiologische Ursache, Harnverlust als Behinderung),
- Aktivitäten und
- gesellschaftlicher Teilhabe (durch Harnverlust verursachte sportliche oder andere Aktivitäten) sowie
- Umweltfaktoren, die die individuelle Situation beeinflussen.

Siehe dazu: https://www.degruyter.com/books/9783110654349.

Die Physiotherapie umfasst auch die Schulung von Grundkenntnissen der Anatomie und Funktion des Beckenbodens (vgl. Abb. 15.1). Sie findet oft zu Beginn der Therapie statt, damit Vorstellungshilfen für die Ansteuerbarkeit geschaffen werden. Das Verständnis für Be- und Entlastung, Trainingsdauer und -wirksamkeit ist eine wichtige Grundlage, um die Patientinnen-Adherence zu verbessern und um mögliche Rückschläge verstehen und zuordnen zu können. Im Rahmen der Therapie werden auch Hilfsmittel, wie z. B. Inkontinenztampons oder Dilatatoren angeboten und je nach Akzeptanz eingesetzt. Der Bereich der Prävention ist wenig beforscht, aus physiothe-

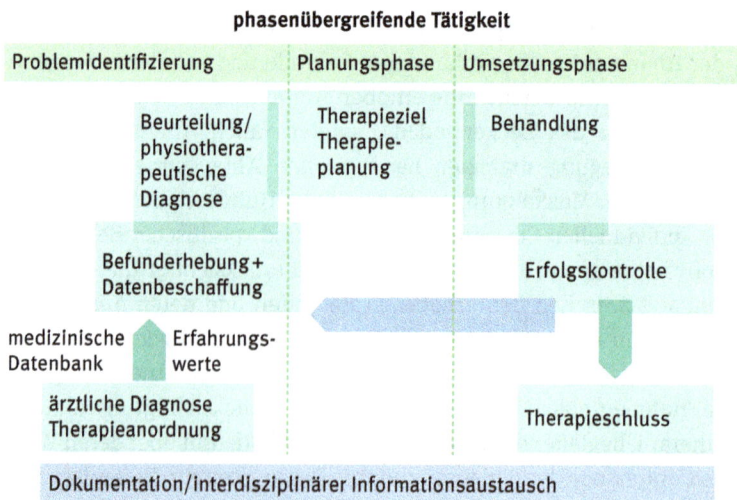

Abb. 15.1: Flowchart von der Diagnose zum Abschluss der physiotherapeutischen Behandlung.

rapeutischer Sicht ist ein präventives Training für Risikogruppen, wie z. B. Adipositaspatientinnen wünschenswert, bevor Symptome wie Schwäche, Inkontinenz, Senkung, aber auch Verspannung und Schmerz eintreten. In einigen deutschen Beckenbodenzentren, sowie in der Urologie findet bei geplanten Operationen die Schulung der Ansteuerbarkeit routinemäßig bereits präoperativ statt.

Differenzierung zwischen Wahrnehmung und Training

Für das Training der Beckenbodenmuskulatur ist eine korrekte Ansteuerung derselben Voraussetzung. Wie aus vielen Studien hervorgeht, sind mehr als 30 % der Frauen auch nach einer individuellen Instruktion dazu nicht in der Lage (Kegel, 1952; Benvenuti et al., 1987; Bo et al., 1988; Bump et al., 1991). Nach einer Studie von Talasz sind 44 % der Frauen bei einer gynäkologischen Routinekonsultation nicht in der Lage, die Beckenbodenmuskulatur willkürlich zu aktivieren (Talasz et al., 2008). Nach einer Studie von Bo et al. sind etwas mehr als ein Drittel der Frauen am Beginn eines Trainings nicht in der Lage den Beckenboden korrekt zu aktivieren, wobei die meisten Frauen in der Lage sind, dies zu erlernen (Bo et al., 1990). Diese Überprüfung der Ansteuerbarkeit des Beckenbodens stellt somit eine wichtige Voraussetzung für ein darauf aufbauendes Training dar.

Häufig werden bei dem Versuch den Beckenboden anzuspannen stattdessen Hilfsmuskeln kontrahiert oder andere Bewegungsmuster aktiviert: Kontraktion der Bauchmuskeln mit sichtbarer Anspannung der oberflächlichen Muskulatur, Anspannung der Hüftadduktoren, Anspannung des Glutaeus maximus, Atemstopp, forciertes Einatmen mit Anspannung der Bauchmuskulatur oder Pressen (Bo und Morkved, 2015).

> **Merke:** Die Fähigkeit den Beckenboden anzusteuern und die Schulung der Wahrnehmung sind Voraussetzung für ein erfolgreiches Training, aber auch für die Verbesserung der Entspannungsfähigkeit.

15.2 Indikationen

Die hier aufgezählten Krankheitsbilder stehen im Kontext mit klinischen Diagnosen, wobei Dysfunktionen des Beckenbodens auch als idiopathischer Zustand, in der Schwangerschaft, nach der Entbindung, nach diversen chirurgischen Eingriffen, im Kontext mit neurologischen Erkrankungen, oder als Folge von Alterung oder Nichtgebrauch auftreten können (Bo, 2012). Häufig treten Probleme des Beckenbodens auch im Kontext mit Lungenerkrankungen oder anderen internistischen Erkrankungen, wie z. B. Diabetes mellitus auf.

15.2.1 Belastungsinkontinenz

Physiotherapie im Sinne von Kräftigung des Beckenbodens als wirksame Therapie bei Belastungsinkontinenz und Senkung ist gut belegt – zwei Studien seien hier repräsentativ genannt, die von hoher methodologischer Qualität sind: Dumoulin et al. 2004 und Morkved et al. 2002. Ein Cochrane Systematic Review von 2018 belegt die Wirksamkeit von Beckenbodentraining sowohl für Belastungsinkontinenz als auch für andere Arten von Harninkontinenz (Dumoulin et al., 2018). Die Vergleichbarkeit ist jedoch aufgrund verschiedener Interventionen und Outcome-Messungen nur eingeschränkt möglich, auch vergleichende Studien zum idealen Krafttraining existieren nur in geringer Anzahl (Oliveira et al., 2017).

2015 wurde erstmals im Rahmen einer multizentrischen randomisierten klinischen Studie Physiotherapie direkt mit einer operativen Therapie verglichen, wobei die midurethrale Schlinge dem konservativen Therapieansatz überlegen war. Die Physiotherapie folgte dem niederländischen Therapieregime (KGNF Guideline Stress Urinary Incontinence) und führte zu einer 64 %-igen subjektiven Verbesserung, 53 %-igen subjektiven Heilung bzw. zu einer mehr als 58 %-igen objektiven Heilung (Labrie et al., 2013). Die ICI 2015 empfiehlt auf Basis der guten Evidenzlage Physiotherapie sowohl als alleinige Therapie als auch in Kombination mit Verhaltens- und Lebensstilanpassungen und empfiehlt diese als „first- line" konservative Therapie bei Harninkontinenz (Dumoulin et al., 2016).

Der Einsatz von Biofeedback wurde in einem Cochrane-Review von Herderschee untersucht (Herderschee et al., 2011), ein möglicher positiver Effekt als Add-on zu Beckenbodentraining wurde gefunden.

Die Evidenzlage zur Elektrostimulation ist schwer überprüfbar, da es eine große Anzahl an Stromformen und -frequenzen, Elektroden, Elektrodenanlagen sowie Therapieregimen gibt. Der Vergleich von Elektrostimulation zu keiner Therapie zeigt in einem Cochrane Review von Stewart et al., dass diese vermutlich besser ist als keine Therapie (Stewart et al., 2017). Die zusätzliche Applikation von zwei verschiedenen Arten von Elektrostimulation zeigte in einer 3-armigen randomisierten klinischen Studie keinen signifikanten Unterschied zur Trainingsgruppe ohne Elektrostimulation (Huebner et al., 2009). Der Vergleich zum Beckenbodentraining belegt mehrheitlich, dass Beckenbodentraining einen größeren Effekt zeigt oder es keinen Unterschied gibt, nur eine Studie stellt einen signifikant besseren Effekt der Elektrostimulation im Vergleich fest. Elektrostimulation als Add-on konnte in den Studien keinen zusätzlichen Effekt erzielen (Bo, 2015). Mehrheitlich kommt Elektrostimulation bei nicht ansteuerbarem oder sehr schwachem Beckenboden zum Einsatz (vgl. Abb.15.2). Neuere Ansätze beziehen sich auf den Einsatz von MAPLe (vgl. Kap. 15.3.5) und auf Einsatz von modulierter Mittelfrequenztherapie (vgl. Kap. 15.3.4) und von MAPLe.

Aktivierung des Beckenbodens		
Oxford-Grad 0, 0-1, 1, 1-2	**Oxford-Grad 2, 2-3**	**Oxford-Grad 3 und größer**
Patienten informieren Patienten schulen: • Schulung der Ansteuerung • Vorstellungshilfen evtl. Biofeedback Elektrostimulation	Gezielte, isolierte Beckenbodenaktivität in allen Positionen Verbesserung der Ansteuerbarkeit wenig Krafttraining viele Wiederholungen evtl. Elektrostimulation	Krafttraining/ Hypertrophietraining beginnen Positionen erschweren Kombination mit Alltagsaktivitäten Feedforeward automatisieren
isolierte Beckenbodenaktivität in einfachen Positionen erlernen Hilfestellung durch gezielte Atemlenkung	Übungen auch im Sitz und Stand Atmungsunabhängigkeit trainieren	Kombination mit Gruppentraining Maximalkrafttraining instruieren

In jedem Stadium ist eine Optimierung von Alltagsaktivitäten inklusive der Verbesserung der Rumpfkontrolle sinnvoll

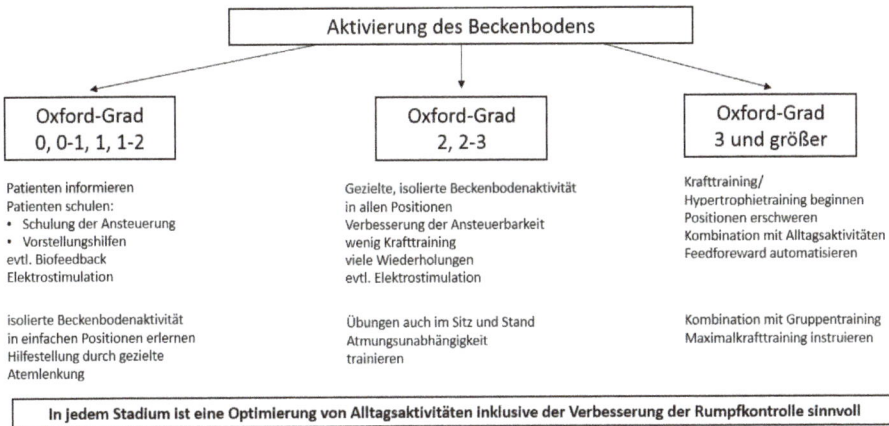

Abb. 15.2: Therapieplan für den schwachen Beckenboden als Flussdiagramm.

15.2.2 Descensus genitalis

Die Rationale für Beckenbodentraining bei Senkung ist in Analogie zur Belastungs-inkontinenz einerseits die Aktivierung des Beckenbodens vor und während des An-stiegs des intraabdominellen Druckes und andererseits das Kraft- und Hypertrophie-training, um mehr strukturelle Unterstützung und „stiffness" des Beckenbodens zu erreichen (Bo und Frawley, 2015). Auch die Integraltheorie von Petros und Ulmsten, die sowohl die Muskulatur als auch das Ligament- und Fasziensystem in ihrer syner-gistischen Wirkungsweise darstellt und die Symptomatik des Descensus urogenitalis in diesem Zusammenhang erklärt, bestätigt den Stellenwert der Stabilisierung der vorderen Vaginalwand (Petros, 2010). Ein Cochrane Review von 2011 zeigt eine posi-tive Wirkung von 6-monatigem Beckenbodentraining, wobei der Evidenzlevel derzeit noch niedrig ist (Hagen und Stakr, 2011). Die Kombination des Beckenbodentrainings mit Pessartherapie zeigt in der Praxis große Erfolge.

Merke: Physiotherapie mit dem Fokus Beckenbodentraining ist vor allem bei leichter und mitt-lerer Senkung geeignet Symptome der Senkung zu reduzieren (ICI 2016, Level of Evidence 1, Gra-de of recommendation A).

15.2.3 Schwangerschaft und postpartale Wiederaufnahme sportlicher Aktivitäten

Schwangerschaft ist assoziiert mit einer verringerten Beckenbodenkontraktilität, mit vermehrter Blasenhalsmobilität und erhöhter Neigung zu einer Senkung, wobei eine Wiederherstellung der Beckenbodenfunktion zumeist innerhalb eines Jahres eintritt

(Van Geelen et al., 2018). Daraus lässt sich schließen, dass speziell im ersten Jahr postpartal sportliche Aktivitäten nur angemessen an die vorhandenen Fähigkeiten des Beckenbodens, oder bei vorhandener Inkontinenz erst nach abgeschlossener Therapie stattfinden sollten. Die *Special Interest Group Pelvic floor Rehabilitation* der IUGA hat 2018 die Empfehlung formuliert, dass Frauen postpartal frühestens nach 6 Monaten mit dem Lauftraining beginnen sollen, unter der Voraussetzung, dass ein Kraftgrad 3 des Beckenbodens erreicht wurde und ein Inkontinenztampon verwendet wird.

Der Einsatz von Beckenbodentraining zur Prävention einer Belastungsinkontinenz in der Schwangerschaft zeigt eine signifikante Reduktion während der Schwangerschaft und in den ersten 3 Monaten danach, jedoch ist der Effekt bei einem 1-Jahres- bzw. 6-Jahres-Follow-up im Vergleich zu den Kontrollgruppen statistisch nicht mehr nachweisbar (Reilly et al., 2002; Sampselle et al., 1998; Morkved et al., 2007).

Der Einsatz von Beckenbodentraining zur Therapie von postpartaler Harninkontinenz zeigt einen klinisch relevanten und statistisch signifikanten Kurzzeiteffekt. Eine Studie zeigt beim 6- Jahres-Follow-up keine Differenz zwischen den Gruppen, eine andere zeigt bei einem 7-Jahres-Follow-up, dass 50 % der Interventionsgruppe noch immer kontinent waren (Morkved und Bo, 2015).

Im Rahmen einer bekannten postpartalen Depression sei darauf hingewiesen, das regelmäßige sportliche Betätigung postpartum und auch während der Schwangerschaft die Wahrscheinlichkeit einer erneuten Depression deutlich herabsetzt.

Sport während der Schwangerschaft ist entsprechend dem Allgemeinzustand der Schwangeren individuell zu beurteilen. Man kann zusammenfassend sagen, dass eine kontrollierte Aktivität, die dem vorherigen Maß entspricht, sich positiv auf die Gewichtszunahme, die kardiovaskuläre und kardiopulmonale Fitness auswirkt und auch einen positiven Effekt auf die Insulinproduktion erwirkt und das Risiko eines Gestationsdiabetes gesenkt werden kann (Nascimento et al., 2012; Hutter, 2013; Kagan und Kuhn, 2004).

Auf Beschwerden in der Lendenwirbelsäule und im Beckengürtel während der Schwangerschaft wirken sich 30 min tägliche therapeutisch angeleitete körperliche Aktivität positiv aus (Sklempe Kokic et al., 2017).

Die Effekte von Sport in und nach der Schwangerschaft wurden von Sulprizio et al. (2016) publiziert. Hier wurden neben den psychologischen Effekten die Wichtigkeit der hormonellen Zusammenhänge in Kombination mit dem Beckenboden und Sport dargestellt.

15.2.4 Stuhlinkontinenz

Neben dem Dammriss 3. und 4. Grades (Bols et al., 2010) führen auch operative Interventionen sowohl zur Korrektur von Senkungszuständen (Rey et al., 2010; Altman et al., 2004; Forsgren et al., 2007), bei neurologischen Krankheitsbildern (Markland et al., 2010) als auch nach einer Tumoroperation – oder Bestrahlung (Beispiel Rektumkarzinom) oder der Rückverlegung eines temporären Anus praeter, die Patientinnen in die Physiotherapie. Weitere Gründe sind Alter, Ethnie, Fehlverhalten und Diarrhoe (Ostbye et al., 2004). Es ist zu beachten, dass die Kontinenz nicht nur durch den M. sphincter ani externus (MSAE), sondern auch durch den unwillkürlich arbeitenden M. sphincter ani internus (MSAI) bzw. deren Zusammenspiel und dem M. levator ani als wichtigen Teil des Halteapparates im posterioren Kompartiment (DeLancey, 1999) gesichert wird.

Die genannten Diagnosen können sehr unterschiedliche Zustände der Muskulatur aufzeigen. Diese sind Vernarbungen, Muskelschwäche, Triggerpunkte, Dyskoordination und auch nervale Schädigungen. Als Folge entstehen unterschiedliche Funktionsstörungen: verkürzte Zuwartezeit je nach Stuhlkonsistenz, Schmerz während und nach der Defäkation, Sitzen und Gehen, Wahrnehmungsdefizite, Hautschädigungen, Verengungen des Analkanals und Stuhlverhalt.

Aufgrund der Einschränkung der Lebensqualität ist zu empfehlen mit Fragebögen zu arbeiten. Die Rationale entspricht dem Vorgehen bei der Belastungsinkontinenz.

In der Inspektion ist auf den Hautzustand zu achten, bei der aktiven Anspannung wird die rosettenartige Einziehung durch die Muskulatur erwartet, Marisken und Narben werden dokumentiert, ebenso wie neuronale Störungen mittels eines Wattestäbchens.

Bei der rektalen Untersuchung in Seitenlage geht man nach dem Oxford Grading für den M. Sphinkter ani externus (MSAE) und dem M. Levator ani vor, beurteilt den Tonus, Narben und Triggerpunkte und dokumentiert sie entsprechend dem Befundbogen.

Therapeutisch ist die Nutzung eines EMG mit rektaler Sonde oder Ballonkatheters insbesondere bei Dyskoordination indiziert, Ballonkatheter sowie Dilatatoren sind bei Verengungen und reduziertem Volumen in der Ampulle angemessen.

In der Elektrostimulation sind die Triple Target Therapie (TTT) mit mittelfrequentem Strom (Hosker et al., 2007) und die externe Applikation mittels externer Manschetten indiziert (siehe Kapitel 15.3.6). Zusätzlich ist Biofeedbacktraining (Norton et al., 2006; Carriere, 2003) mittels Ballonkatheter oder rektaler Sonde oder der MAPLe-Sonde mit punktgenauer Diagnostik und Therapie (siehe Kapitel 15.3.5) anzuwenden. Elektrostimulation reduziert die Symptome der Stuhlinkontinenz sowohl für flüssigen als auch für festen Stuhl mit einem Level of Evidence (LOE) 3. Eine Versorgung mit Heimgeräten ist empfehlenswert und sollte mindestens 6–12 Monate andauern (vgl. Abb. 15.3 und 15.4).

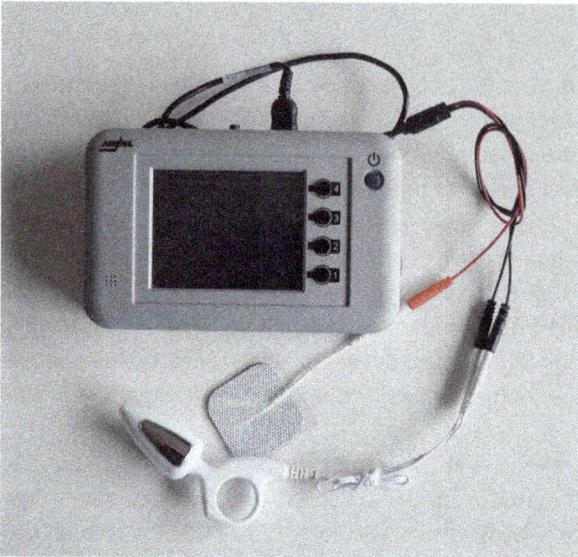

Abb. 15.3: Kombinationsgerät MF und NF mit rektaler Sonde.

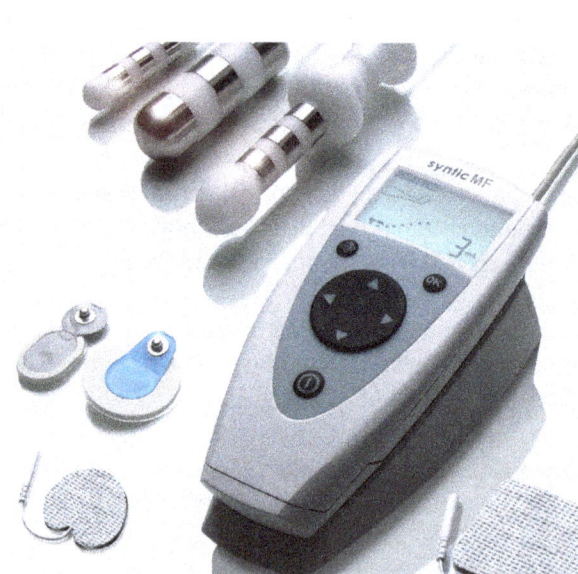

Abb. 15.4: Mittelfrequente Heimgeräte.

Bei einem kombinierten Vorliegen einer Stuhlinkontinenz mit einer Diarrhoe oder Obstipation ist die Empfehlung einer professionellen Ernährungsberatung ein wichtiger Bestandteil der Therapie, neben Hinweisen auf Stuhlregulation mittels Flohsamen, Mucofalk, Loperamid, Trockenpflaumen usw. und einer gezielten Verhaltensmodifikation sowie die Körperhaltung während der Stuhlentleerung zu erwähnen.

Die Stuhlabsetzung sollte bei deutlichem Drang erfolgen, mit leicht angestellten Beinen und entspanntem Rumpf, Beinen mit einem Winkel von ungefähr 60–75 Grad und einem Fußhocker.

15.2.5 Perioperative physiotherapeutische Versorgung

Die interdisziplinären AWMF-Leitlinien bei Senkungszuständen im kleinen Becken und bei Belastungsinkontinenz beschreiben vor operativen Eingriffen ein konservatives Vorgehen, welches die Beckenbodenwahrnehmung, das Beckenbodentraining und die physiotherapeutische Verhaltensmodifikation beinhaltet. Diese ist bei den in der Regel elektiven Eingriffen unbedingt umzusetzen, damit der von Due et al. (2015) beschriebene positive Effekt der Kombination von Umsetzung von Life-Style Veränderungen und gleichzeitigem gezieltem Beckenbodentraining genutzt werden kann. In den meisten Fällen haben die Patientinnen postoperativ für 4–6 Wochen eine Einschränkung ihrer körperlichen Aktivitäten einzuhalten, können und sollen aber eine gezielte Ansteuerung der Beckenbodenmuskulatur üben. Ist die präoperative Physiotherapie nicht durchgeführt worden, so ist zur Sicherung des operativen Ergebnisses und zur Wahrnehmungsschulung präoperativ eine gezielte dreimonatige Elektrostimulation durchzuführen und nach der postoperativen Nachkontrolle weiterzuführen. Der Review von Chundo et al. zeigt bei Frauen mit Pelvic Organ Prolaps nach 4–6 Wochen Intervention eine Verbesserung. Aufgrund der bei Organsenkungen betroffenen bindegewebigen und muskulären Strukturen sollte den Frauen dies offeriert werden. Die Physiotherapie entspricht der Rationale bei Belastungs- und Dranginkontinenz, sowie bei Beckenbodensenkungen. Ergänzt wird diese präoperativ von Inhalten der als Prävention anerkannten Beckenbodenschule, welche präoperativ ebenfalls eine Kursalternative zur Einzeltherapie darstellt.

Des Weiteren beinhaltet die perioperative Physiotherapie die Suche und Veränderung von Fehlverhalten, sportlichen Möglichkeiten und entlastendem Bewegungsverhalten, sowie Miktions- und Defäkationsaufklärung. Bei postoperativem Schmerz ist die gezielte Einzelphysiotherapie, in denen viszerale Techniken oder Manuelle Therapie angewendet werden, indiziert.

Onkologische Patientinnen mit einem temporären Anus praeter oder postoperativer Inkontinenz werden entsprechend der Rationale der Stuhlinkontinenz therapiert.

15.2.6 Überaktive Blase

Schon 1975 wurde entdeckt, dass eine Elektrostimulation mit 20 Hz in der Lage ist eine Blasenhyperaktivität deutlich zu reduzieren und die Blasenkapazität zu erhöhen (Godec et al., 1975). In der Speicherphase führt die Dehnung der Blase zu Afferenzen, welche über spinale Verschaltungen den N. sympathicus und den N. pudendus stimulieren, was zu einer Erhöhung des urethralen Verschlusses und einer Hemmung des M. detrusor vesicae führt (De Groat, 1997). Auch in Folge einer willkürlich durchgeführten Beckenbodenkontraktion kommt es zu einem signifikanten Anstieg des urethralen Verschlussdrucks und einer signifikanten Reduktion des Blasendrucks, wobei der Effekt bei gesunden Personen deutlicher war, als bei Patientinnen mit überaktiver Blase (Shafik und Shafik, 2003).

Neben Elektrotherapie und Beckenbodentraining kommen auch andere therapeutische Ansätze wie Aufschubstrategien im Sinne eines kognitiven Trainings, Blasentraining (timed voiding, double voiding), sowie andere Techniken zur Beeinflussung des vegetativen Nervensystems wie zum Beispiel Reflexzonentherapien zum Einsatz. Von besonderer Bedeutung sind Atemtechniken und Entspannungstechniken, sowie auch lokal entspannenden Maßnahmen für den Beckenboden, der bei Patientinnen mit Drangsymptomatik typischerweise einen hohen Tonus hat. Häufig werden mehrere Maßnahmen gleichzeitig angewendet (Greer et al., 2012), wobei der Level of Evidence für die Wirksamkeit und für ein optimales Therapieregime noch nicht robust ist.

Merke: Die Therapie der Drangsymptomatik ist eine Kombination von mehreren Maßnahmen, die die Patientin darin unterstützen soll, wieder mehr Kontrolle über den Drang zu bekommen. Dies ist vorrangig eine Leistung des zentralnervösen Systems, sowie ein Effekt der gut koordinierten Muskelaktivität zur Optimierung der biomechanischen Verhältnisse.

15.2.7 Schmerz, Pelvic Pain, Physiotherapeutischer Ansatz bei hypertonem Beckenboden

Schmerzen im Becken und im Beckenboden haben unterschiedliche Ursachen. Das Thema Pelvic Pain ist in folgende Subgruppen zu unterteilen:

- **Chronic Pelvic Pain Syndrome (CPPS)** = chronischer Beckenschmerz. Die Therapie erfordert eine gründliche Anamnese, sowohl sozial als auch medizinisch und funktionell. Es handelt sich um Schmerzen, welche durch aktive und passive Triggerpunkte der Beckenbodenmuskulatur, der beckenumliegenden Muskulatur und der Bauchmuskulatur, hier insbesondere des M. rectus abdominis, verursacht werden (Simons und Travell, 1994). Es können weitere Muskel als Satellitentriggerpunkte beteiligt sein. Eine Analyse der Muskelfunktion, der Bewegungsabläufe und die Identifikation der Triggerpunkte führen zur Erstellung eines individuellen Übungsplans mit Dehnungen, Triggerpunktbehandlungen (auch vaginal oder rektal), niederfrequente Elektrostimulation und oder Biofeedbacktraining, Wärmeanwendungen, Entspannungsübungen. Als Empfehlung können die Bücher von Dr. David Wise „Headache in the Pelvis" und von Amy Stein „Heal Pelvic Pain" angegeben werden.

- **Dyspareunie, Vulvodynie, Vaginismus, abakterielle Zystitis:** Nach Abklärung der organischen Ursachen liegt der Schwerpunkt in der Physiotherapie in Wahrnehmungsschulung, Entspannungstechniken, Bindegewebsmassage, bei Vernarbungen oder Faszienverklebungen, vaginalen Triggerpunktbehandlungen und in der Postisometrischen Relaxation (PIR Technik). Im Rahmen der Elektrotherapie ist es sinnvoll eine 10 Hz Stimulation entweder suprapublsch, am Sakrum oder vaginal (wenn möglich) zu applizieren, und in Kombination mit Biofeedbacktraining, um das kontrollierte An- und Entspannen zu trainieren. Eine psychologische Begleittherapie ist empfehlenswert.
- **Endometriose:** Nach Abklärung der organischen Ursachen wird lokal mit dem Ziel von Entspannung und Schmerzreduktion unter Zuhilfenahme der oben genannten Techniken gearbeitet. Die Patientinnen erlernen Entspannungstechniken, ein individuelles Übungsprogramm und bei vaginalen Beschwerden wird entsprechend der Symptome eine Elektrostimulation in Kombination mit Biofeedback physiotherapeutisch angeleitet und therapeutisch begleitet.
- **Pelvic Girdle Pain:** Dies beschreibt Schmerz, Instabilität im Beckenring, sowie schmerzhafte Bewegungseinschränkung im Becken und in den Beinen während und nach der Schwangerschaft, neben einem Beckengurt (vgl. Abb. 15.5) sind stabilisierende Übungen der beckenumgebenden Muskulatur, sowie der Rumpfmuskulatur und des M. transversus abdominis indiziert. Nach der Schwangerschaft ist eine gezielte manuelle Therapie notwendig. Ebenso ist der Beckengurt auch 2–3 Monate nach der Entbindung zu tragen. Als Kräftigung ist zügiges Vorwärts- und Rückwärtsgehen im Wasser eine Möglichkeit ohne Schwerkrafteinfluss die Rumpf- und Beckenmuskulatur zu trainieren.
- **Hypertoner Beckenboden:** In Abhängigkeit der Ursache sind die Therapieziele Wahrnehmung, Entspannung und Anspannung. Der Einsatz von Elektrostimulation und Biofeedbacktraining in der individuellen Physiotherapie und als Heimgerät über 6–12 Monate erst entspannend, dann kräftigend physiotherapeutisch

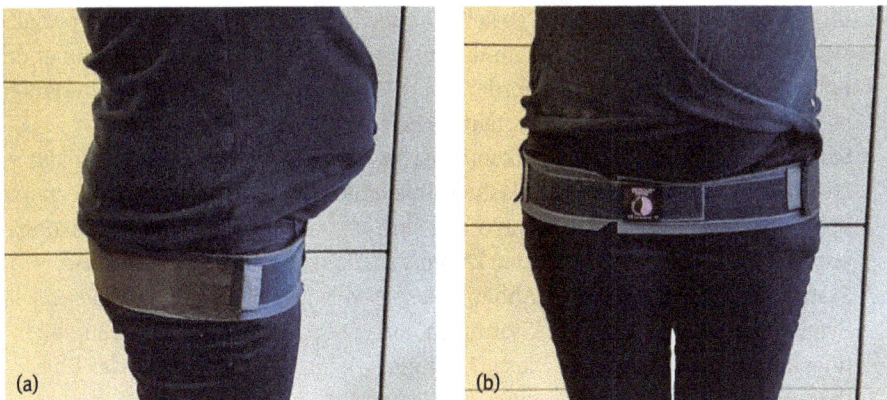

Abb. 15.5: Beckengurt bei schwangerer Frau mit Symphysenschmerz. (a): Seitenansicht, (b): Frontal.

begleitet. Interstitielle Zystitis: Die Symptome sind vielfältig und die physiotherapeutischen Maßnahmen orientieren sich an den Symptomen. Die physiotherapeutische Befunderhebung mit Einbezug der ICF in der Therapieplanung ist hier von besonderer Bedeutung.

15.2.8 Neurologische Erkrankungen

In diesem Kapitel soll darauf aufmerksam gemacht werden, dass in der Beckenbodenphysiotherapie der Einfluss auf neurologische Krankheitsbilder möglich ist. Es wird auf die Symptome relevanter Diagnosen eingegangen. Die entsprechende Therapie ist unter den therapeutischen Maßnahmen nachzulesen. Die Beckenbodenphysiotherapie sollte im inter- und intraprofessionellen Austausch durchgeführt werden.

- **Multiple Sklerose:** Blasenentleerungsstörungen im Sinne einer Dranginkontinenz oder auch eine Detrusor-Sphinkter-Dyssynergie (DSD) mit Restharn sind häufig, es kann aber auch eine Belastungsinkontinenz, insbesondere nach einer Schwangerschaft, vorliegen. Es muss erwähnt werden, dass Wärmeanwendungen ein vorhandenes „Uhthoff Phänomen" oder auch eine vorhandene Fatigue die Symptome verstärken können. In der Sexualität ist aufgrund der häufigen Spastik in den unteren Extremitäten die Seitlage zu empfehlen. Auch hier spielt die Wahrnehmung eine große Rolle.
- **Morbus Parkinson:** Blasenentleerungsstörungen im Sinne einer Dranginkontinenz oder auch eine Detrusor-Sphinkter-Dyssynergie (DSD) mit Restharn sind häufig, es kann aber auch eine Belastungsinkontinenz aufgrund einer Beckenbodenschwäche vorliegen. Therapeutisch ist auf die manuelle Fertigkeit und Verhaltensmodifikationen bei Miktion, Defäkation und Trinkverhalten einzugehen. Es ist zu beachten, dass 40 % der Patientinnen unter einer Depression leiden.
- **Bandscheibenvorfall/Spinalkanalstenose:** Es ist zu differenzieren in welcher Höhe eine Spinalwurzel betroffen ist, es sind Drangepisoden, Belastungsinkontinenz und DSD möglich, eine gezielte manuelle Therapie muss mit der spezialisierten Beckenbodenphysiotherapie einhergehen. Häufig ist die Kombination mit einer Schmerztherapie erforderlich, EMS Training und Elektrostimulation oder TENS Behandlung sind empfehlenswert
- **Status nach Apoplex:** Dranginkontinenz bzw. eine Überaktive Blase, Nykturie, DSD, Restharn und auch eine Belastungsinkontinenz sind möglich. Im Rahmen der Physiotherapie ist die Elektrostimulation, die Verhaltensmodifikation, ein Miktionsprotokoll mit daraus resultierenden klaren Verhaltensmodifikationen indiziert.
- **Status nach Hirntumor:** in Abhängigkeit der Tumorlokalisation variieren die Symptome, welche zentrale Störungen aufzeigen, insbesondere Dranginkontinenz bzw. eine überaktive Blase, Nykturie, (DSD), Restharn, unter der Physiotherapie ist die Elektrostimulation, die Verhaltensmodifikation, ein Miktionsprotokoll mit daraus resultierenden klaren Verhaltensmodifikationen indiziert.

15.3 Therapeutische Maßnahmen

15.3.1 Motorisches Lernen, motorische Kontrolle, sensomotorische Ansteuerung und Feedback

Motorische Kontrolle als Bewegungssteuerung durch das (intakte) Zentralnervensystem dient der Steuerung bereits erlernter motorischer Programme. Im Gegensatz dazu ist motorisches Lernen der Prozess, bei dem durch Übung Bewegungsprogramme erlernt, behalten und an neue Situationen angepasst werden (Shumway-Cook und Woollacott, 2017). Das sich entwickelnde Verständnis für motorische Kontrolle beschreibt, dass vorhandene Bewegungsmuster auf spinaler Ebene nicht nur stereotype motorische Reaktionen liefern, sondern auch ganze Extremitätenbewegungen und kombinierte Extremitätenbewegungen kontrollieren können. Die Koppelung dieser Bewegungsmuster mit Beckenbodenaktivität ist grundsätzlich in der Praxis evident, jedoch vor allem im Kontext mit Bauchmuskelaktivität untersucht. So ist die Aktivität des M. transversus abdominis eine normale Reaktion auf Beckenbodenanspannung bei Probandinnen ohne Beckenbodendysfunktion (Sapsford et al., 2001).

Merke: Die automatische Ansteuerung des Beckenbodens bei Belastung ist durch rein willkürliches isoliertes Üben nicht gesichert, weshalb unter Umständen eine Patientin zwar willkürlich den Beckenboden aktivieren kann, aber trotzdem beim Laufen Harn verliert. Um die Beckenbodenaktivität bei bestimmten Handlungen koordiniert einsetzen zu können, bedarf es gezielter Übungen.

Nach Schmidt und Lee (2005) enthält motorisches Lernen vier Komponenten:
- Es ist ein Prozess, um sich die Fähigkeit zur Bewegungsdurchführung anzueignen
- Es resultiert aus der Erfahrung der Durchführung
- Es kann nicht direkt gemessen, sondern nur am Bewegungsverhalten beobachtet werden
- Es geht mit einer relativ konstanten Veränderung des Bewegungsverhaltens einher – kurzfristige Änderungen werden nicht als Lernen bezeichnet.

Merke: Die korrekte Aktivierung des Beckenbodens ist erst dann erlernt, wenn die Patientin diese regelmäßig in Aktivitäten des täglichen Lebens einbauen kann. Jede Form des motorischen Lernens setzt wiederholtes Üben voraus.

Die Bewegungssteuerung erfolgt immer in einem sensomotorischen Kreislauf, also einer ständigen Rückmeldung von Propriozeptoren und Exterozeptoren, deren Information zur Bewegungskoordination herangezogen wird. Jede Art von koordinativem oder konditionellem Training führt immer zu einer Beeinflussung des gesamten Systems und stellt einen sensomotorischen Lernprozess dar (Laube, 2009).

Der Stellenwert von Feedback als steuerndes Element für das motorische Lernen ist daher unumstritten. Grundlegend wird dabei zwischen externem und internem Feedback unterschieden, je nachdem ob die Rückmeldung von außen z. B. durch ein Gerät, ein Hilfsmittel oder einen Therapeuten erfolgt oder ob die Patientin die korrekte Durchführung der Aktivität mithilfe ihrer Propriozeptoren spürt. Für sportmotorische Leistungen wird derzeit der externe Fokus favorisiert, da dieser zu schnelleren Lernerfolgen führt. Für die nicht gut beobachtbare Aktivität des Beckenbodens jedoch ist ein Therapieerfolg letztendlich an das Umsetzen der zuvor gelernten Ansteuerung im Alltag notwendig, was an die Fähigkeit zur Eigenwahrnehmung geknüpft ist.

15.3.2 Kräftigung samt den Theorien zur Rationale

Die Rationale für die Kräftigung der Beckenbodenmuskulatur bei Belastungsinkontinenz beruht auf mehreren Aspekten:
- Strukturelle Stützung von Blase und Harnröhre durch Hypertrophie und Tonusregulation („stiffness") der Muskulatur, was zu einer permanenten Anhebung der Levatorplatte führt (Kegel, 1948).
- Eine neurale Adaptation, die durch automatische schnelle und starke Kontraktionen bei raschem Anstieg des intraabdominellen Drucks das Absinkens von Blasenhals und Harnröhre verhindert und die Harnröhre verschließt. Durch die höhere Positionierung der Levatorplatte würde nach dieser Annahme auch eine raschere und besser koordinierte motorische Antwort auf den Anstieg des Drucks erfolgen (Constantinou und Govan, 1981; Howard et al., 2000).
- Antizipativer willkürlicher Verschluss der Harnröhre bei erwartetem Anstieg des intraabdominalen Drucks (Miller et al., 1998). Dabei kommt es nachweislich zu einer Anhebung des Beckenbodens und einem Verschluss von Urethra, Vagina und Rektum (Kegel, 1948; DeLancey, 1997), sowie zu einer Bewegung des Steißbeins nach ventral-kranial (Bo et al., 2001; Thompsen und O′Sullivan, 2003).
- Indirektes Training der Beckenbodenmuskulatur über Kontraktion des M. transversus abdominis. Dies basiert auf der physiologischen, in vielen Studien belegten Ko-Kontraktion von Bauchmuskeln während der Aktivität des Beckenbodens bzw. vice versa, wobei diese Daten vor allem bei gesunden Frauen erhoben wurden. Sapsford empfiehlt basierend darauf vorrangig das Training des M. transversus abdominis vor dem der Beckenbodenmuskulatur (Sapsford, 2004).
- Als theoretische Basis sowohl für eine konservative als auch eine operative Therapie dienen die Theorien von Enhorning (1976), Petros und Ulmsten (1990) und DeLancey (1994). Allen dreien ist aus physiotherapeutischer Sicht zu eigen, dass

die Verbesserung der Beckenbodenfunktion zur Stabilisierung der Blasenhalsposition und damit zur Verbesserung der Kontinenz beiträgt.

15.3.3 Biofeedback

Biofeedback beschreibt die Rückmeldung körperlicher Signale innerhalb eines Regelkreises biologischer Systeme. Bereits 1940 wurde in Laborsituationen mit Individuen trainiert, unwillentlich gesteuerte Körperfunktionen wie beispielsweise die Hirnleistungsfunktion, den Blutdruck, die Muskelspannung oder Herzfrequenz willentlich zu beeinflussen. Mit Hilfe von Biofeedback-Methoden ist es möglich Körperfunktionen darzustellen. Der Begriff Biofeedback wird seit 1969 im therapeutischen Kontext genutzt.

Die Einsatzbereiche sind multidisziplinär (Ärzte, Physiotherapeuten, Sportwissenschaftler und Psychologen) und dienen der Diagnostik (z. B.: EKG, Sphygmomanometer, EEG, Muskelaktivität), der Kontrolle (z. B.: Herz-Kreislauffunktionen), der Therapie (z. B.: Entspannungstherapie, Trainingstherapie) und dem Training (z. B.: Koordination, Kraft, Ausdauer von Muskelfunktionen).

In den letzten Jahren haben technische Innovationen die Möglichkeiten der Erhebung von Messungen zur Diagnostik, Therapie oder Training in der ärztlichen und in der physiotherapeutischen Praxis durch die Entwicklung von mobilen und auch personifizierten Messgeräten erweitert.

Um eine qualitativ akzeptable Verwendung sicherzustellen gilt hierbei der Grundsatz des begleiteten Einsatzes in der Therapie. Die Beurteilung der Durchführung von Aktivitäten und Bewegungsabfolgen, sowie die individuelle Anpassung der Trainingsparameter bedarf der Beurteilung spezialisierter Physiotherapeuten. Speziell der Einsatz von Feedbackgeräten birgt ein hohes Risiko an z. B. Aktivierung unerwünschter Hilfsmuskeln, Pressaktivität oder Ähnlichem, da die Aufmerksamkeit der Patientinnen auf dem Erzielen hoher Werte beim Feedbackgerät und nicht auf der Ausführung der Bewegung fokussiert.

Im Jahr 2000 hat Lefevre in einer Arbeit den Nutzen des Einsatzes von Biofeedback mittels visueller und/oder auditiver Darstellung der Beckenbodenmuskulatur zur Verbesserung des Bewusstseins der Beckenbodenmuskulatur als auch zur Unterstützung des Trainings dieser dargestellt. Diese Untersuchung ermöglichte in den USA eine Anerkennung durch Medicare Coverage und die Erstattung des Biofeedbacktrainings und der Elektrostimulation in der Inkontinenztherapie.

Der offizielle Einzug des Ultraschalls als Biofeedback in die Physiotherapie hat im Jahr 2006 stattgefunden. Als Initiatorin zeigte sich Maria Stokes, welche mit Unterstützung von Jackie Whittaker, Paul Hodges, Maria Langen, Derer Teyhen und Julie Whitman ein internationales Statement zu den Aussagen und der Anwendung von Real Ultrasound Imaging (RUI) oder Real Time Ultrasound Imaging (RTUI) verfassten. Es wurde eine klare Abgrenzung zur Diagnostik von Radiologen oder anderen Spezialisten formuliert. Die Anwendung in der Physiotherapie dient den folgenden Zielen:

– Erkennen und Darstellen von Organen und Muskulatur in Ruhe und Bewegung
– Biofeedbackinstrument für Patienten und Therapeuten, um korrekte Bewegungsmuster zu erlernen und zu üben (Dietz et al., 2003)
– Einsatz in der klinischen Tätigkeit und im wissenschaftlichen Kontext (Whittaker et al., 2007)

Die Studienlage zeigt einen positiven Effekt in der Kombination von Biofeedback und Beckenbodentraining (Berghmans et al., 1996), dies nicht nur bei Inkontinenz, sondern auch bei Vaginismus (Barnes et al., 1984).

Es gibt verschiedene Formen des Biofeedbacktrainings für die Beckenbodenmuskulatur:

– vaginale oder rektale Sonden (vgl. Abb. 15.6 und 15.7)
– mit stationären, mobilen oder WLAN-Geräten mit und ohne Monitor (vgl. Abb. 15.8; 15.9; 15.10; 15.11 und 15.12)
– perinealer oder suprapubischer Ultraschall (vgl. Abb. 15.13 und 15.14)

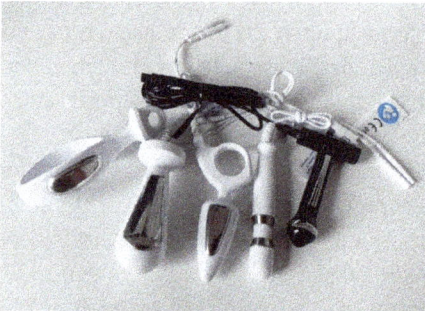

Abb. 15.6: Übersicht vaginaler und rektaler Sonden.

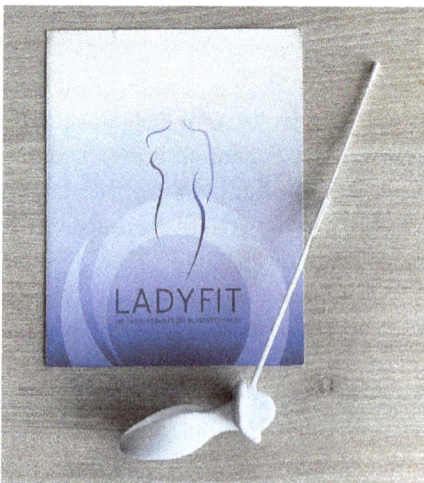

Abb. 15.7: Educatorsonde.

(a)

(b)

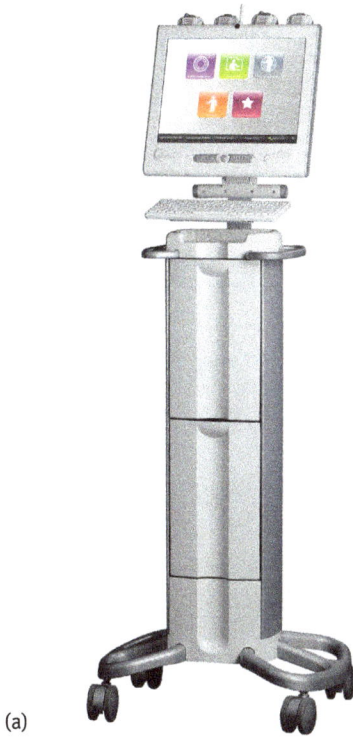

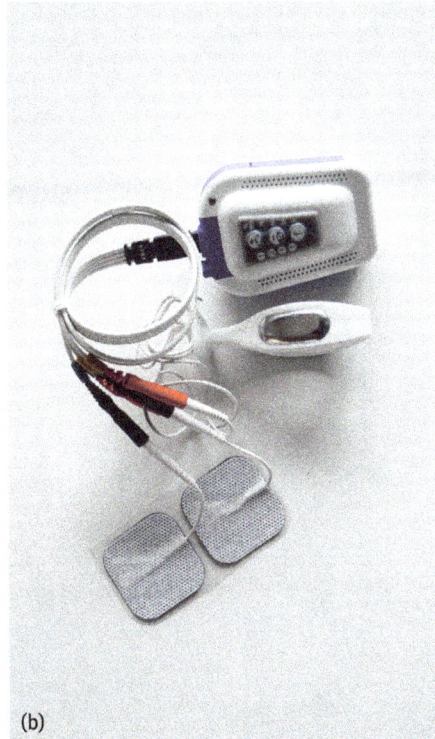

Abb. 15.8: Stationäres Kombinationsgerät für Elektrostimulation und Biofeedback. (b): Sensor zur Messung und Stimulation.

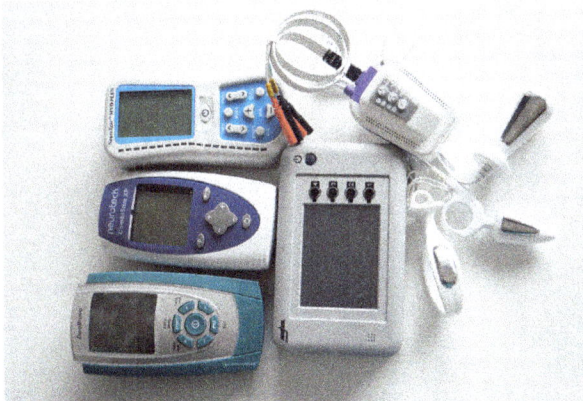

Abb. 15.9: Kombinationsheimgeräte mit vaginaler, rektaler oder mit externer Applikation zur Stimulation oder Biofeedbacktraining.

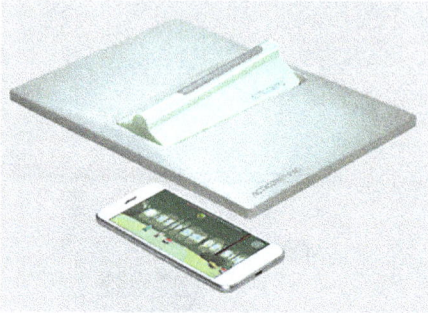

Abb. 15.10: Externes Biofeedbacktraining mit APP.

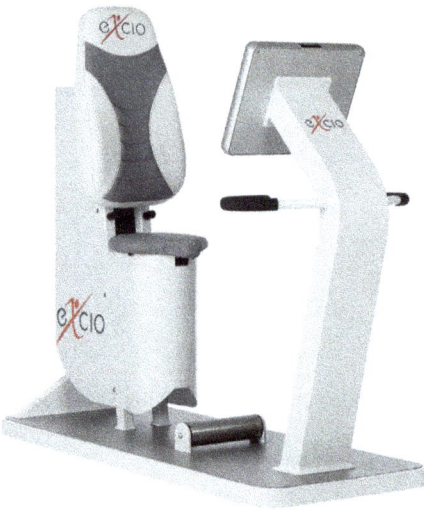

Abb. 15.11: Externes Biofeedbacktraining mit Monitor.

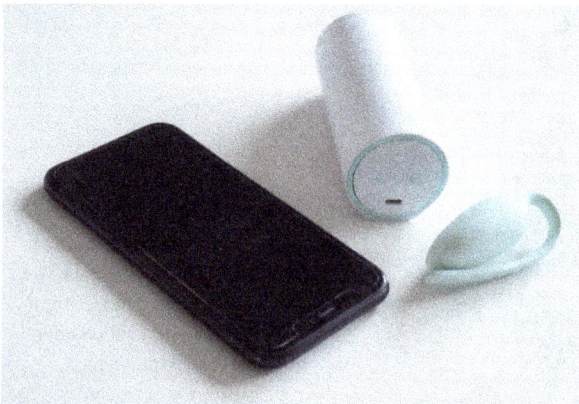

Abb. 15.12: Vaginales Biofeedbacktraining mit APP.

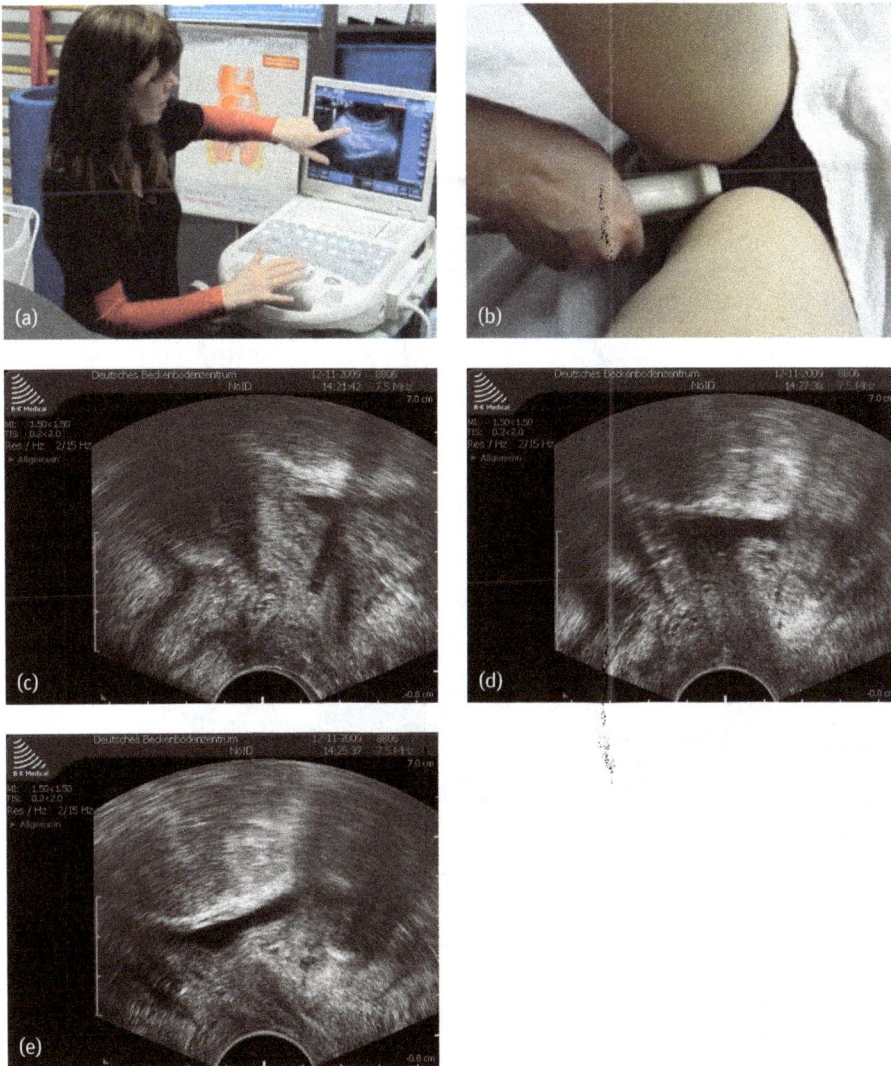

Abb. 15.13: (a): Perinealer Ultraschall, Erklärungen für die Patientin auf dem Monitor. (b): Anlage perinealer Ultraschall in Rückenlage. Introitussonografie: (c): Darstellung mit korrekter Anspannung. (d): Darstellung in Ruhe. (e): Darstellung mit Pressen anstelle der korrekten Anspannung.

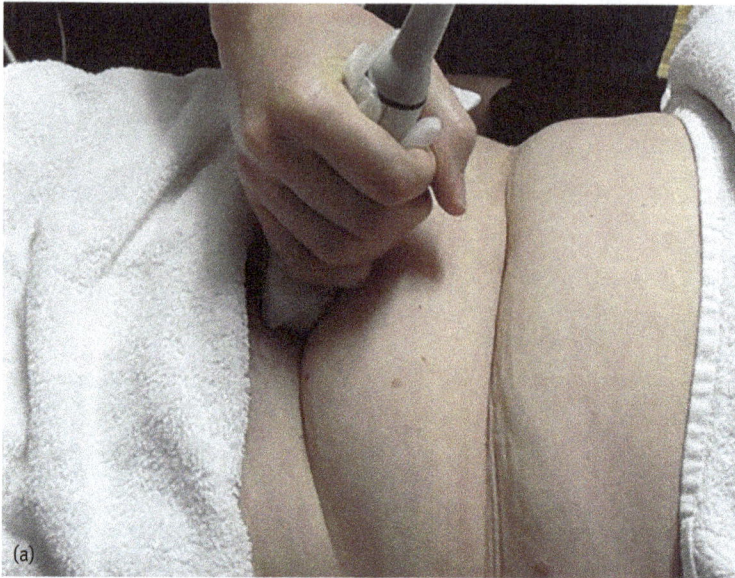

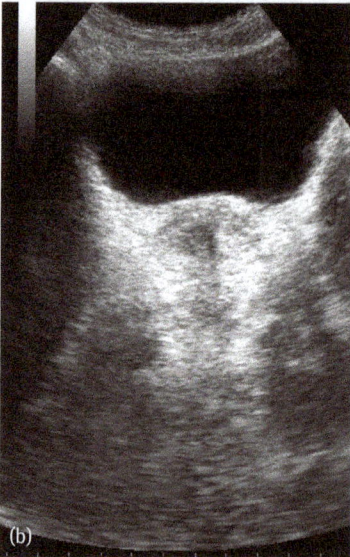

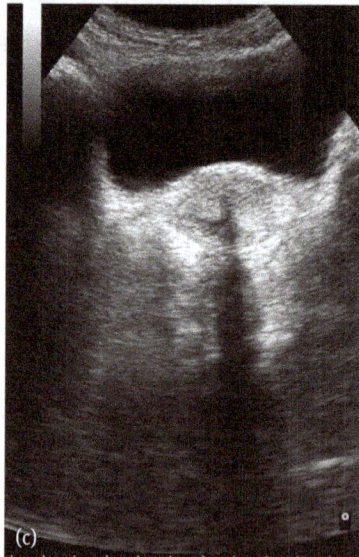

Abb. 15.14: (a) Suprapubische Schallkopfanlage mit 60° Winkel. (b) Ruhemessung mit gefüllter Blase. (c) Hebung des Blasengrund bei Kontraktion, dadurch sichtbare Verkürzung des Abstandes vom Blasengrund zur Bauchdecke.

Durchgeführt wird diese Therapieform und Messung ebenfalls mit Hilfe von intrakavitären Elektroden (vaginal oder rektal) oder alternativ mit Oberflächenelektroden. Die Therapie sollte durch die Patientin selbständig mindestens einmal täglich für ca. 20–30 Minuten durchgeführt werden (wird von Therapeut:in individuell eingestellt, und es sind im Gerät Programme zur Auswahl vorgegeben bzw. voreingestellt). Da die Kontraktion anderer Muskelgruppen und somit ein fehlerhaftes Training durch die Patientin nicht ausgeschlossen ist, sollten die Patientinnen durch spezialisierte Therapeuten in die Handhabung und in das Training mit einem EMG-Biofeedback eingeführt werden. Viele der heute auf dem Markt befindlichen EMG-Biofeedback-Trainingsgeräte haben die Möglichkeit, die einzelnen durch die Patientinnen zu Hause durchgeführten Therapiesitzungen abzuspeichern, so dass es sinnvoll ist, die Patientinnen zu einem Kontrolltermin nach 12 Wochen wieder einzubestellen und mit ihnen eine Auswertung durchzuführen.

Die EMG-Biofeedback-Trainingsgeräte werden ebenso wie Elektrostimulationsgeräte üblicherweise zunächst für einen Zeitraum von ca. 3 Monaten verordnet. Bei einigen Patientinnen kann eine Verlängerung der Verordnung indiziert sein, ggf. auch eine Dauerverordnung.

15.3.4 Differenzierung und Übersicht Elektrotherapie – Elektrostimulation

Die Elektrotherapie des Beckenbodensystems bereichert das therapeutische Konzept erheblich. Wie in den Kapiteln 15.3.1–15.3.6 ausgeführt, sind die Datenlage und der LoE der verschiedenen Publikationen zu diesem Thema sehr breit gefächert. Dennoch ist die Elektrotherapie (ET) aus dem therapeutischen Gesamtkonzept nicht mehr wegzudenken.

Man unterscheidet unterschiedliche Strom- und Applikationsformen:
- Stimulationstherapie
    - niederfrequenter Strom
    - moduliert-mittelfrequenter Strom
- Biofeedbacktherapie (Registrierung und Umwandlung des bei Kontraktion fließenden Stroms in auditive oder visuelle Signale) – siehe Kap. 14.3.3.

bzw.
- direkte intrakavitäre Anwendung (vaginal, anal)
- direkte transkutane Anwendung (prävesikale oder sakrale Klebeelektroden bzw. Hosen/Ganzkörperanzüge)
- indirekte transkutane Anwendung (z. B. N. tibialis posterior-Stimulation, ein neuromodulatorisches Verfahren)

Die Tabelle 15.1 gibt einen orientierenden Überblick.

Tab. 15.1: Gegenüberstellung der klassisch-niederfrequenten (NF) und moduliert-mittelfrequenten (MF) Elektrotherapieformen am Beckenboden

„klassische" niederfrequente Elektrotherapie	Moduliert-mittelfrequente Therapie

– Sog. EMS – Elektrische Muskuläre Stimulation.
– Intrakavitäre (vaginale/anale) Elektroden oder externe Oberflächenelektroden Wirkung ist umso besser ist, je näher die Elektroden an den Beckenbodennerven liegen, daher vaginale oder anale Applikation. Oft wird hier ein guter Kontakt zur Schleimhautoberfläche garantiert (vorausgesetzt die anatomische Situation lässt dies zu [Descensus!]).
– Indikation: schwache Beckenbodenreaktion, um den *Beckenboden zu reinnervieren*.
– Die elektrisch induzierten Muskelkontraktionen sind deutlich spürbar: *Muskulatur des Beckenbodens wird bewusst gemacht*.
– *unterstützende Maßnahme zur Krankengymnastik* [Tanzberger 2013]. Zur Sicherung des Therapieerfolges werden die krankengymnastischen Übungen sowie die Elektrotherapie zu Hause fortgeführt.
– Beim EMS kommen Elektroheimgeräte zum Einsatz, welche i. A. zunächst für einen Zeitraum von ca. 3 Monaten verordnet werden.
– Bei einigen Patientinnen kann eine Dauerverordnung erforderlich sein.
– *Elektrotherapie bei Belastungsinkontinenz:* Therapieziel: Verbesserung der urethralen Verschlussfunktion infolge Reinnervation des Beckenbodens durch Aktivitätszunahme der slow-twitch-Fasern (und Aufbau von Muskelmasse).
– *Elektrotherapie bei Dranginkontinenz:* Therapieziel: Wiederherstellung des Gleichgewichts zwischen hemmenden und aktivierenden Einflüssen durch Reizung der afferenten Fasern des N. pudendus bei nicht neurogen bedingter Hyperaktivität des Detrusors.
	– Ursprünglich reine Muskelbehandlung.
	– Muskelschmerzen schränkten die Anwendung ein, daher Kombination von MF- und NF-Strom.
	– Es können so Schmerzzustände allein oder im Zusammengang mit der Muskelbehandlung günstig beeinflusst werden.
	– Indikationen am muskulären Beckenboden:
	  – Willkürinnervationsschwäche
	  – fehlendes Muskelgefühl
	  – Muskelschwäche und
	  – reflektorische Muskelverspannung
	– Ergänzt eine bzw. geht einer physiotherapeutischen Behandlung voran.
	– Ziel: muskuläre Hypertrophierung, funktionelle Restitution, Erarbeitung der willkürlichen Aktivierung.
	– Mitarbeit des Patienten unerlässlich, (auch im Hinblick auf den Erhalt des erzielten Ergebnisses)
	– Bei unmoduliertem MF-Strom kommt es rasch zur Adaptation und zur Wirkungsminderung bis hin zum Wirkverlust (*Wedensky-Hemmung*, 1903).
	– *Daher bildet man aus dem einfachen MF-Strom einen Strom, der die Impulseigenschaften des Niederfrequenzstromes mit den Vorteilen des MF-Stromes kombiniert.*
	– Zur Stimulation gesunder (nicht denervierter) Muskeln benötigt man eine Frequenz von
	  – 10–30 Hz für slow-twitch-Fasern und von
	  – 50–70 Hz für die fast-twitch-Fasern
	– steigende Frequenz = abnehmender Hautwiderstand
	  – NF-Stromtraining: Impuls unangenehm
	  – amplitudenmodulierter MF-Strom wird nicht (unangenehm) empfunden
	– Bei Muskelatrophie (z. B. am Beckenboden) benötigt man zu einer effektiven Stimulation kräftige Kontraktionen mit genügend langen Pausen dazwischen (1:2–1:5).
	– Zudem pos. Einfluss auf zentralnervöse, muskelaktivierende Prozesse auch kontralateral (Jochumsen, 2016).

15.3.5 MAPLe®

Die Multiple Array Probe Leiden (MAPLe®, vgl. Abb. 15.15) liefert über 24 Ableitungen eine punktgenaue Diagnostik, gezieltes Biofeedbacktraining und lokal auswählbare Stimulation. Es handelt sich um eine niederfrequente bipolare Stimulation, deren Parameter bis 1000 µV entsprechend dem therapeutischen Ziel individuell eingestellt werden kann.

Die Gestaltung der Sonde erlaubt diese zur vaginalen und rektalen Nutzung. MAPLe® besteht aus einem Handheld, einer Ladestation und einem IPad.

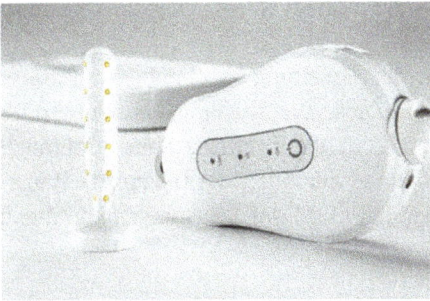

Abb. 15.15: MAPLe® Set.

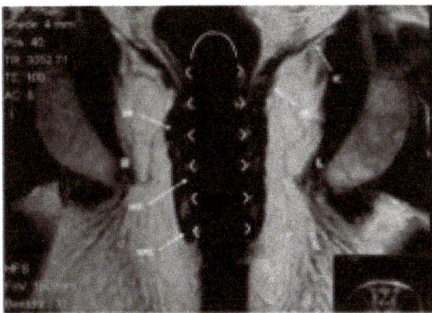

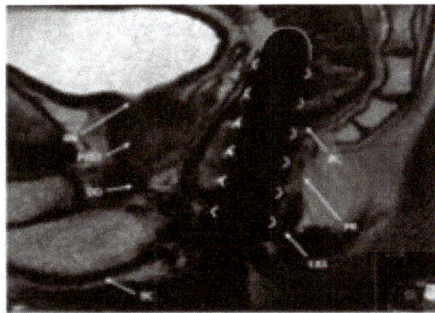

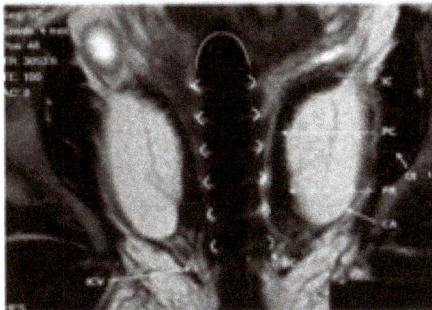

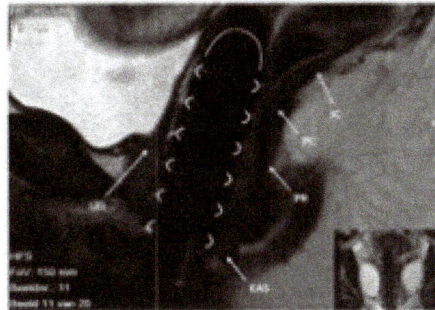

Abb. 15.16: MRT mit Sonde.

Die Patienten können sich dadurch frei bewegen und bewegungsorientiertes Biofeedbacktraining ist möglich, da Handheld und App über ein internes WLAN verbunden sind. Die Messungen in Rückenlage und Seitenlage sind standardisiert. Die Validierung der punktgenauen Messung und Zuordnung der Beckenbodenmuskeln wurde mit 229 gesunden Frauen und Männern durchgeführt, im MRT (vgl. Abb. 15.16) abgeglichen und verifiziert (Vorham van der Zalm, 2012). Es wird optisch in ein Netz übertragen, so dass nach Messung und Training die betroffenen Muskeln zugeordnet werden können (vgl. Abb. 15.17 und 15.18).

Jede Sitzung wird im Überblick dargestellt und liefert eine optimale Dokumentation im Rahmen der Verlaufsdiagnostik, insbesondere da jede Kontraktion einzeln dargestellt werden kann. Optional im Vergleich zu den in der Validierung hinterlegten Daten der Subgruppen (Blau, Weiß, Rot) oder individuell als Schwarz-Weiß-Grau Darstellung (vgl. Abb. 15.19 und 15.20).

Der Therapieverlauf setzt den bereits in der Einleitung beschriebenen Prozess der physiotherapeutischen Befunderhebung voraus. Die Nutzung kann unterteilt werden in Diagnose, Therapie, Training und Verlaufsdiagnostik. Sehr erfolgreich wird MAPLe bei der Therapie der OAB (Voorham et al., 2018), der Diagnostik (Vaganée et al., 2019), der Stuhlinkontinenz, Pelvic pain und der Belastungsinkontinenz eingesetzt.

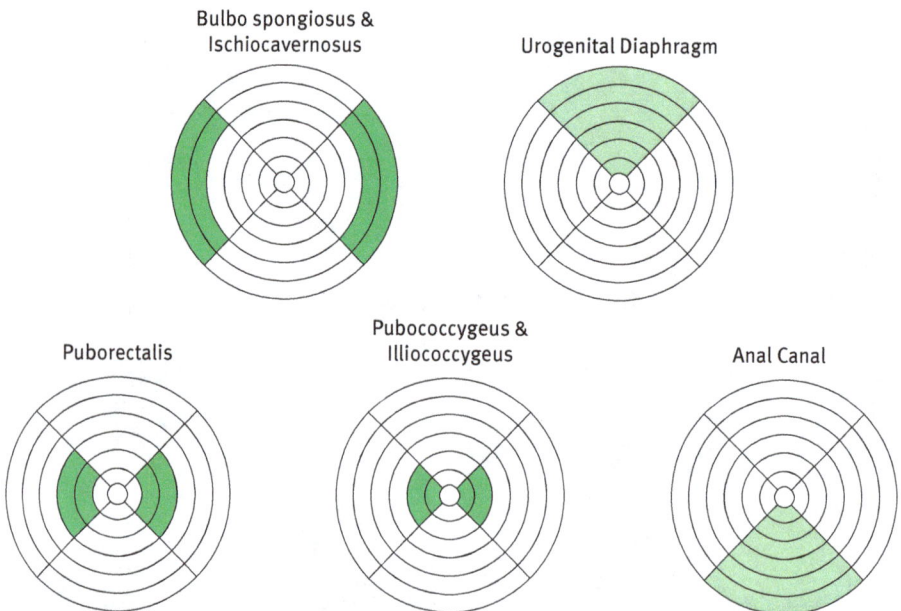

Source: Voorham-van der Zalm et al. J Neurourology Urodynamics 2012 Sep 12

Abb. 15.17: Grid vaginal.

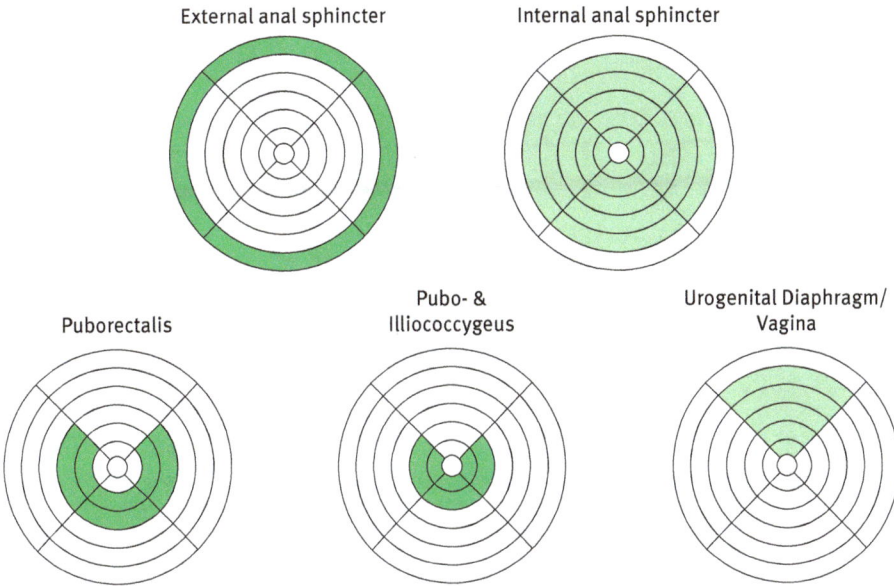

External anal sphincter

Internal anal sphincter

Puborectalis

Pubo- & Illiococcygeus

Urogenital Diaphragm/ Vagina

Source: Voorham-van der Zalm et al. J Neurourology Urodynamics 2012 Sep 12

Abb. 15.18: Grid Anal.

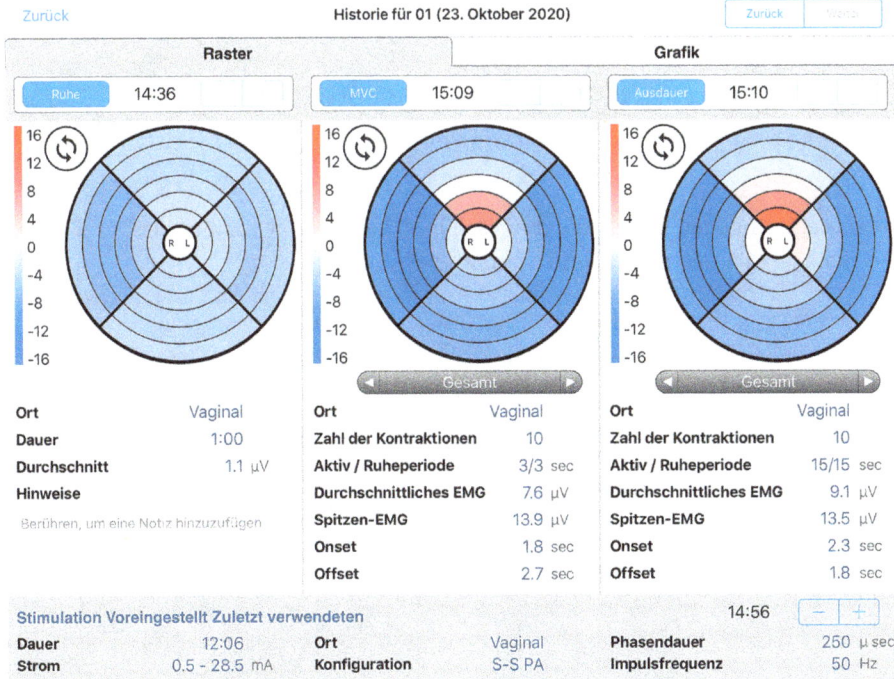

Zurück   Historie für 01 (23. Oktober 2020)   Zurück

Raster   **Grafik**

| Ruhe | 14:36 | | MVC | 15:09 | | Ausdauer | 15:10 |

Ort	Vaginal
Dauer	1:00
Durchschnitt	1.1 µV
Hinweise	
Berühren, um eine Notiz hinzuzufügen	

Ort	Vaginal
Zahl der Kontraktionen	10
Aktiv / Ruheperiode	3/3 sec
Durchschnittliches EMG	7.6 µV
Spitzen-EMG	13.9 µV
Onset	1.8 sec
Offset	2.7 sec

Ort	Vaginal
Zahl der Kontraktionen	10
Aktiv / Ruheperiode	15/15 sec
Durchschnittliches EMG	9.1 µV
Spitzen-EMG	13.5 µV
Onset	2.3 sec
Offset	1.8 sec

Stimulation Voreingestellt Zuletzt verwendeten   14:56

| **Dauer** | 12:06 | **Ort** | Vaginal | **Phasendauer** | 250 µsec |
| **Strom** | 0.5 - 28.5 mA | **Konfiguration** | S-S PA | **Impulsfrequenz** | 50 Hz |

Abb. 15.19: MAPLe® Set. Dokumentation im Subgruppenvergleich.

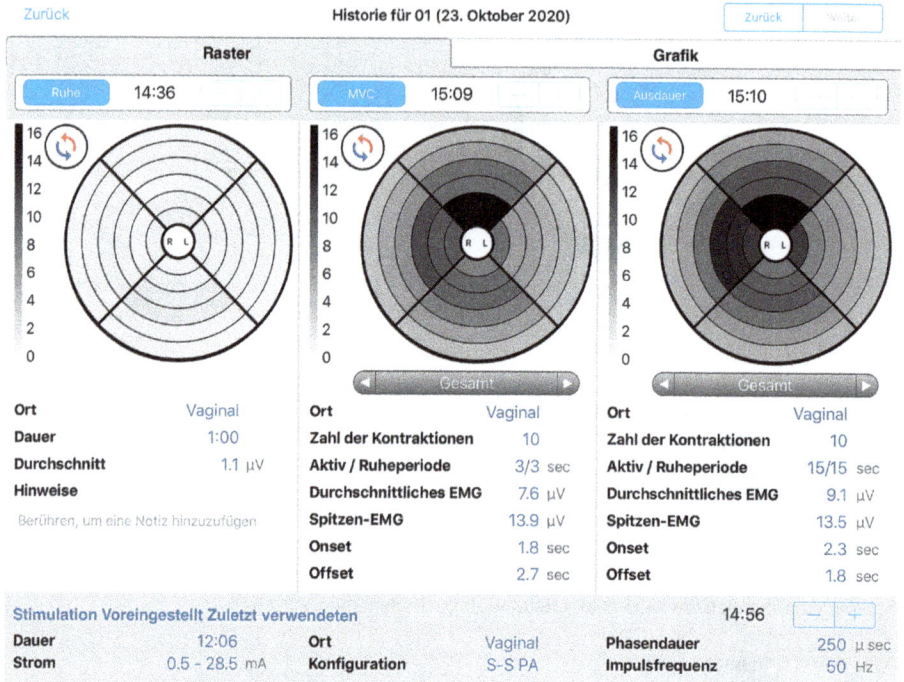

Abb. 15.20: Dokumentation individueller Patientin.

Merke: Vor dem Einsatz von MAPLe stehen der physiotherapeutische bzw. manualtherapeutische Diagnoseprozess und die vaginale oder rektale Palpation.

10 Therapieeinheiten stellen die durchschnittliche Therapieplanung dar. Ergänzung mit Heimgeräten und manueller Therapie sind sinnvoll.

15.3.6 Elektrische muskuläre Stimulation = EMS Training

Direkte Elektrostimulation

Aus dem Spektrum elektrotherapeutisch einsetzbarer Frequenzen werden im Bereich der Urogynäkologie die in Tab. 15.2 dargestellten Frequenzbereiche zur Stimulation verwendet.

Tab. 15.2: Anwendungsgebiete unterschiedlicher Stromfrequenzen in der Therapie.

Stromart	Anwendung
niederfrequenter Strom	
transkutane elektrische Nervenstimulation (TENS): 10–100 Hz 10–20 Hz: Kurzzeitstimulation 50 Hz: Langzeitstimulation	sensorische Dranginkontinenz Urethralsyndrom, Reizblase idiopathische (motorische) Dranginkontinenz Belastungsinkontinenz
10–20/50 Hz-Stimulation	Stress- und Dranginkontinenz
mittelfrequenter Strom (Interferenzstrom)	Belastungs- und Dranginkontinenz, v. a. in höherem Lebensalter
Moduliert-mittelfrequenter Strom (2 kHz Trägerwelle, aufmodulierte nieder- frequente Eigenschaften)	Muskelaufbau nach Myodegeneration Beckenbodenmuskelinsuffizienz Belastungsinkontinenz, ggf. auch Dranginkontinenz
hochfrequenter Strom (Kurz-/Mikrowelle)	Verbesserung der Durchblutung, allgemeine Entspan- nung und Entkrampfung im Detrusor-Sphinkter-Bereich

Niederfrequente Elektrotherapie bei Dranginkontinenz (Greer et al., 2012; Schreiner et al., 2013)

Therapieziel: Wiederherstellung des Gleichgewichts zwischen hemmenden und aktivierenden Einflüssen durch Reizung der afferenten Fasern des N. pudendus bei nicht neurogen bedingter Hyperaktivität des Detrusors.

In der klinischen Praxis werden kurzdauernde (300 µs) Rechteckimpulse mit einer Frequenz von 10 Hz eingesetzt. Die kontinuierliche Stimulation wird täglich ein- bis zweimal für ca. 20 Minuten lang mit maximal tolerierbaren Stromintensitäten (bis 100 µA) durchgeführt. Moderne Geräte bieten außerdem die Möglichkeit einer Burst-Stimulation. Hierbei werden Gruppenimpulse von je sieben Einzelimpulsen mit einer Frequenz von 5 Hz eingesetzt. Diese Burst-Impulse werden trotz niedriger Frequenz gut toleriert.

Niederfrequente Elektrotherapie bei Belastungsinkontinenz (Stewart et al., 2017)

Therapieziel: Verbesserung der urethralen Verschlussfunktion infolge Reinnervation des Beckenbodens durch eine Aktivitätszunahme der slow-twitch-Fasern. Das gleiche Prinzip wird, meist mit einer Transanalsonde, bei der Behandlung der analen Sphinkterinkompetenz angewendet. Es besteht auch die Möglichkeit der externen Applikation mittels Manschetten (z. B. neurotech vital®, vgl. Abb. 15.21), welche durch die Überlappung der einzelnen Stromfelder ab einer bestimmten Intensität den Beckenboden kontrahiert.

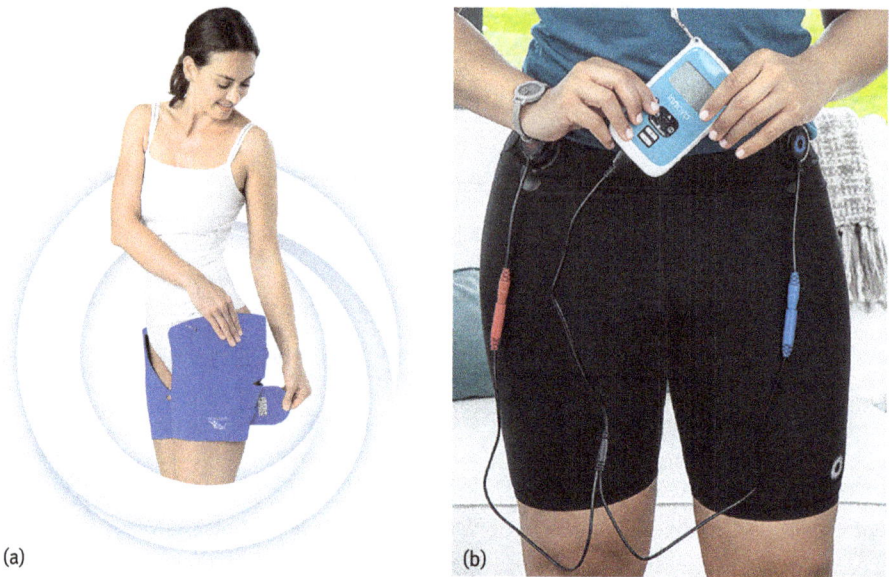

(a)   (b)

Abb. 15.21: (a): externe Stimulation als EMS Training lokal am Beckenboden mit Manschetten. (b): externe Stimulation als EMS Training lokal am Beckenboden als Hose.

Die Industrie bietet hier relativ einfach zu bedienende und programmierbare Geräte an, bei denen je nach Indikation eine Voreinstellung mit dem verordneten Gerät ausgeliefert oder im Rahmen der Geräteeinführung mit der Patientin eingestellt wird. Häufig sind speziell geschulte Außendienstmitarbeiter im Einsatz, die in einer Hausschulung oder in Kleingruppen in der Praxis oder Klinik diese Schulung der Patienten übernehmen. Günstiger ist sicherlich von Therapeutenseite her zusammen mit der Patientin den Geräteeinsatz zu besprechen und zu erarbeiten. Hier ist die Kooperation zwischen ärztlichem und physiotherapeutischem Betreuer für den Patienten optimal.

Eine Erfolgskontrolle nach 6–12 Wochen ist sinnvoll, die Leihverordnungen sind in der Regel nach 3 Monaten zu erneuern. Therapiedauer zwischen 3 und 12 Monaten, in Einzelfällen auch länger sinnvoll.

Modulierter mittelfrequenter Strom (Lange, 1993; Senn, 1977, 1980, 1980b, 1990)

Niederfrequenter Strom hat eine Frequenz von 1–1000 Hz (1 kHz). Die Mittelfrequenztherapie benutzt einen Strom, der aus dem Frequenzspektrum zwischen 1000 Hz und 100.000 Hz (1–100 kHz) stammt. Über 100 kHz (Hochfrequenzbereich) dominiert die Wärmewirkung, es lassen sich hier keine motorischen Reizeffekte im neuromuskulären Gewebe mehr erreichen.

Die Behandlung mit moduliertem Mittelfrequenzstrom bei der EMA (Elektrische Muskuläre Aktivierung) wirkt durch einen von außen eingebrachten Strom (Boeck-Behrens, 2003; Kemmler et al., 2015; Lange, 1993; Senn, 1977) und scheint in vielen Fällen effektiver (Fischer, 2016; Iljima et al., 2018; Schwandtner et al., 2011), weil diese Stromform auf der Ebene der Muskelzellen aktiviert und nicht über den Nerven, der oftmals geschädigt ist. Der modulierte mittelfrequente Strom ist in seiner Form und seinen vielfältigen Anwendungsmöglichkeiten dem Gynäkologen nicht als Stromform geläufig, wohlbekannt aber im Bereich des Spitzensports und der Raumfahrt.

Mittelfrequenter Strom hat viele Vorteile: Im Mittelfrequenzbereich gibt es keine reizimpulssynchrone Reaktion mehr, dennoch kommt es aber zu einer neuromuskulären Aktivierung, da die Stromwirkung an der Membran stattfindet. Dadurch haben *Mittelfrequenzströme ihr Wirksamkeitsoptimum an der Muskelzelle* (Nervenzellen benötigen höhere Intensitäten; niederfrequente Ströme hingegen haben primär eine deutlichere Wirkung auf Nervenzellen). Mittelfrequente Ströme erfassen alle Muskelfasern im Ausbreitungsgebiet des Stromes zwischen den beiden Elektroden direkt (Volumenwirkung). Die Wirksamkeit hängt von der lokalen Stromdichte ab. Damit ist die Elektrodengröße für die Behandlung bedeutsam. MF-Strom hat aufgrund seiner *apolaren Wirksamkeit kein Risiko für eine Elektrolyseproduktentstehung*, Gummielektroden können direkt auf die Haut. Der Hautwiderstand nimmt mit Steigerung der Frequenz ab, was bedeutet, dass auch keine unangenehmen sensiblen Sensationen (wie man sie vom NF-Strom kennt) entstehen. Die so ausgelösten Aktionspotentiale führen zu einer *asynchronen Aktivität der motorischen Einheiten*, ähnlich der Willkürinnervation. Es liegen physiologisch immer kontrahierte und relaxierte Zellverbände im Muskel vor, so dass man von einer „quasi-physiologischen" Aktivierung durch MF-Strom spricht.

Wegen der Adaptation sind Amplitudenmodulationen eine notwendige Voraussetzung, um die Reizwirkung (Muskelstimulation) zu erhalten, indem man dem Gewebe die Möglichkeit zur Repolarisation gibt. Man bildet aus dem MF-Strom einen Strom, der die Impulseigenschaften des Niederfrequenzstromes mit den Vorteilen des MF-Stromes kombiniert: *modulierter* mittelfrequenter Strom (MET-Modulationsstrom) (vgl. Abb. 15.22).

Die Schwell-Amplitudenmodulation und die Rechteck-Amplitudenmodulation werden auf die mittelfrequente Trägerwelle aufmoduliert, so dass der MET-Modulationsstrom entsteht. Dieser vereinigt so die niederfrequente MF-Therapie (Amplitudenmodulationsverfahren), welche ähnlich wie NF-Reizstrom wirkt und die direkte Mittelfrequenz-Therapie in einem Signal.

Die Hauptwirkungen je nach Modulationsgrad (Schwellungen pro Minute) sind in Tabelle 15.3 dargestellt.

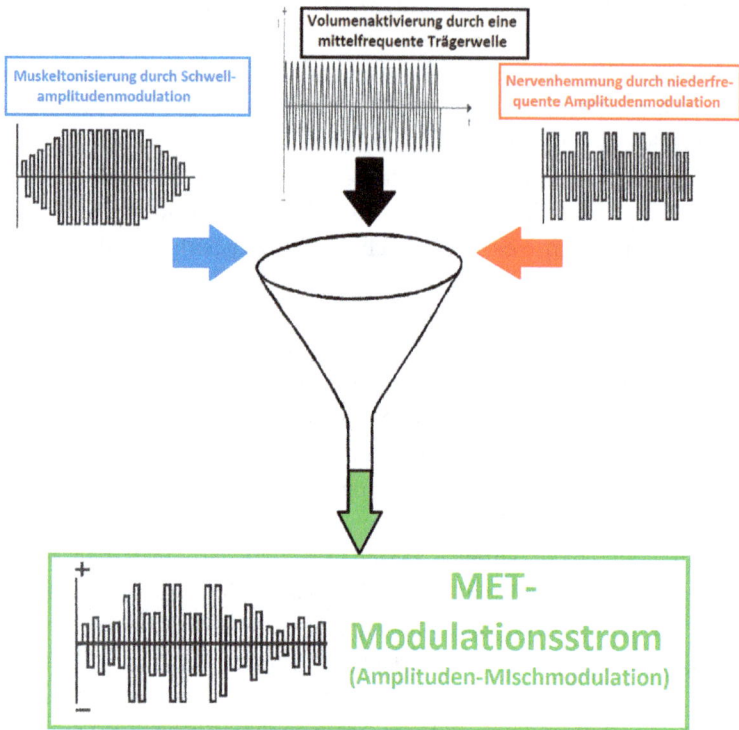

Abb. 15.22: MET-Modulationsstrom.

Tab. 15.3: Hauptwirkungen je nach Modulationsgrad.

Impulse/ Minute	Effekt
4–6	direkte Muskeltonisierung („quasiphysiologische" Muskelkontraktion/-aktivierung)
15	Mikromassage und Lymphstimulation bzw. positive Beeinflussung des Lymphrückflusses aus dem Gewebe (z. B. zur Rückbildung von Ödemen)
30	Kräftige Muskelfasertonisierung
60	Reaktive Tonisierungs- und Detonisierungseffekte (via „Schütteleffekt")
100	Spasmolyse, Lockerung verspannter Muskeln

Die spezifische Wirkung ist abhängig von der vom Gerät hergestellten niederfrequenten Hüllkurve (Tab. 15.4).

Tab. 15.4: Therapeutischer Effekt in Abhängigkeit von der Hüllkurvenfrequenz.

Frequenz [Hz]	Therapeutischer Effekt
100	Schmerzlinderung, TENS-ähnliche Wirkung, Hemmung des sympathischen Nervensystems, Erweiterung der Blutgefäße und Schwächung der Muskelkontraktion
50–70	kräftigere Muskelkontraktionen der *fast-twitch-Fasern*, beginnende Schmerzlinderung
50	kräftigere Muskelkontraktionen beider Fasertypen (Superposition) und beginnende Tetanisierung
20–40	inkomplette kräftigere Muskelkontraktionen (Schütteleffekt/Muskelpumpe), Ansprache der tonischen Fasern (*slow-twitch*) und Erregung des Vagus, Erweiterung der Blutgefäße
5–10	Tonisierung der Blutgefäße und Erregung des sympathischen Nervensystems

Das mit moduliert-mittelfrequentem Strom im Bereich des Beckenbodens durchgeführte Training zum Aufbau der Muskulatur und deren Bewusstmachung unterscheidet sich vom allgemeinen „Stromtraining", wie es vielerorts mit niederfrequentem Strom (sog. „EMS-Training") durch eine Reihe von Faktoren:
- Die Therapeuten verfügen über entsprechendes Fachwissen und sind im Training der Beckenbodenpatientinnen geschult.
- Die Einstellungen am Trainingsgerät und die Programmauswahl sind auf die Erfordernisse der Beckenbodenmuskelstimulation abgestimmt und in einem gewissen Umfang standardisiert.
- Es gibt eine Grundhaltung für das Beckenboden-Training (vgl. Abb. 15.23) und weiterführenden Übungen (vgl. Abb. 15.24–15.27) unter bestimmten Aspekten im Hinblick auf spezielle Behandlungsziele.
- Die Wahrnehmung der Beckenbodenmuskulatur über eine Bewusstseinsschaffung für die entsprechenden Muskelstrukturen und deren Anspannung und Relaxation ist auch beim Einsatz der moduliert-mittelfrequenten Elektrotherapie ein bedeutsamer therapeutischer Aspekt
- Ein weiteres Behandlungsziel wird durch Kräftigungsübungen der kontraktilen Elemente in der inneren und äußeren Schicht erreicht.
- Eine umfassende Information, das Erteilen von „Hausaufgaben" und die Weitergabe von sachdienlichen Informationen und Hilfen für die Beckenbodenpatientinnen runden das Trainingsprogramm ab.

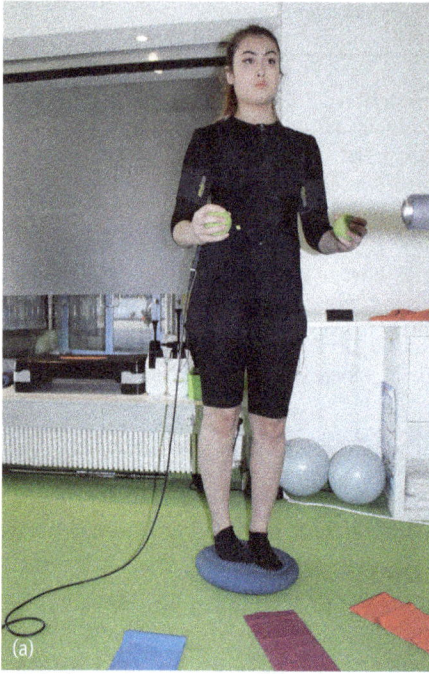

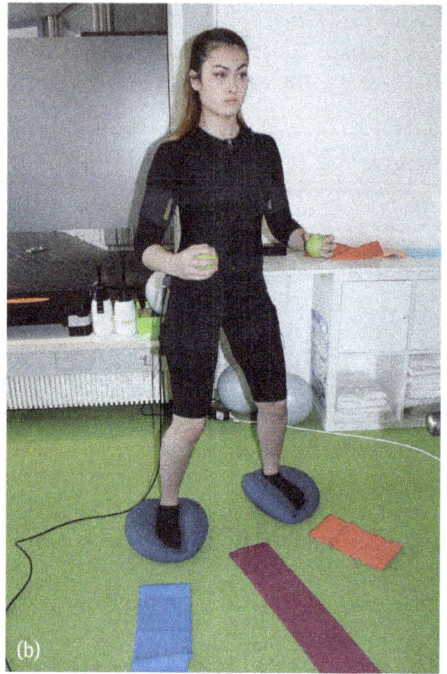

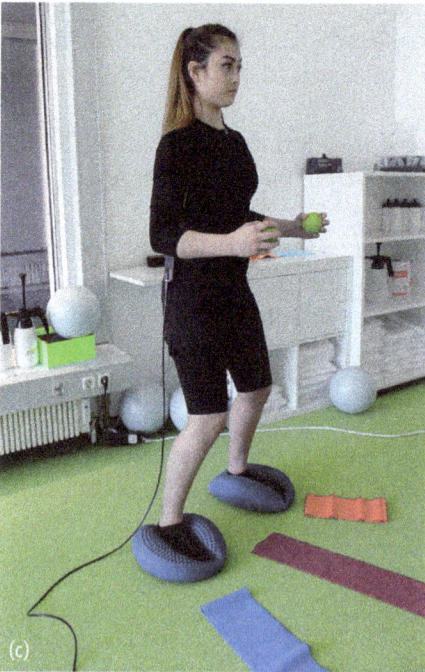

Abb. 15.23: Unterschiedliche Schwierigkeitsgrade bei gleicher (korrekter) Haltung beim allgemeinen Beckenbodentraining.

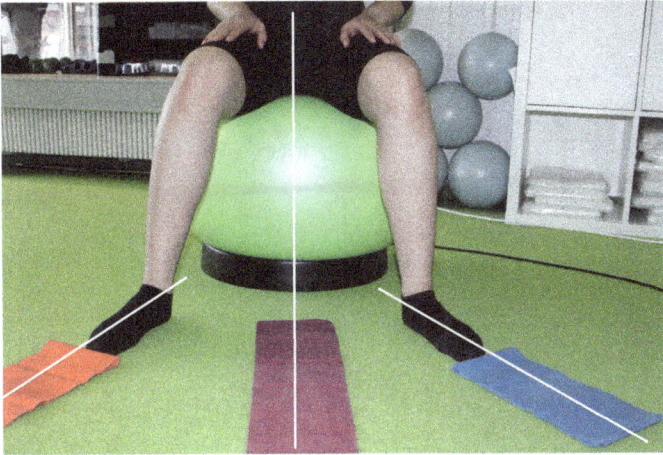

Abb. 15.24: Auch in sitzender Position muss der Therapeut zu jedem Zeitpunkt auf die korrekte Positionierung achten.

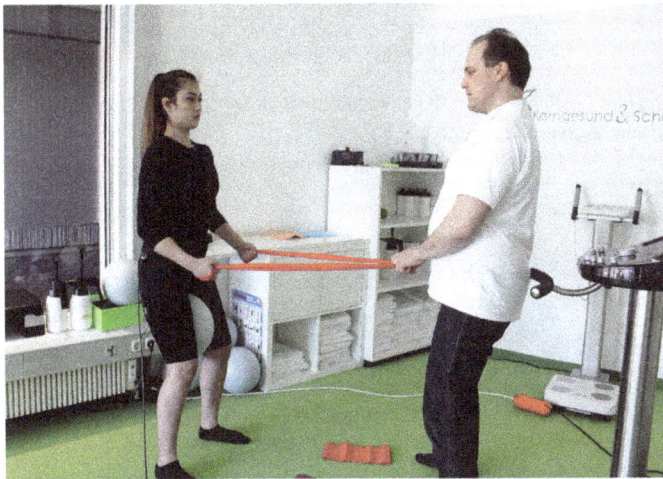

Abb. 15.25: Dynamische Übung mit dem Beckenbodenball und Traktion mit dem Thera-Band zur Destabilisierung.

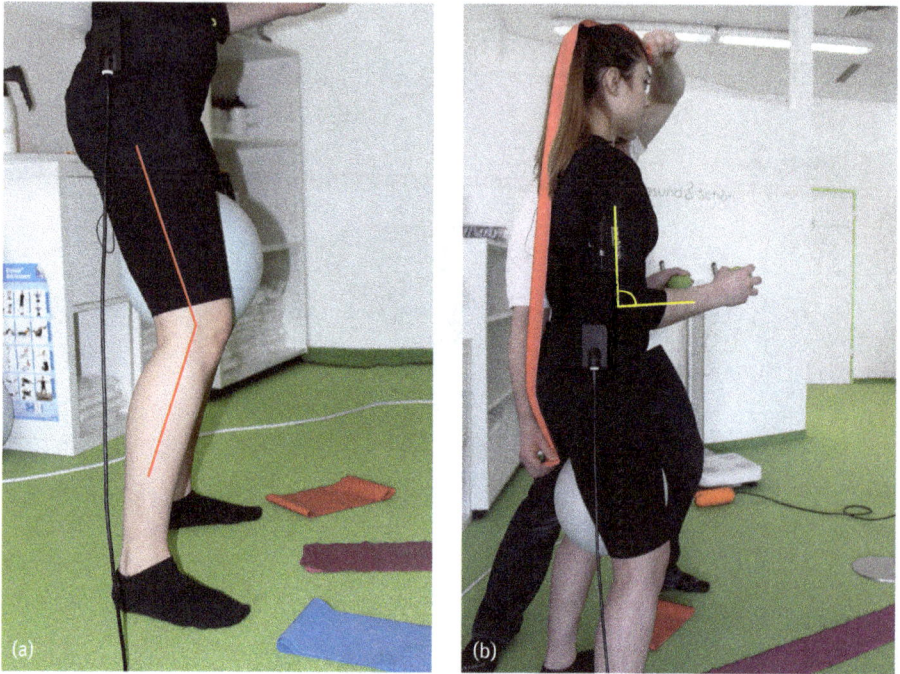

Abb. 15.26: Korrekte Haltung und Ausrichtung der Beine/Fußstellung (a) sowie Belastung von Vorfuß und Ferse. Korrekte Haltung von Rücken und Armstellung (b).

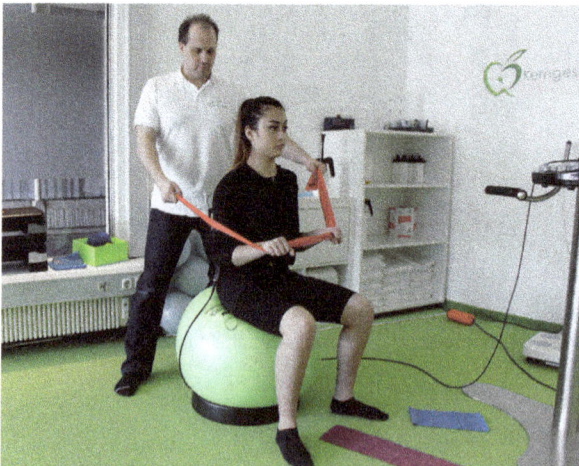

Abb. 15.27: Beckenboden-stabilisierungsübung auf dem Pezzi-Ball mit Fokus auf einer adäquaten Bauch- und Rückenmuskelspannung.

Es handelt sich um eine Ganzkörperbehandlung, bei der die verschiedenen Elektroden (Beine, Gesäß, Bauch, Brust, Arme, Rücken) getrennt an- und ausgesteuert werden können. Eine Unterziehbaumwollwäsche dient der Hygiene. Die mit einem Silberfadengewirk versehenen elektrodentragenden Trainingsanzüge werden mit dem Impulsgeber verbunden. Dieser Impulsgeber erzeugt die programmierten modulierten mittelfrequenten Stromverläufe, die dann therapeutisch genutzt werden und die hinsichtlich Impulsstärke, -dauer und Modulationstiefe bezogen auf die Anwendung und Erfordernisse variiert werden können. Das Training ist immer individualisiert und wird in Form eines „Personal Trainings" mit einer 1:1 (maximal 1:2)-Betreuung durchgeführt. Dabei leitet der Elektrotherapeut die Übungen über den vom Impulsgeber gesetzten Stromimpulsverlauf an, korrigiert Haltung und Stellung und arbeitet dabei mit unterschiedlichen Hilfsmitteln (Pezziball, Beckenbodenball, Theraband, Reflexkissen, ...). Auch Destabilisierungsübungen können zur Verbesserung des Trainingseffektes herangezogen werden. Für weitergehende Beschäftigung mit dem Thema sei auf die verfügbare Spezialliteratur verwiesen, sowie spezielle Weiterbildungen.

Tibialis-posterior-Neuromodulation

Der Nervus tibialis posterior ist zwar nicht für die Innervation von Blase, Schließmuskel und Darm verantwortlich, entspringt aber denselben sakralen Segmenten am Rückenmark. Im Bereich des Unterschenkels liegt er oberflächlich unter der Haut am Innenknöchel, entlang des Schienbeins, bis er sich am Oberschenkel dem Ischiasnerv anschließt. Dieser entspringt aus den Rückenmarkssegmenten L4-S3. Die sympathischen Nervenfasern stammen aus L5-S1, die parasympathischen aus S2-S4.

Der genaue Wirkmechanismus der Tibialistherapie ist noch nicht abschließend geklärt. Man kann von einer sog. „Neuromodulation" ausgehen. Das bedeutet, dass die Signalverarbeitung und -weiterleitung im Bereich der um die Austrittsstelle des Ischiasnerven liegenden Nervenfasern beeinflusst werden. Dadurch verändert sich, im positiven Sinne, das Füllungsempfinden für die Blase (Steigerung des Füllungsvolumens, Abnahme der Häufigkeit des Wasserlassens) und es kommt zur Verbesserung des Muskeltonus der Beckenboden- und Schließmuskulatur. Zu dieser Therapieform existieren mehrere Studienreviews, vornehmlich für die überaktive Blase („overactive bladder" – OAB) und Stuhlinkontinenz, sowohl bei Erwachsenen als auch bei Kindern (Sarveazad et al., 2017; Preyer et al., 2015; Hidalgo-Pujol et al., 2018; Dedemadi und Takano, 2018; McDiarmid et al., 2010).

Bei Drangproblemen behandelt man zunächst über 3 Monate tgl. 15 Minuten, bei Belastungsinkontinenz und Muskelschwäche des Beckenbodens 20 Minuten tgl., ggf. ist eine Verlängerung der Verordnung möglich und sinnvoll.

15.4 Manuelle Therapie, viszerale Techniken

15.4.1 Manuelle Therapie

Funktionsstörungen am Beckenboden gehen häufig mit statischen und funktionellen Veränderungen des Bewegungsapparates und der muskulären, knöchernen und faszialen Strukturen einher. Die direkten und angrenzenden Strukturen des Beckengürtels, segmentale Instabilität der Lendenwirbelsäule (Sapsford und Hogdes, 2012), muskuläre Triggerpunkte (Simons und Travell, 1992), kraniomandibuläre Dysfunktionen und ihr Effekt auf den Beckenboden sollen in diesem Kapitel herausgehoben werden. Insbesondere in der peripartalen und menopausalen Lebensphase unterliegen die ligamentären Strukturen bei Frauen starken hormonellen Einflüssen, welche Instabilitäten zur Folge haben können. Aufgrund der veränderten Biomechanik oder dem Auftreten von Triggerpunkten ist die physiologische Kraftentfaltung der Muskulatur und der Muskelketten gestört. Fehlhaltungen aufgrund dieser Muskelschwäche bewirken weitere Wechselwirkungen und muskuläre Verkettungssyndrome. Es gilt im physiotherapeutischen Befund neben der Anamnese auch eine Ganganalyse, differenzierte manualtherapeutische Untersuchungen und validierte Beckentests einzubeziehen. Die Symptome sind hinsichtlich des Auftretens gezielt abzufragen und in die funktionelle Diagnostik und den Therapieplan entsprechend der ICF einzubeziehen. Funktionelles Fehlverhalten triggert Beschwerden. Als Beispiel wird die Haltung von Frauen postpartal genannt, welche eine stetige Fehlhaltung im Alltag aufzeigt. Aufgrund der Translation im BWS-LWS Übergang entsteht eine Überdehnung der Bauchmuskulatur und diese kommt nicht mehr zum Einsatz, sondern der M. Iliopsoas übernimmt die Stabilisation im Rumpf, diese funktionelle Verkettung setzt sich nach kranial und kaudal fort.

Die im folgenden aufgezählten Funktionsstörungen benötigen eine ausführliche manualtherapeutische Befunderhebung, eine funktionelle Analyse von Alltagsbewegungen, eventuell auch eine Ganganalyse. Therapeutisch kommen Techniken der manuellen Therapie, Faszientechniken, detonisierende Elektrotherapie und je nach Befund kräftigende Maßnahmen, ev. unterstützt durch EMS, zum Einsatz. Die Patientinnen erhalten ein Eigentrainingsprogramm, welches ca. im 4 Wochen-Rhythmus adaptiert werden soll.

Nachfolgend werden häufige in der Urogynäkologie aufzufindende Diagnosen/Symptomkomplexe dargestellt.
- Pelvic Girdle pain (Osgaard und Anderson. 1992; Rost et al., 2004): Symptome sind Schmerz beim Sitzen und Gehen, auch ausstrahlend in die Extremitäten, meist auch Rotationseinschränkung im Hüftgelenk mit Triggerpunkten der Mm. obturatorii internus und externus.
- Symphyseninstabilität peripartal: bewegungsabhängiger Schmerz, Einbeinstand nicht möglich, Beckengurt und Beckenbodentraining in Kombination mit segmentaler und Stabilisation sind indiziert.

- LWS-Beschwerden: Fehlhaltungen, Triggerpunkte auch abdominal und am M. quadratus lumborum sowie am Kreuzbein und Iliosakralgelenk. Eine genaue Analyse der Rumpfstabilität und der Kraft/Koordinationsfähigkeit der tiefen Rumpfmuskulatur sowie eine funktionelle Analyse von Alltagsbewegungen ist erforderlich. Befundorientiertes Training von Koordination und Kraft.
- Adduktorenschmerz: Schmerzbereich bei Triggerpunkten: Urethral und Leistenschmerz, Bewegungseinschränkung der Hüftgelenksrotatoren und Triggerpunkte in den Mm. obturatorii internus und externus.
- Piriformissyndrom: Ausstrahlender Schmerz, der als „Ischiasschmerz" wahrgenommen wird, manifeste Fehlhaltung oder Zwangsposition im Alltag, bis hin zum Hinkmechanismus beim Gehen. Triggerpunkte werden häufig in folgenden Muskeln befundet und mit Manualtherapie behandelt: M. Levator ani, Mm. adductores, M. quadratus lumborum, M. transversus abdominis, M. gluteus maximus, M. rectus abdominis.
- Kraniomandibuläre Dysfunktion: Aufgrund einer chronischen anterioren Kopfhaltung verändern sich die mechanischen Gegebenheiten zwischen dem dorsalen und ventralen muskulären Halteapparat und der Mandibula, somit dem Temporomandibulargelenk (Fink et al., 2003). Die Folgen sind neben lokalen Schmerzzuständen, Irritationen des N. vagus, Zähneknirschen und Beißen, sowie dysfunktionelle Bewegungsverkettungen nach caudal, die in bevorzugten Fehlhaltungen zum Ausdruck kommen. Die Therapie erfordert spezielle Maßnahmen der Manuellen Therapie für den Kiefergelenksbereich bzw. die Behandlung durch einen Physiotherapeuten mit Spezialisierung im Bereich der Kraniomandibulären Dysfunktion.

15.4.2 Viszerale Techniken

Viszerale Techniken werden in der manuellen Therapie und der Osteopathie gelehrt und angewandt. Der Übergang zwischen den manuellen und viszeralen Techniken ist fließend und orientiert sich an der Ursache bzw. den Symptomen. Diese kommen häufig im Kontext mit der Therapie von Schmerzen, eingeschränkter Verschieblichkeit und Narbenbildungen zum Einsatz.

Im Bereich der Urogynäkologie liegt der Hauptfokus auf dem abdominellen Raum und im kleinen Becken. Es wird oft unterschätzt, welchen Einfluss neben Narben nach Sectio, Darmoperationen (Anus praeter, Tumoroperationen) aber auch minimalinvasive Techniken auf die Viszera haben können. Symptome zeigen sich häufig in Verdauungsstörungen, Blähungen, abdominellen Schmerzen oder Muskelschwäche bzw. Muskelverspannungen. Auch die Dranginkontinenz kann aufgrund von viszeralen Verklebungen der Blase dominieren. Neben den viszeralen Techniken kann auch eine suprapubische Elektrostimulation mit dem Ziel der Schmerzreduktion und der 10-Hz-Stimulation (s. o.) zum Einsatz kommen. Patientinnen können einzelne Techniken, wie z. B. den Blasengriff, als Selbstmobilisation erlernen.

15.5 Ergänzende Verfahren: Bindegewebsmassage und Akupunktur

Bindegewebsmassage basiert auf der Stimulation von segmentalen und segmentübergreifenden autonomen kutaneoviszeralen Reflexen, mit dem Ziel ein vegetatives Gleichgewicht wiederherzustellen. Dabei wird das Bindegewebe in den entsprechenden Head'schen Zonen am Rücken behandelt. Dieser Behandlungsansatz ist auf Basis der Physiologie gut belegt, jedoch gibt es wenige Anwendungsstudien. Der Einsatz erfolgt daher vor allem auf Basis empirischer Ansätze und zunehmend neuer Erkenntnisse aus dem Bereich der Bindegewebsforschung (Holey, 2012).

Die wachsende Datenlage zu komplementären und alternativen Therapiemöglichkeiten erfasst vor allem die Akupunktur. In einem Cochrane Review von 2013 erfüllte jedoch nur eine Studie die Einschlusskriterien, sodass trotz vieler kleiner Studien die über positive Ergebnisse berichten, keine Aussage auf Basis vorhandener Evidenz getroffen werden kann (Wang et al., 2013).

15.6 Vibration, Magnetfeld

Der Einsatz von Vibrationen kann in Form einer Ganzkörpervibration oder einer perinealen Vibration erfolgen. Es gibt eine Vielzahl an kleineren Studien im Studiendesign randomisiert-klinischer Evaluationen, die den positiven Effekt vor allem bei Belastungsinkontinenz zeigen, jedoch aufgrund der heterogenen Datenlage nicht zusammengefasst werden können. Auch ein Review aus 2018 über die perineale Stimulation kommt zu diesem Ergebnis (Rodrigues et al., 2018).

Die Vorteile der extrakorporalen magnetischen Stimulation liegen vordergründig in der Tatsache, dass keine Elektroden vaginal oder rektal eingeführt oder Oberflächenelektroden im Beckenbodenbereich an der Haut fixiert werden müssen. Die Einsatzgebiete liegen primär im Bereich von Belastungs- und Dranginkontinenz, es gibt aber darüber hinaus auch wenige Studien, die über den Einsatz bei chronischem Beckenschmerz („chronic pelvic pain") oder erektiler Dysfunktion berichten. Die Evidenz wird aufgrund der geringen und inhomogenen Datenlage sowohl in der Internationalen Consultation on Incontinence (ICI) als auch in einem rezenten systematischen Review als gering bzw. nicht überzeugend gesehen (Dumoulin et al., 2016; Hong Pan, 2019).

Literatur

AltmanD, Zetterstrom J, Lopez A, et al. Effect of hysterectomy on bowel function. Dis Colon Rectum. 2004;47(4):502–508. Doi:10.1007/s10350-003-0087, discussion 508–509.

Benvenuti F, Caputo GM, Bandinelli S, et al. Reeducative treatment of female genuine stress incontinence. Am J Phys Med. 1987;66:155–168.

Berghmans LC, Frederiks CM, de Bie RA, et al. Efficacy of biofeedback, when included with pelvic floor muscle exercise treatment, for genuine stress incontinence. Neurourol Urodyn. 1996;15 (1):37–52.

Bo K. Electrical stimulation for SUI. Evidence-based Physical Therapy for the Pelvic Floor. 2015:170–171; Herausgeber: Bo K, Berghmans B, Morkved S, Van Kampen M; 2. Auflage; Churchill Livingstone Verlag.

Bo K, Frawley H. Pelvic floor muscle training in prevention and treatment of pelvic organ prolapse. Evidence-based Physical Therapy for the Pelvic Floor. 2015:234–242; Herausgeber: Bo K, Berghmans B, Morkved S, Van Kampen M; 2. Auflage; Churchill Livingstone Verlag.

Bo K, Hagen RH, Kvarstein B, Jorgensen J, Larsen S. Pelvic floor muscle exercise for the treatment of female stress urinary incontinence: III.Effects of two different degrees of pelvic floor muscle exercise. Neurourol Urodyn. 1990;9:489.

Bo K, Larsen S, Oseid S, et al. Knowledge about and ability to correct pelvic floor muscle exercises in women with urinary stress incontinence. Neurourol Urodyn. 1988;7:261–262.

Bo K, Lilleas F, Talseth T. Dynamic MRI of pelvic floor muscles in an upright sitting position. Neurourol Urodyn. 2001;20:167–174.

Bo K, Morkved S. Pelvic floor and exercise science. Evidence-based Physical Therapy for the Pelvic Floor. 2015:111–117; Herausgeber: Bo K, Berghmans B, Morkved S, Van Kampen M; 2. Auflage; Churchill Livingston Elsevier Verlag.

Bo K. Wissenschaftlich fundierte Physiotherapie bei Belastungs- und Dranginkontinenz. Beckenboden. 2012:145–159; Herausgeber: Carriere B; 2. Auflage; Thieme Verlag.

Boeckh-Behrens, et al. Der Einsatz elektrischer Muskelstimulation als Ganzkörpertraining im Fitness-Studio – eine Multicenter-Studie zum BodyTransformer: Sport Science, University of Bayreuth; 2003.

Bols EM, Hendriks EJ, Berghmans BC, Nijhuis JG, de Bie RA. A systematic review of etiological factors for postpartum fecal incontinence. Acta Obstet Gynecol Scand. 2010;89(3):302–314.

Booth J, Connelly L, Dickson S, Duncan F, Lawrence M. The effectiveness of transcutaneous tibial nerve stimulation (TTNS) for adults with overactive bladder syndrome: A systematic review; Neurol Urodyn. 2018;37(2):528–541.

Braekken I, Majida M, Engh M, et al. Can pelvic floor muscle training reverse pelvic organ prolapse and reduce prolapse symptoms. An assessor-blinded randomized controlled trail. Am J Obstet and Gynecol. 2013;203(2):170–177.

Bump R, Hurt WG, Fantl JA, et al. Assessment of Kegel exercise performance after brief verbal instruction. Am J Obstet Gynecol. 1991;165:322–329.

Carriere B. Beckenboden. G. Stuttgart: Thieme 2003: 427–51.

Constantinou CE, Govan DE. Contribution and timing of transmitted an generated pressure components in the femal urethra. Female incontinence. 1981;113–120; Female incontinence. Allan R. Liss, New York.

De Groat W. A neurologic basis for the overactive bladder. Urology. 1997;50(Suppl 6 A):36–52.

Dedemadi G, Takano S. Efficacy of bilateral transcutaneous posterior tibial nerve stimulation for fecal incontinence. Perm J. 2018;22:17–231. DOI: https://doi.org/10.7812/TPP/17-231.

DeLancey J. The pathophysiology of stress urinary incontinence in women and its applications for surgical treatment. World J Urol. 1997;15:268–274.

DeLancey JO. Structural support of the urethra as it relates to stress urinary incontinence: the hammock hypothesis. Am J Obstet Gynecol. 1994;170(6):13–20.

DeLancy JO. Structural anatomy of the posterior pelvic compartiment as it relates to rectocele. Am J of Obstet Gynecol. 1999;180:815–23.

Dumoulin C, et al. Adult conservative Management. 6th International Consultation on Incontinence 2016:1461–1462; Herausgeber:Abrams; 6th Edition; Tokyo.

Dumoulin C, Lemieus M, Boubonnais D, et al. Physiotherapy for persistent postnatal stress urinary incontinence: a randomized controlled trial. Obstet Gynecol. 2004;104:504–510.

Dumoulin D, Cacciari LP, Hay-Smith ECJ. Pelvic floor muscle training versus no treatment, or inactive control treatments, for urinary incontinence in women. Cochrane Database Syst Rev 2018.

Enhorning GE. A concept of urinary continence. Urol Int. 1976;31(1–2):3–5.

Fink M, Tschernitschek H, Stiesch-Scholz M, Wähling K. Kraniomandibuläres System und Wirbelsäule. Manuelle Medizin. 2003;41:476–480.

Fischer, A. Externe elektromuskuläre Aktivierung. Zeitschrift für Physiotherapeuten. 68(11/ 2016):127–131.

Fischer, A. Elektrotherapie des Beckenbodens. Frauenarzt 57. 2016:12:1136–1144.

Forsgren C, Zetterstrom J, Lpez A, et al. Effects of hysterectomy on bowel function: a 3-year, prospective cohort study. Dis Colon Rectum. 2007;50(8):1139–1145.doi:10.1007/s10350-007-0224-7.

Frawley H, Galea, M, Phillips BA. Survey of clinical practice: pre- and postoperative physiotherapy for pelvic surgery. Acta Obst Gynecol Scand. 2005;84:412–441.

Frawley HC, Phillips BA, Bø, K, Galea MP. Physiotherapy as an adjunct to prolapse surgery: An assessor-blinded randomized controlled trial: Neurourol Urodyn. 2010;29:719–725.

Gaziev G, Topazio L, Iacovelli V, et al. Percutaneous tibial nerve stimulation (PTNS) efficacy in the treatment of lower urinary tract dysfunctions: a systematic review, BMC Urology. 2013;61. DOI: 10.1186/1471-2490-13-61.

Godec D, Cass A, Ayala G. Bladder inhibition wit functional electrical stimulation. Urology. 1975;6 (6):663–666.

Greer JA, Smith AL, Arya LA. Pelvic floor muscle training for urgency urinary incontinence in women: a systematic review. Int Urogynecol J. 2012;23(6):687–697.

Greer JA, Smith AL, Arya LA. Pelvic floor muscle training for urgency urinary incontinence in women: a systematic review. Int Urogynecol J. 2012;23(6):687–97. doi: 10.1007/s00192-011-1651-5. Epub 2012 Jan 14.

Hagen S, Stakr D. Conservative prevention and management of pelvic organ prolapse in women (Review). Cochrane Collaboration 2011.

Hagen S, Stark D, Galzener C, et al. A multicentre randomized controlled trial of a pelvic floor muscle training intervention for women with pelvic organ prolapse: Neurourol Urodyn. 2011;30(6):983–984.

Herderschee R, Hay-Smith EJC, Herbison GP, et al. Feedback or biofeedback to augment pelvic floor muscle training for urinary incontinence in women. Cochrane Database Syst Rev 2011; Cochrane Database (Issue7).

Hidalgo-Pujol M, Andriola V, Jimenez-Gomez LM, et al. Medium-term outcome of percutaneous tibial nerve stimulation in the treatment of fecal incontinence; Tech Coloproctol. 2018;22:875. doi. org/10.1007/s10151-018-1892-0.

Holey L. Bindegewebsmassage. Beckenboden. 2012:184–198; Herausgeber Carriére B; Thieme Verlag.

Hong Pan. The effectiveness of magnetic stimulation for patients with pelvic floor dysfunction: A systematic review and meta-analysis. Neurourol Urodyn. 2019:38:10–23.

Hosker G, Cody JD, Norton CC. Electrical stimulation for fecal in- continence in adults. Cochrane Database of Systematic Reviews 2007; Issue 3; Art No CD 001310. DOI: 10.1002/14651858. CD001310. Pub 2.

Howard D, Miller J, DeLancey J. Differential effects of cough, Valsalva, and continence status on vesical neck movement. Obstet Gyn. 2000;95:535–540.

Huebner M, Riegel K, Hinninghofen H, et al. Pelvic floor muscle training for stress urinary incontinence: a randomized, controlled trial comparing different conservative therapies. Physiother Res Int. 2009(3):133–40.

Hutter S. Sport und Schwangerschaft: Das richtige Maß. Gynäkologe. 2013;46(5):320–324.

Iljima H, Takahashi M, Tashiro Y, Aoyama T. Comparison of the effects of kilohertz- and low-frequency electric stimulations: A systematic review with meta-analysis. PLoS One. 2018;13(4), [e0195236]. ttps://doi.org/10.1371/journal.pone.0195236.

Jarvis S, Hallam T, Lujic S, Abbott J, Vancaillie T. Peri-operative physiotherapy improves outcomes for women undergoing incontinence and or prolapse surgery: Results of a randomized controlled study: Aust NZ J Obstet and Gynae. 2005;45:300–303.

Jochumsen M, et al. Pairing Voluntary Movement and Muscle-Located Electrical Stimulation Increases Cortical Excitability. Front. Hum. Neurosci. 2016;10:482.

Kagan KO, Kuhn U. Sport und Schwangerschaft. Herz. 2004;29:426–434.

Kegel AH. Progressive resistance exercise in the functional restoration of the perineal muscles. Am J Obstet Gynecol. 1948;56:238–249.

Kegel AH. Stress incontinence and genital relaxation. Clin Symp. 1952;4(2):35–51.

Kemmler W, et al. Whole-Body Electromyostimulation versus High Intensity (Resistance Exercise) Training – Impact on Body Composit ion and Strength: Dtsch Z Sportmed. 2015;66:321–327.

Labrie J, Berghmans BL, Fischer K. Surgery versus Physiotherapy for stress urinary incontinence. N Engl J Med. 2013;369(12):1124–33.

Lange A. Elektrotherapie im Mittelfrequenzbereich. Grundlagen und Indikationen. Physikalische Medizin. 1993;84–2.

Laube W. Strukturelemente des sensomotorischen Systems? . Sensomotorisches System. 2009:43–44; Herausgeber Laube W; Georg Thieme Verlag.

Laycock J, Jerwood D. Pelvic Floor Muscle Assessment: The PERFECT Scheme. Physiother. 2001;87 (12):631–42.

MacDiarmid SA, Peters KM, Shobeiri SA, et al. Long-term durability of percutaneous tibial nerve stimulation for the treatment of overactive bladder. J Urol. 2010;183(1):234–40. doi: 10.1016/j.juro.2009.08.160.

Markland AD, Goode PS, Burgio KL, et al. Incidence and risk factors for fecal incontinence in white and black older adults: a population based study. J AM Geriatr Soc. 2010;58(7):1341–1346. Doi.10.1111/j.1532-5415.2010.02908.x

McClurg D, Hilton P, Dolan L, et al. Pelvic floor muscle training as an adjunct to prolapse surgery: a radomised feasibility study; Int. Urogynecol. J. 2014;254):883–891.

Miller JM, Ashton-Miller JA, DeLancey J. A pelvic muscle precontraction can reduce eough-related urine loss in selected women with mild SUI. J Am Geriatr Soc. 1998;46:870–874.

Morkved S, Kari B. Urinary incontinence related to the perpartum period. Evidence-based Physical Therapy for the Pelvic Floor. 2015:208–226; Herausgeber: Bo K, Berghmans B, Morkved S, Van Kampen M; 2. Auflage; Churchill Livingstone Verlag.

Morkved S, Bo K, Fjortoft T. Is there any additional effect of adding biofeedback to pelvic floor muscle training? A single-blind randomized controlled trial. Obstet Gynecol. 2002;100(4):730–739.

Morkved S, Rommen K, Schei B, et al. No difference in urinary incontinence between training and control group six years after cessation of a randomized controlled trial, but improvement in sexual satisfaction in the training group (abstract). Neurourol Urodyn. 2007;26(5):667.

Nascimento SL, Surita FG, Cecatti JG. Physical exercise during pregnancy: A systematic review. Curr Opinion Obstet Gynecol. 2012;24(6):387–394.

Norton C, Cody JD, Hosjer G. Biofeedback and/or sphincter exer- cises for the treatment of fecal incontinence in adults. Cochrane databasis of Systemic Reviews 2006; Issue 3; Art. No: CD002111.DOI:10.1002/1465/1858. CD 002111.pub 2.

Oliveira M, Ferreira M, Azevedo MJ, et al. Pelvic floor muscle training protocol for stress urinary incontinence in women: A systematic review. Rev Assoc Med Bras. 2017;63(7):642–650.

Ostbye T, Seim A, Krause KM, et al. A 10-year follow-up of urinary and fecal incontinence among the oldest old in the community: the Canadian Study of Health and Aging. Can J Aging. 2004;23 (4):319–331.

Osterberg A, Graf W, Eeg-Olofsson K, Hallden M, Pahlman L. Is electrostimulation of the pelvic floor an effective treatment for neurogenic faecal incontinence? Scand J Gastroenterol. 1999;34 (3):319–24.

Ostgaard HC, Andersson GBJ. Postpartum low back pain. Spine. 1992;17(1):53.

Petros PE. The Integral Theoy System. A simplified clinical approach with illustrative case histories. Pelviperineology. 2010;29:37–51.

Petros PE, Ulmsten UI. An integral theory of female urinary incontinence. Experimental and clinical considerations. Acta Obstet Gynecol Scand Suppl. 1990;153:7–31.

Preyer O, Umek W, Laml T, et al. Percutaneous tibial nerve stimulation versus tolterodine for overacti- ve bladder in women: a randomised controlled trial; Eur J Obstet Gynecol Reprod Biol. 2015;191:51–6.

Reileey ET, Freeman RM, Waterfield MR, et al. Prevention of postpartum stress incontinence in primi- gravidae with increades bladder neck mobility: a randomized controlled trial of antenatal pelvic floor exercises. Br J Obstet Gynaecol. 2002;109(1):68–76.

Rey E, Choung RS, Schleck CD, et al. Onset and risk factors for fecal incontinence in a US community. Am J Gastroenterol. 2010;105(2):412–419. Doi:10.1038/ajg.2009.594.

Rodrigues MP, Paiva LL, Ramos JGL, Ferla L. Vibratory perineal stimulation for the treatment of female stress urinary incontinence: a systematic review. Int Urogynecol J. 2018;29(4):555–562.

Rost CC, Jaqueline J, Kaiser A, et al. Pelvic pain during Pregnancy, a descriptive study of sign and symptoms of 870 patients in primary care. Spine (Phila Pa 1976). 2004 Nov 15;29/22:2567.

Ryn A-K, Morren GI, Hallbook O, Sjodahl R. Long-term results of electromyographic biofeedback trai- ning for faecal incontinence. Dis Colon Rectum. 2000;43:1262–6.

Sampselle CM, Miller JM, Mims BL, et al. Effect of pelvic muscle exercise on transient incontinence during pregnancy and after birth. Obstet Gynecol. 1998;91(3):406–412.

Sapsford R. Rehabilitation of pelvic floor muscles utilizing trunk stabilization. Man Ther. 2004;9:3–12.

Sapsford RR, Hodges PW, Richardson CA, et al. Co-activation of the abdominal and pelvic floor mus- cles during voluntary exercises. Neurourol Urodyn. 2001;20(1):31–42.

Sarveazad A, Babahajian A, Naser A, Shamseddin J, Yousefifard M. Posterior tibial nerve stimulation in fecal incontinence in children: a systematic review and meta-analysis; Int J Pediatr. 2017;. 5 (12):6563–77. DOI: 10.22038/ijp.2017.27713.2397.

Schmidt RA, Lee TD. Motor control and learning: a behavioral emphasis. 4th ed. Human Kinetics, 2005.

Schreiner L, Guimaraes dos Santos T, Anton de Souza AB, et al. Electrical Stimulation for Urinary Incontinence in Women: A Systematic Review. International braz j urol. 2013;39(4):454–464. https://dx.doi.org/10.1590/S1677-5538.IBJU.2013.04.02

Schwandner T, et al. Drei-Ziele-Behandlung vs. niederfrequente Elektrostimulation bei analer Inkon- tinenz: eine randomisierte kontrollierte Studie; Dtsch Ärztebl Int; 2011;108(39):653–60.

Senn E. Elektrophysiologische Aspekte der Mittelfrequenztherapie. Zeitschrift für physikalische Medizin. 1980b;(1–3):9.

Senn E. Elektrotherapie. Thieme 1990.

Senn E, Wyss OAM. Auf dem Wege zu einem neuen Verfahren in der Elektrotherapie. Die Mittelfrequenzdurchströmung der Skelettmuskeln. Klinische und physiologische Grundlagen. Zeitschrift für Physiotherapie. 29/1977 und 2/1980.

Shafik A, Shafik LA. Overactive bladder inhibition in response to pelvic floor muscle exercise. World J.Urol. 2003;20:374–377.

Shumway-Cook A, Woollacott MH. Motor Control Translating Research Into Clinical Practice; 2017:22; 5th Edition Wolters Kluwer Verlag.

Sklempe Kokic I, Ivanisevic M, Uremovic M, et al. Effect of therapeutic exercises on pregnancy-related low back pain and pelvic girdle pain: Secondary analysis of a randomized controlled trial. J Rehabil Med. 2017;49(3):251–257. doi: 10.2340/16501977-2196.

Stewart F, Berghmans B, Bø K, Glazener CM. Electrical stimulation with non-implanted devices for stress urinary incontinence in women. Cochrane Database Syst Rev. 2017 Dec 22;12:CD012390. doi: 10.1002/14651858.CD012390.pub2.

Sulprizio M. Sport in der Schwangerschaft: Leitfaden für die geburtshilfliche und gynäkologische Beratung (German Edition). Springer Berlin Heidelberg. Kindle-Version.

Talasz H, Himmer-Perschak G, Marth E, et al. Evaluation of pelvic floor muscle function in a random group of adult women in Austria. Int Urogynecol J Pelvic Floor Dysfunct. 2008;19:131–135.

Tanzberger R, Kuhn A, Möbs G, Baumgartner U. Der Beckenboden – Funktion, Anpassung und Therapi. (2013) München: Urban & Fischer Verlag

Thompsen J, O´Sullivan P. Levator plate movement during voluntary pelvic floor muscle contraction in subjects with incontinence and prolapse: a cross-sectional study. Int Urogynecol J Pelvic Floor Dysfunct. 2003;14:84–88.

Vaganée D, Voorham J, Voorham-van der Zalm P, et al. Needle Placement and Position of Electrical Stimulation Inside Sacral Foramen Determines Pelvic Floor Electromyographic Response—Implications for Sacral Neuromodulation. 2019, onlinelibrary.wiley.com) DOI: 10.1111/ner.12953.

Vorham van der Zalm P, Voorham JC, van den Bos Tine WL, et al. Reliability and Differentiation of Pelvic Floor Muscle Electromyography Measurements in Healthy Volunteers Using a New Device: The Multiple Array Probe Leiden (MAPLe). Neurourology and Urodynamics DOI 10.1002/nau, 2013.

Vorham JC, De Wachter S, Van den Bos TWL, et al. The effect of EMG biofeedback assisted pelvic floor muscle therapy on symptoms of the overactive bladder syndrome in women: A randomized controlled trial. J Neurourology Urodynamics. 2016. DOI 10.1002/nau.23180

Van Geelen H, Ostergard D, Sand P. A review of the impact of pregnangy and childbirth on pelvic floor function as assessed by objective measurement techniques. International Urogynecology Journal;2018(29):327–338.

Wang Y, Zhishun L, Peng W, Zhao J, Liu B. Acupuncture for stress urinary incontinence in adults. Cochrane Database 2013(7).

16 Therapie der Belastungsinkontinenz

David Scheiner, Engelbert Hanzal, Kurt Lobodasch, Daniele Perucchini,
Karl Tamussino

Autoren der 2. Auflage: Engelbert Hanzal, David Scheiner, Kurt Lobodasch, Daniele Perucchini,
Karl Tamussino

25 v. Chr.	Pessar aus Bronze (*Celsus*)
1900	Harnröhrenunterspritzung mit Paraffin
1907	Grazilisplastik (*Giordano*)
1913	Paraurethralnähte (*Kelly*)
1948	Beckenbodentraining (*Kegel*)
1949	abdominelle Kolposuspension (*Marshall, Marchetti, Krantz*)
1959	Nadelsuspension (*Peyrera*)
1961	Modifikation der Kolposuspension (*Burch*)
1995	Tension-free Vaginal Tape (*Petros, Ulmsten*)
2001	transobturatorischer Zugang (*Delorme*)
2002	Duloxetin
2006	kurze synthetische Schlingen

Fallvignette

*Die 35-jährige Buschauffeurin Petra K., Para 2, berichtet über Harnverlust beim Husten,
Niesen, Lachen und schwerem Heben. Sie geht achtmal täglich auf die Toilette, muss
aber in der Nacht nicht aufstehen. Sie hat wegen der Inkontinenz mit ihren Turnstunden
aufgehört. Sie ist 162 cm groß und wiegt 83 kg (BMI 32,4). Im Rahmen einer Erstuntersuchung bei ihrer Frauenärztin wurde die Diagnose einer Belastungsinkontinenz gestellt. Bisher wurde noch keine Therapie durchgeführt.*

https://doi.org/10.1515/9783110657906-016

16.1 Grundlegende Prinzipien

Die Therapieplanung bei Belastungsinkontinenz hängt von der Anamnese, dem Leidensdruck und den Wünschen der Betroffenen, der Erfahrung der Behandler und dem aktuellen Wissensstand ab.

Merke: Bei der Therapie der Belastungsinkontinenz gilt das Prinzip: **konservativ vor operativ.**

Konservativ

Konservative Maßnahmen bestehen aus Änderungen des Lebensstils (sogenannte „Lifestyle-Interventionen" – z. B. Gewichtsreduktion, Änderung des Trinkverhaltens, Nikotinkarenz) und den physiotherapeutischen Maßnahmen (z. B. Beckenbodentraining, Elektrotherapie). Diese Maßnahmen sind am effektivsten, wenn sie von geschulten Therapeuten und motivierten Patientinnen durchgeführt werden.

Medikamentös

Medikamentöse Behandlungsformen spielten bei der Belastungsinkontinenz traditionell eine untergeordnete Rolle; dies hat sich aber seit der Einführung des Serotonin- und Noradrenalin-Wiederaufnahmehemmers Duloxetin etwas geändert.

Operativ

Inkontinenzoperationen sind Paradebeispiele für elektive Eingriffe. Die geringe Morbidität konservativer Therapieformen sowie die durchaus substanzielle Wahrscheinlichkeit unerwünschter Ergebnisse operativer Verfahren (persistierende Inkontinenz, Rezidiv, Komplikationen) werden daher nur in Ausnahmefällen dazu führen, dass sich Patientin und Behandler für ein primär operatives Verfahren entscheiden.

Algorithmus

Das Vorgehen bei Patientinnen, die unter Symptomen einer Belastungsinkontinenz leiden, kann vereinfacht in einem Algorithmus dargestellt werden (Abb. 16.1).

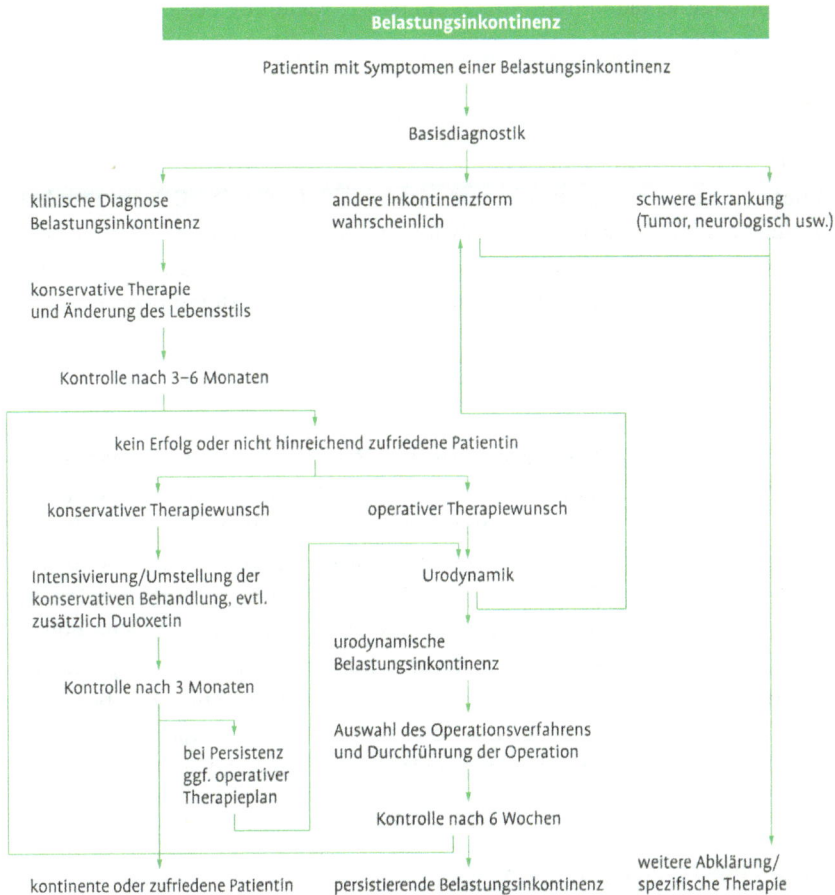

Abb. 16.1: Algorithmus zum Vorgehen bei Patientinnen mit Symptomen einer Belastungsinkontinenz.

16.2 Konservative Therapie

16.2.1 Änderung des Lebensstils

Übergewicht ist ein unabhängiger Risikofaktor für Belastungsinkontinenz, und Gewichtsreduktion ist eine akzeptable Option für übergewichtige Frauen mit diesem Problem (Abrams et al., 2017). In einer randomisierten Studie wurden bei Patientinnen mit einem sechsmonatigen Gewichtsreduktionsprogramm die Inkontinenzepisoden um 47 % reduziert (Subak et al., 2009). Weitere Interventionen wie Nikotinkarenz und Koffeinreduktion werden oft empfohlen, haben aber keinen erwiesenen Effekt auf die Belastungsinkontinenz. Maßnahmen zur Änderung des Lebensstils können folgendermaßen gegliedert werden:

Beratung

Die Beratung und Aufklärung der Patientinnen über die Funktion des Harntraktes und des Beckenbodens sollte auch Faktoren einschließen, die eine Belastungsinkontinenz begünstigen. Dazu gehören Übergewicht, chronische Obstipation, chronischer Husten, Rauchen, Harnwegsinfekte und Medikamente, die aufgrund ihrer Nebenwirkungen mit Belastungsinkontinenz assoziiert sind oder eine Dranginkontinenz zusätzlich fördern können.

Verhaltensschulung, Atemtechnik

Bei den Aktivitäten des täglichen Lebens wie zum Beispiel Heben und Tragen schwerer Lasten soll die Patientin eine korrekte *Haltungs- und Atemtechnik* erlernen. Dies wird häufig kombiniert mit einem *Haltungs- und Gangtraining*. Die Stuhlregulierung kann sich ebenfalls positiv auf die Inkontinenz auswirken. Die Patientinnen müssen über die Notwendigkeit der Langzeittherapie informiert sein. Die Koordination des Diaphragma pelvis mit dem Diaphragma pulmonale kann ebenfalls in eine physiotherapeutische Behandlung einbezogen werden. Die Patientin lernt, den Beckenboden beim Ausatmen anzuspannen und beim Einatmen zu entspannen. Der Harndrang kann „veratmet" werden und der Gang zur Toilette wird hinausgezögert. Dadurch kann ein koordiniertes Miteinander beider Diaphragmen erleichtert werden.

16.2.2 Beckenbodentraining und Trainingshilfen

Beckenbodentraining (siehe Kapitel 15) besteht aus wiederholter selektiver willkürlicher Anspannung und Entspannung spezifischer Beckenbodenmuskeln. Dies setzt eine sichere Muskelbeherrschung voraus, sodass die richtigen Muskeln aktiviert und unbeabsichtigte Kontraktionen benachbarter Muskelgruppen vermieden werden.

Die Harn- und die Stuhlinkontinenz können durch ein Beckenbodentraining gebessert, manchmal auch geheilt werden. Viele Therapieprogramme folgen einem 3-Stufen-Konzept:

1. Übungen zur Wahrnehmung der Beckenbodenmuskulatur
2. Integration der Muskulatur in ein ganzheitliches Körperkonzept, reflex- und situationsgerechtes Aktivieren und Entspannen der Muskeln
3. Kräftigung der Beckenbodenmuskulatur und Einüben der Reflexe durch Integration in den Alltag (Langzeitprogramm)

Eine alleinige Verordnung des Arztes und die Mitgabe von Informationsblättern mit Übungsanleitungen erfüllen diese Voraussetzungen nur unzureichend und sind damit auch nicht so erfolgreich wie ein Beckenbodentraining mit entsprechender fachlicher Anleitung.

Es hat sich als praktikabel erwiesen, die Patientinnen hinsichtlich der Reaktionsfähigkeit des Beckenbodens in zwei Gruppen aufzuteilen: Frauen mit guter und mit fehlender Kontraktionsfähigkeit. Dies kann durch eine gynäkologische Untersuchung festgestellt werden, während der man die Frau Kneifübungen durchführen lässt. Frauen mit guter Beckenbodenreaktion können sofort mit dem Training beginnen. Bei fehlender Reaktion kann zunächst mit einer Elektrostimulation der Muskulatur begonnen werden. Wird dadurch der Beckenboden reaktiviert, folgt das Trainingsprogramm.

Die Muskelfunktionsprüfung nach dem *PERFECT-Schema* verdeutlicht auf einen Blick, wie die physiotherapeutischen Behandlungsziele eingesetzt werden können (Tab. 16.1). Die Kraft der Beckenbodenmuskulatur wird nach dem Oxford-Schema beurteilt (Tab. 16.2).

Nach dem Erlernen der Muskelbeherrschung erfolgt das Muskeltraining.

Merke: Dauer der Kontraktion, Dauer der Intervalle, Anzahl der Kontraktionen pro Übungen, Anzahl der Kontraktionen pro Tag sowie die Gesamttrainingsdauer sollten der Patientin als **individueller Trainingsplan** vorgegeben werden.

Tab. 16.1: Mnemotechnisches Schema zur Strukturierung des Beckenbodentrainings (PERFECT-Schema; Laycock, 2002).

P	Power	Kraft der Beckenbodenmuskulatur – Beurteilung von 0–5 (s. Oxford Grading, Tab. 16.2)
E	Endurance	Ausdauerkraft ca. 10 s halten (slow twitch fibres) mit anschließender Entspannung
R	Repetitions	Wiederholungen der Übung (10 s) mit anschl. Entspannung, 3 × 10 Kontraktionen pro Tag
F	Fast Contractions	Schnellkraft (fast twitch fibres) 5–10 schnelle Anspannungen
E	Elevation	Blasenhalselevation: Anheben der Blase durch Anspannung des M. levator ani
C	Cough response	reflektorische Kontraktion der Beckenbodenmuskulatur beim Husten
T	Transcribe it all	Dokumentation aller Ergebnisse

Tab. 16.2: Oxford-Schema zur digitalen transvaginalen Beurteilung der Beckenbodenkontraktilität (Laycock, 2002; Sampselle et al., 1989).

Grad	Kraft
0	keine
1	angedeutet
2	schwach
3	mäßig
4	gut
5	sehr gut

Als allgemeine Empfehlung mögen drei Trainingseinheiten pro Tag mit jeweils zehn Kontraktionen gelten. Dabei werden die maximalen Kontraktionen über sechs bis zehn Sekunden gehalten. Es folgt eine Pause von sechs Sekunden. Diese täglichen Übungen sollten über sechs Monate in dieser Intensität fortgesetzt werden. Das Beckenbodentraining zu Hause kann einmal pro Woche durch ein Beckenbodentraining unter physiotherapeutischer Kontrolle und Anleitung ergänzt werden. Eine Trainingseinheit umfasst üblicherweise 45 Minuten, wobei neben den maximalen langen Kontraktionen über sechs Sekunden auch häufige schnelle Kontraktionen geübt werden sollten.

Beim *Biofeedback* erhalten Patientin und Therapeut durch visuelle, auditive oder taktile Signale Rückmeldungen über normalerweise unbewusst ablaufende physiologische Prozesse. Das Signal wird quantitativ dargestellt und genutzt, um ein spezifisches therapeutisches Ziel zu erreichen. In einem Erziehungsprozess soll die Patientin erlernen, die physiologischen Abläufe zu beeinflussen und damit zu kontrollieren. Als Technik steht die Registrierung von Druck und EMG als physiologische Parameter zur Verfügung. Auch hier sind Instruktionen, wie das Signal beeinflusst werden kann, von großer Bedeutung. Ziel des Biofeedbacks ist, die spezifische Dysfunktion des unteren Harntraktes, in der Regel die Hyporeaktivität der Sphinkter-/Beckenbodenmuskulatur, durch zunehmende Bewusstmachung zu verbessern. Bei der Belastungsharninkontinenz bedeutet dies, auf direktem Wege die reflektorische Kontraktionsleistung über Training der Kontraktionsdauer und -kraft zu verbessern und zu erlernen, um im richtigen Moment reagieren zu können. Beckenbodentraining mit Biofeedback als Kombinationstherapie hat sich gegenüber dem Beckenbodentraining allein in den bisher durchgeführten Untersuchungen jedoch nicht unbedingt als überlegen erwiesen.

Für die allgemeine Konditionierung und Gewichtsreduktion sind *Ausdauersportarten* wie Schwimmen, Radfahren oder Nordic Walking zu empfehlen.

Die Anwendung von *Vaginalkonen* bildet ein ähnliches Verfahren wie das Beckenbodentraining mit Biofeedback. Zu einem Set gehören gleich große Konen mit unterschiedlichen Gewichten zwischen 20 und 100 g.

16.2.3 Elektrostimulation

Bei der Elektrotherapie werden über Elektroden elektrische Impulse übertragen. Man geht davon aus, dass die Wirkung umso effektiver ist, je näher die Elektroden am Nervus pudendus liegen, der die entscheidenden Organe mitversorgt. Das wird am effizientesten über *Oberflächenelektroden* erreicht, die kutan oder vaginal eingesetzt werden können. Häufig wird die Elektrostimulation auch als Initialtherapie beim Beckenbodentraining eingesetzt. Angewandt werden kann die Elektrotherapie sowohl in Kombination mit anderen Therapieformen als auch allein.

Folgende Anwendungsarten sind gebräuchlich:
- niederfrequenter Strom:
    - 50 Hz Langzeitstimulation; Anwendung bei Belastungsinkontinenz
    - 10–20/50 Hz Stimulation; Anwendung bei Belastungs- und Drang-Harninkontinenz
- mittelfrequenter Strom:
    - Interferenzstrom; Anwendung bei Belastungs- und/oder Drang-Harninkontinenz (vor allem im höheren Lebensalter)
- hochfrequenter Strom:
    - Kurzwelle, Mikrowelle; Anwendung zur Verbesserung der Durchblutung, allgemeinen Entspannung und Entkrampfung im Detrusor-Sphinkter-Bereich

Durch die Stimulation wird die quer gestreifte Muskulatur des Beckenbodens abwechselnd kontrahiert und relaxiert. Es erfolgt somit ein passives Beckenbodentraining. Bei der Belastungsinkontinenz werden Frequenzen von 50 Hz und mehr angewendet. Moderne Geräte sind batteriebetrieben und für die Heimnutzung geeignet. Die Patientin kann Impuls- und Stromstärke selbst regulieren. Eine genaue Einweisung ist jedoch erforderlich.

Folgende **Kontraindikationen** müssen beachtet werden:
- Menstruation und Zwischenblutungen
- Schwangerschaft, Harnverhalt
- Harnwegsinfektionen
- Urogenitalfistel
- schwere Herzrhythmusstörungen
- Metallimplantate im Anwendungsgebiet
- Herzschrittmacher

16.2.4 Pessartherapie

Bei Harninkontinenz können spezielle *Ringpessare* angewendet werden, die mit einer Verdickung den urethrovesikalen Übergang anheben sollen (Abb. 16.2). Außerdem kommen Einmalmodelle verschiedenster Bauart und aus diversesten Materialien zur Anwendung (Stöpsel für die Harnröhre sind aufgrund erhöhter Infektionsraten obsolet).

Merke: Ein Kriterium in der Pessartherapie ist eine leichte Handhabung durch die betroffene Frau selbst. Dies führt zu einer verbesserten Akzeptanz und reduziert das Risiko von Infektionen und Druckulzerationen.

Voraussetzung dafür ist, dass wiederverwendbare Pessare regelmäßig entfernt und gepflegt und Einmalpessare wie vorgesehen ausgetauscht werden. Unter optimalen Voraussetzungen profitieren junge Frauen ebenfalls von der Pessartherapie. Auch im hohem Alter, bei Inoperabilität, schlechtem Allgemeinzustand oder auf Wunsch der Patientin kann die Pessartherapie gute Dienst leisten. Voraussetzung ist eine ausreichende Motivation und Compliance der Patientin. Auch ältere Frauen sollten den selbstständigen Umgang mit dem Pessar erlernen. Die Anpassung erfolgt individuell durch den behandelnden Arzt. An Nebenwirkungen sind lokale Ulzerationen, Blutungen und Harnwegsinfektionen zu berücksichtigen. Zur besseren Handhabbarkeit sind Gleitmittel hilfreich, oft werden östrogenhaltige Cremes empfohlen. Inkontinenztampons aus Schaumstoff können zur Überbrückung besonderer Belastungssituationen oder längerer Abwesenheit aus dem häuslichen Milieu eingesetzt werden.

Studien zur Pessartherapie bei Belastungsharninkontinenz geben sehr heterogene Therapieerfolge zwischen 23–91 % an (Fernando et al., 2006; Maito et al., 2006). In der AWMF-Leitlinie soll diese Therapieoption den Betroffenen angeboten werden (AWMF-Register Nr. 015/005, 2013), in der aktuellen Cochrane-Analyse (Lipp et al., 2014) konnte nur bestätigt werden, dass eine Pessartherapie zur Behandlung der Be-

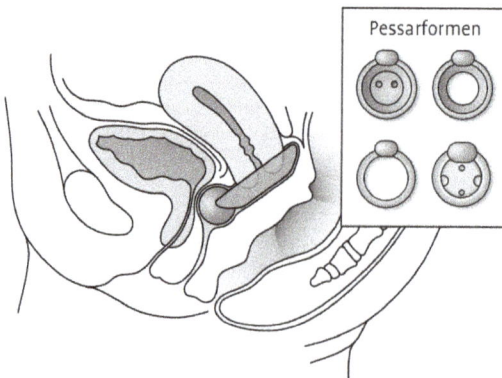

Abb. 16.2: Inkontinenzpessare verschiedener Bauart (Bild: Rogers, 2008).

lastungsharninkontinenz besser ist als keine Therapie, ohne dass eine Pessarform favorisiert werden kann.

16.3 Medikamentöse Therapie

16.3.1 Östrogene

Eine lokale Östrogenisierung kann eine leichtgradige Belastungsharninkontinenz insbesondere in der postmenopausalen Situation erfolgreich behandeln. Das Hormon und seine Metabolite stimulieren die Östrogen-Rezeptoren im Urethra-Epithel und sensibilisieren so die Alpha-Rezeptoren. Dadurch erhöht sich der Harnröhrentonus. Eine systemische Hormonersatztherapie in der Behandlung der Belastungsinkontinenz hat keine Bedeutung.

> **Merke:** Seit der Publikation der HERS-Studie, die eine Verschlechterung von Inkontinenzsymptomen unter oraler Hormontherapie zeigte, kann diese Behandlungsform bei der Belastungsinkontinenz nicht mehr empfohlen werden (Grady et al., 2001).

16.3.2 Duloxetin

Der Serotonin- und Noradrenalin-Wiederaufnahmehemmer Duloxetin ist seit August 2004 für die medikamentöse Therapie in den EU-Ländern zugelassen (der Zulassungsantrag in den USA wurde zurückgezogen). Duloxetin erhöht die Aktivität des Nervus pudendus im Bereich des Onuf-Kernes im Sakralmark. In Kombination mit einem Beckenbodentraining zeigte sich unter Studienbedingungen eine Verbesserung der Lebensqualität belastungsinkontinenter Frauen. Auf die Nebenwirkungen, die überwiegend serotoninerger Natur sind, sind die Patientinnen vorher hinzuweisen, besonders auf die initial auftretende passagere Übelkeit.

Duloxetin gibt es als 30- und 60-mg-Kapseln. Die einschleichende Dosierung wird empfohlen, um Nebenwirkungen wie Übelkeit abzuschwächen.

Die Ansprechrate ist bei Patientinnen jenseits des 65. Lebensjahres geringer. Komorbiditäten und Komedikationen erfordern vor der Verordnung von Duloxetin eine gründliche Anamneseerhebung und eine individuelle Indikationsstellung bzw. Dosierung. Andererseits besteht im Alter häufig eine geringere Compliance für andere Therapieformen wie Physiotherapie oder Pessartherapie. Die International Consultation on Incontinence (ICI) hat Duloxetin in ihre Behandlungs-Guidelines für Harninkontinenz aufgenommen.

In der Alltagssituation weichen sowohl Erfolgsraten als auch Nebenwirkungsraten erheblich von denen unter Studienbedingungen ab. So konnte bei 222 Frauen in einer Anwendungsbeobachtung nur bei 37 % eine Verbesserung erzielt werden, während Nebenwirkungen bei 71 % auftraten und 66 % die Therapie abbrachen (Duckett et al., 2007).

16.3.3 Alphaadrenorezeptor-Agonisten

Alphaadrenorezeptoren finden sich in der glatten Muskulatur der Urethra und des Blasenhalses. Eine Behandlung mit diesen Substanzen erhöht den urethralen Verschlussdruck, verursacht aber kardiovaskuläre Nebenwirkungen, Hypertonie, Tachykardie und Arrhythmie. Zusätzlich können Schlafstörungen, Kopfschmerzen und Tremor auftreten. Langzeitdaten dieser Therapie fehlen.

16.4 Operative Therapie

16.4.1 Historischer Abriss

Die operative Ära der Belastungsinkontinenz begann vor einem Jahrhundert. Kelly schlug 1913 vor, das geschwächte Gewebe beim Blasenhals zu raffen (*Kelly plication*), um ein suburethrales Widerlager zu schaffen (Kelly, 1913). Seine Methode erzielt Langzeitresultate von lediglich 60 % (Bergman et al., 1995). Zeitgleich wurden in Europa die abdominalen Schlingentechniken entwickelt (Frangenheim et al., 1914; Goebell et al., 1910). 1907 beschrieb von Giordano die Urethralschlinge mittels des M. gracilis. Die Grundlage der heutigen pubovaginalen Schlingentechnik hat Aldridge 1942 beschrieben (Aldridge, 1942): Ein Rektusfaszienstreifen wird unterhalb der Harnröhre befestigt, um einen Widerstand in Situationen mit erhöhtem Abdominaldruck zu liefern.

Der nächste Meilenstein in der Inkontinenzchirurgie bildet die *Vesicourethropexie* nach *Marshall-Marchetti-Krantz* (MMK) (Marshall et al., 1949). Hierbei wird die endopelvine Faszie und Scheide in eine höhere Position auf Höhe des Blasenhalses oder vesikourethralen Übergangs zur Symphyse resp. den unteren Schambeinästen hin gehoben und am Periost fixiert.

Pereyra beschrieb 1959 erstmals die Blasenhalssuspension mittels einer langen Nadel von vaginal, die *vaginale Nadelsuspension* (Pereyra, 1959), die später von Raz (Raz, 1981) und Stamey (Stamey, 1973) u. a. m. modifiziert wurde. Im Prinzip wird von vaginal ein nicht resorbierbares Nahtmaterial zur Bauchdecke gezogen und paraurethral beidseits sowie in der Bauchdecke an der endopelvinen Faszie verankert. Die Rezidivrate liegt bei über 40 %, sodass diese Operationen heute obsolet sind.

Die im Jahre 1961 eingeführte *abdominale Kolposuspension* nach Burch wurde in der Folge zum Standard (Burch, 1961). Hier wird die Scheide von abdominal her mit Suspensionsfäden nicht mehr ans Periost, sondern seitlich an das Cooper-Ligament (Ligamenta pectinealia) fixiert, um die urethrale Hypermobilität zu verhindern. Die Erfolgsquote liegt bei bis 90 % nach einem Jahr, und Metaanalysen zeigen Erfolgsraten von 78 % nach 20 Jahren. Unter dem Begriff der abdominalen Kolposuspension sind zahlreiche Modifikationen subsumiert, darunter die häufigste nach Tanagho oder Cowan.

McGuire und Lytton beschrieben 1978 die Einlage eines freien Faszienstückes des M. rectus abdominis suburethral von vaginal als Schlinge im Bereich des Blasenhalses (McGuire, 1978). Die abdominale Gewinnung dieses autologen Grafts erhöht aber die Morbidität, sodass nach Allo- oder Xenografts wie Kadaverfaszien (lyophilisierte Durabänder) und zunehmend nach einer idealen synthetischen Schlinge gesucht wurde. Doch solche alloplastischen Implantate führten anfänglich immer wieder zu Erosionen, Invasion in Urethra oder Harnblase oder zu Infektionen, welche die Explantation des Implantates erforderten.

Ulmsten und Petros haben 1995 das *tension-free vaginal tape* (TVT) als neue Schlingenoperation eingeführt (Ulmsten und Petros, 1995) (Tab. 16.3). Nicht mehr ausschließlich in Vollnarkose oder Regionalanästhesie, sondern in *Lokalanästhesie* und Analgosedation wird ein Kunststoffband über eine kleine suburethrale Kolpotomie midurethral mit einer Spezialnadel retropubisch hochgeführt und über zwei suprasymphysäre Stichinzisionen ausgeleitet. Im Unterschied zur Kolposuspension soll das TVT eine Stabilisierung der mittleren Urethra und nicht eine Reposition des Blasenhalses bewirken. Mehrere randomisiert kontrollierte Studien verglichen das TVT mit dem bisherigen Standard, der abdominalen Kolposuspension: So finden sich für das TVT und die Kolposuspension nach Burch vergleichbare objektive Kontinenzraten von 81 % vs. 90 % nach fünf Jahren (Ward et al., 2008). Mittlerweile liegen für das TVT Langzeitdaten vor, so die 11-Jahresresultate mit subjektiven und objektiven Kontinenzraten von 90 bis 95 % resp. 77 % sowie die 17-Jahresresultate mit über 90 % objektiver Kontinenz (Nilsson et al., 2008 und 2013). Dazu gesellt sich eine für das TVT bessere Kosteneffektivität bei kürzerer Operations- und Hospitalisationszeit sowie geringeren Langzeitkomplikationen (Cody et al., 2003; Dean et al., 2006; Kilonzo et al., 2004).

Delorme beschrieb 2001 zur Vermeidung von Komplikationen der retropubischen Verfahren den ersten transobturatorischen Zugang (Delorme, 2001). Inzwischen wurde eine Reihe transobturatorischer Systeme entwickelt, bei denen das jeweilige Band entweder von außen nach vaginal (outside-in) oder von vaginal nach außen (inside-out) gestochen wird.

Tab. 16.3: Entwicklung der suburethralen Bandeinlagen.

Jahr	Entwickler	Autor	Band	Prinzip	Basis	Rationale
1995	Gynäkologie	Ulmsten Petros	TVT	Midurethra retropubisch	Integraltheorie	Dysbalance im kleinen Becken nach Kolposuspension nach Burch
2001	Firma	FDA 2001 Deval 2003	SPARC	von oben nach unten	Integraltheorie	weniger Komplikationen
2001	Gynäkologie	Daher Ulmsten	TVT	präpubisch	Blasenperforation	
2001	Firma	Martinez 2003	Remeex	adjustierbar Blasenhals	Möglichkeit der Anpassung Anpassung der Bandspannung auch nach Jahren	
2001	Urologie	Delorme	TOT	outside-in Transobturator	Nickel. Vet Surg 1998	Hammock TVT 5–10 % Blasenperforation
2003	Urologie	De Leval	TVT-O	inside-out Transobturator	TOT	
2006	Firma	Erstpublikation 2007	TVT-S	U oder H		

2006 wurden die ersten Kurz- oder *Minischlingen* vorgestellt (Englisch *single-incision mini-slings* oder *single-incision slings*, kurz *SIS*). SIS werden im Gegensatz zu den oben beschriebenen retropubischen oder transobturatorischen *Langschlingen* über einen einzigen Schnitt, nämlich über die suburethrale Kolpotomie eingeführt und platziert (single-incision). Die Verankerungstechniken zur Fixation der Bandenden (Ärmchen) ist von Hersteller zu Hersteller verschieden und erschwert damit den Vergleich der verschiedenen SIS untereinander (Nambiar, 2017). SIS sollen wie Langschlingen wirken, werden aber implantiert, ohne dass ihre Ärmchen durch das Cavum Retzii oder das Foramen obturatum ausgeleitet werden müssen. Dadurch sollen intraoperative Komplikationen noch tiefer gehalten werden. Doch auch bei den SIS sind Komplikationen wie Blasenverletzungen beschrieben (Zivanovic, 2014). Erste Studien ergaben für das TVT-Secur, die erste Minischlinge, eine 1-Jahreskontinenzrate von 80 % (Meschia, 2009; Neumann et al., 2008). Allerdings wird dieser Typ nicht mehr verwendet. Die aktuelle systematische Cochrane-Übersichtsarbeit zu SIS unter Einbezug von 31 randomisierten Studien fand zudem für die anderen SIS-Typen im

Vergleich zu den Langschlingen zu wenig Evidenz für einen zuverlässigen Vergleich (Nambiar, 2017).

Das vom Prinzip her interessante adjustierbare Schlingensystem Remeex hat sich, da sehr teuer, ebenfalls nicht breit durchsetzen können. Der Vorteil dieses Systems besteht darin, dass auch nach Jahren nachjustiert werden kann. Zu bedenken ist, dass das Adjustiersystem, welches auf der Bauchdeckenfaszie zu liegen kommt, dort in einem sehr beweglichen System aufliegt, was die korrekte Anspannung und Zugeinstellung erschwert.

16.4.2 Indikationsstellung

> **Merke:** Die operative Behandlung der Belastungsinkontinenz kommt in der Regel nach Ausschöpfen der konservativen Maßnahmen infrage, wenn die Patientin weiterhin unter der Inkontinenz leidet.

Voraussetzung für den Eingriff ist aber auch die *Objektivierbarkeit der Belastungsinkontinenz* und der *präoperative Ausschluss einer Blasenentleerungsstörung*. Mitentscheidend für die Wahl der Operationsmethode sind neben einem allfälligen Genitaldeszensus auch die Mobilität der Urethra, die gerade in der Rezidivsituation eingeschränkt sein kann, und der Urethralruheverschlussdruck (hypotone Urethra). Besteht eine *Zystozele* bei lateralem bzw. paravaginalem Defekt, was mit einer Belastungsinkontinenz vergesellschaftet sein kann, so kann in dieser Situation die abdominale Kolposuspension indiziert sein. *Rezidivsituationen* reduzieren die Erfolgsaussichten, vor allem wenn Urethra oder Blasenhals nicht mehr mobil resp. elevierbar sind. Die aktuelle Datenlage erlaubt noch keine abschließende Empfehlung zur konkreten Indikationsstellung der einzelnen Techniken oder Vorgehen bei gleichzeitig vorliegendem Genitaldeszensus. Das definitive Vorgehen muss und kann nur gemeinsam mit der Patientin besprochen werden. Zumindest soll primär die bestmögliche Technik unter Berücksichtigung des Anästhesierisikos und der Komorbiditäten angewendet werden, da die erneute Chirurgie bei Rezidivinkontinenz resp. voroperierter, hypotoner und hypomobiler Urethra schlechtere Kontinenzresultate aufweist (Comiter, 2006).

Einige spezielle Situationen sollen im Folgenden näher erläutert werden.

Hypermobile und/oder hypotone Urethra

> **Merke:** Die „klassische" Indikationsstellung für die moderne suburethrale Schlinge wie das TVT ist die Belastungsinkontinenz bei (hyper-) mobiler Urethra.

Verschiedene Autoren konnten zeigen, dass bei *hypo- bis amobiler Urethra*, die u. a. bei Rezidivinkontinenz auftritt, oder bei *hypotoner Urethra* (maximaler Urethralruheverschlussdruck < 20 cm H$_2$O) die Erfolgschancen reduziert sind. Da mit zunehmendem Alter der maximale Urethralruheverschlussdruck physiologischerweise aufgrund der kontinuierlichen Abnahme der Muskelfasern abnimmt (Perucchini et al., 2002), ist auch das Alter ein entsprechender Risikofaktor. Das gleichzeitige Vorliegen von hypotoner Urethra und hypo- oder amobiler Urethra wird als intrinsische Sphinkterinsuffizienz bezeichnet. TVT in der Rezidivsituation zeigt eine Erfolgsrate von 90 % bei genügend mobiler Urethra, aber nur 33 % bei fixierter Urethra (Liapis et al., 2004). Dieselben Autoren fanden für die hypotone Urethra eine Heilungsrate von 73 % und eine deutliche Verbesserung bei weiteren 9 % und stellten somit eine zufriedenstellende Kontinenzrate auch in der hypotonen Situation fest. Unter Berücksichtigung der urethralen Hypermobilität ergab sich sogar eine Kontinenz und Besserung in 87 % resp. 7 %, während die fixierte Urethra eine Versagerquote von 57 % aufwies. Auch nach vier Jahren fanden andere Autoren bei 34 Frauen in der Rezidivsituation nach traditioneller Inkontinenzchirurgie Heilungsraten von 82 % nach TVT-Einlage und eine Verbesserung in 9 % (Rezapour et al., 2001) und konnten in einer weiteren Studie ebenfalls nach vier Jahren Heilungsraten von 74 % und Besserung bei 12 % für 49 Frauen mit hypotoner Urethra zeigen (Rezapour et al., 2001), wobei die Frauen mit persistierender Inkontinenz über 70-jährig waren und einen Urethraldruck von unter 10 cm H$_2$O aufwiesen. Für das transobturatorische TOT fand sich im Vergleich zum retropubischen TVT ein 5,9-fach höheres Risiko für eine postoperative Inkontinenz nach drei Monaten bei hypotoner (cut-off 42 cm H$_2$O), allerdings mobiler Urethra (Miller et al., 2006). Gerade bei älteren Frauen mit ausgesprochen hypotoner und immobiler Urethra ist von einem reduzierten Operationserfolg auszugehen. Von den aktuellen Inkontinenzschlingen ist derzeit das retropubische TVT am besten untersucht, weswegen wir diese Schlinge auch für solche Spezialsituationen bevorzugen.

Vorgehen bei Genitaldeszensus und Belastungsharninkontinenz

Ein Konsens zum Vorgehen beim gleichzeitigen Auftreten von Genitaldeszensus und Belastungsinkontinenz, ob nämlich *ein- oder zweizeitig* operiert werden soll, fehlt. Ist präoperativ eine larvierte Belastungsinkontinenz ausgeschlossen, dann ist diese nach erfolgter Deszensus-Chirurgie unwahrscheinlich (Chaikin et al., 2000). Liegen gleichzeitig eine klinisch relevante Belastungsinkontinenz und ein Genitaldeszensus vor, so richtet sich die Operationsindikation nach der im Vordergrund stehenden Symptomatik bzw. ist ein kombiniertes Vorgehen vertretbar. Im Abwägen einer einzeitigen simultanen Inkontinenzoperation und Deszensuschirurgie gegenüber einer zweizeitigen Vorgehensweise, d. h. Inkontinenzchirurgie erst bei nach erfolgter Deszensuschirurgie demaskierter resp. störender Belastungsinkontinenz, ist die larvierte Belastungsinkontinenz von der manifesten abzugrenzen und die höhere Rate postoperativer Blasenentleerungsstörungen bei einzeitigem Vorgehen zu berücksichtigen (Fatton et al., 2009). Als generelle Prophylaxe bei Frauen ohne präoperative Belastungsinkontinenz oder bei okkulter bzw. asymptomatischer urodynamischer Belastungsinkontinenz wird das einzeitige Vorgehen von einigen Autoren wegen der höheren Rate an Nebenwirkungen oder Komplikationen wie Blutungen, Blasenentleerungsstörungen oder Reoperationen relativiert (Schierlitz, 2014; Wie, 2012). Bei larvierter Belastungsinkontinenz ist die konkomitante TVT-Einlage der alleinigen Diaphragmaplastik überlegen (objektive Kontinenzrate nach zwei Jahren 92 vs. 56 %), ohne die Komplikationsrate statistisch signifikant zu erhöhen (Meschia, 2004). Auch bei alleiniger Diaphragmaplastik konnte eine Wiederherstellung der Kontinenz in knapp 60 % beobachtet werden, wobei die Diaphragmaplastik nicht als Inkontinenzoperation angesehen wird (Glazener et al., 2001). Patientinnen können nach Senkungseingriffen auch ohne Schlingenoperation kontinent werden: Bei 87 Patientinnen mit Deszensuschirurgie und gleichzeitiger TVT-Einlage (Gruppe I) zeigte der Vergleich mit 94 Frauen, bei denen die TVT-Einlage erst drei Monate nach erfolgter Deszensuschirurgie geplant war (Gruppe II), dass 44 % der Gruppe II nach drei Monaten keine Schlingenoperation benötigten, da 29 % kontinent wurden und weitere 15 % bei nur geringem Urinverlust keine Schlingeneinlage wollten (Borstad et al., 2008). Beim einzeitigen Vorgehen wird also nicht die erzielbare Kontinenz infrage gestellt, sondern die höhere Rate an Komplikationen und postoperativen Blasenentleerungsstörungen insbesondere nach Korrektur des vorderen Kompartimentes befürchtet (Anger et al., 2008). Entscheidet man sich gemeinsam mit der Patientin für das zweizeitige Vorgehen, dann empfiehlt sich der allfällige Inkontinenzeingriff 6 bis 12 Wochen nach der Deszensuschirurgie, wenn sich anatomisch stabile Verhältnisse ergeben haben.

Adipositas

Das postoperative Outcome nach Schlingenoperationen bei Patientinnen mit Adipositas wird in der Literatur kontrovers diskutiert. Während einige Autoren zeigten, dass Adipositas das Outcome nicht verschlechtert (Lovatsis et al., 2003; Rafii et al., 2003; Zivkovic et al., 1999), fand eine Metaanalyse von vier randomisiert kontrollierten Studien die Adipositas als Risikofaktor für den Misserfolg nach TVT-Einlage (Barco-Castillo et al., 2020).

Mischharninkontinenz

Zur Indikation, Inkontinenzchirurgie und Erfolg bei Patientinnen mit Mischsymptomatik oder Mischinkontinenz sei auf Kapitel 19 verwiesen.

16.4.3 Operative Prinzipien

Der operative Zugang kann von vaginal, abdominal oder laparoskopisch, kombiniert vagino-abdominal oder transurethral erfolgen. Dabei ist der minimalinvasive Ansatz der transurethrale mit der peri- resp. transurethralen Injektion von sog. Bulking agents, gefolgt von den modernen suburethralen Schlingen.

Zu den *vaginalen Operationsverfahren* zählen die früher verwendeten Kelly-Nähte, die vordere Raffung (die allerdings keine Inkontinenzoperation ist), die Schlingen mittels Fascia lata oder Dura mater sowie die heute verbreiteten und mittlerweile als Goldstandard angesehenen modernen spannungsfreien suburethralen *Schlingenoperationen*. Zu den *abdominalen* Suspensionsverfahren gehören die offene Kolposuspension nach Marshall-Marchetti-Krantz resp. deren Modifikation und Goldstandard nach Burch und später Cowan. Die Kolposuspension wird seit den 90er-Jahren auch laparoskopisch durchgeführt (Dean et al., 2006).

Differentialindikation

Prinzipiell kann in den meisten Fällen eine retropubische Schlinge eingesetzt werden (Tab. 16.4). Gerade auch bei älteren Frauen mit schlecht beweglichen oder voroperierten Hüften bietet sich besonders die retropubische Technik an, da diese in flacher Oberschenkellagerung und in Lokalanästhesie durchgeführt wird.

Tab. 16.4: Differentialindikation resp. Vorzug für eine Route. X = indizierbar; ORG = nach Originalmethode.

	Indikation	retropubisch	transobturatorisch
Anästhesie	Lokalanästhesie	ORG	X
	Teil- oder Vollnarkose	(X)	ORG
Lagerung	Hüftbeschwerden	X	
Urethra	hypotone Urethra	X	
Anatomie	enger Introitus	(X)	X
Voroperationen	vernarbtes Cavum Retzii	(X)	X
	(Inguinal-)Hernie		X
BMI	Adipositas	(X)	X
Integument	suprasymphysäre Affektion		X
	genitocrurale Affektion	X	
Hämatologie	Blutungsrisiko	(X)	

16.5 Operatives Vorgehen (ausgewählte Verfahren)

Die modernen suburethralen Schlingen haben die älteren Inkontinenztechniken faktisch verdrängt. In der Literatur hat sich für diese Inkontinenzschlingen übrigens der Begriff der *synthetischen midurethralen Schlingen* oder *synthetic midurethral slings*, kurz *SMUS*, eingebürgert.

Nachdem heute die spannungsfreie suburethrale Schlingentechnik in Europa als Standard gilt, soll im Folgenden auf die heute noch gebräuchlichen Inkontinenzoperationen und insbesondere auf das TVT eingegangen werden.

Alle Inkontinenzeingriffe erfolgen unter perioperativer Antibiotikaprophylaxe, z. B. einmalig bei Einleitung Cefazolin.

16.5.1 Spannungsfreie vaginale Schlingentechniken

Indikation

Zu den spannungsfreien vaginalen Schlingentechniken gehören u. a. das retropubische tension-free-vaginal tape (TVT) (Ulmsten et al., 1995), das transobturatorische von außen nach innen (outside-in) eingeführte Band (TOT) (Delorme, 2001) und das inside-out TVT-O (De Leval, 2003).

Retropubisches TVT nach Ulmsten und Petros 1995

Der Eingriff erfolgt standardisiert gemäß Originalbeschreibung in Lokalanästhesie (z. B. 40 ml 1 % Lidocain, verdünnt mit 0,9 % NaCl-Lösung auf 200 ml) mit Adrenalinzusatz und in Analgosedation. Die Beine werden flach gelagert (Oberschenkel 40–60° flektiert). Die Harnblase wird katheterisiert. Knapp oberhalb der Symphyse werden die beiden Austrittstellen je 2 cm lateral der Mittellinie markiert. Hier werden je 5 ml des Lokalanästhetikums subkutan, dann je 10 ml in die Bauchdecke, anschließend je 20 ml ins Cavum Retzii injiziert. Ein transurethraler Dauerkatheter Ch 18 wird mit Führungsstab eingeführt. Von vaginal werden nun 5 ml Lokalanästhetikum suburethral, dann nach jeweiligem Abdrängen der Urethra mittels Führungsstabs beidseits je 20 ml ins Diaphragma urogenitale injiziert. Midurethral, 1 cm vom Meatus externus entfernt beginnend, erfolgt die 10–15 mm lange suburethrale Kolpotomie in Mittellinie. Unter erneutem Wegdrängen der Urethra dissezieren wir beidseits stumpf bis zum Diaphragma urogenitale. Nun wird nach entsprechendem Wegdrängen der Urethra das ca. 10 mm breite, makroporöse (> 75 Mikron) monofilamentäre Kunststoffband aus Polypropylen (Prolene), das in einer Plastikhülle liegt, jeweils mit einem 5 mm dicken Tunnelierer (Spezialnadel) retropubisch hochgeführt und dieser an der vormarkierten suprasymphysären Stelle nach Stichinzision einige Zentimeter herausgestoßen (Abb. 16.3). Es folgt die Blasenfüllung auf 300 ml, und nun werden die Tunnelierer mit dem Band unter *gleichzeitiger zystoskopischer Kontrolle* (zum Ausschluss einer Blasenläsion) ausgeleitet. Zur Anpassung der Bandspannung und intraoperativen Erfolgskontrolle soll die Patientin husten: Das Band wird soweit angezogen, dass es noch spannungsfrei unter der Harnröhre liegt und beim Husten gerade noch tropfenweise Blaseninhalt abgeht. Das Band soll weder eine Elevation noch Obstruktion bewirken, sondern lediglich als Matrix für eine Neufixation der Urethra durch Einsprossung von Fibroblasten dienen. Jetzt können die Nadeln vom Band abgetrennt und die Plastikhülle unter Gegenhalten des Bandes suburethral unter Beachtung der Spannungsfreiheit abgezogen werden. Die suprasymphysären Enden werden gekürzt und unter der Haut versenkt. Das Proleneband muss weder speziell in der Bauchwand noch suburethral fixiert werden, da es durch seine geflochtene Netzstruktur mit kleinen „Widerhäkchen" selbsthaftend im Gewebe verbleibt. Deshalb muss es in einer Plastikhülle durchgezogen werden. Kolpotomie und Hautinzision werden verschlossen. Nun wird die Blase katheterisiert, wobei in der Regel kein Dauerkatheter gelegt werden muss.

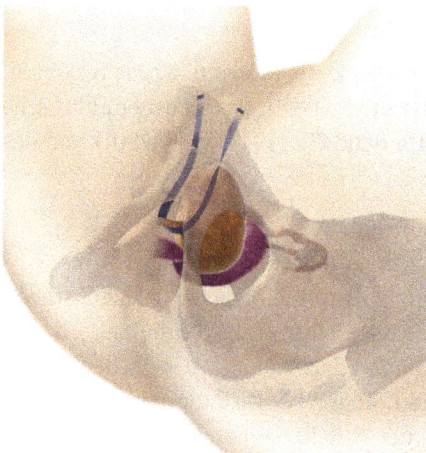

Abb. 16.3: Prinzip der retropubischen Route. Das Band wird über eine suburethrale Kolpotomie beidseits der Harnröhre nach Abdrängen derselben hinter der Symphyse hochgeführt und suprasymphysär ausgeleitet. Die Passage durch das kleine Becken erklärt das mögliche Komplikationsmuster. (Mit freundlicher Genehmigung von Gynecare, Johnsohn & Johnson Medical, Spreitenbach).

Transobturatorische Verfahren

Zur Vermeidung der aufgrund der Passage durch das kleine Becken bedingten Komplikationen der retropubischen Verfahren beschrieb Delorme 2001 den transobturatorischen Zugang zur Platzierung eines suburethralen Bandes (Abb. 16.4). Da die Bänder unter die endopelvine Faszie gelegt werden und dadurch das Cavum Retzii und das kleine Becken nicht passieren, sind Blasenverletzungen wenig wahrscheinlich bzw. selten. Inzwischen sind zahlreiche Verfahren verschiedener Firmen auf dem Markt (und die ursprünglichen Bänder bereits vom Markt genommen). Grundsätzlich wird das Band entweder von außen nach innen („outside-in") oder von innen nach außen („inside-out"), jeweils mit einer speziellen helixartigen Nadel, geführt. Die von Delorme beschriebene Technik war von außen nach innen; die Möglichkeit, von innen (vaginal) nach außen zu stechen, wurde von De Leval (2003) beschrieben.

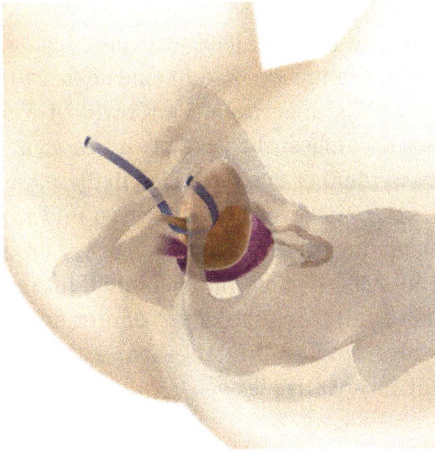

Abb. 16.4: Prinzip der transobturatorischen Bandroute. Wie bei der retropubischen Route wird das Band über eine suburethrale Kolpotomie eingeführt, dann aber beidseits lateral durch die Foramina obturatoria ausgeleitet (inside-out). Die Outside-in-Technik führt entsprechend das Band von außen genitocrural durch die Foramina obturatoria nach suburethral. (Mit freundlicher Genehmigung von Gynecare, Johnsohn & Johnson Medical, Spreitenbach).

Tab. 16.5: Operative Unterschiede der einzelnen Schlingen. SSL = Steinschnittlage; LA = Lokalanästhesie; SA = Spinal-/Regionalanästhesie; ITN = Intubations-/Vollnarkose.

Produkt	TVT	TOT	TVT-O
Zugang und Richtung	von vaginal retropubisch nach suprasymphysär aufwärts	von genitocrural zu den Foramina obturatoria (inside-out)	von vaginal zu den Foramina transobturatoria (outside-in)
Lagerung	SSL < 60°	SSL 120°	
Anästhesie	LA (SA, ITN)	SA, ITN (LA)	
Zystoskopie	obligat	(ja)	
Hustentest	ja	nein	
Dauerkatheter	nein	(1 Tag)	
Zusatzeingriffe	möglich	möglich	

Im Unterschied zum retropubischen Verfahren sollen beim transobturatorischen Vorgehen die Beine in den Hüften auf etwa 120° überflektiert werden, um die Anatomie mit Zugang zu den Foramina obturatoria korrekt zu präsentieren. Tab. 16.5 veranschaulicht die operativ-technischen Unterschiede der beiden Routen. Nach Durchsicht der acht anatomischen Untersuchungen an Leichen zu den unterschiedlichen transobturatorischen Zugängen scheint die Outside-in-Technik favorisiert zu werden, wobei die eigene Erfahrung und die klinischen Studien diesbezüglich keine definitive Aussage zulassen (Scheiner et al., 2012; Fusco et al., 2017) (Tab. 16.6).

Bei allen SMUS-Techniken soll intraoperativ auf die spannungsfreie Bandlage geachtet werden: Das Band wird in der Mitte mit einer Babcock-Klemme gefasst, wodurch eine etwa 5 mm lange Schlaufe entsteht. Dann wird das Band an die Urethra herangeführt, bis die Babcock-Klemme der Urethra aufliegt. Jetzt wird die Klemme gelöst, und das Band liegt nun spannungsfrei der Urethra an. Besteht eine offensichtliche „Luftschlaufe", wird das Band noch vorsichtig angezogen. Verschwindet das Band hinter der Kolpotomie und muss mühsam aufgesucht werden, ist es wahrscheinlich zu straff und sollte etwas gelockert werden. Es empfiehlt sich in dieser Situation, das Band lateral und möglichst hoch mit Péan-Klemmen zu fassen und zurückzuziehen, damit das Band suburethral nicht durch den direkten Zug ausgedünnt wird. Das korrekt sitzende Band liegt flach in seiner vollen Breite suburethral der Urethra an, ist gut einsehbar und lässt sich mit einer Präparierschere bequem unterfahren. Wenn jetzt noch beim Hustentest einige Tropfen Urin abgehen, sollte das Band korrekt liegen, ohne dass ein Harnverhalt zu erwarten ist.

Tab. 16.6: Anatomische Unterschiede der beiden transobturatorischen Routen outside-in resp. inside-out.

Autor	Bänder (n)	outside-in TOT	inside-out TVT-O
Bonnet 2005	12		Der kürzeste Abstand des Bandes zum N. obturatorius beträgt 22 mm.
Delmas 2005	10	keine Gefäß- oder Nervenverletzung bei korrekter Anwendung	
Spinosa 2007	7	Gefäßbündel > 3 cm und hinterer Ast N. obturatorius > 2,1 cm entfernt	Gefäßbündel 4 × < 1 cm, 1 × > 1 cm, 1 × verletzt hinterer Ast N. obturatoriuas 0,9 cm, 1 × verletzt
Reisenauer 2006	5	Passiert nie das Cavum Retzii. 2 bis 2,8 cm zu Ramus anterior des N. obturatorius an der Oberfläche des M. adductor brevis. 2,0 bis 2,9 cm im Foramen obturatum zu Nerven/A. obturatoria. Deren vorderer Ast verläuft geschützt an der äußeren Kante des unteren Schambeinastes.	
Achtari 2006	10	N. clitoridis dorsalis verläuft unter dem Schambein 14,3 ± 4,7 mm von der Mittellinie. Bänder ähnlich weit vom Nerv entfernt. TOT vom Obturatorkanal 40,1 mm	N. clitoridis dorsalis verläuft unter dem Schambein 14,3 ± 4,7 mm von der Mittellinie. Bänder ähnlich weit vom Nerv entfernt. TVT-O vom Obturatorkanal 19 mm
Hinoul 2007	6		0,7–2,0 cm vom Obturatorkanal, 0,5–2,0 cm vom N. obturatorius (vorderer Ast), 0,1–1,4 cm (hinterer Ast)

Tab. 16.6: (fortgesetzt)

Autor	Bänder (n)	outside-in TOT	inside-out TVT-O
Zahn 2007	7	weiter vom Obturatorkanal (2,3 cm) und näher zum unteren Schambeinast (0,04 cm) Abstände links größer	näher zum Obturatorkanal (1,3 cm) und weiter vom unteren Schambeinast (0,39 cm) Abstände links größer
Ottem 2007	9	Vene in 78 % medial, Arterie in 22 %. Nerv immer lateral. Venen- (22 %) und Arterien- (17 %) Äste der Obturatorgefäße überqueren die Obturatormembran nach medial Richtung Trokarplatzierung. 30 mm Durchschnittsabstand von optimaler Trokarplatzierung zu Obturatorkanal.	

Erfolg und Misserfolg

Das TVT zeigt mit über 80 % vergleichbar gute Langzeit-Kontinenzraten wie die Kolposuspension nach Burch als der bisherige Standard (Nilsson et al., 2008; Ward et al., 2008). Dazu kommen 17-Jahresdaten für das TVT mit objektiven Kontinenzraten von über 90 % (Nilsson et al,. 2013). Transobturatorische Bänder erzielen vergleichbare Kontinenzraten wie das TVT (Latthe et al., 2007; Sung et al., 2007; Ford et al., 2017; Fusco et al., 2017). Die Erfolgsrate nimmt bei Mischinkontinenz oder bei präoperativer Trichterbildung am Blasenhals ab. Ebenso ist bei über 70-jährigen Patientinnen mit tieferem Urethralruheverschlussdruck von einer etwas geringeren Erfolgsrate auszugehen (Rezapour et al., 2001). Dies ist präoperativ mit der Patientin zu besprechen. Häufig tritt gleichzeitig eine überaktive Blase auf, und durch den hypotonen Detrusormuskel können postoperativ Blasenentleerungsstörungen auftreten. Risikofaktoren für die Entwicklung einer Rezidivinkontinenz nach Schlingeneinlage scheinen ein gleichzeitiger Deszensuseingriff oder eine präoperative anticholinerge Medikation zu sein, und auch zunehmendes Alter ist spezifisch mit einem Wiederauftreten von Symptomen der Belastungsinkontinenz assoziiert (Barber et al., 2008). Ein höheres Patientinnenalter scheint zumindest keine Rolle zu spielen bei der Wahl der Schlingentechnik. So sind retropubische und transobturatorische Schlingen bei über 80-jährigen Frauen vergleichbar sicher und erfolgreich, haben aber auch ein vergleichbar erhöhtes Risiko für eine passagere Blasenentleerungsstörung (Stav et al., 2010).

Komplikationen und deren Management

Unterschieden wird zwischen intraoperativen Komplikationen (z. B. Blutung, Organverletzung), unmittelbar postoperativen Komplikationen (z. B. Blasenentleerungsstörung) sowie den längerfristigen postoperativen Problemen.

Intraoperative Komplikationen. Die Blasenperforation sollte durch die intraoperative Zystoskopie erkannt werden und ist vergleichsweise harmlos. Die Prädilektionsstellen beim TVT befinden sich an der Seitenwand bei 10 und 2 Uhr. Die Nadel wird in einer solchen Situation zurückgezogen und neu gesetzt. Unter prophylaktischer Antibiotikagabe und Belassen eines transurethralen Blasenverweilkatheters für einige Tage heilt die Perforation komplikationslos ab. Eine übersehene Blasenperforation mit verbleibendem intravesikalem Mesh hingegen führt zu rezidivierenden Harnweginfektionen, Konkrementbildung und Drangsymptomatik. Intraoperative Blutungen kommen meist mit einer kurzfristigen Tamponade zum Stillstand. Mit retropubischen Verfahren sind Verletzungen großer Gefäße mit starken Blutungen selten, aber beschrieben (Kölle et al., 2007).

Postoperative Komplikationen. Während zudem bei retropubischen Schlingen Hämatome und Darmverletzungen auftreten können, sind es bei den transobturatorischen Bändern eher Schmerzen im Leistenkanal und Oberschenkel, Vaginalperforationen oder Erosionen (Latthe et al., 2007; Sung et al., 2007). Auch Abszesse sind nach transobturatorischer Bandeinlage beschrieben, möglicherweise gefördert durch das Material gewisser Bänder, die bereits vom Markt genommen worden sind, und das Passieren der Adduktorenmuskeln bei den transobturatorischen Bändern, im Gegensatz zum sehnigen Ansatz des M. rectus abdominis bei den retropubischen (Tamussino et al., 2007). Als schwerwiegende Komplikationen sind nekrotisierende Faszitis, Osteomyelitis und Osteonekrose nach transobturatorischer Bandeinlage beschrieben. Banderosionen treten in 3,6–20 % auf, und Miktionsstörungen werden in 5 % beschrieben (Tab. 16.7).

Tab. 16.7: Komplikationen bei retropubischen und transobturatorischen Schlingen (vgl. auch Tab. 16.8). A = Abszess; B = Blutung; BES = Blasenentleerungsstörung; E = Erosion; P = Perforation; R = (Harn-)Retention.

Autor	Band	Follow-up	Kont.	Anmerkung
Costa 2004	183 Uratape	7 Monate		3,3 % R, 3,6 % E
Minaglia 2004	61 Mentor	k. A.		5 % P
But 2005	30 Monarc	6 Wochen		7 % E
Domingo 2005	64 Ura/Obtape	10 Monate		14 % E, 1 mit A
Enzelsberger 2005	54 TVT 56 TOT	15 Monate	86 % vs. 84 %	OP 25 vs. 15 Min. 1 vs. 1 E. TVT 7,6 % Blasen-P. BES 7,6 % vs. 5,6 %
Fischer 2005	220 TVT 220 TOT	> 12 Monate	76 % vs. 81 %	Spaltung 4 vs. 2 % Blasen-P 4,5 vs. 0,5 %
Krauth 2005	604 I-Stop	131 nach 1 Jahr		2 gelockert/durchtrennt. 0,3 % P. 1,1 % B
Siegel 2005	30 Obtape	12 Monate		20 % E (1 Obt.A)
Debodinance 2006	50 Monarc 50 TVT-O	12 Monate	90 % vs. 94 %	Mon 1 vag P, 1 Bein-Sz n. 1 Jahr 54 % sex. aktiv, oB
Deval 2006	129 Obtape	17 Monate		1,5 % justiert. 5 % E. 6 Bänder entfernt
Dobson 2007	52 Obtape	12 Monate		E 15 %, 1 A
Falkert 2007	56 TVT 49 TOT	k. A.	90 % vs. 96 %	R 23 vs. 2 %
Kyu-Sung 2007	60 TVT 60 TVT-O	13 Monate	87 % vs. 87 %	4 TVT-O De-novo-Urge

Die Banderosionsrate hängt aber nicht nur von der Route ab, sondern auch vom Material. Gerade mit mikroporösen oder multifilamentären Netzen wurden sehr schlechte Erfahrungen gemacht. Die Textur der heutzutage eingesetzten makroporösen und monofilamentären Schlingen sorgt für das Ausbleiben von Bandinfektionen bzw.

-abstoßungen. Allerdings sind auch Späterosionen des Bandes in die Blase nach fünf Jahren beschrieben (Quereux et al., 2007).

Postoperative Blasenentleerungsstörungen. Während die meisten Frauen nach Schlingeneinlage spätestens am ersten postoperativen Tag ihre Blase restharnfrei (< 100 ml) entleeren können, weisen Symptome wie eine subjektiv veränderte Miktion, die Notwendigkeit zu pressen oder die Körperhaltung beim Wasserlösen zu ändern, ein abgeschwächter Harnstrahl oder ein zögerliches Wasserlassen bei 11,8 % nach outside-in TVT-O, 13,5 % nach inside-out TOT und 18,5 % nach TVT auf eine postoperative Blasenentleerungsstörung hin (Scheiner et al., 2012). Schwellungen oder Hämatome periurethral oder im Cavum Retzii sowie die Lokalanästhesie können in den ersten Tagen solche Blasenentleerungsstörungen von erhöhter Restharnmenge bis zum kompletten Harnverhalt verursachen. Mit einem Harnverhalt ist in 0,5 % der transobturatorischen und in 1,6 % der retropubischen Schlingen zu rechnen (Ford et al., 2017). Operationswürdige Blasenentleerungsstörungen treten in etwa 3 % auf (Tamussino et al., 2001, 2007). Persistiert die Blasenentleerungsstörung mit Restharnmengen deutlich über 150 ml bei ungenügender Spontanmiktion, kann zuerst eine Senkung des Bandes versucht werden, indem mit einem Hegarstift der Größe 7 oder 8 in die Urethra eingegangen und diese mit vorsichtigen Bewegungen nach dorsal gedrückt wird. Dieses Vorgehen wird gut toleriert, bei Bedarf kann eine halbe Stunde zuvor ein Analgetikum verabreicht werden. Hilft diese Maßnahme nicht weiter, stehen zwei Optionen offen: Bandlockerung oder Bandspaltung. Bei der Bandlockerung wird die Kolpotomie in Lokalanästhesie oder bevorzugt in Kurznarkose innerhalb der ersten sieben (bis 10) Tage eröffnet, um dann das Band lateral möglichst hoch mit je einer stumpfen Péan-Klemme zu fassen und um einige Millimeter nach unten zu ziehen und damit zu lockern. Dagegen wird bei der Bandspaltung das Band erst bei Persistenz der Blasenentleerungsstörung nach zwei bis drei Monaten, wenn das Band eingeheilt und die Vernarbung erfolgt ist, gespalten oder teilexzidiert. Letztgenanntes Vorgehen bedingt den Selbstkatheterismus oder Einlage eines Dauerkatheters und viel Geduld. Allerdings muss bei der Bandspaltung in etwa 30 bis 60 % damit gerechnet werden, dass die Patientin wieder inkontinent wird (Klutke et al., 2001; Viereck et al., 2013). Wir bevorzugen daher die unmittelbare postoperative Bandlockerung in Kurznarkose nach etwa 7 Tagen, da dieses Vorgehen sowohl die rasche Behebung der Obstruktion und entsprechend Rückkehr zur Normalität als auch gleichzeitig den Erhalt des Bandes und damit des Kontinenzmechanismus erlaubt.

Die klinische Untersuchung und Bougierung der Harnröhre mit sogenannten Bougie-à-boules, mit denen beim Rückzug ein allfälliger Widerstand des Bandes besser erspürt werden kann (mit normalen Hegarstiften wird der bandbedingte Widerstand wie mit einem Pflug durchbrochen und bleibt unbemerkt) sowie die Perinealsonographie zur Beurteilung der Bandposition (nahe am Blasenhals? nahe zur Urethra? Kinking der Urethra) in Ruhe und unter Belastung sowie zum Ausschluss eines klinisch relevanten Hämatomes helfen für das Verständnis weiter, wobei ein persistierender Harnverhalt letztlich durch das Band bedingt ist und behoben werden sollte. Denn Miktionsstörungen wie verlängerte oder stakkatoförmige Miktion in 16 % können die Lebensqualität negativ beeinflussen (Vervest et al., 2007).

Tab. 16.8: Gegenüberstellung der Komplikationen bei TVT und TO, basierend auf großen Registern. Quellen: Costa et al., 2004; De Leval et al., 2003 und 2004; Heidler et al., 2005; Kuuva et al., 2002; Tamussino et al., 2001 und 2007; Ward et al., 2002.

Komplikationen	TVT	TO
n	9.693	8.365
Blasenperforation	3 %	0,5 %
Urethraperforation	0,02 %	0,3 %
Blutung	1,5 %	3,3 %
Laparotomie (intestinale Verletzungen)	0,7 %	0 %
Blasenentleerungsstörung	4,6 %	15,9 %
Harnretention	1,7 %	2,8 %
De-novo-OAB	6,9 %	5,0 %
Banderosion	1 %	3,6–20 %

De-novo-Urgency, wahrscheinlich verursacht durch eine milde Obstruktion der Urethra und urethrale Reizung durch das Band, tritt beim TVT in 6–25 % und bei den transobturatorischen Bändern in 0–16 % auf, wobei die Unterschiede nicht signifikant scheinen (Daneshgari et al., 2008). Tatsächlich fanden wir in unserem Kollektiv bandunabhängig eine vergleichbare Reduktion des freien maximalen Urinflusses sowohl für das retropubische TVT, das outside-in TOT und das inside-out TVT-O, sodass keines der eingesetzten Bänder wirklich spannungsfrei ist (Scheiner et al., 2012). Sofern eine operationswürdige Blasenentleerungsstörung ausgeschlossen ist, kann die De-novo-Urgency zunächst konservativ mit Beckenbodenrehabilitation, Anticholinergika oder dann mittels intravesikaler Injektion von Botulinumneurotoxin angegangen werden.

Banderosionen können sowohl bei den retropubischen als auch bei den transobturatorischen Bändern auftreten. Bei den transobturatorischen Bändern steht dies möglicherweise mit deren größeren respektive langstreckigeren Kontaktfläche zur Vagina und, da die Erosionen typischerweise in den lateralen Sulci auftreten, mit hohen Sulci in Zusammenhang. Atrophe Vaginalverhältnisse, mitunter bedingt durch Kortikosteroide oder Methothrexat-Therapie bei rheumatischen Begleiterkrankungen, können das Auftreten von Erosionen begünstigen. Von den echten (de novo) Erosionen sind die intraoperativ unentdeckt gebliebenen Perforationen zu unterscheiden. Erosionen können jederzeit auftreten, werden aber aus eigener Erfahrung typischerweise ab sechs Wochen postoperativ bemerkt. Die Symptome reichen von Beschwerdefreiheit (quasi Zufallsbefund) über vermehrten vaginalen Ausfluss oder Blutung bis hin zu Fremdkörpergefühl, Geschlechtsverkehr assoziierten Beschwerden (s. unten) oder gar Hispareunie, worunter wir bei diesem angelsächsischen Neologismus die entsprechenden Beschwerden beim Sexualpartner umschreiben. Prinzipiell können Erosionen zunächst konservativ mit intensiver Östrogenisierung über zwei bis drei Monate angegangen werden. Während beim TVT die suburethrale Erosion nach Wundsäuberung und Anfrischen der Vaginalränder unter Antibiotikaprophylaxe durch Übernähen behoben werden kann, können bei den transobturatorischen Bändern die Erosionen wieder auftreten, zumal das Band quer durch den Sulcus zieht und erneut erodiert. Entsprechend muss hier die Teilexzision des Bandes indiziert und bei erneuter Inkontinenz ein zweites Band eingelegt werden (Viereck et al., 2013).

Geschlechtsverkehr assoziierte Beschwerden können nach Schlingeneinlage auftreten (Scheiner et al., 2012). Zum Beschwerdemuster zählen nebst Beschwerden bei der Penetration, Schmerzen bei Ad- oder Abduktion der Oberschenkel, auch unabhängig vom Geschlechtsverkehr, Schmerzen im Bereich der genitocruralen Bandaustrittstellen, aber auch die sogenannte Hispareunie (Schmerzen des Mannes durch Friktion eines in die Vagina erodierten synthetischen Gewebes). Mitunter ist dies das einzig angegebene Symptom bei sonst beschwerdefreier Patientin. Ultima Ratio in der Behandlung ist die Bandteilexzision und bei erneuter Inkontinenz die Einlage eines (retropubischen) Bandes.

Selbstverständlich ist vor allen operativen Maßnahmen zur Behebung der Komplikationen, seien es nun Blasenentleerungsstörungen, Banderosionen oder Geschlechtsverkehr assoziierte Beschwerden, die Möglichkeit der Banddurchtrennung resp. Teilexzision zu besprechen, mit dem Risiko des Wiederauftretens einer Inkontinenz. Immer wieder trifft man auf Patientinnen, denen die erlangte Kontinenz wichtiger ist als die Behebung der Blasenentleerungsstörung, oder die die Erosion nicht spüren resp. nur ihr Sexualpartner, und von einer erneuten Operation absehen.

16.5.2 Abdominale Kolposuspension nach Burch, 1961 (Modifikation nach Cowan, 1979)

Indikation

– Belastungsinkontinenz bei Traktionszystozele (lateraler resp. paravaginaler Defekt)
– zusätzliche Genitalpathologie mit geplantem abdominalem Vorgehen
– Z. n. erfolgloser TVT-Einlage
– zu erwartende ausgeprägte Vernarbungen der vorderen Vaginalwand nach vorausgegangener Kolporrhaphia anterior

Prinzip

Das Prinzip besteht in der Fixation der endopelvinen Faszie im Bereich der mid- und proximalen Urethra am Blasenhals an das Cooper-Ligament, womit die anatomische Position des Blasenhalses durch die indirekte Elevation und Suspension der Blasenhalsregion resp. der endopelvinen Faszie wie in einer Hängematte in eine ventrokraniale Position kommt (Abb. 16.5) (Hirsch et al., 1999). Bei der Kolposuspension handelt es sich um den ehemaligen Standard. Cowan und Morgan haben die Technik mittels lockerer Aufhängung mit freiverlaufenden Fäden zur Reduktion der Blasenentleerungsstörungen modifiziert. Kleinere Defekte der vorderen Vaginalwand werden beim Burch mitkorrigiert, und durch zusätzlich durch die parietalen Anteile des Arcus tendineus fasciae pelvis gelegte Fäden kann ein Lateraldefekt suffizient verschlossen werden. Wird übrigens der Lateraldefekt auf diese Weise mit oder ohne Fixation der Fäden am Cooper-Ligament in Höhe des Blasenbodens (Level II nach DeLancey) fortgesetzt, sprechen wir von einer lateralen Rekonstruktion oder *paravaginal repair* zur Behebung der durch einen Lateraldefekt bedingten Zystozele. Der Eingriff kann offen oder laparoskopisch erfolgen. Letzteres reduziert die Hospitalisations- und Rekonvaleszensdauer. Wesentliche Unterschiede im Outcome zwischen den beiden Vorgehensweisen finden sich nicht. Zur Suspension wird heute meist nichtresorbierbares Fadenmaterial wie Ethibond oder GoreTex eingesetzt. Eine Überkorrektur des vesikourethralen Beta-Winkels ist zu vermeiden, und die Urethra soll so positioniert werden, dass man bequem zwei Finger zwischen dem Os pubis und der Urethra einführen kann. Therapieversager sind mitunter auf technische Fehler zurückzuführen, wie Setzen der Fäden in die Blase anstelle in die endopelvine Faszie, zu laterale Positionierung von der Urethra oder zu distal, exzessive Spannung

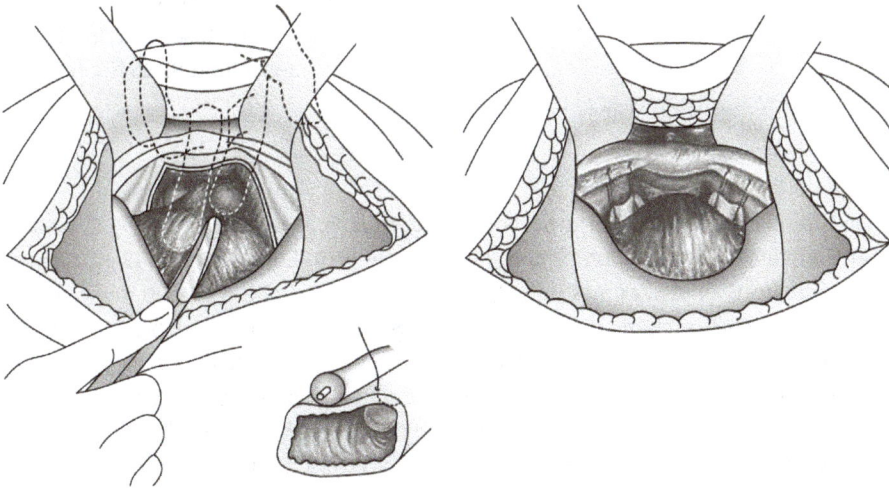

Abb. 16.5: Abdominale Kolposuspension nach Burch (aus Hirsch et al., 1999).

resp. Elevation der Urethra und unzureichend tiefes Setzen der Nähte in die endopelvine Faszie mit folglich Ausreißen der Fäden. Zum Ausschluss intraoperativer Blasen- oder Harnröhrenverletzungen und in der Blase liegenden Fadenmaterials dient die Kontrollzystoskopie. Bei Operationsende wird ein Katheter (oder eine suprapubische Ableitung für das postoperative Blasentraining) gelegt und für einige Tage belassen.

Erfolg

Ein systematischer Review zeigt für die offene Kolposuspension eine geringere Lang- und Kurzzeitversagerrate als bei vorderer Raffung und Nadelsuspensionen, mit Kontinenz von 85 bis 90 % nach einem Jahr und 70 % nach fünf Jahren. Es fanden sich keine signifikanten Unterschiede zwischen der Kolposuspension und den suburethralen Schlingen (Lapitan et al., 2005). Mittlerweile liegen die 5-Jahresdaten der großen Multicenter-RCT vor (Ward et al., 2008): Die TVT- und die Burch-Gruppe wiesen vergleichbar gute Kontinenzraten von 81 % resp. 90 % auf. Während bei der Burch-Gruppe eine Zunahme an Entero- und Rektozelen festgestellt wurde, fanden sich drei späte Bandkomplikationen beim TVT. In einem systematischen Review von sieben RCT zwischen laparoskopischer Kolposuspension nach Burch und TVT fanden sich ebenfalls keine signifikanten Unterschiede bis auf eine kürzere Operations- und Hospitalisationsdauer zugunsten des TVT (Dean et al., 2006). Außerdem ergaben sich für die Kolposuspension nach Burch urodynamisch bestätigte Langzeiterfolgraten von 70–90 %. Bei Mischinkontinenz sinkt die Rate auf etwa 60 %. Weitere Risikofaktoren für schlechteres Outcome sind Frauen unter 50 Jahre mit einer hypotonen Urethra (maximaler Urethralverschlussdruck < 20 cm H_2O), Adipositas, Asthma, Alter > 65 Jahre sowie Östrogenmangel. Die Kolposuspension kann in der Rezidivsituation wiederholt werden, ist aber technisch aufgrund der retropubischen Fibrose aufwendiger. Die Kontinenzrate liegt bei 90 % für den Ersteingriff und 82 % für den wiederholten Eingriff (Dainer et al., 1999).

Komplikationen

Dazu zählen Harnverhalt, Detrusorüberaktivität in 17 % (Vierhout et al., 1992), Blasen- oder Ureterenläsion, Infektion, Blutung und Rekto- resp. Enterozelen in 13 %, bedingt durch Schaffung eines Raumes im vaginalen Cul-de-sac durch Anheben der vorderen Vaginalwand zum oberen Schambeinast hin (Stanton, 1984). So ist bei Frauen, die nebst Kolposuspension nach Burch auch eine Hysterektomie erhalten, die apikale Aufhängung zu diskutieren. Blasenentleerungsstörungen und De-novo-Urge scheinen im Zusammenhang mit einer zu starken Elevation des Blasenhalses und Kompression der Urethra zu stehen. Leider kann dies intraoperativ klinisch zu wenig gut geprüft werden. Harnverhalt löst sich in der Regel innerhalb einer Woche (Katheterpflichtigkeit 5 bis 60 Tage, durchschnittlich 10 Tage [Korda et al., 1989]). Nur eine transfusionsbedürftige Blutung trat unter 3500 Eingriffen auf (Dainer et al., 1999).

Tab. 16.9: Vergleich ausgewählter Inkontinenzoperationen.

Zugang	Technik	Indikation	Erfolg	Komplikationen	Langzeit	Bemerkungen
vaginal	TVT	Belastungsinkontinenz Rezidivsituation	90 %**	Blasenperforation 1–3 % Blasenentleerungsstörung Darmverletzung Hämorrhagie	De-novo-Urge	Kurzhosp. 3 Tage Eingriff in LA/Analgosedation, intraop. Kontrolle der „Bandspannung"
vaginal	TO	Belastungsinkontinenz	80 % (subj. 92 %)****	Urethralperforation 1 % Blasenentleerungsstörung	Banderosion 6 % Dyspareunie/Geschlechtsverkehr assoziierte Beschwerden 7 %	Kurzhosp. 3 Tage Eingriff in LA/Analgosedation, intraop. Kontrolle der „Bandspannung"
abdominal laparoskopisch	Burch/ Cowan	Belastungsinkontinenz bei gleichzeitig bestehendem lateralem Defekt (Zystozele)	90 %*** 78 %*	Blasenentleerungsstörungen 15–20 %	Rekto- und Enterozelen in 7–35 % De-novo-Urge 10–15 %	abdominaler Eingriff in Narkose, keine intraop. Erfolgskontrolle möglich. Hosp. 5–7 Tage. Eingriff i. Ggs. zu den Schlingen „unter Sicht"
periurethral transurethral	Bulking agents	intrinsische Sphinkterinsuffizienz, hypomobile Urethra Rezidivsituation schlechter Allgemeinzustand	26–75 %	Harnverhalt (Schulz et al., 2004)	Fremdkörpergranulome, Abszesse	minimalinvasiver Eingriff. Alternative zur zumindest kurzfristigen Symptombehebung bei Patientinnen mit Komorbiditäten und Risikofaktoren für Eingriffe in Narkose. Injektion muss ggf. zwei- bis dreimal wiederholt werden (Keegan et al., 2007)

* 20 Jahre Follow-up; ** 11 Jahre Follow-up (Nilsson et al., 2008); *** 5 Jahre Follow-up (Ward et al., 2008); **** 2 Jahre Follow-up (Giberti et al., 2007).

Tab. 16.10: Follow-up-Kontrollen. Zur Routinekontrolle ist die klinische Untersuchung zum Ausschluss von Banderosion, Restharn und Harnweginfektion ausreichend und wird idealerweise durch einen Hustentest ergänzt (z. B. zu Beginn der Untersuchung bei noch voller Blase). Abhängig von den Beschwerden empfiehlt sich die weiterführende Diagnostik. * Restharnuntersuchung mittels Einmalkatheter oder alternativ Ultraschall.

	Routine-kontrolle	Fluor	Dyspareunie	Blasenentlee-rungsstörung	rezidivierende HWI	De-novo-Urge	Schmerzen	Rezidivinkontinenz
klinische und Spekularunter-suchung mit Palpation	Band-erosion?	Band-erosion?	Banderosion? Dolenz subure-thral, Scham-beinäste, genito-crural?	Bougie-à-boules	Bougie-à-boules	Bougie-à-boules	Dolenz subure-thral, Scham-beinäste, genito-femoral?	
Restharn*	erhöht?			erhöht (> 100 ml)?	erhöht (> 100 ml)?	erhöht (> 100 ml)?		erhöht (> 100 ml)?
Urinuntersu-chung	Harnweg-infekt				objektivierbarer Harnweginfekt?	Harnweginfekt?	Harnweginfekt?	Harnweginfekt als Ursache?
Hustentest	positiv?							objektivierbare Rezidivbelastungs-inkontinenz?
Perinealsono-graphie				Bandabstand zu Urethra ≥ 3 mm? Bandposition midurethral? Kinking, C-shape? Hämatom (in den ersten Tagen postope-rativ)?	Bandabstand zu Urethra ≥ 3 mm? Bandposition midurethral? Kinking, C-shape?	Bandabstand zu Urethra ≥ 3 mm? Bandposition midurethral? Kinking, C-shape?	Bandabstand zu Urethra ≥ 3 mm? Bandposition mi-durethral? Kink-ing, C-shape?	Bandabstand zu Urethra ≥ 3 mm? Bandposition midurethral?

Tab. 16.10: (fortgesetzt)

	Routine-kontrolle	Fluor	Dyspareunie	Blasenentlee-rungsstörung	rezidivierende HWI	De-novo-Urge	Schmerzen	Rezidivinkontinenz
Zystoskopie					Banderosion? Urolithiasis? chronische Zystitis?	Banderosion? Urolithiasis? chronische Zystitis?	Banderosion? Urolithiasis? chronische Zystitis?	
Urodynamik								vor erneuter Inkontinenz-chirurgie

16.5.3 Bulking agents

Indikation

- Belastungsinkontinenz bei hypotoner, hypomobiler oder fixierter Urethra (intrinsische Sphinkterinsuffizienz)
- Rezidivinkontinenz resp. Zustand nach mehreren Inkontinenzeingriffen (voroperierte starre hypotone Urethra)
- multimorbide Patientin

Prinzip

> **Merke:** Durch periurethrale Injektion eines Bulking agents kommt es zu einer lokalen Ausdehnung von periurethralem Gewebe, wodurch einerseits die Urethra eingeengt und andererseits die Drucktransmission in der proximalen oder mittleren Urethra erhöht wird (Abb. 16.6).

Bulking Agent-Therapien sind zwar schon lange auf dem Markt, sie hatten aber wegen materialbedingten Komplikationen und unzureichendem Effekt einen geringeren Stellenwert als andere Therapien. Mit der Optimierung der Injektionsmaterialien und der Injektionstechnik und dem erwarteten Anstieg der älteren Bevölkerungsgruppe resp. der Tendenz weg von den synthetischen Bändern, wird diese Therapie aber in Zukunft an Bedeutung gewinnen. (Viereck et al., 2017).

Diskutiert wird eine durch die Injektion des Bulking agents erhöhte Kraft des Sphinkters, indem das Material als Füllvolumen die Länge der Muskelfasern erhöht (Klarskov et al., 2008). Es handelt sich hierbei um die am wenigsten invasive Inkontinenztechnik, die im ambulanten Setting und in Lokalanästhesie durchgeführt werden kann. Die Injektion kann unter urethroskopischer Sicht oder blind über eine Führungskanüle, periurethral neben die Urethra oder unter deren Submukosa erfolgen. Aktueller Gegenstand der Diskussion ist, ob Bulking agents am Blasenhals oder – in Analogie zu den modernen Schlingen – midurethral injiziert werden sollen

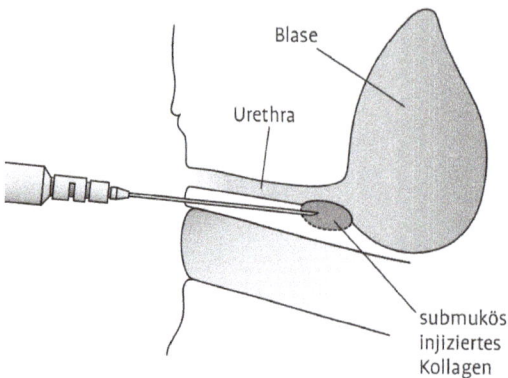

Blase

Urethra

submukös injiziertes Kollagen

Abb. 16.6: Periurethrale Injektion eines Bulking agents in Blasenhalsnähe am Beispiel von Kollagen.

(Kuhn et al., 2008). Nach einem Jahrhundert Erfahrung stehen mittlerweile verschiedene Produkte zur Injektion zur Verfügung. Manche sind bereits vom Markt genommen worden (Teflon; Hyaluronsäure, Zuidex, Tegress). Standardprodukt, mit dem andere Bulking agents verglichen werden müssen, ist das Contigen™, bestehend aus kreuzvernetztem bovinem Kollagen (Sokol et al., 2016).

Dieses ist biodegradierbar, weswegen der Bulking-Effekt vorübergehend ist und Reinjektionen erfordert. Nichtdegradierbare Produkte sind beispielsweise das Macroplastique aus Silikon. Ein aktuelles Bulking agent ist das Polymer Polyacrylamid Hydrogel (Bulkamid).

Es gibt zwei Arten von Bulking Agents, die „homogenen Gele", bestehend aus Polymeren, und die „Kombinationsgele", zusammengesetzt aus Mikropartikeln und Trägergel. Der Bulking-Effekt wird bei den homogenen Gelen durch das Volumen des Gels erzielt. Bei den Kombinationsgelen wird das Trägergel dagegen resorbiert, die Mikropartikel verfestigen sich zu einem spongiösen Material oder der Fülleffekt wird durch die Reaktion des Gewebes auf die Mikropartikel erzeugt, zum Beispiel durch Erosion, Zystenbildung, Entzündung.

Erfolgsraten

Eine prospektiv randomisierte Studie verglich die TVT-Operation mit der transurthralen Polyacrylamid Hydrogel Injektion (PAHG, Itkonen et al., 2019). Bei 66,4 % der mit PAHG behandelten Patientinnen war der Hustentest negativ. Die Lebensqualität verbesserte sich deutlich, in manchen Studien bis 90 %.

Bisher wurden vor allem die fehlenden Langzeitdaten bei der PAHG bemängelt. Aktuell liegen bis zu 8-Jahresdaten vor. Heilungs- und Besserungsraten waren im Durchschnitte 66 % bis 89,7 %.

Komplikationen

Die Komplikationen der Operationen mit mit PAHG sind sehr gering (Tab. 16.11).

Tab. 16.11: Komplikationsraten nach PAHG.

	Tooss-Hobson	Sokol	Aakash Pal	Lobodasch	Andrews	Zivanovic	Marthaler
Jahr der Publikation	2012	2014	2015	2015	2015	2016	2015
Anzahl Patienten	135	345	256	354	38	60	122
Komplikationen der OP	0	1 (0,4 %)	0	0	0	0	0
Harnwegsinfektionen	0	8 (3,5)	4 (1,6 %)	6 (1,7 %)	1 (1,2 %)	2 (3,6)	2 (1,6 %)
Akute Harnretention	2 (1,4 %)	13 (5,7 %)	1 (0,4 %)	0	0	0	1 (0,8 %)
Follow up (Monate)	24 Monate	12 Monate	5 Jahre	7 Jahre	6 Monate	12 Monate	3 Monate

16.5.4 Diskussion der Schlingentechniken

Das TVT zeichnet sich durch eine standardisierte Technik nach Kochbuch aus, die im Gegensatz zum bisherigen Goldstandard der Kolposuspension nach Burch in Lokalanästhesie durchführbar ist. Der kurzstationäre Aufenthalt trägt zur Reduktion der Kosten bei. Mittlerweile sind über 4.000 Publikationen zum TVT abrufbar, darunter viele randomisiert kontrollierte Studien, die das TVT mit dem damaligen Standard, der Kolposuspension, vergleichen: Das TVT verursacht – bei gleicher Kontinenzrate – weniger Harnretention und Entero- resp. Rektozelen. Tatsächlich aber ergab sich mit zunehmender Verbreitung der Technik eine Zunahme von Komplikationen als Folge der Passage der Nadeln durch das kleine Becken, allen voran Blasenperforationen in etwa 3 % (Tab. 16.8). Allerdings variiert die Komplikationsrate von Studie zu Studie und hier wohl insbesondere von Operateur zu Operateur. Tatsächlich unterliegt die TVT-Einlage einer Lernkurve mit einer Mindesteinlagezahl von 40 Schlingenoperationen pro Jahr (Gold et al., 2007; Groutz et al., 2002; Lebret et al., 2001; McLennan et al., 2005). Eine Multicenterstudie zeigte eine Komplikationsrate von 40 % für Zentren mit weniger als 15 TVT-Operationen pro Jahr und eine Stabilisierung auf 14 % bei Zentren mit über 15 Operationen (Kuuva et al., 2002) (Abb. 16.7).

Zur Vermeidung der Blasenverletzung wurde der transobturatorische Zugang entwickelt, der ebenfalls wie das TVT eine midurethrale Stabilisierung bezweckt. Die postulierte bei gleichbleibender Kontinenzrate geringere Komplikationsrate an Blasenentleerungsstörungen und De-novo-Urge aufgrund der geringeren Obstruktion durch das transobturatorische Band konnte nur bedingt bestätigt werden, wogegen die Rate an Banderosionen, teils materialbedingt, teils aber durch den operativen Zugang bedingt, zunahm (Ford et al., 2017). Gerade bei Frauen mit hohen lateralen Sulci ist der transobturatorische Zugang deutlich erschwert und lässt eine höhere Banderosionsrate erwarten, wie unsere eigene Erfahrung zeigt (Scheiner et al., 2012) (Tab. 16.9). Zudem ist die Machbarkeit einer operativen Revision zu berücksichtigen.

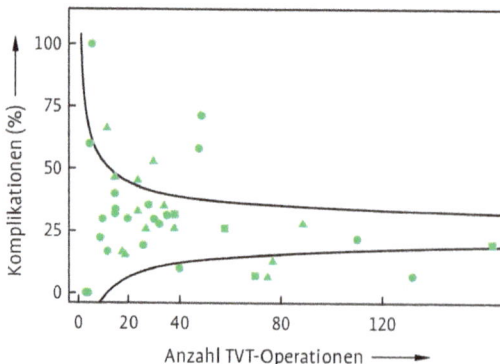

Abb. 16.7: Verhältnis Anzahl Komplikationen zu TVT-Operationen in verschiedenen finnischen Spitälern: ■ = Universitätshospital, ▲ = Zentralhospital, • = örtliches Hospital (Kuuva und Nilsson 2002).

Dies gilt besonders für Inkontinenzeingriffe, welche die Lebensqualität wiederherstellen und nicht eine bedrohliche Krankheit abwenden sollen. Ein weiteres Argument für den transobturatorischen Zugang ist die kürzere Operationsdauer, die allerdings mit dem Verzicht auf die Zystoskopie erklärt werden kann. So fragt sich, worin die Relevanz einer dadurch um wenige Minuten kürzeren Operationszeit besteht, während man gleichzeitig eine zusätzliche Sicherheit und Diagnostik durch die Zystoskopie erzielen kann. Da sich retropubische und transobturatorische Schlingen praktisch hinsichtlich der Kontinenz nicht unterscheiden, ist das Augenmerk auf die Komplikationen zu richten. Stehen beim TVT die perioperativen Komplikationen im Vordergrund, so sind es bei den transobturatorischen die mittel- oder langfristigen wie Banderosionen oder Geschlechtsverkehr assoziierte Beschwerden. Letztlich ist es der Operateur, der sich auf eine Technik festlegen muss und das Vorgehen mit der Patientin zu besprechen hat.

16.5.5 Versuch eines evidenzbasierten Vergleiches verschiedener Verfahren

Die relativ neue Methode der „Netzwerk-Metaanalyse" ermöglicht bei Vorliegen von genügend Evidenz aus randomisierten Studien eine Schätzung der Outcomes verschiedener Interventionen, selbst wenn diese nicht direkt miteinander verglichen wurden (Lumley, 2002). Die nach dieser statistischen Technik ausgewerteten Daten von 175 RCTs (> 21.500 Patientinnen) über die operative Therapie der Belastungsinkontinenz (incl. Beckenbodentraining) zeigten die besten Ergebnisse für die retropubische TVT-Operation (Imamura, 2019). Für die Bulking Agents war die Fallzahl zu gering, um in die Auswertung zu kommen. Insgesamt waren die Studien, die es gemessen an den GRADE Kriterien (Guyatt, 2008) in die Metaanalyse schafften, von sehr geringer bis mäßiger Qualität, ein Befund, den man in der Beratung der betroffenen Patientinnen berücksichtigen muss, um die Erwartungshaltung auf ein realistisches Niveau zu setzen. Vor allem die Grafiken der neuen Methode bieten aber einen guten Überblick über die Landschaft der publizierten Studien. Das Netzwerkdiagramm zeigt anhand der Größe der Kreise die Anzahl der Patientinnen mit einem spezifizierten Outcome, die Dicke der verbindenden Linien entspricht der Zahl der direkten Vergleiche. Einem sportlichen Wettkampf ähnlich können auch Ränge für „Siege" einer Operation über eine andere vergeben und daraus die Wahrscheinlichkeit für ein Abschneiden auf dem ersten bis letzten Platz geschätzt werden. Werden diese Wahrscheinlichkeiten gegen die Ränge aufgezeichnet, ergeben sich Kurven und die Flächen unter diesen ein Bild, das unter einer neuartigen Perspektive einen gewissen Eindruck über den Erfolg einer (Operations-)methode vermittelt (Abb. 16.8). Wie so oft ist aber auch aus der interessanten Netzwerk-Metaanalyse von Imamura et al. nur eines sicher: es werden immer noch Studien mit höherer Qualität benötigt, außerdem längere Beobachtungszeiträume und mehr Daten über Komplikationen, um eine bessere Aussage treffen zu können. Ein endgültiges Ranking

Netzwerkdiagramm der Studien in einer Metaanalyse

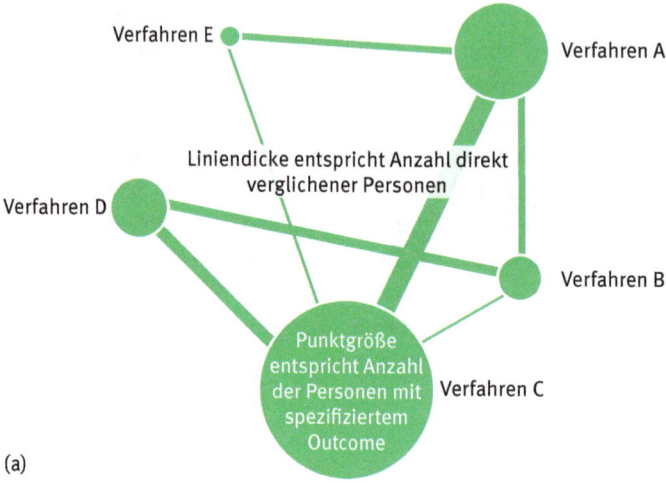

(a)

Flächen unter der kumulativen Rangkurve

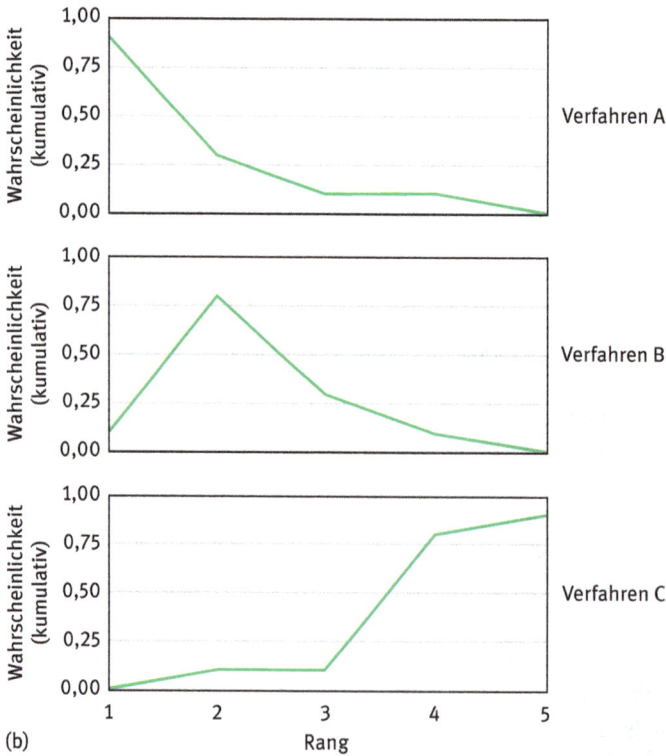

(b)

Abb. 16.8: Netzwerkgrafik und Fläche unter der kumulativen Rangkurve (surface under cumulative ranking curve – SUCRA) zum Vergleich verschiedener Behandlungsmethoden im Rahmen einer Netzwerk-Metaanalyse. Stilisierte Darstellung, Daten zur Belastungsinkontinenz im Text und in der zitierten Publikation (Imamura, 2019).

der Behandlungsmethoden der Belastungsinkontinenz anhand robuster Evidenz scheint nach wie vor unmöglich – und so wird es noch auf längere Sicht bleiben.

16.5.6 Postoperative Kontrolle

Das postoperative Follow-up (Tab. 16.10) richtet sich nach dem Eingriff resp. den postoperativen Komplikationen. Eine Kontrolle durch den Operateur selbst gibt ein direktes Feedback. Die erste Wund- und Restharnkontrolle erfolgt vor Entlassung, eine weitere Kontrolle nach Abschluss der Wundheilung. Gegebenenfalls muss eine liegende suprapubische Harnableitung kontrolliert resp. gezogen werden. Die Patientin kann bei reizlosen Wundverhältnissen und v. a. bei restharnfreier Spontanmiktion aus der Nachkontrolle entlassen werden.

Nach Implantation alloplastischer Schlingen ist eine Verlaufskontrolle nach sechs bis zwölf Monaten wünschenswert. Bei Beschwerden wie Dyspareunie resp. Geschlechtsverkehr assoziierte Beschwerden, aber auch Hispareunie, d. h. Schmerzen beim Partner (Brubaker, 2006), aber auch bei störendem vaginalem Ausfluss, rezidivierenden Harnweginfekten oder De-novo-Urge, ist eine Untersuchung indiziert. Der niedergelassene Gynäkologe spielt hier die Schlüsselrolle. Anlässlich der regulären Jahreskontrolle soll auf subjektive Beschwerden wie Beschwerden oder Schmerzen im Hüftbereich resp. Adduktorenbereich, schmerzhafte Außenrotation im Hüftgelenk, Dyspareunie, Fluor vaginalis und Symptome der überaktiven Blase geachtet werden. Bei Beschwerden sind eine Urinuntersuchung sowie eine Restharnkontrolle indiziert. Mittels Perinealsonographie kann bei Zustand nach Schlingenoperation gleich die suburethrale Bandlage evaluiert werden. Hinweise auf eine falsche oder obstruktive Bandlage sind blasenhalsnahe Position, ein Bandabstand < 3 mm zur Urethra (Kociszewski et al., 2008), ein Kinking (Abknicken) der Urethra durch das Band sowie ein C-shape des Bandes. Wichtig ist nebst der Spekulauntersuchung v. a. die digitale Palpation, welche frühzeitig die Erosion ertasten lässt: Die feinen, durch die Vagina spießenden Mesh-Schlaufenenden der Schlingen sind häufig in den Rugae der Vagina nicht sichtbar, gerade wenn sie nicht dunkel gefärbt sind oder wenn die Übersicht erschwert ist (enger Introitus, Adipositas etc.). Bei rezidivierenden Harnweginfekten sollte eine Urethrozystoskopie zum Ausschluss einer Banderosion in die Blase oder Urethra durchgeführt werden. Kommt es zur Rezidivinkontinenz, ist eine erweiterte urogynäkologische Diagnostik inkl. Urodynamik (Füllungszystotonometrie, Urethrotonometrie, Uroflow, Urethrozystoskopie und Perinealsonographie) indiziert, um die Inkontinenz von einer Überlaufblase, Blasenfistel mit ständigem, belastungsunabhängigem Urinabgang, primärem Therapieversager (innerhalb der ersten drei Monate) oder einer echten Rezidivbelastungsinkontinenz zu unterscheiden.

Literatur

Abboudi H, Mikhail M, Gan C, NG K. Learning curve and patient tolerability of polyacrylamide hydrogel injection for the treatment of female stress urinary incontinence. IUGA. 2015 abstract.

Abrams P, Cardozo L, Wagg A, Wein A. (Eds) Incontinence 6th Edition (2017). ICI-ICS. International Continence Society, Bristol UK, ISBN: 978–0956960733.

Aldridge AH. Transplantation of fascia for the relief of urinary incontinence. Am J Obstet Gynecol. 1942;44:398–411.

Altman D, Anzén B, Mörlin B, Falconer C. Tension-free vaginal tape after failed cystoscopic transurethral injections for stress urinary incontinence. Scand J Urol Nephrol. 2009;43(6):506–8.

Andrews V, Sultana M, Thomas J, Gelman W. Bulcamid® – Does the volume injected affect outcome? IUGA. 2015 abstract.

Anger JT, Litwin MS, Wang Q, Pashos CL, Rodríguez LV. The effect of concomitant prolapse repair on sling outcomes. J Urol. 2008;180(3):1003–6.

Barber MD, Kleeman S, Karram MM, et al. Risk factors associated with failure 1 year after retropubic or transobturator midurethral slings. Am J Obstet Gynecol. 2008;199(6):666.e1–7.

Barco-Castillo C, Plata M, Zuluaga L, et al. Obesity as a risk factor for poor outcomes after sling surgery in women with stress urinary incontinence: A systematic review and meta-analysis. Neurourol Urodyn. 2020;39(8):2153–2160.

Beraru A, Droupy S, Wagner L, et al. Efficacité des injections péri-urétrales de polyacrylamide hydrogel (Bulkamid(®)) et qualité de vie de patientes souffrant d'incontinence urinaire d'effort par insuffisance sphinctérienne (IUE-IS). Prog Urol. 2014;24(8):501–10.

Bergman A, Elia G. Three surgical procedures for genuine stress incontinence: five-year follow-up of a prospective randomized study. Am J Obstet Gynecol. 1995;173(1):66–71.

Borstad E, Abdelnoor M, Mogimi K, et al. Surgery for concomitant pelvic organ prolapse and urinary stress incontinence. A multicenter prospective randomized trial to compare the results of an incontinence procedure performed at the time of prolapse repair or 3 months after. Neurourol Urodyn. 2008;27(7):713.

Brubaker L. Editorial: partner dyspareunia (hispareunia). Int Urogynecol J Pelvic Floor Dysfunct. 2006;17(4):311.

Burch JC. Urethrovaginal fixation to Cooper's ligament for correction of stress incontinence, cystocele, and prolapse. Am J Obstet Gynecol. 1961;81:281–90.

Chaikin DC, Groutz A, Blaivas JG. Predicting the need for anti-incontinence surgery in continent women undergoing repair of severe urogenital prolapse. J Urol. 2000;163(2):531–4.

Cody J, Wyness L, Wallace S, et al. Systematic review of the clinical effectiveness and cost-effectiveness of tension-free vaginal tape for treatment of urinary stress incontinence. Health technology assessment. 2003;7(21):iii, 1–189.

Comiter CV. Surgery insight: management of failed sling surgery for female stress urinary incontinence. Nat Clin Pract Urol. 2006;3(12):666–74.

Corcos J, Collet JP, Shapiro S, et al. Multicenter randomized clinical trial comparing surgery and collagen injections for treatment of female stress urinary incontinence. Urology. 2005;65(5):898–904.

Costa P, Grise P, Droupy S, et al. Surgical treatment of female stress urinary incontinence with a trans-obturator-tape (T. O. T.) Uratape: short term results of a prospective multicentric study. Eur Urol. 2004;46(1):102–6; discussion 106–7.

Cowan W, Morgan HR. A simplified retropubic urethropexy in the treatment of primary and recurrent urinary stress incontinence in the female. Am J Obstet Gynecol. 1979;133(3):295–8.

Dainer M, Hall CD, Choe J, Bhatia NN. The Burch procedure: a comprehensive review. Obstet Gynecol Surv. 1999;54(1):49–60.

Daneshgari F, Kong W, Swartz M. Complications of mid urethral slings: important outcomes for future clinical trials. J Urol. 2008;180(5):1890–7. Epub 2008 Sep 17.

de Leval J. Letters to the editor. Europ Urol. 2004;46:133–7.

de Leval J. Novel surgical technique for the treatment of female stress urinary incontinence: transobturator vaginal tape inside-out. Eur Urol. 2003;44(6):724–30.

Dean N, Herbison P, Ellis G, Wilson D. Laparoscopic colposuspension and tension-free vaginal tape: asystematic review. BJOG. 2006;113(12):1345–53.

Dean NM, Ellis G, Wilson PD, Herbison GP. Laparoscopic colposuspension for urinary incontinence in women. Cochrane database of systematic reviews. 2006; 3:CD002239.

DeLancey JO. Structural support of the urethra as it relates to stress urinary incontinence: the hammock hypothesis. Am J Obstet Gynecol. 1994;170(6):1713–20.

Delorme E. Transobturator urethral suspension: mini-invasive procedure in the treatment of stress urinary incontinence in women). Prog Urol. 2001;11(6):1306–13.

Duckett JR, Vella M, Kavalakuntla G, Basu M. Tolerability and efficacy of duloxetine in a nontrial situation. BJOG. 2007; 114(5):543–7.

Fatton B. Is there any evidence to advocate SUI prevention in continent women undergoing prolapse repair? An overview. Int Urogynecol J Pelvic Floor Dysfunct. 2009;20(2):235–45.

Fernando RJ, Thakar R, Sultan AH, Shah SM, Jones PW. Effect of vaginal pessaries on symptoms associated with pelvic organ prolapse. Obstet Gynecol. 2006;108:93–9.

Fonda D, Resnick NM, Colling J, et al. Outcome measures for research of lower urinary tract dysfunction in frail older people. Neurourol Urodyn. 1998;17(3):273–81.

Frangenheim P. Zur operativen Behandlung der Harninkontinenz der männlichen Harnröhre. Verh Dsch Ges Chirurgie. 43 rd Congress 1914; 149.

Ford AA, Rogerson L, Cody JD, Aluko P, Ogah JA. Mid-urethral sling operations for stress urinary incontinence in women. Cochrane Database Syst Rev. 2017;31;7(7).

Fusco F, Abdel-Fattah M, Chapple CR, et al. Updated Systematic Review and Meta-analysis of the Comparative Data on Colposuspensions, Pubovaginal Slings, and Midurethral Tapes in the Surgical Treatment of Female Stress Urinary Incontinence. Eur Urol. 2017;72(4):567–591.

Giberti C, Gallo F, Cortese P, Schenone M. Transobturator tape for treatment of female stress urinary incontinence: objective and subjective results after a mean follow-up of two years. Urology. 2007;69(4):703–7.

Glazener CM, Cooper K. Anterior vaginal repair for urinary incontinence in women. Cochrane database of systematic reviews. 2001;1:CD001755.

Goebell R. Zur operativen Beseitigung der angeborenen Incontinentia Versicae (German). Dtschr Gynakol Urol. 1910;2:187–91.

Gold RS, Groutz A, Pauzner D, Lessing J, Gordon D. Bladder perforation during tension-free vaginal tape surgery: does it matter? J Reprod Med. 2007;52(7):616–8.

Grady D, Brown JS, Vittinghoff E, et al. Postmenopausal hormones and in-continence: the Heart and Estrogen/Progestin Replacement Study. Obstet Gynecol. 2001;97:116–20.

Groutz A, Gordon D, Wolman I, et al. Tension-free vaginal tape for stress urinary incontinence: Is there a learning curve? Neurourol Urodyn. 2002;21(5):470–2.

Guyatt GH, et al. GRADE: an emerging consensus on rating quality of evidence and strength of recommendations. BMJ. 2008;336:924

Heidler H. Results and complications following suburethral tapes. Urologe A. 2005;44(3):256–9.

Hirsch HA, Käser O, Iklé FA unter Mitwirkung von Eva Neeser. Atlas der gynäkologischen Operationen. 6. unveränderte Auflage. Stuttgart: Georg Thieme Verlag; 1999.

Imamura M, et al. Surgical interventions for women with stress urinary incontinence: systematic review and network meta-analysis of randomised controlled trials. BMJ. 2019;365:l1842.

Keegan PE, Atiemo K, Cody J, McClinton S, Pickard R. Periurethral injection therapy for urinary incontinence in women. Cochrane database of systematic reviews. 2007;3(2):CD003881.

Kelly HA. Incontinence of urine in women. Urol Cutan Rev. 1913;17:291.

Kilonzo M, Vale L, Stearns SC, et al. Cost effectiveness of tension-free vaginal tape for the surgical management of female stress incontinence. Health Technol Assess. 2004;20(4):455–63.

Klarskov N, Lose G. Urethral injection therapy: what is the mechanism of action? Neurourol Urodyn. 2008;27(8):789–92.

Klutke C, Siegel S, Carlin B, et al. Urinary retention after tension-free vaginal tape procedure: incidence and treatment. Urology. 2001;58(5):,697–701.

Kociszewski J, Rautenberg O, Perucchini D, et al. Tape functionality: sonographic tape characteristics and outcome after TVT incontinence surgery. Neurourol Urodyn. 2008;27(6):485–90.

Kölle D, Tamussino K, Hanzal E, et al. Bleeding complications with the tension-free vaginal tape operation. Am J Obstet Gynecol. 2005;193:2045–9.

Korda A, Ferry J, Hunter P. Colposuspension for the treatment of female urinary incontinence. Aust N Z J Obstet Gynaecol. 1989;29(2):,146–9.

Krhut J, Martan A, Jurakova M, et al. Treatment of stress urinary incontinence using polyacrylamide hydrogel in women after radiotherapy: 1-year follow-up. Int Urogynecol J. 2016;27(2):301–5.

Kuhn A, Stadlmayr W, Lengsfeld D, Mueller MD. Where should bulking agents for female urodynamic stress incontinence be injected?. Int Urogynecol JPelvic Floor Dysfunct. 2008;19(6):817–21.

Kuuva N, Nilsson CG. A nationwide analysis of complications associated with the tension-free vaginal tape (TVT) procedure. Acta Obstet Gynecol Scand. 2002;81(1):72–7.

Lapitan MC, Cody JD, Grant A. Open retropubic colposuspension for urinary incontinence in women. Cochrane database of systematic reviews. 2005;3:CD002912.

Laycock J. Clinical evaluation of the pelvic floor. In: Schüssler B, Laycock J, Norton PA, Stanton SL, editors. Pelvic floor re-education: principles and practice. London: Springer Verlag; 2002. p. 42–8.

Latthe PM, Foon R, Toozs-Hobson P. Transobturator and retropubic tape procedures in stress urinary incontinence: a systematic review and meta-analysis of effectiveness and complications. BJOG. 2007;114(5):522–31.

Lebret T, Lugagne PM, Hervé JM, et al. Evaluation of tension-free vaginal tape procedure. Its safety and efficacy in the treatment of female stress urinary incontinence during the learning phase. Eur Urol. 2001;40(5):543–7.

Liapis A, Bakas P, Lazaris D, Creatsas G. Tension-free vaginal tape in the management of recurrent stress incontinence. Arch Gynecol Obstet. 2004;269(3):205–7.

Liapis A, Bakas P, Salamalekis E, Botsis D, Creatsas G. Tension-free vaginal tape (TVT) in women with low urethral closure pressure. Eur J Obstet Gynecol Reprod Biol. 2004;116(1):67–70.

Lightner D, Calvosa C, Andersen R, et al. A new injectable bulking agent for treatment of stress urinary incontinence: results of a multicenter, randomized, controlled, double-blind study of Durasphere. Urology. 2001;58(1):12–5.

Lobodasch K. Transurethrale Injektionen mit Bulkamid. Geburtshilfe Frauenheilkd. 2010;70(1):47–51.

Lobodasch K. Long term efficacy of Bulkamid for the treatment of stress urinary incontinence. ICS 2012 abstract.

Lobodasch K, Brosche T. Long-term effectiveness and durability of Bulkamid® as primary treatment of stress urinary incontinence – a longitudinal study. ICS 2015 abstract.

Lobodasch K, Musik A. Post-treatment with the bulking agent, polyacrylamide hydrogel, Bulkamid, for SUI or mixed urine incontinence following inadequacy or complications from previously inserted suburethrale slings or after colposuspension. IUGA 2016 abstract.

Lovatsis D, Gupta C, Dean E, Lee F. Tension-free vaginal tape procedure is an ideal treatment for obese patients. Am J Obstet Gynecol. 2003;189(6):1601–4; discussion 1604–5.

Lumley T. Network meta-analysis for indirect treatment comparisons. Statist. Med. 2002; 21:2313–2324.

Leone Roberti Maggiore U, Alessandri F, Medica M, et al. Periurethral injection of polyacrylamide hydrogel for the treatment of stress urinary incontinence: the impact on female sexual function. J Sex Med. 2012;9(12):3255–63.

Leone Roberti Maggiore U, Alessandri F, Medica M, et al. Outpatient periurethral injections of polyacrylamide hydrogel for the treatment of female stress urinary incontinence: effectiveness and safety. Arch Gynecol Obstet. 2013;288(1):131–7.

Lipp A, Shaw C, Glavind K. Mechanical devices for urinary incontinence in women. Cochrane Database Syst Rev. 2014; Dec 17;(12):CD001756

Maito JM, Quam ZA, Craig E, Danner KA, Rogers RG. Predictors of succesful pessary fitting and continued use in a nurse-midwifery pessary clinic. J Midwifery Womens Health. 2006:51:78–84.

Marshall VF, Marchetti AA, Krantz KE. The correction of stress incontinence by simple vesicourethral suspension. Surg Gynecol Obstet. 1949;88:509–18.

Martan A, Masata J, Svabík K, Krhut J. Transurethral injection of polyacrylamide hydrogel (Bulkamid (®)) for the treatment of female stress or mixed urinary incontinence. Eur J Obstet Gynecol Reprod Biol. 2014;178:199–202.

Martan A, Mašata J, Švabík K, et al. Užití transuretrální aplikace polyacrylamid hydrogelu (Bulkamidu®) k léčbě recidivující stresové incontinence moči po selhání efektu páskových operací [Transurethral injection of polyacrylamide hydrogel (Bulkamid®) for the treatment of recurrent stress urinary incontinence after failed tape surgery]. Ceska Gynekol. 2015;80(1):25–9.

Mayer RD, Dmochowski RR, Appell RA, et al. Multicenter prospective randomized 52-week trial of calcium hydroxylapatite versus bovine dermal collagen for treatment of stress urinary incontinence. Urology. 2007;69(5):,876–80.

McGuire EJ, Lytton B. Pubovaginal sling for stress incontinence. J Urol. 1978;119:82–4.

McLennan MT, Melick CF. Bladder perforation during tension-free vaginal tape procedures: analysis of learning curve and risk factors. Obstet Gynecol. 2005;106(5 Pt 1):,1000–4.

Meschia M, Barbacini P, Ambrogi V, et al. TVT-secur: a minimally invasive procedure for the treatment of primary stress urinary incontinence. One year data from a multi-centre prospective trial. Int Urogynecol J Pelvic Floor Dysfunct. 2009;20(3):313–7.

Meschia M, Pifarotti P, Spennacchio M, et al. A randomized comparison of tension-free vaginal tape and endopelvic fascia plication in women with genital prolapse and occult stress urinary incontinence. Am J Obstet Gynecol. 2004;190(3):609–13.

Miller JJ, Botros SM, Akl MN, et al. Is transobturator tape as effective as tension-free vaginal tape in patients with borderline maximum urethral closure pressure? Am J Obstet Gynecol. 2006;195 (6):1799–804.

Mouritsen L, Lose G, Møller-Bek K. Long-term follow-up after urethral injection with polyacrylamide hydrogel for female stress incontinence. Acta Obstet Gynecol Scand. 2014;93(2):209–12.

Nambiar A, Cody JD, Jeffery ST, Aluko P. Single-incision sling operations for urinary incontinence in women. Cochrane Database Syst Rev. 2017;26;7(7).

Neuman M. Perioperative complications and early follow-up with 100 TVT-SECUR procedures. Journal of minimally invasive gynecology. 2008;15(4):480–4.

Nilsson CG, Palva K, Rezapour M, Falconer C. Eleven years prospective follow-up of the tension-free vaginal tape procedure for treatment of stress urinary incontinence. Int Urogynecol J Pelvic Floor Dysfunct. 2008;19(8):1043–7.

Nilsson CG, Palva K, Aarnio R, et al. Seventeen years' follow-up of the tension-free vaginal tape procedure for female stress urinary incontinence. Int Urogynecol J. 2013;24:1265–1269.

Pai A, Al-Singary W. Durability, safety and efficacy of polyacrylamide hydrogel (Bulkamid(®)) in the management of stress and mixed urinary incontinence: three year follow up outcomes. Cent European J Urol. 2015;68(4):428–33.

Pereyra AJ. A simplified surgical procedure for the correction of stress incontinence in women. Western journal of surgery, obstetrics, and gynecology. 1959;67(4):223–6.

Perucchini D, DeLancey JO, Ashton-Miller JA, Peschers U, Kataria T. Age effects on urethral striated muscle . I. Changes in numbers and diameter of striated muscle fibres in the ventral urethra. Am J Obstet Gynecol. 2002;186:351–5.

Quereux F, Morcel K, Landréat V, et al. Bladder erosion few years after TVT procedure. J Gynecol Obstet Biol Reprod (Paris). 2007;36(1):,75–7. Epub 2007 Jan 9.

Rafii A, Daraï E, Haab F, et al. Body mass index and outcome of tension-free vaginal tape. Eur Urol. 2003;43(3):,288–92.

Reisenauer C, et al. Belastungsharninkontinenz der Frau. AWMF-Register Nr. 015/005, 2013.

Raz S. Modified bladder neck suspension for female stress incontinence. Urology. 1981;17(1):82–5.

Rezapour M, Falconer C, Ulmsten U. Tension-Free vaginal tape (TVT) in stress incontinent women with intrinsic sphincter deficiency (ISD) – a long-term follow-up. Int Urogynecol J Pelvic Floor Dysfunct. 2001;12(suppl 2):S12–14.

Rezapour M, Ulmsten UI. Tension-Free vaginal tape (TVT) in women with recurrent stress urinary incontinence – a long-term follow up. Int Urogynecol JPelvic Floor Dysfunct. 2001;12(suppl 2):S9–11.

Rogers RG. Urinary stress incontinence in women. NEngl J Med. 2008;358:1029–36.

Sampselle CM, Brink CA, Wells TJ. Digital measurement of pelvic muscle strength in childbearing women. Nurs Res. 1989;38:134–8.

Scheiner DA, Betschart C, Wiederkehr S, et al. Twelve months effect on voiding function of retropubic compared with outside-in and inside-out transobturator midurethral slings. Int Urogynecol J. 2012;23(2):197–206.

Schierlitz L, Dwyer PL, Rosamilia A, et al. Pelvic organ prolapse surgery with and without tension-free vaginal tape in women with occult or asymptomatic urodynamic stress incontinence: a randomised controlled trial. Int Urogynecol J. 2014;25(1):33–40.

Schulz JA, Nager CW, Stanton SL, Baessler K. Bulking agents for stress urinary incontinence: short-term results and complications in a randomized comparison of periurethral and transurethral injections. Int Urogynecol J Pelvic Floor Dysfunct. 2004;15(4):261–5.

Sokol ER, Karram MM, Dmochowski R. Efficacy and safety of polyacrylamide hydrogel for the treatment of female stress incontinence: a randomized, prospective, multicenter North American study. J Urol. 2014;192(3):843–9.

Stamey TA. Endoscopic suspension of the vesical neck for urinary incontinence. Surgery, gynecology & obstetrics. 1973;136(4):547–54.

Stanton SL. The Burch colposuspension procedure. Acta Urol Belg. 1984;52(2):,280–2.

Stav K, Dwyer PL, Rosamilia A, et al. Midurethral sling procedures for stress urinary incontinence in women over 80 years. Neurourol Urodyn. 2010;29:1262–1266.

Subak LL, Wing E, Smith West D, et al. Weight loss to treat urinary incontinence in overweight and obese women. N Engl J Med. 2009;360:481–90.

Sung VW, Schleinitz MD, Rardin CR, Ward RM, Myers DL. Comparison of retropubic vs. transobturator approach to midurethral slings: a systematic review and meta-analysis. Am J Obstet Gynecol. 2007;197(1):3–11.

Tamussino K, Hanzal E, Kölle D, et al., Transobturator tapes for stress urinarty incontinence: Results of the Austrian Registry. Am J Obstet Gynecol. 2007;197:634.e1–5.

Tamussino K, Hanzal E, Kölle D, Ralph G, Riss PA. The tension-free vaginal tape operation: Results of the Austrian registry. Obstet Gynecol. 2001;98:732–6.

Toozs-Hobson P, Al-Singary W, Fynes M, Tegerstedt G, Lose G. Two-year follow-up of an open-label multicenter study of polyacrylamide hydrogel (Bulkamid®) for female stress and stress-predominant mixed incontinence. Int Urogynecol J. 2012;23(10):1373–8.

Ulmsten U, Petros P. Intravaginal slingplasty (IVS): an ambulatory surgical procedure for treatment of female urinary incontinence. Scand J Urol Nephrol. 1995;29(1):75–82.

van Kerrebroeck P, ter Meulen F, Farrelly E, et al. Treatment of stress urinary incontinence: recent developments in the role of urethral injection. Urol Res. 2003;30(6):356–62.

Vervest HA, Bisseling TM, Heintz AP, Schraffordt Koops SE. The prevalence of voiding difficulty after TVT, its impact on quality of life, and related risk factors. Int Urogynecol J Pelvic Floor Dysfunct. 2007;18(2):,173–82. Epub 2006 Apr 22.

Viereck V, Rautenberg O, Kociszewski J, et al. Midurethral sling incision: indications and outcomes. Int Urogynecol J. 2013;24(4):645–53.

Viereck V, Gamper M, Lobodasch K. Kolposuspension und intraurethrale Injektion zur Therapie der Belastungsinkontinenz. Gynäkologische Praxis. 2017;42:584–596.

Vierhout ME, Mulder AF. De novo detrusor instability after Burch colposuspension. Acta Obstet Gynecol Scand. 1992;71(6):414–6.

Ward KL, Hilton P; UK and Ireland TVT Trial Group. Tension-free vaginal tape versus colposuspension for primary urodynamic stress incontinence: 5-year follow up. BJOG. 2008;115(2):226–33.

Wei JT, Nygaard I, Richter HE, et al. Pelvic Floor Disorders Network, A midurethral sling to reduce incontinence after vaginal prolapse repair. N Engl J Med. 2012;366(25):2358–67.

Zivanovic I, Kociszewski J, Eberhard J, et al. Bladder perforation after TVT-Secur™ procedure: how secure is TVT-Secur™?. Arch Gynecol Obstet. 2014;289:131–4.

Zivanovic I, Rautenberg O, Lobodasch K, et al. Urethral bulking for recurrent urinary stress incontinence after midurethral sling failure. IUGA 2015 abstract.

Zivanovic I, Rautenberg O, Lobodasch K, von Bünau G, Walser C, Viereck V. Urethral bulking for recurrent stress urinary incontinence after midurethral sling failure. Neurourol Urodyn. 2017;36 (3):722–726.

Zivkovic F, Tamussino K, Pieber D, Haas J. Body mass index and outcome of incontinence surgery. Obstet Gynecol. 1999;93:753–6.

17 Die überaktive Blase

Ricarda M. Bauer, Daniele Perucchini, David Scheiner

Autoren der 2. Auflage: David Scheiner, Daniele Perucchini

1550 v. Chr.	Therapie der „dja det" (Frequency und Enuresis) mit einem Gemisch aus Pflanzen und Mineralien, aufgelöst in Wasser, Bier oder Honig (*Eber Papyrus*)
1878	intravesikale Elektrostimulation bei atoner Blase (*Saxtorph*)
1889	Blasenaugmentationsplastik (*Mikulicz*)
1951	Beckenbodentraining (*Kegel*)
1965	Oxybutynin, ein Anticholinergikum, entwickelt (*Majewski*)
1966	Miktion nach der Uhr (*Jeffcoate*)
1972	Implantation einer Elektrode zur sakralen Neurostimulation (*Brindley*)
1975	Oxybutynin bei neurogener Blase zugelassen (U. S. Food and Drug Administration (FDA))
1978/1980	Blasendrill (*Frewen/Jarvis*)
1997	sakrale Neurostimulation zugelassen (U. S. Food and Drug Administration (FDA))
2000	intravesikale Injektion von Botulinumneurotoxin bei der neurogenen (*Schurch*)
2006	und idiopathischen überaktiven Blase (*Schmid*)
2011	Zulassung β-3-Adrenozeptor-Agonisten zuerst in Japan, dann USA und Europa
2012	Mikrobiom der Harnblase: Nachweis von Bakteriengenomteile mittels Next-Generation-Sequencing in vermeintlich sterilem Urin

Das Syndrom der *überaktiven Blase* ist eine chronische Erkrankung der Blase. Obschon kein lebensbedrohliches Zustandsbild, beeinträchtigt es Gesundheit und Lebensqualität der Betroffenen und verursacht allein in Deutschland geschätzte jährliche Kosten von 3,98 Mrd. € (Klotz, 2007). Trotz hoher Prävalenz ist es weiterhin ein Tabuthema.

17.1 Definition

Die International Continence Society (ICS) hat im Jahre 2002 die *überaktive* (oder *hyperaktive*) *Blase* – früher im Deutschen als Reizblase oder Dranginkontinenz bezeichnet – neu als imperativen Harndrang (engl. urgency), der schwer unterdrückbar ist, typischerweise begleitet von *häufigem Harndrang* (engl. frequency) und *Nykturie, mit oder ohne Inkontinenz* (overactive bladder syndrome, kurz OAB, nass oder trocken, engl. wet oder dry) definiert (Abrams et al., 2002). Im Gegensatz zur krankhaften Urgency steht das englische Urge für den normalen Harndrang. Mit dieser symptomatisch orientierten Zustandsumschreibung wurde die Diagnosestellung der „Reizbla-

https://doi.org/10.1515/9783110657906-017

überaktive Blase (OAB)

Leitsymptom Urgency (imperativer Harndrang):
erfordert sofortige Aufmerksamkeit und meist rasches
Handeln, z. B. Aufsuchen einer Toilette

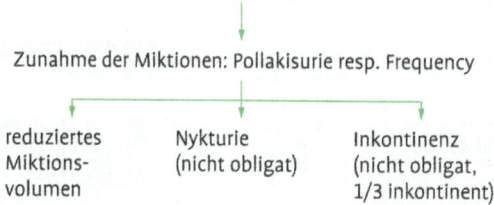

↓

Zunahme der Miktionen: Pollakisurie resp. Frequency

| reduziertes Miktionsvolumen | Nykturie (nicht obligat) | Inkontinenz (nicht obligat, 1/3 inkontinent) |

Abb. 17.1: Der krankhafte Drang (urgency) erfordert von der Patientin sofortige Aufmerksamkeit und rasches, meist häufiges Aufsuchen einer Toilette. Nur bei einem Drittel der Patientinnen kommt es im Zusammenhang mit OAB zu Inkontinenz.

se" erweitert und deren Diagnostik und Therapie für die Praxis vereinfacht. Für die Diagnose ist keine urodynamische Untersuchung nötig. Bei einem Drittel der Patientinnen mit OAB besteht eine OAB wet mit unwillkürlichem Harnverlust (früher „Dranginkontinenz"), welcher von Urgency begleitet ist oder dem Urgency vorausgeht (Abb. 17.1). Der imperative Harndrang führt typischerweise zu *Pollakisurie* resp. *frequency*, definiert als das Beklagen zu häufigen Wasserlösens (früher definiert als > 7 Miktionen/24 Stunden) und einer Reduktion des Miktionsvolumens. Während der **neurogenen OAB** neurologische Erkrankungen wie Paraplegie, Encephalomyelitis disseminata (Multiple Sklerose), Morbus Parkinson, Apoplex etc. zugrunde liegen, sind bei der **idiopathischen OAB** keine offensichtlich ursächlichen Erkrankungen nachweisbar. Stoffwechselbedingte, lokale pathologische oder endokrine Faktoren, Infekte, Genitalatrophie, ein Karzinom oder Carcinoma in situ der Blase, welche ein OAB-ähnliches Krankheitsbild verursachen, müssen per definitionem somit ausgeschlossen sein. Zu den häufigen Stoffwechselerkrankungen gehört der Diabetes mellitus. Dieser kann mit OAB einhergehen (Kaplan, 1995) mit einer Odds Ratio von 1,5 (95 % CI1,1–2,0) (Brown et al., 1999), wobei die Ursachen multifaktoriell diskutiert werden. OAB kann einerseits durch Hyperosmolarität und Polydipsie sowie gesteigerte Diurese als Folge der Hyperglykämie bedingt sein (Klein und Waxman, 2003). Doch tritt OAB auch bei gut eingestelltem Diabetes mit normaler Osmolarität auf. OAB kann Folge einer verminderten funktionellen Blasenkapazität sein, sekundär bedingt aufgrund erhöhter Restharnmengen (Ho, 2009). Die diabetische Zystopathie ist definiert als Blasenfunktionsstörung bei diabetischen Patientinnen mit Verlust des Blasenfüllungsgefühles und erhöhter Blasenkapazität ohne Zeichen einer Blasenauslassobstruktion oder Störung des efferenten Motoneurons der Blase (Frimodt-Møller, 1978) aufgrund einer peripheren Mikroangiopathie und Mikro- oder Polyneuropathie im autonomen Nervensystem. Sie verursacht ebenfalls OAB (Yamaguchi, 2007). Doch wird die Erregungsleitung durch den erhöhten Glukosespiegel bis zur kompletten axonalen Blockade verlangsamt. Diskutiert werden auch zentrale oder zerebrale Folgen des Diabetes mellitus (Klein und Waxman, 2003).

Die aktuell gültige OAB-Definition fordert den Ausschluss eines Infektes. Dies muss bei dem heutigen Wissen diskutiert werden. Dies weil der Mythos einer „sterilen Blase" in den letzten Jahren widerlegt worden ist. Bakterienbesiedelung ist nicht mit Infekt gleichbedeutend. Es ist auf Grund der Erkenntnisse der Mikrobiomerforschung unbestritten, dass verschiedene Körperregionen von unterschiedlichsten Bakterien besiedelt werden, so auch die Harnblase gesunder Frauen. Viele Bakterien können aber nicht mit den üblich verwendeten Standardkulturen nachgewiesen werden. Wolf wies 2012 in vermeintlich sterilem Urin Bakteriengenomteile mittels Next-Generation-Sequencing nach. Dabei war anfänglich nicht klar, ob damit auch lebende Bakterien nachgewiesen sind. Hiltl gelang schließlich 2014 durch spezielle Kulturtechniken (mittels sog. EQUC = enhanced quantitative urine culture) der Nachweis, dass es sich dabei in rund 80 % der Fälle um lebende, kultivierbare Bakterien handelt. Es wurden unter anderem Laktobazillen, Corynebakterien, Streptokokken und Staphylokokken, aber auch Gardnerellen nachgewiesen. Daten aus dem Jahre 2018 (Thomas-White) zeigen sogar, dass Organismen wie Escherichia coli in der Blase von katheterisierten Patienten existieren, ohne eine Bakteriurie zu verursachen. Die Schutzfunktion der bakteriellen Besiedlung durch symbiotische Bakterien hängt von der Zusammensetzung und der Vielfalt dieser Bakterien ab. Das Blasenmikrobiom ist keine statische, sondern eine variable und vermutlich geschlechts- und altersabhängige Zusammensetzung verschiedener Mikroorganismen. Die Forderung (Antunes, 2019) nach Revision der 2020 gültigen OAB-Diagnose und nach allenfalls Einführung von OAB-Unterklassen ist berechtigt, aber noch nicht einfach umsetzbar. Man weiß aktuell noch zu wenig, welche Funktionen die einzelnen nachgewiesenen Mikroorganismen alleine, oder in Kombination miteinander, übernehmen. Für die idiopathische OAB ist keine ursächliche Therapie bekannt. Die Tatsache, dass bei vielen Patientinnen die herkömmlichen medikamentösen Therapien bei überaktiver Blase nicht hilfreich sind, weist darauf hin, dass andere Ursachen als bisher angenommen für das Krankheitsbild (mit)-verantwortlich sein könnten. Teilweise überlappen Symptome einer Blasenentzündung ja auch mit den Symptomen einer OAB. Die Ergebnisse der neuen Studien zum urogenitalen Mikrobiom werfen zurzeit mehr Fragen auf, als sie beantworten können. Die Erforschung dieser Bakterienstämme steht erst am Anfang. Die Literatur über den Einfluss von Mikroben auf unsere (Blasen-)Gesundheit wächst exponentiell, in gut 10 Jahren sind über 60.000 Publikationen erschienen. Eine zunehmende Anzahl auch zum urogenitalen Mikrobiom. Ausgewählte Studien sind in Tab. 17.1 zusammengefasst.

Tab. 17.1: Ausgewählte Studien zur Rolle des Mikrobioms bei unterschiedlichen „lower urinary tract symptoms (LUTS)" modifiziert n. Antunes Lopes.

Krankheit	Erstautor	Kollektiv	Urinproben	Analysetechnik	Relevante Mikrobiota	Schlussfolgerungen
OAB	Wolf et al. 2012	Frauen mit Prolaps und Inkontinenz vs. AS	Mittelstrahl transurethral suprabubisch	16s-rRNA-Sequenzierung	Laktobazillen Aerococcus, Actinobaculum, Prevotella, Staphylococcus, Streptococcus, Gardnerella	erstmals Nachweis von Bakterien-DNA in vermeintlich sterilem Urin
	Hilt et al. 2014	41 Frauen mit OAB vs. 24 AS	transurethral	16s-rRNA-Sequenzierung und EQUC	15 % Laktobazillen, 14 % Corynebakterien, 12 % Streptokokken und weitere 32. Nur bei OAB nachgewiesen: Aerococcus und Actinobaculum	erstmaliger Nachweis, dass aus DNA-pos. Urin auch lebende Bakterien mit erweiterten Kulturtechniken gezüchtet werden können
	Siddiqui et al. 2014	1 Frau mit OAB	nicht beschrieben	16s-rRNA-Sequenzierung	Streptococcus, Atopobium, Ureaplasma, Prevotella, Bacteroides	Nachweis von Bakterien, die mit Standardurinkulturen nicht kultivierbar sind
	Pearce et al. 2014	60 Frauen OABwet vs. 58AS	transurethral	16s-rRNA-Sequenzierung und EQUC	bei OAB gehäuft Nachweis Actinobaculum, Actinomyces, Aerococcus, Arthrobacter, Corynebacterium, Gardnerella, Oligella, Staphylococcus, Streptococcus, Laktobazillen bei OAB und AS, aber: OAB häufiger mit L. gasseri, AS häufiger mit L. crispatus	Die Studie zeigt Unterschiede im Mikrobiom von Frauen mit und ohne OAB und weist auf die Möglichkeiten in Prävention, Diagnostik und Therapie bei OAB hin.
	Pearce et al. 2015	182 OAB-Pat. In ABC-Multicenter-Studie	transurethral	16s-rRNA-Sequenzierung	Laktobazillen, Gardnerella, Streptococcus, Enterobacteriaceae	bei Vorhandensein bakterieller DNA bei Frauen mit OAB besseres Ansprechen auf Therapie und weniger HWI

Tab. 17.1: (fortgesetzt)

Krankheit	Erstautor	Kollektiv	Urinproben	Analysetechnik	Relevante Mikrobiota	Schlussfolgerungen
	Thomas-White et al. 2016	74 Frauen mit OAB vor und nach Solifenacin-Therapie	transurethral	16s-rRNA-Sequenzierung und EQUC	Laktobazillen, Gardnarella, Streptococcus, Enterobacteriaceae	Patientinnen, die auf Solifenacin gut ansprachen, hatten weniger Bakterien und eine geringere Bakteriendiversität und seltener Vorkommen von Actionomyces und Streptokokken
	Karstens et al. 2016	10 Frauen OAB wet vs. 10 AS	transurethral	16s-rRNA-Sequenzierung	14 verschiedene Bakterien fanden sich in unterschiedlichen Häufigkeiten	je geringer die Diversität, desto stärker die Symptome

AS = Asymptomatisch, HWI = Harnwegsinfekt, OAB = Overactive Bladder Syndrom, EQUC = Enhanced Quantitative Urine Culture

17.2 Epidemiologie

Merke: Die Prävalenz der OAB in der Erwachsenenbevölkerung beträgt 11,8 bis 16,6 % und nimmt im Alter zu (Abb. 17.2) (Irwin et al., 2006; Milsom et al., 2001).

OAB-Symptome sind vor dem 60. Lebensjahr häufiger bei Frauen, nachher bei Männern. Die OAB steht unter den chronischen Krankheiten an gleicher Stelle wie die chronische Sinusitis und Arthritis (Abb. 17.3) (Tubaro, 2004). Die höhere Prävalenz von 16,6 % beruht auf der etwas weiter gefassten älteren Definition von Pollakisurie, imperativem Harndrang, mit oder ohne Dranginkontinenz oder Nykturie der europäischen Studie nach Befragung von 16.776 repräsentativ ausgewählten Personen im Alter von 40 Jahren oder mehr aus Frankreich, Deutschland, Italien, Spanien, Schweden und England (Milsom et al., 2001). Das Gros der Betroffenen gab Symptome seit über einem Jahr und 49 % seit über drei Jahren an. 67 % der Frauen waren in ihrer Lebensqualität beeinträchtigt, wovon jedoch 40 % noch nie mit einem Arzt darüber gesprochen hatten! Die niedrigere Prävalenz von 11,8 % stammt aus der jüngsten und bisher größten und einzigen bevölkerungsbezogenen EPIC-Studie von 19.165 repräsentativ ausgewählten Männern und Frauen aus der Allgemeinbevölkerung in Deutschland, Italien, Schweden, England und Kanada im Alter von mindestens 18 Jahren zur Prävalenz von LUTS (lower urinary tract symptoms) unter Verwendung der aktuellen Diagnosekriterien (Irwin et al., 2006).

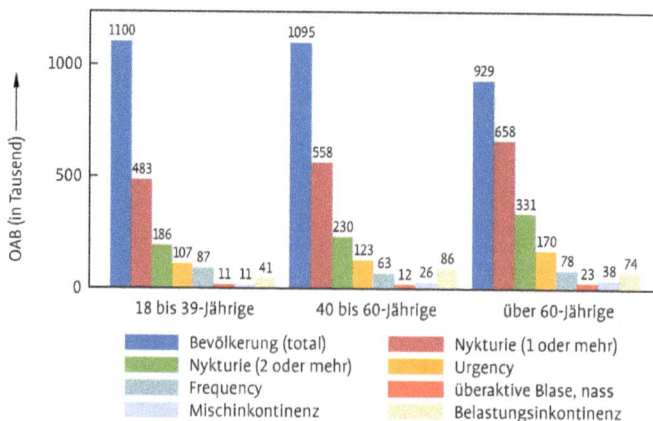

Abb. 17.2: Hochrechnung der Prävalenz der OAB bei Frauen in der Schweizer Bevölkerung. Ausgehend von der EPIC Study, leiden in der Schweiz 107.000 der 1.100.000 Frauen im Alter von 18 bis 39 Jahren unter Urgency (9,7 %). Bei den 1.095.000 Frauen zwischen 40 und 60 Jahren sind es 123.000 (11,2 %) und bei den über 60-Jährigen (929.000) sogar 170.000 (18,3 %).

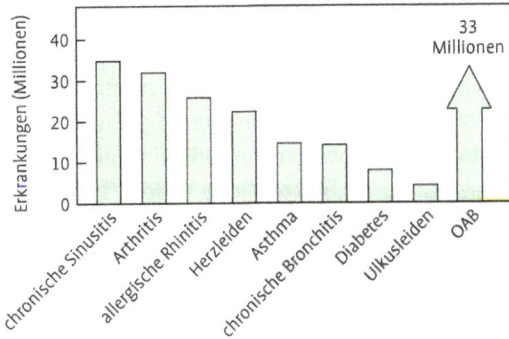

Abb. 17.3: Prävalenz chronischer Leiden. Die Prävalenz der OAB ist höher als die kardialer oder pulmonaler Erkrankungen und praktisch gleich hoch wie Arthritis oder chronische Sinusitis (Extrapolation der Prävalenz anhand der Daten des NOBLE-Programmes und Erwachsenen-Bevölkerungsdaten in den USA 2000). Dennoch bleiben Blasenprobleme für viele ein Tabuthema, das häufig auch vom Arzt nicht angesprochen wird.

17.3 Lebensqualität

In praxi wird die Anamnese meist arzt- und patientenabhängig erhoben und spiegelt nicht ausreichend die tatsächlich beeinträchtigte Lebensqualität der Patientin wider. Denn diese ist bei Patientinnen mit einer überaktiven Blase nicht nur, wie zu vermuten, schlechter als bei einer gesunden Kontrollgruppe, sondern in den meisten Domänen wie körperliche, soziale und emotionale Funktion sowie Vitalität auch schlechter als z. B. bei Diabetikern (SF-36 Health Survey) (Abrams und Wein, 1998).

Merke: Ärzte unterschätzen den Leidensdruck ihrer Patientinnen in bis zu einem Drittel der Fälle (Rodriguez et al., 2003).

Krankheitsspezifische *Fragebögen* zur Erfassung der Lebensqualität können nicht nur in OAB-Studien eingesetzt werden, sondern auch im Praxisalltag ein wirksames Mittel sein, mit dessen Hilfe Betroffene das Ausmaß ihrer Beeinträchtigung durch die Erkrankung selbst einschätzen können.

Ein für die deutsche Sprache validierter **Harninkontinenz-Fragebogen** zur Erfassung der krankheitsspezifischen Lebensqualität ist der King's Fragebogen (Bjelic-Radisic et al., 2005; Kelleher et al., 1997). Patientinnen mit OAB sind häufig stärker in ihrer Lebensqualität beeinträchtigt als Patientinnen mit alleiniger Belastungsinkontinenz. Auf den ersten Blick mag dies überraschen, da Frauen mit Belastungsinkontinenz inkontinent sind, während es nur jede dritte Frau mit OAB ist. Doch im Gegensatz zu den Frauen mit Belastungsinkontinenz, die ihr Problem antizipieren oder vermeiden können, tritt die OAB überfallsartig und nur mit Mühe unterdrückbar auf. Die häufig gleichzeitig bestehende *Urgency* und insbesondere Nykturie stören die Nachtruhe, was sich in den Domänen Schlaf/Energie und letztlich beim allgemeinen Gesundheitszustand und der Inkontinenzbelastung widerspiegelt.

Nicht nur der Leidensdruck und die damit einhergehende Verminderung der Lebensqualität sind wichtige Gründe, die OAB als behandlungsbedürftige Erkrankung zu werten, sondern auch die **erhöhte Sturz- und Frakturrate** als Folge der OAB mit Nykturie gerade bei älteren Patientinnen, was einen Knick in der Lebensbiographie und Autonomie bedeuten kann. Während einer dreijährigen Beobachtungsperiode bei 6.049 durchschnittlich 79-jährigen Frauen mit OAB wet stürzten 55 %, und 8,5 % zogen sich Frakturen zu, wobei sich eine Dranginkontinenzepisode von mindestens einmal pro Woche als unabhängiger Risikofaktor für Stürze (Odds Ratio = 1,26, 95 % CI 1,14–1,40) und Frakturen (Relative Hazard = 1,34, 95 % CI 1,06–1,69; p = 0,02) erwies (Brown et al., 2000). Belastungsinkontinenz war kein Risikofaktor für Stürze oder Frakturen. Zu bedenken ist, dass 33 % der Patientin mit einer Hüftfraktur innerhalb eines Jahres versterben (Rose und Maffulli, 1999).

OAB bleibt ein Tabuthema.

Merke: Obwohl die OAB die Lebensqualität signifikant verschlechtert und die Patientinnen im Alltag stark einschränkt, leidet etwa die Hälfte aller Betroffenen, ohne sich an ihre Ärzte um Rat und Hilfe zu wenden.

Sogar bei langjähriger Harninkontinenz sucht nur ein Viertel der Frauen professionelle Hilfe (Diokno et al., 2006; Hagglund et al., 2003). Sie gehen die OAB zunächst mittels Coping-Strategien wie Reduktion der Trinkmenge, häufigem Aufsuchen der Toilette, Tragen von dunklen Hosen oder Röcken aus Angst vor erkennbarer Inkontinenz (Flecken) oder, wozu es nicht selten auch bei sonst sehr aufgeschlossenen Frauen kommt, Rückzug aus dem sozialen Leben an. Wird dann endlich das Thema der Inkontinenz beim Arzt und dies meist auf Initiative der Patientin aufgegriffen, erfolgt dies nicht immer nur aufgrund des Schweregrads der Symptomatik, sondern auch aus Angst, dass sich die Inkontinenz verschlechtern oder eine Krebserkrankung vorliegen könnte (Abb. 17.4).

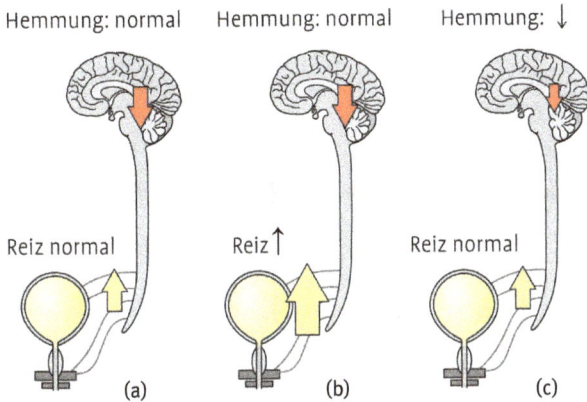

Abb. 17.4: Aufklärung der Patientin über ihren krankhaften Drang. Urgency folgt aus einem Ungleichgewicht zwischen Harndrang und dessen Hemmung durch Zentren in Rückenmark und Gehirn. Verschiedene Faktoren sind ursächlich beteiligt, einerseits Veränderungen in der Blase und im Blasenmuskel selbst, andererseits Veränderungen in Nerven und im Gehirn. (a): Gleichgewichtssituation: Zunehmende Blasenfüllung (Reiz, gelber Pfeil) wird dem Gehirn über das Nervensystem ständig gemeldet und bewirkt Drang. Vom Gehirn wird als Antwort ein hemmendes Signal ausgesendet (roter Pfeil), um die Blasenentleerung bis zum geeigneten Zeitpunkt hinauszuzögern. Die Blase möchte sich „von Natur aus" ständig „zusammenziehen" und entleeren. Im Normalfall der Gleichgewichtssituation sind beide Pfeile gleich groß. (b und c): Ungleichgewicht der Signale führt zu verstärktem Drang. Einerseits kann durch Veränderungen in der Blase (Alter, Hormonmangel, Entzündungen u. v. m.) das Reizsignal zum Gehirn zunehmen (b, gelber Pfeil größer als roter). Andererseits kann es durch Veränderungen im Gehirn und Nervensystem zu einer verminderten Hemmung kommen (Situation c, roter Pfeil kleiner). Auch aus dieser Konstellation resultiert ein Ungleichgewicht und damit Drang.

17.4 Diagnostik der OAB

Die **Basisdiagnostik** beinhaltet Anamnese, Miktionskalender und klinische Untersuchung mit Restharnbestimmung, Urinuntersuchung, Beurteilung der Genitaltrophik sowie eines allfälligen Genitaldeszensus. Die erweiterte Diagnostik umfasst die urodynamische Untersuchung (Kap. 12) mit Zystotonometrie, Urethrotonometrie und Uroflowmetrie, die Zystoskopie und die Sonographie (z. B. Perinealsonographie, aber ggf. auch der oberen Harnwege).

Vor Diagnosestellung einer OAB müssen nach der aktuell gültigen Definition u. a. folgende Diagnosen ausgeschlossen werden und können unter dem Stichwort **DIAPPERS** (diaper = Englisch für Windel) subsumiert werden (nach Resnick und Yalla, 1987):

- D = Delirium
- I = Infektion (HWI)
- A = atrophe Urethritis/Vaginitis

- P = psychogen (Depression, Neurose)
- P = Pharmakotherapie
- E = exzessive Harnausscheidung
- R = restricted (= eingeschränkte) Mobilität
- S = Stool impaction (Stuhlmassen im Rektum)

17.4.1 Anamnese

Merke: Typischerweise geben Frauen im Gespräch häufig von sich aus an: „Ich kenne jede Toilette in der Stadt!" (Kuhn et al., 2005).

Fragen wie „Verlieren Sie ungewollt Urin ..." in den entsprechenden Situationen sowie Fragen nach den OAB-Symptomen Harndrang, Miktionsfrequenz oder Nykturie, aber auch nach einer allfälligen Hämaturie als möglichen Hinweis auf einen Tumor der oberen Harnwege sowie nach einem genitalen Senkungsgefühl oder Fremdkörpergefühl dürfen nicht fehlen. Während die Patientinnen relativ genau Auskunft zur Nykturie geben können, ist die Diurie, die Miktionshäufigkeit tagsüber, mithilfe eines Miktionstagebuches zu objektivieren. Nykturie, definiert als ein- oder mehrmaliges nächtliches Erwachen, um Wasser zu lösen, tritt bei 40 % der über 80-Jährigen auf. Die Nykturie wegen Harndrang bei OAB ist aber anamnestisch gezielt von der Gelegenheitsmiktion nach nächtlichem Erwachen aus OAB-unabhängigen Umständen abzugrenzen.

Miktionsauffälligkeiten wie Dys- oder Algurie (Beschwerden resp. Schmerzen bei der Miktion), obstruktive Symptome wie Zögern, Harnstottern, verlängerte oder „verlangsamte" Miktion, Pressen oder Positionsänderung zur Blasenentleerung sowie das Gefühl der unvollständigen Entleerung sind ebenso zu erfragen. Suprasymphysäre Schmerzen am Ende der Miktion, wenn sich die Blase kontrahiert, sprechen für einen Harnweginfekt. Werden die Schmerzen jedoch durch die Miktion gelindert, liegt möglicherweise eine interstitielle Zystitis zugrunde. Krankheitsbilder mit OAB-Symptomatik wie Diabetes mellitus, andere Endokrinopathien, aber auch die Herzinsuffizienz, die Nykturie verursachen kann, neurologische Grunderkrankungen und infektiologische Erkrankungen (inkl. HIV und andere sexuell übertragbare Krankheiten) sind zu erfassen resp. auszuschließen.

Situationsgerecht ist eine **Schwangerschaft** auszuschließen resp. zu diagnostizieren. Die Trink- und Nahrungsgewohnheiten werden erfragt. Scharfe Gewürze, koffein- oder kohlensäurehaltige Getränke und Alkohol sind mögliche Trigger von OAB-Beschwerden. Alkohol kann durch die Hemmung der ADH-Sekretion und konsekutive Polyurie die OAB verstärken. Eine Medikamentenanamnese identifiziert Substanzen, die eine Miktionsproblematik begünstigen können, wie Antidepressiva, Calciumantagonisten, Diuretika sowie zahlreiche Medikamente mit anticholinerger Potenz. Ältere Menschen sind sensibler auf anticholinergen Nebenwirkungen als jüngere. Da auch die Blut-Hirnschranke mit dem Alter durchlässiger wird, kann es sinnvoll sein, die sogenannte anticholinerge Belastung zu errechnen. Dies ist deshalb von Bedeutung, da eine Kumulation von anticholinergen Medikamenten die Sturzgefahr bei Patientinnen mit OAB zusätzlich erhöht (Szabo MS et al., 2018). Auch auf Medikamente, die das Cytochrom-P450-System belasten, sollte im Hinblick auf eine spätere anticholinerge Therapie geachtet werden. Ein Zustand nach Chirurgie im kleinen Becken oder Zustand nach Radiotherapie des kleinen Beckens kann zu OAB-Symptomatik führen (Schrumpfblase bei Strahlenzystitis).

17.4.2 Miktionstagebuch

Merke: Mithilfe des Miktionsprotokolls als einfaches, aber wichtiges Instrument, kann eine OAB initial beurteilt resp. ein- oder ausgeschlossen werden (vgl. Kap. 7).

Das **Miktionsprotokoll** ermöglicht, die *Frequency* zu objektivieren und zwischen Diurie und Nykturie zu differenzieren, wodurch gelegentlich das subjektiv empfundene „häufige Wasserlösen" relativiert werden oder sich die störende Nykturie bei normaler Diurie als Folge einer Herzinsuffizienz zeigen kann. Andererseits lässt die Dokumentation einer großen Trinkmenge eine Polydipsie aufdecken, eine hohe abendliche Flüssigkeitseinnahme eine Nykturie erklären oder OAB-Symptome fördernde Substanzen wie Koffein erkennen (Dmochowski et al., 2005).

Für unser gemäßigtes Klima liegt der tägliche Flüssigkeitsbedarf bei ca. 24 ml/kg Körpergewicht oder 1,7 Liter für eine 70 kg schwere Frau. Häufig trinken Frauen aber zu viel, sei es im Rahmen einer Adipositastherapie oder sei es, weil hohe Trinkmengen generell empfohlen werden, wodurch die Miktionsfrequenz auf über acht Mal in 24 Stunden ansteigen kann. Viele berufstätige Frauen trinken abends den Großteil der Tagesmenge, was die Nykturie erklärt. Bereits einfaches Ändern des Trinkverhaltens mit Reduktion auf ca. 1,5 Liter am Tag und Vorverlegen der Trinkmengen können die Symptome lindern oder sogar beheben. Zudem lässt sich aus dem Miktionsprotokoll die funktionelle Kapazität der Harnblase aus dem Durchschnittswert der Miktionsvolumina errechnen und v. a. frühmorgendlich eine höhere Miktionsportion zeigen, was mit der Patientin zur Vertrauensbildung in ihre Blase besprochen werden kann.

Merke: Das Miktionsprotokoll wird als wesentlicher Bestandteil des Blasentrainings und zur Erfolgskontrolle als Feedback eingesetzt.

17.4.3 Klinische Untersuchung

Mittels Urinentnahme mit **Urinstatus** und **Urinkultur** sollte ein Harnwegsinfekt ausgeschlossen werden (vgl. Kap. 10.1). Ebenso ist der Ausschluss von erhöhtem Restharn sinnvoll. Eine erhöhte Restharnmenge wird von verschiedenen Autoren unterschiedlich definiert. Am Ende der Miktion sollte die Blase leer sein und maximal 30 ml Resturin aufweisen (Haylen, 1999). Im klinischen Alltag kann aber eine Restharnmenge von 15 % der maximalen Blasenkapazität oder als Faustregel von unter 100 ml akzeptiert werden, sofern die Patientin asymptomatisch ist. Zur korrekten Restharnbestimmung soll die Patientin möglichst physiologisch Wasser lösen und die Bestimmung unmittelbar nach der Miktion durchgeführt werden.

Der Urin wird nach angeleiteter korrekter Entnahme als *Mittelstrahlurin* (nachdem die Patientin die Hände gewaschen hat, desinfiziert sie sorgfältig die periurethrale Region von vorn nach hinten oder reinigt diese mit Sterilwasser-getränkten Tupfern unter Spreizen der Labien. Die erste Urinportion soll die Harnröhre „spülen" und wird verworfen. Erst der folgende „Mittelstrahl" wird direkt in ein entsprechendes steriles Gefäß aufgenommen) oder, wenn dies wie bei adipösen Frauen, Schwangeren im dritten Trimenon oder aufgrund sprachlicher Verständigungsschwierigkeiten gelegentlich nicht möglich ist, nach Entnahme eines *Einmalkatheterurins* untersucht, womit gleichzeitig der Restharn exakt bestimmt werden kann.

Plattenepithelien im Urin sind Zeichen der genitalen Verunreinigung, womit die Urinuntersuchung nicht mehr aussagekräftig ist. Bei fehlenden Symptomen und negativem Urinschnelltest (Eintauchstreifen, Dip stick, Uristix) auf Leukozyturie und Nitrit kann ein Harnweginfekt mit einer Sensitivität von 68 bis 88 % ausgeschlossen werden (Devillé et al., 2004). Gerade ältere Frauen geben bei Harnweginfekten als einziges Symptom eine OAB an. Zudem dient der Urinstatus dem Ausschluss einer Mikrohämaturie, die wiederum auf Blasentumore, Urolithiasis oder gar intravesikale Fremdkörper hinweisen kann. Eine sterile Leukozyturie kann ein Zeichen für eine urogenitale TBC sein, die mittels PCR ausgeschlossen werden kann. Die Spekularuntersuchung dient der Beurteilung der Genitaltrophik, des Beckenbodens und eines Genitaldeszensus mit Zysto-, Rekto- oder Enterozele sowie Deszensus von Uterus oder Scheidenstumpf (bei Zustand nach Hysterektomie), die Rektalpalpation der Beurteilung des Sphincter ani, Analprozesse und Koprostase. Koprostase kann die Blasenentleerung beeinträchtigen und Reizsymptome hervorrufen (Cardozo et al., 2002) und sollte vorerst angegangen werden. Wurde der Restharn nicht mittels Einmalkatheterismus bestimmt, so erfolgt dies nun sonographisch (Griffiths, 1986). Praktischer Tipp: Betragen alle Durchmesser der Blase sonografisch weniger als 5 cm, so liegt die Restharnmenge unter 65 ml.

17.4.4 Erweiterte Diagnostik

Rezidivierende Harnweginfekte, definiert als zwei Harnweginfekte innerhalb der letzten sechs oder drei innerhalb der letzten zwölf Monate, die persistierende Mikrohämaturie oder bereits die einmalige schmerzlose Makrohämaturie und die therapierefraktäre OAB erfordern eine Bildgebung mittels **Zystoskopie** und **Sonographie**. Die Zystoskopie wird ambulant nach Instillation von Gleitgel, ggf. mit Lidocain-Zusatz, durchgeführt. Bei Verdacht auf eine interstitielle Zystitis empfiehlt sich die Zystoskopie mit Blasendehnung oder *Hydrodistension* in Narkose, da dies schmerzhaft sein kann. Die *Hydrodistension* ermöglicht die Bestimmung der maximalen Blasenkapazität und morphologische Hinweise wie Hunner-Ulzerationen oder petechiale Einblutungen nach erfolgter Hydrodistension können für eine interstitielle Zystitis sprechen.

Die Entnahme einer **Spülzytologie** sollte großzügig erfolgen. Bei persistierender Mikrohämaturie oder einmaliger schmerzloser Makrohämaturie ist die rasche Abklärung der oberen Harnwege obligat und wird heute mittels Computertomogramm durchgeführt. Die Sonographie der oberen Harnwege entdeckt Nierensteine und -tumore, lässt aber meist keine vollständige Beurteilung der Ureteren zu. Zur Abklärung von Harnblasentumoren ist die Sonographie weniger geeignet und ersetzt die Zystoskopie nicht. Auch der Sonographiebefund „verdickte Blasenwand" korreliert nicht ausreichend mit pathologischen Befunden: Zwar fand sich bei Detrusorüberaktivität perinealsonographisch eine statistisch signifikant dickere Blasenwand von $4{,}7 \pm 1{,}9$ mm (Durchschnitt ± Standardabweichung) gegenüber $4{,}1 \pm 1{,}6$ mm bei Frauen ohne OAB ($p < 0{,}001$), doch können die Autoren auch bei einem Cut-off von 5 mm (Sensitivität 37 %, Spezifität 79 %) die Messung der Blasenwanddicke aufgrund statistischer Analyse nicht als Parameter für OAB empfehlen (Lekskulchai und Dietz, 2008).

Bei unauffälligem Urinstatus und nach Ausschluss relevanter Zusatzdiagnosen wie neurologische Erkrankungen, Restharnbildung, Verdacht auf interstitielle Zystitis oder ausgeprägter Genitaldeszensus kann probatorisch für zwei bis drei Monate ein Blasentraining oder ein medikamentöser Therapieversuch sowie in der Postmenopause gerade bei Genitalatrophie mit lokalen Östrogenen begonnen werden. Bei fehlender Besserung auf die konservativen Maßnahmen ist die erweiterte urogynäkologische Diagnostik mit den urodynamischen Zusatzuntersuchungen indiziert, u. a. auch um die idiopathische von der neurologischen OAB besser abgrenzen zu können.

17.5 Risikofaktoren

Risikofaktoren können durch eine Lebensstilveränderung beeinflusst werden (vgl. 17.8.1). Übergewicht, Nikotin und Obstipation sind Risikofaktoren und sollten bei der Anamnese erfragt werden. Adipositas ist ein Risikofaktor für Inkontinenz, und eine Gewichtsreduktion vermindert signifikant OAB wet und Belastungsinkontinenz (Subak, 2009). Kleinere Untersuchungen fanden eine Dosis-Wirkungs-Beziehung zwischen Reduktion von Koffein- und Tein-Konsums und Verbesserung der OAB. Zwischen Koffeingenuss und OAB-Symptomen gibt es eine Dosis-Wirkungs-Abhängigkeit. Hoher Koffeingenuss führt 2,4-mal häufiger zu Detrusorhyperaktivität, während die Reduktion koffeinhaltiger Getränke die Inkontinenz verbessert (Arya et al., 2000). Bei Raucherinnen wird eine Häufung von OAB wet oder Mischinkontinenz diskutiert. Daten einer norwegischen Studie von über 27.000 Frauen, welche zum Zeitpunkt der Untersuchung rauchten oder früher geraucht haben, zeigten eine erhöhte Rate an Mischinkontinenz und OAB. Unter den Frauen mit Symptomen einer OAB wet hatten ehemalige Raucherinnen mit einem Nikotinkonsum von mehr als 15 Zigaretten/Tag ein 2,8-mal größeres Risiko für eine schwere Inkontinenz (Hannestad et al., 2003).

17.6 Ätiologie

Prinzipiell handelt es sich bei der OAB um ein chronisches Leiden mit *nicht bekannter Ätiologie*. Viele Faktoren können das Krankheitsbild beeinflussen. Bei der **idiopathischen OAB** werden ein erniedrigter Schwellenwert für die zentrale Wahrnehmung, eine nicht adäquate zentrale Dämpfung der motorischen Antwort und eine lokale Problematik auf Höhe des Urothels diskutiert. Eine Dysbalance von Afferenz und zentraler Hemmung des Miktionsreflexes verursacht Detrusorhyperaktivität. Eine Schädigung inhibitorischer suprapontiner Kerne führt zum Verlust der Blasenkontrolle, z. B. beim zerebrovaskulären Ereignis. Schlaganfall, Rückenmarkverletzungen und Multiple Sklerose beeinträchtigen die Neurotransmission im Rückenmark, verstärken die Afferenzen, vermindern die periphere Inhibition oder erhöhen die exzitatorische Neurotransmission im neuronalen Regelkreis des Miktionsreflexes (de Groat, 1997).

Anatomische oder funktionelle Veränderungen im **Detrusor**, bedingt durch ischämische Veränderungen, Denervierungsprozesse oder Rezeptor- und Bindegewebeveränderungen, können dessen Erregbarkeit steigern. Eine Obstruktion des Blasenauslasses erhöht den Blasendruck mit Gefahr der konsekutiven neurogenen Denervierung (myogener Faktor) (Turner und Brading, 1997). Während normalerweise spontane Aktionspotenziale in der glatten Harnblasenmuskulatur nicht von Zelle zu Zelle weitergeleitet werden, führt die Denervierung zu einer Zunahme der spontanen Aktionspotenziale und Fortleitung von Zelle zu Zelle, wodurch eine muskuläre Aktivitätszunahme resultiert, mit konsekutivem Anstieg des intravesikalen Druckes und Stimulation der afferenten Rezeptoren im Detrusor. Die Rückmeldung ans ZNS verursacht dann die Empfindungen, die als Symptome der OAB wahrgenommen werden (Schumacher, 2006).

Auch dem **Urothel** wird eine Schlüsselrolle in der Regulation der Funktion des unteren Harntraktes zugeschrieben (de Groat, 2004). Das Urothel ist nicht bloß die passive Membran, wie früher vermutet wurde, sondern nimmt aktiv an sensorischen Funktionen teil, exprimiert verschiedene Rezeptoren und Ionenkanäle und setzt Neurotransmitter als Antwort auf Stimuli frei. Vanilloide, P2X3-purinerge Rezeptoren, Adenosintriphosphat, Stickoxid und Acetylcholin sind in urothelneuronale Interaktionen involviert. Verschiedene Substanzen, welche die Urothelzellen freisetzen, verändern die Erregbarkeit der Blasenafferenzen akut oder chronisch. Es scheint, dass die Muskarinrezeptoren nicht nur die Kontraktilität, sondern auch die Afferenzen beeinflussen, was gerade für das Verständnis der medikamentösen Therapie mit Antimuskarinika (Anticholinergika) wichtig ist. Bei der OAB wird Acetylcholin bei der Blasendehnung vermehrt vom Urothel freigesetzt, und die sensorischen Rezeptoren im Urothel wiederum sind wesentlich empfindlicher für diese Substanz. Das entsprechende Feedback im Regelkreis des ZNS führt dann zum Harndrang, der die Symptome der OAB auslöst.

Schließlich scheint bei Patienten mit OAB ein **abnormaler Verlust von Acetylcholin** an den efferenten Nervenfasern vorzuliegen, was eine gesteigerte Aktivität der glatten Muskulatur mit konsekutiver Stimulation des ZNS und Auslösung der OAB-Symptome zur Folge hat (Andersson, 2004).

Auf den möglichen ursächlichen Einfluss der **Microbiota und des Mikrobioms** auf die überaktive Blasenfunktion wurde bereits im Kapitel 17.1 (Definition) hingewiesen. Im engeren Sinn ist mit dem Begriff Microbiota die Gesamtheit aller Mikroorganismen, die ein vielzelliges Lebewesen besiedeln gemeint. Im Speziellen sind es die Mikroorganismen die die Blase (Blasenmikrobiom) bzw. die unteren Harnwege natürlicherweise besiedeln.

17.7 Differentialdiagnose der OAB

Die ICS fordert vor der Diagnosestellung einer OAB den *Ausschluss stoffwechselbedingter oder lokaler pathologischer oder endokriner Faktoren*, welche diese Symptome erklären könnten und dann ein OAB-ähnliches Krankheitsbild oder ein Krankheitsbild mit OAB-Symptomatik verursachen. Zur Differentialdiagnose gehören gut- und bösartige Tumoren der Harnblase und umgebender Organe (Infiltration der Harnwege oder Blase), Infekte der Harnwege oder des Genitale, Genitaldeszensus, intravesikale Fremdkörper, das Urethralsyndrom und interstitielle Zystitis, Genitalatrophie, peripher und zentral neurologische oder endokrinologische Krankheiten wie Diabetes mellitus, Harnretention und psychogene Faktoren, aber auch die Herzinsuffizienz mit Nykturie.

17.8 Behandlung der OAB

„Vor die Therapie haben die Götter die Diagnose gesetzt", sagten die alten Griechen. Ohne korrekte Diagnosestellung der OAB (s. oben) kann auch eine konservative medikamentöse Therapie unter falschen Voraussetzungen erfolgen und dann scheitern, nämlich wenn z. B. ein Restharn, ein Deszensus, ein Infekt, ein Tumor oder eine Genitalatrophie als behebbare Ursachen vorliegen. Die gezielte **Behandlung** der überaktiven Blase basiert auf vier Säulen:

- Lebensstiländerung und Verhaltenstherapie
    - Flüssigkeitsmanagement
    - Gewichtsreduktion
    - Reduktion irritativer Noxen: Koffein, Nikotin
    - Reduktion Obstipation
    - Führen eines Blasentagebuch
    - Blasentraining
    - Physiotherapeutische Beckenbodenrehabilitation
- Sicherheitsmaßnahmen
    - Tragen von Vorlagen oder Windeln
- Pharmakotherapie
    - Antimuskarinika/Anticholinergika
    - β-3-Adrenozeptor-Agonist
- invasive Methoden
    - Botulinumtoxin-Injektion
    - sakrale Neuromodulation (peripher und zentral)
    - Blasenaugmentation

Die überaktive Blase ist eine chronische Erkrankung. Eine ursächlich heilende Therapie gibt es daher nicht, und entsprechend ist normalerweise eine Heilung nicht möglich.

> **Merke:** Bereits mit einfachen Verhaltensänderungen können jedoch gute Erfolge erzielt werden. Therapiemöglichkeiten, realistische Erwartungen und Prognose sollen mit der Patientin besprochen und mit ihr ein Therapieschema und ein Zeitplan vereinbart werden.

Bei ausbleibender Besserung trotz Anwendung einfacher Verhaltensmaßnahmen und oraler Medikation für einen Zeitraum von zwei bis drei Monaten sollte die erweiterte urogynäkologische Untersuchung erfolgen. Dann erst können mögliche invasivere Methoden indiziert werden. Dabei ist die intravesikale Injektion von Botulinumtoxin A der minimalinvasivste Ansatz und derzeit im klinischen Alltag oft bevorzugt.

17.8.1 Lebensstilveränderung und Verhaltenstherapie

17.8.1.1 Flüssigkeitsmanagement

Viele Betroffene verringern häufig aus Angst vor Urinverlust ihre Flüssigkeitsaufnahme massiv. Dies ist aber nur vorübergehend von Vorteil, da einerseits die funktionelle Blasenkapazität abnehmen kann und andererseits konzentrierter Urin das Urothel zusätzlich reizen und Drang auslösen kann. Die Tagestrinkmenge sollte sich unter normalen Bedingungen durch das Durstgefühl regeln. Unter normalen Voraussetzungen sind 1,5 bis 2 Liter ausreichend. Bei Hitze und bei Sport muss mehr getrunken werden. Im Alltag wird die Trinkmenge mit größeren Gläsern von 4 × 4 dl einfacher bewältigt als mit kleineren Gläsern von 8 × 2 dl. Empfohlen wird, die Trinkmenge morgens in Form von Wasser, Tee oder stark verdünnten Fruchtsäften bereitzustellen und ⅔ bis zum frühen Nachmittag zu trinken. Das Trink- und Miktionsverhalten kann durch das Führen eines Blasentagebuchs (= Trink- und Miktionsprotokoll) erfasst werden und ist hilfreich als Erfolgskontrolle unter laufender Therapie.

17.8.1.2 Gewichtsreduktion

Es besteht eine klare Korrelation nicht nur zwischen Gewichtsreduktion und Belastungsinkontinenz, sondern auch bezüglich der überaktiven Blase und Dranginkontinenz (Subak et al., 2009). Eine Gewichtsreduktion um nur 5 % kann die Dranginkontinenzepisoden um bis zu 70 % senken (Wing et al., 2010). Übergewichtige Frauen mit überaktiver Blase sollten daher zur Gewichtsreduktion motiviert werden.

17.8.1.3 Reduktion irritativer Noxen

Rauchen stand lange im Verdacht einen negativen Einfluss auf die Symptome einer überaktiven Blase zu haben. Allerdings gibt es bis heute keine Studie, die beweisen konnte, dass hier ein tatsächlicher Zusammenhang besteht und durch die Entwöhnung vom Rauchen eine Verbesserung der überaktiven Blase erzielt werden kann.

Koffeinhaltige Getränke scheinen im Gegensatz dazu aber einen negativen Einfluss auf die überaktive Blase, insbesondere auf die Pollakisurie und den überfallsartigen Harndrang zu haben und sollten daher reduziert werden. Eine Koffeinzufuhr von mehr als 450 mg/d (entspricht ca. 500 ml Kaffee/d) erhöht das Risiko einer Dranginkontinenz um bis zu 25 % und erhöht die Miktionsfrequenz um bis zu 22 % (Jura et al., 2011; Bird et al., 2005).

17.8.1.4 Reduktion Obstipation

Obstipation scheint ein Risikofaktor für eine OAB zu sein und einen negativen Einfluss auf das Ausmaß der Beschwerden zu haben (Abreu et al., 2018; Coyne et al., 2013). Daher sollte dies in der Anamnese mit abgefragt und ggf. eine Therapie eingeleitet werden. Wesentlich bei der Behandlung einer Obstipation ist auch eine ausreichende Trinkmenge, die ja häufig bei überaktiver Blase von den Betroffenen reduziert wird.

17.8.1.5 Blasentraining und Miktion nach der Uhr (timed voiding)

Ziel der Verhaltenstherapie ist es, primär wieder Vertrauen in die Blase zu gewinnen und sekundär die Miktionsfrequenz und die Anzahl Inkontinenzepisoden zu verringern, nachdem sich Patientinnen mit OAB wegen der Urgency oder aus Angst vor Urinverlust teilweise über Jahre angewöhnt haben, bei jeder Gelegenheit die Toilette aufzusuchen und kleine Portionen Urin abzugeben. Dieses erlernte fehlerhafte Verhalten soll in der Verhaltenstherapie neu- oder umgelernt werden.

Die bloße Empfehlung, „bei Drang hinauszuzögern", kann Inkontinenz provozieren und folglich zu Frustration und Demotivation der Patientin führen. Blasentraining (*bladder training* oder die Synonyme *Blasen-Umerziehung/bladder re-education/bladder drill*) sind von zentraler Bedeutung in der konservativen Therapie der OAB. Die Verhaltenstherapie beinhaltet unterschiedliche Therapieansätze. Ziel des Blasentraining mit Physiotherapie (Burgio et al., 1998) ist es, langsam (!) die Miktionsintervalle zu verlängern, um so ein Miktionsintervall von 2–3 Stunden zu erreichen. Durch Erlernen korrekt ausgeführter Beckenbodenkontraktionen können dabei die Detrusorkontraktionen gehemmt werden.

Das Blasentraining erfolgt in drei Schritten (Abb. 17.5). Voraussetzung für das Blasentraining ist eine hohe Motivation der Patientin. Coaching durch Urotherapeuten, Physiotherapeuten und last but not least den betreuenden Arzt, tragen zum Erfolg der Patientin wesentlich bei.

Bei der Miktion nach der Uhr (Hu et al., 1989) erfolgt die Miktion zu festgelegten Zeiten vor Erreichen der individuellen maximalen Blasenkapazität. Ziel der Miktion nach der Uhr ist, die Blase zu entleeren, bevor es zum imperativen Harndrang mit Inkontinenz kommt. Je nach Blasenkapazität muss zu Beginn stündlich, evtl. bei ausgeprägten Drangbeschwerden sogar im kürzeren Intervall, und im Verlauf nach Training idealerweise erst 2–3-stündlich die Blase entleert werden. Diese regelmäßige Entleerung verringert die Inkontinenzepisoden und somit steigt wiederum das Vertrauen in die Blase. Die Miktion nach der Uhr führt in 12 % der älteren Patientinnen zu Kontinenz und in 75 % zu einer Halbierung der Inkontinenzepisoden, und der Effekt lässt sich über sechs Monate nachweisen (Fantl et al., 1996). Die Miktion nach

Blasentraining

1. Schritt
Führung eines Miktionstagebuchs mit Bestimmung des inkontinenzfreien Intervalls (kürzester Abstand zwischen zwei Miktions- bzw. Inkontinenzepisoden). Übernahme dieses Zeitraums als Basisintervall für regelmäßige Entleerung.

2. Schritt
Entleerung der Blase nach der Uhr im Zeitabstand des Basisintervalls (bevor sich ein Drang bemerkbar macht) mit dem Ziel, dem Patienten wieder ein Gefühl von Sicherheit über seine Blasenfunktion zu vermitteln.

3. Schritt
schrittweise Erhöhung des Basisintervalls um 15 (–30) Minuten pro Woche, bis ein Miktionsintervall von 2–3 Stunden erreicht ist.

Abb. 17.5: Blasentraining in drei Schritten.

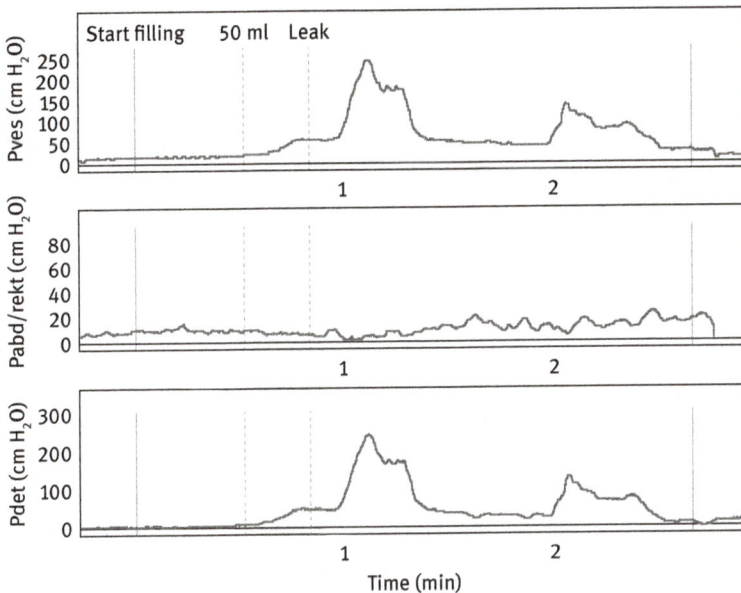

Abb. 17.6: Signifikante spontane Detrusorkontraktionen in der Füllzystometrie.

der Uhr kann gerade bei älteren Patientinnen, z. B. auch in Pflegeheimen, sehr hilfreich sein und sollte vom Personal unterstützt werden, damit die Miktion regelmäßig und der Transfer zur Toilette ohne Sturzgefährdung erfolgen kann.

Der Erfolg der **Blasenumerziehung** hängt von der maximalen Blasenkapazität ab. Bei einer verminderten maximalen Blasenkapazität von < 250 ml oder in der Füllzystometrie signifikanten Detrusorkontraktionen (Abb. 17.6) ist mit alleinigem Verhaltenstraining und Herauszögern der Miktion typischerweise meist keine hinreichende Besserung der Beschwerden zu beobachten.

17.8.1.6 Physiotherapeutische Beckenbodenrehabilitation

Nicht nur Patientinnen mit einer „klassischen" Belastungsinkontinenz, sondern gerade auch solche mit OAB wet sind speziell geeignet für das **Beckenbodentraining** (Kap. 15.2.6). Der Therapieerfolg ist unmittelbar in der Reduktion der Inkontinenzepisoden messbar. Drangbeschwerden sprechen aber auch auf das Beckenbodentraining an, sodass die Physiotherapie auch im Patientinnenkollektiv der OAB dry eingesetzt werden kann. Voraussetzung bei allen Patientinnen ist eine hohe Motivation und Ausdauer. Bei fehlender willkürlicher Beckenbodenkontraktion ist die Biofeedback-Methode (Kap. 15.3.3) für die Instruktion der Patientin geeignet.

Ziel des Beckenbodentrainings in der Behandlung der OAB ist die Inhibition unfreiwilliger Detrusorkontraktionen, damit die Patientin bei Drang und voller Blase die Toilette rechtzeitig erreichen kann (sog. *guarding reflex*). Die Beckenbodenkontraktion, wie von Dr. Arnold Kegel 1948 für die Behandlung der Belastungsinkontinenz propagiert, stärkt nicht nur den M. levator ani und den M. sphincter urethrae (Kegel, 1951), sondern hemmt auch Detrusorkontraktionen und Miktionsreflex durch Kontraktion des quer gestreiften urethralen Sphinktermuskulatur (Shafik und Shafik, 2003). In die physiotherapeutische Inkontinenztherapie integriert werden kann neben dem **Beckenbodentraining** auch die vaginale Elektrostimulation. Sie beeinflusst den Miktionsreflex und verringert bei Patientinnen mit OAB die Detrusorkontraktionen oder bringt sie sogar ganz zum Verschwinden (Godec et al., 1975).

Die **vaginale Elektrostimulation** (Kap. 15.3) soll niederfrequenter (5–10 Hz) als bei der Belastungsinkontinenz und über 30 min 1–2-mal pro Woche durchgeführt werden. Hierbei kommt es über Stimulation des Nervus pudendus zur Hemmung der sakralen Efferenzen von S2–S4 und so zur Hemmung des Detrusormuskels (Fossberg et al., 1990) mit Reduktion der Miktionsfrequenz von 10,4 auf 3,9 Miktionen/24 h (Elgamasy et al., 1996). Nach Absetzen der Therapie kommt es aber häufig zum Wiederauftreten der Symptome, sodass eine intermittierende Therapie notwendig ist. Zu beachten ist, dass Elektrostimulation (Kap. 15.3) bei Schwangeren, Pacemaker- oder Kupferspiralenträgerinnen nicht durchgeführt werden darf, da die elektrischen Impulse über Metall weitergeleitet werden und die Auswirkungen am Feten nicht untersucht sind.

Die Heilungsraten durch Beckenbodentraining bei Belastungsinkontinenz sind nach einem 6-monatigen Training größer als nach nur acht Wochen, und der Erfolg ist bei jüngeren (40–60-jährig) größer als bei älteren Frauen (Bø et al., 1999). Ob dies auch auf die Dranginkontinenz übertragen werden kann, ist unklar. Die meisten Studien, welche das Beckenbodentraining bei OAB untersuchten, wurden über eine Dauer von drei Monaten durchgeführt.

Durchführung: Beckenbodenkontraktion über 6–8 s, Entspannung über 6–8 s. Diese Übung ist 8–12 × zu wiederholen. Die Relaxationsdauer sollte immer gleich lang wie die Anspannungsdauer sein. Mit zunehmendem Training sollte die Kontraktion bis zu 10 s gehalten werden können. Diese Übung ist 3 ×/Tag durchzuführen.

Patientinnen mit OAB zeigen unter Beckenbodentraining in bis 85–94 % eine Verbesserung der Symptome (Burgio et al., 2000, 2002). Ebenfalls konnte das Miktionsintervall von 2,13 Stunden auf 3,44 Stunden erhöht werden. Die Zufriedenheit der Patientinnen war in der Gruppe, die über zwei Jahre betreut wurde, am größten. Dies zeigt, dass der Therapieerfolg der OAB auch vom empathischen Kontakt zwischen Therapeutin und Patientin beeinflusst wird und die emotionale Ebene eine große Rolle spielt. Beckenbodentraining ist vor oder unter medikamentöser Therapie einsetzbar und außer einem eventuell unkomfortablen Gefühl während der Übungen sind keine Nebenwirkungen zu erwarten.

Häufig ist aber das Problem, dass die Patientinnen einen schnellen Therapieerfolg mit möglichst wenig Eigeninitiative wünschen und daher erfolgt häufig eine Kombination von Verhaltenstherapie und Physiotherapeutischer Beckenbodenrehabilitation mit oraler Medikation schon zu Beginn der Therapie.

17.8.2 Medikamentöse Therapie

Die pharmakologische Wirkung der modernen oralen Präparate beruht auf der Blockade der muskarinergen Rezeptoren M2 bzw. M3 oder einer Stimulierung der β-3-Adrenozeptoren.

Die erste Medikamentengruppe wird als **Muskarinrezeptorantagonisten, Antimuskarinika** oder **Anticholinergika** bezeichnet. Sie verhindert die Ankopplung von Acetylcholin an diese Rezeptoren. Dadurch kommt es letztlich zu einer reduzierten Kontraktion des Detrusormuskels oder diese wird komplett verhindert. Diese Wirkstoffe blockieren über die Muskarinrezeptoren hinaus auch direkt die Calciumkanäle in der Zellmembran (calciumantagonistische Wirkung).

Die Kontraktion der glatten Muskelzellen des Detrusors ist an den Neurotransmitter Acetylcholin gebunden, der an den Nervenendigungen vegetativer Nerven freigesetzt wird und sich anschließend an die muskarinergen Rezeptoren M2 und M3 der Zellmembran der glatten Muskulatur des Detrusors anlagert. Die Koppelung von Acetylcholin und Muskarinrezeptoren bewirkt eine intrazelluläre Freisetzung von Calcium-Ionen aus dem sarkoplasmatischen Retikulum in das Sarkoplasma, was zur Kontraktion der glatten Detrusorzelle führt (Abb. 17.7).

Die Funktion und Bedeutung der verschiedenen Muskarinrezeptoren in der Blase ist heute noch nicht ganz aufgeklärt. Primär vermittelt der M3-Rezeptor die Detrusorkontraktion. Es finden sich aber weit mehr M2- als M3-Rezeptoren in der Blase. Es wird angenommen, dass die M2-Rezeptoren unter physiologischen Verhältnissen eine untergeordnete Wirkung auf die Blasenkontraktion haben und nur die Wirkung

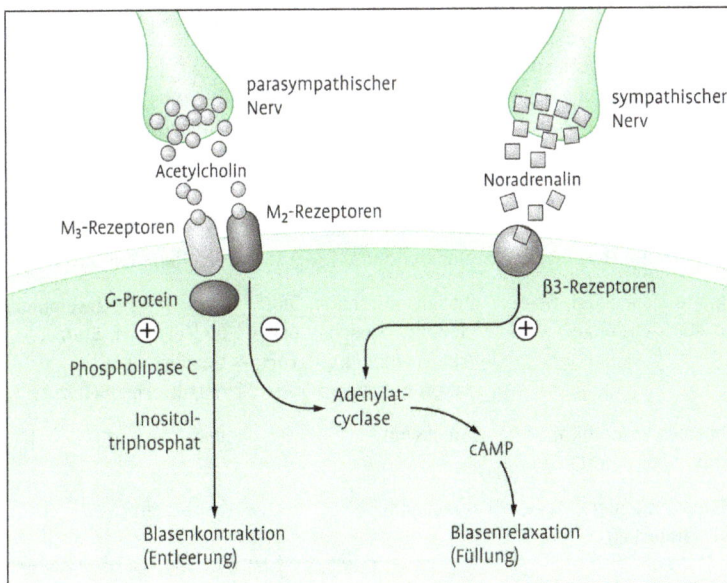

Abb. 17.7: Erregungsablauf an der Zellmembran einer Detrusorzelle (nach Ouslander, 2004).

der M3-Rezeptoren verstärken. Die Rolle des M2-Rezeptors besteht in der „Abschaltung" der Detrusorrelaxation der Speicherphase der Harnblase, die sympathisch über β3-Rezeptoren vermittelt wird. Es liegen Hinweise dafür vor, dass es bei bestimmten pathophysiologischen Zuständen (hyperaktive Blase, Detrusorhypertrophie bei Blasenauslassobstruktion, neurogene Detrusorüberaktivität) und auch im Alter zu einer relativen Zunahme von M2-Rezeptoren kommt, die über eine verstärkte Aufhebung der Detrusorrelaxation indirekt kontraktionsfördernd wirken können.

Bei normaler Funktion der menschlichen Harnblase ist Acetylcholin der für die Blasenkontraktion hauptverantwortliche Neurotransmitter. Acetylcholin interagiert mit M3-Muskarinrezeptoren und aktiviert die Phospholipase C durch deren Bindung an G-Proteine. Dadurch entsteht Inositoltriphosphat, das seinerseits die Freisetzung von Calcium aus dem sarkoplasmatischen Retikulum und die Kontraktion der glatten Blasenmuskulatur auslöst. M2-Rezeptoren können bei der Blasenkontraktion eine Rolle spielen, indem sie die Adenylatcyclase-Aktivität hemmen und die intrazelluläre Konzentration an zyklischem Adenosinmonophosphat (Cyclo-AMP) senken, die eine Vermittlerrolle bei der Blasenrelaxation spielen (Abb. 17.7; Plus-Zeichen stehen für Aktivierung, Minus-Zeichen für Inhibition).

Es sind fünf Subtypen von Muskarinrezeptoren bekannt, deren Verteilung in den verschiedenen Organen Tab. 17.2 wiedergibt. Aus der Verteilung lassen sich auch die Nebenwirkungen herleiten.

Tab. 17.2: Verteilung und Funktion der Muskarinrezeptoren im Körper.

Muskarin-rezeptor-Subtyp	Vorkommen	Funktion	mögliche Nebenwirkungen
M1	Hirnrinde, Hippocampus, Speicheldrüse, sympathische Ganglien	Gedächtnis und kognitive Funktion, Speichel- und Magensäuresekretion	kognitive Funktionen ↓ Reaktionsfähigkeit ↓ Erinnerungsvermögen ↓ Stürze, Unfälle ↑ Delirium
M2	glatte Muskulatur, Stammhirn, Herzmuskel	Herzfrequenz, Magensphinktertonus	Tachykardie Palpitationen, Angst
M3	glatte Muskulatur, Speicheldrüsen, Auge	Blasenkontraktion, Darmmotilität, Speichel- und Tränensekretion, Akkomodation des Auges	Sicht ↓ (verschwommen) als Folge evt. Stürze, Unfälle ↑ Mundtrockenheit ↑
M4	basales Vorderhirn, Striatum, Speicheldrüsen	unbekannt	unbekannt
M5	Substantia nigra, Auge (Ziliarmuskel)	unbekannt	unbekannt

Blase. Muskarinrezeptoren finden sich im Detrusor vesicae (M3 und M2), präjunktional an den Nervenendigungen (M1, M2, M4) und im Urothel auf mRNA-Ebene (M1–5). In der Blase überwiegen die Muskarinrezeptoren vom M2- (80 %) und vom M3-Subtyp (20 %); die Kontraktion erfolgt hauptsächlich M3-gesteuert. Eine mögliche Rolle des M2-Rezeptors im Detrusor ist die Hemmung der durch die sympathischen Nerven ausgelösten Entspannung, wodurch die Kontraktion verstärkt und die Effizienz der Blasenentleerung gesteigert wird. Diese M2-Rezeptoren werden auch im Urothel gefunden (Andersson, 2004). Lange Zeit glaubte man, dass das Urothel als passive Membran die Blase auskleidet. Es gibt aber zunehmend mehr Evidenz, dass das Urothel eine aktive Rolle bei der Blasenfunktionssteuerung einnimmt und möglicherweise die Blasen-afferenten Reize moduliert. Neben der Hauptrolle des Acetylcholins als Effektor der parasympathisch gesteuerten Detrusorkontraktion könnte eine basale Freisetzung von Acetylcholin in der Speicherungsphase zur Entstehung einer OAB beitragen (Anderson, 2002 und 2004). Die Blase verfügt möglicherweise auch über eigene autonome rhythmische Aktivitäten während des Füllens und Speicherns, die von interstitiellen Schrittmacherzellen ausgehen. Diese autonomen Kontraktionen, deren Intensität teilweise durch zentralautonome Stimulationen gesteuert werden kann, sind wahrscheinlich für die sensorische Überwachung des Blasenvolumens erforderlich.

Speicheldrüse: M1- und M3-Rezeptoren spielen eine wichtige Rolle bei der Steuerung der Speichelproduktion. Antagonisten mit geringer Affinität zu M1 können das Gefühl der Mundtrockenheit verringern.

Magen-Darm-Trakt: Hier sind alle fünf Subtypen zu finden. Obwohl M2 zahlenmäßig überwiegt, ist hauptsächlich M3 an der cholinergen Kontraktion beteiligt. Damit verringert die für die Blase gewünschte M3-Blockade auch die Dickdarmmotilität.

Auge: Im menschlichen Auge finden sich alle fünf Subtypen (M3: 60–75 %).

Herz: Der M2-Rezeptor überwiegt im Herzen funktional. Er steuert die parasympathisch gesteuerte Bradykardie.

Zentrales Nervensystem: Alle fünf Subtypen kommen hier mit unterschiedlicher Verteilung vor. Die wichtigste Rolle der postsynaptischen M1-Rezeptoren liegt in der Übertragung cholinerger Effekte auf die kognitiven Funktionen, insbesondere auf das Gedächtnis. Bei M1-knock-out-Mäusen ist das Arbeitsgedächtnis eingeschränkt.

Der Einsatz eines muskarinhemmenden Wirkstoffes mit hoher Affinität zu M3 und geringerer Affinität zu anderen Rezeptortypen könnte theoretisch die Nebenwirkungen reduzieren. Bisher ist die klinische Bedeutung einer M3-Selektivität jedoch noch nicht belegt.

Die zweite Medikamentengruppe wird als **β-3-Adrenozeptor-Agonist** bezeichnet.

Der einzige in Europa zugelassene Wirkstoff ist Mirabegron. Die Wirkung ist komplett anders als bei den Anticholinergika. Er führt nicht zu einer Hemmung der Acetylcholin vermittelten Detrusorkontraktion, sondern zu einer Stimulierung der β-3-Rezeptoren, die physiologischerweise noradrenerg stimuliert werden und führen somit zu einer Relaxierung des Detrusors in der Speicherphase. Infolgedessen kommt es zu einer vergrößerten Speicherkapazität und einer Verlängerung der Speicherphase.

Mirabegron wirkt als Agonist am β-3-Adrenozeptoren und weist eine niedrige intrinsische Aktivität an den β-1- und β-2-Rezeptoren. Die Affinität zu anderen Rezeptoren wie z. B. α-1-Adrenozeptoren, muskarinerge Rezeptoren (V. a. M2) und NA/DA-Transporter ist gering. Beim Menschen finden sich β-3-Adrenozeptoren im Detrusor vesicae und im Gastrointestinaltrakt. In diversen Studien konnte gezeigt werden, dass Mirabegron ein schwacher Inhibitor von P-Glykoprotein und von CYP3A4 ist sowie und ein mäßiger und zeitabhängiger Inhibitor von CYP2D6.

Mirabegron wurde in Deutschland und Österreich 2012 und 2014 in der Schweiz zugelassen. In Deutschland sind nur 50 mg erhältlich, in Österreich und der Schweiz 25 mg und 50 mg. Die empfohlene Startdosis beträgt 25 mg bzw. 50 mg, wenn 25 mg nicht verfügbar. Die Einnahme erfolgt einmal täglich mit oder ohne Nahrung. Hierbei muss beachtet werden, dass die Tablette nicht geteilt werden darf, um somit ggf. eine Dosisanpassung zu erzielen.

Diverse Gremien und Leitlinien wie die International Consultation on Incontinence (Abrams et al., 2018), aber auch die aktuellen Leitlinien z. B. der Europäischen Gesellschaft für Urologie (Burkhard et al., 2018) empfehlen Anticholinergika und β-3-Adrenzeptoragonisten als gleichwertige First-line-Pharmakotherapie (Tab. 17.3).

17.8.2.1 Anticholinergika

Anticholinergika werden mit Empfehlungsgrad A zur Therapie der überaktiven Blase empfohlen (Burkhard et al., 2018). Die Wirksamkeit der Anticholinergika konnte in zahlreichen prospektiv randomisierten Studien, Metaanalysen und Cochrane-Reviews bestätigt werden (Alhasso et al., 2006; Chapple et al., 2005; Hay-Smith et al., 2005; Nabi et al., 2006; Novara et al., 2008; Roxburgh et al., 2007) (Tab. 17.3).

Merke: Anticholinergika bewirken gegenüber Placebo eine signifikant höhere Heilungs- und Verbesserungsrate der OAB, eine Verminderung der Inkontinenzepisoden sowie der Miktionsfrequenz und eine mäßige Verbesserung der Lebensqualität.

Tab. 17.3: Medikamente zur Behandlung der OAB.

Medikamentengruppe	Wirkstoff	Dosierung
Anticholinergika	Tolterodin IR	1 × 4 mg/Tag abends
	Tolterodin ER	2 × 2 mg/Tag
	Oxybutynin IR	3 × 5 mg/Tag
	Oxybutynin ER	1 × 5 mg/Tag 1 × 10 mg/Tag 1 × 15 mg/Tag Hautpflaster: 2 ×/Woche
	Propiverin	5, 10, 15, 30, 45 mg erhältlich, 2–3 ×/Tag Maximaldosis 45 mg/Tag
	Trospiumchlorid	5, 15, 20, 30, 45 mg erhältlich, 2–3 ×/Tag Maximaldosis 45 mg/Tag
	Darifenacin	1 × 7,5 mg/Tag 1 × 15 mg/Tag
	Solifenacin	1 × 5 mg/Tag 1 × 10 mg/Tag
	Fesoterodine	1 × 4 mg/Tag 1 × 8 mg/Tag
β-3-Adrenzeptoragonist	Betmiga	1 × 25 mg/Tag (25 mg in Deutschland nicht erhältlich) 1 × 50 mg/Tag
Spasmolytikum	Flavoxat	3 × 200 mg/Tag
Neurotoxin	Botulinumneurotoxin Typ A	100 Einheiten

Diese Überlegenheit ist statistisch signifikant, aber häufig nicht überwältigend. Dies spiegelt sich in einer schlechten Langzeit-Compliance für diese Medikamentengruppe wider. Nach 1 Jahr Therapie nehmen nur noch ca. 20 %–31 % der Betroffenen die Medikamente ein und nach 3 Jahren sogar nur noch ca. 15 % (Kalder et al., 2014; Sussman et al., 2017). Die Datenlage bezüglich der Überlegenheit von Anticholinergika im Vergleich zu nichtmedikamentösen Therapieoptionen wie Elektrostimulation, Beckenbodentraining mit Biofeedback oder Blasentraining ist nicht eindeutig zu Gunsten der Anticholinergika.

Merke: Die gleichzeitige Anwendung von Anticholinergika und Blasentraining zeigt einen größeren Therapieerfolg als eine orale Monotherapie (Alhasso et al., 2006).

Trospiumchlorid. Ein quartäres Amin mit antimuskarinerger und direkt muskelrelaxierender Wirkung und zusätzlichem Effekt auf die Ganglien, wobei in der klinischen Anwendung die anticholinerge Aktivität dominiert. Es besteht keine Selektivität für die Rezeptorsubtypen. In Europa ist Trospiumchlorid schon seit mehr als 20 Jahren auf dem Markt. Die Bioverfügbarkeit beträgt weniger als 10 %. Ein großer Anteil wird unverändert renal eliminiert. Die Wirksamkeit gegenüber Placebo ist durch verschiedene offene und auch placebokontrollierte doppelblinde Studien bei OAB belegt (Andersson et al., 2005). Trospiumchlorid hat als quaternäres Amin und polare Substanz unter den ansonsten unpolaren Antimuskarinika die Besonderheit, dass es die *intakte Blut-Hirn-Schranke nicht durchdringt*. Trospiumchlorid muss auf leeren Magen vor den Mahlzeiten eingenommen werden.

Oxybutinin. Ein tertiäres Amin, das „klassische" Anticholinergikum mit antimuskarinerger, direkt muskelrelaxierender und bei intravesikaler Verabreichung auch lokalanästhetischer Wirkung, ist seit Jahrzehnten als *Immediate-release-Form (Oxybutynin-IR)* auf dem Markt. Die Dosierung wird einschleichend empfohlen. Limitierend ist häufig eine störende Mundtrockenheit, wahrscheinlich bedingt durch Spitzenwerte der Serumwirkspiegel. Diese lassen sich durch eine verzögerte Freigabe des Wirkstoffs (slow release, extended release = ER, Retardpräparat nach dem OROS®-Prinzip *orally taken – osmotically driven*) verringern oder sogar ganz vermeiden. Gleichzeitig steigt die 24-Stunden-Bioverfügbarkeit gegenüber der Immediate-release-Form (Oxybutynin-IR) um 53 %, während die Konzentration des Metaboliten N-Desethyloxybutynin, der auch für Nebenwirkungen verantwortlich ist, um 31 % abnimmt. Eine individuelle Dosistitration mit verschiedenen Dosierungsmöglichkeiten mit bei Bedarf wöchentlicher Steigerung ist möglich. Die Plasmaspiegel von Oxybutynin nach oraler Gabe können bei älteren Patienten bis zu doppelt so hoch wie bei jüngeren Patienten sein, daher muss hier eine Dosisanpassung erfolgen (Hughes et al., 1992).

Ein alternatives Prinzip, um eine gleichbleibende Wirkstoffexposition zu gewährleisten, ist die Umgehung des *First-pass-Effektes* durch ein transdermales System zur Applikation von Oxybutynin. Bei der oralen Gabe von Oxybutynin kommt es zu einem starken First-pass-Effekt in der Leber, sodass im Blut kaum mehr Oxybutynin, sondern vor allem der Metabolit N-Desethyloxybutynin zu finden ist. Bei der transdermalen Gabe hingegen sind im Blut annähernd gleiche Spiegel von Oxybutynin und dessen Metaboliten zu finden. Diese Wirkung ist vergleichbar der der oralen Präparate. Die Inzidenz und Ausprägung der Mundtrockenheit unter transdermalem Oxybutynin liegt im Placebobereich. Auch weitere typische anticholinerge Nebenwirkungen wie Obstipation oder Sehstörungen wurden unter transdermalem Oxybutynin selten beobachtet. Bei Patientinnen, die auf ein Anticholinergikum mit störenden Nebenwirkungen reagiert haben, bietet sich deshalb die transdermale Therapieform an. Als Nebenwirkung können in 8–14 % Hautirritationen mit Rötung und störendem Pruritus auftreten. Das Pflaster wird zweimal wöchentlich für drei bis vier Tage auf eine glatte, trockene Hautstelle, z. B. Bauch, Gesäß oder Hüfte, aufgeklebt und belassen.

Tolterodin. Dies ist ein tertiäres Amin, wird seit mehr als 10 Jahren zur medikamentösen Therapie der überaktiven Blase eingesetzt und ist das weltweit am häufigsten verordnete und bestuntersuchte Medikament zur Behandlung der OAB. Dieser kompetitive Muskarinrezeptorantagonist ohne Selektivität für die muskarinergen Rezeptor-Subtypen wirkt deutlich stärker an der Blase als an der Speicheldrüse. Die Entwicklung der Einmalgabe von Tolterodin SR 4 mg (slow release) hat die Therapie der OAB vereinfacht und verbessert (Van Kerrebroeck et al., 2001), da aufgrund der verzögerten Wirkstofffreisetzung gleichmäßigere Plasmaspiegel vorliegen, die Wirkstoffspitzen genommen werden und so die Nebenwirkung Mundtrockenheit im direkten Vergleich mit der ursprünglichen Zweimalgabe der Tolterodin-2mg-Filmtabletten reduziert wird. Von Tolterodin (in der slow release SR 4-mg-Dosierung) ist bekannt, dass die abendliche Einnahme vor dem Schlafen vorteilhaft ist, weil hierbei die unerwünschten Nebenwirkungen etwas „verschlafen" werden kann.

Darifenacin. Dieses tertiäre Amin ist ein stark selektiver Muskarin-M3-Rezeptorantagonist. Erstmalig ist mit diesem Medikament die Dosiseskalation untersucht worden. Die empfohlene Anfangsdosis beträgt 7,5 mg und kann bei ungenügendem Ansprechen und bei guter Verträglichkeit individuell nach zwei Wochen auf 15 mg erhöht werden. Für Darifenacin spricht, dass ältere Menschen wegen des guten ZNS-Sicherheitsprofils von der M3-Selektivität profitieren. Zudem wird Darifenacin aus dem ZNS aktiv wieder heraustransportiert (Efflux), wodurch zentrale Nebenwirkungen weiter vermindert werden sollen. Unter Darifenacin tritt eine Obstipation trotz oder gerade wegen der M3-Selektivität häufiger auf als unter den bisherigen Anticholinergika, da die verantwortlichen M3-Rezeptoren auch im Bereich des Darmes lokalisiert sind. Bei Bedarf sind Laxantien hilfreich.

In einer Langzeituntersuchung über 2 Jahre konnte die klinische Effektivität von Darifenacin anhand einer medianen Reduktion der wöchentlichen Inkontinenzepisoden um 80 bis 86 % ($p < 0{,}001$) nachgewiesen werden und zudem eine mit der Zeit noch zunehmende Wirkung mit einem Rückgang der Inkontinenzepisoden um 63 % in den ersten drei Therapiemonaten und um 84 % nach zwei Jahren (Haab et al., 2006).

Solifenacin. Hierbei handelt es sich um ein weiteres tertiäres Amin, das ebenfalls zu den neuen M3-selektiven Anticholinergika zählt. Ein Vergleich mit den herkömmlichen Anticholinergika zeigt eine hohe Effektivität bei relativ geringer Nebenwirkungsrate (Chapple et al., 2005, 2007). Ein weiterer Vorteil dieser Substanz liegt wie bei Darifenacin in der individuellen Dosistitration mit der 5- und 10-mg-Tablette, die einmal pro Tag eingenommen wird. Allerdings zeigte sich im direkten Vergleich mit Tolterodin, dass die Rate der Mundtrockenheit vergleichbar hoch ist und insbesondere in der 10-mg-Dosierung höher liegt. Auch für Solifenacin sind Langzeitresultate (zwölf Monate), welche die klinische Effektivität belegen, publiziert (Haab et al., 2005). Im Verlauf der Beobachtungszeit von zwölf Monaten verbesserten sich die Parameter Frequency, Nykturie und Urgency kontinuierlich (Abb. 17.8).

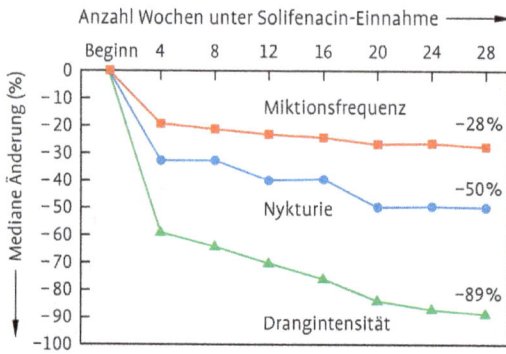

Abb. 17.8: Miktionsfrequenz, Nykturie und Drangintensität nehmen unter anticholinerger Therapie (hier als Beispiel Solifenacin) auch über einen Beobachtungszeitraum von zwölf Monaten kontinuierlich ab, ohne dass eine Tachyphylaxie auftritt (aus Haab et al., 2005).

Mit dem flexiblen Dosierungsschema von 5 mg oder 10 mg Solifenacin täglich können im Gegensatz zu einem einzigen fixen Dosierungsschema alle OAB-Patientenpopulationen behandelt werden.

Flavoxat. Ist ein tertiäres Amin. Ein anticholinerger Effekt konnte nicht bewiesen werden. Es ist durch seine calciumantagonistische Wirkung muskelrelaxierend und besitzt lokalanästhetische Eigenschaften. Im Alltag spielt es kaum mehr eine Rolle.

Fesoterodin (Fesoterodinfumarat). Ein seit 2007 in Europa zugelassener weiterer antimuskarinischer Wirkstoff. Strukturell und pharmakologisch ist Fesoterodin durch den gemeinsamen aktiven Metaboliten 5-HMT verwandt mit Tolterodin. Im Gegensatz zu Tolterodin wird Fesoterodin aber nicht über Cytochrom P450 aktiviert, sondern über nichtspezifische Esterasen größtenteils und schnell zum pharmakologisch aktiven Metaboliten, 5-Hydroxymethyl-Tolterodin (5-HMT) hydrolisiert. Fesoterodin wird als Retardtablette in den zwei Dosierungen 4 mg oder 8 mg einmal täglich angewendet. Fesoterodin 8 mg ist bezüglich Wirksamkeit dem Tolterodin ER 4 mg oder Fesoterodin 4 mg tendenziell überlegen (Chapple et al., 2007). Beide Dosierungen von Fesoterodin zeigen im Vergleich zu Tolterodin ein ähnliches Verträglichkeitsprofil, ausgenommen dass unter 8 mg Fesoterodin häufiger Mundtrockenheit festgestellt wurde. Die Nebenwirkung wurde meist als leicht bis moderat eingestuft, und die Therapieabbruchrate aufgrund von Mundtrockenheit lag unter 1 % (Khullar et al., 2008).

Propiverin. Hiermit wird eine kombinierte antimuskarine und calciumantagonistische Wirkung erzielt. Durch die Reduktion des Einstromes von Calciumionen wirkt Propiverin zusätzlich zur anticholinergen Wirkung entspannend auf die glatten Muskelzellen. Es wird zwar rasch resorbiert, weist aber einen hohen First-Pass-Effekt in der Leber auf. Typische Nebenwirkungen sind Magen-Darm-Beschwerden.

Nebenwirkungen der Anticholinergika

Wirkung (Tab. 17.4) und Nebenwirkungen (Tab. 17.5 und Abb. 17.9) der zur Behandlung der OAB angewendeten Anticholinergika werden über die fünf Subtypen von Muskarinrezeptoren vermittelt.

Tab. 17.4: Zu erwartende Wirkung der anticholinergen Therapie (modifiziert nach Wein und Rackley, 2006).

Parameter	Änderung
imperativer Harndrang	Abnahme um ca. 50 %
Inkontinenzepisoden	Reduktion um 70–75 %
Miktionen/24 h	Reduktion ca. 20–30 %
Lebensqualität	in ca. 50 % deutliche Verbesserung

Tab. 17.5: Typische Nebenwirkungen von Anticholinergika (nach Hesch, 2007).

	Darifenacin	Oxybutynin	Solifenacin	Tolterodin	Trospium
Mundtrockenheit	20,2–35,3 %	29–61 %	10,9–27,6 %	23 %	20,1 %
Verstopfung	14,8–21,3 %	7–13 %	5,4–13,4 %	6 %	9,6 %
Schwindel	1,3–2,1 %	4–6 %	1,9 %	2 %	
verschwommenes Sehen	> 1 %	1–8 %	3,8–4,8 %	1 %	> 0,5 %
Benommenheit	0,9–2,1 %	2–12 %	1,0–2,1 %	3 %	1,9 %

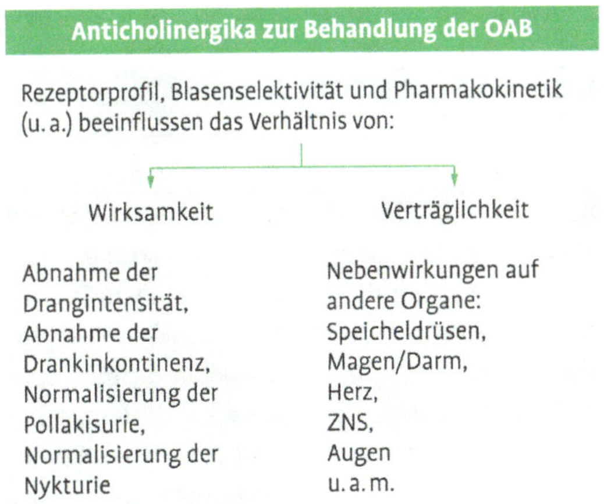

Anticholinergika zur Behandlung der OAB

Rezeptorprofil, Blasenselektivität und Pharmakokinetik (u. a.) beeinflussen das Verhältnis von:

Wirksamkeit

Abnahme der Drangintensität, Abnahme der Drankinkontinenz, Normalisierung der Pollakisurie, Normalisierung der Nykturie

Verträglichkeit

Nebenwirkungen auf andere Organe: Speicheldrüsen, Magen/Darm, Herz, ZNS, Augen u. a. m.

Abb. 17.9: Balance zwischen Wirksamkeit und Verträglichkeit der Anticholinergika.

> **Merke:** Keine der heute verfügbaren anticholinergen Substanzen ist wirklich blasenselektiv, weshalb sich die anticholinergen Nebenwirkungen in verschiedenen Organsystemen manifestieren können.

Ob ein Arzneimittel einen Rezeptor blockiert, hängt nicht nur von seiner Subtypselektivität ab, sondern auch davon, ob es aufgrund seiner pharmakokinetischen Eigenschaften diesen Rezeptor erreicht. Für Rezeptoren in Speicheldrüsen, Darm und Herz ist das für ein systemisch wirkendes Arzneimittel meistens unproblematisch. Teile des Auges und insbesondere das ZNS sind aber Kompartimente, die nicht von allen Stoffen gleich gut erreicht werden. So kann eine Hemmung von M1-Rezeptoren im ZNS nur von Anticholinergika erwartet werden, die sowohl eine hohe Affinität für diesen Subtyp haben als auch die Blut-Hirn-Schranke überwinden können.

> **Merke:** Mundtrockenheit ist die häufigste anticholinerge Nebenwirkung als Folge der reduzierten Speichelsekretion.

Die häufig störende Mundtrockenheit wird über Muskarinrezeptoren in den Speicheldrüsen vermittelt, wobei hier, wie in der Harnblase, der M3-Rezeptor funktionell am wichtigsten ist. Auch die Bronchial-, Magen und Pankreassekretion nimmt unter antimuskariner Therapie ab. Als Folge der Erschlaffung der glatten Muskulatur im Gastrointestinaltrakt kann es zu Obstipation kommen. Am Auge kann es durch Lähmung des Musculus sphincter pupillae zur Pupillenerweiterung und durch Lähmung des Musculus cilliaris zu Akkommodationsstörungen kommen.

Am **Herzen** kann eine tachykarde Wirkung über M2-Rezeptoren erfolgen. Deutlich seltener berichtet, aber klinisch möglicherweise v. a. bei älteren Patientinnen von Bedeutung, sind kognitive Störungen. Hierbei wird angenommen, dass kognitive Störungen v. a. auf einer Hemmung von M1-Rezeptoren im zentralen Nervensystem beruhen. Wahrscheinlich sind Spitzenwerte der Serumwirkspiegel für die unerwünschte Wirkungen hauptverantwortlich. Diese lassen sich durch eine verzögerte Freigabe des Medikamentes (slow release, extended release, Retardpräparat) verringern oder sogar ganz vermeiden.

Für die Nebenwirkungen einer bestimmten Substanz sind darüber hinaus die Resorptionsrate bzw. die Passage der Blut-Hirn-Schranke entscheidend. Tertiäre Amine wie Oxybutynin oder Tolterodin werden gut im Gastrointestinaltrakt resorbiert und passieren die **Blut-Hirn-Schranke**. Quaternäre Ammoniumverbindungen wie Trospiumchlorid werden hingegen viel schlechter resorbiert und passieren zudem bei jungen und gesunden Individuen kaum die Blut-Hirn-Schranke, weswegen weniger zentrale Nebenwirkungen zu erwarten sind. Zu beachten ist, dass Anticholinergika bei Patienten mit Morbus Parkinson ausgeprägte unerwünschte zentralnervöse Nebenwirkungen auslösen können, die nach Umstellung auf Antimuskarinika, welche die

Blut-Hirn-Schranke nicht passieren können, ausbleiben. Aber auch bei gesunden Patientinnen wurden durch Anticholinergika ausgelöste kognitive Störungen wie Verwirrungszustände beschrieben, was dann mit einer Dosiskorrektur nach unten angegangen werden konnte (Salvatore et al., 2007).

Insgesamt scheint Oxybutynin ≥ 10 mg/d das Anticholinergikum mit dem ungünstigsten Nebenwirkungsprofil zu sein (Kessler et al., 2011).

In der aktuellen S2e-Leitlinie „Harninkontinenz bei geriatrischen Patienten, Diagnostik und Therapie" (Wiedemann et al., 2019) wird darauf hingewiesen, dass die Studienlage für geriatrische Patienten schlecht ist und unretardiertes Oxybutynin das höchste Risiko für kognitive Nebenwirkungen hat. Daher wird keine eindeutige Empfehlung für ein bestimmtes Anticholinergikum gegeben. Allerdings soll bei der Auswahl die FORTA-Klassifizierung beachtet werden (Pazan et al., 2018). Hier werden nur die Medikamente Fesoterodin und Solifenacin als vorteilhaft (Kategorie B) angesehen. Ein Anticholinergikum der Kategorie A (unverzichtbar) gibt es nicht.

β-3-Adrenozeptor-Agonist Mirabegron

Der β-3-Adrenozeptor-Agonist Mirabegron wird wie die Anticholinergika mit Empfehlungsgrad A zur Therapie der überaktiven Blase empfohlen (Burkhard et al., 2018). Die Wirksamkeit von Mirabegron konnte in zahlreichen prospektiv randomisierten Studien und auch Metaanalysen bestätigt werden (Herschorn et al., 2013; Kelleher et al., 2018; Khullar et al., 2013; Nitti et al., 2013). Prinzipiell sind 25 mg und 50 mg erhältlich, allerdings in Deutschland nur 50 mg. Die empfohlene Startdosis beträgt 25 mg bzw. 50 mg, wenn 25 mg nicht verfügbar ist. Die Einnahme erfolgt 1 × täglich unabhängig von einer Mahlzeit und die Tablette darf nicht geteilt oder zerkaut werden. Ein signifikanter Wirkeintritt ist nach circa 4 Wochen zu erwarten und das Wirkmaximum wird nach circa 12 Wochen erreicht (Khullar et al., 2013).

Nebenwirkungen von Mirabegron

Wirkung (Tab. 17.6) und Nebenwirkungen (Tab. 17.7) von Mirabegron werden über die β-3 Rezeptoren vermittelt.

Tab. 17.6: Zu erwartende Wirkung von Mirabegron 50 mg (modifiziert nach Khullar et al., 2013).

Parameter	Änderung
imperativer Harndrang	Abnahme um ca. 50 %
Inkontinenzepisoden	45 % kein Urinverlust mehr, 70 % Reduktion des Urinverlustes um mind. 50 %
Miktionen/24 h	Reduktion ca. 20 %
Lebensqualität	in ca. 50 % deutliche Verbesserung

Merke: Die Wirkung von Mirabegron ist vergleichbar mit den gängigen Anticholinergika.

Tab. 17.7: Typische Nebenwirkungen von Mirabegron (nach Khullar et al., 2013; Nitti et al., 2013; Chapple et al., 2013).

	Mirabegron 25 mg	Mirabegron 50 mg
Mundtrockenheit	1,6 %	0,9 % (2,8 % nach 1 Jahr)
Verstopfung	1,4 %	1,6 % (3 % nach 1 Jahr)
Kopfschmerzen	1,3 %	0,9 %
Hypertonie	4,6 %	6,9 % (11 % nach 1 Jahr)

Merke: Mirabegron hat eine geringere Inzidenz von Nebenwirkungen.

Blutdruckveränderungen sind die häufigste Nebenwirkung unter Medikation mit Betmiga. Es konnten nachgewiesen werden, dass Mirabegron dosisabhängig Blutdruck-, Puls- und EKG-Veränderungen auslösen kann. Allerdings waren diese im Vergleich zu Placebo in den handelsüblichen Dosierungen bis 50 mg nicht signifikant. So steigt die Pulsrate um circa 1 Schlag/Minute und der Blutdruck um 1,9 mmHg. Bei Dosierungen bis 100 mg konnte außerdem kein relevanter Einfluss auf das QT-Intervall nachgewiesen werden. Bei 200 mg zeigte sich allerdings eine relevante QT-Verlängerung von > 10 msec bei Frauen. Bei ca. 0,1 % der Patienten führt eine neu aufgetretene Tachykardie unter Mirabegron zum Therapieabbruch (Chapple et al., 2013; Khullar et al., 2013; Malik et al., 2012; Roa et al., 2016). Mirabegron hat zwar nur eine geringe intrinsische Aktivität für die β-1- und β-2-Rezeptoren, dennoch sollte beachtet werden, dass vor allem bei älteren oder kardial erkrankten Patientinnen ein theoretisches Risiko für höhere kardiale Nebenwirkungen besteht. Der Blutdruck sollte vor Verordnung von Mirabegron bestimmt werden und vor allem bei Patienten mit bekannter Hypertonie unter Behandlung mit Mirabegron regelmäßig kontrolliert werden.

Merke: Eine Blutdruckkontrolle sollte vor Therapiebeginn und unter Therapie erfolgen.

Auch in der Langzeitbeobachtung konnte kein Einfluss auf die Sehkraft nachgewiesen werden, insbesondere trat auch kein verschwommenes Sehen auf, dass unter anticholinerger Medikation auftreten kann (Chapple et al., 2013).

Bei Patienten mit schwerer Nierenfunktionsstörung (GFR 15–29 ml/min) und moderater Leberfunktionsstörung (CHILD B) wird eine Dosisreduktion auf 25 mg empfohlen.

Die Therapie mit Mirabegron ist besonders bei Patienten mit ungenügendem Ansprechen auf eine anticholinerge Therapie oder mit subjektiv störenden oder potenziell gefährdenden anticholinergen Nebenwirkungen oder Kontraindikationen geeignet.

17.8.3 Praktische Aspekte bei der Verschreibung von Anticholinergika und β-3-Rezeptoragonisten

Information der Patientin

Merke: Der Therapieerfolg in der Behandlung der OAB kann durch eine gute Beratung und Führung beeinflusst werden.

In klinischen Medikamentenstudien ist durch das Studienprotokoll und die Patientenführung ein gewisses Maß an Verhaltenstherapie unvermeidlich. Das trägt auch zu dem in allen Studien erkennbaren erstaunlich hohen Erfolg in den Placebogruppen bei.

Merke: Die Patientinnen sollen wissen, mit welcher Wirkung gerechnet werden kann, und eine Vorstellung vom zeitlichen Verlauf des Wirkeintritts haben. Da aber die Schwere der Symptomatik nicht allein ausschlagend für das subjektive Empfinden der Patientin ist, sollte auch immer die subjektive Wahrnehmung beachtet werden.

Eine Besserung ist typischerweise in den ersten 2–3 Wochen erkennbar.

Merke: In vielen Studien zeigt sich die annähernd maximale Wirkung nach ca. 8–12 Wochen.

Das bedeutet, dass die Patientinnen die Behandlung weiterführen sollten, auch wenn die Wirkung nach 2–3 Wochen noch nicht vollständig zufriedenstellend ist. Ob und in welchem Umfang auf die möglichen Nebenwirkungen eingegangen werden soll, muss individuell entschieden werden. Da Anticholinergika, im Gegensatz zu Mirabegron, teils auch Schläfrigkeit und verschwommenes Sehen verursachen können, ist beim Führen eines Fahrzeugs Vorsicht geboten, insbesondere nach Alkoholgenuss. Die Patientinnen müssen zudem darüber informiert werden, dass es sich um eine Langzeittherapie handelt. Dennoch sollte nach einigen Monaten Therapie insbesondere bei Kombinationsbehandlungen mit nicht-medikamentöser Behandlung ein Auslassversuch erwogen werden.

First-line-Medikation

Einen Consensus zum optimalen Algorithmus für die orale Medikation bei überaktiver Blase gibt es leider noch nicht. Nachdem die Anticholinergika und Mirabegron als vergleichbar wirksam angesehen worden ist, kann die first-line Therapie sowohl das eine als auch das andere sein. Allerdings sollten bei der Auswahl mehrere Punkte beachtet werden wie Alter, Polypharmazie, Komorbiditäten, aber auch Kosten.

> **Merke:** Eine empfohlene first-line Medikation, mit der bei allen Patientinnen gestartet werden sollte, gibt es nicht.

Die verschiedenen Anticholinergika, unterschiedliche Applikationsformen und die Möglichkeit zur Dosiseskalation gestatten eine differenzierte Vorgehensweise unter individueller Berücksichtigung des unterschiedlichen Nebenwirkungsprofils. Eine Cochrane-Analyse verglich die Wirkstoffe Oxybutynin und Tolterodin und konnte keine statistischen Unterschiede bezüglich der Wirkung zeigen, jedoch für Retardpräparate eine im Vergleich zu den „immediate release"-Präparaten niedrigere Rate von Mundtrockenheit, wobei diesbezüglich Tolterodin dem Wirkstoff Oxybutynin überlegen war, nicht aber im Vergleich zum Oxybutynin-Pflaster (Hay-Smith et al., 2005). Dafür kam es bei der Pflasteranwendung als Nebenwirkung zu lokalen Reizsymptomen (Rötung, Pruritus). Die Autoren empfehlen, niedrig dosiert zu beginnen und Retardpräparate anzuwenden. Da aufgrund der Studienlage keines der heutigen Medikamente als optimal bezeichnet werden kann und da keine der heute verfügbaren anticholinergen Substanzen wirklich blasenselektiv ist, bleibt die Therapie im Alltag demnach empirisch.

> **Merke:** „Das überlegene Anticholinergikum" gibt es nicht.

Der Wechsel von einem Anticholinergikum zu einem anderen ist vor allem sinnvoll beim Auftreten von Nebenwirkungen. Bei nicht ausreichender Wirkung liegt die Erfolgsrate eines 2. Anticholinergikums allerdings nur bei knapp 20 % (Chancellor et al., 2016). Außerdem ist die Erfolgsrate der oralen medikamentösen Monotherapie bei sehr starker Dranginkontinenz schlechter als bei Patientinnen mit geringerer Symptomatik (Staskin & Cardozo, 2009).

> **Merke:** Der Therapiebeginn erfolgt üblicherweise bei titrierbaren Medikamenten mit der niedrigsten Dosierung, damit die Nebenwirkungsraten geringgehalten werden können.

Mirabegron zeigt im Vergleich zu den Anticholinergika eine deutlich bessere Adhärenzrate von 44 % vs. 31 % nach 1 Jahr (Sussman et al., 2017). Wahrscheinlich liegt das an dem besseren Nebenwirkungsprofil, insbesondere einer Mundtrockenheitsrate auf Placeboniveau.

Kombinationstherapie Anticholinergikum + Mirabegron

Eine Kombination von Anticholinergikum und Mirabegron erscheint nicht nur pharmakologisch sinnvoll, sondern wird auch in diversen Leitlinien bei nicht ausreichendem Ansprechen unter Monotherapie empfohlen (Burkhard et all, 2018). Daten liegen bisher aber nur für die Kombination von Solifenacin mit Mirabegron vor (Drake et al., 2016; Gratzke et al., 2018; Herschorn et al., 2017). Am effektivsten und sichersten hat sich dabei die Kombination von Solifenacin 5 mg mit Mirabegron 50 mg gezeigt. Die Nebenwirkungsrate war dabei geringer als bei einer hochdosierten Monotherapie. Der klinische Alltag zeigt allerdings, dass ähnlicher Effekte auch in der Kombination von Mirabegron mit anderen titrierbaren Anticholinergika erzielt werden können.

> **Merke:** Bei nicht ausreichender Wirkung einer Monotherapie sollte eine Kombinationstherapie erwogen werden.

Wirkungseintritt

Gewisse Patientinnen erwarten eine Reduktion von Drangintensität und Häufigkeit der Miktionen sofort oder zumindest innerhalb der ersten Therapiewoche (Diokno et al., 2006) und beenden die Medikation möglicherweise (zu) rasch. Die spürbare Besserung der Symptomatik motiviert wiederum, ein Medikament weiter einzunehmen.

> **Merke:** In vielen Studien zeigt sich konsistent, dass die nach zwei bis vier Wochen beobachtete Verbesserung der Symptomatik bis zur abschließenden Kontrolle nach zwölf Wochen weiter zunimmt.

Bereits für den ersten Einnahmetag zeigte Trospiumchlorid gegenüber Placebo eine signifikante Besserung der Dranginkontinenz, am dritten Tag signifikant geringere Drangintensität und am fünften Tag geringere Miktionsfrequenz (Rudy et al., 2006). Diese Parameter verbesserten sich in den weiteren vier bis zwölf Wochen kontinuierlich. Eine Post-hoc-Analyse von Tolterodin fünf Tage nach Therapiebeginn zeigte eine signifikante Besserung von Drangsymptomen und Inkontinenz (Sussmann et al., 2007). Für Solifenacin konnte ein rascher Wirkungseintritt in den ersten drei Tagen gezeigt werden (Cardozo et al., 2008).

Für Mirabegron liegen diesbezüglich bisher keine detaillierten Daten vor. Ein signifikanter Wirkeintritt ist bei Mirabegron nach circa 4 Wochen zu erwarten und das Wirkmaximum wird nach circa 12 Wochen erreicht (Khullar et al., 2013). Darüber sollte die Patientin bei der Verordnung aufgeklärt werden.

Anticholinergika und Beckenbodenrehabilitation (Beckenboden-/Blasentraining)

Eine Cochrane-Datenanalyse verglich Anticholinergika mit nichtmedikamentösen Therapieoptionen wie Elektrostimulation, Blasentraining oder Beckenbodentraining mit Biofeedback und fand eine Überlegenheit der Anticholinergika gegenüber den anderen Therapieoptionen, wobei die Kombinationstherapie einen größeren, wenngleich nicht signifikant, Therapieerfolg zeigte (Alhasso et al., 2006). Bei älteren Patientinnen (Durchschnitt 82,2 Jahre) fand sich ein signifikant besseres Outcome bei Kombination von Oxybutynin mit Beckenbodentraining mit Reduktion der Miktionsfrequenz bei 86 % gegenüber 55 % bei alleinigem Beckenbodentraining (Szonyi et al., 1995).

Für Mirabegron liegen diesbezüglich bisher keine Daten vor. Allerding ist davon auszugehen, dass auch hier ein Beckenbodentraining additive Wirkung hat und das Outcome verbessert.

Genitaldeszensus

Unter Tolterodin verschwand die OAB-Symptomatik bei Frauen ohne Zystozele in 85 % und mit Zystozele (ohne operative Korrektur) in 60 % der Fälle (Salvatore et al., 2007). Somit können nach Ausschluss von Restharn auch bei konservativ behandeltem Genitaldeszensus Anticholinergika verordnet werden, wobei deren Wirksamkeit bei gleichzeitiger Zystozele resp. Genitaldeszensus vermindert ist. Für Mirabegron liegen diesbezüglich bisher keine Daten vor. Bei Behandlung eines Genitaldeszensus mittels Pessar oder Operationen bessern nicht alleine Senkungssymptome und Fremdkörpergefühl, sondern auch OAB-Symptome einschließlich der Pollakisurie und des imperativen Harndrangs in 50 bis 90 % der Patienten (Jaunara JH et al., 2018).

Kognitive Funktion

Nicht alle Ärzte sind gleichermaßen mit dem Thema der kognitiven Einschränkung durch anticholinerg wirkende Medikamente vertraut, und die Patientin wiederum merkt oftmals selbst gar nicht, dass sich ihr Gedächtnis verschlechtert.

Merke: So sind die kognitiven Fähigkeiten bei über 60-jährigen Patienten, die mehrere anticholinerge Substanzen einnehmen, deutlich schlechter als bei denjenigen ohne solche Medikamente (Ancelin et al., 2006).

Acetylcholin besitzt eine überragende Bedeutung für das Gedächtnis, insbesondere für das Kurzzeitgedächtnis. Bereits 1 mg des Anticholinergikums Scopolamin verminderte das Niveau in selektiven Wahrnehmungstests bei jungen Probanden auf das Niveau älterer Personen. Anticholinergika hemmen das Acetylcholin und können entsprechend bei ZNS-Gängigkeit die Gedächtnisleistung verschlechtern (Kay, 2005).

Quaternäre Amine wie Trospiumchlorid können wegen ihrer höheren Polarität schlechter ins ZNS eindringen als tertiäre. Ein anderer Faktor, der das Eindringen ins ZNS beeinflusst, ist z. B. die Fähigkeit, an bestimmte Transporter zu binden, welche Moleküle über die Blut-Hirn-Schranke transportieren können.

Jenseits solcher theoretischen Überlegungen zur ZNS-Penetranz liegen aber nur wenige Daten vor, die dies direkt gemessen haben, insbesondere was direkt vergleichende Studien zwischen den einzelnen Stoffen angeht. Auch die mögliche klinische Bedeutung einer erhöhten Durchlässigkeit der Blut-Hirn-Schranke bei alten Patienten oder bei Erkrankungen ist noch nicht abschließend zu beurteilen.

Merke: Im Alter nehmen Blasenfunktionsstörungen und kognitive Funktionsstörungen in gleichem Maße zu.

Die Zahl der acetylcholinergen Neurone nimmt mit dem Alter ab. Damit einher geht eine Abnahme der Aufmerksamkeit und der Gedächtnisleistung. Aber auch viele andere Substanzen führen zu anticholinergen Nebenwirkungen, weshalb es zu Komplikationen und unerwünschten Arzneimittelreaktionen kommen kann, die vermeidbar sind (Tab. 17.8). Substanzen, die nicht die Blut-Hirn-Schranke passieren können, oder solche, die gedächtnisrelevante M1-Rezeptoren bei der Blockade aussparen, sind zu bevorzugen. Auch die lokale Gabe von Botox kann eine Alternative darstellen.

Tab. 17.8: Anticholinerge Nebenwirkungen häufiger Medikamente.

Substanz	Beispiel	Wirkung
Diuretika	Lasix	OAB
Koffein	Kaffee	OAB
Anti-Parkinson		OAB, Obstipation
Alkohol		OAB, Sedation
ACE-Hemmer	Captopril	Diurese, Relaxation BB
Antidepressiva	Anafranil	Harnretention
Ca-Kanal-Blocker		Harnverhalt
Antihistaminika		anticholinerg
Hypnotika	Temesta	Sedation, Mobilität
Antipsychotika	Haldol	Sedation, Mobilität
Analgetika	Morphium	Miktionsstörung, Obstipation
Antidementia	Aricept	Blasenkontraktilität

Zum Einsatz von Mirabegron bei geriatrischen Patienten bzw. zum Einfluss auf die kognitive Funktion liegen keine Untersuchungen vor. Lediglich 3 Studien untersuchten ältere Patienten > 65 Jahre. Hierbei konnte gezeigt werden, dass die Plasma- und Urinkonzentration von Mirabegron und seinen Metaboliten bei jüngeren und älteren Probanden vergleichbar war (Krauwinkel et al., 2012). Die häufigsten Nebenwirkungen sind in diesem Patientenkollektiv Hypertonie und Harnwegsinfektion (Wagg et al., 2014). Die stärkste Verbesserung der Symptome einer OAB sind in der Kombination Solifenacin 5 mg mit Mirabegron 50 mg zu erzielen, unabhängig vom Alter (Gibson et al., 2017). Die kognitive Funktion wurde aber in keiner dieser Studien gezielt untersucht.

In der aktuellen S2e-Leitlinie „Harninkontinenz bei geriatrischen Patienten, Diagnostik und Therapie" (Wiedemann et al., 2019) wird darauf hingewiesen, dass die Studienlage für geriatrische Patienten schlecht ist. Insbesondere bei Patienten mit unzureichendem Ansprechen auf eine anticholinerge Therapie oder mit störenden oder potentiell gefährdenden anticholinergen Nebenwirkungen oder Kontraindikationen ist die Therapie mit Mirabegron geeignet. Die Therapie sollte nur bei Patienten ohne Hypertonie oder gut eingestelltem Hypertonus erfolgen und fortwährende Blutdruckkontrollen werden empfohlen. Bei ungenügendem Ansprechen einer anticholinergen Therapie sollte die Kombination eines Anticholinergikums mit Mirabegron gegenüber einer invasiven Therapie bevorzugt werden.

Kontraindikationen

Für Anticholinergika und Mirabegron trifft man im Praxisalltag selten auf „echte" Kontraindikationen.

Die Kontraindikation leiten sich vom pharmakologischen Prinzip der Blockade muskarinerger Rezeptoren bzw. der β-Rezeptoren in den verschiedenen Organsystemen ab (s. o.).

Von einer anticholinergen Therapie ist abzusehen, wenn bereits Störungen wie ein Engwinkelglaukom, Stenosen des Magen-Darm-Traktes (z. B. bei Colitis ulcerosa), tachykarde Herzrhythmusstörungen, eine Myasthenia gravis oder Restharnbildung vorliegen. Tatsächlich ist aber im klinischen Alltag die Kontraindikation **Glaukom oder grüner Star** der Angelpunkt. Beim Glaukom führt in der Regel ein erhöhter Augeninnendruck zur Schädigung des Sehnervs und in extremis zur Erblindung. Wird diese Diagnose übersehen, besteht Erblindungsgefahr. Andererseits wird unter falscher Prämisse Patienten die anticholinerge Therapie vorenthalten. So muss zwischen einem Offen- und einem Engwinkelglaukom unterschieden werden. Dem häufigen Offenwinkelglaukom (0,5 % der Bevölkerung ab dem 40. Lebensjahr) liegt ein chronisch erhöhter Kammerwasserfluss zugrunde, wobei der Kammerwinkel (Abfluss) anatomisch offen ist und nicht durch eine Mydriase verschlossen werden kann. Hier wird der Einsatz von Anticholinergika als sicher angesehen, ganz im Gegensatz zum Engwinkelglaukom. Bei dieser selteneren und bei Frauen häufigeren Form (Prävalenz 0,1 % ab dem 40. Lebensjahr) ist der Kammerwasserabfluss durch eine Verlegung des Kammerwinkels verstopft. Risikofaktor für das Entwickeln eines Engwinkelglaukomes ist Weitsichtigkeit (Hyperopie). Hier kann ein Blick durch die Brille des Patienten weiterhelfen: Wirkt dessen Auge oder ein Bild vergrößert, liegt eine Hyperopie vor. Bei diesen Patienten kann eine Dilatation der Pupille durch die anticholinerge Wirkung den bereits engen Kammerwinkel weiter verengen und den Augeninnendruck weiter erhöhen mit möglichen schwerwiegenden ophthalmologischen Folgen. Vor Einsatz eines Anticholinergikums sollen die Patientinnen explizit nach einem Glaukom gefragt werden. Patienten mit Offenwinkelglaukom können mit Anticholinergika behandelt werden. Patienten mit bekanntem Engwinkelglaukom sind in der Regel in ophthalmologischer Behandlung und möglicherweise schon operativ behandelt. Diesen Patienten können Anticholinergika verschrieben werden, wobei Rücksprache mit dem behandelnden Ophthalmologen erfolgen sollte. Weitsichtige Patienten mit Symptomen eines intermittierenden Engwinkelglaukoms (transiente Sehstörungen mit Halos um Lichtpunkte herum sowie Augenschmerzen oder frontale Kopfschmerzen, die nach ein bis zwei Stunden durch helles Licht oder Schlaf sistieren) müssen vor Beginn einer anticholinergen Therapie dem Ophthalmologen zur weiteren Abklärung zugewiesen werden.

Im Alter häufen sich **Komorbidität und Polypharmazie**. So weisen gemäß der Berliner Altersstudie (Steinhagen-Thiessen et al., 1996) die über 75-Jährigen sechs bis sieben behandlungsbedürftige Diagnosen, wie z. B. Demenz, Parkinson, Tachyarrhythmie, Herzinsuffizienz, Obstipation, Niereninsuffizienz, Diabetes mellitus oder Neuropathie auf, und ältere Patienten nehmen durchschnittlich fünf verschiedene Medikamente ein. Viele Medikamente weisen anticholinerge Nebenwirkungen auf, die durch Anticholinergika verstärkt werden. Wieder andere Substanzen wie Itraconazol oder Ketoconazol sind starke Inhibitoren des Cytochrom P450, das die meisten Anticholinergika metabolisiert. Im Alter ist die Fettmasse erhöht, was wiederum die Halbwertszeit lipophiler Substanzen (z. B. Darifenacin) erhöht. Bei Nieren- oder Leberinsuffizienz ist die Dosis der Anticholinergika zu reduzieren (Tab. 17.9). Bei älteren Patienten können die zentralen Nebenwirkungen durch die Wahl des Anticholinergikums verringert werden.

Mirabegron darf nicht eingesetzt werden bei Patienten mit Nierenerkrankungen im Endstadium mit Dialysepflicht, mit schwerer Leberinsuffizienz (CHILD C) oder schwerer, unbehandelter Hypertonie (SBP $\geq$ 180 mmHg und/oder DBP $\geq$ 110 mmHg) (Tab. 17.9).

Bei Patienten mit schwerer Nierenfunktionsstörung (GFR 15–29 ml/min/KOF[3]) und moderater Leberfunktionsstörung (CHILD B) wird eine Dosisreduktion auf 25 mg empfohlen. Bei gleichzeitiger Anwendung eines starken CYP3A-Inhibitors mit Mirabegron sollte bereits bei CHILD A und leichter Nierenfunktionsstörung die Dosis auf 25 mg reduziert werden.

Tab. 17.9: Anticholinergika bei Nieren- und Leberinsuffizienz.

Wirkstoff	Dosisanpassung bei Niereninsuffizienz (NI)	Dosisanpassung bei Leberinsuffizienz (LI)
Oxybutynin ER	mit niedrigster Dosis beginnen	mit niedrigster Dosis beginnen
Solifenacin	bei schwerer NI: max. 5 mg/d	bei mittelschwerer und schwerer LI: max. 5 mg/d
Darifenacin	keine Anpassung	Child A: keine Dosisanpassung, Child B/C: max. 7,5 mg/d
Tolterodin	2 mg/d	2 mg/d
Fesoterodin	bei schwerer NI: max. 4 mg/d	bei mittelschwerer und schwerer LI: max. 4 mg/d
Trospiumchlorid	20 mg/d	20 mg/d

Tab. 17.10: Mirabegron bei Nieren- und Leberinsuffizienz.

Funktionsstörung	Schweregrad	ohne CYP3A-Inhibitor	mit CYP3A-Inhibitor
Niere	leicht	50 mg	25 mg
	mäßig (GFR 15–29 ml/min/KOF^3)	50 mg	25 mg
	stark (GFR < 15 ml/min/KOF^3)	25 mg	nicht empfohlen
Leber	CHILD A	50 mg	25 mg
	CHILD B	25 mg	nicht empfohlen
	CHILD C	nicht empfohlen	nicht empfohlen

Für eine sichere Verabreichung während **Schwangerschaft und Stillzeit** liegen für Anticholinergika und Mirabegron keine ausreichenden Daten vor, sodass sie nur mit Vorsicht und nach strenger Indikationsstellung verschrieben werden sollten.

17.8.4 Pharmakologische Interaktionen

Oxybutin, Solifenacin, Darifenacin, Tolterodin und dessen aktiver Metabolit 5-Hydroxymethyl-Tolterodin werden praktisch vollständig über das **Cytochrom-P450-System** (CYP) metabolisiert, wobei Oxybutin und Solifenacin vorwiegend über CYP3A4 verstoffwechselt werden und bei Darifenacin und Tolterodin sowohl CYP3A4 als auch CYP2D6 beteiligt sind (Guay, 2003) (Tab. 17.11 und 17.12). Das strukturell mit

Tolterodin verwandte Fesoterodin wird über nicht spezifische Esterasen rasch zum aktiven 5-Hydroxymethyl-Tolterodin hydrolisiert, welches wiederum über das Cytochrom-System inaktiviert wird. Die Aktivität von CYP2D6 weist genetisch determinierte interindividuelle Unterschiede auf. 7 % der kaukasischen Bevölkerung sind sogenannte „poor metabolizer" mit praktisch fehlender CYP2D6-Aktivität (Zanger et al., 2004), bei denen somit die Bioverfügbarkeit von Darifenacin und Tolterodin deutlich erhöht ist (Brynne et al., 1998; Kerbusch et al., 2003). Allerdings ließ sich bisher keine erhöhte Inzidenz von unerwünschten anticholinergen Wirkungen in diesem Kollektiv nachweisen. Trospiumchlorid wird zu 40 % hepatisch ohne Beteiligung des CYP-Systems metabolisiert, wobei ein großer Anteil unverändert renal eliminiert und über spezifische Transportproteine zusätzlich tubulär sezerniert wird. Renal tubulär sezernierte Substanzen wie Vancomycin, Tenofovir, Metformin, Cidofovir, Acyclovir, Ganciclovir, Morphin oder Procainamid können die Elimination von Trospiumchlorid kompetitiv hemmen. Ebenso wird Flavoxat unabhängig vom CYP-System zu 40 % in den aktiven Metaboliten Methyl-Falvon-Carboxylsäure (MFCA) umgewandelt und zusammen mit der Muttersubstanz größtenteils renal ausgeschieden.

Anfällig auf **pharmakokinetische Interaktionen** sind Oxybutin, Solifenacin, Darifenacin und Tolterodin, die über das Cytochrom-P450-System metabolisiert werden. Die gleichzeitige Einnahme von Hemmern der CYP3A4- oder CYP2D6-Aktivität kann deren Plasmakonzentrationen deutlich erhöhen und die Clearance vermindern (Tab. 17.11 und 17.12), sodass hier Vorsicht geboten ist! Allgemein sollte bei Kombination mit der niedrigsten Anticholigergika-Dosis begonnen und auf anticholinerge Symptome geachtet werden.

Tab. 17.11: Metabolisierung und Bioverfügbarkeit der Anticholinergika (nach N. Corti in Perucchini, 2008).

Wirkstoff	Metabolisierungsweg	Bioverfügbarkeit
Oxybutynin	CYP3A4, aktiver Metabolit	oral: 6 %
Solifenacin	CYP3A4, aktiver Metabolit, 10 % unverändert renal eliminiert	90 %
Darifenacin	CYP3A4, 2D6	15–25 %
Tolterodin	CYP(3A4), 2D6, aktiver Metabolit	30–40 %
Fesoterodin	Esterhydrolyse, aktiver Metabolit: CYP3A4, 2D6, 16 % renal	52 %
Trospiumchlorid	40 % Esterhydrolyse, 70 % renal eliminiert (tubuläre Sekretion)	10 %
Flavoxat	60 % Umwandlung zu aktivem Metaboliten MFCA, hauptsächlich Elimination über die Niere	100 %

Tab. 17.12: CYP3A4- und CYP2D6-Hemmer (nach N. Corti in Perucchini, 2008).

CYP3A4-Hemmer		CYP2D6-Hemmer	
Makrolid-Antibiotika	Clarithromycin Erythromycin Telithromycin (nicht Azithromycin)	Antidepressiva	Paroxetin Fluoxetin Duloxetin Bupropion
Azole	Itraconazole Voriconazol Fluconazol	Antiarrhythmika/Antimalaria HIV-Therapeutika	Clomipramin Quinidin Ritonavir/Lopinavir
Säurehemmer	Cimetidin (nicht Ranitidin)	Neuroleptika	Haloperidol Levomepromazin
Antiarrhythmika	Diltiazem Verapamil Amidaron	Opiate	Methadon
HIV-Therapeutika	Ritonavir/Lopinavir Atazanavir		

Da Darifenacin und Tolterodin teilweise auch über CYP2D6 metabolisiert werden, ist dieser hemmende Effekt besonders bei CYP2D6-„poor-metabolizern" zu beobachten, da eine kompensatorische Verstoffwechselung über CYP2D6 nicht stattfinden kann. Bei Individuen mit normaler CYP2D6-Aktivität können potente CYP2D6-Hemmer die Pharmakokinetik von Darifenacin und Tolterodin ebenfalls, wenn auch weniger ausgeprägt, beeinflussen. Da Tolterodin zu einem aktiven Metaboliten metabolisiert wird, nimmt die Expositionszunahme mit der Gesamtmenge an aktiver Substanz (Zunahme Muttersubstanz – Abnahme aktiver Metabolit) nicht in klinisch relevantem Ausmaß zu (ca. um 25 %) (Brynne et al., 1999). Bei Fesoterodin wird der aktive Metabolit über die Cytochrome inaktiviert, weshalb Fesoterodin vorsichtig mit CYP-Hemmern kombiniert werden sollte (Tab. 17.13).

Ein anderes Problem stellen Medikamente mit **additivem anticholinergem Effekt** dar (Sheikh et al., 2001). Dazu gehören die meisten Neuroleptika, wobei die Phenothiazine sowie unter den atypischen Neuroleptika Clozapin und Olanzapin die stärkste anticholinerge Wirkung aufweisen. Die in der Parkinsontherapie insbesondere bei der Behandlung des Tremors oder bei der akuten Dystonie eingesetzten zentral wirksamen Anticholinergika wie Benzatropin, Orphenadrin, Trihexyphenidyl, Procyclidin oder Biperiden können die unerwünschten Wirkungen der bei der OAB-Therapie eingesetzten vorwiegend peripher wirksamen Anticholinergika nichtsdestotrotz verstärken. Auch die trizyklischen Antidepressiva wie Amitriptylin, Imipramin oder Doxepin und sedierende Antihistaminika wie Diphenhydramin weisen ebenfalls eine anticholinerge Wirkkomponente auf.

Tab. 17.13: Empfohlene Anfangsdosis bei CYP-Hemmern (nach N. Corti in Perucchini, 2008).

Wirkstoff	empfohlene Anfangsdosis
Oxybutynin IR	3 × 2,5 mg/d
Oxybutynin ER	5 mg/d
Oxybutynin TD	3,9 mg/24 h alle 4 Tage
Solifenacin	5 mg/d
Darifenacin	7,5 mg/d
Tolterodin	2 mg/d
Fesoterodin	4 mg/d (max. 4 mg/d bei starken CYP3A4-Hemmern)
Trospiumchlorid	20 mg/d
Flavoxat	3 × 200 mg/d

Umgekehrt können Anticholinergika die Wirkung anderer Medikamente beeinflussen, da sie die **gastrointestinale Motilität hemmen** und so deren intestinale Absorption verändern. Die Wirkung von Dopaminantagonisten wie Metoclopramid, die zur Steigerung der gastrointestinalen Motilität eingesetzt werden, kann durch Anticholinergika vollständig aufgehoben werden. Darifenacin, selbst über CYP2D6 metabolisiert, kann kompetitiv andere CYP2D6-Substrate hemmen, was bei Medikamenten mit enger therapeutischer Breite wie beim Antiarrhythmikum Flecainid relevant wird. Zusätzlich scheint Darifenacin die Exposition von Digoxin zu erhöhen, dies vermutlich über eine Hemmung des Efflux-Transporters MDR-1 (p-Glykoprotein), über den Digoxin transportiert wird. Für Tolterodin liegen Fallberichte von einer möglichen Interaktion mit Cumarinen wie Warfarin vor (Colucci et al., 1999). Bei Patienten mit oraler Antikoagulation sollte der INR bei dieser Medikamentenkombination engmaschig kontrolliert werden.

Bei **eingeschränkter Nieren- oder Leberfunktion** soll mit der niedrigsten Anticholinergika-Dosierung begonnen werden (Tab. 17.10). Beim vorwiegend hepatisch metabolisierten Solifenacin und Tolterodin sollte die maximale Tagesdosis 5 mg resp. 2 mg nicht überschreiten. Eine verzögerte Elimination von Tolterodin, dessen aktiven Metaboliten 5-Hydroxymethyl-Tolterodin und Solifenacin konnte sowohl bei Patienten mit Leberzirrhose als auch bei Patienten mit schwerer Niereninsuffizienz (Kreatinin-Clearance < 30 ml/min) beobachtet werden. Auch für das zu 5-Hydroxymethyl-Tolterodin umgewandelte Fesoterodin ist eine Dosisanpassung bei Nieren- und Leberinsuffizienz notwendig. Für das hepatisch zum aktiven Metaboliten Desethyloxybutynin verstoffwechselte Oxybutynin gibt es keine Dosierungsempfehlung, da es nicht bei Patienten mit Leber- oder Nierenfunktionseinschränkung untersucht wurde. Trospiumchlorid wird vorwiegend renal eliminiert, allerdings wird ein Anteil auch hepatisch nicht Cytochrom-abhängig verstoffwechselt, weshalb sowohl bei schwerer Leber- und Niereninsuffizienz 20 mg nur einmal täglich verabreicht werden sollen. Für das v. a. renal eliminierte Flavoxat ist eine Dosisanpassung bei Leberinsuffizienz nicht erforderlich, jedoch bei schwerer Niereninsuffizienz.

Mirabegron ist ein Substrat und moderater Hemmstoff verschiedener Cytochrom-Systeme (Lee et al., 2013). Darüber hinaus ist Mirabegron Substrat und Hemmstoff des Arzneimitteltransporters p-Glykoprotein. Daher kann Betmiga Arzneimittel-Wechselwirkungen verursachen.

Mirabegron ist ein mäßiger und zeitabhängiger CYP2D6 Inhibitor (Krauwinkel et al., 2014). Vorsicht ist geboten, wenn Mirabegron gemeinsam mit Arzneistoffen mit enger therapeutischer Breite (z. B. Thioridazin, Typ-1C-Antiarrhythmika wie Flecainid und Propafenon, trizyklische Antidepressiva wie Imipramin und Desipramin) verabreicht wird, die in relevantem Ausmaß über CYP2D6 metabolisiert werden.

Mirabegron ist ein schwacher Inhibitor von CYP3A. Es hat keine induzierende Wirkung auf CYP1A2 oder CYP3A und es verursacht keine klinisch relevante Hemmung von OTC-vermitteltem Arzneimitteltransport.

Bei gleichzeitiger Gabe von Mirabegron und CYP3A-Inhibitoren (z. B. Rifampicin, Statine, trizyklische Antidepressiva, PDE-5-Hemmer, Calciumkanalblocker wie Amlodipin) und/oder Hemmern von P-Glykoprotein ist keine Dosisanpassung erforderlich. Beachtet muss aber werden, dass bei Patienten mit milder bis moderater Nieren- oder milder Leberfunktionsstörung, die gleichzeitig starke CYP3A-Hemmer erhalten, eine Dosisanpassung vorgenommen werden sollte.

Bei der Kombination von Mirabegron und Digoxin sollte die niedrigste Dosis Digoxin verschrieben werden. Die Serumkonzentration von Digoxin sollte engmaschig überwacht werden und eine individuelle Dosistitration erfolgen (Groen-Wijnberg et al., 2017).

Eine Hemmung von P-Glykoprotein bei gleichzeitiger Gabe von Mirabegron mit Substraten von P-Gp (z. B. Dabigatran) ist möglich. Daher sollte die Dosis von Dabigatran gegebenenfalls reduziert werden.

Bei gleichzeitiger Gabe von Mirabegron und Solifenacin, Tamsulosin, Fesoterodin, Warfarin, Metformin und kombinierten oralen Kontrazeptiva konnten keine klinisch relevanten Wechselwirkungen nachgewiesen werden (Groen-Wijnberg et al., 2017; Lin et al., 2019; van Gelderen et al., 2014).

17.9 Therapie mit Botulinumtoxin

Les poisons peuvent être employés comme agents de destruction de la vie ou comme moyens de guérison des maladies.
Claude Bernard, La Science éxpérimentale, 1878.

Historischer Abriss

Der deutsche Amtsarzt Justinus Kerner beschrieb in seiner 1822 erschienenen Monographie über das *Fettgift* 155 von ihm untersuchte Fälle von Wurstvergiftungen und folgerte dahinter ein zoonisches Gift, das bereits in geringen Mengen tödlich sei (Kerner, 1822; Erbguth, 2004; Scheiner, 2006). 1870 nannte Müller diese Vergiftung „Botulismus", abgeleitet vom lateinischen *botulus* (die Wurst). 1895 isolierte Emile Pierre Van Ermengem den zugrunde liegenden Erreger, ein ubiquitär vorkommendes grampositives, obligat anaerobes Bakterium und nannte es *Bacillus botulinus*, heute als *Clostridium botulinum* bezeichnet. Als verantwortliches „Fettgift" konnte dann Leuchs das Endotoxin und Nervengift Botulinumneurotoxin (BoNT) ausmachen (Peck, 2017). Burke wies später zwei Serotypen nach (Burke, 1919; Peck, 2017). BoNT – das potenteste natürliche Neurotoxin – wurde rasch als Biowaffe diskutiert: Denn ein Gramm kristallines BoNT/A ist die theoretische letale Dosis für eine Million Menschen. Der Gedanke wurde dann aber als nicht praktikabel verworfen. Mittlerweile sind acht verschiedene Serotypen bekannt, nämlich BoNT/A (OnabotulinumtoxinA), B, C, D, E, F, G, H und X, sowie ein weiteres botulinumtoxinartiges eBoNT/En, welches das Bakterium Enterococcus faecium produziert (von Berg, 2019). Klinisch am relevantesten jedoch ist der Serotyp BoNT/A mit der längsten Wirkdauer und wird seit 1980 in der Medizin am häufigsten eingesetzt. Der kürzer wirksame alternative Serotyp BoNT/B wird seltener angewendet. In den 60er-Jahren testeten Edward J. Schantz und Alan Scott den Einsatz von BoNT/A in der Behandlung des Strabismus. 1978 erteilte die amerikanische Federal Drug Agency (FDA) die Bewilligung für diese Indikation beim Menschen. 1998 führte Brigitte Schurch von der Universitätsklinik Balgrist in Zürich die intravesikale Injektion von BoNT/A in der Behandlung der neurogenen Inkontinenz bei paraplegischen Patientinnen ein (Schurch, 2000). Kurz darauf weitete Daniel Max Schmid von der Klinik für Urologie am Universitätsspital Zürich die Indikation auf die idiopathische überaktive Blase (OAB) aus (Schmid, 2006). Neben Botox®, dem geschützten Produktnamen für das kristalline BoNT/A Präparat OnabotulinumtoxinA, sind weitere BoNT/A-Produkte wie Dysport® (AbobotulinumtoxinA) oder Xeomin® (IncobotulinumtoxinA) auf dem Markt. Die Produktunterschiede liegen in der Aufarbeitung und Reinheit des kristallinen BoNT/A.

Merke: Daher sind die BoNT/A-Einheiten der verschiedenen Präparate produktspezifisch und in ihrer klinischen Anwendung **weder vergleichbar noch untereinander austauschbar!**

Von den verschiedenen Serotypen wird zur Behandlung der OAB in der Regel das am längsten wirksame BoNT/A in die Blase injiziert. Da nur OnabotulinumtoxinA (Botox) für die Injektion in die Blase zugelassen ist, beziehen sich die in diesem Kapitel 17.9 aufgeführten Dosierungen stets auf das Präparat Botox.

Mittlerweile gibt es viele Daten aus der Grundlagenforschung und über den klinischen bzw. therapeutischen Einsatz von BoNT/A, und die urologischen bzw. urogynäkologischen Indikationen wurden von der neurogenen Detrusorüberaktivität auf die therapierefraktäre OAB, später auf die interstitielle Zystitis/Bladder Pain Syndrome (IC/BPS), benigne Prostatahyperplasie und neurogene oder nicht-neurogene Dysfunktion der unteren Harnwege bei Kindern ausgeweitet (Chen, 2020). In der Schweiz allerdings ist Botox derzeit in der Behandlung von Blasenfunktionsstörungen nur für die therapierefraktäre OAB oder für die neurogene Detrusorhyperaktivität zugelassen (s. unten). Da in der Urogynäkologie die OAB im Vordergrund steht, wird im Folgenden die Botoxtherapie in diesem Zusammenhang erklärt.

Wirkmechanismus

Den komplexen Wirkmechanismus von BoNT in der Behandlung von Blasenstörungen verstehen wir zunehmend besser (Abb. 17.10) (Malde, 2018). BoNT verursacht eine reversible Chemodenervation bzw. beeinträchtigt die efferente Innervation des De-

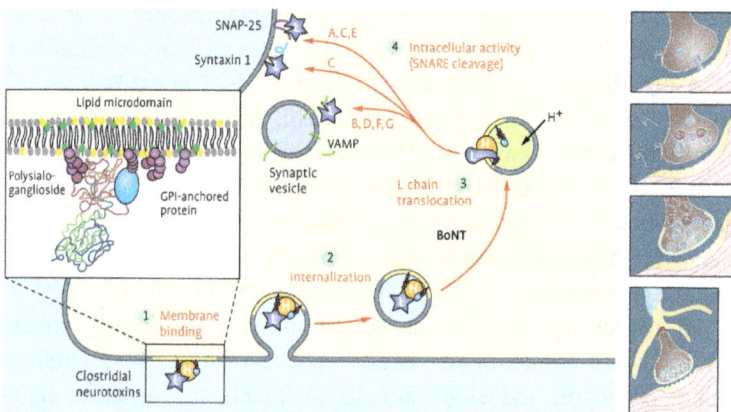

Abb. 17.10: Wirkmechanismus von Botox. BoNT/A bildet einen Komplex aus dem Neurotoxinprotein, dem Hämagglutinin und aus nichttoxischen, nicht hämagglutinierenden Proteinen. Es entfaltet seine Wirkung erst, nachdem es durch Trypsin oder bakterielle Enzyme in eine schwere und eine leichte Kette gespalten worden ist. Die schwere Kette bindet serotyp-spezifisch an Rezeptoren der prä-synaptischen Membran cholinerger Nervenendigungen. Nun erfolgt rezeptorvermittelt durch die schwere Kette die Internalisierung des Komplexes (Endozytose). Die Disulfidbrücke wird gespalten, und die leichte Kette geht ins Zytosol über. Diese Zink-abhängige Metalloprotease spaltet Proteine, die für die Fusion der acetylcholinhaltigen präsynaptischen Vesikel mit der präsynaptischen Membran entscheidend sind (SNAP-25 am SNARE-Proteinkomplex), und verhindert so das Andocken der Vesikel und die Exozytose von Acetylcholin. Eine Chemodenervation ist die Folge.

trusormuskels und die afferenten Bahnen, die am Miktionsreflex beteiligt sind: BoNT unterbricht und moduliert selektiv die Neurotransmission, unterdrückt die Detrusor-überaktivität und moduliert bzw. hemmt die sensorische Funktion, Entzündung und die glanduläre Funktion (Chen et al., 2020). Klassischerweise wird die Wirkung von BoNT am quergestreiften Muskel erklärt, wo sie als erstes und sehr gut untersucht worden ist (Whelchel, 2004). BoNT verhindert an der motorischen Endplatte die Freisetzung von Acetylcholin und verursacht dadurch eine *reversible Chemodenervation* (de Paiva, 1999). BoNT/A ist ein Komplex aus einem Neurotoxinprotein (150 kDa), einem Hämagglutinin sowie aus nichttoxischen, nicht hämagglutinierenden Proteinen und entfaltet seine Wirkung erst, wenn es durch Trypsin oder bakterielle Enzyme in eine schwere (100 kDa) und eine leichte (50 kDa) Kette gespalten wird. Der Wirkungsmechanismus von BoNT beruht auf folgenden vier Schritten:

1. Die schwere Kette des Neurotoxins bindet serotypspezifisch an Rezeptoren der präsynaptischen Membran cholinerger Nervenendigungen (Membranbindung).
2. Nun erfolgt rezeptorvermittelt durch die schwere Kette die Internalisierung des Komplexes durch Endozytose.
3. Die Disulfidbrücke wird gespalten, und die leichte Kette geht ins Zytosol über.
4. Diese zinkabhängige Metalloprotease spaltet ausgewählte Proteine, die für die Fusion der acetylcholinhaltigen präsynaptischen Vesikel mit der präsynaptischen Membran entscheidend sind – bei BoNT/A das SNAP-25 (synaptosome-associated protein) am SNARE-Proteinkomplex (soluble NSF, N-ethyl-maleimide-sensitive factor, attachment receptors, proteins essential for regulated exocytosis) – und verhindert damit das Andocken der Vesikel und die Exozytose von Acetylcholin.

Innerhalb weniger Tage nach Injektion von BoNT in den Skelettmuskel können die betroffenen Nervenendigungen kein Acetylcholin mehr freisetzen, wodurch die Muskelkontraktion verhindert wird (efferente Wirkung von BoNT). Nach einer Latenzphase sprießen neue Endigungen aus, die das Acetylcholin wieder zur Endplatte transportieren und freisetzen. Nach drei Monaten regeneriert sich die primäre Endplatte, die Nervensprossen bilden sich zurück: Die Chemodenervation ist behoben (reversible Chemodenervation). BoNT hemmt aber nicht nur die Neurotransmitterfreisetzung von efferenten Nervenendigungen an der Skelettmuskulatur, sondern wirkt auch an der glatten Muskulatur oder glandulär und vermag die afferenten Nervenendigungen in der Blase zu blockieren. Der Aktionsmechanismus an der Blase entspricht demjenigen am Skelettmuskel. Die Wirkung dauert aber mit 8–10 Monaten deutlich länger als die drei Monate beim Skelettmuskel. Nach intravesikaler Injektion nimmt die Blasenkontraktilität aufgrund des efferenten Effektes ab.

OnabotulinumtoxinA hemmt nebst Acetylcholin weitere Neurotransmitter und Neuropeptide wie Adenosintriphosphat (ATP), Stickstoffmonoxid (NO), Substanz P und das Calcitonin-Gen-verwandte Peptid, womit es auch die lokale Entzündung kontrolliert (Smith, 2008; Lucioni, 2008).

Mittlerweile hat man die ursprüngliche Theorie verlassen, dass OAB maßgeblich durch die pathologische Freisetzung von Acetylcholin aus parasympathischen Efferenzen verursacht werde und der Wirkmechanismus von BoNT/A entsprechend in der Blockade dieser Freisetzung beruhe. Aktuelle Theorien zur Entstehung der OAB beinhalten einen myogenen Ursprung für die spontane Detrusoraktivität, eine direkte Kontrolle der Detrusorkontraktilität durch das Urothel sowie eine Verstärkung der Afferenzen durch das Urothel zur Verstärkung des Reflexbogens (Birder, 2014; Hanna-Mitchell, 2014; Malde, 2018). An der Skelettmuskulatur wirkt BoNT auf die Spindelafferenzen, was die Muskelaktivierung moduliert, unterdrückt die neurogene Inflammation und inhibiert Substanz P, Glutamat und andere Peptide und Neurotransmitter, die bei der Schmerzmedikation involviert sind (Cui, 2004; Durham, 2004; Welch, 2000). Somit beruht die analgetische Wirkung von BoNT nicht nur auf der bloßen Reduktion des Muskeltonus. Bei Patientinnen mit überaktiver Blase fand sich nach intravesikaler BoNT-Injektion eine signifikante Reduktion der zunächst erhöhten suburothelialen sensorischen Rezeptoren TRPV1 (capsacin receptor) und P2X3 (adenosine-triphosphate-gated purinergic receptor) (Apostolidis, 2005 und 2006). Das sensorische Drangbedürfnis wird durch den afferenten Effekt reduziert. Efferente und afferente Wirkungen führen zu einer Abnahme der Miktionsfrequenz, die afferente Wirkung auf die Substanz P (Noziteption) zu einer Abnahme der Blasenschmerzen.

Zusammengefasst hemmt OnabotulinumtoxinA bei OAB die pathologische Freisetzung der Neurotransmitter Acetylcholin, ATP und Substanz P und vermindert die pathologisch erhöhte Expression von TRPV1 und P2X3, die mit dem Blasensensorium und Entzündung assoziiert sind und die Detrusorkontraktion bei OAB modulieren, womit OnabotulinumtoxinA auch bei entzündlichen Blasenzuständen wie auch bei OAB und IC/BPS die Schmerz- und Dringlichkeitsempfindungen reduziert (Chen, 2020).

Indikationen

> **Merke: Indikationen** zur Behandlung von Blasenfunktionsstörungen mittels Injektion von BoNT/A in die Blase sind (s. auch Arzneimittelinformation der Swissmedic und SGGG Expertenbrief No. 53):
> – Die **therapierefraktäre überaktive Blase** mit den Symptomen Harninkontinenz, Harndrang und häufige Miktion bei erwachsenen Patienten,
>   – die nicht ausreichend auf Anticholinergika ansprechen oder
>   – eine Unverträglichkeit gegenüber diesen Arzneimitteln aufweisen, wie
>   – nicht tolerierbare medikamentös bedingte Nebenwirkungen wie Xerostomie, Obstipation, Nausea, Müdigkeit und Konzentrationsschwäche unter Anticholinergika,
>   – Tachykardien und Herzrhythmusstörungen unter Beta-3-Sympathomimetika, oder
>   – Kontraindikationen für Anticholinergika oder Beta-3-Sympathomimetika. Die hier zugelassene Dosis beträgt 100 U.
> – Harninkontinenz infolge **neurogener Detrusorhyperaktivität** in Zusammenhang mit einer neurologischen Erkrankung wie Rückenmarksverletzung oder Multiple Sklerose bei Erwachsenen. Die hier zugelassene Dosis beträgt 200 U. Injektion auch schon primär zugelassen.

Von einer „therapierefraktären überaktiven Blase" oder Therapieresistenz sprechen wir bei ausbleibender Besserung selbst unter maximaler Dosierung der gängigen Therapien wie Anticholinergika oder Beta-3-Sympathomimetika, Verhaltenstraining und physikalischen Therapien. Entscheidend für die Indikationsstellung zur Botox-therapie sind einerseits der Leidensdruck der Patientin und andererseits die fachärzt-liche Abschätzung eines Behandlungserfolgs. Letztere basiert auf der erweiterten urogynäkologischen Untersuchung mit Urodynamik. Dabei müssen Harnweginfekte, ein Diabetes mellitus, eine Herzinsuffizienz, medikamentöse Nebenwirkungen oder andere Blasenpathologien, die eine OAB vortäuschen können, diagnostiziert bzw. ausgeschlossen werden.

Transurethrale intravesikale Injektion von BoNT

In der Schweiz sind gemäß dem Bundesamt für Gesundheit (BAG) nur in Neuro-Uro-logie oder Urogynäkologie spezialisierte Institutionen mit entsprechender Expertise zur Behandlung befähigt (Spezialitätenliste des BAG vom 1.2.2020). Für Deutschland gilt diese Einschränkung nicht.

BoNT muss unter zystoskopischer Sicht in die Blasenwand injiziert werden (Abb. 17.11), um seine Wirkung gezielt und ausreichend lokal sowie ohne systemi-sche Wirkung entfalten zu können. Der Eingriff kann in lokaler (unter Instillation von Lidocain), regionaler oder allgemeiner Anästhesie erfolgen, womit situations-abhängig Biopsien zum Ausschluss einer interstitiellen Zystitis, eines Carcinoma in situ oder Blasenkarzinoms möglich sind. Zudem ist in regionaler oder allgemeiner Anästhesie die (schmerzhafte) Hydrodistension und damit die Bestimmung der maxi-malen Blasenkapazität möglich. In der Regel werden 100 Einheiten (=Units) Onabo-tulinumtoxinA (mehr sind die Ausnahme) unter perioperativer Antibiotikaprophyla-xe in die Blasenwand (M. detrusor vesicae und suburothelial) an ca. 20 verschiede-nen Stellen und „klassischerweise" unter Aussparung des Trigonums (zur Vermei-dung eines Ureterenreflux) injiziert (Abb. 17.11). Es gibt aber Hinweise, dass die In-jektion in das Trigonum – und nicht in den Blasenkörper – die postoperative Bla-

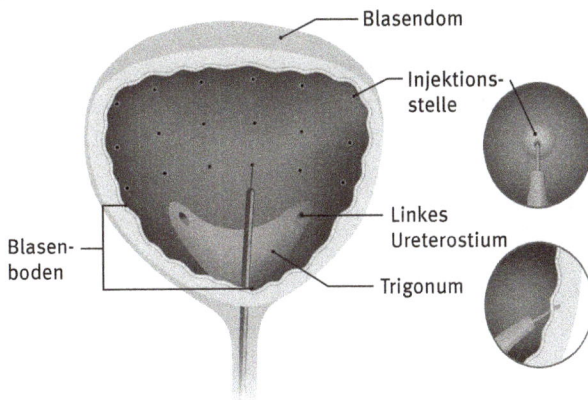

Abb. 17.11: Frontalschnitt durch die Harnblase. Die Injektionsstellen für BoNT sind als Punkte dargestellt. Die Injektion von OnabotulinumtoxinA erfolgt – je nach Protokoll – an etwa 20 Stellen (bei einer Verdünnung von 100 E auf 10 ml entspricht dies ½ ml pro Injektionsstelle). Das Trigonum wird in der Regel ausgespart.

senentleerungsstörung reduzieren könne (Kuo, 2011). Gelegentliche kapilläre Blutungen aus den Injektionsstellen sistieren in der Regel spontan. Für die ersten sechs Stunden wird ein transurethraler Dauerkatheter eingelegt und entfernt, sobald der Urin klar abfließt und eine relevante Makrohämaturie oder Blasentamponade ausgeschlossen sind. Nach erfolgter Spontanmiktion kann die Patientin nach Hause entlassen werden. Abhängig von den Komorbiditäten und der Anästhesieform erfolgt der Eingriff ambulant oder stationär.

Wirkungseintritt

Einmal injiziert muss BoNT als biologisches Produkt seine Wirkung erst entfalten. Nach zwei bis drei Tagen kann mit einem spürbaren Wirkungseintritt gerechnet werden (Kalsi, 2008). Erst dann können die Nervenendigungen kein Acetylcholin mehr freisetzen. Die Wirkung nimmt weiter deutlich zu, wobei die Patientinnen nicht einmal einen erhöhten und behandlungspflichtigen Restharn realisieren, weshalb zwei (bis drei) Wochen postoperativ, wenn die Botox-Wirkung komplett eingetreten ist, eine Restharnkontrolle erfolgen muss. Zur Dokumentation des Therapieerfolges soll die Patientin einen Miktionskalender führen. Die Patientin muss bereits anlässlich des präoperativen Aufklärungsgespräches über das mögliche Auftreten von Blasenentleerungsstörungen mit Harnretention und Notwendigkeit des (Selbst-)Katheterismus informiert werden: Die Restharnmenge kann gelegentlich passager mit bis zu 300 ml deutlich erhöht sein und spiegelt den Botoxeffekt wider, bedarf aber situativ nicht immer einer Therapie, solange die Miktion problemlos möglich ist und keine rezidivierenden Harnweginfekte auftreten. Die Restharnmenge wird dann aber engmaschig ambulant kontrolliert. Andernfalls muss der intermittierende Selbstkatheterismus, die Einlage eines transurethralen Dauerkatheters oder einer suprapubischen Harnableitung diskutiert bzw. indiziert werden, bis die Miktion wieder restharnfrei möglich ist. Postoperative Blasenentleerungsstörungen bei 100 U Onabotulinumtoxin A sind aufgrund eigener Erfahrungen v. a. bei Patientinnen mit schlecht oder nicht eingestelltem Diabetes mellitus zu erwarten. Zwar scheint die intravesikale Botoxtherapie auch bei Diabetiker sicher zu sein, doch sollten postoperative Blasenentleerungsstörungen insbesondere bei geringer Detrusorkontraktilität in Betracht gezogen und die Diabetiker vor der Botoxtherapie darüber informiert werden (Wang, 2014). Wir diskutieren und empfehlen das prophylaktische Erlernen des Selbstkatheterismus gerade bei Patientinnen mit Risikosituationen.

Therapieerfolg

Merke: Die Wirksamkeit von BoNT ist sowohl für die neurogene als auch für die idiopathische überaktive Blase anhand mehrerer klinischen Studien sowie doppelblinder placebokontrollierter randomisierter Studie belegt (Sahai et al., 2007).

Einen Therapiestandard wie bei der TVT-Schlingenoperation kennen wir für die Botoxtherapie nicht. Bei der Interpretation und Vergleich der Resultate müssen daher die unterschiedlichen Kollektive wie neurogene oder idiopathische OAB, die verschiedenen Dosierungen von 100, 200 oder 300 U Botox, die diversen Präparate, die Injektionsorte (M. detrusor vesicae, suburothelial, mit oder ohne Aussparung des Trigonums), die Verdünnungsmenge (auf 1 bis 50 ml) und Anzahl Injektionsorte (10 bis 50) sowie Outcome-Parameter (Inkontinenzepisoden, Frequency, urodynamische Parameter, Lebensqualität) berücksichtigt werden. Entscheidend zur Vermeidung von Blasenentleerungsstörungen ist die Injektion einer korrekten Dosis BoNT. Die Dosis von 100 U OnabotulinumtoxinA, wie sie in der Schweizer Multizenterstudie zu Wirksamkeit und Sicherheit der Injektion von OnabotulinumtoxinA bei der therapierefraktären idiopathischen OAB eingesetzt wurde, hat sich bewährt (Schmid, 2006). In verschiedenen Dosisfindungsstudien und in den beiden Zulassungsstudien von Nitti und Chapple mit – je nach Studie – 50 U, 100 U, 150 U und 200 U kristallisierte sich letztlich eben diese Standarddosis von 100 U OnabotulinumtoxinA für die idiopathische OAB heraus, womit ein zufriedenstellendes Ergebnis mit akzeptabler Rate an Nebenwirkungen wie erhöhte Restharnmenge bzw. Katheterismus erreicht werden kann [Popat, 2005; Kuo, 2006; Brubaker, 2008; Dmochowski, 2010; Rovner, 2011; Denys, 2012; Nitti, 2013; Chapple, 2013]. Höhere Dosen führen häufiger zu katheterpflichtiger Harnretention (Brubaker, 2008), was erfahrungsgemäß Patientinnen mit idiopathischer OAB, die im Gegensatz zur neurogenen Blase nicht katheterpflichtig ist, nur schwerlich akzeptieren.

Die Erfolgsraten – gemessen an der Reduktion von Inkontinenzepisoden – liegen bei der idiopathischen OAB zwischen 67 und 100 % (Schurch, 2006). In der prospektiven Schweizer Multizenterstudie wurden 23 Männer und 77 Frauen mit einem Durchschnittsalter von 63 Jahren (24–89 Jahre) eingeschlossen (Schmid, 2006). Klinische und urodynamische Kontrollen mit Erfassung der Lebensqualität wurden präoperativ sowie 4, 12 und 36 Wochen postoperativ durchgeführt.

Merke: 88 % der Teilnehmer zeigten eine statistisch signifikante Besserung der Blasenfunktion hinsichtlich subjektiver Symptome und urodynamischer Parameter. Die Drangsymptomatik verschwand vollständig bei 82 % und die Inkontinenz bei 86 % innerhalb 1–2 Wochen nach Botox-Injektion.

Die Miktionsfrequenz am Tag nahm von 14 auf 7 und die Nykturie von 4 auf 1,5 ab. Die urodynamischen Parameter wie erster Harndrang, maximale Blasenkapazität und Detrusor-Compliance nahmen von durchschnittlich 126 auf 212 ml, von 246 auf 381 ml und von 24 auf 41 ml/cmH$_2$O zu. Die Auswertung der Lebensqualität zeigte eine statistisch signifikante Verbesserung nach der Botoxtherapie. Die acht Patientinnen, die von der Botoxtherapie nicht profitierten, hatten präoperativ eine tiefe Detrusor-Compliance und eine geringe Blasenkapazität wegen Blasenwandverdickung. In vier Fällen (4 %) kam es zu einer passageren Harnretention, die vorübergehend mittels Selbstkatheterismus angegangen wurde.

Wirkdauer

Beim quergestreiften Skelettmuskel lässt die Chemodenervation nach etwa drei Monaten nach. Beim glatten Detrusormuskel hält die Wirkung dagegen 7 bis 8 Monate an (Apostolidis, 2009; Rovner, 2011). In der Literatur finden sich nur vage Angaben zur tatsächlichen Wirkdauer von Botox bei OAB. Nimmt man das übliche „Reinjektionsintervall" zur Bestimmung der Wirkdauer, so zeigt sich eine variable Bandbreite von 6 bis 26,7 Monaten (Frohme, 2010; Irwin, 2013). Denn das Reinjektionsintervall kann durch die Wartezeit bis zur nächsten Injektion oder mit einer (erneuten) medikamentösen Therapie mit Anticholinergika oder Beta-3-Sympathomimetika zur Überbrückung verzögert werden (Dowson, 2012; Sahai, 2010; Veeratterapillay, 2014). Nimmt man den Zeitpunkt des Wunsches nach erneuter Botoxtherapie, so beträgt die mittlere Zeit 7,6 Monate (Nitti, 2016). In der Schweizer Multizenterstudie lag die mittlere Wirkungsdauer bei mindestens 6 ± 2 Monate (Durchschnitt ± Standardabweichung), danach nahmen die OAB-Symptome wieder zu. Erfreulicherweise zeigt jedenfalls der klinische Alltag, dass die Wirkung von Botox bei der idiopathischen OAB deutlich länger anhält und dass mit einer einzigen Botoxtherapie einem Großteil der betroffenen Frauen geholfen werden kann und die Reinjektionsrate gering ist.

Die Behandlung kann aber nach erfolgloser erneuter Anticholinergikatherapie und Objektivierung der nachgelassenen Wirkung wiederholt werden. Die meisten Patientinnen sprechen auch auf wiederholte Injektionen an. Selten lässt dieser Effekt infolge neu entstandener neutralisierender oder blockierender Antikörper nach. Offenbar besitzt die schwere Kette des Neurotoxins antigene Eigenschaften. In solchen Fällen kann z. B. der Serotyp B versucht werden, wobei es aufgrund der Homologie der Epitope zwischen den verschiedenen Serotypen zur Kreuzreaktion kommen kann (Wenzel, 2004) und die Wirkung weniger lange anhält (Hirst, 2007). Folgende Faktoren erhöhen das Risiko einer Immunresistenz: Booster-Injektionen innerhalb 2 bis 3 Monaten nach vorheriger Injektion, hohe kumulative Dosen in einem relativ kurzen Zeitabschnitt sowie die Proteinmenge (Neurotoxinkomplex). Da die Chemodenervation reversibel ist, sollen im Bedarfsfall möglichst geringe Dosen injiziert werden, um keine Immunisierung auf das Botulinumneurotoxin mit konsekutivem Wirkungsverlust zu provozieren. Reinjektionen sollten daher frühestens nach einem Intervall von drei Monaten erfolgen, besser sogar nach 6 bis 9 Monaten, um verbleibende zirkulierende Antikörper zu verhindern, die den therapeutischen Effekt nachfolgender Botox-Injektionen vermindern (Schurch, 2005; Chen, 2020).

Risiken und Gefahren

Eine Einheit Botox entspricht 0,05 ng OnabotulinumtoxinA. Die LD-50 beim Menschen wird auf 3000 Einheiten oder 150 ng Botox geschätzt. Die bei der OAB tiefe Dosierung von 100 U Botox liegt somit weit unter der geschätzten letalen Dosis und wird zudem gezielt lokal appliziert. Berichte über schwerwiegende systemische, unerwünschte Ereignisse wie z. B. Atemdepression und generalisierte Muskelschwäche nach Botoxtherapie bei OAB liegen nicht vor; lediglich 2,8 % berichteten über leichte Müdigkeit (Chen, 2020).

Die Patientinnen sind auf einen möglichen katheterpflichtigen Harnverhalt oder symptomatische Restharnerhöhung als vorübergehende Nebenwirkung, die in 5–45 % auftreten kann (Schurch, 2006), aufmerksam zu machen. Diese Nebenwirkung beginnt nach etwa zwei Wochen und flaut nach einigen Wochen bis Monaten wieder ab. Bei der empfohlenen Dosierung von 100 U OnabotulinumtoxinA tritt dies bei etwa 4 % auf (Schmid et al., 2006).

Während nach Blasenspiegelungen selten Harnwegsinfektionen möglich sind, treten diese nach Botoxtherapie doch vermehrt in 25,5 % auf, nach Plazebo jedoch nur in 9,6 % (Sievert, 2014).

Nebst ausbleibendem Erfolg gehören die **Notwendigkeit des passageren Katheterismus** und die postoperativen **Harnwegsinfekte** zu den Hauptgründen, weshalb die Patientinnen die weitere Botoxtherapie ablehnen (Dowson, 2012; Mohee 2012).

Kontraindikationen

Die Botoxtherapie ist kontraindiziert bei:
- bekannter Überempfindlichkeit gegenüber BoNT oder einem der Hilfsstoffe
- interstitieller Zystitis/Painful Bladder Syndrome im fortgeschrittenen Stadium
- Radiozystitis mit fibrotischer, undehnbarer Blasenwand („Schrumpfblase")
- malignen Blasentumoren (Carcinoma in situ, Übergangsepithel-Karzinom)
- Schwangerschaft und Stillzeit
- Niereninsuffizienz
- unbehandeltem, floridem Harnweginfekt
- akuter Harnretention bei Patientinnen, die nicht routinemäßig katheterisiert werden.
- zudem beim Mann: Prostatahyperplasie Stadium II und III

Merke: Ist die Patientin nicht willens oder nicht imstande, die durch die Botoxtherapie in etwa 4 % passager auftretende katheterpflichtige Blasenentleerungsstörung mittels Einmal-, Selbst- oder Dauerkatheterismus anzugehen, ist die Botoxtherapie kontraindiziert. Somit sind postoperative Blasenentleerungsstörung und Katheterismus in der präoperativen Aufklärung zu besprechen.

Mögliche Interaktionen

Vorsicht ist geboten in der Anwendung von Botox bei Patientinnen, die an neurologischen Erkrankungen mit Störungen der Muskelaktivität, wie z. B. Myasthenia gravis, Eaton Lambert Syndrom, amyotrophen Lateralsklerose oder motorische Neuropathie, leiden, aber auch bei der gleichzeitigen Verabreichung von Aminoglycosiden, Spectinomycin oder anderen Arzneimitteln wie Muskelrelaxantien, welche die neuromuskuläre Übertragung beeinträchtigen und zu einer Potenzierung der Botoxwirkung führen können.

Literatur

Abrams P, Cardozo L, Fall M, et al. The standardisation of terminology of lower urinary tract function: report from the Standardisation Sub-committee of the International Continence Society. Neurourol Urodyn. 2002;21:167–78.

Abrams P, Wein AJ. Die instabile Blase – eine verbreitete und behandelbare Erkrankung. Stockholm: Erik Sparre Medical AB; 1998.

Abrams P, Andersson KE, Apostolidis A, et al. 6th International Consultation on Incontinence. Recommendations of the International Scientific Committee: EVALUATION AND TREATMENT OF URINARY INCONTINENCE, PELVIC ORGAN PROLAPSE AND FAECAL INCONTINENCE. Neurourol Urodyn. 2018;37(7):2271–2272.

Abreu GE, Dourado ER, Alves DN et al. Functional Constipation and Overactive Bladder in Women: A Population-based Study. Arq Gastroenterol. 2018 Nov;55Suppl 1(Suppl 1):35–40. doi: 10.1590/S0004-2803.201800000-46. Epub 2018 Aug 21. PMID: 30184023.

Alhasso AA, McKinlay J, Patrick K, Stewart L. Anticholinergic drugs versus non-drug aktive therapies for overactive bladder syndrome in adults. Cochrane Database of Systematic Reviews. 2006, Issue 4.

Ancelin ML, Artero S, Portet F, et al. Non-degenerative mild cognitive impairment in elderly people and use of anticholinergic drugs: longitudinal cohort study. BMJ. 2006;332:455–9.

Andersson KE. Antimuscarinics for treatment of overactive bladder. Lancet neurology. 2004;3(1):46–53.

Andersson KE, Appell R, Cardozo L, et al. Pharmacological Treatment of Urinary Incontinence. In: Abrams P, Cardozo L, Khoury S, Wein A, editors. Incontinence, 3 rd International Consultation on Incontinence June 26–29, 2004. 2005;2 (Management). p. 809–54.

Andersson KE, Arner A. Urinary bladder contraction and relaxation: physiology and pathophysiology. Physiol Rev. 2004;84:935–86.

Andersson KE. Bladder activation: afferent mechanisms. Urology. 2002;59:43–50.

Antunes-Lopes-T, Vale-L, Coelho-AM, et al. The Role of Urinary Microbiota in Lower Urinary Tract Dysfunction: A Systematic Review. Eur Urol Focus. 2020;6(2):361–369. doi:10.1016/j.euf.2018.09.011. Epub 2018 Sep 28.

Apostolidis A, Popat R, Yiangou Y, et al. Decreased sensory receptors P2X3 and TRPV1 in suburothelial nerve fi bers following intradetrusor injections of botulinum toxin for human detrusor overactivity. J Urol. 2005;174:977–82, discussion 982–3.

Apostolidis A, Dasgupta P, Fowler CJ. Proposed mechanism for the effi cacy of injected botulinum toxin in the treatment of human detrusor overactivity. Eur Urol. 2006;49:644–50.

Apostolidis A, Dasgupta P, Denys P, et al. Recommendations on the use of botulinum toxin in the treatment of lower urinary tract disorders and pelvic floor dysfunctions: a European consensus report. Eur Urol. 2009;55:100–120.

Arya L, Myers D, Jackson N. Diatary caffeine intake and the risk for detrusor instability: a case-control study. Obstet Gynecol. 2000;96:85–9.

Arzneimittelinformation, www.swissmedicinfo.ch, Botox, Stand März 2020.

Bernard C. La Science Expérimental. Paris: Libraire J.-B. Baillière & Fils; 1878. 441 p.

Betschart C, Fink D, Perucchini D, Scheiner DA. Long-Term efficacy of Botox in females with idiopathic overactive bladder syndrome refractory to anticholinergics. Int Urogynecol J. 2009;20 (suppl 2):139.

Bird ET, Parker BD, Kim HS, Coffield KS. Caffeine ingestion and lower urinary tract symptoms in healthy volunteers. Neurourol Urodyn. 2005;24(7):611–5. doi: 10.1002/nau.20179. PMID: 16167356.

Birder LA, Andersson KE, Kanai AJ, et al. Urothelial mucosal signaling and the overactive bladder-ICI-RS 2013. Neurourol Urodyn. 2014;33:597.

Bjelic-Radisic V, Dorfer M, Tamussino K, Greimel E. Psychometric properties and validation of the German-language King's Health Questionnaire in women with stress urinary incontinence. Neurourol Urodyn. 2005;24(1):63–8.

Bø K, Talseth T, Holme I. Single blind, randomised controlled trial of pelvic floor exercises, electrical stimulation, vaginal cones, and no treatment in management of genuine stress incontinence in women. BMJ. 1999;318:487–93.

Brown JS, Grady D, Ouslander J, et al. Prevalence of urinary incontinence and associated risk factors in postmenopausal women. Heart & Estrogen/Progestin Replacement Study (HERS) Research Group. Obstet Gynecol. 1999;94:66–70.

Brown JS, Vittinghoff E, Wyman JF, et al. Urinary incontinence: does it increase risk for falls and fractures? Study of Osteoporotic Fractures Research Group. J Am Geriatr Soc. 2000;48(7):721–5.

Brubaker L, Richter HE, Visco A, et al. Refractory idiopathic urge urinary incontinence and botulinum A injection. J Urol. 2008;180(1):217–22.

Brynne N, Dalen P, et al. Influence of CYP2D6 polymorphism on the pharmacokinetics and pharmacodynamic of tolterodine. Clin Pharmacol Ther. 1998;63(5):529–39.

Brynne N, Svanstrom C, et al. Fluoxetine inhibits the metabolism of tolterodine-pharmacokinetic implications and proposed clinical relevance. Br J Clin Pharmacol. 1999;48(4):553–63.

Burgio KL, Goode PS, Locher JL, et al. Behavioral training with and without biofeedback in the treatment of urge incontinence in older women: a randomized controlled trial. JAMA. 2002;288(18):2293–9.

Burgio KL, Locher JL, Goode PS, et al. Behavioural vs drug treatment for urge urinary incontinence in older women: a randomized controlled trial. JAMA. 1998;280:1995–2000.

Burgio KL, Locher JL, Goode PS. Combined behavioral and drug therapy for urge incontinence in older women. J Am Geriatr Soc. 2000;48(4):370–4.

Burkhard FC, Bosch JLHR, Cruz F, et al. Guidelines on Urinary Incontinence 2018. http://www.uroweb.org/guideline/urinary-incontinence.

Burton G. A randomised, cross over trial comparing oxybutynin taken three times a day or taken "when needed". Neurourol Urodyn. 1994;13:351–2.

Cardozo L, Robinson D. Special considerations in premenopausal and postmenopausal women with symptoms of overactive bladder. Urology. 2002;60(5 Suppl 1):64–71;discussion 71.

Cardozo L, Hessdörfer E, Milani R, et al. Solifenacin in the treatment of urgency and other symptoms of overactive bladder: results from a randomized, double-blind, placebo-controlled, rising-dose trial. BJU Int. 2008;102(9):1120–7.

Chancellor MB, Yehoshua A, Waweru C et al. Limitations of anticholinergic cycling in patients with overactive bladder (OAB) with urinary incontinence (UI): results from the CONsequences of Treatment Refractory Overactive bLadder (CONTROL) study. Int Urol Nephrol. 2016;48(7):1029–36. doi: 10.1007/s11255-016-1277-0. Epub 2016 Apr 1. PMID: 27032397.

Chapple C, Van Kerrebroeck P, Tubaro A, et al. Clinical efficacy, safety, and tolerability of once-daily fesoterodine in subjects with overactive bladder. Eur Urol. 2007;52:1204–12.

Chapple CR, Martinez-Garcia R, Selvaggi L, et al. A comparison of the efficacy and tolerability of solifenacin succinate and extended release tolterodine at treating overactive bladder syndrome: results of the STAR trial. Eur Urol. 2005;48:464–70.

Chapple CR, Fianu-Jonsson A, Indig M, et al. Treatment outcomes in the STAR study: a subanalysis of
solifenacin 5 mg and tolterodine ER 4 mg. Eur Urol. 2007;52:1195–203.

Chapple CR, Khullar V, Gabriel Z, et al: The effects of antimuscarinic treatments in overactive bladder: an update of a systematic review and meta-analysis. Eur Urol. 2008;54:543.

Chapple CR, Kaplan SA, Mitcheson D, et al. Randomized double-blind, active-controlled phase 3 study to assess 12-month safety and efficacy of mirabegron, a beta(3)-adrenoceptor agonist, in
overactive bladder. Eur Urol. 2013;63:2.

Chapple C, Sievert KD, MacDiarmid S, et al. OnabotulinumtoxinA 100 U significantly improves all
idiopathic overactive bladder symptoms and quality of life in patients with overactive bladder
and urinary incontinence: a randomised, double-blind, placebo-controlled trial. Eur Urol.
2013;64:249–256.

Chen JL, Kuo HC. Clinical application of intravesical botulinum toxin type A for overactive bladder
and interstitial cystitis. Investig Clin Urol. 2020;61(Suppl 1):S33-S42. doi:10.4111/icu.2020.61.
S1.S33

Colucci VJ, Rivey MP. Tolterodine-warfarin drug interaction. Ann Pharmacother. 1999;33(11):1173–6.

Coyne KS, Sexton CC, Bell JA, et al. The prevalence of lower urinary tract symptoms (LUTS) and overactive bladder (OAB) by racial/ethnic group and age: results from OAB-POLL. Neurourol Urodyn.
2013;32:230–7. doi: 10.1002/nau.22295. Epub 2012 Jul 27. PMID: 22847394.

Cui M, Khanijou S, Rubino J, Aoki KR. Subcutaneous administration of botulinum toxin A reduces for-
malin-induced pain. Pain. 2004;107:125–33.

de Groat WC. A neurologic basis for the overactive bladder. Urology. 1997;50:36–52.

de Groat WC. The urothelium in overactive bladder: passive bystander or active participant? Urology.
2004;64(6 Suppl 1):7–11.

Denys P, Le Normand L, Ghout I, et al. VESITOX study group in France. Efficacy and safety of low doses of onabotulinumtoxinA for the treatment of refractory idiopathic overactive bladder: a multicentre, double-blind, randomised, placebo-controlled dose-ranging study. Eur Urol.
2012;61:520–529.

de Paiva A, Meunier FA, Molgó J, Aoki KR, Dolly JO. Functional repair of motor endplates after botulinum neurotoxin type A poisoning: biphasic switch of synaptic activity between nerve sprouts
and their parent terminals. Proc Natl Acad Sci USA. 1999;96(6):3200–5.

Deville WL, Yzermans JC, van Duijn NP, et al. The urine dipstick test useful to rule out infections. A
meta-analysis of the accuracy. BMC Urol. 2004;4:4.

Diokno AC, Sand PK, Macdiarmid S, Shah R, Armstrong RB. Perceptions and behaviours of women
with bladder control problems. Family Practice. 2006;23:568–77.

Dmochowski RR, Sanders SW, Appell RA, Nitti VW, Davila GW. Bladder health diaries: an assessment
of 3-day vs 7-day entries. BJU Int. 2005;96(7):1049–54.

Dmochowski R, Chapple C, Nitti VW, et al. Efficacy and safety of onabotulinumtoxinA for idiopathic
overactive bladder: a double-blind, placebo controlled, randomized, dose ranging trial. J Urol.
2010;184:2416–2422.

Dowson C, Watkins J, Khan MS, Dasgupta P, Sahai A. Repeated botulinum toxin type A injections for
refractory overactive bladder: medium-term outcomes, safety profile, and discontinuation rates.
Eur Urol. 2012;61:834–839.

Drake MJ, Chapple C, Esen AA, et al: Efficacy and safety of mirabegron add-on therapy to solifenacin
in incontinent overactive bladder patients with an inadequate response to initial 4-week solifenacin monotherapy: a randomised double-blind multicentre phase 3b study (BESIDE). Eur Urol.
2016;70:136.

Durham PL, Cady R, Cady R. Regulation of calcitonin gene-related peptide secretion from trigeminal nerve cells by botulinum toxin type A: implications for migraine therapy. Headache J Head Face Pain. 2004;44:35–43.

Elgamasy AN, Lewis V, Hassouna ME, Ghoniem GM. Effect of transvaginal stimulation in the treatment of detrusor instability. Urol Nurs Dec. 1996;16(4):127–30.

Fantl JA, Newman DK, Colling J, et al. Urinary incontinence in adults: acute and chronic management. Rockville Md: US Dept of Health and Human Services, Public Health Service, Agency for Health Care Policy and Research; March 1996. AHCPR publication 96–0682 Clinical Practice Guideline no.2 1996 update.

Fossberg E, Sorensen S, Ruutu M, et al. Maximal electrical stimulation in the treatment of unstable detrusor and urge incontinence. Eur Urol. 1990;18:120–3.

Frimodt-Møller C. Diabetic cystopathy. A review of the urodynamic and clinical features of neurogenic bladder dysfunction in diabetes mellitus. Danish medical bulletin. 1978;25(2):49–60.

Frohme C, Varga Z, Olbert P, et al. Wirkung Von Botulinumtoxin a in Der Ein- Und Mehrmaligen Behandlung Der Uberaktiven Blase [Effects of botulinum toxin type A in the single and repeated treatment of overactive bladder. A prospective analysis.]. Urologe A. 2010;49:639–644.

Gibson W, MacDiarmid S, Huang M, et al. Treating Overactive Bladder in Older Patients with a Combination of Mirabegron and Solifenacin: A Prespecified Analysis from the BESIDE Study. Eur Urol Focus. 2017;3(6):629–638.

Godec C, Cass AS, Ayala GF. Bladder inhibition with functional electrical stimulation. Urology. 1975;6:663–6.

Gratzke C, van Maanen R, Chapple C, et al. Long-term safety and efficacy of mirabegron and solifenacin in combination compared with monotherapy in patients with overactive bladder: a randomised, multicentre phase 3 study (SYNERGY II). Eur Urol. 2018;74:501.

Griffiths CJ, Murray A, Ramsden PD. Accuracy and repeatability of bladder volume measurement using ultrasonic imaging. J Urol. 1986;136(4):808–12.

Groen-Wijnberg M, van Dijk J, Krauwinkel W, et al. Pharmacokinetic Interactions Between Mirabegron and Metformin, Warfarin, Digoxin or Combined Oral Contraceptives. Eur J Drug Metab Pharmacokinet. 2017;42(3):417–429.

Guay DER. Clinical pharmacokinetics of drugs used to treat urge incontinence. Clin Pharmacokinet. 2003;42(14):1243–85.

Haab F, Cardozo L, Chapple C, Ridder AM. Solifenacin Study Group, Long-term openlabel solifenacin treatment associated with persistence with therapy in patients with overactive bladder syndrome. Eur Urol. 2005;47(3):376–84. Epub 2005 Jan 5.

Haab F, Corcos J, Siami P, et al. Long-term treatment with darifenacin for overactive bladder: results of a 2-year, open-label extension study. BJU International. 2006;98:1025–32.

Hagglund D, Walker-Engstrom ML, Larsson G, Leppert J. Reasons why women with long-term urinary incontinence do not seek professional help: a cross-sectional population-based cohort study. Int Urogynecol J. 2003;14:296–304.

Hanna-Mitchell AT, Kashyap M, Chan WV, et al. Pathophysiology of idiopathic overactive bladder and the success of treatment: a systematic review from ICI-RS 2013. Neurourol Urodyn. 2014;33:611.

Hannestad Y, Rortveit G, Daltveit A, Hunskaar S. Are smoking and other lifestyle factors associated with female urinary incontinence? The Norwegian EPICONT Study. BJOG. 2003;110:247–54.

Hay-Smith J, Herbison P, Ellis G, Morris A. Which anticholinergic drug for overactive bladder symptoms in adults. The Cochrane Database of Systematic Reviews. 2005, Issue 3.

Haylen BT, Law MG, Frazer M, Schulz S. Urine flow rates and residual urine volumes in urogynecology patients. Int Urogynecol J Pelvic Floor Dysfunct. 1999;10(6):378–83.

Hesch K. Agents for treatment of overactive bladder: a therapeutic class review. Proceedings (Baylor University Medical Center). 2007;20(3):307–14.

Hetta J. The impact of sleep deprivation caused by nocturia. BJU Int. 1999;84:27–8.

Hilt EE, McKinley K, Pearce M, et al. Urine is not sterile: use of enhanced urine culture techniques to detect resident bacterial flora in the adult female bladder. J. Clin. Microbiol. 2014;52:871–876.

Herschorn S, Barkin J, Castro-Diaz D, et al. A phase III, randomized, double-blind, parallel-group, placebo-controlled, multicentre study to assess the efficacy and safety of the beta(3) adrenoceptor agonist, mirabegron, in patients with symptoms of overactive bladder. Urology. 2013;82:2.

Herschorn S, Chapple CR, Abrams P, et al. Efficacy and safety of combinations of mirabegron and solifenacin compared with monotherapy and placebo in patients with overactive bladder (SYNERGY study). BJU Int. 2017;120:562.

Hirst GR, Watkins AJ, Guerrero K, et al. Botulinum toxin B is not an effective treatment of refractory overactive bladder. Urology. 2007;69(1):69–73.

Ho CH, Tai HC, Yu HJ. Urodynamic findings in female diabetic patients with and without overactive bladder symptoms. Neurourol Urodyn. 2009; (Epub ahead of print).

Homma Y, Ando T, Yoshida M, et al. Voiding and incontinence frequencies: variability of diary data and required diary length. Neurourol Urodyn. 2002;21(3):204–9.

Hu TW, Igou JF, Kaltreider DL, et al. A clinical trial of a behavioural therapy to reduce urinary incontinence in nursing homes. JAMA. 1989;261:2656–62.

Hughes KM, Lang JC. Measurement of oxybutynin and its N-desethyl matobolite in plasma. Xenobiotica. 1992 ;22 :859–869.

Irwin DE, Milsom I, Hunskaar S, et al. Population-based survey of urinary incontinence, overactive bladder, and other lower urinary tract symptoms in five countries: results of the EPIC study. Eur Urol. 2006;50(6):1306–14; discussion 1314–5. Epub 2006 Oct 2.

Irwin P, Somov P, Ekwueme K. Patient reported outcomes of abobotulinumtoxinA injection treatment for idiopathic detrusor overactivity: a pragmatic approach to management in secondary care. J Clin Urol. 2013;6:59–63.

Jura YH, Townsend MK, Curhan GC, Resnick NM, Grodstein F. Caffeine intake, and the risk of stress, urgency and mixed urinary incontinence. J Urol. 2011;185(5):1775–80. doi: 10.1016/j.juro.2011.01.003. Epub 2011 Mar 21. PMID: 21420114; PMCID: PMC3077934.

Jaunarena JH, Kowalik CG, Delpe SD, et al. Effect of Pelvic Organ Prolaps on the bladder. Curr Bladder Dys Rep. 2018;13:118–124.

Kalder M, et al. Discontinuation of treatment using anticholinergic medications in patients with urinary incontinence. Obstet Gynecol. 2014;124:794.

Kalsi V, Apostolidis A, Gonzales G, et al. Early effect on the overactive bladder symptoms following botulinum neurotoxin type A injections for detrusor overactivity. Eur Urol. 2008;54(1):181–7.

Kaplan SA, Te AE, Blaivas JG. Urodynamic findings in patients with diabetic cystopathy. J Urol. 1995;153(2):342–4.

Karstens L, Asquith M, Davin S, et al. Does the urinary microbiome play a role in urgency urinary incontinence and its severity? Front Cell Infect Microbiol. 2016;6:78.

Kay GG, Abou-Donia MB, Messer WS Jr, et al. Antimuscarinic drugs for overactive bladder and their potential effects on cognitive function in older patients. J Am Geriatr Soc. 2005;53(12):2195–201.

Kegel AH. Physiologic therapy for urinary stress incontinence. JAMA. 1951;146:915–7.

Kelleher CJ, Cardozo LD, Khullar V, Salvatore S. A new questionnaire to assess the quality of life of urinary incontinent women. British Journal of Obstetrics and Gynaecology. 1997;104:1374–9.

Kelleher C, Hakimi Z, Zur R, et al. Efficacy and Tolerability of Mirabegron Compared with Antimuscarinic Monotherapy or Combination Therapies for Overactive Bladder: A Systematic Review and Network Meta-analysis. Eur Urol. 2018;74(3):324–333.

Kerbusch T, Wahlby U, et al. Population pharmacokinetic modelling of darifenacin and its hydroxyla-ted metabolite using pooled data, incorporating saturable first-pass metabolism, CYP2D6 geno-type and formulation-dependent bioavailability. Br J Clin Pharmacol. 2003;56(6):639–52.

Kerner J. Das Fettgift oder die Fettsäure und ihre Wirkungen auf den thierischen Organismus, ein Beytrag zur Untersuchung des in verdorbenen Würsten giftig wirkenden Stoffes. Stuttgart, Tü-bingen: Cotta, 1822. p. 1822.

Kessler TM, Bachmann IM, Minder C, et al. Adverse event assessment of antimuscarinics for treating overactive bladder:a network meta-analytic approach. PLoS One. 2011 Feb 23;6(2):e16718. doi:10.1371/journal.pone.0016718.

Khullar V, Rovner ES, Dmochowski R, et al. Fesoterodine dose response in subjects with overactive bladder syndrome. Urology. 2008;71:839–43.

Khullar V, Amarenco G, Angulo JC, et al. Efficacy and tolerability of mirabegron, a beta(3)-adrenocep-tor agonist, in patients with overactive bladder: results from a randomised European-Australian phase 3 trial.Eur Urol. 2013;63(2):283–95.

Klein JP, Waxman SG. The brain in diabetes: molecular changes in neurons and their implications for end organ damage. Lancet Neurology. 2003;2:548–54.

Klotz T, Brüggenjürgen B, Burkart M, Resch A. The economic costs of overactive bladder in Germany. Eur Urol. 2007;51(6):1654–62; discussion 1662–3.

Krauwinkel W, van Dijk J, Schaddelee M, et al. Pharmacokinetic properties of mirabegron, a β3-adre-noceptor agonist: results from two phase I, randomized, multiple-dose studies in healthy young and elderly men and women. Clin Ther. 2012;34(10):2144–60.

Krauwinkel W, Dickinson J, Schaddelee M, et al. The effect of mirabegron, a potent and selective β3-adrenoceptor agonist, on the pharmacokinetics of CYP2D6 substrates desipramine and meto-prolol. Eur J Drug Metab Pharmacokinet. 2014;39(1):43–52.

Ku JH, Jeong IG, Lim DJ, et al. Voiding diary for the evaluation of urinary incontinence and lower uri-nary tract symptoms: prospective assessment of patient compliance and burden. Neurourol Uro-dyn. 2004;23(4):331–5.

Kuo HC. Will suburothelial injection of small dose of botulinum A toxin have similar therapeutic ef-fects and less adverse events for refractory detrusor overactivity? Urology. 2006;68:993–997. discussion 997–8.

Kuo HC. Bladder base/trigone injection is safe and as effective as bladder body injection of onabotu-linumtoxinA for idiopathic detrusor overactivity refractory to antimuscarinics. Neurourol Urodyn. 2011;30:1242–1248.

Kuhn A, Vits K, Kuhn P, Monga A, Do women with incontinence really know where all the toilets are? The toilet paper. Eur J Obstet Reprod Biol. 2005;3:34–43.

Lee J, Moy S, Meijer J, et al. Role of cytochrome p450 isoenzymes 3 A and 2D6 in the in vivo metabo-lism of mirabegron, a β3-adrenoceptor agonist. Clin Drug Investig. 2013;33(6):429–40. doi: 10.1007/s40261-013-0084-y.

Lekskulchai O, Dietz HP. Detrusor wall thickness as a test for detrusor overactivity in women. Ultra-sound Obstet Gynecol. 2008;32:535–9.

Lin J, Goosen TC, Tse S, Yamagami H, Malhotra B. Physiologically Based Pharmacokinetic Modeling Suggests Limited Drug-Drug Interaction for Fesoterodine When Coadministered With Mira-begron. J Clin Pharmacol. 2019;59(11):1505–1518.

Locher JL, Goode PS, Roth DL, Worrell RL, Burgio KL. Reliability assessment of the bladder diary for urinary incontinence in older women. J Gerontol A Biol Sci Med Sci. 2001;56(1):M32–5.

Lucioni A, Bales GT, Lotan TL, et al. Botulinum toxin type A inhibits sensory neuropeptide release in rat bladder models of acute injury and chronic inflammation. BJU Int. 2008;101:366–370.

Malde S, Fry C, Schurch B, et al. What is the exact working mechanism of botulinum toxin A and sacral nerve stimulation in the treatment of overactive bladder/detrusor overactivity? ICI-RS 2017. Neurourology and Urodynamics. 2018;37:S108–S116.

Malik M, van Gelderen EM, Lee JH, et al. Proarrhythmic safety of repeat doses of mirabegron in healthy subjects: a randomized, double-blind, placebo-, and active-controlled thorough QT study. Clin Pharmacol Ther. 2012;92:6.

Mohee A, Khan A, Harris N, Eardley I. Long-term outcome of the use of intravesical botulinum toxin for the treatment of overactive bladder (OAB). BJU Int. 2013;111(1):106–113. doi:10.1111/j.1464-410X.2012.11282.x

Milsom I, Abrams P, Cardozo L, et al. How widespread are the symptoms of an overactive bladder and how are they managed? A population-based prevalence study. BJU Int. 2001;87:760–6.

Nabi G, Cody JD, Ellis G, Herbison P, Hay-Smith J. Anticholinergic drugs versus placebo for overactive bladder syndrome in adults. Cochrane Database of Systematic Reviews 2006, Issue 4.

Novara G, Galfano A, Secco S, et al. A systematic review and meta-analysis of randomized controlled trials with antimuscarinic drugs for overactive bladder. Eur Urol. 2008; 54:740.

Nitti VW, Dmochowski R, Herschorn S, et al. EMBARK Study Group. OnabotulinumtoxinA for the treatment of patients with overactive bladder and urinary incontinence: results of a phase 3, randomized, placebo controlled trial. J Urol. 2013;189:2186–2193.

Nitti V, Ginsberg D, Sievert K, et al. Durable efficacy and safety of long-term onabotulinumtoxinA treatment in patients with overactive bladder syndrome: final results of a 3.5-year study. J Urol. 2016;196:791–800.

Ouslander JG. Management of overactive bladder. N Engl J Med. 2004;350:786–99.

Pazan F, Weiß C, Wehlin M. Die F O R T A – Liste "Fit for The Aged" Expert Consensus Validation 2018, https://www.umm.uni-heidelberg.de/klinische-pharmakologie/forschung/forta-projekt-deutsch/

Perucchini D. Overactive Bladder – Fragen und Antworten. 2. Auflage. Bremen: UNI-MED SCIENCE; 2014.

Pearce MM, et al. The female urinary microbiome: a comparison of women with and without urgency urinary incontinence. MBio. 2014;5:e01283-14. doi: 10.1128/mBio.01283-14. – DOI – PMC PubMed

Pearce MM, Zilliox MJ, Rosenfeld AB, et al. Pelvic Floor Disorders Network. The female urinary microbiome in urgency urinary incontinence. Am J Obstet Gynecol. 2015;213(3):347.e1-11.

Popat R, Apostolidis A, Kalsi V, et al. A comparison between the response of patients with idiopathic detrusor overactivity and neurogenic detrusor overactivity to the first intradetrusor injection of botulinum-A toxin. J Urol. 2005;174(3):984–9. doi: 10.1097/01.ju.0000169480.43557.31. PMID: 16094019.

Price TK, et al. The Clinical Urine Culture: Enhanced Techniques Improve Detection of Clinically Relevant Microorganisms. J Clin Microbiol. 2016;54(5):1216-22. doi: 10.1128/JCM.00044-16. Epub 2016 Mar 9. PMID: 26962083; PMCID: PMC4844725.

Resnick NM, Yalla SV. Detrusor hyperactivity with impaired contractile function. An unrecognized but common cause of incontinence in elderly patients. JAMA. 1987;257(22):3076–81.

Rodriguez LV, Blander DS, Dorey F, Raz S, Zimmern P. Discrepancy in patient and physician perception of patient's quality of life related to urinary symptoms. Urology. 2003;62:49–53.

Rosa GM, Ferrero S, Nitti VW, et al. Cardiovascular Safety of β3-adrenoceptor Agonists for the Treatment of Patients with Overactive Bladder Syndrome. Eur Urol. 2016;69(2):311–23.

Rose N, Maffulli N, Hip fractures. An epidemiological review. Bulletin (Hospital for Joint Diseases [New York, NY]) 1999;58(4):197–201.

Rovner E, Kennelly M, Schulte-Baukloh H, et al. Urodynamic results and clinical outcomes with intra-detrusor injections of onabotulinumtoxinA in a randomized, placebo-controlled dose-finding study in idiopathic overactive bladder. Neurourol Urodyn. 2011;30:556–562.

Roxburgh C, Cook J, Dublin N. Anticholinergic drugs versus other medications for overactive bladder syndrome in adults. Cochrane Database of Systematic Reviews. 2007, Issue 4.

Rudy D, Cline K, Harris R, Goldberg K, Dmochowski R. Time to onset of improvement in symptoms of overactive bladder using antimuscarinic treatment. BJU Int. 2006;97(3):540–6.

Turner WH, Brading AF, Smooth muscle of the bladder in the normal and the diseased state: pathophysiology, diagnosis and treatment. Pharmacol Ther. 1997;75(2):77–110.

Sahai A, Khan MS, Dasgupta P. Efficacy of botulinum toxin-A for treating idiopathic detrusor overactivity: results from a single center, randomized, double-blind, placebo controlled trial. J Urol. 2007;177(6):2231–6.

Sahai A, Dowson C, Khan M, Dasgupta P. Repeated injections of botulinum toxin-A for idiopathic detrusor overactivity. Urology. 2010;75:552–558.

Salvatore S, Serati M, Cardozo L, Uccella S, Bolis P. Cognitive dysfunction with tolterodine use. Am J Obstet Gynecol. 2007;197(2):e8.

Salvatore S, Serati M, Ghezzi F, et al. Efficacy of tolterodine in women with detrusor overactivity and anterior vaginal wall prolapse: is it the same? BJOG. 2007;114:1436–8.

Schmid DM, Sauermann P, Werner M, et al. Experience with 100 cases treated with botulinum-A toxin injections in the detrusor muscle for idiopathic overactive bladder syndrome refractory to anticholinergics. J Urol. 2006;176(1):177–85.

Schumacher S. Epidemiologie und Pathophysiologie der überaktiven Blase. Der Urologe A. 2006;45 (7):822–5.

Schurch B. Treatment of neurogenic incontinence with botulinum toxin A. N Engl J Med. 2000;342 (9):665.

Schurch B, de Sèze M, Denys P, et al. Botox Detrusor Hyperreflexia Study Team. Botulinum toxin type a is a safe and effective treatment for neurogenic urinary incontinence: results of a single treatment, randomized, placebo controlled 6-month study. J Urol. 2005;174:196–200.

Schurch B. Botulinum toxin for the management of bladder dysfunction. Drugs. 2006;66(10):1301–18.

Schweizerische Gesellschaft für Gynäkologie und Geburtshilfe SGGG, Expertenbrief No. 53 vom 13.6.2018, vom 13.6.2018, https://www.sggg.ch/fileadmin/user_upload/53_Botulinumtoxin_Typ_A_bei_idiopathischer_OAB_13062018.pdf, letztmalig abgerufen am 18.7.2020.

Shafik A, Shafik IA. Overactive bladder inhibition in response to pelvic floor muscle exercises. Word J Urol. 2003;20:374–7.

Sheikh RA, Prindiville T, et al. Haloperidol and benztropine interaction presenting as acute intestinal pseudo-obstruction. Am J Gastroenterol. 2001;96(3):934–5.

Siddiqui H, Lagesen K, Nederbragt AJ, et al. Pathogens in Urine from a Female Patient with Overactive Bladder Syndrome Detected by Culture-independent High Throughput Sequencing: A Case Report. Open Microbiol J. 2014;8:148–53.

Sievert KD, Chapple C, Herschorn S, et al. OnabotulinumtoxinA 100 U provides significant improvements in overactive bladder symptoms in patients with urinary incontinence regardless of the number of anticholinergic therapies used or reason for inadequate management of overactive bladder. Int J Clin Pract. 2014;68(10):1246–1256. doi:10.1111/ijcp.12443

Smith CP, Gangitano DA, Munoz A, et al. Botulinum toxin type A normalizes alterations in urothelial ATP and NO release induced by chronic spinal cord injury. Neurochem Int. 2008;52:1068–1075.

Staskin DR, MacDiarmid SA. Pharmacologic Management of Overactive Bladder. Practical Options for the Primary Care Physician. Am J of Medicine 2006;119(3 A):24S–28S.

Steers W, Corcos J, Foote J, Kralidis G. An investigation of dose titration with darifenacin, an M3-selective receptor antagonist. BJU Int. 2005;95(4):580–6. doi: 10.1111/j.1464-410X.2005.05343.x. Erratum in: BJU Int. 2005 Jun;95(9):1385-6. PMID: 15705084.

Subak L, Whitcomb E, Shen H. Weight loss: a novel and effective treatment for urinary incontinence. J Urol. 2005;174:190–5.

Subak LL, Wing R, West DS, et al. Weight loss to treat urinary incontinence in overweight and obese women. N Engl J Med. 2009;360(5):481–90.

Sussmann DO, Kraus SR, Carlsson M, Guan Z. Onset of efficacy of tolterodine extended release in patients with overactive bladder. Curr Med Res Opin. 2007;23(4):777–81.

Sussman D, Yehoshua A, Kowalski J, et al. Adherence and persistence of mirabegron and anticholinergic therapies in patients with overactive bladder: a real-world claims data analysis. Int J Clin Pract. 2017;71(3–4).

Steinhagen–Thiessen E, Borchelt M. Morbidität, Medikation und Funktionalität im Alter. In: Mayer KU, Baltes PB (Hrsg.). Die Berliner Altersstudie. Berlin: Akademie, 1996. p. 151–84.

Szabo SM, Gooch K, SchermervC, et al. Association between cumulative anticholinergic burden and falls and fractures in patients with overactive bladder: US-based retrospective cohort study. BMJ Open. 2019;9 e026391.

Szonyi G, Collas DM, Ding YY, Malone-Lee JG. Oxybutynin with bladder retraining for detrusor instability in elderly people: a randomized controlled trial. Age Ageing. 1995;24(4):287–91.

Thomas-White K, Brady M, Wolfe AJ, Mueller ER. The bladder is not sterile: History and current discoveries on the urinary microbiome. Curr. Bladder Dysfunct. Rep. 2016;11:18–24. doi:10.1007/s11884-016-0345-8.

Thomas-White KJ, Hilt EE, Fok C, et al. Incontinence medication response relates to the female urinary microbiota. Int Urogynecol J. 2016;27(5):723–33.

Tubaro A. Defining overactive bladder: epidemiology and burden of disease. Urology. 2004;64 (6 Suppl 1):2–6.

Van Kerrebroeck P, Kreder K, Jonas U, Zinner N, Wein A. Tolterodine Study Group, Tolterodine once-daily: superior efficacy and tolerability in the treatment of the overactive bladder. Urol. 2001;57 (3):414–21.

Veeratterapillay R, Harding C, Teo L, et al. Discontinuation rates and inter-injection interval for repeated intravesical botulinum toxin type A injections for detrusor overactivity. Int J Urol. 2014;21:175–178.

Wagg A, Cardozo L, Nitti VW, et al. The efficacy and tolerability of the β3-adrenoceptor agonist mirabegron for the treatment of symptoms of overactive bladder in older patients. Age Ageing. 2014;43(5):666–75.

Wang CC, Liao CH, Kuo HC. Diabetes mellitus does not affect the efficacy and safety of intravesical onabotulinumtoxinA injection in patients with refractory detrusor overactivity. Neurourol Urodyn. 2014;33:1235–1239.

Wein AJ, Rackley RR, Overactive bladder: a better understanding of pathophysiology, diagnosis and management. J Urol. 2006;175:S5–S10.

Welch MJ, Purkiss JR, Foster KA. Sensitivity of embryonic rat dorsal root ganglia neurons to Clostridium botulinum neurotoxins. Toxicon. 2000;38:245–58.

Wenzel RG. Pharmacology of botulinum neurotoxin serotype A. American journal of health-system pharmacy : AJHP: official journal of the American Society of Health-System Pharmacists. 2004;61(22 Suppl 6):S5–10.

Whelchel DD, Brehmer TM, Brooks PM, Darragh N, Coffield JA. Molecular targets of botulinum toxin at the mammalian neuromuscular junction. Mov Disord. 2004;19(suppl 8):S7–S16.

Wiedemann A, et al. S2e-Leitlinie 084–001, Harninkontinenz bei geriatrischen Patienten, Diagnostik und Therapie, https://www.awmf.org/leitlinien/detail/ll/084-001.html

Wolfe AJ, Toh-E, Shibata-N, et al. Evidence of uncultivated bacteria in the adult female bladder. J. Clin. Microbiol. 2012;50:1376–1383.

Wing RR, West DS, Grady D, et al. Program to Reduce Incontinence by Diet and Exercise Group. Effect of weight loss on urinary incontinence in overweight and obese women: results at 12 and 18 months. J Urol. 2010;184(3):1005–10. doi: 10.1016/j.juro.2010.05.031. PMID: 20643425; PMCID: PMC3038435.

Wolfe A, Toh E, Shibata N, et al. Evidence of uncultivated bacteria in the adult female bladder. J Clin Microbiol. 2012;50:1376–83.

Wolfe AJ, Brubaker L. Urobiome updates: advances in urinary microbiome research. Nat Rev Urol. 2019;16(2):73–74. doi: 10.1038/s41585-018-0127-5. PMID: 30510275; PMCID: PMC6628711.

Yamaguchi C, Sakakibara R, Uchiyama T, et al. Overactive bladder in diabetes: a peripheral or central mechanism? Neurourol Urodyn. 2007;26(6):807–13.

Zanger UM, Raimundo S, et al. Cytochrome P450 2D6: overview and update on pharmacology, genetics, biochemistry. Naunyn Schmiedebergs Arch Pharmacol. 2004;369(1):23–37.

18 Therapie des chronischen Schmerzsyndroms der Blase (Interstitielle Zystitis)

Arndt van Ophoven, Nikolaus Veit-Rubin

Autor der 2. Auflage: Arndt van Ophoven

1808	Erstbeschreibung der Erkrankung (*Physick PS*)
1836	Erstbeschreibung der Erkrankung als ein Schmerzsyndrom (Tic doloreux der Harnblase, *Perrish J*)
1887	Begriff der interstitiellen Cystitis (*Skene A*)
1914	Erstbeschreibung von Urothelläsionen, sog. Hunner'schen Ulcerationen (*Hunner GL*)
1930	Erstbeschreibung der Hydrodistension als Therapieoption (*Bumpus HR Jr.*)
1949	Erstmalige umfangreiche Patientencharakterisierung (*Hand JR*)
1958	Histaminfreisetzung aus Mastzellen als mögliche Pathogenese (*Simmons JL*)
1978	Überlegung, ob zwei Subtypen der Erkrankung existieren (*Messing EM*)
1980	Glykosaminoglykan-Defizit des Urothels als mögliche Pathogenese (*Parsons CL*)
1986	Erstbeschreibung eines antiproliferativen Proteins im Urin von Patient (*Keay S*)
1987	erstmalige Anwendung von Amitriptylin als pharmakologische, neuromodulative Therapieform (*Hanno P*)
1990	Revision der Diagnosekriterien des NIDDK
2008	Vorschlag zu Diagnosekriterien, Klassifikation und Nomenklatur durch die ESSIC

18.1 Einleitung und Diagnostik

Merke: Das chronische Schmerzsyndrom der Blase ist charakterisiert durch eine Symptomatik aus chronischem Unterleibsschmerz im Becken oder Perineum, als subjektiv mit der Blase assoziiert empfunden, begleitet von mindestens einem anderen Blasensymptom wie z. B. Harndrang (imperativem Harndrang mit nicht selten bis zu 30 Toilettengängen pro Tag) oder Pollakisurie.

Gelegentlich wird das Entleeren der Harnblase als Schmerzlinderung empfunden; der Geschlechtsverkehr ist häufig schmerzhaft.

Merke: Da die Diagnose anhand klinischer Kriterien gestellt wird, stellt das chronische Schmerzsyndrom der Blase nach wie vor eine Ausschlussdiagnose dar (Tab. 18.1). Der Zystoskopie fällt hierbei eine Schlüsselrolle in der diagnostischen Aufarbeitung zu, da nur auf diese Weise Hunner-Läsionen oder Glomerulationen festgestellt werden können und diese womöglich einem eigenen Phänotyp des Syndroms zuzuordnen sind (siehe unten).

https://doi.org/10.1515/9783110657906-018

Tab. 18.1: Differentialdiagnosen und Diagnoseschritte zur Abklärung einer interstitiellen Zystitis.

Differentialdiagnose/verwechselbare Erkrankung	Ausschluss durch bzw. initialer Diagnoseschritt
Blasenhalsobstruktion und neurogene Blasen- entleerungsstörung	Ultraschall und Urodynamik
Blasenstein(e)	Bildgebung oder Zystoskopie
Chemozystitis, inkl. Cyclophosphamid-Therapie	Anamnese
Endometriose	Anamnese, gynäkologische Untersuchung, Ultraschall
Entrapment des N. pudendus	Anamnese, körperliche Untersuchung, ggf. Nervenblockade
Harnröhrendivertikel	Anamnese u. körperliche Untersuchung
Infektion mit – Bakterien des GIT – *Chlamydia trachomatis, Ureaplasma urealyticum, Mycoplasma hominis, M. genitalum, Corynebacte- rium urealyticum, Candida species* – *Mycobacterium tuberculosis* – *Herpes simplex, HPV*	Routine-Kultur Spezialkultur Streifentest → Kultur bei steriler Leukozy- turie körperliche Untersuchung
OAB	Anamnese und Urodynamik
Restharn	Ultraschall
Schmerz infolge Dysfunktion der Beckenboden- muskulatur	Anamnese, körperliche Untersuchung
Strahlenzystitis	Anamnese
Tiaprofentherapie bei Rheumatismus	Anamnese
tiefer Harnleiterstein	Anamnese und/oder Hämaturie, CT oder IVP
urogenitaler Prolaps	Anamnese u. gynäkologische Untersuchung
Urothelkarzinom, Carcinoma in situ	Zystoskopie und Biopsie
Vaginalcandidose	Anamnese, gynäkologische Untersuchung, Mikroskop
Zervix-, Uterus-, Ovarialkarzinom	Gynäkologische Untersuchung, Ultraschall

Die Patienten sind zwar selten inkontinent, leiden aber unter Scham, Depression und einer stark beeinträchtigten Lebensqualität durch Schlafentzug sowie gestörtem Se- xual- und Sozialleben.

Frauen sind 5-mal häufiger betroffen als Männer bei einem Durchschnittsalter bei erstmaligem Auftreten von 40 Jahren (Clemens et al., 2009) und einer durchschnitt- lichen Persistenz der Erkrankung von etwa 8 Monaten. Schätzungen gehen davon aus, dass etwa 8 Millionen Frauen weltweit betroffen sind (Berry et al., 2011). Begleiterkrankungen wie Fibromyalgie und ein Reizdarmsyndrom sind häufig (Hanno et al., 2015)

Auch wurde in jüngster Zeit die Terminologie wiederholt verändert. Tatsächlich hat dieses, 1887 von Skene erstmalig als Interstitielle Zystitis beschriebene, Krankheitsbild im Laufe der Jahrzehnte zahlreiche Entwicklungen in Definition und Abklärung erfahren. Historisch betrachtet hat sich die Definition von der Interstitiellen Zystitis als einer schweren Entzündungserkrankung der Blase hin zu einem symptombasierten Syndrom entwickelt, da keine hinreichende Evidenz dafür besteht, dass stets eine entzündliche Veränderung des Blasen-Interstitiums zugrunde liegt. Heute werden die Definitionen sowohl der Europäischen Gesellschaft zur Studie des Schmerzblasensyndroms (ESSIC – European Society for the Study of BPS) aus 2008, als auch der Amerikanischen Urologischen Gesellschaft (AUA – American Urological Association) aus 2014 in der Fachwelt anerkannt. Die amerikanische Gesellschaft hält derzeit aus versicherungs- und verrechnungstechnischen Gründen bewusst an der Bezeichnung „Bladder Pain Syndrom/Interstitial Cystitis – BPS/IC" fest, während in vielen Teilen der Welt „BPS" alleinstehend bevorzugt wird und die Bezeichnung „Interstitielle Zystitis" für eine phänotypische Subgruppe des Syndroms bei Vorliegen von zystoskopisch erkannten „Hunner-Läsionen" reserviert ist (Lamale et al., 2006). Die geringe Inzidenz und Prävalenz der Erkrankung erschweren, objektive Befunde und Kriterien zu definieren (Hanno et al., 2017; Hanno et al., 2015; van der Merwe et al., 2008).

In Unkenntnis der Ätiologie und Pathogenese des chronischen Schmerzsyndroms der Blase ist eine befriedigende Diagnostik und kausale Behandlung zurzeit nach wie vor nicht möglich. Die Diagnostik muss sich also auf den Ausschluss anderer Krankheiten und die verlässliche Messung von Symptomen und Lebensqualität mit validierten Instrumenten, wie beispielsweise den Interstitial Cystitis Symptom (ICSI) stützen (O'Leary, 1997). So vielfältig die möglichen diskutierten Ursachen sind, so vielfältig sind die bislang unternommenen Therapieansätze (Rosamilia, 2005). Rovner et al. (2000) haben aus der US-amerikanischen Datenbank ihrer Interstitielle-Zystitis-Patienten bei 581 Patienten insgesamt 183 verschiedene Therapieverfahren erhoben. In der Regel fließen die Ergebnisse etwaiger Vortherapien in die Überlegung zu Folgetherapien ein. Zum gegenwärtigen Zeitpunkt gibt es nur wenige Therapiestudien, die randomisiert, placebokontrolliert und doppelblind durchgeführt wurden. Infolgedessen existiert zurzeit keine standardisierte, allgemein anerkannte und EBM-validierte Therapiestrategie. Gemäß internationalen Empfehlungen der AUA und ESSIC wird ein „Schritt für Schritt"-Stufenschema empfohlen. Am Beginn steht eine ausführliche Aufklärung der Patientin über das Krankheitsbild, seine diagnostischen Kriterien, die Variabilität der Symptome und die chronische Natur mit dem unsicheren Verlauf. Eine adäquate Schmerzmedikation und Antidepressiva können laufend unterstützend als sogenannte „Fazilitatoren" verabreicht werden. Alle therapeutischen Schritte sollten stets ergänzt werden durch die empathische Begleitung der Patientin mit einem ständigen Fokus auf die Lebensqualität. Jeder Therapieschritt muss vor der Einleitung individuell abgesprochen werden und es ist wichtig, den Therapieerfolg anhand der Schmerzqualität stetig zu messen. Ineffiziente Behandlungen sollten nach sorgfältiger Abwägung eher abgesetzt werden.

18.2 Therapie der interstitiellen Zystitis

Die Tabellen 18.2 und 18.3 geben einen Überblick über die klassischen und alternativen Therapieverfahren. Dabei werden aus der unüberschaubaren Vielzahl von therapeutischen Ansätzen bedeutsame, studienkontrollierte und innovative Therapieverfahren hervorgehoben.

Im Folgenden werden die bedeutsamsten und nach Autorenerfahrung wirksamsten Therapieverfahren dargestellt.

Tab. 18.2: Auflistung und Unterteilung klassischer Therapieverfahren für die interstitielle Zystitis.

oral-systemische Therapien
- Analgetika und Anästhetika
- Antihistaminika
- Antidepressiva
- Natriumpentosanpolysulfat (PPS)
- L-Arginin
- Prostaglandine
- verschiedene Immunsuppressiva

intravesikale Therapien
- Bacillus-Calmette-Guérin (BCG)
- Botulinumtoxin A
- Chondroitinsulfat
- Dimethylsulfoxid (DMSO)
- EMDA-Anwendung
- Heparin
- Hyaluronsäure
- Natriumpentosanpolysulfat
- Resiniferatoxin

operative Therapieverfahren
- Harnableitung
- Laserverfahren
- transurethrale Resektion (TUR)
- (partielle) Zystektomie

physikalische Therapieverfahren
- Akupunktur
- Blasendistension
- Blasentraining
- hyperbare Sauerstofftherapie (HBO)
- Neuromodulation
- Thiele-Massage
- transkutane elektrische Nervenstimulation (TENS)

Tab. 18.3: Auflistung und Einteilung alternativer und ergänzender Therapieverfahren für die interstitielle Zystitis.

---

diätetische Modifikationen
- Interstitielle-Zystitis-Diät
- Urin-Alkalinisierung

Nutraceuticals
- Bioflavinoide, Quercetin
- Calciumglycerophosphat
- chinesische Kräuter
- L-Arginin
- Mukopolysaccharide (Hyaluronsäure, Chondroitinsulfat, Aloe vera)

Neuromodulation
- Akupunktur
- externe Manuelle Therapie
- interne Manuelle Therapie (Thiele-Massage)
- Elektrostimulation

Blasentraining mit/ohne Biofeedback
Stressreduktion
- Entspannungstechniken wie z. B. progressive Muskelrelaxation, Hypnose, autogenes Training

---

18.3 Orale Therapie

18.3.1 Analgetika

Die Verwendung von Analgetika beruht weitestgehend auf der Empfehlung der WHO zur Therapie chronischer Schmerzen (s. dort).

18.3.2 Antidepressiva

Amitriptylin

Amitriptylin zählt als psychotrope Substanz zur Arzneistoffgruppe der trizyklischen Antidepressiva. Amitriptylin blockiert die Wiederaufnahme (Reuptake) der Neurotransmitter Serotonin und Noradrenalin in ihre axoplasmatischen Speicherplätze nach erfolgter nervaler Signalübertragung. Diese Reuptake-Hemmung von Serotonin und Noradrenalin verlängert den Verbleib dieser Signalstoffe im synaptischen Spalt und steigert dadurch deren Wirksamkeit. Amitriptylin hemmt hierbei den Reuptake von Serotonin stärker als Noradrenalin. Darüber hinaus besitzt Amitriptylin antagonistische Eigenschaften an m-Cholinozeptoren (M1 und M2), Histaminrezeptoren (H1 > H2), α-Adrenozeptoren (α1 > α2) und an Serotoninrezeptoren (5-HT2 > 5-HT1).

Amitriptylin löst Angst- und Spannungszustände und hebt depressive Verstimmungen auf.

Amitriptylin hat als Ko-Analgetikum einen festen Stellenwert in der Behandlung chronischer, vor allem neuropathischer Schmerzzustände.

Die Nebenwirkungen dieses Medikamentes treten aufgrund seiner breiten Wirkung auf zahlreiche Rezeptorsysteme regelmäßig und oft auf und umfassen u. a. Mundtrockenheit, Obstipation, Gewichtszunahme, Akkomodationsstörungen, Sedierung, Blutdruckschwankungen, Herzrhythmusstörungen, Muskelzittern und Gereiztheit.

Ab 1987 berichteten Hanno et al. (1989) erstmals über eine Reduktion von Schmerz und eine Abnahme der Miktionsfrequenz bei 19 von insgesamt 25 Patienten, die im Rahmen einer offenen Anwendungsbeobachtung mit der Substanz behandelt wurden.

Eine Studie von Kirkemo et al. (1990) zeigte eine Verbesserung der suprasymphysären Schmerzen bei 27 von 30 Patienten nach achtwöchiger Amitriptylin-Therapie.

Die Ergebnisse der ersten randomisierten, placebokontrollierten Doppelblindstudie zur Wirksamkeit und Sicherheit der Substanz wurden im Jahre 2004 veröffentlicht (van Ophoven et al., 2004). Hierbei wurden 50 Patienten in die Studie eingeschlossen und erhielten Amitriptylin nach einem Selbsttitrierungsprotokoll. Das primäre Prüfziel war eine Veränderung im ICSI (interstitial cystitis symptom indices), sekundäre Prüfziele umfassten Veränderungen der Schmerz- und Drangintensität, der funktionellen Blasenkapazität, Pollakisurie und subjektive Zufriedenheit der Patienten. Die Pollakisurie und funktionelle Blasenkapazität wurden verbessert, ohne Signifikanz-Niveau zu erreichen, alle anderen Prüfziele wurden signifikant verbessert. Auch in der individuell angepassten Langzeittherapie (Selbsttitration des Patienten) ist Amitriptylin wirksam und sicher (van Ophoven und Hertle, 2005). Die Anwendung erfolgt als zugelassenes Ko-Analgetikum nicht off-label.

Doxepin, Desipramin, Duloxetin

Doxepin und Desipramin gehören ebenfalls zur Klasse der trizyklischen Antidepressiva mit guten Ergebnissen aus kontrollierten Studien (Wammack et al., 2002; Renshaw et al., 1988).

Duloxetin hemmt selektiv die synaptische Serotonin-Wiederaufnahme (van Ophoven und Hertle, 2007).

18.3.3 Anti-Histaminika

Hydroxyzin ist ein H1-Rezeptor Antagonist und das meist verbreitete Antihistaminikum bei der Behandlung des Schmerzsyndroms der Blase. Neben seiner Hauptwirkung, der Inhibierung der Mastzell-Aktivität, besitzt es anticholinerge und anxiolyti-

sche Eigenschaften. Trotz signifikanter Reduktion von Schmerz- und Blasensympto-
men in den Initialstudien (Theoharides et al., 1994), konnte in einer placebokontrollierten Studie lediglich eine Verbesserung in 30 % der Fälle gezeigt werden (Sant et
al., 2003).

Cimetidin wirkt selektiv antagonistisch am H2-Rezeptor. Die bisher publizierten
prospektiven Studien berichten über bis zu 71 % asymptomatischen Patientinnen
nach Einnahme von bis zu 300 mg zweimal täglich (Lewi et al., 2001; Thilagarajah et
al., 2001).

18.3.4 Immunmodulatoren

Die Assoziation der interstitiellen Zystitis mit Autoimmunerkrankungen und Kollage-
nosen führte zu Therapieversuchen mit Immunsuppressiva.

Azathioprin wurde von Oravisto und Kollegen bei 21 Patienten oral eingesetzt.
Alle Patienten gaben Schmerzfreiheit an und 20 berichteten über eine deutliche Reduktion der Miktionsfrequenz (Oravisto und Alfthan, 1976). Eine Leukopenie wurde
bei keinem Patienten beobachtet. Die Anwendung von Azathioprin wurde aber nicht
populär, vermutlich wegen des weiten Spektrums an Nebenwirkungen.

Ciclosporin A ist ein Calcineurin-Inhibitor und inhibiert die T- und B-Zell-Akti-
vierung, während Granulozyten, Monozyten und Makrophagen ihre Funktion beibe-
halten. Außerdem besitzt es antiinflammatorische Eigenschaften, inhibiert die Mast-
zell-Aktivierung und supprimiert die IL-6-Expression (Sairanen et al., 2004). Eine Arbeitsgruppe um Forsell veröffentlichte 1996 die ersten Daten einer Therapiestudie an
elf Patienten. Die Autoren konnten einen signifikanten Rückgang der Miktionsfrequenz unter Zunahme der funktionellen Blasenkapazität dokumentieren. Nach Absetzen der Medikation traten bei der Mehrzahl der Patienten jedoch wieder Symptome auf. Die gleiche Arbeitsgruppe untersuchte im Folgenden die Langzeiteffektivität
von Ciclosporin A. Die Substanz wurde über einen Zeitraum von im Mittel 60 Monaten eingesetzt. Die Autoren fanden eine signifikant geringere Miktionsfrequenz, eine
höhere maximale Harnblasenkapazität und ein höheres Urinvolumen. 20 Patienten
waren darüber hinaus schmerzfrei. Obwohl an Langzeitkomplikationen unter Ciclo-
sporin-Therapie eine Nephrotoxizität, Induktion von lymphoproliferativen Erkrankungen und Hauttumoren bekannt sind, traten in dieser Untersuchung solche Komplikationen nicht auf. Die Schlussfolgerung dieser Studie war, dass Ciclosporin eine
sichere Therapie bei gutem Ansprechen und eine Alternative zur operativen Therapie
im fortgeschrittenen Erkrankungsstadium ist (Sairanen et al., 2004). Dieselbe For-
schungsgruppe verglich in einer prospektiven randomisierten Studie Ciclosporin A
mit Pentanpolysulfat (PPS – siehe unten). Insgesamt wurden 64 Patienten in die beiden Therapiearme randomisiert. Ciclosporin war in sämtlichen Prüfzielen (Miktionsfrequenz, Nykturie, ICSI, Schmerz) nach sechs Monaten dem PPS signifikant überlegen; die Responderrate betrug 75 % für Ciclosporin und 19 % für PPS (Sairanen et

al., 2005). Forrest et al. erfassten 2012 retrospektiv 44 Patientinnen mit Schmerzsyndrom der Blase unter Ciclosporin A und fanden eine Erfolgsrate von 68 % bei Patienten mit Hunner-Läsionen im Vergleich zu 30 % bei Patienten ohne solche Läsionen.

Niedrig dosiertes **Methotrexat** als Folsäure-Antagonist wurde bereits vor vielen Jahren in einer kleinen Studie mit neun Patientinnen überprüft. Es zeigte eine signifikante Reduktion im Schmerz-Score, aber keinen Effekt auf das Miktionsmuster (Moran et al., 1999).

18.3.5 Natriumpentosanpolysulfat

Das aus Buchenholz gewonnene semisynthetische Polysaccharid Natriumpentosanpolysulfat (PPS) ist ein häufig rezeptiertes und das einzige in den USA, Kanada, Australien und der EU zugelassene orale Medikament zur Behandlung der interstitiellen Zystitis (van Ophoven, 2019). Das Wirkkonzept des Natriumpentosanpolysulfats basiert einerseits auf Ersatz der muzinösen Deckschicht des Urothels, andererseits auf einer Veränderung der natürlichen Adhärenz der Blasenschleimhaut infolge erhöhter Wasserbindung (sog. „Coating-Effekt"). Die Bildung einer zusätzlichen Wasserschicht zwischen Urothel und Blaseninhalt soll dabei die Adhärenz von Bakterien, Kristallen und Proteinen vermindern und der potenziell schädigende Einfluss dieser Substanzen auf das Urothel hierdurch verringert werden (Parsons, 2004).

In ihrer Metaanalyse kommen Hwang et al. (1997) nach Analyse von insgesamt vier randomisierten, doppeltblinden, placebokontrollierten Studien zur Schlussfolgerung, dass „Pentosanpolysulfat in der oralen Therapie von Schmerz, Harndrang und Pollakisurie effektiver als ein Placebo ist, in der Therapie der Nykturie jedoch nicht".

Die häufigste Nebenwirkung der PPS-Therapie in der empfohlenen Dosis von ca. 300–400 mg pro Tag ist bei 10 % der Patienten Übelkeit. Insbesondere von Frauen wird eine Alopezie besonders gefürchtet (Rate ca. 2,5 %); diese scheint jedoch vollständig reversibel zu sein. Wegen der oralen Bioverfügbarkeit von höchstens 5 % und einer bis zu elfmonatigen Latenzzeit bis zum Wirkeintritt muss das Präparat stets über einen langen Zeitraum eingenommen werden. Höhere Dosen von bis zu 900 mg/d erhöhen die Häufigkeit gastrointestinaler Nebenwirkungen und weisen keine höhere Wirksamkeit auf, wie zuletzt Nickel et al. (2005) in einer randomisierten Studie bestätigen.

Van Ophoven et al. (2005) führten eine prospektive offene Studie durch, um die Wirksamkeit und Sicherheit von subkutanem low-dose Heparin zusätzlich zu einer oralen PPS-Therapie zu ermitteln. Insgesamt wurden 41 Patienten, die bereits unter oraler PPS-Therapie standen, zusätzlich mit Heparin subkutan behandelt. Insgesamt wurden nach drei Monaten zehn Patienten (24,4 %) und nach sechs Monaten neun Patienten (21,9 %) als Responder identifiziert. Sowohl bzgl. des primären Prüfziels (Gesamtbefindlichkeit) als auch bzgl. der verschiedenen sekundären Prüfziele erreichten die Ergebnisse statistische Signifikanz. Veränderungen der Gerinnungsparameter wurden nicht beobachtet, obwohl verstärkte menstruelle Blutungen von Patientinnen berichtet wurden. Die Autoren schlussfolgern, dass eine kombinierte Anwendung von oralem PPS und niedrig dosiertem subkutanem Heparin sicher ist und insbesondere jene Patienten profitieren, die unter zuvor alleiniger PPS-Therapie kein zufriedenstellendes Ansprechen erzielt haben. Das Follow-up der Patienten unter dieser Kombinationstherapie ist jedoch anspruchsvoll.

Eine umfangreiche Metaanalyse der Zulassungsstudien inklusiver der jüngsten, von der FDA in Auftrag gegebenen placebokontrollierten Studie, die z. T. widersprüchliche Ergebnisse zur Wirksamkeit erbrachte (Nickel et al., 2015), war schlussendlich Basis der Zulassung von oralem PPS in der Dosis von 300 mg /d in der EU für Patienten mit Blasenschmerzen, Drangproblematik und dokumentierten Glomerulationen und/ oder Hunner Läsionen (van Ophoven, 2019).

Zusammenfassend profitieren Patientengruppen von der PPS-Therapie, im klinischen Alltag ist es jedoch oftmals eine Herausforderung, diese Gruppe zu identifizieren (Al-Zahrani et al., 2011; Nickel et al., 2008).

18.3.6 Andere orale Therapien

Verschiedene andere Substanzen wurden in Pilotstudien und kontrollierten Studien untersucht, ohne dass es hohe Evidenz-Level für Therapieempfehlungen gibt. Dazu gehören ein Kombinationspräparat aus Quercetin und Chondroitinsulfat, Doxepin, Gabapentin, L-Arginin, Misoprostol, Montelukast, Nifedipin, Piroxicam und orale Antibiotika.

18.4 Intravesikale Therapie

18.4.1 Hydrodistension der Blase

Da die Hydrodistension der Blase mit sterilem Kochsalz im weitesten Sinne eine intravesikale Therapie darstellt, soll sie an dieser Stelle abgehandelt werden. Die Hydrodistension der Blase ist zur Diagnose und Behandlung der interstitiellen Zystitis v. a. in Japan sehr weit verbreitet, in den USA ist sie weniger beliebt. Der Wirkungsmechanismus bleibt schlussendlich unklar. Es wird vermutet, dass infolge der Blasendistension ein unspezifischer Denervierungseffekt der Blase eintritt. An Ratten konnte mittels Blasendehnung eine kurzfristige Schädigung der cholinergen Blaseninnervation mit nachfolgender rascher Faserregeneration ausgelöst werden (Lasanen et al., 1992). Möglicherweise verursacht die Distension auch eine gleichzeitige Degranulation (fast) aller Mastzellen (Erickson, 1999). In der jüngeren Literatur findet man Hinweise auf einen Anstieg von HB-EGF im Urin und eine verminderte Aktivität des APF. Auch wurden Veränderungen in der Mikrovaskularisation gefunden.

In Anlehnung an die auf internationalen Konsensuskonferenzen diskutierten Vorschläge zur Durchführung einer „korrekten" diagnostischen und therapeutischen Hydrodistension wird folgendes Prozedere empfohlen (Hanno et al., 2005): Zystoskopie und Auffüllen der Blase bei 80 cm H_2O bis zum Tropfenstillstand in der Tropfenkammer und Belassen der maximalen Blasenfüllung für drei Minuten. Hiernach Blasenentleerung und Dokumentation des Blasenvolumens durch Auffangen des Füllungsvolumens. Erneute Distension wie zuvor beschrieben und Dokumentation von Ausmaß und Lokalisation der induzierten Urothelveränderungen.

Die erste Studie, die Daten zur Hydrodistension präsentierte, stammt aus dem Jahre 1954 von Franksson (Franksson, 1957). In dieser Studie behandelte der Autor 33 Patienten mit wiederholter Blasendehnung und beobachtete eine Besserung der Symptomatik bei zwölf Patienten für einen Zeitraum von bis zu vier Wochen und bei weiteren 14 Patienten bis zu sechs Monaten. Der maximale Therapieerfolg über ein Jahr wurde bei lediglich sieben Patienten erzielt. Im Gegensatz dazu berichtete Bade noch 1971, dass bei 54 von 56 Patienten nach Blasendehnung keinerlei Verbesserung der Symptomatik eingetreten sei. Blasenverletzungen infolge Hydrodistension sind selten, wurden aber in der Literatur beschrieben (Grossklaus und Franke, 2000). Diesbezüglich ist darauf zu achten, dass eine etwaige Gewebebiopsie aus der Blasenwand strikt nach Hydrodistension erfolgen sollte, auch wenn die Biopsie durch eine distensionsinduzierte schwere Makrohämaturie sehr erschwert sein kann.

Erickson (Erickson, 1999; Erickson et al., 1997) berichtet, dass Patienten, die eine schwere Inflammation in der Biopsie zeigen, häufig ein besseres Therapieansprechen auf die Distension zeigen. Die Autorin empfiehlt eine Distension eher bei älteren Patienten (über 50 Jahre), da diese häufig eine fortgeschrittenere Erkrankung mit schwereren Befunden aufweisen.

Bei einer prolongierten Hydrodistension wird die Blase 3–4-mal für 30–180 Minuten mit kurzen Pausen gedehnt (Glemain et al., 2002; Yamada et al., 2003). Rezentere Studien berichten allerdings, dass lediglich eine Minderheit von Patientinnen mit auch nur schwacher Besserung der Symptome auf die Hydrodistension anspricht. Weiteres hält dieser Zustand auch nur kurz an (Erickson et al., 2007). Die meisten früheren Studien sind darüber hinaus retrospektiv und unkontrolliert.

18.4.2 Blaseninstillationen

Natriumpentosanpolysulfat

Der generelle Vorteil einer hohen lokalen Wirkkonzentration am Urothel ist insbesondere bei Pentosanpolysulfat-Instillationen offensichtlich, da wie zuvor erläutert bei oraler Applikation lediglich maximal 5 % der Wirksubstanz das Blasenlumen erreichen. Zwei kontrollierte Studien belegen die Wirksamkeit der Instillationstherapie (Bade et al., 1997; Davis et al., 2008).

Heparin

Heparin entfaltet seine Wirkung durch Wiederaufbau der geschädigten Glykosamino-glykanschicht des Urothels und schützt in ähnlicher Art wie das Pentosanpolysulfat die Blasenmuskulatur somit vor Noxen aus dem Urin. Darüber hinaus wird die Fibro-blasten- und Mastzellaktivität durch Heparin unterdrückt. Es zeigt auch antiinflam-matorische Effekte und hemmt die Angiogenese (Erickson, 1999).

Bereits 1994 veröffentlichten Parsons et al. die Ergebnisse einer offenen, pro-spektiven Studie, in der sie 3 × wöchentlich 10.000 I. E. Heparin intravesikal appli-zierten, wobei ein Kontakt zwischen Medikament und Blasenurothel von mindestens einer Stunde bestand. Nach einer Behandlungszeit von drei Monaten berichteten 56 % der Patienten über subjektive Besserung. Der Wirkeintritt trat bei vielen Patien-ten erst mit Verzögerung von bis zu sechs Monaten ein.

Kuo (2001) publizierte die Daten einer unkontrollierten Studie, in deren Rahmen 25.000 I. E. Heparin 2 × wöchentlich über drei Monate hinweg instilliert wurden. Der Autor behandelte 40 Frauen mit einem Urgency-Frequency-Syndrom, die alle einen positiven Kaliuminstillationstest in der Technik nach Parsons aufwiesen (s. o.). Nach intravesikaler Therapie mit Heparin wiesen 20 Frauen einen negativen Test auf, le-diglich 7 Frauen hatten unveränderten Drang und Schmerz unter Testung. Unter den Probanden befanden sich zehn Frauen mit interstitieller Zystitis, von denen acht eine Symptomlinderung und vier einen negativen Kaliuminstillationstest nach Heparin-instillation aufwiesen.

Parsons et al. (2005) behandelten 82 Interstitielle-Zystitis-Patienten mit 40.000 I. E. Heparin intravesikal in Kombination mit ein- oder zweiprozentigem Lidocain und 8,4 %igem Natriumbikarbonat. Eine Patientengruppe wurde nur einmalig be-handelt, eine weitere Gruppe wurde anschließend 3 × wöchentlich über drei Wochen mit Lidocain 2 % behandelt. 81 % der Patienten berichteten über eine signifikante Abnahme von Schmerz und Drangsymptomatik, die mindestens 48 Stunden nach Therapie anhielt. Die gleiche Arbeitsgruppe um Parsons konnte 2015 zeigen, dass He-parin in Verbindung mit Lidocain bessere Ergebnisse erzielt als Lidocain allein.

Dimethylsulfoxid

Bei dem fett- und wasserlöslichen Lösungsmittel Dimethylsulfoxid (DMSO) kommt es zu einer chemischen Zystitis infolge Auflösung von Kollagen. Durch diese Noxe kommt es zur nervalen Erschöpfung nozizeptiver Afferenzen und folgender Sympto-munterdrückung. DMSO wird des Weiteren eine analgetische und entzündungshem-mende sowie relaxierende Wirkung auf die glatte Muskulatur zugeschrieben. Durch die chemische Zystitis hervorgerufene Tenesmen treten bei ca. 10 % der behandelten Patienten auf. DMSO ist das einzige von der FDA zugelassene Instillat zur Therapie der interstitiellen Zystitis.

In drei kleinen unkontrollierten Studien, die zwischen 1981 und 2001 durch-geführt wurden, fanden die Autoren eine Verbesserung der Interstitielle-Zystitis-

Symptome bei 50–70 % der mit einer 50 %igen DMSO-Lösung behandelten Patienten. 1987 verfolgte Sant 22 Patienten über 24 Monate und fand eine Rezidivrate von 40 %.

In einer ersten randomisierten, Auswerter-verblindeten, placebokontrollierten Cross-over-Studie behandelten Perez-Marrero et al. (1988) insgesamt 33 Patienten, denen 4 × 50 ml 50 %iges DMSO im Zwei-Wochen-Intervall intravesikal appliziert wurde. 32 Patienten konnten ausgewertet werden. Von den mit DMSO behandelten Patienten gaben 53 % *subjektive* Verbesserungen an, in der Placebo-Gruppe lag die Quote bei 18 %. Eine *objektive* Verbesserung konnte bei 93 % der Verum-Patienten mittels verschiedener Testverfahren nachgewiesen werden (35 % in der Placebogruppe). Nichtsdestotrotz kam es nach Unterbrechung der Therapie zu einer Rezidivrate von 59 %.

In einer weiteren randomisierten kontrollierten Studie von Perez-Marrero et al. aus dem Jahre 1993 wurden 2 × 25 Interstitielle-Zystitis-Patienten mit DMSO behandelt. Eine Gruppe erhielt nach intravesikaler Vorbehandlung mit DMSO (s. u.) 10.000 I. E. Heparin einmal monatlich über einen Zeitraum von zwölf Monaten intravesikal, die andere Gruppe erhielt ausschließlich DMSO intravesikal. In der Gruppe der ausschließlich mit DMSO behandelten Patienten erlitten 52 % ein Rezidiv, in der mit Heparin nachbehandelten Gruppe lediglich 20 %.

In einer retrospektiven Analyse zum Nebenwirkungsprofil von DMSO wurden 28 Patienten untersucht, die DMSO einmal wöchentlich über einen Zeitraum von sechs Wochen intravesikal erhielten. Etwa die Hälfte der Patienten hatte urethrale Irritationen und Schmerzen nach der ersten Instillation. Letztlich war aber die Patientenzahl zu gering, um über Nebenwirkungen und Langzeiteffekte abschließend urteilen zu können (Rossberger et al., 2005). Die Wirkung von 25 %igem DMSO erscheint in der klinischen Praxis bei besserem Nebenwirkungsprofil äqui-effektiv zur 50 %igen Lösung (Melchior et al., 2003). Zuvor sollte für 30–45 Minuten ein Lokalanästhetikum in die Blase gegeben werden.

Die Langzeit-Wirkung von DMSO ist unbekannt und es gibt derzeit keine Empfehlung zur zeitlichen Begrenzung der Therapie. Oft wird DMSO in Kombination mit anderen Präparaten wie Steroide, Heparin oder Lidocain verabreicht. In Kombination mit Triamcinolon erhöht DMSO die Blasenkapazität und die Miktionsintervalle (Gafni-Kane et al., 2013)

Hyaluronsäure

Die Verabreichung des gelösten Natriumsalzes der Hyaluronsäure substituiert den bei Interstitielle-Zystitis-Patienten beschriebenen Hyaluronsäureverlust und führt zu einem Wiederaufbau der subepithelialen Glykosaminoglykanschicht (GAG). Die Hyaluronsäure wird auch als „Viskoelastikum" der Blase bezeichnet. Darüber hinaus führt sie zu einer Verringerung der Adhärenz von Immunkomplexen, zur Leukozyteninhibition und einer Zunahme der Endothelproliferation. Nebenwirkungen dieser Therapie sind nicht bekannt.

In seiner prospektiven, klinischen Anwendungsbeobachtung aus dem Jahre 1996 verabreichte Morales 25 Patienten vier Wochen lang einmal wöchentlich 40 mg Hyaluronsäure und schloss über zwölf Monate eine einmalige monatliche Applikation an. Nach zwölf Wochen konnte bei insgesamt 71 % der Patienten ein komplettes oder partielles Therapieansprechen dokumentiert werden. Auch nach 48 Wochen zeigten noch 50 % der behandelten Patienten ein komplettes bzw. partielles Therapieansprechen (Morales et al., 1996).

Eine Arbeitsgruppe um Nordling berichtete über 20 Interstitielle-Zystitis-Patienten, die über drei Monate mit Hyaluronsäure behandelt und drei Jahre lang nachbeobachtet wurden. Bei ⅔ der Patienten konnte eine moderate Symptomlinderung beobachtet werden (Kallestrup et al., 2005).

In einer Studie aus Österreich aus dem Jahre 2003 wurden 48 Interstitielle-Zystitis-Patienten nach ihrer maximalen Blasenkapazität in vier Gruppen eingeteilt. Alle erhielten Hyaluronsäureinstillationen. Alle Gruppen erfuhren eine Symptombesserung; hierbei wies die Gruppe mit der geringsten Blasenkapazität die schlechtesten Ergebnisse auf (Daha et al., 2003). In einer prospektiven koreanischen Studie war die Instillation von 40 mg Hyaluronsäure einmal wöchentlich über 4 Wochen mit einer signifikanten Verbesserung der Schmerz- und Miktionsparameter bei therapierefraktären Schmerzblase-Patienten assoziiert (Kim et al., 2014)

Eine chinesische Studie konnte aufzeigen, dass die Zugabe von Hyaluronsäure den Effekt einer Hydrodistensions-Therapie verlängert (Shao et al., 2010). Hyaluronsäure kann auch in Kombination mit dem Lokalanästhetikum Lidocain verabreicht werden und die Wirkung scheint einer verlängerten Anschlagzeit zu unterliegen; Lv et al. haben dies 2012 in einer nicht randomisierten kontrollierten prospektiven Studie festgestellt. Patientinnen im Hyaluronsäure-Arm berichteten über schleichende Verschlechterung nach Absetzen der Therapie. In einer prospektiven randomisierten Studie führte die Kombination aus einer EMDA-Therapie (siehe unten) und einer Hyaluronsäure-Anwendung nach 12 Monaten zu einer signifikanten Reduktion der Miktionsfrequenz als Hyaluronsäure allein. Dieser Unterschied war nach 24 Monaten nicht mehr festzustellen, was auf die Probleme mit der Langzeit-Wirkung von Hyaluronsäure hinweist (Gülpinar et al., 2014).

Chondroitinsulfat

Als alternativer GAG-Ersatzstoff steht Chondroitinsulfat zur Verfügung, welches ebenfalls die Symptome der interstitiellen Zystitis zu lindern vermag (Nordling und van Ophoven, 2008).

Zwei große randomisierte placebokontrollierte Studien mit einer Chondroitinsulfat Monotherapie konnten keine signifikante Überlegenheit der Therapie feststellen (Nickel et al., 2009 und 2012). Eine Metaanalyse aus dem Jahr 2013 (Thakkinstian et al., 2013) inkludierte 212 Patienten und zeigte zwar, dass mit Chondroitinsulfat therapierte Patienten eine bessere „global response" aufwiesen als jene mit Placebo, dass sich aber die ISCI-Parameter nicht signifikant veränderten.

Kombination aus Hyaluronsäure und Chondroitinsulfat

Diese Kombinationstherapie wurde erstmalig von Cervigni und Kollegen 2008 mit zufriedenstellenden Ergebnissen untersucht. Ein solches Präparat zur Blaseninstillation ist in Europa weitgehend erhältlich.

Eine 2016 publizierte randomisierte Studie konnte eine dem DMSO vergleichbare Wirkung feststellen wobei hierbei das geringere Nebenwirkungs-Spektrum der Kombinationstherapie aus Chondroitinsulfat und Hyaluronsäure Rechnung getragen werden muss (Cervigni et al., 2016).

Resiniferatoxin

Resiniferatoxin (RTX) ist ein Analog des Chili-Pfeffer-Extrakts Capsaicin und gehört zur Gruppe der Vanilloide. Wirkprinzip ist die Desensibilisierung der Schmerz leitenden C-Fasern durch Erschöpfung/Überreizung und folgende Schmerz- und Drangunterdrückung.

Lazzeri veröffentlichte die Daten einer Pilotstudie, in der fünf Patientinnen mit RTX-Instillationen prolongiert über zehn Tage behandelt wurden. Es konnte eine signifikante Schmerzreduktion und Abnahme der Miktionsfrequenz nach 30 Tagen und drei Monaten dokumentiert werden (Lazzeri, 2004).

Im Folgenden wurde die Substanz in zwei randomisierten, doppelblinden, placebokontrollierten Studien untersucht. Chen et al. instillierten entweder RTX einmalig in zwei unterschiedlichen Dosierungen (18 Patienten) oder Placebo (vier Patienten). Bezüglich der Prüfparameter Schmerz, Miktionsfrequenz und ICSI gab es keine statistisch signifikanten Unterschiede bzgl. der Wirksamkeit (Chen, 2005). Im gleichen Jahr wurden die Daten der anderen randomisierten Studie veröffentlicht; eine Arbeitsgruppe um Payne behandelte 163 Interstitielle-Zystitis-Patienten ebenfalls mit einer Einzeldosis RTX intravesikal in drei unterschiedlichen Dosierungen oder mit Placebo. Sicherheit und Wirksamkeit wurden über zwölf Wochen evaluiert. Auch diese Autoren fanden keine Wirksamkeit bzgl. der Prüfparameter Schmerz, Drang, Miktionsfrequenz und Blasenkapazität (Payne, 2005). In beiden letztgenannten Studien bestand die Hauptnebenwirkung in Schmerz bei der Instillation.

In jüngster Zeit wurde eine prospektive Studie durchgeführt, die die Wirksamkeit von insgesamt vier RTX-Instillationen über einen Zeitraum von vier Wochen bei 13 Interstitielle-Zystitis-Patienten untersuchte (Peng und Kuo, 2007). Prüfparameter waren verschiedene Befindlichkeits-Scores und urodynamische Messparameter. Unter den zwölf auswertbaren Patienten befanden sich sieben Responder in Bezug auf die Befindlichkeits-Scores. Eine Veränderung der urodynamischen Messparameter konnte nicht dokumentiert werden. Die Autoren folgern, dass RTX in wiederholter Anwendung zur Symptomlinderung eingesetzt werden kann.

Eine Evidenz für den gerechtfertigten Einsatz von RTX bei interstitieller Zystitis besteht zum gegenwärtigen Zeitpunkt nicht.

Zur Instillation von **Lidocain** in die Blase haben Henry und Kollegen 2015 eine Übersichtsarbeit vorgestellt. Für die Monotherapie besteht laut dieser wenig Evidenz (Henry, 2015). Allerdings gilt die Substanz als guter Kandidat für zur Unterbrechung des neuroinflammatorischen Zyklus beim Schmerzsyndrom der Blase. Eine Versuchstherapie mit täglicher Instillation von 10–20 ml oder als Kombinationspräparat (siehe oben) erscheint gerechtfertigt.

Botulinumtoxin A

Der Substanz werden neben der bekannten muskelrelaxierenden Wirkung auch analgetische Eigenschaften zugeschrieben. Nach intramuskulärer Injektion inhibiert es die Acetylcholin-Freisetzung an der präsynaptischen neuromuskulären Endplatte.

Smith beschrieb die ersten Erfahrungen von Botulinumtoxin-A-Injektionen in den Detrusormuskel. Von 13 Patienten hatten neun eine Symptomverbesserung in den Prüfparametern Schmerz, Miktionsfrequenz und ICSI (Smith et al., 2004).

In ihrem 1-Jahres-Follow-up von 15 Patienten berichten Giannantoni et al. (2008) über eine gute Symptomlinderung, die aber nach fünf Monaten rapide nachließ.

Kuo und Kollegen berichteten erstmals 2005 über eine Behandlung von zehn Patienten mittels suburothelialer Injektionen an multiplen Stellen. Insgesamt waren diese ersten Daten enttäuschend, kein Patient wurde beschwerdefrei und nur bei zwei Patienten verbesserten sich Blasenkapazität, Miktionsfrequenz und Schmerz-Score (Kuo, 2005). Trotz dieser unzufriedenstellenden Resultate konnte die gleiche Arbeitsgruppe 2009 in einer Vergleichsstudie mit insgesamt 67 Patienten, dass die Behandlung mit Botulinumtoxin A und Hydrodistension der alleinigen Hydrodistension in punkto Wirkungsdauer überlegen ist. Es folgte eine weitere prospektive Verlaufsstudie über durchschnittlich 79 Monate von 104 Patienten unter einer Kombinationstherapie von Hydrodistension und 100 IE Botulinumtoxin A alle 6 Monate. Es kam zu einer signifikanten Verbesserung der O'Leary-Sant-, ICSI-, ICPI, OSS- und VAS-Werte (Kuo, 2009). In einer weiteren randomisierten Doppelblind-multizentrischen Studie fanden Kuo et al. eine allgemeine Erfolgsrate 63 % in der Botox-Gruppe ohne nennenswerte Komplikationen (Kuo, 2016). Die Arbeitsgruppen um Akiyama und Pinto konnten in ihren Publikationen diese Ergebnisse bestätigen, wobei sowohl die trigonale Applikation als auch wiederholte Injektionen mittlerweile als sicher gelten (Akiyama, 2015; Pinto, 2010; Pinto, 2014).

18.4.3 EMDA-Anwendung

Die Wirkung von schmerz- und drangunterdrückenden Instillationen kann durch den Aufbau eines iontophoretischen Feldes noch verstärkt werden. Bei der EMDA-Methode (electromotive drug administration) wird mithilfe von elektrischem Strom das gezielte Einbringen von Arzneimitteln in hoher Konzentration in bestimmte Gewebe ermöglicht (Abb. 18.1). Basierend auf dem Wirkprinzip der Iontophorese und der Elektrophorese, ist es möglich, auf elektrochemischem Weg wasserlösliche Arzneimittel, ionisiert oder nichtionisiert, in die Blasenwand zu transportieren. Hierdurch werden intravesikal applizierte Medikamente tiefer und kontrollierter in das Gewebe eingebracht, als es bei herkömmlicher Blaseninstillation infolge passiver Diffusion geschieht. Der „klassische EMDA-Cocktail" besteht aus einer Lösung von 100 ml Aqua ad inject., 100 ml 4 % Lidocain, 40 mg Dexamethason (und ggf. 20 mg Butylscopolaminiumbromid). 2 ml Suprareninlösung 1:1000 werden erst unmittelbar vor Anwendung der Lösung zugegeben, da Suprarenin ansonsten instabil wird.

Die Ergebnisse offener Anwendungsstudien der EMDA-Technik bei interstitieller Zystitis zeigen eine gute Symptomlinderung, leider ist wie auch bei anderen Therapieansätzen die Identifizierung der potenziellen Responder vor EMDA-Anwendung bislang noch nicht möglich (Riedl et al., 1997, 1998; Rosamilia, 1997). Es sollten zwei Therapieanwendungen in 3–4 Wochenabständen zur Beurteilung des Ansprechens erfolgen, die Linderung hält durchschnittlich über sechs Wochen.

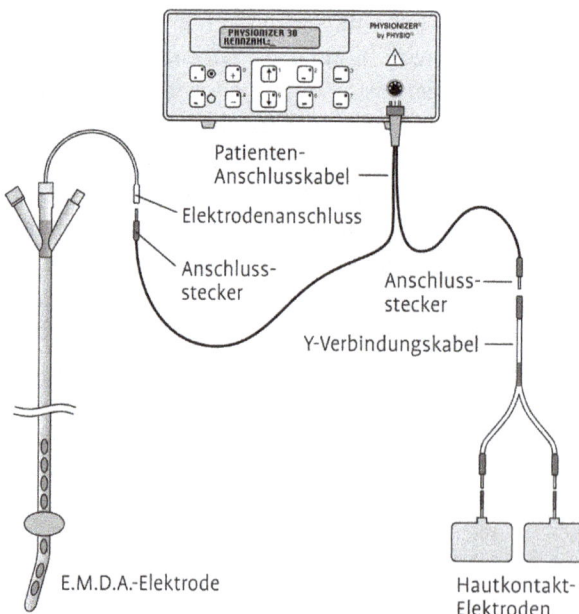

Abb. 18.1: Systemkomponenten zur EMDA-Anwendung.

18.5 Hyperbare Sauerstofftherapie

Die hyperbare Oxygenierung (HBO) ist definiert als Atmung von reinem Sauerstoff (100 %) unter erhöhtem Umgebungsdruck. Die Behandlung erfolgt in einer Druckkammer, die die Aufrechterhaltung des gesteigerten Umgebungsdrucks gewährleistet. Die physikalische Grundlage der HBO-Therapie bilden die Gasgesetze nach Boyle-Mariotte, Dalton und Henry: Hiernach ist die Menge an Sauerstoff, die pro Zeiteinheit im Plasma gelöst wird, direkt proportional zum Sauerstoffpartialdruck (pO_2). Wird demnach der Sauerstoffpartialdruck im Atemgas durch den steigenden Umgebungsdruck in der Kammer angehoben, so steigt proportional die im Blut physikalisch gelöste Menge Sauerstoff an. Dementsprechend wird unter HBO-Bedingungen die Diffusionsstrecke für Sauerstoff im Gewebe deutlich verlängert, sodass auch Gewebeanteile, die durch Minderperfusion, interstitielles Ödem oder verbreiterte Basalmembranen von der kapillären O_2-Versorgung ganz oder teilweise abgeschnitten sind, erreicht werden. Zusammenfassend induziert HBO eine Restitution der Gewebshomöostase und induziert eine zelluläre Immunmodulation sowie Gewebeheilung (Zhang et al., 2008).

Die positiven und ermutigenden Ergebnisse der HBO-Anwendung bei der Strahlenzystitis ließen angesichts zahlreicher Parallelitäten in den Krankheitsbildern eine Abheilung der inflammatorischen Prozesse und Symptomlinderung bei Interstitielle-Zystitis-Patienten erhoffen.

In einer offenen Pilotstudie konnte erstmals eine Wirksamkeit der hyperbaren Oxygenierung zur Therapie der interstitiellen Zystitis nachgewiesen werden. Hier erhielten sechs Patienten insgesamt 30 HBO-Anwendungen über je 90 Minuten bei einem Kammerdruck von 2,4 ATA. Vier Patienten waren Responder und berichteten über eine Symptomlinderung über einen Beobachtungszeitraum von zwölf Monaten (van Ophoven et al., 2004).

In der folgenden randomisierten, placebokontrollierten Doppelblind-Studie konnte die Wirksamkeit der HBO bestätigt werden. Es wurden insgesamt 21 Patienten randomisiert, davon 14 in die Verumgruppe. Die Patienten wurden mit dem gleichen Therapieschema behandelt wie in der offenen Pilotstudie. Acht von zwölf auswertbaren Patienten der Verumgruppe wurden als Responder detektiert. Hier unterschied sich das Ergebnis im primären Prüfziel (gesundheitliches Gesamtansprechen) statistisch signifikant von dem in der Kontrollgruppe. Ebenso gab es signifikante Unterschiede zwischen beiden Gruppen in der Linderung der Krankheitssymptome. Die Autoren schlussfolgern, dass 30 HBO-Behandlungen ein wirksamer, sicherer und durchführbarer Therapieansatz bei der interstitiellen Zystitis sind. Bei den Respondern bewirkte HBO eine anhaltende Besserung der Symptome über zwölf Monate (van Ophoven et al., 2006).

18.6 Neuromodulation

Die sakrale Nervenstimulation kann entweder transkutan oder durch eine permanente, im Gesäß implantierte Elektrode, erfolgen. Es werden dabei die Nervenwurzeln S3 und S4 stimuliert. Es gibt gute Daten zur Effizienz dieser Therapie bei Detrusor-Hyperaktivität und nur wenige Studien haben sich mit ihrer Wirksamkeit beim Schmerzsyndrom der Blase auseinandergesetzt.

Maher und Kollegen berichten über eine Verbesserung des Miktionsvolumens, der Tages-Miktionsfrequenz und der Schmerzintensität bei 73 % der Patienten (n = 15) mit refraktärem Schmerzsyndrom der Blase (Maher, 2001). Sowohl Chai et al. als auch Whitmore et al. fanden in eher kleinen Kollektiven von respektive 17 und 33 Patienten eine Verbesserung der Schmerzintensitäten und Miktionsparameter (Chai, 2000; Whitmore, 2002). In einer prospektiven Einzelblind Studie verglichen Peters und Kollegen die sakrale Nervenstimulation mit einer Stimulation des Nervus pudendus. Hierbei schnitt letztere besser ab. Über 90 % der Patienten im Gesamtkollektiv würden allerdings eine neuerliche Implantation einer Elektrode unabhängig von der Lokalisation befürworten (Peters, 2007). Auch die Langzeit-Ergebnisse der Nervenstimulation sind vielversprechend. Nach durchschnittlich 61,5 Monaten lag die Erfolgsrate bei 72 % der 78 Patienten. Dabei kam es zu einer permanenten Implantation ab einer Ansprechrate von mindestens 50 % (Gajewski et al., 2011).

18.7 Chirurgische Therapie

Die zystoskopische Resektion von Hunner-Läsionen ist laut älteren Studien mit einer Erfolgsrate von bis zu 90 % assoziiert (Kerr et al., 1971; Peeker et al., 2000). Tatsächlich scheinen Patienten mit solchen im Zystoskop sichtbaren Veränderungen symptomatischer zu sein als Patienten ohne nennenswerten zystoskopischen Befund (Logadottir et al., 2012; Ahn et al., 2018).

Trotzdem kann keine konservierende chirurgische Therapie universell die Symptome der interstitiellen Zystitis unterdrücken. Regelmäßig wird über Patientengruppen berichtet, bei denen alle konservativen Therapieformen versagen und deren Symptompersistenz zu invasiven Eingriffen zwingt. Für diese Patienten stellt die operative (Teil-)Entfernung der Harnblase die therapeutische Ultima Ratio dar. Abb. 18.2 gibt einen Überblick über die verschiedenen invasiven Therapieverfahren.

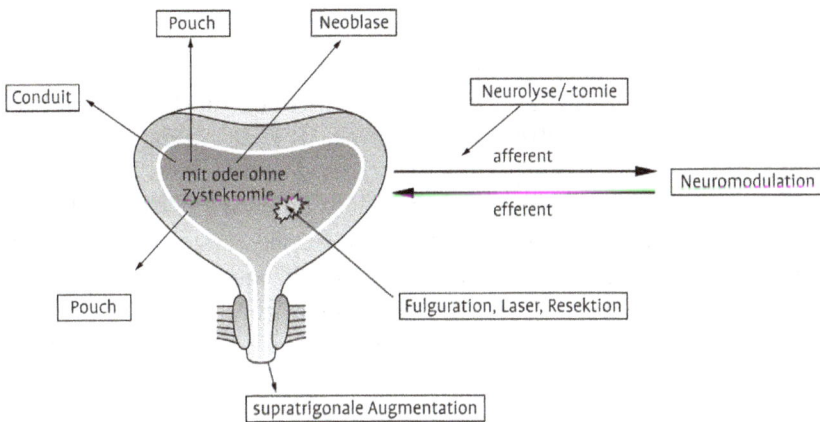

Abb. 18.2: Überblick über die verschiedenen invasiven Therapieverfahren zur Behandlung der interstitiellen Zystitis.

18.8 Alternative und additive Therapieverfahren

Wegen des begrenzten Effektes der konventionellen Therapiemethoden fragen Patienten häufig nach alternativen Heilverfahren, bevor sie sich für eine operative Maßnahme entscheiden. Kontrollierte Studien wurden kaum veröffentlicht, jedoch kann aus Patientenanamnesen eine Wirksamkeit erfragt werden (Herwig und Oberpenning, 2000).

Recht gute Resultate konnten mit Akupunktur in der Therapie symptomähnlicher Erkrankungen wie OAB und chronisch abakterielle Prostatitis erzielt werden (Emmons und Otto, 2005; Lee et al., 2008).

Verschiedene Entspannungstechniken, Verhaltensmodifikationsstrategien (z. B. Blasentraining), Hypnose, Homöopathie und Naturheilverfahren werden als alternative Behandlungsmethoden angeboten (Herwig und Oberpenning, 2000). Daneben wird über diätetische Modifikationen („Interstitielle-Zystitis-Diät" [Shorter et al., 2007]) und den Einsatz von Nutraceuticals (z. B. L-Arginin, Quercetin, Aloe vera, chinesische Kräuter) berichtet (Whitmore, 2002).

Das Gebiet der alternativen und additiven Therapieverfahren umfasst umfangreiche Behandlungsangebote, die aber zumeist nur unzureichend durch wissenschaftliche Untersuchungen belegt sind, sodass eine ausführliche Aufklärung und Information der Patienten notwendig ist.

18.9 Ausblick

Die Zystoskopie sollte im Mittelpunkt der Diagnose des Schmerzsyndroms der Blase stehen. Sie ermöglicht den Ausschluss anderer Krankheiten und die Feststellung spezifischer, dem Syndrom zuordenbarer Läsionen. Gemäß ESSIC Leitlinien *kann* die Aufarbeitung durch eine Biopsie ergänzt werden. Zystoskopische Befunde, zum Beispiel das Vorliegen von Hunner-Läsionen, haben einen direkten Einfluss auf die therapeutische Vorgehensweise, zum Beispiel im Sinne einer zystoskopischen Verödung. Neuere Publikationen heben die Bedeutung der Phänotypisierung hervor, um der Komplexität des Schmerzsyndroms der Blase besser zu begegnen und solche Subgruppen herauszufiltern, die nachweislich einer effizienten Therapie zugeführt werden können (Khullar et al., 2019). Crane at al. (2018) haben diese Phänotypen versucht herauszuarbeiten (Tab. 18.4).

Tab. 18.4: Phänotypisierung des Schmerzsyndroms nach Crane et al. 2018.

klinischer Phänotyp	Behandlungsoptionen
Blase	Verhaltenstherapie, Antimuskarinika, intravesikale Instillationen (Heparin, DMSO, CS, PPS), HD, Botulinumtoxin, sakrale Neuromodulation, radikale Chirurgie
psychosozial	Stressmanagement, psychosomatische Betreuung
organspezifisch	
– **Hunnersche Ulcera +**	Amitriptylin, Cimetidin, Hydroxyzin, PPS, Quercetin, intravesikale Instillationen (DMSO, Heparin, HA, CS, Lidocain, PPS), HD, Botulinumtoxin, radikale Chirurgie
– **Hunnersche Ulcera –**	Cyclosporin A, endoskopische Therapie (Fulguration, Laserablation, Resektion, Steroidinjektionen), hyperbare Sauerstofftherapie, radikale Chirurgie
infektiös	Antibiotika
neurologisch/systemisch	Gabapentanoide, Cimetidin, Hydroxyzin, sakrale Neuromodulation
Empfindlichkeit	Beckenbodenphysiotherapie, Massagetherapie, Akupunktur, Triggerpunkt-Injektionen

CS = Chondroitinsulfat, DMSO = Dimethylsulfoxid, HA = Hyaluronsäure, HD = Hydrodistension, PPS = Pentosanpolysulfate

Literatur

Ahn ST, Jeong HG, Park TY, et al. Differences in urodynamic parameters according to the presence of a Hunner lesion in women with interstitial cystitis/bladder pain syndrome. Int Neurourol J. 2018;22:S55-S61.

Akiyama Y, Nomiya A, Niimi A, et al. Botulinum toxin type A injection for refractory interstitial cystitis: A randomized comparative study and predictors of treatment response. Int J Urol. 2015;22 (9):835–41.

Al-Zahrani AA, Gajewski JB. Long-term efficacy and tolerability of pentosan polysulphate sodium in the treatment of bladder pain syndrome. Can Urol Assoc J. 2011;5(2):113–8.

Bade JJ, Laseur M, Nieuwenburg A, van der Weele LT, Mensink HJ. A placebo-controlled study of intravesical pentosanpolysulphate for the treatment of interstitial cystitis. British Journal of Urology. 1997;79(2): 168–71.

Badenoch AW. Chronic interstitial cystitis. British Journal of Urology. 1971;43(6):718–21.

Berry SH, Elliott MN, Suttorp M, et al. Prevalence of symptoms of bladder pain syndrome/interstitial cystitis among adult females in the United States. The Journal of urology. 2011;186(2):540–4.

Cartledge JJ, Davies AM, Eardley I. A randomized double-blind placebo-controlled crossover trial of the efficacy of L-arginine in the treatment of interstitial cystitis. BJU Int. 2000;85(4):421–6.

Cervigni M, Natale F, Nasta L, Mako A. Intravesical hyaluronic acid and chondroitin sulphate for bladder pain syndrome/interstitial cystitis: Long-term treatment results. Int Urogynecol J. 2012;23 (9):1187–92.

Cervigni M, Sommariva M, Tenaglia R. A randomized open label, multicenter study of the efficacy and safety of intravesical hyaluronic acid and chondroitin sulfate versus dimethly sulfoxide in women with bladder pain syndrome/interstitial cystitis. Neurourol Urodyn. 2017;36(4):1178–1186.

Chai TC, Zhang C, Warren JW, Keay S. Percutaneous sacral third nerve root neurostimulation improves symptoms and normalizes urinary HB-EGF levels and antiproliferative activity in patients with interstitial cystitis. Urology. 2000;55(5):643–6.

Chen TY, Corcos J, Camel M, Ponsot Y, Tu le M. Prospective, randomized, double-blind study of safety and tolerability of intravesical resiniferatoxin (RTX) in interstitial cystitis (IC). Int Urogynecol J Pelvic Floor Dysfunct. 2005 Jul-Aug;16(4):293–7.

Clemens JQ, Markossian T, Calhoun EA. Comparison of economic impact of chronic prostatitis/chronic pelvic pain syndrome and interstitial cystitis/painful bladder syndrome. Urology. 2009;73 (4):743–6.

Crane A, Lloyd J, Shoskes DA. Improving the utility of clinical phenotyping in interstitial cystitis/painful bladder syndrome: from UPOINT to INPUT. Can J Urol. 2018;25:9250-9254.

Daha LK, Riedl CR, Hohlbrugger G, et al. Comparative assessment of maximal bladder capacity, 0.9 % NaCl versus 0.2 M Kcl, for the diagnosis of interstitial cystitis: a prospective controlled study. J Urol. 2003;170(3):807–9.

Davis EL, El Khoudary SR, Talbott EO, et al. Safety and efficacy of the use of intravesical and oral pentosan polysulfate sodium for interstitial cystitis: a randomized double-blind clinical trial. J Urol. 2008;179(1):177–85.

Emmons SL, Otto L. Acupuncture for overactive bladder: a randomized controlled trial. Obstet Gynecol. 2005;106(1):138–43.

Erickson DR. Interstitial cystitis: update on etiologies and therapeutic options. J Womens Health Gend Based Med. 1999;8(6):745–58.

Erickson DR, Belchis DA, Dabbs DJ. Inflammatory cell types and clinical features of interstitial cystitis. J Urol. 1997;158(3 Pt 1):790–3.

Erickson DR, Kunselman AR, Bentley CM, et al. Changes in urine markers and symptoms after bladder distention for interstitial cystitis. J Urol. 2007;177(2):556–60.

Forsell T, Ruutu M, Isoniemi H, Ahonen J, Alfthan O. Cyclosporine in severe interstitial cystitis. Journal of Urology. 1996;155(5):1591–3.

Forrest JB, Payne CK, Erickson DR. Cyclosporine A for refractory interstitial cystitis/bladder pain syndrome: Experience of 3 tertiary centers. J Urol. 2012;188(4):1186–91.

Franksson C. Interstitial cystitis: a clinical study of fifty-nine cases. Acta Chirurgica Scandinavica. 1957;113:51–62.

Gafni-Kane A, Botros SM, Du H, Sand RI, Sand PK. Measuring the success of combined intravesical dimethyl sulfoxide and triamcinolone for treatment of bladder pain syndrome/interstitial cystitis. Int Urogynecol J. 2013;24(2):303–11.

Gajewski JB, Al-Zahrani AA. The long-term efficacy of sacral neuromodulation in the management of intractable cases of bladder pain syndrome: 14 years of experience in one centre. BJU Int. 2011;107(8):1258–64.

Giannantoni A, Porena M, Costantini E, et al. Botulinum A Toxin Intravesical Injection in Patients With Painful Bladder Syndrome: 1-Year Followup. J Urol. 2008;179(3):1031–4.

Glemain P, Riviere C, Lenormand L, et al. Prolonged hydrodistention of the bladder for symptomatic treatment of interstitial cystitis: efficacy at 6 months and 1 year. Eur Urol. 2002;41(1):79–84.

Grossklaus DJ, Franke JJ. Vesical necrosis after hydrodistension of the urinary bladder in a patient with interstitial cystitis. BJU Int. 2000;86(1):140–1.

Gülpınar O, Haliloğlu AH, Gökce Mİ, Arıkan N. Instillation of hyaluronic acid via electromotive drug administration can improve the efficacy of treatment in patients with interstitial cystitis/painful bladder syndrome: A randomized prospective study. Korean J Urol. 2014;55(5):354–9.

Hanno P, Keay S, Moldwin R, Van Ophoven A. International Consultation on IC – Rome, September 2004/Forging an International Consensus: progress in painful bladder syndrome/interstitial cystitis. Report and abstracts. Int Urogynecol J Pelvic Floor Dysfunct. 2005;16(Suppl 1):S2–S34.

Hanno PM, Buehler J, Wein AJ. Use of amitriptyline in the treatment of interstitial cystitis. Journal of Urology. 1989;141(4):846–8.

Hanno PM, Erickson D, Moldwin R, Faraday MM. Diagnosis and treatment of interstitial cystitis/bladder pain syndrome: AUA guideline amendment. The Journal of urology. 2015;193(5):1545–53.

Hanno P, Cervigni M, Dinis P, et al. Bladder pain syndrome. In: P Abrams, L Cardozo, A Wagg, A Wein, eds. Incontinence. UK: ICUD ICS; 2017:2203-2301.

Henry RA, Morales A, Cahill CM. Beyond a simple anesthetic effect: Lidocaine in the diagnosis and treatment of interstitial cystitis/bladder pain syndrome. Urology. 2015;85(5):1025–33.

Herwig R, Oberpenning F. Alternative and com-plementary therapeutic measures in interstitial cystitis. Urologe A. 2000;39(6):551–3.

Hwang P, Auclair B, Beechinor D, Diment M, Einarson TR. Efficacy of pentosan polysulfate in the treatment of interstitial cystitis: a meta-analysis. Urology. 1997;50(1):39–43.

Kerr WS Jr. Interstitial cystitis: treatment by transurethral resection. J Urol. 1971;105:664-666.

Kallestrup EB, Jorgensen SS, Nordling J, Hald T. Treatment of interstitial cystitis with Cystistat: a hyaluronic acid product. Scand J Urol Nephrol. 2005;39(2):143–7.

Kim A, Lim B, Song M, Choo MS. Pretreatment features to influence effectiveness of intravesical hyaluronic acid instillation in refractory interstitial cystitis/painful bladder syndrome. Int Neurourol J. 2014;18(3):163–7.

Khullar V, Chermansky C, Tarcan T, Veit-Rubin N, et al. How can we improve the diagnosis and management of bladder pain syndrome? Part 1: ICI-RS 2018. Neurourology and Urodynamics. 2019;1–5. https://doi.org/10.1002/nau.24166

Kirkemo AK, Miles BJ, Peters JM. Use of amitriptyline in interstitial cystitis. Journal of Urology. 1990;143: 279(A).

Korting GE, Smith SD, Wheeler MA, Weiss RM, Foster HE Jr. A randomized double-blind trial of oral L-arginine for treatment of interstitial cystitis. Journal of Urology. 1999;161(2):558–65.

Kuo HC. Urodynamic results of intravesical heparin therapy for women with frequency urgency syndrome and interstitial cystitis. J Formos Med Assoc. 2001;100(5):309–14.

Kuo HC. Preliminary results of suburothelial injection of botulinum a toxin in the treatment of chronic interstitial cystitis. Urol Int. 2005;75(2):170–4.

Kuo HC, Chancellor MB. Comparison of intravesical botulinum toxin type A injections plus hydrodistention with hydrodistention alone for the treatment of refractory interstitial cystitis/painful bladder syndrome. BJU Int. 2009;104(5):657 61.

Kuo HC, Jiang YH, Tsai YC, Kuo YC. Intravesical botulinum toxin-a injections reduce bladder pain of interstitial cystitis/bladder pain syndrome refractory to conventional treatment – A prospective, multicenter, randomized, doubleblind, placebo-controlled clinical trial. Neurourol Urodyn. 2016;35(5):609–14.

Lamale LM, Lutgendorf SK, Hoffman AN, Kreder KJ. Symptoms and cystoscopic findings in patients with untreated interstitial cystitis. Urology. 2006;67:242–245.

Lasanen LT, Tammela TL, Kallioinen M, Waris T. Effect of acute distension on cholinergic innervation of the rat urinary bladder. Urological Research. 1992;20(1):59–62.

Lazzeri M, Spinelli M, Beneforti P, Malaguti S, Giardiello G, Turini D. Intravesical infusion of resiniferatoxin by a temporary in situ drug delivery system to treat interstitial cystitis: a pilot study. Eur Urol. 2004 Jan;45(1):98–102.

Lee SW, Liong ML, Yuen KH, et al. Acupuncture versus sham acupuncture for chronic prostatitis/chronic pelvic pain. Am J Med. 2008;121(1):79.e1–7.

Lee CL, Kuo HC. Long-Term efficacy and safety of repeated intravescial onabotulinumtoxina injections plus hydrodistention in the treatment of interstitial cystitis/bladder pain syndrome. Toxins (Basel). 2015;7(10):4283–93.

Lewi H. Medical therapy in interstitial cystitis: The essex experience. Urology. 2001;57(6 Suppl 1):120.

Lundberg JO, Ehren I, Jansson O, et al., Elevated nitric oxide in the urinary bladder in infectious and non-infectious cystitis. Urology. 1996;48(5):700–2.

Logadottir Y, Fall M, Kåbjörn-Gustafsson C, Peeker R. Clinical characteristics differ considerably between phenotypes of bladder pain syndrome/interstitial cystitis. Scand J Urol Nephrol. 2012;46:365-370.

Lv YS, Zhou HL, Mao HP, et al. Intravesical hyaluronic acid and alkalinized lidocaine for the treatment of severe painful bladder syndrome/interstitial cystitis. Int Urogynecol J. 2012;23(12):1715–20.

Maher CF, Carey MP, Dwyer PL, Schluter PL. Percutaneous sacral nerve root neuromodulation for intractable interstitial cystitis. J Urol. 2001;165(3):884–6.

Melchior D, Packer CS, Johnson TC, Kaefer M. Di-methyl Sulfoxide: Does It Change the Functional Properties of the Bladder Wall? J Urol. 2003;170(1):253–8.

Morales A, Emerson L, Nickel JC, Lundie M. Intravesical hyaluronic acid in the treatment of refractory interstitial cystitis. Journal of Urology. 1996;156(1):45–8.

Moran PA, Dwyer PL, Carey MP, Maher CF, Radford NJ. Oral methotrexate in the management of refractory interstitial cystitis. Aust N Z J Obstet Gynaecol. 1999;39(4):468–71.

Nickel JC, Barkin J, Forrest J, et al. Randomized, double-blind, dose-ranging study of pentosan polysulfate sodium for interstitial cystitis. Urology. 2005;65(4):654–8.

Nickel JC, Kaufman DM, Zhang HF, Wan GJ, Sand PK. Time to initiation of pentosan polysulfate sodium treatment after interstitial cystitis diagnosis: Effect on symptom improvement. Urology. 2008;71(1):57–61.

Nickel JC, Herschorn S, Whitmore KE, et al. Pentosan polysulfate sodium for treatment of interstitial cystitis/bladder pain syndrome: Insights from a randomized, double-blind, placebo-controlled study. J Urol. 2015;193(3):857–62.

Nickel JC, Hanno P, Kumar K, Thomas H. Second multicenter, randomized, double-blind, parallel-group evaluation of effectiveness and safety of intravesical sodium chondroitin sulfate compared with inactive vehicle control in subjects with interstitial cystitis/bladder pain syndrome. Urology. 2012;79(6):1220–4.

Nickel JC, Egerdie B, Downey J, et al. A real-life multicentre clinical practice study to evaluate the efficacy and safety of intravesical chondroitin sulphate for the treatment of interstitial cystitis. BJU Int. 2009;103(1):56–60.

Nordling J. Interstitial cystitis: how should we diagnose it and treat it in 2004? Curr Opin Urol. 2004;14(6):323–7.

Nordling J, van Ophoven A. Intravesical glycosaminoglycan replenishment with chondroitin sulphate in chronic forms of cystitis. A multi-national, multi-centre, prospective observational clinical trial. Arzneimittelforschung. 2008;58(7):328–35.

O'Leary MP, Sant GR, Fowler FJ Jr, Whitmore KE, Spolarich-Kroll J. The interstitial cystitis symptom index and problem index. Urology. 1997 May;49(5A Suppl):58–63. doi: 10.1016/s0090-4295(99)80333-1.

Oravisto KJ, Alfthan OS. Treatment of interstitial cystitis with immunosuppression and chloroquine deri-vatives. European Urology. 1976;2(2):82–4.

Parsons CL. Current strategies for managing interstitial cystitis. Expert Opin Pharmacother. 2004;5 (2):287–93.

Parsons CL. Successful downregulation of bladder sensory nerves with combination of heparin and alka-linized lidocaine in patients with interstitial cystitis. Urology. 2005;65(1):45–8.

Parsons CL, Housley T, Schmidt JD, Lebow D. Treatment of interstitial cystitis with intravesical heparin. British Journal of Urology. 1994;73(5):504–7.

Parsons CL, Koziol JA, Proctor JG, Zupkas P, Argade S. Heparin and alkalinized lidocaine versus alkalinized lidocaine for treatment of interstitial cystitis symptoms. Can J Urol. 2015;22(2):7739–44.

Payne CK, Mosbaugh PG, Forrest JB, et al. Intravesical resiniferatoxin for the treatment of interstitial cystitis: a randomized, double-blind, placebo controlled trial. J Urol. 2005 May;173(5):1590–4.

Peeker R, Aldenborg F, Fall M. Complete transurethral resection of ulcers in classic interstitial cystitis. Int Urogynecol J Pelvic Floor Dysfunct. 2000;11:290–295.

Peng CH, Kuo HC. Multiple intravesical instillations of low-dose resiniferatoxin in the treatment of refractory interstitial cystitis. Urol Int. 2007;78(1):78–81.

Perez-Marrero R, Emerson LE, Feltis JT. A controlled study of dimethyl sulfoxide in interstitial cystitis [see comments]. Journal of Urology. 1988;140(1):36–9.

Perez-Marrero R, Emerson LE, Maharajh DO, Juma S. Prolongation of response to DMSO by heparin maintenance. Urology. 1993;41(1 Suppl):64–6.

Peters KM, Feber KM, Bennett RC. A prospective, single-blind, randomized crossover trial of sacral vs pudendal nerve stimulation for interstitial cystitis. BJU Int. 2007;100(4):835–9.

Pinto R, Lopes T, Frias B, et al. Trigonal injection of botulinum toxin A in patients with refractory bladder pain syndrome/interstitial cystitis. Eur Urol. 2010;58(3):360–5.

Pinto R, Lopes T, Costa D, et al. Ulcerative and nonulcerative forms of bladder pain syndrome/interstitial cystitis do not differ in symptom intensity or response to onabotulinum toxin A. Urology. 2014;83(5):1030–4.

Renshaw DC. Desipramine for interstitial cystitis. JAMA. 1988;260(3):341.

Riedl CR, Knoll M, Plas E, Pfluger H. Intravesical electromotive drug administration technique: preliminary results and side effects. J Urol. 1998;159(6):1851–6.

Riedl CR, Knoll M, Plas E, Stephen RL, Pfluger H. Intravesical electromotive drug administration for the treatment of non-infectious chronic cystitis. International Urogynecology Journal & Pelvic Floor Dysfunction. 1997;8(3):134–7.

Rosamilia A. Painful bladder syndrome/interstitial cystitis. Best Pract Res Clin Obstet Gynaecol. 2005;19(6):843–59.

Rosamilia A, Dwyer PL, Gibson J. Electromotive drug administration of lidocaine and dexamethasone followed by cystodistension in women with interstitial cystitis. International Urogynecology Journal & Pelvic Floor Dysfunction. 1997;8(3):142–5.

Rossberger J, Fall M, Peeker R. Critical appraisal of dimethyl sulfoxide treatment for interstitial cystitis discomfort, side-effects and treatment outcome. Scand J Urol Nephrol. 2005;39(1):73–7.

Rovner E, Propert KJ, Brensinger C, et al. Treatments used in women with interstitial cystitis: the interstitial cystitis data base (ICDB) study experience. The Interstitial Cystitis Data Base Study Group. Urology. 2000;56(6):940–5.

Sant GR, Propert KJ, Hanno PM, et al. A pilot clinical trial of oral pentosan polysulfate and oral hydroxyzine in patients with interstitial cystitis. J Urol. 2003;170(3):810–5.

Sairanen J, Forsell T, Ruutu M. Long-term outcome of patients with interstitial cystitis treated with low dose cyclosporine A. J Urol. 2004;171(6, Part 1 of 2):2138–41.

Sairanen J, Tammela TL, Leppilahti M, et al. Cyclosporine A and pentosan polysulfate sodium for the treatment of interstitial cystitis: a randomized comparative study. J Urol. 2005;174(6):2235–8.

Schulman SP, Becker LC, Kass DA, et al. L-arginine therapy in acute myocardial infarction: the Vascular Interaction With Age in Myocardial Infarction (VINTAGE MI) randomized clinical trial. JAMA. 2006;295(1):58–64.

Shao Y, Shen ZJ, Rui WB, Zhou WL. Intravesical instillation of hyaluronic acid prolonged the effect of bladder hydrodistention in patients with severe interstitial cystitis. Urology. 2010;75(3):547–50.

Shorter B, Lesser M, Moldwin RM, Kushner L. Effect of Comestibles on Symptoms of Interstitial Cystitis. J Urol. 2007;178(1):145–52.

Smith CP, Radziszewski P, Borkowski A, et al. Botulinum toxin a has antinociceptive effects in treating interstitial cystitis. Urology. 2004;64(5):871–5;discussion 875.

Thakkinstian A, Nickel JC. Efficacy of intravesical chondroitin sulphate in treatment of interstitial cystitis/bladder pain syndrome (IC/BPS): Individual patient data (IPD) meta-analytical approach. Can Urol Assoc J. 2013;7(5–6):195–200.

Theoharides TC. Hydroxyzine in the treatment of interstitial cystitis. Urol Clin North Am. 1994;21(1):113–9.

Thilagarajah R, Witherow RO, Walker MM. Oral cimetidine gives effective symptom relief in painful bladder disease: A prospective, randomized, double-blind placebo-controlled trial. BJU Int. 2001;87(3):207–12.

van de Merwe JP, Nordling J, Bouchelouche P, et al. Diagnostic criteria, classification, and nomenclature for painful bladder syndrome/interstitial cystitis: an ESSIC proposal. European urology. 2008;53(1):60–7.

van Ophoven A, Heinecke A, Hertle L. Safety and efficacy of concurrent application of oral pentosan polysulfate and subcutaneous low-dose heparin for patients with interstitial cystitis. Urology. 2005;66(4):707–11.

van Ophoven A, Hertle L. Long-term results of amitriptyline therapy for interstitial cystitis. J Urol. 2005;174(5):1837–40.

van Ophoven A, Hertle L. The dual serotonin and noradrenaline reuptake inhibitor duloxetine for the treatment of interstitial cystitis: results of an observational study. J Urol. 2007;177(2):552–5.

van Ophoven A, Pokupic S, Heinecke A, Hertle L. A prospective, randomized, placebo controlled, double-blind study of amitriptyline for the treatment of interstitial cystitis. J Urol. 2004;172(2):533–6.

van Ophoven A, Rossbach G, Oberpenning F, Hertle L. Hyperbaric oxygen for the treatment of interstitial cystitis: long-term results of a prospective pilot study. Eur Urol. 2004;46(1):108–13.

van Ophoven A, Rossbach G, Pajonk F, Hertle L. Safety and efficacy of hyperbaric oxygen therapy for the treatment of interstitial cystitis: a randomized, sham controlled, double-blind trial. J Urol. 2006;176(4):1442–6.

van Ophoven A, Vonde K, Koch W, Auerbach G, Maag PG. Efficacy of pentosan polysulfate for the treatment of interstitial cystitis/bladder pain syndrome: results of a systematic review of randomized controlled trials. Cur Med Opin Res. 2019;35(9):1495–1503.

Wammack R, Remzi M, Seitz C, Djavan B, Marberger M. Efficacy of oral doxepin and piroxicam treatment for interstitial cystitis. Eur Urol. 2002;41(6):596–600.

Whitmore KE. Complementary and alternative therapies as treatment approaches for interstitial cystitis. Rev Urol. 2002;4(Suppl 1):S28–35.

Whitmore KE, Payne CK, Diokno AC, Lukban JC. Sacral neuromodulation in patients with interstitial cystitis: A multicenter clinical trial. Int Urogynecol J Pelvic Floor Dysfunct. 2003;14(5):305–8.

Yamada T, Murayama T, Andoh M. Adjuvant hydrodistension under epidural anesthesia for interstitial cystitis. Int J Urol. 2003;10(9):463–8.

Zhang Q, Chang Q, Cox RA, Gong X, Gould LJ. Hyperbaric Oxygen Attenuates Apoptosis and Decreases Inflammation in an Ischemic Wound Model. J Invest Dermatol. 2008;128(8):2102–12.

19 Gemischte Harninkontinenz

Daniele Perucchini, Gabriel Schär

19.1 Einleitung

Diagnostik und Behandlung der gemischten Harninkontinenzsymptomatik (GHI) gelten als Herausforderung und sie erfordern einen individuellen Ansatz (Kammerer-Doak, 2014). Einerseits leiden Patientinnen mit GHI sowohl an Symptomen der OAB wie der Belastungsinkontinenz. Ihr Leidensdruck ist häufig größer, was damit erklärt wird, dass zwei unterschiedliche Krankheitsbilder vorliegen (Coyne et al., 2011; Myers, 2014; Gleason et al., 2015). Anderseits sind Diagnostik und Behandlung für den Arzt auch deshalb schwieriger, weil Patientinnen, welche sich einer operativen Therapie wegen Belastungsinkontinenz unterziehen, hohe Ansprüche daran haben, dass nach einer Operation auch Drang und erhöhte Miktionsfrequenz verschwinden (Mallett et al., 2008). Trotz der stärker reduzierten Lebensqualität suchen Patientinnen mit gemischter Harninkontinenzsymptomatik seltener Hilfe für Beratung und Therapie (Hunskaar et al., 2004). Angesichts der höheren Anforderungen in der Betreuung dieser Patientinnen ist es sinnvoll, diese Gruppe als gesonderte Entität zu betrachten, die aktuelle Definition der GHI lässt aber viele Fragen offen, weil mit dieser Diagnose eine sehr heterogene Patientinnengruppe zusammengefasst wird (Brubaker et al., 2009; Kammerer-Doak et al., 2014; Nygaard et al., 2019).

19.2 Definition und Diagnostik

Die Definition (Abrams et al., 2002; Haylen et al., 2010) der International Continence Society (ICS) stützt sich bei der Diagnosestellung nur auf Anamnese und klinischen Befund. Die Diagnosestellung erfolgt, wenn Patientinnen sowohl Symptome der überaktiven Blase (Drang) wie der Belastungsinkontinenz (Urinverlust mit Harndrang, aber auch bei körperlicher Belastung wie bei Husten und Niesen) angeben (mixed incontinence = „the complaint of involuntary leakage associated with urgency and also with exertion, effort, sneezing or coughing").

> **Merke:** Die Diagnose GHI kann nach urogynäkologischer Basisabklärung (Anamnese, Miktionskalender, klinische Untersuchung, urogynäkologische Sonographie mit Restharnmessung, Urindiagnostik) erfolgen.

Die Sensitivität der Anamnese für die Belastungsinkontinenz ist hoch (0,92), während jene für die OAB deutlich geringer ist (0,61) (Martin et al., 2006). Dasselbe gilt für den Hustentest, welcher mit einer Sensitivität von 0,85 in der Lage ist, eine Belastungsinkontinenz zu diagnostizieren.

https://doi.org/10.1515/9783110657906-019

Für die Diagnose OAB reicht primär nach Definition der ICS die Basisabklärung. Der Terminus „gemischte urodynamische Harninkontinenz" („mixed urodynamic incontinence") wird teilweise verwendet, er entspricht aber nicht der ICS-Terminologie. Die Diagnosegruppe GHI ist entsprechend eine sehr heterogene Gruppe. Dies gilt es auch bei der Therapiewahl und Beurteilung von Therapieerfolgen zu berücksichtigen. Die Definition erfasst den relativen Beitrag der Belastungsinkontinenz und überaktiven Blasenfunktion nicht und macht insbesondere auch keine Aussagen zum Schweregrad der einzelnen Diagnosen. Komplizierend kommt hinzu, dass viele Patientinnen mit Belastungsinkontinenz wohl Drangsymptome angeben, aber keine eigentliche Dranginkontinenz. Das Erkennen der richtigen Diagnose und die individuelle Objektivierung und Gewichtung der Symptome ist entscheidend für die Wahl der Behandlung („Zuerst die Diagnose, dann die Therapie").

Merke: Bei Frauen mit einer GHI sind Differenzierung der Symptome und Diagnosestellung schwierig, was dazu führt, dass die Urodynamik häufiger zu Hilfe genommen wird.

Dies ist auch deshalb sinnvoll, weil die Urodynamik hilft Symptome und Befunde zu korrelieren und zu objektivieren sowie Risiken einer operativen Therapie zu erkennen (Rezidivgefahr der Belastungsinkontinenz, Verschlimmerung bzw. De novo OAB).

In der Praxis wird zwischen drangdominierter GHI und GHI mit dominierender Belastungsinkontinenz bzw. fehlender dominierender Komponente unterschieden. Frauen mit drangdominierter GHI zeigten urodynamisch häufiger eine Detrusorüberaktivität (DO), eine tiefere maximale Blasenkapazität und in den Miktionskalendern geringere Miktionsvolumina als Frauen mit dominierender Belastungsinkontinenz (Lewis et al., 2007). Risikofaktoren für eine nach Operation wegen Belastungsinkontinenz persistierende Drangsymptomatik sind präoperativ objektivierte DO, aber auch zunehmender Schweregrad, Adipositas und zunehmendes Alter. Die Urodynamik hilft nicht nur dort, wo die Diagnose schwieriger ist, nämlich bei der OAB-Komponente, sie kann auch einen schwachen Urethraverschlussdruck quantifizieren („hypotone Urethra"). Kein urodynamischer Parameter korreliert aber direkt mit einer De novo OAB nach einer Operation.

Allgemein gilt, dass für einen ersten konservativen Therapieschritt die Basisdiagnostik ausreicht. Sobald ein Therapieversagen vorliegt oder komplexere und invasive Therapien geplant sind, wird die urodynamische Abklärung als hilfreich empfohlen (Kammerer-Doak et al., 2014). Die Europäische Gesellschaft für Urologie (EAU) zählt die GHI zur „komplizierten Inkontinenz" (Nambiar et al., 2017) und hält fest, dass die Urodynamik wertvolle Informationen zum Management einer GHI geben kann. Auch nach einer Urodynamik kann aber nicht genau vorhergesagt werden, bei wem nach einem operativen Eingriff störender Drang oder Pollakisurie persistieren, deshalb wird der Stellenwert der Urodynamik kontrovers diskutiert (Hickling et al., 2017) und die Indikation hat einen großen Ermessensspielraum. Es besteht ein Bedarf für optimalere Tests, um die GHI-Gruppe hinsichtlich Prognose nach (operativer) Therapie besser klassieren zu können (Nygaard, 2019; Brubaker et al., 2009). Auch neue Erkenntnisse aus der Erforschung des Urogenitalen Mikrobioms könnten helfen das heterogene GHI-Kollektiv besser zu verstehen und damit gezielter zu behandeln (vgl. Pathophysiologie 19.4).

19.3 Prävalenz und Leidensdruck

Die Prävalenz der GHI variiert je nach Studie und untersuchter Population zwischen 21 und 61 %. GHI wird häufiger in klinischen als in sog. „population based" epidemiologischen Studien diagnostiziert. Die Prävalenzstudien zeigen, dass die GHI mit zunehmendem Alter zunimmt. Während bei den Kollektiven bis 50 Jahre die Belastungsinkontinenz 50 % ausmacht, nimmt sie bei den älteren Kollektiven zugunsten der OAB und der GHI ab (Hunskaar et al., 2004) (Abb. 19.1).

Merke: Diagnostisch wird GHI in Drang- und belastungsbetonte GHI unterteilt, epidemiologische Studien zu diesen Untergruppen gibt es aber nicht.

Patientinnen mit GHI haben im Vergleich zu Patientinnen mit alleiniger OAB und Belastungsinkontinenz einen erhöhten Leidensdruck (Coyne et al., 2011; Gleason et al., 2015). Dies wird gerne dem gleichzeitigen Vorliegen von zwei verschiedenen Krankheiten zugeschrieben. Dazu passt aber nicht, dass die meisten Patientinnen mit gemischter Harninkontinenz in der Urodynamik nicht gleichzeitig eine Belastungsinkontinenz und Detrusorhyperaktivität zeigen. In einem Kollektiv von 950 inkontinenten Patientinnen der Duke University gaben 52 % gemischte Symptome an, aber nur in 14 % fanden sich gemischte Befunde (Bump et al., 2003).

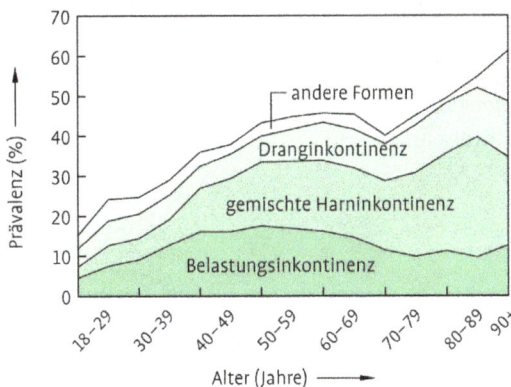

Abb. 19.1: Altersverteilung der verschiedenen Inkontinenzformen (mit Genehmigung aus Hunskaar et al., 2004).

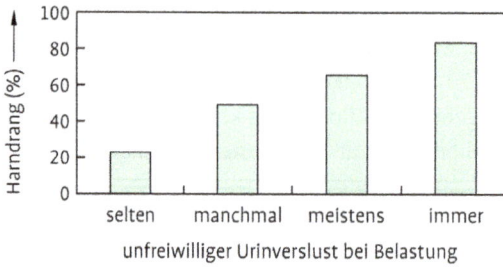

Abb. 19.2: Belastungsinkontinenz: Schweregrad und Drang (nach Teleman et al., 2004).

Nach Minassian ist die Prävalenz der gemischten Harninkontinenz ca. 17 × höher als erwartet (Belastungsinkontinenz 13 %, Dranginkontinenz 5 %: erwartet: 0,13 × 0,05 = 0,0065, aber „gefundene GHI" = 11 %). Als Erklärung wird einerseits ein „Störanfälligkeitsmodell" postuliert, damit meinen die Autoren, dass das Vorliegen einer Krankheit eine zweite Krankheit begünstigt. Anderseits könnte aber auch der Schweregrad der Harninkontinenz die Drangsymptomatik fördern („Schweregradmodell"). Einen Zusammenhang zwischen zunehmend schwerer Belastungsinkontinenz und zunehmender Drangsymptomatik postulierten bereits auch Bump et al. (2003). Sie stellten die Hypothese auf, dass die gemischte Harninkontinenz lediglich einer „schwereren Form" von Belastungsinkontinenz und/oder Dranginkontinenz entspricht. Telemann et al. (2004) konnten in diesem Sinne auch zeigen, dass mit dem Schweregrad der Belastungsinkontinenz auch die Häufigkeit der Drangsymptomatik zunimmt (Abb. 19.2).

Frauen mit GHI bringen mit ihrem höheren Alter entsprechende Begleitphänome ein; dies sind Komorbiditäten, Medikamenteneinnahme, mögliche Medikamenteninteraktionen, Einschränkung der kognitiven Funktion einerseits durch das Alter selbst, andererseits durch die Einnahme verschiedener Medikamente.

Ältere Frauen scheinen auch die Inkontinenzsymptome schicksalhaft hinzunehmen und damit seltener Hilfe zu suchen (Loh und Sivalingam, 2006).

Frauen mit GHI leiden häufiger an depressiven Symptomen (Melville et al., 2005). Die ausgeprägte Auswirkung auf die Lebensqualität (Coyne et al., 2011) und die schicksalhafte Akzeptanz der Beschwerden liegen dieser Tatsache zugrunde. Harninkontinenz im Allgemeinen, besonders aber die GHI, führen oft zu sozialer Isolation, familiären und psychosexuellen Störungen.

19.4 Pathophysiologie

Die pathophysiologischen Aspekte der GHI sind vielfältig und letztlich nicht geklärt. Prinzipiell sind wahrscheinlich die gleichen Mechanismen beteiligt, welche als Ursachen für Belastungsinkontinenz und OAB bekannt sind. Die Belastungsinkontinenz ist Folge der Schädigung bzw. Schwächung der Urethraverschlussfunktion (intrinsische Funktion der Urethra) bzw. einer Schädigung des urethralen Halteapparates (extrinsische Funktion) (Petros und Ulmsten, 1990). Die OAB entsteht nach klassischer Vorstellung dann, wenn sich die glatte Detrusormuskulatur unwillkürlich kontrahiert und eine Blasendruckerhöhung auslöst. Die pharmakologische Wirkung der modernen Präparate besteht entsprechend darin, entweder die parasympathischen, muskarinergen Rezeptoren zu blockieren oder die sympathischen Adrenorezeptoren zu stimulieren und damit die Kontraktion des Detrusormuskels abzuschwächen.

Auch dem Urothel wird eine Rolle bei der Blasenfunktionssteuerung zugeschrieben (Andersson, 2002; Andersson und Arner, 2004). Zudem sind die Afferenzen zum Hirn und das Gehirn selbst (Griffiths und Tadik, 2007) pathophysiologisch wahrscheinlich von Bedeutung. Unser Wissen darüber ist aber zurzeit noch beschränkt.

Neben den bekannten Inkontinenzrisiken wie hoher BMI, Parität, zunehmendes Alter und Multimorbidität wurde erkannt, dass Frauen, welche vor einer Schwangerschaft schon eine OAB hatten und durch Schwangerschaft oder Geburt einen Beckenbodenschaden erlitten, häufiger an einer GHI erkrankten (Altmann et al., 2006). Ein wichtiger Beitrag zur Pathophysiologie der GHI könnte auch von der Mikrobiomforschung in den nächsten Jahren kommen. Noch vor weniger als einem Jahrzehnt galt Urin als steril. Der Nachweis von mikrobiellen Gemeinschaften auch in der Blase von gesunden, asymptomatischen Frauen erfolgte erst in den letzten Jahren seit 2012 (Wolf et al., 2012; Price et al., 2016). Seither haben Studien etwas Licht in die Rolle des urogenitalen Mikrobioms (UGM) bei der Entstehung urogynäkologischer Erkrankungen gebracht. Das UGM der Blase hat eine geringe Biomasse im Vergleich zum vaginalen Mikrobiom und wird von Arten weniger Gattungen dominiert, meist Lactobacillus, Gardnerella und Streptococcus. Die Zusammensetzung des UGM scheint nach heutiger Evidenz einen Einfluss auf diverse urogynäkologische Erkrankungen zu haben. Komesu (2018) berichte über Ergebnisse einer multizentrischen Querschnittstudie, bei welcher Katheterurin von 84 asymptomatischen Frauen im Vergleich zu 123 Frauen mit gemischter Harninkontinenz untersucht wurde. Obwohl sich der Anteil der Frauen mit Laktobazillus-Dominanz zwischen erwachsenen Frauen mit GHI und asymptomatischen Frauen nicht unterschied, bestätigten die Forscher frühere Berichte, die darauf hindeuteten, dass einige Arten der Gattung Laktobazillus mit Drangsymptomen in Verbindung gebracht werden könnten. Diese Studie bestätigte auch frühere Berichte, dass sowohl der BMI als auch ein höheres Alter unabhängig voneinander mit GIH korrelieren (Komesu et al., 2018). In einer anderen Studie von Thomas-White (2017) korrelierte ein Verlust von Laktobazillen mit mehr Drangsymptomen. Es wurden auch Unterschiede im Mikrobiom von OAB-Patientinnen beschrieben (Thomas-White et al., 2016), abhängig davon, wie gut die Patientinnen auf eine anticholinerge Medikation ansprachen: Patientinnen, die auf Solifenacin gut ansprachen, hatten weniger Bakterien und eine geringere Bakteriendiversität vor der Behandlung. Umgekehrt zeigten Patientinnen, die höhere Dosen Vesicare benötigten oder nicht auf die Therapie ansprachen, eine höhere Bakteriendiversität und häufigeres Vorkommen von Actinomyces und Streptokokken. Diese Resultate weisen darauf hin, dass die Zusammensetzung des UGM den Erfolg einer medikamentösen Therapie beeinflusst.

19.5 Konservative Therapie

Die Therapie muss auf einer sorgfältigen Diagnose basieren. Nur so kann sie zielorientiert und effizient eingeleitet werden. Als Regel gilt auch, dass die dominante Symptomatik zuerst behandelt werden soll (Chaliha und Khullar, 2004) und dass konservative Schritte, wenn möglich, operativen Therapien vorgeschaltet sind (Kap. 16.2 und 17.8). Diese Empfehlung folgt dem Grundsatz, dass eine Operation bei Belastungsinkontinenz die Dranginkontinenz nicht verbessert und stattdessen auch verschlimmern kann. Es gibt aber keine Evidenz aus qualitativ hochwertigen Studien zur Erstbehandlung von Frauen mit Mischinkontinenz. Neuere Studien zeigen, dass die Drangsymptomatik bei Patientinnen mit GHI nach Schlingenoperationen in 30–85 % der Fälle sich verbessert. Dies wird auch darauf zurückgeführt, dass Schlingenoperationen weniger obstruktiv sind als die älteren Kolposuspensionsverfahren.

19.5.1 Verhaltenstherapie und Beckenbodentraining

Ein Cochrane-Review zeigte auf, dass das Beckenbodentraining (Kap. 15.1) für Frauen mit GHI wirksam ist und in die First-line-Therapie gehört (Dumoulin C, 2018). Empfohlen wurde eine Minimaldauer von drei Monaten. Junge Patientinnen sprachen besser an. Es konnte auch aufgezeigt werden, dass die Behandlung zu einer Reduktion der Miktionsfrequenz und der Muskelkraft führt (Kondo et al., 2007).

> **Merke:** Das Beckenbodentraining ist ein wesentlicher Grundpfeiler in der Behandlung der GHI.

Es fördert nicht nur Muskelkraft und Reflexkontraktion, sondern kann auch als wertvolles Verhaltenstraining für alltägliche Aspekte (Körperhaltung, Körperbewegung, Wahrnehmung etc.) betrachtet werden.

19.5.2 Medikamentöse Therapie

Die medikamentöse Behandlung (vgl. Kap. 17.8.2) hat bei den Patientinnen mit dominanter OAB positive Auswirkungen auf die Lebensqualität.

Viele Jahre standen nur verschiedene Anticholinergika zur Verfügung, seit einigen Jahren stehen mit den **β-3-Adrenozeptor-Agonisten** eine zweite Medikamentengruppe zur Verfügung. Der einzige in Europa zugelassene Wirkstoff ist Mirabegron.

Dabei kommt es nicht wie bei den Anticholinergika zu einer Hemmung der Acetyl-cholin-vermittelten Detrusorkontraktion, sondern zu einer Stimulierung der noradrenergen β-3-Rezeptoren und damit zu einer Relaxierung des Detrusors in der Speicherphase.

Studien zu Mirabegron bei ausschließlich GIH Patientinnen liegen nicht vor.

Studien mit Anticholinergika zu GHI-Patientinnen zeigten, dass Pollakisurie und Harndrang sowohl mit Tolterodin (Khullar et al., 2004) wie auch mit Solifenacin (Chaliha und Khullar, 2004) signifikant reduziert werden konnten. Kelleher zeigte, dass Solifenacin bei Patientinnen mit GHI gleich wirksam ist wie bei reiner OAB (Kelleher et al., 2006). Die medikamentöse Therapie hat also bei der GHI einen hohen Stellenwert, auch wenn die schon in anderen Kapiteln beschriebenen Nebenwirkungen (Kap. 17) relevant sein können. Staskin zeigte, dass aufgrund der Nebenwirkungen nur 2,8 % der Patientinnen mit GHI die Therapie beendeten (Staskin und Te, 2006). Evidenz zur Wahl der Medikation bei OAB bzw. GIH gibt es nicht. Anticholinergika und Mirabegron werden als vergleichbar wirksam angesehen. Die Therapie mit Mirabegron kann deshalb bei Patienten mit ungenügendem Ansprechen auf eine anticholinerge Therapie oder bei störenden oder potenziell gefährdenden anticholinergen Nebenwirkungen oder Kontraindikationen aber auch als primäre Therapie erfolgen. Diverse Gremien und Leitlinien wie die International Consultation on Incontinence (Abrams et al., 2018), aber auch die aktuellen Leitlinien der Europäischen Gesellschaft für Urologie (Burkhard et al., 2018) empfehlen Anticholinergika und β-3-Adrenzeptoragonisten als gleichwertige First-line-Pharmakotherapie der OAB. Es soll aber auch nicht vergessen werden, dass erfahrungsgemäß der Therapieerfolg in der Behandlung der GHI durch eine gute Beratung und Führung beeinflusst werden kann.

Konzeptionell ist auch Duloxetin ein interessantes Medikament bei der Behandlung der GHI; werden dem Wirkstoff doch sowohl Tonuserhöhungen des Urethrasphinkters als auch eine detrusorrelaxierende Wirkung zugesprochen (Cardozo, 2006). Die Effektivität von Duloxetin wurde in verschiedenen Studien bei dominierender Belastungsinkontinenz und auch bei verschiedenen Subgruppen von Frauen mit GHI (Bent et al., 2008) aufgezeigt.

Duloxetin ist der einzige Wirkstoff, der in gewissen Ländern zur Therapie der Belastungsinkontinenz bei erwachsenen Frauen zugelassen ist. Die Duloxetin-Medikation hat aber im Alltag einen kleinen Stellenwert in der Behandlung. Untersuchungen mit hohem Evidenzlevel zeigten bei Frauen eine signifikante Überlegenheit von Duloxetin bei der Reduktion von Inkontinenzepisoden, auch wenn der Unterschied im Vergleich zu Placeboeffekten gering ist (ca. 20 %). Kontinenz wird allerdings nur bei den wenigsten Frauen erreicht. Nausea ist die am häufigsten auftretende Nebenwirkung von Duloxetin. Außerhalb von Studien wurde allerdings gezeigt, dass 66 % die Duloxetin-Medikation wegen Nebenwirkungen oder fehlender Wirkung beendeten (Duckett et al., 2007). Die Häufigkeit von Nausea lässt sich durch langsamen Dosisaufbau deutlich reduzieren. Es wird daher empfohlen, während der ersten zwei Behandlungswochen nur die Hälfte der empfohlenen Dosis zu verwenden (zweimal 20 mg oder einmal 40 mg/Tag) und erst anschließend auf die Zieldosis von zweimal 40 mg Duloxetin/Tag zu erhöhen.

19.5.3 Operative Therapie

Schlingenoperationen

Während früher eine ausgeprägte Drangsymptomatik eine Kontraindikation für eine Kolposuspensionsoperation darstellte, ist allgemein akzeptiert, dass Schlingenoperationen eine Drangsymptomatik verbessern können. Es wird angenommen, dass bei einigen Frauen mit einer Belastungsinkontinenz der Harndrang durch Harneintritt in die proximale Urethra entsteht. Harneintritt in die proximale Urethra kann bei abdominaler Druckerhöhung radiologisch und sonographisch (Abb. 19.3) als sog. „Trichterbildung" nachgewiesen werden. Er kann ein unerwünschtes Dranggefühl bewirken und eine Drangsymptomatik und Detrusorkontraktionen begünstigen, dies konnte in Tierexperimenten gezeigt werden (Jung, 1999). Wird der Urethratrichter durch die Inkontinenzoperation eliminiert, so kann dadurch auch der Harndrang behoben werden (Dmochowski und Staskin, 2005).

Eine systematische Metaanalyse von Jain (2011) fand bei GHI keinen Unterschied im Outcome zwischen retropubischer bzw. transobturatorischer Bandeinlage. Die Heilungsraten der Belastungsinkontinenz lagen zwischen 85–97 %, die Heilungsraten für die Dranginkontinenz zeigen eine recht große Bandbreite und waren mit 35–85 % deutlich tiefer. Zudem nahmen sie mit der Zeit ab.

Gleason et al. (2015) fanden in einer Studie nach obiger Metaanalyse, dass Frauen mit GHI im Vergleich zu Frauen mit alleiniger Belastungsinkontinenz eine

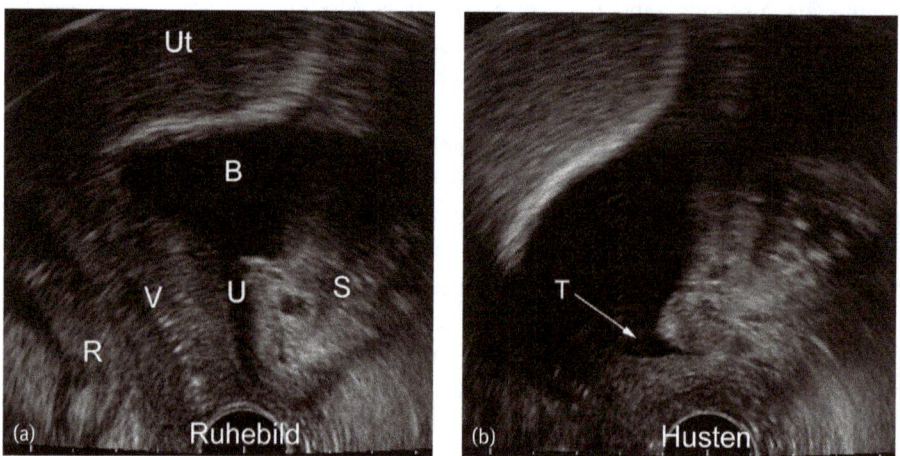

Abb. 19.3: Trichterbildung der prox. Urethra.

schlechtere Erfolgsrate (64 % bzw. 84,5 %) angeben, aber über eine insgesamt stärkere globale Verbesserung verschiedener Harnsymptomen verspüren. Die Autoren meinen, dass die Besserung der Symptome der Belastungsinkontinenz eine treibende Kraft für die Patientenzufriedenheit bei der Wahrnehmung der Verbesserung ist. Das Risiko für eine De novo OAB beträgt ca. 9 % (Pergialiotis et al., 2017).

In einer älteren, ersten prospektiven Studie an 80 Frauen mit GHI wurde gezeigt, dass 85 % nach vier Jahren kontinent sind (keine Belastungs- oder Dranginkontinenz) (Rezapour und Ulmsten 2001). 4 % erreichten eine Verbesserung und 11 % eine Persistenz der Symptome. 25 % zeigten eine Urgency ohne Inkontinenz. In einer Studie, in welcher die Patientinnen in drei Gruppen eingeteilt wurden (dominante Belastungsinkontinenz, dominante OAB, OAB und Belastungsinkontinenz gleichwertig), wurde gezeigt, dass die dominante Belastungsinkontinenz am besten geheilt werden konnte (89 % Zufriedenheit), die „gleichwertige Gruppe" gab schon eine deutlich geringere Zufriedenheit an (74 %) und die „dominante OAB-Gruppe" lag mit 70 % Zufriedenheit am niedrigsten. Typischerweise lag das Alter der OAB-Gruppe höher als jenes der beiden anderen Gruppen (Kulseng-Hanssen et al., 2007).

Sung (2019) zeigte, dass Physio- und Verhaltenstherapie zusätzlich zu einer Schlingenoperation eine leichte Verbesserung der Erfolgsraten bewirken können. Die Daten rechtfertigen aber nicht eine generelle Empfehlung zur zusätzlicher Therapie nach Schlingenoperation bei allen Patientinnen.

Merke: Es spricht also prinzipiell nichts dagegen, die operative Therapie den Patientinnen aus der GHI-Gruppe anzubieten. Allerdings muss die Patientin präoperativ informiert sein, dass die Behandlung komplexer und rezidivanfälliger ist und deshalb präoperativ sorgfältig untersucht werden muss; Dies gilt noch mehr dann, wenn die OAB-Beschwerden dominant sind.

Urodynamische Daten erlauben eine gewisse Voraussage über das Outcome einer Operation; ein erniedrigter maximaler Urethraverschlussdruck sowie urodynamisch objektivierte Detrusorkontraktionen waren mit einer höheren Rate von Misserfolgen verbunden, ohne dass Unterschiede zwischen verschiedenen Schlingentypen (TVT, Transobturator-Tape, suprapubic arc sling) gefunden wurden (Paick et al., 2008; Jain et al., 2011).

Bezüglich Langzeitresultaten nach operativer Therapie wissen wir aus einer großen retrospektiven Kohortenstudie, dass die Erfolgsrate drei Jahre nach TVT bei Patientinnen mit GHI bei 60 % liegt und dass sich diese danach stetig verschlechterte. Nach sechs bis acht Jahren lag sie noch bei 30 %; dabei nahmen Drangbeschwerden sowie Inkontinenz bei Harndrang konstant zu (Holmgren et al., 2005). Kulseng-Hanssen et al. (2008) analysierten das Outcome nach Schlingenoperationen bei 1113 Patientinnen mit GHI in Abhängigkeit der dominierenden Leidenskomponente nach sieben und 38 Monaten (drei Gruppen: drangbetont, belastungsbetont und gleich). Die Erfolgsrate der Belastungsinkontinenz war in allen drei Gruppen hoch, nämlich

87 % nach sieben Monaten und 83 % nach 38 Monaten. In der Gruppe der belastungsbetonten GHI fand sich die höchste Erfolgsrate. Bei strengeren Kontinenzkriterien für Belastungs- und Dranginkontinenz wäre die Heilungsrate deutlich schlechter, nämlich nach sieben Monaten 35,9 % und nach 38 Monaten 28,4 %.

Bezüglich Dranginkontinenz berichteten nach 38 Monaten nur 11 % eine Zunahme der Symptomatik, 35 % gaben keine und 42 % weniger oder gleiche Dranginkontinenz an.

Merke: Es scheint also so zu sein, dass die Verschlechterung der OAB die enttäuschenden Langzeitresultate prägt, während die Belastungsinkontinenz auch langfristig recht erfolgreich behandelt werden kann (vgl. auch Tab. 19.1).

Tab. 19.1: Resultate nach dominierender Komponente.

dominierende Komponente	Geheilt (objektiv)	Geheilt (subjektiv)
Belastungsinkontinenz	64 %	60 %
„gleich" (keine)	51 %	42 %
Drangsymptomatik	45 %	38 %

Nochmals soll darauf verwiesen werden, dass die richtige Beurteilung der Art der GHI bedeutend ist. Die Unterteilung in prädominante Belastungsinkontinenz oder OAB lässt eine Voraussage der Erfolgserzielung zu.

Operative Therapie mittels Bulking agents

In einer retrospektiven Studie wurden 43 Frauen mit GHI prä- und postoperativ untersucht. Sie erhielten eine oder zwei periurethrale Kollageninjektionen. Die Autoren beschrieben eine statistisch signifikante Verbesserung der Miktionsfrequenz, der Dranginkontinenz und der Lebensqualität (Poon und Zimmern, 2006). Die Datenlage zu Urethrainjektionen ist noch dürftig. Mohr et al. (2016) fanden bei 154 GHI-Patientinnen mit etwa „gleich" störender Belastungsinkontinenz und Dranginkontinenz drei Monate nach Injektion eine signifikante Besserung diverser subjektiver Lebensqualität-Parameter und auch eine objektivere Besserung der Belastungsinkontinenz. Dies bei einer Komplikationsrate von 13 % (mehrheitlich Harnwegsinfekte). Diese Studie deutet darauf hin, dass auch diese Technik eine Option sein könnte.

Mögliche Zukunftsentwicklung

Instrumente zur genaueren Klassifizierung von Patienten mit GHI wären für die Zukunft wichtig. Dies um Drang und Stresssymptome und das Ausmaß ihrer Auswirkungen auf die individuelle Symptomatik genauer zu erfassen und damit auch Studien besser vergleichen zu können.

Eine bessere Kenntnis der Mikroben, welche den Urogenitaltrakt besiedeln, wird hoffentlich unser diagnostisches und therapeutisches Vorgehen auch bei GHI im nächsten Jahrzehnt beeinflussen helfen. Was heute in Studien beschrieben wird, sind erste Assoziationen. Die Herausforderung besteht darin, herauszufinden, ob zwischen Varianten des Mikrobioms und unterschiedlichen OAB-Symptomen bei GHI ein kausaler Zusammenhang besteht. Sollten diese Zusammenhänge geklärt sein, müssen Therapien entwickelt werden um die richtige Zusammensetzung des Mikrobioms anzustoßen.

Bis jetzt gibt es keine Daten zur Anwendung von Botulinumtoxin A bei der OAB-dominanten GHI, obwohl die Anwendung dieses Wirkstoffes in der Second-line-Therapie der idiopathischen OAB mit urodynamischer Detrusorinstabilität wirksam und gut untersucht ist (Schmid et al., 2006).

Literatur

Abrams P, Cardozo L, Fall M, et al. The standardisation of terminology of lower urinary tract function: report from the Standardisation Sub-committee of the International Continence Society. Neurourol Urodyn. 2002;21:167–78.

Abrams P, Andersson KE, Apostolidis A, et al. 6th International Consultation on Incontinence. Recommendations of the International Scientific Committee: Evaluation and Treatment of Urinary Incontinence, Pelvic Organ Prolapse and Faecal Incontinence. Neurourol Urodyn. 2018;37 (7):2271–2272.

Altman D, Ekstrom A, Gustafsson C, et al. Risk of urinary incontinence after childbirth: A 10-year prospective cohort study. Obstet Gynecol. 2006;108:873–8.

Andersson KE, Arner A. Urinary bladder contraction and relaxation: physiology and pathophysiology. Physiol Rev. 2004;84:935–86.

Andersson KE. Bladder activation: afferent mechanisms. Urology. 2002;59:43–50.

Burkhard FC, Bosch JLHR, Cruz F, et al. Guidelines on Urinary Incontinence 2018. http://www.uroweb.org/guideline/urinary-incontinence.

Cardozo L. Duloxetine in the context of current needs and issues in treatment of women with stress urinary incontinence. BJOG. 2006;113(Suppl 1):1–4.

Chaliha C, Khullar V. Mixed incontinence. Urology. 2004;63(3 Suppl 1):51–7.

Bent AE, Gousse AE, Hendrix SL, et al. Duloxetine compared with placebo for the treatment of women with mixed urinary incontinence. Neurourol Urodyn. 2008;27(3):212–21.

Brubaker L, Stoddard A, Richter H, et al. Mixed Incontinence: Definitions in Women Having Stress Incontinence Surgery. Neurourol Urodyn. 2009;28:268–73.

Bump RC, Norton PA, Zinner NR, Yalcin I. Duloxetine Urinary Incontinence Study Group. Mixed urinary incontinence symptoms: urodynamic findings, incontinence severity, and treatment response. Obstet Gynecol. 2003;102(1):76–83.

Coyne KS, Sexton CC, Kopp ZS, et al. The impact of overactive bladder on mental health, work productivity and health related quality of life in the UK and Sweden: reults from the EpiLUTS. BJU Int. 2011;108:1459–71.

Dooley Y, Lowenstein L, Kenton K, FitzGerald M, Brubaker L. Mixed incontinence is more bothersome than pure incontinence subtypes. Int J Urogyn. 2008;19(10):1359–62.

Donnelly MJ, Powell-Morgan AS, Olsen AL, Nygaard IE. Vaginal pessaries for the management of stress and mixed urinary incontinence. Int Urogynecol J. 2004;15:302–7.

Dumoulin C, Cacciari L, Hay-Smith EC. Pelvic floor muscle training versus no treatment, or inactive control treatments, for urinary incontinence in women. Cochrane Database of Systematic Reviews 2018, Issue 10. Art. No.: CD005654. DOI: 10.1002/14651858.

Dmochowski R, Staskin D. Mixed incontinence: definitions, outcomes, and interventions. Curr Opin Urol. 2005;15:374–9.

Duckett JR, Vella M, Kavalakuntla G, Basu M. Tolerability and efficacy of duloxetine in a nontrial situation. BJOG. 2007;114:543–7.

Gleason JL, Parden AM, jauk V, et al. Outcomes of midurethral sling procedures in women with mixed urinarx incontinence. Int Urogynecol J. 2015;26:715–720.

Griffiths D, Tadic SD. Bladder control, urgency, and urge incontinence: evidence from functional brain imaging. Neurourol Urodyn. 2008;27(6):466–74.

Haylen BT, de Ridder D, Freeman RM, et al. An International Urogynecological Association (IUGA)/International Continence Society (ICS) joint report on the terminology for female pelvic floor dysfunction. Int Urogynecol J. 2010;21(1):5–26.

Hickling DR, Steele SS. The Role of preoperative urodynamics in stress urinary incontinence surgery. Can Urol Assoc J. 2017;11:113–5.

Holmgren C, Nilsson S, Lanner L, Hellberg D. Long-term results with tension-free vaginal tape on mixed and stress urinary incontinence. Obstet Gynecol. 2005;106:38.

Hunskaar S, Lose G, Sykes D, Voss S. The prevalence of urinary incontinence in women in four European countries. BJU Int. 2004;93:324–30.

Jain P, Jirschele K, Botros SM, Latthe PM. Effectiveness of midurethral slings in mixed urinary incontinence: a systematic review and meta-analysis. Int Urogynecol J. 2011;22(8):923–32.

Kammerer-Doak D, Rizk DEE, Sorinola O, et al. Mixed urinary incontinence : IUGA research and development committee opinion. Int Urogynecol J. 2014;25(10):1303–12.

Kondo A, Emoto A, Katoh K, et al. Long-term results of the pelvic floor muscle training for female urinary incontinence: an 8-year transition tree and predictive parameters. Neurourol Urodyn. 2007;26:495–501.

Kelleher C, Cardozo L, Kobashi K, Lucente V. Solifenacin: as effective in mixed urinary incontinence as in urge urinary incontinence. Int Urogynecol J Pelvic Floor Dysfunction. 2006;17:382–8.

Khullar V, Hill S, Laval KU, et al. Treatment of urge-predominant mixed urinary incontinence with tolterodine extended release: a randomized, placebocontrolled trial. Urology. 2004;64:269–74.

Komesu YM, et al. The urinary microbiome in women with mixed urinary incontinence compared to similarly aged controls. Int Urogynecol J. 2018;29:1785–1795.

Kulseng-Hanssen S, Husby H, Schiotz HA. The tension free vaginal tape operation for women with mixed incontinence: do preoperative variables predict the outcome? Neurourol Urodyn. 2007;26:115–21.

Lewis JB, Ng AV, O'Connor RC, Guralnick ML. Are there differences between women with urge predominant and stress predominant mixed urinary incontinence? Neurourol Urodyn. 2007;26:204–7.

Loh KY, Sivalingam N. Urinary incontinence in the elderly population. Med J Malaysia. 2006;61:506–10.

Mallett VT, Brubaker L, Stoddard AM, et al. The expectations of Patients who undergo surgery for stress incontinence. Am J Obstet Gynecol. 2008;198:308 e 1–6.

Martin JL, Williams KS, Sutton AJ, Abrams KR, Assassa RP. Systematic review and meta-analysis of methods of diagnostic assessment for urinary incontinence. Neurourol Urodyn. 2006;25:674–83.

Melville JL, Delaney K, Newton K, Katon W. Incontinence severity and major depression in incontinent women. Obstet Gynecol. 2005;106:585–92.

Mohr S, Mathaler C, Imboden S, et al. Bulkamid (PAHG) in mixed urinary incontinence: What is the outcome? Int Urogynecol J. 2017;28:1657–1661.

Monz B, Chartier-Kastler E, Hampel C, et al. Patient characteristics associated with quality of life in European women seeking treatment for urinary incontinence: results from PURE. Eur Urol. 2007;51:1073–81.

Myers DL. Female mixed urinary incontinence : a clinical review. JAMA. 2014;311(19):2007–2014.

Nambiar AK, Lemack GE, Chapple CR, et al. The role of Urodynamics in the Evaluation of Urinary Incontinence: The European Association of Urology Recommendations in 2016. Eur Urol. 2017;71 (4):501–03.

Nygaard IE. Evidence-Based Treatment for Mixed Urinary Incontinence. JAMA. 2019;322(11):1049-1051Paick JS, Oh SJ, Kim SW, Ku JH, Tension-free vaginal tape, suprapubic arc sling, and transobturator tape in the treatment of mixed urinary incontinence in women. Int Urogynecol J Pelvic Floor Dysfunct. 2008;19:123–9.

Paick JS, Oh SJ, Kim SW, Ku JH. Tension-free vaginal tape, suprapubic arc sling, and transobturator tape in the treatment of mixed urinary incontinence in women. Int Urogynecol J Pelvic Floor Dysfunct. 2008;19:123–9.

Pergialiotis V, Mudiuga Z, Perrea DN, Doumouchtsis SK. De novo overactive bladder following midurethral sling procedures: a systematic review of the literature and meta-analysis. Int Urogynecol J. 2017;28:1631–38.

Petros PE, Ulmsten UI. An integral theory of female urinary incontinence: Experimental and clinical considerations. Acta Obstet Gynecol Scand. 1990;153:7–31.

Poon CI, Zimmern PE. Is there a role for periurethral collagen injection in the management of urodynamically proven mixed urinary incontinence? Urology. 2006;67:725–30.

Price TK, et al. The Clinical Urine Culture: Enhanced Techniques Improve Detection of Clinically Relevant Microorganisms. J Clin Microbiol. 2016;54(5):1216–22

Rezapour M, Ulmsten U. Tension-free vaginal tape (TVT) in women with mixed urinary incontinence – a long-term followup. Int Urogynecol J Pelvic Floor Dysfunct. 2001;12:S15.

Schmid DM, Sauermann P, Werner M, et al. Experience with 100 cases treated with botulinum-A toxin injections in the detrusor muscle for idiopathic overactive bladder syndrome refractory to anticholinergics. J Urol. 2006;176:177–85.

Staskin DR, Te AE. Short- and long-term efficacy of solifenacin treatment in patients with symptoms of mixed urinary incontinence. BJU Int. 2006;97:1256–61.

Sung VW, Borello-France D, Newman DK, et al. Effect of Behavioral Pelvic Floor Muscle Therapy Combined With Surgery vs. Surgery alone on Incontinence Symptoms Among Women with mixed Urinary Incontinence. The ESTEEM Randomized Clinical Trail. JAMA. 1019;322 (11):1066–1076

Teleman PM, Lidfeldt J, Nerbrand C, Samsioe G, Mattiasson A. Overactive bladder: prevalence, risk factors and relation to stress incontinence in middle-aged women. BJOG. 2004;111(6):600–4.

Thomas-White KJ, Hilt EE, Fok C, et al. Incontinence medication response relates to the female urinary microbiota. Int Urogynecol J. 2016;27(5):723–33.

Wolfe A, Toh E, Shibata N, et al. Evidence of uncultivated bacteria in the adult female bladder. J Clin Microbiol. 2012;50:1376–83.

Wolfe AJ, Brubaker L. Urobiome updates: advances in urinary microbiome research. Nat Rev Urol. 2019;16(2):73–74.

20 Konservative und operative Therapie des Deszensus

Merke: Für den Deszensus gilt gleichermaßen wie für die Harninkontinenz, dass primär als auch postoperativ (zur Konsolidierung des Operationsergebnisses) die konservativen Therapieoptionen ausgeschöpft werden sollten.

Neben der postmenopausalen lokalen Hormontherapie und Physiotherapie stellt die **Pessartherapie** einen Schwerpunkt in der konservativen Therapie des Deszensus dar. Die Pessartherapie dient allerdings auch im Zusammenhang mit der lokalen Östrogentherapie der Operationsvorbereitung (Kräftigung des Vaginalepithels, Narbenregeneration, Druckentlastung für die Faszienstrukturen und Demaskierung der larvierten Harninkontinenz). Daher ist dieser Behandlungsoption ein eigener Beitrag eingeräumt worden. Die Möglichkeiten der Physiotherapie sind in Kap. 15 erläutert.

Im Beitrag zur **operativen Therapie** des Deszensus erfolgt eine grundsätzliche Auflistung der Techniken, wohl wissend, dass länder-, klinik- und operateurspezifische Modifikationen zur Anwendung kommen und die wissenschaftliche Datenlage unzureichend ist, um einen für alle Therapieoptionen gültigen Goldstandard zu definieren. Daher werden eingehend die allgemeinen Leitstrukturen und Zugangswege für die Deszensus-Chirurgie beschrieben, welche aktuell und ebenso für zukünftige Operationstechniken gleichermaßen wegweisend sein sollten. Klinische Erfahrungen, die Empfehlungen aktueller Leitlinien und wissenschaftliche Daten inkl. der Cochrane Database sollen die Grundsätze der defektorientierten Deszensus-Chirurgie unterlegen.

https://doi.org/10.1515/9783110657906-020

20.1 Pessartherapie beim Descensus urogenitalis

Rainer Lange, Markus Hübner, Ralf Tunn

Autor der 2. Auflage: Rainer Lange

1500 v. Chr.	Ägypten: Honig, Wachs und Kohle zur Prolapsbehandlung (Ebers-Papyrus)
400 v. Chr.	Pessare im Hippokratischen Eid verboten (wurden auch als Abortivum eingesetzt)
350 v. Chr.	Granatapfel als Pessar (*Diokles von Carystos*)
25 v. Chr.	Pessare aus Bronze (*Aurelius Cornelius Celsus*)
650 n. Chr.	Pessare mit Arzneimitteln imprägniert (*Paul von Aegina*)
1540	ovale Pessare aus gewachstem Kork (*Ambroise Paré*)
1701	Ring- und Schalenpessare aus Holz, Silber oder Gold (*Hendrick van Deventer*)
1783	Gummipessare
1950	Plastikpessare
1969	Gellhorn-Pessar
1990	Arabin-Pessare

20.1.1 Einleitung

Pessare zählen zu den ältesten Therapieoptionen in der Urogynäkologie und erfahren aktuell eine Renaissance durch die Einschränkungen in der Netzchirurgie und kontinuierlichen Weiterbildungsbemühungen der Protagonisten. Pessare kommen beim Prolaps operationsvorbereitend und -vermeidend zur Anwendung. Neben der Prolapsreponation können Harnblasen- und Darmentleerungsstörungen positiv beeinflusst werden. Durch die Pessartherapie kann sich eine Überlaufinkontinenz bessern bzw. eine larvierte Belastungsharninkontinenz demaskiert werden, diese Phänomene ermöglichen eine optimierte Therapieplanung. Neuentwicklungen bzw. -interpretationen von Pessaren verbessern die Compliance zusätzlich und erweitern das Anwendungsspektrum.

Die wissenschaftlichen Daten zur Pessartherapie beim Deszensus sind heterogen, wie auch die Indikationsstellung in der Verordnung der verschiedenen Pessartypen. Durch den Abgleich von Literatur und klinischer Erfahrung geben die Autoren Hinweise zur Indikationsstellung und Anwendung.

Im Rahmen der Literaturrecherche stehen Studien zur Pessartherapie im Vordergrund, die bereits vorhandene Beschwerden wie Descensus urogenitalis (Lamers et al., 2011; Gorti et al., 2009; Cundiff et al., 2007; Abdulaziz et al., 2015; Kölle et al., 1998) kompensieren, auf deren Daten zurückgegriffen werden kann. So ist die Anwendung von Pessaren bei Descensus urogenitalis fester Bestandteil der konservativen Therapie und in den entsprechenden nationalen und internationalen Leitlinien integriert (AWMF-Register Nr. 015/006, 2016; Bugge et al., 2013; Robert et al., 2013).

20.1.2 Pessartherapie beim Descensus urogenitalis

Studien zur Pessartherapie beim Descensus urogenitalis sind sehr heterogen bzgl. der Wissenschaftlichkeit (wenig prospektive Studien, Beobachtungszeiträume zwischen 3 und 12 Monate, Fallzahlen zwischen 32 und 359) und den Auswertkriterien (Fragebögen) (Lamers et al., 2011). Nur einzelne Studien haben den Vergleich zu alternativen Therapien untersucht (Abdool et al., 2011). Letztlich kommen Sie aber zu dem Ergebnis, dass die Pessartherapie in ca. 85 % angepasst, also technisch durchgeführt werden kann und die Graduierung des Deszensus und sexuelle Aktivität keine Kontraindikation für die Pessartherapie darstellen. Powers et al. (2006) postulieren, dass eine sehr kurze Vagina und ein sehr weiter Introitus Gründe für das Misslingen einer Pessartherapie darstellen. Weitere Gründe sind rekonstruktive Voroperationen, Z. n. Hysterektomie und ein Deszensus im Bereich des hinteren Kompartimentes (Ramsay et al., 2016).

Die Pessartherapie sollte trotzdem als Ersttherapie beim Deszensus angeboten werden, ein dauerhafter Erfolg verlangt aber auch eine dauerhafte Therapie (van Geelen and Dwyer, 2013). Ca. ²/₃ der Frauen mit symptomatischem Deszensus entscheiden sich initial für eine Pessartherapie (Kapoor et al., 2009). Schließlich soll das Pessar individuell angepasst werden und die Indikation unabhängig der Quantifikation des Prolapses und des Vorhandenseins des Uterus gestellt werden (Nager et al., 2009). In über 85 % gelingt die Anpassung eines Pessars, die Nutzungsrate liegt zwischen 50–80 %, die Mehrzahl der Therapieabbrüche erfolgen in den ersten 4 Wochen (Lamers et al., 2011; Ramsay and Tu, 2012). Die Kombinationstherapie mit einem Verhaltenstraining profitiert gegenüber der alleinigen Pessartherapie signifikant nach 3 Monaten, nach 12 Monaten ist der Unterschied nicht mehr signifikant (Richter et al., 2010).

20.1.3 Intra- und postpartale therapeutische und präventive Pessartherapie

Bei bereits bestehenden Senkungsbeschwerden wird eine erneute Schwangerschaft oft kritisch gesehen, obwohl dies unbedenklich ist. In den ersten 4 Schwangerschaftsmonaten ist beim Descensus uteri die Einlage eines Siebschalenpessars sinnvoll, danach hält der Uterus aufgrund seiner Größe von selbst. Durch das Herauswachsen des Uterus aus dem kleinen Becken und der damit verbundenen stabileren Situation im Level I sind Zysto- bzw. Rektozelen selten relevant, bei Beschwerden ist hier die Anwendung von Schaumstoffwürfeln den Silikonwürfeln zu bevorzugen. Silikonwürfel saugen sich durch die konkav geformten Seitenwände an den umliegenden Gewebestrukturen fest, was beim Herausziehen zu Kontaktblutungen führen kann.

Die postpartale Rehabilitation muskulärer Beckenbodenstrukturen ist etabliert, die Unterstützung der Rekonvaleszenz bindegewebiger Strukturen hingegen wird nur beim ausgeprägten symptomatischen Prolaps beschrieben. Bei noch vorhandenem Lochialfluss sollten hier Siebschalen bzw. Würfelpessare mit Perforationen genutzt werden. Nachteile dieser Pessare ist, dass sie von der ohnehin strapazierten Beckenbodenmuskulatur gehalten werden müssen.

Zur postpartalen Pessartherapie existieren nur wenige wissenschaftlichen Studien, obwohl mehr als 60 % urogynäkologisch interessierte Frauenärzte dies für sich selbst (oder für ihre Frauen) im Falle einer Schwangerschaft für sinnvoll erachten würden (Bihler et al., 2019). Eine pessarbedingte Druckentlastung der Bindegewebsstrukturen könnte die Rückbildung unterstützen, insbesondere dann, wenn das Pessar retrosymphysär gehalten wird und die Pessarform entscheidende Haltestrukturen, wie das Lig. sacrouterinum und die myofasziale Verbindung zwischen seitlicher Vaginalwand und dem M. levator ani entlastet. Restifem (Abb. 20.7) spiegelt dieses therapeutische Konzept wider, wobei der wissenschaftliche Beweis für den langfristigen Therapieerfolg gleichermaßen wie beim Beckenbodentraining schwierig zu führen sein wird. Nach Abschluss des Wochenbettes bzw. Abheilen vaginaler/perinealer Läsionen sollte die Pessartherapie beginnen und über die Stillzeit hinweg bzw. für mindestens 3 Monate fortgesetzt werden. Ist aufgrund der Beschwerden (z. B. Harnverhalt) der direkte postpartale Behandlungsbeginn erforderlich, sollte eine Siebschale bzw. ein perforierter Würfel verwendet werden, um den Lochialfluss nicht zu behindern. In den ersten postpartalen Wochen ist die Rückbildung so rasant, dass ca. alle 2 Wochen ein kleineres Pessar angepasst werden kann. Eine begleitende lokale Estrioltherapie kann oft stillbedingte trophische Störungen der Vagina positiv beeinflussen.

Wird eine Levatoravulsion diagnostiziert, sollte neben dem Beckenbodentraining eine Pessartherapie angeboten werden, wobei hier Pessare, die sich retrosymphysär abstützen, zu bevorzugen sind, um den Beckenboden effektiv zu entlasten.

20.1.4 Neuentwicklungen bzw. -interpretationen in der Pessartherapie

Pessare zur Therapie des Descensus urogenitalis sind konzeptionell volumenfüllende Pessare oder versuchen durch Fläche den Hiatus levatoris auszufüllen, um so eine Reponation des Prolapses zu bewirken. Traditionelle Formen, wie Siebschalen, Ringe, Würfel-, Keulen- bzw. Donutpessare erfahren hin und wieder Modifikationen, um in individuellen Situationen ggf. therapeutische Lücken zu füllen. Zwei Beispiele hierfür sind das Pessar mit Gehrung (Abb. 20.5), welches ggf. eine bessere Reponation der Rektozele ermöglicht, da sich diese der traditionellen Pessartherapie oft entzieht. Bei großem Prolaps aber eher engem Introitus kann ggf. ein insufflierbares Donutpessar (Abb. 20.6, ähnlich wie das Göttinger Pessar mit verbessertem Handling des Pumpschlauches) einen komfortableren Pessarwechsel ermöglichen (Beilecke et al., 2020).

20.1.5 Komplikationen durch Pessaranwendung

Im Rahmen der Langzeittherapie werden bei, je nach Literaturangabe, zwischen 15 % und 56 % der Anwenderinnen Nebenwirkungen (z. B. Ulzerationen, Blutungen, Kolpitiden, Schmerzen, Obstipation) (Wolff et al., 2017; Lamers et al., 2011) beschrieben. Auftretende Komplikationen scheinen im Verhältnis zur Liegedauer des Pessars und fehlenden Betreuung/Pflege der Betroffenen zu stehen (Abdulaziz et al., 2015), selbst Erosionen im Bereich der Scheidenwand führten in der Regel nur zur zeitweiligen Unterbrechung, aber nicht zum Abbruch der Pessartherapie (Powers et al., 2006). Andererseits konnten Gorti et al. (2009) zeigen, dass bei Pessarwechselintervallen von 3, 6 bzw. 12 Monaten keine unterschiedlichen Komplikationshäufigkeiten angegeben wurden, Robert und Mainprize (2002) beschrieben unter der Langzeitanwendung von Ringpessaren mit 3-monatigen Wechselintervallen wiederum keine Erosionen der Scheidenwand. Eine Befragung von Mitgliedern der International Urogynecological Association und der British Society of Urogynaecology (Khaja und Freeman, 2014) hat ergeben, dass 35 % ein Pessarwechsel alle 3 Monate und 31 % alle 6 Monate empfehlen. Nemeth et al. (2013) beschrieben unter dem täglichen Selbstwechsel (Würfelpessar) und Manchana und Bunyavejchevin (2012) unter wöchentlichem Wechsel (Ringpessar) keine Komplikationen.

Die Literaturangaben lassen nur begrenzt Aussagen zum Zusammenhang zwischen dem Material der Pessare und dem Auftreten von Komplikationen zu. Bestätigt hat sich aber, dass medizinisches Silikon biologisch inaktiv ist, keine Allergien auslöst, nicht kanzerogen ist und die Reinigung sehr komfortabel ist (Atnip and O'Dell, 2012; Robert et al., 2013; Jones and Harmanli, 2010). Patientinnen mit höhergradigem Prolaps und bereits stattgehabten Prolapsoperationen scheinen eine bessere Compliance für die Pessartherapie zu haben (Cundiff, 2007). In der aktuellen Cochrane-Analyse (Bugge et al., 2013) zur Pessartherapie beim Deszensus wurde festgestellt, dass es kein Konsens zur Indikationsstellung, Pessartyp und Wechselintervallen gibt.

20.1.6 Patientenzufriedenheit unter Pessartherapie

Als Therapieerfolge werden eine Besserung des Senkungsgefühls angegeben, eine Besserung von Reizblasenbeschwerden und Sexualität beschrieben, die Zufriedenheit wird mit 70 bis 92 % angegeben (Lamers et al., 2011). Cundiff et al. (2007) konnten unter Nutzung eines Ring- bzw. Gellhorn-Pessars nachweisen, dass es zur Besserung des Vorfallgefühls und der Harnblasenentleerung kommt. Die prospektiv randomisierte Studie zur Pessartherapie und konnte einen Therapieerfolg von 60 % verzeichnen. Maito et al. (2006) konnten zeigen, dass nach entsprechender Aufklärung und Anpassung des Pessars, Belastungsharninkontinenz-, Deszensus-, bzw. kombinierte Beschwerden zu 94 %, 89 % bzw. 81 % kompensiert werden konnten.

Ebenfalls konnte nachgewiesen werden, dass die Physiotherapie-Ergebnisse beim Deszensus bei Frauen mit Pessartherapie subjektiv besser ausfallen als bei Frauen ohne additive Pessartherapie, ohne dass es in der Pessargruppe mehr Komplikationen gegeben hat (Cheung RY et al., 2016).

Schließlich beobachteten Hanson et al. (2006) in ihrem Arbeitsumfeld Heilungen durch die Pessartherapie, so dass Pessare nach einer gewissen Zeit der Anwendung nicht mehr benötigt wurden, da es durch die Reponation von Uterus und Vagina zur Entlastung und Regeneration des Bindegewebes gekommen war.

20.1.7 Klinischer Alltag in der Pessartherapie

Der klinische Alltag in der Pessartherapie ist von persönlichen Erfahrungen, Traditionen und regionalen Besonderheiten geprägt. Das beste Beispiel hierfür sind das Keulen-(Gellhorn-) Pessar, bzw. Donutpessar, welche in Deutschland eher selten, im angloamerikanischen Sprachraum dafür nahezu flächendeckend zu Anwendung kommen.

Mit folgenden Grundsätzen kann man im klinischen Alltag eine effektive Pessartherapie umsetzen:

- Vor jeder Deszensusoperation sollte eine Pessartherapie empfohlen, möglichst ausprobiert und dies auch dokumentiert werden. Dies kann nicht erst im Krankenhaus thematisiert, sondern muss bereits beim behandelnden Frauenarzt besprochen werden.
- Durch eine präoperative Pessartherapie kann objektiviert werden, ob die Reponation einer Zystozele zur Verbesserung der Harnblasenentleerung bzw. Demaskierung einer lavierten Harninkontinenz führt.
- Zur optimalen Pessaranpassung sollten mehrere Pessargrößen und wenigsten 2 verschiedene Formen (z. B. Siebschale und Würfel) vorrätig sein.
- Je nach Oberflächenbeschaffenheit sollte ein Pessar ca. alle 6 Monate neu verordnet werden. Die Reinigung mit Wasser und ggf. Seifenlösung ist ausreichend.
- Eine Pessartherapie sollte, soweit keine Kontraindikationen bestehen, mit einer lokalen Estrioltherapie begleitet werden.
- Würfelpessare sollten nachts entfernt werden, da sich diese durch die konkaven Flächen an der Scheidenwand festsaugen (dadurch gutes Reponationsergebnis) und eine hohe mechanische Beanspruchung der Vaginalhaut mit sich bringen.
- Beim selbstbestimmten täglichen Pessarwechsel sind Würfelpessare mit Rückholfaden zu bevorzugen, im Einzelfall werden auch Siebschalenpessare von den Anwenderinnen selbst gewechselt.
- Beim Descensus uteri sind Siebschalen am wirksamsten und sollten gegenüber den Ringpessare bevorzugt zur Anwendung kommen, da Ringpessare eine geringere Auflagefläche haben und eher Ulzerationen verursachen können.

- Siebschalenpessare sollten erstmalig nach ca. 4 Wochen gewechselt werden. Sind keine Kolpitiden bzw. Ulzerationen aufgetreten, reicht ein Pessarwechsel alle 3 Monate aus.
- Der Scheidenstumpfprolaps nach Hysterektomie, Zysto- und Rektozelen lassen sich effektiv mittels Würfelpessar reponieren.
- Beim höhergradigen Deszensus ist ein Beckenbodentraining nur in Kombination mit einer Pessartherapie sinnvoll.
- Siebschalen oder Ringpessare haben in der Regel keinen negativen Einfluss auf das Sexualerleben. Darauf sollten Anwenderinnen ausdrücklich hingewiesen werden, da oft ein Verzicht vermutet wird.
- Verschiedene Pessare (Würfel, Tampons, Abb. 20.1) werden auch aus Schaumstoff angeboten. Der hohe Anwendungskomfort ist die weiche Konsistenz gegeben, da sie zum Einführen komprimierbar sind und sich der jeweiligen Scheidenweite gut anpassen können. Andererseits müssen sie aufgrund der weichen Konsistenz in der Regel etwas größer gewählt werden als die vergleichbar geformten Silikonpessare und können eher dislozieren.

20.1.8 Fazit für die Praxis

Die wissenschaftlichen Daten reichen nicht aus, um die verschiedenen Pessartypen bestimmten Indikationen zuzuordnen. Entsprechend der Produktempfehlungen, Literaturangaben und klinischen Erfahrungen der Autoren versucht die Tabelle 20.1 praktische Hinweise zur Indikationsstellung zu geben. Einfluss auf die Pessarwahl hat im Wesentlichen auch die Entscheidung, ob der Pessarwechsel von der Anwenderin selbst oder ärztlicherseits erfolgt. Halten Siebschalenpessare nicht, sollte ein Würfelpessar probiert werden und umgekehrt. Zysto- und Rektozelen lassen sich mittels Würfelpessar optimal reponieren, wobei Rektozelen an sich nur bedingt einer Pessartherapie zugänglich sind. Im klinischen Alltag muss sich noch zeigen, inwieweit hier ein Pessar mit Gehrung die bessere Option darstellt. Sehr ausgeprägte Prolapszustände profitieren im Einzelfall von insufflierbaren Pessaren.

Tab. 20.1: Vergleich der Pessartypen und Indikationen zur Anwendung.

Pessare	Prolaps 1.–2. Grad	Prolaps 2.–3. Grad	Descensus uteri	Zystozele	Rektozele	Belastungsharninkontinenz	Haltemechanismus
Würfelpessar Abb. 20.2	X	X	X	X	X	(X)	Ansaugen an Vaginalwand
Siebschalenpessar Abb. 20.3a	X	X	X	X			Auflage auf Beckenboden
Ringpessar	X		X	X			Auflage auf Beckenboden
Urethraringpessar (mit Pelotte) Abb. 20.3b	X		X	X		X	Auflage auf Beckenboden
Keulenpessar Abb. 20.4		X		X	X		retrosymphysär, Auflage auf Beckenboden
Gehrung Pessar Abb. 20.5		x	x	x	x		Auflage auf Beckenboden
insufflierbares Donutpessar Abb. 20.6		x	x	x	x		Volumen, selbsthaltend
Restifem Abb. 20.7	x		x	x		x	retrosymphysär

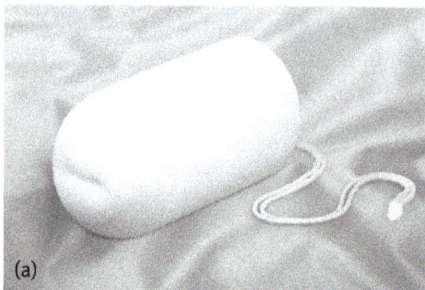 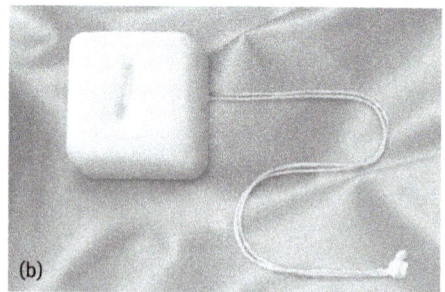

(a)   (b)

Abb. 20.1: Schaumstoff-Tampon und -Würfelpessar.

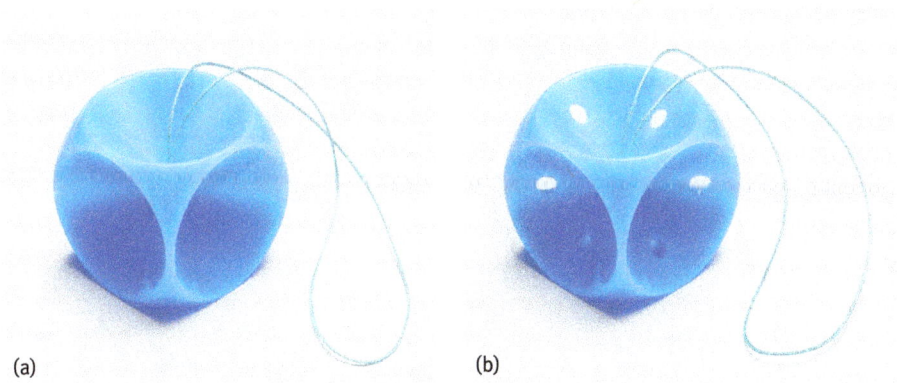

(a)

(b)

Abb. 20.2: Würfelpessar aus Silikon mit/ohne Perforation.

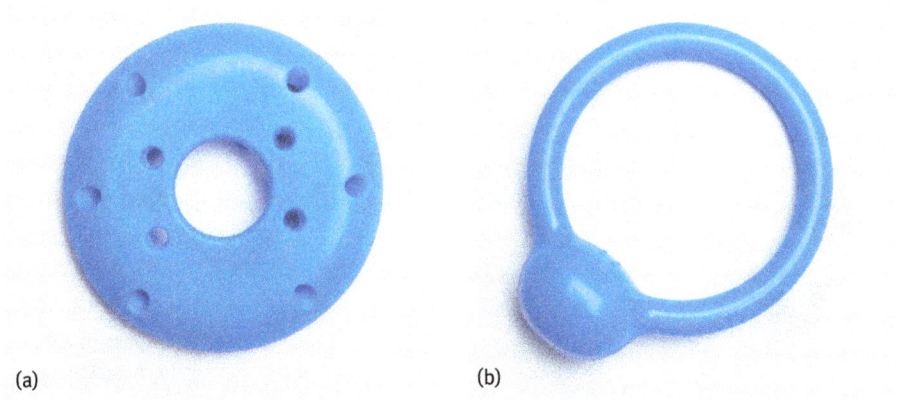

(a)

(b)

Abb. 20.3: Siebschalenpessar und Urethrapessar mit Pelotte.

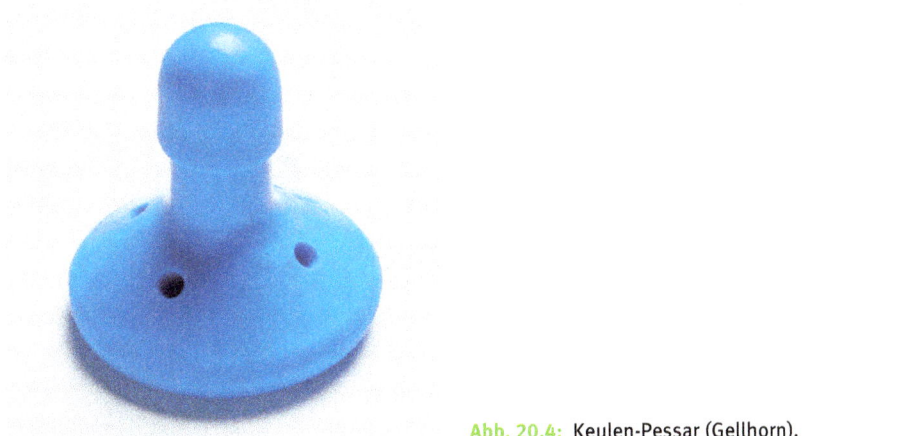

Abb. 20.4: Keulen-Pessar (Gellhorn).

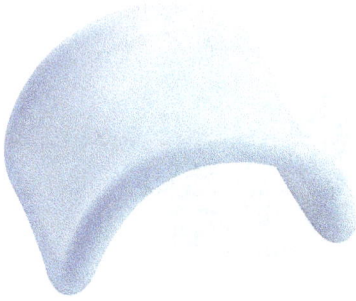

Abb. 20.5: Pessar mit Gehrung.

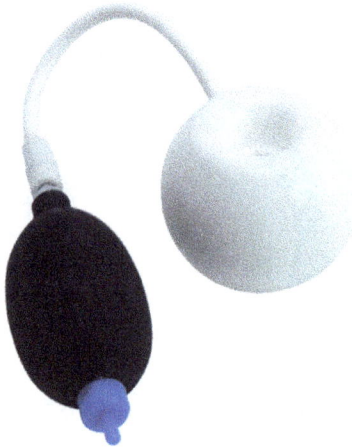

Abb. 20.6: Insufflierbares Donutpessar, Ballon und Schlauchsystem können nach Füllung dekonnektiert werden.

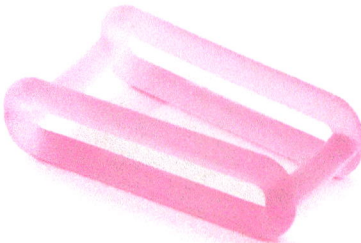

Abb. 20.7: Pessar Restifem

20.2 Operative Therapie des Deszensus

Ralf Tunn, Gabriel Schär, Thomas Aigmüller, Markus Hübner

Autoren der 2. Auflage: Ralf Tunn, Paul Riss, Gabriel Schaer

1831	vordere Plastik (*Heming*)
1877	Kolpokleisis (*LeFort*)
1888	vordere und hintere Plastik (*Olshausen/Schröder*)
1907	vaginale paravaginale Rekonstruktion (*White*)
1913	paraurethrale Raffung (*Kelly*)
1957	offene Sakrokolpopexie (*McCall*)
1963	modifizierte vaginale sakrospinale Fixation (*Richter*)
1986	abdominale paravaginale Rekonstruktion (*Richardson*)
1993	laparoskopische Sakrokolpopexie
2002	posteriore intravaginale Schlingenplastik (IVS) (*Farnsworth, Petros*)
2004	spannungsfreies vaginales Netz (TVM) (*Debodinance*)
2009/2011	FDA-Warnungen für vaginale Netze
2015	SCENIHR-Empfehlungen für die Anwendung von vaginalen Netzen
2019	FDA-Verbot für vaginale Netze

20.2.1 Allgemeine Bemerkungen zur Deszensus-Therapie

Die Deszensus-Chirurgie hat die Wiederherstellung der Topographie der Organe des kleinen Beckens und deren Funktion zum Ziel. Hierfür steht die Rekonstruktion der Faszienstrukturen des Halteapparates von Harnblase, Genitalorganen und Rektum im Vordergrund, quergestreifte muskuläre Strukturen des Beckenbodens werden nicht direkt in die operativen Konzepte mit einbezogen, daher ist der Begriff Beckenbodenchirurgie oder -rekonstruktion nur bedingt richtig oder sogar irreführend. Auch wissen wir heute, dass die Wiederherstellung einer normalen Funktion, z. B. die Kontrolle über Harn und Stuhl, nicht unbedingt mit dem anatomischen Ergebnis einer Operation korreliert. Patientinnen mit Senkungszuständen sind oft beschwerdefrei, und umgekehrt kann ein leichtes Tiefertreten von Scheide oder Uterus schon zu unangenehmen Sensationen bei der Betroffenen führen und die Indikation für eine rekonstruktive Operation ergeben.

Gerade dort, wo das Ausmaß eines Deszensus nicht mit Funktionsstörungen korreliert und umgekehrt, sollte vor einer üblichen Deszensusoperation nach weiteren diagnostischen Möglichkeiten gesucht werden. Erwähnt sei hier beispielhaft die De-

fäkographie zum Ausschluss einer Intussuszeption, da diese erhebliche Darmentleerungsstörungen verursachen und durch die vaginale Rektozelenkorrektur nicht behoben, sondern sogar verschlechtert werden kann.

Zur operativen Korrektur des Deszensus gibt es zahlreiche Techniken. Manche
werden schon seit über 100 Jahren, meist in verschiedensten Variationen, durchgeführt, andere erstürmten täglich neu den Markt; dies galt insbesondere für die
Techniken unter Nutzung von Gewebeersatz mit der Einführung der konfektionierten
vaginalen Netze im Jahre 2004. Deren FDA-Verbot seit 2019 hat in Europa länder-
weit, aber auch arztspezifisch wiederum zu sehr unterschiedlichen Reaktionen und
Indikationsstellungen zu Anwendung geführt. Zum Zeitpunkt der Überarbeitung der
aktuellen Buchausgabe gilt im deutschsprachigen Raum die SCENIHR-Empfehlung,
die eine vaginale Netzeinlage in der Rezidivsituation bzw. wenn ein netzfreies Vorgehen zum Scheitern verurteilt ist, rechtfertigt.

20.2.2 Operative Zugangswege

Deszensusoperationen werden vaginal bzw. laparoskopisch oder Roboter-assistiert
(zunehmend selten offen abdominal) durchgeführt. Die Art der anatomischen Defek-
te/Funktionsstörungen, Komorbiditäten, Erfahrungen des Operateurs und sogar be-
rufspolitische Traditionen und Entwicklungen entscheiden über den Zugangsweg.

Vaginal
Der vaginale Zugangsweg bietet sich für die Korrektur der Defekte Level II und III
nach DeLancey an, im Vordergrund stehen die zentralen Defekte der endopelvinen
Faszie. Eine weitere Domäne des vaginalen Zugangsweges stellt der Uterusprolaps
bei uterinen Komorbiditäten bzw. dem Wunsch nach Hysterektomie dar. Im Sinne
einer sakrospinalen oder uterosakralen Fixation ist der vaginale Zugang auch bei Level 1 Defekten etabliert, sowohl in der Situation nach Hysterektomie, konkomitant
mit Hysterektomie oder auch zunehmend als primäre Operation mit Uteruserhalt.

Laparoskopisch (bzw. abdominal, Roboter-assistiert)
Domäne des laparoskopischen Zugangsweges ist der Defekt im Level I (Descensus
uteri mit und ohne Wunsch nach Uteruserhalt, Scheidenstumpfprolaps durch Enterozele, Rezidivdefekte Level II, Lateraldefekt).

Trotz dieser Differenzierung zwischen den unterschiedlichen Zugangswegen ist
hier selbstverständlich die Variationsmöglichkeit gegeben. Mitunter kann ein Wechsel des eigentlich geplanten Zugangsweges aus Gründen der Komorbidität (z. B. Adipositas, Adhäsionssiten, Lungenfunktionskrankheiten, etc.) notwendig werden.
Letztendlich ist jede Indikation individuell auf die einzelne Patientin abzustimmen.

Leitstrukturen

Unabhängig der Größe des Prolapses und der Individualität der Defekte soll das operative Ergebnis die „normale" Anatomie widerspiegeln, also streng genommen einheitlich aussehen. Dies gelingt umso besser, wenn man sich bei jeder Operationstechnik an anatomischen Leitstrukturen orientiert und diese unabhängig vom Befund aufsucht. Nur wer weiß, welche Präparationsebenen man suchen, in welchen Räumen man sich bewegen und welche Leitstruktur gefunden werden muss, kann erfolgreich rekonstruktive Beckenbodenoperationen durchführen.

20.2.3 Das Prinzip von Leitstrukturen

Leitstrukturen haben eine doppelte Funktion: Sie tragen zunächst wesentlich zur Vereinfachung der Anatomie bei und verhelfen dadurch zu einem besseren Verständnis der anatomischen Strukturen und deren Funktion. Wer beispielsweise gelernt hat, wo und wie der Arcus tendineus verläuft, der versteht auch viel leichter, dass diese Struktur zur Aufhängung des M. levator ani und der Fascia endopelvina – der Beckenbodenfaszie – dient. In weiterer Folge wird sofort klar, was zum Beispiel mit einem geburtstraumatisch bedingten Abriss des M. levator ani gemeint ist.

Leitstrukturen haben eine zweite Funktion: Sie erleichtern ganz wesentlich das Verständnis von rekonstruktiven Operationen am Beckenboden und deren Ausführung. Es ist ein Fehler, sich von der Komplexität des Beckenbodens verwirren zu lassen. Im Gegenteil, während der Operation hält man sich an einzelne Leitstrukturen und kann diese für die Rekonstruktion benutzen. Ein gutes Beispiel dafür ist das Aufsuchen der Spina ischiadica bei der vaginalen sakrospinalen Fixation.

Merke: Damit eine anatomische Struktur als Leitstruktur bezeichnet werden kann, ist zweierlei erforderlich. Erstens muss über die Struktur selbst weitgehend Einigkeit bestehen, sie muss gewissermaßen außer Diskussion stehen.

Für Teile des knöchernen Beckens ist dies sicher gegeben (Abb. 20.8). Bei bindegewebigen Strukturen ist dies nicht immer in der erforderlichen Deutlichkeit der Fall. Wiederholt wurde die Existenz einer festen bindegewebigen Schicht zwischen Rektum und Scheide (Septum rectovaginale) infrage gestellt, obwohl jeder Operateur diese Struktur darstellen und bei der Rektozelenkorrektur rekonstruiert und sie andererseits kernspintomographisch identifiziert werden konnte (Hübner et al., 2014).

Merke: Zweitens sollten eine Leitstruktur operationstechnisch klar definiert und der Zugang und die Erreichbarkeit eindeutig und nachvollziehbar sein.

Eine Struktur, die tief im Becken versteckt und schwer erreichbar ist, mag von anatomischem oder funktionellem Interesse sein. Sie erfüllt aber nicht die Kriterien einer Leitstruktur.

20.2.4 Leitstrukturen im kleinen Becken

Im Folgenden sollen einige Leitstrukturen beschrieben und hinsichtlich ihrer anatomischen und funktionellen Bedeutung charakterisiert werden.

Spina ischiadica

Die Spina ischiadica ist ein Knochenvorsprung an der Innenseite des knöchernen Beckens auf Höhe der Beckenausgangsebene (Abb. 20.8). Auch wenn diese Spina tief im kleinen Becken gelegen ist, so ist sie doch jedem Geburtshelfer bestens vertraut. Sie kann mit dem vaginal untersuchenden Finger leicht erreicht werden und dient in der Geburtshilfe zur Beschreibung des Höhenstandes des vorausgehenden Kindesteils. Die Spina ischiadica kann bei jeder vaginalen, besser noch rektalen Untersuchung getastet werden.

Der Zugang zur Spina ischiadica erfolgt pararektal, indem der Finger direkt oberhalb des Rektumpfeilers eingeht, das pararektale Bindegewebe mobilisiert und sich in diesem Raum bis zur Spina ischiadica stumpf vorarbeitet. Alternativ erfolgt der Zugang paravesikal, indem der Finger direkt oberhalb des Blasenpfeilers stumpf das paravesikale Bindegewebe mobilisiert, bis die Spina ischiadica erreicht wird.

Chirurgische Bedeutung: Die Identifizierung der Spina ischiadica durch Tasten (nicht durch Visualisieren) ist bei der vaginalen sakrospinalen Fixation oder netzgestützten transvaginalen Fixation unbedingt erforderlich.

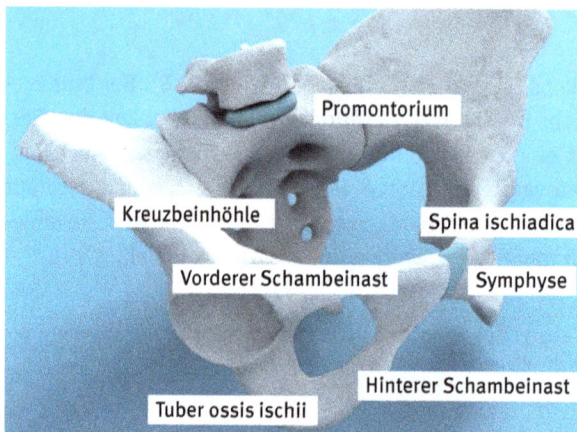

Abb. 20.8: Modell des knöchernen Beckens.

Lig. sacrospinale

Das Lig. sacrospinale besteht aus festen Bindegewebsfasen, welche vom unteren Kreuzbein – wo es bereits in das Steißbein übergeht – zur Spina ischiadica ziehen (Abb. 20.9). Am besten ist es zu identifizieren, wenn man zunächst die Spina ischiadica aufsucht und dann mit dem Finger nach medial/dorsal fährt. Auf diese Weise kann man das Lig. sacrospinale deutlich tasten, insbesondere seinen fast kantigen Abbruch nach kaudal.

Zur Präparation des Lig. sacrospinale wird zunächst die Spina ischiadica aufgesucht. Der Zeigefinger des Operateurs wird dann von der Spina nach medial über das Lig. sacrospinale bewegt. Diese Bewegung ist auch deshalb von Bedeutung, weil das Ligament von Bindegewebsfasern/pararektalen Gewebestrukturen bedeckt ist, welche nach medial geschoben werden müssen, damit die Fasern des Ligaments deutlich gespürt werden können (Abb. 20.10), um in weiteren Operationsschritten eine Verletzung des Rektums zu vermeiden.

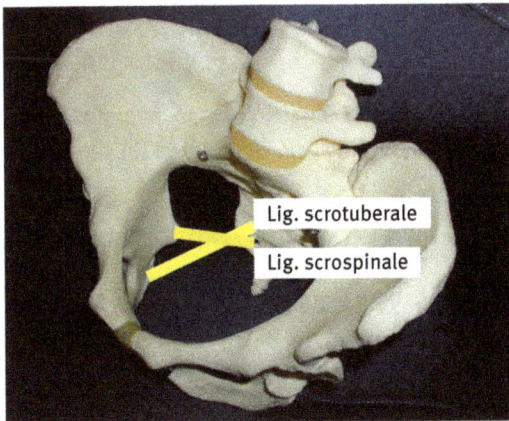

Abb. 20.9: Lig. sacrospinale und Lig. sacrotuberale. Die beiden Ligamente sind in einem Modell des knöchernen Beckens eingezeichnet. Das Lig. sacrotuberale liegt unter dem Lig. sacrospinale.

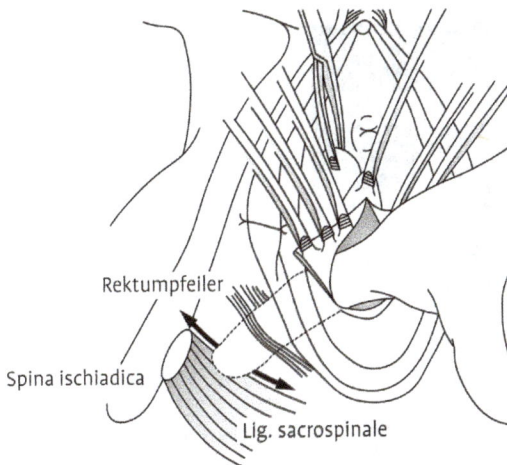

Abb. 20.10: Aufsuchen des Lig. sacrospinale auf der rechten Seite. Der präparierende Finger durchstößt das Bindegewebe neben dem Rektum (Rektumpfeiler) in Richtung der Spina ischiadica. Wenn diese erreicht ist, wird der Finger medial über das Lig. sacrospinale bewegt und schiebt dabei das dem Ligament aufgelagerte lockere Bindegewebe nach medial.

Das Lig. sacrospinale darf nicht mit dem M. coccygeus verwechselt werden, denn die Adventitia des Muskels wäre zu schwach für die Nähte zur Fixation der Scheide. Der M. coccygeus liegt mediocaudal des Lig. sacrospinale oder vom Operateur aus gesehen vor dem Lig. sacrospinale.

Chirurgische Bedeutung: Das Lig. sacrospinale muss bei der vaginalen sakrospinalen Fixation mit/ohne Netz dargestellt werden, damit Nähte bzw. Fixationsanker im Ligament fixiert werden können.

Lig. sacrotuberale

Wie der Name sagt, zieht das Lig. sacrotuberale vom Os sacrum zum Tuber ossis ischii. Es liegt unter (oder vom Operateur aus gesehen hinter) dem Lig. sacrospinale (Abb. 20.9). Am Ursprung in der Kreuzbeinhöhle ist das Lig. sacrotuberale eine flache, fächerförmige Struktur. Bei guter Darstellung des Lig. sacrospinale sieht man deutlich das flächige Lig. sacrotuberale, welches fast wie eine bindegewebige Auskleidung der Kreuzbeinhöhle wirkt.

Chirurgische Bedeutung: Nur selten, wenn das Lig. sacrospinale nicht suffizient erscheint, verwenden Operateure das Lig. sacrotuberale, um dort Nähte für die Fixation des Scheidenapex zu platzieren.

Arcus tendineus

Der Arcus tendineus ist ein fester bindegewebiger Strang der Faszie des M. obturator internus, welcher von der Hinterseite der Symphyse zur Spina ischiadica zieht. Er dient zur lateralen Aufhängung einerseits des M. levator ani und andererseits der Fascia endopelvina. Anatomen unterscheiden deshalb im distalen Anteil, also nahe der Symphyse, einen Arcus tendineus fasciae pelvis und einen Arcus tendineus

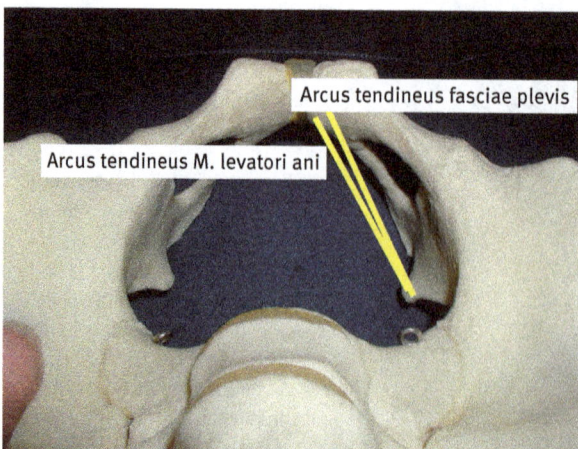

Arcus tendineus fasciae plevis

Arcus tendineus M. levatori ani

Abb. 20.11: Schematische Darstellung des Arcus tendineus auf der rechten Seite in einem Beckenmodell.

M. levatoris ani (Abb. 20.11). Am Beckenmodell kann man sehr gut den Verlauf des Arcus sehen, im Operationssaal muss der Arcus tendineus extra präpariert und dargestellt werden, da er eng mit Muskeln und Faszien verbunden ist. Der Arcus tendineus kann sowohl von vaginal als auch von abdominal dargestellt werden. Dabei hilft die Identifizierung der Hinterwand der Symphyse und der Spina ischiadica. Manche Chirurgen zögern, den Arcus tendineus zu identifizieren, weil dieser sehr weit lateral an der Beckenwand liegt und eher getastet als gesehen werden kann. Hier empfiehlt es sich, vom paravesikalen Zugang aus die Spina ischiadica als Ausgangspunkt zu nehmen und von ihr aus nach vorne den Arcus tendineus zu tasten.

Chirurgische Bedeutung: Die Identifizierung des Arcus tendineus ist beim sogenannten paravaginalen Repair und bei der Kolposuspension erforderlich.

M. levator ani

Der M. levator ani ist einer der Muskeln, welche das kleine Becken nach unten abschließen und den Hiatus urogenitalis nach lateral begrenzen. Als quer gestreifter Muskel steht er unter willkürlicher und reflektorischer Kontrolle. Er entspringt lateral am Schambein und am Arcus tendineus und mündet medial in den M. sphincter ani externus bzw. setzt an einer bindegewebigen Raphe zwischen Rektum und Os coccygis an. Der M. levator ani ist streng genommen kein flächiger Muskel, sondern hat eine trichterförmige Form (tiefster Punkt Rektum).

Über die letzten Dekaden hat der M. levator ani zunehmend an Bedeutung gewonnen. Muskuläre Defekte sind direkt mit der Prävalenz eines Genitaldeszensus assoziiert (DeLancey et al., 2007). Mittlerweile gibt es eine Vielzahl von Studien, die einen Zusammenhang zwischen Entstehung der muskulären Defekte und der vaginalen Geburt aufzeigen (Lin et al., 2019).

Für das Verständnis für den M. levator ani ist es sehr hilfreich, sich die drei Anteile des Muskels vor Augen zu führen: (1) M. puborectalis, (2) M. pubococcygeus und (3) M. iliococcygeus. Die Bezeichnungen dieser drei Anteile des M. levator ani sind selbsterklärend, auch wenn diese Anteile in vivo nur bedingt unterschieden werden können (Abb. 20.12). Kernspintomographisch und mittels 3D-Sonographie lassen sie sich jedoch gut voneinander differenzieren und sind Bestandteil der wichtigen wissenschaftlichen Auseinandersetzung mit den pathophysiologischen Vorgängen am weiblichen Beckenboden (Margulies et al., 2006; Shobeiri et al., 2009; Betschart et al., 2014).

Chirurgische Bedeutung: Bis heute gibt es keine Publikation einer erfolgreichen Rekonstruktion des M. levator ani. Muskuläres Gewebe scheint für eine Rekonstruktion eher schwierig zu verwenden zu sein. Inwieweit die Rekonstruktion des M. levator ani in Zukunft eine neue und hilfreiche OP-Methode werden kann, wird sich zeigen.

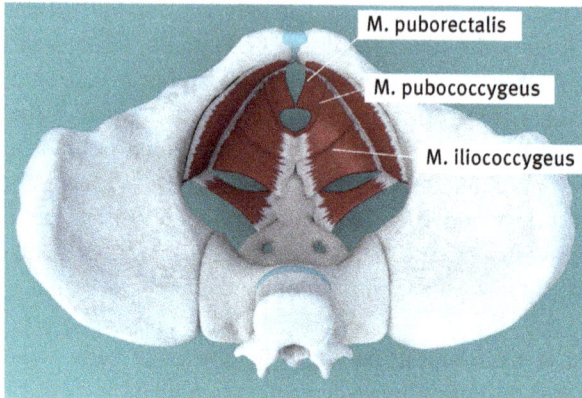

Abb. 20.12: M. levator ani in einem Beckenmodell.

Fascia endopelvina

Beim Blick in das kleine Becken von kranial bedeckt die Fascia endopelvina den M. levator ani. Sie ist wie dieser lateral am Arcus tendineus aufgehängt (Abb. 20.13). Während der M. levator ani in der Mitte den Hiatus urogenitalis freilässt, überbrückt die Fascia endopelvina den gesamten Beckenausgang und bildet in der Mitte die bindegewebige Unterstützung der Blase (Septum vesicovaginale) und der Scheide (Septum rectovaginale).

Chirurgische Bedeutung: Anteile der Fascia endopelvina werden bei der Zysto- und Rektozelenkorrektur dargestellt und gerafft. Meist spricht man dann vom Septum vesicovaginale oder Septum rectovaginale (siehe weiter unten). Bei der paravaginalen Rekonstruktion fassen die Nähte den Arcus tendineus und die abgerissene Fascia endopelvina.

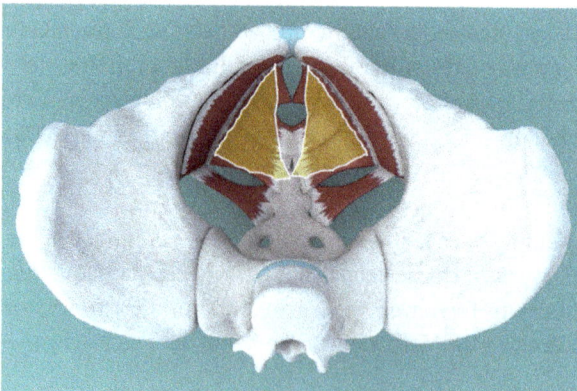

Abb. 20.13: Fascia endopelvina in einem Beckenmodell. Die Faszie ist lateral am Arcus tendineus aufgehängt. Der Hiatus urogenitalis wird durch das Septum vesicovaginale und das Septum rectovaginale überbrückt.

Lig. sacrouterinum

Das Lig. sacrouterinum zieht – wie der Name sagt – vom Kreuzbein zum Uterus (Abb. 20.14). Es dient zu Fixierung und Aufhängung des Uterus. Während es am Kreuzbein fast fächerförmig entspringt, inseriert es an der Cervix uteri etwa auf Höhe des Isthmus uteri (Übergang von der Zervix zum Korpus) als kräftiger bindegewebiger Strang, welcher gemeinsam mit dem Blasenpfeiler (von vorne kommend) und dem Lig. cardinale (vom seitlichen Beckenrand kommend) mit einem Finger gut umgriffen werden kann.

Wenn wir uns die Position des Beckens bei der stehenden Frau vor Augen halten (Spina iliaca anterior superior und Symphyse sind in einer Frontalebene), dann wird klar, dass die Cervix uteri unter dem Kreuzbein liegt und der Uterus am Lig. sacrouterinum aufgehängt ist (Abb. 20.15).

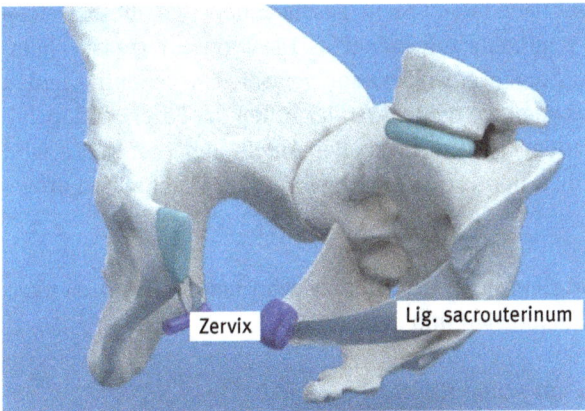

Abb. 20.14: Lig. sacrouterinum bei der liegenden Frau.

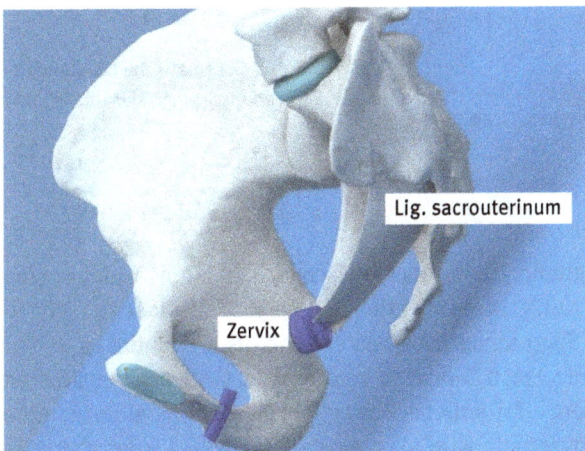

Abb. 20.15: Lig. sacrouterinum bei der stehenden Frau. Die Position der Zervix ist tiefer als das Os sacrum.

Chirurgische Bedeutung: Das Lig. sacrouterinum muss bei der Hysterektomie durchtrennt werden. Oft wird der Scheidenapex bei der Hysterektomie an die Stümpfe des Lig. sacrouterinum angenäht, in der Vorstellung, dass damit eine Prävention eines Apexdeszensus erfolgt. Es werden Operationen für einen Scheidenblindsackvorfall beschrieben, bei welchen der Scheidenapex an den Resten der Ligg. sacrouterina befestigt wird.

Septum vesicovaginale

Das Septum vesicovaginale ist eine bindegewebige Schicht zwischen Harnblase und Vagina (Abb. 20.16). Bei der vorderen Kolporrhaphie kann diese Schicht nach der medianen Kolpotomie deutlich gesehen werden. Dabei darf die Kolpotomie nicht zu tief geführt werden (nur durch das Epithel und die Tunica muscularis), weil sonst das Septum durchtrennt und die Adventitia bzw. Blasenmuskulatur sichtbar wird. Das Septum vesicovaginale geht nach lateral in die Fascia endopelvina über, welche an der Beckenwand am Arcus tendineus aufgehängt ist. Die Terminologie ist scheinbar verwirrend, weil einzelne Anteile einer Struktur verschieden benannt werden (zentraler Anteil: Septum vesicovaginale oder viszeraler Anteil der Fascia endopelvina, lateraler Anteil: Fascia endopelvina). Ihr apikaler Anteil zum Uterus hin wird auch als Blasenpfeiler bezeichnet, der distale Anteil geht in das Diaphragma urogenitale über.

Chirurgische Bedeutung: Das Septum vesicovaginale wird bei der Zystozelenkorrektur dargestellt, nach lateral mobilisiert und dann gerafft.

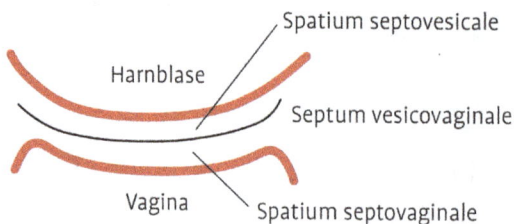

Abb. 20.16: Schematische Darstellung der Schichten zwischen Harnblase und Scheide.

Septum rectovaginale

Analog dem Septum vesicovaginale gibt es auch zwischen Vagina und Rektum eine bindegewebige Schicht (Abb. 20.17). Dieses Septum rectovaginale ist jedoch nicht so deutlich ausgebildet, wie das Septum vesicovaginale. Nach distal mündet es in den Damm, in das Corpus perineale, nach innen zu verdünnt es sich, um der inneren Scheide die für Kohabitationen erforderliche Beweglichkeit zu ermöglichen. Eine Schwäche dieses Septum rectovaginale wird als eine Hauptursache für die Entwicklung einer anterioren Rektozele angesehen.

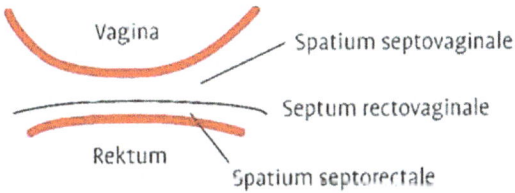

Abb. 20.17: Schematische Darstellung der Schichten zwischen Scheide und Rektum.

Chirurgische Bedeutung: Das Septum rectovaginale wird bei der Rektozelenkorrektur (Reparatur einer Rektozele) dargestellt und gerafft.

Corpus perineale

Das Corpus perineale ist keine eigentliche anatomische Struktur, sondern eine konzeptuelle Leitstruktur. Wir verstehen das Corpus perineale als einen Punkt in der Mitte des Perineums, in welchem Muskeln und Bindegewebe aus verschiedenen Richtungen zusammenkommen (Abb. 20.18).

Eine gewisse Schwierigkeit liegt darin, dass das Corpus perineale als dreidimensionale Struktur gedacht werden muss. Wenn wir den Damm bei der liegenden Patientin in Steinschnittlage betrachten, so münden in das Corpus perineale von vorne der M. bulbospongiosus, von lateral der M. transversus perinei superficialis und von hinten Fasern des M. sphincter ani externus (Abb. 20.19). Als dritte Dimension kommen von innen die Fasern des Septum rectovaginale in das Corpus perineale.

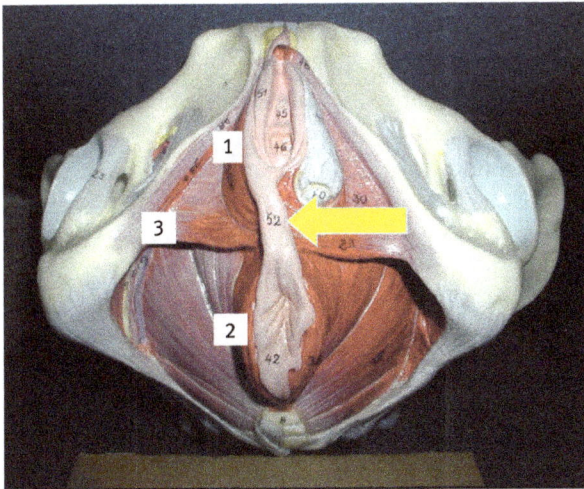

Abb. 20.18: Darstellung des Corpus perineale am Beckenmodell. Der gelbe Pfeil zeigt auf das Corpus perineale (Zentrum des Damms). In das Corpus perineale münden von vorne (1) M. bulbospongiosus, von hinten (2) Fasern des M. sphincter ani externus und von seitlich (3) Fasern des M. transversus perinei superficialis.

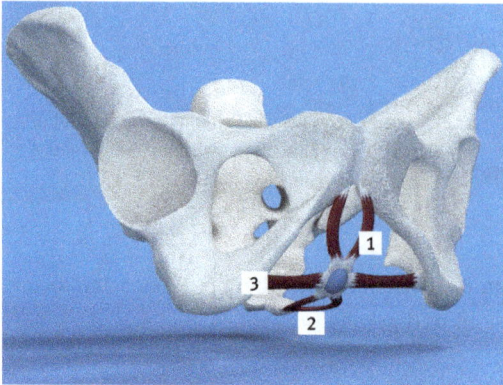

Abb. 20.19: Corpus perineale mit Hiatus urogenitalis und Anus am Beckenmodell. In das Corpus perineale münden von vorne (1) M. bulbospongiosus, von hinten (2) Fasern des M. sphincter ani externus und von seitlich (3) Fasern des M. transversus perinei superficialis.

Chirurgische Bedeutung: Bei der Korrektur einer äußeren Rektozele/Damminsuffizienz wird versucht, das Septum rectovaginale wieder an das Corpus perineale anzunähen, durch die Adaptation der Bäuche des M. bulbospongiosus den Damm aufzubauen und den Introitus vaginae zu rekonstruieren.

Fossa ischioanalis

Die Fossa ischioanalis (früher Fossa ischiorectalis) ist keine Leitstruktur im eigentlichen Sinne. Wie beim Corpus perineale gilt auch hier, dass ein Wissen um diese Fossa und ihre räumliche Positionierung für das Verständnis des Beckenbodens extrem hilfreich ist. Die Fossa ischioanalis besteht aus wabenförmigem festem Bindegewebe, das von Fettgewebe ausgefüllt ist. Nach oben wird die Fossa ischioanalis durch den M. levator ani begrenzt, nach lateral durch die Beckenwand mit dem M. obturatorius. Außen wird die Fossa ischiorectalis vom mächtigen M. gluteus maximus bedeckt und hat damit wahrscheinlich eine wichtige Stützfunktion.

Chirurgische Bedeutung: Bei Darstellung des M. sphincter ani externus nach lateral, wie es bei der Rekonstruktion oder bei Versorgung eines Dammrisses III.° oder IV.° erforderlich ist, stoßen wir lateral auf das Fettgewebe der Fossa ischioanalis, in diesem Fall ist sie sogar eine wesentliche Leitstruktur.

20.2.5 Kompartimente und Level

Zur Beschreibung eines Deszensus, zur Charakterisierung des Defekts und schließlich zur richtigen Operationsplanung ist es erforderlich, eine Terminologie zu verwenden, die eindeutig und allgemein verständlich ist. Zwei Ausdrücke haben weite Verbreitung gefunden: Kompartiment und Level. Beim Kompartiment unterscheiden wir auf die Scheide bezogen vorderes, hinteres und mittleres Kompartiment. Mit anderen Worten könnte man auch sagen: vorne, hinten und Mitte. Die entsprechenden klinischen Ausdrücke sind Zystozele (vorderes Kompartiment), Rektozele (hinteres Kompartiment) und Descensus uteri bzw. Deszensus des Apex vaginae oder Enterozele (mittleres Kompartiment). Da die Vagina aber eine Länge von 8–10 cm hat, kann es erforderlich sein, einen Deszensus auch in Bezug auf die Länge der Scheide zu charakterisieren. DeLancey hat den Begriff der Level eingeführt (DeLancey, 1992). Wir unterscheiden Level I (proximale Scheide bzw. Apex), Level II (mittlere Scheide) und Level III (distale Scheide). Den verschiedenen Levels entsprechen unterschiedliche Aufhängeapparate der Scheide: Level I Lig. sacrouterinum, Level II Parakolpium mit endopelviner Faszie, Level III Perineum (dorsal) oder Ligg. pubourethrale (ventral).

20.2.6 Welcher Deszensus kann wie operiert werden?

Merke: Ein Deszensus soll erst dann operativ korrigiert werden, wenn er einen Leidensdruck verursacht, konservative Behandlungsmethoden ausgeschöpft bzw. nicht akzeptiert wurden, ein Zusammenhang zwischen anatomischem Defekt und der Funktionsstörung realistisch scheint und ein Konzept zur operativen Korrektur vorliegt.

Im klinischen Alltag hat man den Eindruck, dass der Einsatz von Fremdmaterialien nur in der Rezidivsituation oder komplexen Primärsituationen (wie z. B. beim lateralen Defekt) erforderlich ist, da in der Primärsituation üblicherweise durch die Rekonstruktion körpereigener Faszien- und Bandstrukturen gute anatomische und funktionelle Resultate erzielt werden können.

In der Rezidivsituation bzw. beim primären Fehlen von körpereigenen Faszienstrukturen ist der Einsatz von Gewebeersatz wiederum sinnvoll. Als Gewebeersatz kommen allogene und xenogene Biomaterialien und alloplastische resorbierbare bzw. nicht resorbierbare Netzstrukturen zur Anwendung. Trägt man dem aktuellen Stand der Literatur und den klinischen Erfahrungen Rechnung, geht der Trend zum Einsatz alloplastischer, nicht resorbierbarer Polypropylennetze Typ I nach Amid (grobporig, monophil, leichtgewichtig: ca. 25–35 g/m²). Auch Polyvinylidenfluorid scheint hier eine Alternative mit günstigen Materialeigenschaften zu sein.

Zystozele (Defekt Level II)

Zentrale Zystozelen werden durch die *vaginale Faszienrekonstruktion* (Colporrhaphia anterior) durch quer gestellte Fasziennähte, unter Aussparung der Urethra, korrigiert.

> **Merke:** Die Nomenklatur, und das gilt für die Rektozelenkorrektur gleichermaßen, ist bis heute nicht glücklich. Der Begriff Kolporrhaphie impliziert das Raffen der Vaginalhaut, was aber nicht Ziel der Operation ist. Wenn überhaut Vaginalhaut getrimmt wird, dann nur wenn der Überschuss nach Rekonstruktion der endopelvinen Faszie stark ausgedünnt ist bzw. die Tunica muscularis vaginae nicht zur Darstellung kommt. Der Begriff „Scheidenplastik" lässt schnell vermuten, dass Fremdmaterial zur Anwendung kommt und kann gleichermaßen verwirren. Angesichts der im deutschsprachigen Raum dominanten Verwendung der Kolporrhaphie, haben wir uns entschieden auch weiterhin diesen Begriff zu verwenden und tun dies für die Rektozele (Colporrhaphia posterior), wie für die Zystozele (Colporrhaphia anterior).

Die Erfolgsrate ist stark abhängig von der Erfolgsdefinition, mit Angaben zwischen 50 und 98 %. Die Reoperationsrate wegen Deszensus-Rezidivs liegt unter 10 % (Maher und Baessler, 2016). Ob ein Lateraldefekt durch einen „lateral repair" (paravaginale Kolpopexie) besser therapiert wird als durch eine Faszienraffung ist bisher nicht evaluiert. Hierbei werden die lateralen Scheidenfaszienstrukturen (Fascia endopelvina) mit zwei bzw. drei nicht resorbierbaren Fäden in der Breite des lateralen Defektes gefasst und an der Faszie des M. levator ani im Bereich des Verlaufs des Arcus tendineus fasciae pelvis fixiert. Dieser Eingriff wurde oft mit der Kolposuspension zur Korrektur der Belastungsinkontinenz kombiniert. Mit dem Siegeszug der wenig invasiven Kontinenzschlingen wurde er dann verlassen und durch die vaginalen Netzeinlagen, welche die laterale Verankerung sicherstellen, ersetzt. Der Lateraldefekt stellt, wie der Levatorabriss mit erweitertem Hiatus urogenitalis, ein Risikofaktor für ein schlechteres operatives Outcome dar (Morgan et al., 2011).

Alternativ zu den OP-Techniken mit Verwendung körpereigener Strukturen wurden in den letzten Jahren zahlreiche Operationen mit vaginalen Netzen durchgeführt, mit verbesserten anatomischen Ergebnissen. Die Erstgeneration dieser Netze hatte ungünstige Materialeigenschaften (zum Teil multifilamentes Material, schweres Gewebe), zudem war eine apikale Fixation der vorderen Netze nicht gegeben. Die Folge waren ernsthafte Komplikationen mit Erosionen und Schmerzsymptomen. Die weiterentwickelten Netze waren leichter, monofilamentär und grobporig, zudem mit apikaler Fixation vorgesehen. Die Ergebnisse dieser Operationen sind im Vergleich mit der älteren Generation besser, dennoch kennen wir die Entwicklung, welche länderspezifisch zu Verboten oder restriktiven Verwendung (z. B. nur in Studien) führte. So wird die Verwendung von vaginalen Netzen in der Primärtherapie entsprechend der wissenschaftlichen Datenlage nicht empfohlen (Maher und Baessler, 2016).

Von Bedeutung wiederum ist der evidenzbasierte Umstand, dass eine zusätzliche apikale Fixation mittels Sakrokolpopexie oder sakrospinaler Fixation das Rezidivrisiko um die Hälfte reduziert. So wird auch von der Arbeitsgruppe um DeLancey ein linearer Zusammenhang zwischen Position des Apex, des Parakolpiums und des Hiatus genitalis in der Analyse der Entstehung von Zystozelen beschrieben (Chen et al., 2016). Auch die Position der Zervix und die Länge der vorderen Vaginalwand gewinnen an Wichtigkeit bei pathophysiologischen Überlegungen zum vorderen Kompartiment (Swenson et al., 2015). So steht die Diskussion im Raum, ein „zu viel" an Länge der vorderen Vaginalwand bei der Zystozelenkorrektur mit zu reduzieren. Die quergestellten Fasziennähte durch U-Nähte zu ersetzen, scheint hier eine Strategie zu sein.

Deszensus des Uterus

Der Uterusdeszensus kann entweder vaginal, laparoskopisch oder offen abdominal behandelt werden. Uteruserhaltende Operationen werden immer häufiger durchgeführt, dies einerseits auf ausdrücklichen Wunsch der betroffenen Frauen, andererseits weil auch eine Hysterektomie eine sachgerechte Indikation benötigt. Dabei gilt, dass familiäre und anamnestische Risiken sowie die sonografische Uterusbefundung auf die Gesamtbeurteilung und Beratung Einfluss nehmen müssen. Hysteropexietechniken mit oder ohne Mesh-Interposition stehen etablierten Operationen mit Prolapshysterektomie gegenüber. Die Patientinnen sollen über diese verschiedenen Möglichkeiten, ihre Erfolgsaussichten, Begleiteffekte und Risiken informiert werden.

Die reine Hysterektomie korrigiert den Defekt im Level I ungenügend. Bei den vaginalen Verfahren werden deshalb zusätzlich Stabilisierungsnähte an die Ligg. sacrouterina bzw. sacrospinalia durchgeführt. Vergleichende Studien zeigten bezüglich eines apikalen Rezidivdeszensus keine Unterschiede. Allerdings weist die vaginale, sakrouterine Fixation eine höhere Rate an Ureterläsionen auf. Weniger aufwendig und risikoreich (bzgl. Ureterläsion bzw. Dyspareunie), aber gleichermaßen erfolgreich ist die Scheidenstumpffixation im Rahmen der vaginalen Prolapshysterektomie unter Nutzung des uterinen Halteapparates. Bereits beim Absetzen der Ligg. sacrouterina können diese oft gekürzt werden. Im Rahmen der hohen Peritonisierung wird das Peritoneum nicht in Höhe des Wundrandes, sondern dort, wo sich das prävesikale bzw. prärektale Fettgewebe darstellt, gefasst, ebenfalls werden bds. die Ligg. rotunda und sacrouterina ca. 1 cm oberhalb der Absetzungsebene gefasst und in die zirkuläre Naht mit einbezogen, um einen hohen Peritonealverschluss zu ermöglichen. Ein zusätzliches Einnähen der Ligg. rotunda und sacrouterina in die Scheidenecken vervollständigt die Fixation des Scheidenstumpfes am uterinen Halteapparat (Graefe et al., 2012; Marschke et al., 2018).

Die vaginale Hysteropexie am Ligamentum sacrospinale erwies sich in Kohortenstudien als wirksame uteruserhaltende Operation. Kombinationsoperationen zur Korrektur von Zysto- und Rektozele hängen vom präoperativen Befund ab. Die entsprechenden Techniken werden in den einzelnen Abschnitten besprochen.

Die abdominale Korrektur des Uterusdeszensus wird heute laparoskopisch durchgeführt. Dabei gilt die Sakrohystero(kolpo)pexie mit hoher Evidenz als Goldstandard. Beim Uterusdeszensus wird dabei die Hinterwand in Höhe des Isthmus mittels eines Polypropylennetzes am Ligamentum longitudinale auf Höhe des Promontoriums spannungsfrei fixiert (gute Datenlage durch Kohortenstudien) bzw. die Portio im Rahmen einer suprazervikalen Hysterektomie. Von einer totalen Hysterektomie wird angesichts der erhöhten Erosionsrate am Apex vaginae in dieser Konstellation abgeraten. Die Sakrokolpopexie wird in verschiedensten Modifikationen durchgeführt. Die Hauptunterschiede liegen in der Tiefe der vaginalen Einlage des Netzes. Um gleichzeitig eine Zystozele zu korrigieren, wird empfohlen, das ventrale Netz bis unterhalb des Meatus urethrae internus zu legen. Eine Rektozele kann durch tiefe Einlage des dorsalen Netzes korrigiert werden. Die reine apikale Fixation zeigt eine höhere Inzidenz an postoperativen Zysto- und Rektozelen.

Alternativen zur Sakropexie stellen die Pectopexie (am Pecten ossis pubis, Technik nach Noé) bzw. die Technik nach Dubuisson (Netzfixation im Bereich der lateralen Bauchdecken mit Zugrichtung entlang der Ligg. rotunda) dar (Abb. 20.20).

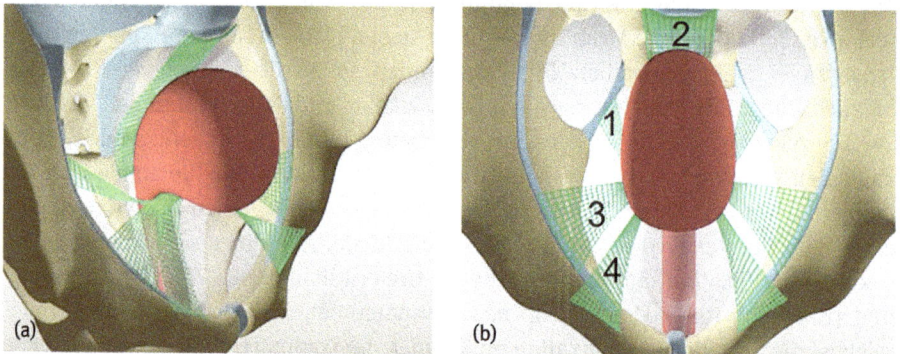

Abb. 20.20: Schemata der unterschiedlichen netzgestützten Hysteropexietechniken: vaginale Hysteropexie (1) am Lig. sacrospinale bds., laparoskopisch/abdominal: Sakropexie (2), Pectopexie nach Noè (3), Hysteropexie nach Dubuisson (4).

Apikaler Prolaps (Defekt Level I, Enterozele) nach Hysterektomie

Primäre Enterozele. Nach evidenzbasierter Medizin (EBM) besteht eine Level-1-Evidenz, dass der apikale Deszensus mit einer durchschnittlichen Erfolgsrate von 92 % (sakrospinale Fixation), 99 % (abdominale Sakrokolpopexie) bzw. 96 % (laparoskopische Sakrokolpopexie) behoben werden kann (Baessler et al., 2008; Maher et al., 2008). Die Enterozele an sich bietet anatomisch keine rekonstruktionswürdigen Faszienstrukturen. Die hohe Peritonealisierung dient vorrangig der Bruchsackreponation, und ist für den Heilungserfolg alleinig nicht verantwortlich. Durch die *Vaginaefixatio sacrospinalis* kann eine ausreichende Fixation des Scheidenstumpfes erreicht werden, vorausgesetzt, die Vagina ist lang genug, also bis an das Ligamentum sacro-spinale reichend. Begleitende Zysto- und Rektozelen können gleichzeitig korrigiert werden.

Gegenüber vaginalen Eingriffen weist die *Sakropexie* eine geringere Rate an Dyspareunien auf (Maher et al., 2008; Nygaard et al., 2004) und ermöglicht eine sichere und physiologische Rekonstruktion des Scheidenstumpfprolapses. Der Nachteil liegt im höheren Aufwand mit längerer Operationszeit, höheren Kosten und einer größeren kardiopulmonalen Belastung während der Operation in Trendelenburg. Ältere Studien basieren noch auf der *abdominalen Sakropexie* mit dem Nachteil der breiten abdominalen Eröffnung, der damit verlängerten Rehabilitation und den größeren Schmerzen. Die endoskopische Technik mildert diese Nachteile erheblich. Die Studien zeigen, dass die hohen Heilungsraten auch mit der laparoskopischen Technik erreicht werden können (Higgs et al., 2005; Paraiso et al., 1999; Rozet et al., 2005; Sarlos et al., 2008).

Seit Einführung der Robotik-Technik gibt es Berichte über die *laparoskopische Sakrokolpopexie* mittels DaVinci-Roboter (Geller et al., 2008). Die Kurzzeitresultate zeigen mit der abdominalen Technik vergleichbare Resultate. Angesichts der Tatsache, dass die Sakrokolpopexie die besten Erfolgszahlen mit geringer Komplikationsrate aufweist, wurde sie im Cochrane-Review von Maher als Goldstandard bezeichnet (Maher et al., 2008). In einem patientenzentrierten Operationskonzept nimmt deshalb die laparoskopische Sakrokolpopexie einen festen Stellenwert ein. In einer Fallkontrollstudie an 101 Frauen mit apikalem Deszensus konnte eine geringe Rezidivrate (2 %), eine geringe Rate an De-novo-Dyspareunien (1 %) und eine niedrige Rate von Mesh-Erosionen (1 %) nachgewiesen werden (Sarlos et al., 2008). Daneben wurde im Vergleich zur offenen Technik festgestellt, dass durch die endoskopische Technik die Sicht in die Tiefe besser ist und das Netz tiefer fixiert werden kann. Daraus könnte abgeleitet werden, dass dies der Grund für eine geringere Rektozelenrate ist (Baessler et al., 2001).

Cave: Eine Darmentleerungsstörung ist hier häufig durch ein Sigma elongatum bedingt, eine Kombinationsoperation aus Resektionsrektopexie und Sakrokolpopexie kann hier aus anatomischer und funktioneller Sicht sinnvoll sein, eine Defäkographie sollte dieser Entscheidung voraus gehen.

Rektozele (Defekt Level II)

Die Rekonstruktion erfolgt durch *Faszienrekonstruktion (Colporrhaphia posterior)* mit hoher Erfolgsrate von ca. 90 % (Baessler et al., 2016). Insbesondere im hinteren Kompartiment gilt es, die Klinik der Patientin mit dem anatomischen Defekt zu korrelieren. Sollte hier eine Diskrepanz aus Stuhlentleerungsstörung und nur gering ausgeprägter Rektozele bestehen, wird die Abklärung einer eventuellen Intussuszeption empfohlen.

Sollte ein niedriger Damm oder eine klaffende Vulva vorliegen, so ist die Durchführung einer Kolpoperineoplastik zu empfehlen. Dabei wird durch eine großzügigere Deepithelialisierung der hinteren Scheidenkommissur („Hegar'sche Figur") und Quervernähen des Gewebes sowie der Mm. bulbospongiosi der Damm aufgebaut und der Introitus vaginae verengt. Dies hat in Einklang mit der sexuellen Aktivität der Patientin zu erfolgen. Die Durchführung von Levatornähten bringt evidenzbasiert keinen Zusatznutzen und soll, insbesondere bei sexuell aktiven Patientinnen, unterlassen werden. Genauso wenig Nutzen ist von einer prophylaktischen Colporrhaphia posterior bei fehlender Rektozele zu erwarten und ist somit nicht indiziert. Eine additive Dammrekonstruktion bei beschwerdefreiem klaffenden Introius vaginae hingegen zeigt im Rahmen der Rekonstruktion des vorderen und apikalen Kompartimentes geringere Rezidivraten und sollte mit den Patientinnen diskutiert werden.

Operation bei der Hochrisiko-Patientin

Als weitere Senkungsoperation ist eine Scheidenverschluss-Operation (Kolpokleisis nach LeFort) weiterhin indiziert, vor allem bei Frauen mit beträchtlichen Ko-Morbiditäten oder sonstigem hohem Operationsrisiko. Diese Operation hat geringe perioperative Risiken, ist sogar in Lokalanästhesie möglich und ist insgesamt für die Patientin weniger belastend als obengenannte Standardoperationen. Das Rezidivrisiko ist sehr gering. Vaginaler Geschlechtsverkehr ist nach dieser Operation nicht mehr möglich. Diese Operation ist somit insbesondere für die geriatrische Patientin mit ausgeprägtem Deszensus eine sehr gute operative Option (Zebede et al., 2013).

Dass eine Kolpokleisis heute in ihrer Form lediglich in einer deutlichen Verkürzung der Vagina auf ca. 2 cm resultiert und hier sogar eine suburethrale Schlingeneinlage möglich ist, zeigen Reisenauer et al. in ihrer Arbeit mit gutem Therapieerfolg (Reisenauer et al., 2013). Der vormals oft schlechte Ruf einer „verstümmelnden Operation" scheint bei definitiv abgeschlossener Vita sexualis nicht mehr gerechtfertigt.

20.2.7 Umgang mit Rezidiven, Früh- und Spätkomplikationen

Rezidive

Hier soll nur auf die morphologischen Rezidive eingegangen werden, nicht auf die möglicherweise dadurch bedingten Funktionsstörungen von Blase und Darm, die in den entsprechenden Buchbeiträgen abgehandelt werden. Morphologische Rezidive treten wahrscheinlich seltener auf, als berichtet, was durch eine inkonsequente Umsetzung von Operationstechniken bzw. falsche Erwartungen an bestimmte Operationstechniken bedingt ist. Werden Rektozelen nur im distalen Scheidendrittel korrigiert, ist eine postoperativ hohe „Rezidiv"-Rektozele kein echtes Rezidiv. Rezidive bedürfen zweier Betrachtungsweisen: Wie sind sie vermeidbar und wie sind sie kompensierbar bzw. korrigierbar?

> **Merke:** In der Rezidivsituation sollten konservative Maßnahmen wie lokale Östrogenisierung, Pessartherapie und ggf. physikalische/medikamentöse Therapien von Entleerungsstörungen ausgeschöpft werden. Bleiben diese Versuche erfolglos und besteht entsprechender Leidensdruck, müssen die Möglichkeiten einer Rezidivoperation geprüft werden.

Hier gilt der Grundsatz, wenn eine Technik trotz korrekter Durchführung versagt, sollte sie nicht wiederholt durchgeführt werden. Bei Faszienrekonstruktionstechniken spielen auch der postoperative Verlauf und der Zeitpunkt der Operation eine Rolle (z. B. ist eine Zystozelenkorrektur 5 und mehr Jahre her und hat in den ersten Jahren gut gehalten und die Patientin wünscht keine Netzinterposition, dann kann eine erneute Faszienrekonstruktion diskutiert werden).

Die Indikation zum Gewebeersatz ist in der Rezidivsituation gegeben, wenn Faszienstrukturen nicht zur Verfügung stehen (SCENIHR).

Rezidiv-Zystozele. Die vaginale Netzinterposition verbessert die Erfolgsrate zur Korrektur der Zystozele auf 86 % (Metaanalyse, Baessler et al., 2016), ohne, dass die Fragebögen zur Symptomatik und Lebensqualität eine signifikante Besserung zeigten. (Studien, in denen nur Rezidivzystozelen randomisiert mit bzw. ohne Netz versorgt wurden, sind in diese Analyse nicht enthalten und würden hier ggf. zu anderen Ergebnissen führen). Durch die *transvaginale Netzinterposition* kann ein zentraler bzw. lateraler Defekt gleichermaßen stabilisiert werden, bevorzugt kommt diese Technik bei ausgeprägten zentralen Defekten, Multimorbidität und Adipositas zur Anwendung, prämenopausal bzw. bei Insuffizienz der apikalen Fixation sollte die Sakrokolpopexie bevorzugt werden.

Cave: Bei larvierter bzw. manifester Belastungsharninkontinenz ist die Sakrokolpopexie mit Kolposuspension zu bevorzugen, da eine Belastungsharninkontinenz nach vaginaler Netzinterposition nur mit eingeschränktem operativem Spektrum korrigiert werden kann (eine intra-/transobturatorische Bandeinlage entfällt strenggenommen, da der Zugangsweg für die ventralen Netzarme bereits benutzt wurde).

Rezidiv-Enterozele: Eine Rezidiv-Enterozele (Defekt Level I nach vaginaler Rekonstruktion) sollte durch Sakrokolpopexie korrigiert werden. Bei einem Rezidiv nach Sakrokolpopexie sollte geprüft werden, ob es hier zum Netzausriss gekommen ist und die Prozedur wiederholt, oder ein vaginales Vorgehen angeboten wird.

Rezidiv-Rektozele. Sie kommt im Vergleich zur Rezidivzystozele seltener vor und kann ebenfalls durch eine *transvaginale Netzinterposition* korrigiert werden (Metaanalyse mit Erfolgsrate von 95 %, Baessler et. al., 2016), dies bevorzugt bei postmenopausalen, multimorbiden bzw. adipösen Patientinnen. Bei prämenopausalen Frauen bzw. zusätzlicher apikaler Insuffizienz sollte die Sakrokolpopexie bevorzugt zur Anwendung kommen. Im Vorfeld sollte die sonographische Differenzierung zwischen Rekto- und Enterozele erfolgen. Bei Defäkationsstörungen kann eine Defäkographie Aufschluss geben, ob eine Resektionsrektopexie oder ein transanales Vorgehen ggf. einen besseren Einfluss auf die Funktionsstörung haben könnten (bei Nachweis eines Cul de sac oder einer Intussuszeption), als eine Deszensuskorrektur.

Cave: Intussuszeption, seltene laterale Rektozelen und das Cul-de-sac-Phänomen können nach alleiniger Netzinterposition persistieren, daher vorher ausschließen.

Rezidive nach Netzinterposition sollten besonders kritisch bewertet und mit allen konservativen Möglichkeiten therapiert werden, bevor hier erneut operiert wird. Eine sonographische Beurteilung der Netzlage bzw. -dislokation ist hilfreich für die Operationsplanung. Ein Scheidenstumpfprolaps nach vaginaler anteriorer und posteriorer Netzinterposition (wirkliches Rezidiv nur nach Total-Mesh-Interposition) kann mittels abdominaler Sakrokolpopexie, bestenfalls mit permanenter Konnektierung des distalen Endes des Sakropexienetzes an das apikale Ende des vaginalen Netzes, korrigiert werden. Rektozelenrezidive nach posteriorer Mesh-Interposition können ggf. mittels STARR-Operation korrigiert werden (Nachweis einer Intussuszeption mittels Defäkographie). Rezidiv-Zystozelen nach anteriorer Netzinterposition können mittels abdominaler Sakrokolpopexie korrigiert werden, wenn sonographisch die Insuffizienz der apikalen Fixation nachgewiesen wurde. Eine sonographisch nachgewiesene Dislokation des distalen Netzendes kann vaginal revidiert und untern Blasenhals rekonnektiert werden. Ein Zystozelenrezidiv trotz longitudinaler korrekter Netzlage kann durch mediane Netzraffung reponiert werden.

Gesamtkonzept

Aufgrund der aktuellen Erkenntnisse aus dem Literaturstudium, der anatomischen und funktionellen Aspekte, des Wunsches nach minimaler Invasivität und möglichst geringer Komplikationsrate macht es Sinn, ein konzeptionelles Vorgehen in der Indikationsstellung anzuwenden. Das Alter der Frau spielt gegenüber den Aspekten der Lebensqualität eine untergeordnete Rolle, sofern der Gesundheitszustand so ist, dass eine Intubationsnarkose mit Trendelenburglagerung problemlos zu verantworten ist. Abb. 20.21 zeigt ein mögliches Indikationskonzept. Es basiert auf den Erwartungen und Lebensqualitätsaspekten der betroffenen Frauen und fordert vom Spezialisten ein differenziertes kennen der Resultate urogynäkologische Operationen sowie die Kompetenz, verschiedene Operationstechniken zu beherrschen. Große Deszensusdefekte, Defektanatomie mit paravaginalem Defekt und Rezidive machen meist eine Netzoperation notwendig, entweder als Sakrokolpopexie oder mittels Anwendung eines vaginalen Netzes. Wie bei jeder präoperativen Beratung kommt dem Aufklärungsgespräch eine hohe Bedeutung zu. Wir sind verpflichtet Erfolgs- und Komplikationsraten offenzulegen und im Gespräch die Bedürfnisse der Frau an die Lebensqualität zu erkennen. Narkoseverfahren und allgemeine Operations- und Narkoserisiken sollen mit dem Gesundheitszustand der Frau in die Waagschale gelegt werden.

Indikationskonzept Deszensusoperationen					
isolierte Rektozele		isolierter apikaler Prolaps oder kombinierter Prolaps Apex & Zysto-Rektozele		isolierte Zystozele	
primärer Fall	Rezidivfall	primärer Fall/Rezidiv Komorbiditäten, Alter, sexuelle Aktivität		zentraler Defekt	paravaginaler Defekt oder Rezidiv
Kolporrhaphia posterior	posteriores Netz	**vaginal** sakrospinale/ uterosakrale Fix. mit Kolporrhaphien oder Hysteropexie/ Prolapshysterektomie mit Kolporrhaphien	**Laparoskopie** Sakrokolpopexie oder Suprazervikale Hysterektomie mit Sakrozervikopexie oder Sakrohysteropexie evtl. mit Kolporrhaphie	Kolporrhaphia anterior	anteriores Netz

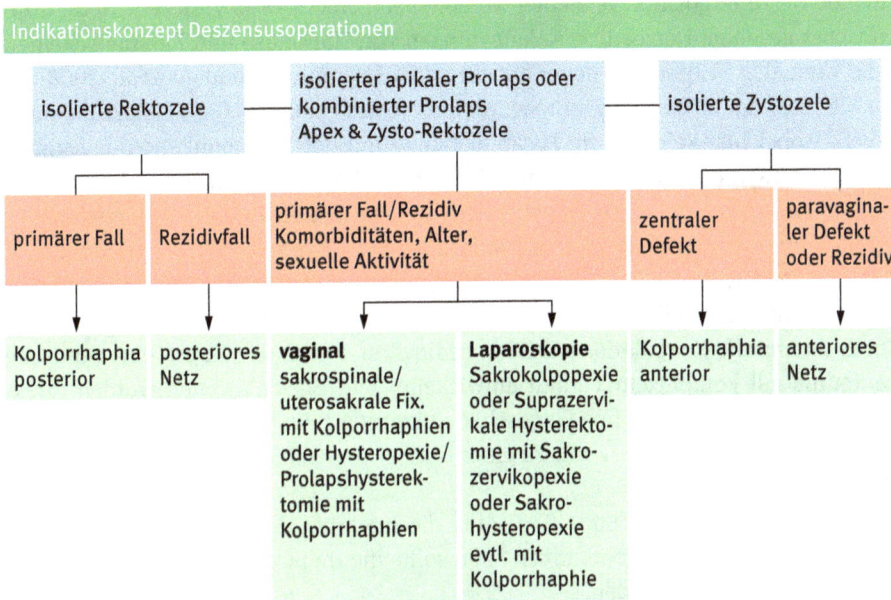

Abb. 20.21: Indikationskonzept für Deszensusoperationen.

Schließlich gehören auch prophylaktische Aspekte von uterinen und ovariellen Tumoren zur präoperativen Beratungstätigkeit. Es darf als Vorteil angesehen werden, dass es diese vielfältigen Optionen zur Behebung eines Deszensus gibt. Die Anforderungen an den Diagnostiker und Operateur sind dadurch allerdings komplexer geworden. Zudem reicht es nicht, ein guter Techniker zu sein; auch kommunikative Kompetenz ist gefordert.

20.2.8 Komplikationen

Intraoperative Komplikationen

Relevante *intraoperative Blutungen* (> 300–500 ml, transfusionsbedürftig) werden in der Literatur mit ca. 1 % angegeben (Abdel-Fattah und Ramsay, 2008; de Tayrac et al., 2008; Dwyer and O'Reilly, 2004). Arterielle Blutungen können koaguliert werden, venöse Blutungen lassen sich aufgrund der Größe der Venen oft besser durch Umstechung beheben. Stärkere Sickerblutungen im paravesikalen bzw. -rektalen Raum können durch die Einlage einer Redondrainage gestoppt werden, ggf. sollten blutstillende Gazen eingesetzt werden.

Verletzungen von Harnblase und Darm werden ein- bzw. zweischichtig übernäht. Nach der Versorgung einer Laesio recti sollte aus klinischer und forensischer Sicht auf eine Netzinterposition verzichtet werden, nach einer Laesio vesicae wird dies unkritischer gesehen. Netzbedingte Verletzungen von Harnblase und Rektum scheinen beim vaginalen Vorgehen seltener aufzutreten als vermutet (Caquant et al., 2008). In der Literatur der letzten fünf Jahre wurden diese mit ca. 0,3 % für das Rektum angegeben, wobei hier kein Fall im Zusammenhang mit der Netzapplikation angegeben wurde (de Tayrac et al., 2007; Elmer et al., 2009; Sergent et al., 2007). Im Rahmen der laparoskopischen Technik treten Darm- und Harnblasenverletzungen noch häufiger im Vergleich zur offenen Technik auf. In der Studie von Sarlos et al. (2008) traten drei Rektumläsionen auf, wovon zwei sofort intraoperativ ohne Folgeprobleme repariert und mit vollständiger Netzeinlage fertig gestellt werden konnten und eine, wohl durch thermische Koagulationsschäden bedingt, erst nach drei Tagen eine septische Peritonitis mit komplexem Verlauf entwickelte. Vier Blasenläsionen wurden direkt intraoperativ erfasst und ohne Folgeschäden korrigiert. Im Vergleich dazu kam es im Rahmen der offenen Technik nur zu einer Blasen- und keiner Darmläsion (Hübner et al., 2009).

Bei laparoskopischen Eingriffen sollte die Integrität der Ureteren beurteilt werden, bei schwierigen intraoperativen Siten sollte die Indikation zur Chromozystoskopie großzügig gestellt werden.

Direkt postoperative Komplikationen

Grundsätzlich gilt eine akribischere Blutstillung insbesondere bei Netzinterpositionen; relevante *Hämatome* nach vaginalen Netzinterpositionen werden im klinischen Alltag nicht häufiger nachgewiesen als nach Operationen ohne Netzinterposition. Hämatome bis 5 cm (das ist nur eine grobe Einschätzung) können konservativ betreut werden, soweit die klinische Symptomatik es zulässt (kompensierte Schmerzen, Harnblasen- und Darmfunktion).

(**Cave:** Nachblutungen nach vaginaler Netzinterposition treten meist paravesikal auf und können sich statt als eine vaginale Blutung durch blutigen Urin bemerkbar machen.) Da die Hämatome meist durch die endopelvine Faszie umschlossen sind, sind Resorptionszeiten von zwei Monaten nicht ungewöhnlich, hier ist also Geduld gefragt. Nach vaginalen Netzeinlagen scheint der sonographische Nachweis der Netzlage und Hämatomausbreitung sinnvoll. Liegt das Hämatom zwischen Netz und Harnblasenwand, kann es bei klinisch kompensierter Situation belassen werden. Liegt das Hämatom zwischen Netz und Vaginalwand, sollte eher ab dem 3. postoperativen Tag eine Revision in Lokalanästhesie durch Öffnen der Kolpotomienarbe und Abtragen des Hämatoms erfolgen, um eine Infektion und Defektheilung zu vermeiden, da der Druck auf die Kolpotomienaht in dieser Konstellation sehr hoch ist.

Nach vaginalen Netzinterpositionen ist das *Infektionsrisiko* kaum relevant und wird mit ca. 1 % angegeben (Abdel-Fattah and Ramsey, 2008). Je nach klinischer Symptomatik und Compliance der Patientin kann ein netzerhaltendes Vorgehen (Antibiose und Serom-/Abszessentlastung) bzw. netzentfernendes Vorgehen entschieden werden. Im klinischen Alltag hat sich ein netzerhaltendes Vorgehen mehrfach bewährt.

Harnblasen- und Darmentleerungsstörungen können vorübergehend auch durch Hämatome bedingt sein. Nach Deszensusoperation ist eine 24-stündige transurethrale Harnableitung empfohlen (insbesondere bei Nutzung von Scheidentamponaden); wenn erforderlich, sollte ein intermittierender Einmalkatheter für weitere 1–3 Tage zur Anwendung kommen. Persistierende Blasenentleerungsstörungen bedürfen dann des intermittierenden Selbstkatheterismus oder einer suprapubischen Harnableitung zur Optimierung des Blasentrainings. Alpha-Blocker können zusätzlich den Auslasswiderstand vermindern und Cholinergika den Blasenmuskel tonisieren. Wichtig ist die frühzeitige postoperative Restharnkontrolle, um eine Überdehnung der Blasenwand zu vermeiden.

Nach Operationen im vorderen und apikalen Kompartiment sollten Nierenabflussstörungen postoperativ mittels Nephrosonographie ausgeschlossen werden. Hierbei sollte in jedem Fall auch ein präoperativer Status quo erhoben werden.

Späte postoperative Komplikationen

Nach wie vor ungelöst sind die postoperativen *Obstipationsbeschwerden*, welche bei 17 % der Frauen nach Sakrokolpopexie über drei bis sechs Monate auftraten, aber bei der 6-Monatskontrolle auf 1 % zurückgingen (Sarlos et al., 2008). Manche Autoren führen diese auf die Douglasobliteration zurück, ohne dass dies in gezielten Studien untersucht wurde. Sicher müssen in diesem Zusammenhang auch die operationsbedingte Traumatisierung des Plexus hypogastricus superior (müsste eher zur Speicherstörung des Darmes führen, gilt eher, wenn Fasern des inferioren Anteils betroffen sind) bzw. ein vorher nicht diagnostiziertes Sigma elongatum ursächlich diskutiert werden.

Nach vaginalen posterioren Netzinterpositionen wurden in 1,2 % *Defäkationsprobleme* angegeben, wobei hier die Dyschezie/Obstipation im Vordergrund steht. Stool urgency und eine De-novo-Analinkontinenz wurden in der Literatur nur kasuistisch erwähnt (Baessler et al., 2005).

Die Verordnung von Laxantien bzw. sogenannten „Weichmachern" sollte daher in den ersten sechs postoperativen Wochen großzügig gehandhabt werden, um Obstipationen primär weitestgehend zu vermeiden.

Defektheilungen nach vaginalen Netzinterpositionen zeigen sich direkt postoperativ und stehen in Korrelation zur Operationstechnik. Ausschließlich mediane Kolpotomien, zurückhaltende Scheidenhautresektion und eine längenadaptierte spannungsfreie (aber nicht zu lockere) Netzinterposition können das Risiko einer Defektheilung reduzieren. Netzerosionen entstehen sekundär nach primär problemloser Wundheilung auch Monate und Jahre postoperativ, neben einer unzureichenden Gewebetrophik ist ein Östrogenmangel kausal. Dementsprechend steht hier eine lokale Östrogenisierung neben dem Abtragen der erodierten Netzanteile (primär unter ambulanten Bedingungen) im Vordergrund. Schließlich ist eine durchschnittliche Erosionsrate von 5 % nicht wesentlich zu senken. Die niedrige Erosionsrate im Rahmen der abdominalen/laparoskopischen Sakrokolpopexie (Hübner et al. ,2009; Sarlos et al., 2008) im Vergleich zu anderen Studien (Visco et al., 2001) hängt damit zusammen, dass die Scheide nicht eröffnet wurde bzw. konsequent nur subtotale Hysterektomien durchgeführt wurden.

Rekto- und vesikovaginale Fisteln werden in der Literatur nur kasuistisch beschrieben und konnten einzeitig operativ korrigiert werden, teilweise mittels Martius-Plastik (Caquant et al., 2008; Margulies et al., 2008).

De-novo-Dyspareunien (Häufigkeit unter 4 %, an sich schwierige Datenlage, da keine klare Trennung zwischen postoperativ persistierenden und De-novo-Beschwerden) treten nach transobturatorischer bzw. transischioanaler Netzinterposition meist im Bereich der Netzarme auf. Nach paravaginaler Kolpotomie können die betreffenden Netzarme durchtrennt werden, falls konservative Maßnahmen (Infiltration mit einem Lokalanästhetikum) versagen. Nach abdominaler Sakrokolpopexie stehen die Beschwerden im Scheidengrund im Vordergrund, wenn das Netz zu kurz eingesetzt wurde, ein standardisiertes Vorgehen kann diese Problematik entsprechend minimieren (Hübner et al., 2009).

Späte postoperative Komplikationen zeigen sich auch als *anatomisches Rezidiv*, hier ist das Vorgehen bereits beschrieben, oder als erneute Funktionsstörung, die auch direkt postoperativ persistierend auftreten kann und wie eine Frühkomplikation behandelt wird.

Netzerosionen sind Spätkomplikationen, die primär durch eine lokale Östrogenisierung therapiert werden. Führt das nicht zur Defektdeckung, ist bei Beschwerden eine chirurgische Intervention mittels Abtragung der Erosion, Scheidenmobilisation und Defektdeckung sinnvoll.

20.2.9 Fazit

Merke: Herkömmliche Operationstechniken zur Rekonstruktion körpereigener Faszienstrukturen haben aus Sicht der Autoren insbesondere in der Primärsituation weiterhin ihren Stellenwert.

Bei korrekter Indikationsstellung und operationstechnischer Umsetzung zeigen sie gute Heilungsergebnisse und eine geringe Komplikationsrate.

Merke: Die Anwendung von Netzinterponaten ist in der Rezidivsituation und bei primär fehlenden Faszienstrukturen sinnvoll.

Literatur

Abdel-Fattah M, Ramsay I on behalf of the West of Scotland Study Group. Retrospective multicentre study of the new minimally invasive mesh repair devices for pelvic organ prolapse. BJOG. 2008;115:22–30.

Abdool Z, Thakar R, Sultan AH, Oliver RS. Prospective evaluation of outcome of vaginal pessaries versus surgery in women with symptomatic pelvic organ prolapse. Int Urogynecol J Pelvic Floor Dysfunct. 2011;22:273–8

Abdulaziz M, Stothers L, Lazare D, Macnab A. An integrative review and severity classification of complications related to pessary use in the treatment of female pelvic organ prolapse. Can Urol Assoc J. 2015;9:E400-6

Atnip S, O'Dell K. Vaginal support pessaries: Indications for use and fitting strategies. Urol Nurs. 2012;32:114–24.

Baessler K, Hewson AD, Tunn R, Schuessler B, Maher CF. Severe mash complications following intravaginal slingplasty. Obstet Gynecol. 2005;106:713–6.

Baessler K, Reisenauer C, et al. AWMF-Leitlinie: Descensus genitalis der Frau. Diagnostik und Therapie. AWMF-Leitlinien-Register:015/006; 2016.

Baessler K, Schuessler B. Abdominal sacrocolpopexy and anatomy and function of the posterior compartment. Obstet Gynecol. 2001;97:678–84.

Baessler K, Aigmüller T, Albrich S, et al. Diagnosis and therapy of female pelvic organ prolapse. Geburtshilfe Frauenheilkd. 2016 Dec;76(12):1287–1301.

Beilecke K, Marschke J, Tunn R. Update zur Pessartherapie beim Descensus urogenitalis. gyn prax. 2020:46; 624–33.

Betschart C, Kim J, Miller JM, Ashton-Miller JA, DeLancey JO. Comparison of muscle fiber directions between different levator ani muscle subdivisions: in vivo MRI measurements in women. Int Urogynecol J. 2014;25(9):1263–8.

Bihler J, Tunn R, Reisenauer C, et al. The preferred mode of delivery of medical professionals and non-medical professional mothers-to-be and the impact of additional information on their decision: an online questionnaire cohort study. Arch Gynecol Obstet. 2019;299(2):371–384.

Bugge C, Adams EJ, Gopinath D. Pessaries (mechanical devices) for pelvic organ prolapse in women. Cochrane Database Syst Rev. 2013 Feb 28;2:CD004010

Caquant F, Collinet P, Debodinance P, et al. Safety on trans vaginal mesh procedure: retrospective study of 684 patients. J Obstet Gynaecol Res. 2008;34:449–56.

Chen L, Lisse S, Larson K, et al. Structural failure sites in anterior vaginal wall prolapse: identification of a collinear triad. Obstet Gynecol. 2016;128:853–62.

Cheung RY, Lee JH, Lee LL, Chung TK, Chan SS. Vaginal Pessary in Women With Symptomatic Pelvic Organ Prolapse: A Randomized Controlled Trial. Obstet Gynecol. 2016;128(1):73–80.

Cundiff GW, Amundsen CL, Bent AE, et al. The PESSRI study: symptom relief outcomes of a randomized crossover trial of the ring and Gellhorn pessaries. Am J Obstet Gynecol. 2007;196(4):405.

DeLancey JO, Morgan DM, Fenner DE, et al. Comparison of levator ani muscle defects and function in women with and without pelvic organ prolapse. Obstet Gynecol. 2007;109(2 Pt 1):295–302.

DeLancey JO. Anatomic aspects of vaginal eversion after hysterectomy. Am J Obstet Gynecol. 1992;166(6 Pt 1):1717–24. Discussion 24–8.

De Tayrac R, Devolder EG, Renaudie J, et al. Prolapse repair by vaginal route using a new protected low-weight polypropylene mesh: 1-year functional and anatomical outcome in a prospective multicentre study. Int Urogynecol. J2007;18:251–6.

De Tayrac R, Mathè M-L, Bader G, et al. Infracoccygeal sacropexy or sacrospinous suspension for uterine or vaginal vault prolapse. Int J Gynecol Obstet. 2008;100:154–9.

Dwyer PL, O'Reilly BA. Transvaginal repair of anterior and posterior compartment prolapse with Atrium polypropylene mesh. BJOG. 2004;111:831–6.

Elmèr C, Altman D, Ellström Engh M, et al. Trocar-guided transvaginal mesh repair of pelvic organ prolapse. Obstet Gynecol. 2009;113:117–26.

van Geelen JM, Dwyer PL. Where to for pelvic organ prolapse treatment after the FDA pronouncements? Int Urogynecol J. 2013;24:707–18

Geller EJ, Siddiqui NY, Wu JM, Visco AG. Short-term outcomes of robotic sacrocolpopexy compared with abdominal sacrocolpopexy. Obstet Gynecol. 2008;112:1201–6.

Gorti M, Hudelist G, Simons A. Evaluation of vaginal pessary management: A UK-based survey. J Obstet Gynecol. 2009;29:129–31

Graefe F, Marschke J, Dimpfl T, Tunn R. Vaginal Vault Suspension at Hysterectomy for Prolapse – Myths and Facts, Anatomical Requirements, Fixation Techniques, Documentation and Cost Accounting. Geburtshilfe Frauenheilkd. 2012;72(12):1099–1106.

Hanson LA, Schulz JA, Flood CG, Cooley B, Tam F. Vaginal pessaries in managing women with pelvic organ prolapse and urinary incontinence: patient characte-ristics and factors contributing to success. Int Uro-gynecol J Pelvic Floor Dysfunct. 2006;17(2):155–9.

Higgs PJ, Chua HL, Smith AR. Long term review of laparoscopic sacrocolpopexy. BJOG. 2005;112:1134–8.

Huebner M, Krzonkalla M, Gauruder-Burmester A, Tunn R. Abdominal sacrocolpopexy – standardized surgical technique, perioperative management and outcome in women with post hysterectomy vaginal vault prolapse. Gynäkol Geburtshilfliche Rundsch. 2009;49:308–314.

Huebner M, Rall K, Brucker SY, et al. The Rectovaginal Septum – visible on Magnetic Resonance Images of Women with Mayer-Rokitansky-Küster-Hauser syndrome (Müllerian Agenesis). Int Urogynecol J. 2014;25(3):323–7.

Jones KA, Harmanli O. Pessary use in pelvic organ prolapse and urinary incontinence. Rev Obstet Gynecol. 2010;3:3–9.

Kapoor DS, Thakar R, Sultan AH, Oliver R. Conservative versus surgical management of prolapse: what dictates patient choice? Int Urogynecol J. 2009;20:1157–61.

Khaja A, Freeman RM. How often should shelf/Gellhorn pessaries be changed? A survey of IUGA urogynaecologists. Int Urogynecol J. 2014;25(7):941–6.

Kölle D, Kunczicky V, Uhl-Steidl M, Pontasch H. [Safety and acceptance of self application of cubic pessaries and urethral ring pessaries]. Gynakol Geburtshilfliche Rundsch. 1998;38(4):242–6.

Lamers BHC, Brockman MW, Milani Alfredo. Pessary treatment for pelvic organ prolapse and health-related quality of life. a review. Int Urogynecol J Pelvic floor dysfunct. 2011;22:637–44.

Lin S, Atan IK, Dietz HP, Herbison P, Wilson PD. Delivery mode, levator avulsion and obstetric anal sphincter injury: A cross-sectional study 20 years after childbirth. Aust N Z J Obstet Gynaecol. 2019;59(4):590–596.

Maher C, Baessler K, Glazener CM, Adams EJ, Hagen S. Surgical management of pelvic organ prolapse in women: a short version Cochrane review. Neurourol Urodyn. 2008;27:3–12.

Maito JM, Quam ZA, Craig E, Danner KA, Rogers RG. Predictors of succesful pessary fitting and continued use in a nurse-midwifery pessary clinic. J Midwifery Womens Health. 2006;51:78–84.

Manchana T, Bunyavejchevin S. Impact on quality of life after ring pessary use for pelvic organ prolapse. Int Urogynecol J. 2012;23(7):873–7.

Margulies RU, Lewicky-Gaupp C, Fenner DE, et al. Complications requiring reoperation following vaginal mesh kit proce-dures for prolapse. Am Obstet Gynecol. 2008;199:678.e1-678.e4.

Margulies RU, Hsu Y, Kearney R, et al. Appearance of the levator ani muscle subdivisions in magnetic resonance images. Obstet Gynecol. 2006;107(5):1064–9.

Marschke J, Pax CM, Beilecke K, Schwab F, Tunn R. Vaginal hysterectomy with apical fixation and anterior vaginal wall repair for prolapse: surgical technique and medium-term results. Int Urogynecol J. 2018;29(8):1187–1192.

Morgan DM, Larson K, Lewicky-Gaupp C, Fenner DE, DeLancey JO. Vaginal Support as Determined by Levator Ani Defect Status 6 Weeks After Primary Surgery for Pelvic Organ Prolapse. Int J Gynaecol Obstet. 2011;114(2):141–4.

Nager CW, Richter HE, Nygaard I, et al. Incontinence pessaries: size, POPQ measures, and successful fitting. Int Urogynecol J Pelvic Floor Dysfunct. 2009;20(9):1023–1028.

Nemeth Z, Nagy S, Ott J. The cube pessary: an underestimated treatment option for pelvic organ prolapse? Subjective 1-year outcomes. Int Urogynecol J. 2013;24(10):1695–701.

Nygaard IE, McCreery R, Brubaker L, et al. Abdominal sacrocolpopexy: a comprehensive review. Obstet Gynecol. 2004;104:805–23.

Paraiso MF, Falcone T, Walters MD. Laparoscopic surgery for enterocele, vaginal apex prolapse and rectocele. Int Urogynecol J Pelvic Floor Dysfunc.t 1999;10:223–9.

Powers K, Lazarou G, Wang A, et al. Pessary use in advanced pelvic organ prolapse. Int Urogynecol J Pelvic Floor Dysfunct. 2006;17(2):160–4. Epub 10.5.2005.

Ramsay S, Tu le M. Pessary use as a conservative treatment for pelvic organ prolapse. 2012 37th IUGA Annual Meeting, Abstract 7.

Ramsay S, Tu le M, Tannenbaum C. Natural history of pessary use in women aged 65–74 versus 75 years and older with pelvic organ prolapse: a 12-year study. Int Urogynecol J. 2016;27(8):1201–7.

Reisenauer C, Oberlechner E, Schoenfisch B, Wallwiener D, Huebner M. Modified LeFort colpocleisis: clinical outcome and patient satisfaction. Arch Gynecol Obstet. 2013;288(6):1349–53.

Richter HE, Burgio KL, Brubaker L, et al. Continence pessary compared with behavioral therapy or combined therapy for stress incontinence: a randomized controlled trial. Obstet Gynecol. 2010;115(3):609–617.

Robert M, Mainprize TC. Long-term assessment of the incontinence ring pessary for the treatment of stress incontinence. Int Urogynecol J Pelvic Floor Dysfunct. 2002;13(5):326–9.

Robert M, Schulz JA, Harvey MA; UROGYNAECOLOGY COMMITTEE. Technical update on pessary use. J Obstet Gynaecol Can. 2013;35(7):664–674.

Rozet F, Mandron E, Arroyo C, et al. Laparoscopic sacral colpopexy approach for genito-urinary prolapse: experience with 363 cases. Eur Urol. 2005;47:230–6.

Sarlos D, Brandner S, Kots L, Gygax N, Schaer G. Laparoscopic sacrocolpopexy for uterine and post-hysterectomy prolapse: anatomical results, quality of life and perioperative outcome – a prospective study with 101 cases. Int Urogynecol J Pelvic Floor Dysfunct. 2008;19:1415–22.

Sergent F, Sentilhes L, Resch B, et al. Prosthetic repair of genito-urinary prolapses by the transobturateur infracoccygeal hammock technique: medium-term results. Journal de Gynècologie et Biologie de la Reproduction. 2007;36:459–67.

Shobeiri SA, Leclaire E, Nihira MA, Quiroz LH, O'Donoghue D. Appearance of the levator ani muscle subdivisions in endovaginal three-dimensional ultrasonography. Obstet Gynecol. 2009l;114 (1):66–72.

Swenson CW, Simmen AM, Berger MB, Morgan DM, DeLancey JO. The long and short of it: anterior vaginal wall length before and after anterior repair.Int Urogynecol J. 2015;26(7):1035–9.

Visco AG, Weidner AC, Barber MD, et al. Vaginal mesh erosion after abdominal sacral colpopexy. Am J Obstet Gynecol. 2001;184:297–302.

Wolff B, Williams K, Winkler A, Lind L, Shalom D. Pessary types and discontinuation rates in patients with advanced pelvic organ prolapse. Int Urogynecol J. 2017;28(7):993–997.

Zebede S, Smith AL, Plowright LN, Hedge A, Aguilar VC, Davila GW. Obliterative LeFort colpocleisis in a large group of elderly women. Obstet Gynecol 2013;121:79–84.

21 Kombination von Deszensus und Inkontinenz

Dieter Kölle, Angelika Szych, Thomas Dimpfl

21.1 Einleitung

Inkontinenz und Senkungsbeschwerden gehören zu den häufigen gynäkologischen Beschwerdebildern. Wenngleich beide Zustände getrennt voneinander auftreten können und die zugrunde liegenden Ursachen nicht unbedingt zusammenhängen müssen, beobachtet man dennoch in der klinischen Praxis oft unterschiedliche Kombinationen von Deszensus oder Prolaps und Harnverlust bzw. funktionelle Beschwerden des unteren Harntrakts.

> **Merke:** Der Genitaldeszensus zählt bei Frauen über 50 Jahren zu den häufigsten gynäkologischen Krankheitsbildern. Die vielfältigen morphologischen Defekte gehen häufig mit funktionellen Störungen der Blase, des Enddarms und der Sexualfunktion einher.

Die Diskussion des Themas „Standard der Deszensus- und Inkontinenztherapie" ist schwierig, da der Begriff „Standard" eine einheitliche Sprache hinsichtlich der Deszensusklassifikation voraussetzt. Alle Versuche von internationalen Fachgesellschaften (ICS, IUGA etc.) scheiterten früher an der Komplexität und der klinischen Akzeptanz. Dies bedeutet, dass Vergleiche von vorliegenden Studien schwierig sind. Um den Sprachgebrauch zu vereinheitlichen, hat die deutsche AGUB (Arbeitsgemeinschaft für Urogynäkologie und plastische Beckenbodenrekonstruktion) im Rahmen der Leitlinienerstellung eine einfache Klassifikation (Abb. 21.1) erarbeitet.

Für klinisch-wissenschaftliche Studien hat sich international in den letzten Jahren die **POP-Q-Klassifikation** (= Pelvic Organ Prolapse Quantification System) zur Beschreibung von Deszensus-Zuständen weitgehend durchgesetzt (siehe auch entsprechende Kapitel im Buch). Diese gemeinsam von IUGA und ICS in einer ersten Version 2010 und zuletzt 2016 aktualisierte Beschreibung von Senkung und Prolaps (Haylen et al., 2016) ermöglicht auch einen relativ exakten quantifizierten Vergleich des Senkungszustandes vor und nach einer therapeutischen Intervention und wurde

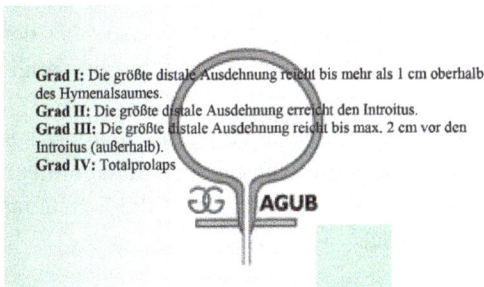

Grad I: Die größte distale Ausdehnung reicht bis mehr als 1 cm oberhalb des Hymenalsaumes.
Grad II: Die größte distale Ausdehnung erreicht den Introitus.
Grad III: Die größte distale Ausdehnung reicht bis max. 2 cm vor den Introitus (außerhalb).
Grad IV: Totalprolaps

AGUB

Abb. 21.1: Gradeinteilung des Descensus genitalis (AGUB 2008).

https://doi.org/10.1515/9783110657906-021

bereits 2015 in 80 % aller publizierten Arbeiten zum Thema Deszensus verwendet (Boyd et al., 2017).

Merke: Gute Prävalenzdaten für die Kombination von Deszensus und Inkontinenz fehlen leider in der Literatur. Der Hauptgrund hierfür dürfte in der Vielzahl an Möglichkeiten und unterschiedlichen Schweregraden von Deszensus bzw. Prolaps liegen. Das gemeinsam von IUGA und ICS erarbeitete POP-Q-System zur Quantifizierung von Senkung und Prolaps bringt laufend eine bessere Vergleichbarkeit der wissenschaftlichen Ergebnisse mit sich.

Roovers and Oelke (2007) fanden in einer Analyse der Literatur, dass 40 % der Patientinnen mit Deszensus auch an Belastungsinkontinenz leiden, sich die Prävalenz dieser Form von Harnverlust nach Durchführung von urodynamischen Untersuchungen auf 70–75 % erhöht und sich bei 50 % der Frauen ohne angegebenen Harnverlust eine okkulte/versteckte oder maskierte/larvierte Belastungsinkontinenz findet.

In einer großen schwedischen populationsbasierten epidemiologischen Studie (Eva et al., 2003) wurden je 1000 40-jährige und 60-jährige Frauen zur Prävalenz von Deszensus und Inkontinenz mittels ausgesandtem Fragebogen befragt. Die Rücklaufquote betrug 67 %. Harninkontinenz ein- oder mehrmals pro Woche gaben 9 % der 40-Jährigen und 19 % der 60-Jährigen, Inkontinenz von Winden 9 % bzw. 19 %, von flüssigem Stuhl 5 % bzw. 8 % und von festem Stuhl 0,3 % bzw. 1,7 % an. 15 % der Frauen berichteten über ein „Druckgefühl" im Becken, 4 % über eine genitale Vorwölbung oder Vorfall und 12 % benötigten die Hilfe von Fingern in der Scheide oder am Perineum zur Defäkation.

Mattox and Bhatia (1996) konnten zeigen, dass anamnestisch bei 14 bis 30 % der untersuchten Frauen eine Kombination von Prolaps und Inkontinenz vorlag, unabhängig davon, ob es sich um ethnisch kaukasische Patientinnen oder Frauen hispanischen Ursprungs handelte.

In einer großen US-Prävalenzstudie (Wu et al., 2014) wurden die Prävalenz und Trends von symptomatischen Beckenbodenstörungen anhand einer nationalen repräsentativen Stichprobe von fast 8000 Frauen (älter als 20 Jahre) von 2005 bis 2010 beschrieben, wobei auch potenzielle Risikofaktoren, Komorbidität und reproduktive Faktoren mitberücksichtigt wurden. Dabei konnte gezeigt werden, dass 25 % über ein oder mehrere Beckenbodenprobleme (Senkung und/oder Inkontinenz) berichteten. Harninkontinenz in Kombination mit Deszensus/Prolaps trat in 2,9 % (CI 2,5–3,4 %) der weiblichen Bevölkerung auf. Im Vergleich der Jahre 2005 und 2010 konnte kein signifikanter Trend beobachtet werden.

Einen Sonderfall stellt die *angeborene Blasenexstrophie* dar, eine Situation, bei der in einem hohem Prozentsatz Kombinationen von Prolaps und Harninkontinenz vorliegen. Im Regelfall ist hier ein ganzes Team von Spezialisten in die Betreuung dieser Patientinnen eingebunden (siehe Kapitel 32).

21.2 Diagnostik

Die klinische Praxis zeigt, dass Patientinnen meist entweder wegen Harninkontinenz oder Senkungsbeschwerden vorstellig werden, abhängig davon, welches Symptom subjektiv im Vordergrund steht.

> **Merke:** In der klinischen Abklärung ist es unabhängig vom vorherrschenden Beschwerdebild (Harninkontinenz und/oder Deszensus) zwingend erforderlich, nach dem jeweils anderen Krankheitsbild zu fahnden.

Vor der Durchführung einer Operation sollte idealerweise eine **urodynamische Untersuchung** erfolgen, auch bei Frauen mit Deszensus ohne angegebene Inkontinenzproblematik (Abb. 21.2). Die Begründung hierfür ist der relativ hohe Prozentsatz von Frauen mit Deszensus oder Prolaps mit maskierter/okkulter Belastungsinkontinenz.

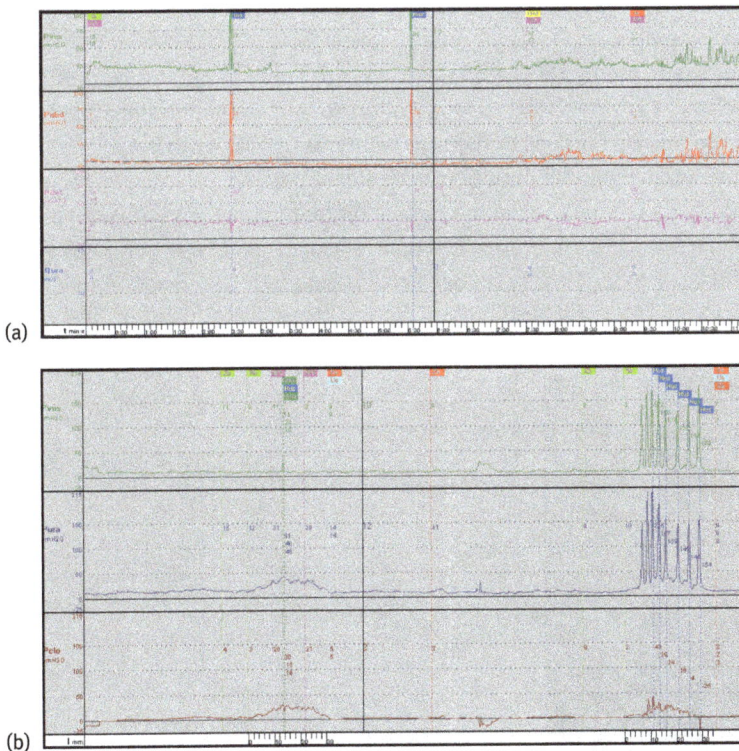

Abb. 21.2: Zystomanometrie und Urethradruck-profil. (a) Zystomanometrie: physiologische Blasenspeicher-phase. (b) Urethradruckprofil: hypotone Urethra mit nicht ausreichender Drucktransmission im Stressprofil.

Die Notwendigkeit zur Durchführung eines **Urethradruckprofils** mit und ohne Reposition wird kontrovers diskutiert. Ein pathologisches Urethradruckprofil muss nicht zwingend mit einer Funktionsstörung, hier die Belastungsinkontinenz, einhergehen.

Merke: Die eingehende, standardisierte urodynamische Untersuchung dient nicht nur akademischem Interesse, sondern hat Konsequenzen für die Therapieplanung und für das vor der Operation erforderliche Aufklärungsgespräch.

Insbesondere die **okkulte Belastungsinkontinenz** gewinnt zunehmend an Bedeutung, da die Bereitschaft der Patientinnen, nach einer Prolapsoperation sozusagen unvorbereitet plötzlich mit Harnverlust bei Belastung konfrontiert zu sein, oft nicht einfach so vorhanden ist.

Unabhängig davon, ob man sich also für ein ein- oder zweizeitiges operatives Vorgehen entschließt, ist eine entsprechende Information und Besprechung mit der Patientin zu diesem Thema entscheidend für das weitere Verhältnis zwischen der Patientin und ihrem Operateur.

Es gibt mittlerweile eine gute Datenlage dazu, dass eine präoperative urodynamische Untersuchung vor einer Deszensusoperation zu besseren klinischen Ergebnissen führt. Dabei sollte der Prolaps/Deszensus während der Untersuchung reponiert werden, um nach Möglichkeit die Situation nach Behebung der Senkung zu simulieren. Eine gute Methode ist die Verwendung eines hinteren **Sims-Spekulums**, da dadurch kein direkter Druck auf die Harnröhre oder Blase ausgeübt wird und auf diese Weise eine Verfälschung der Messwerte der urodynamischen Untersuchung vermieden werden kann (Abb. 21.3 und 21.4).

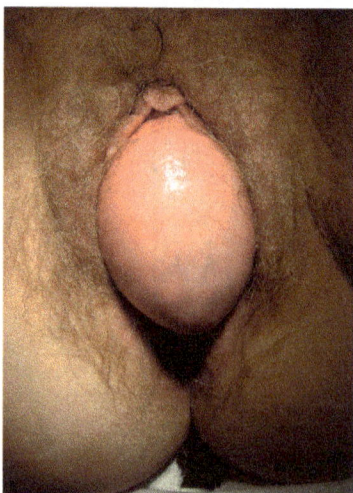

Abb. 21.3: Zystozele: Pulsationszystozele.

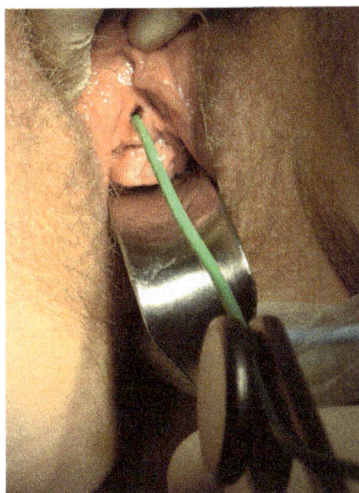

Abb. 21.4: Zystozele aus Abb. 21.3 nach Reposition mit hinterem Spekulum mit liegendem Messkatheter.

Ein Vergleich von insgesamt fünf verschiedenen Methoden der **Reposition** (Pessar, manuell, Forzeps, Stieltupfer und Spekulum) zeigte, dass die Verwendung eines hinteren Spekulums die beste Detektionsrate für okkulte Belastungsinkontinenz erzielte (Spekulum 30 %, Pessar 6 %). Nur 3,7 % der urodynamisch untersuchten Patientinnen zeigten in dieser Untersuchung (Visco et al., 2008) ohne Reposition eine Belastungsinkontinenz. Frauen mit maskierter/okkulter Belastungsinkontinenz hatten ein sehr hohes Risiko (58 %), nach der Prolapsoperation (in diesem Fall abdominale Kolposakropexie) eine postoperative Belastungsinkontinenz zu entwickeln.

Um eine sinnvolle Systematik der denkbaren oder zu erwartenden Situationen zu ermöglichen, sollen nachfolgend verschiedene Konstellationen ausgehend von der Inkontinenzsymptomatik dargestellt werden.

21.3 Deszensus/Prolaps und Harndrangsymptomatik

Beschwerden im Sinne einer überaktiven Blase (OAB) (vgl. Kap. 17) nach ICS-Definition werden von Patientinnen mit Deszensus ebenfalls sehr häufig angegeben.

Merke: Der Symptomenkomplex Pollakisurie und imperativer Harndrang mit oder ohne Dranginkontinenz wird nach der Neufassung der Definition durch die International Continence Society als überaktive Blase („overactive bladder", OAB) bezeichnet und ist keine Kontraindikation für die Durchführung einer Deszensusoperation.

Die Ursachen hierfür können sehr vielfältig sein: Einerseits spielt das besonders bei ausgeprägten Senkungszuständen meist vorliegende **höhere Alter** der betroffenen

Patientinnen eine nicht unbeträchtliche Rolle. Zahlreiche Untersuchungen konnten zeigen, dass mit zunehmendem Alter besonders Harndrangbeschwerden und Dranginkontinenz an Häufigkeit enorm zunehmen. Dabei findet sich nicht nur die sonst bei jüngeren Frauen meist festgestellte **idiopathische (nichtneurogene) phasische Detrusorüberaktivität** mit oder ohne Harnverlust, sondern auch nicht selten eine **ungehemmte überaktive Blase** mit nahezu vollständiger Blasenentleerung ab einer bestimmten Füllmenge der Blase ohne Möglichkeit der Unterdrückung der Miktion und mit fehlender sensibler Vorwarnzeit. Dies ist ein typischer Hinweis für ein Defizit der kortikalen Hemmung der Blase. Dies kann einerseits auf neurologische Erkrankungen, andererseits auf altersbedingte neurologische degenerative Defekte im Großhirn oder fortgeschrittene Schädigungen des Zentralnervensystems im Rahmen von Stoffwechselerkrankungen wie beispielsweise Diabetes mellitus hinweisen (Abb. 21.5).

Eine weitere Ursache kann in der typischen „Altersblase" liegen, die durch Detrusorhyperaktivität bei gleichzeitig vorliegender eingeschränkter Detrusorkontraktilität gekennzeichnet ist (= *detrusor hyperactivity impaired contractility – DHIC*). Hierbei bewirkt der Verlust von Gap junctions im Muskelzellverband der Detrusormuskulatur der Blase eine erhöhte Erregbarkeit der Muskelzellen und Fibrillen durch simultane Erregung von zahlreichen Muskelzellen bei Depolarisierung einer einzelnen Muskelzelle. Dies ist an sich vollkommen unabhängig vom Vorliegen oder Nichtvorliegen eines Deszensus der Vaginalwände und/oder des Uterus, sollte aber in den Überlegungen hinsichtlich Ursachen der Beschwerden nicht vergessen werden.

Merke: Ursachen für ein OAB-Syndrom: hohes Alter, zentralnervös, Stoffwechselerkrankungen (Diabetes mellitus), myogen, Restharnbildung, Harnweginfekte.

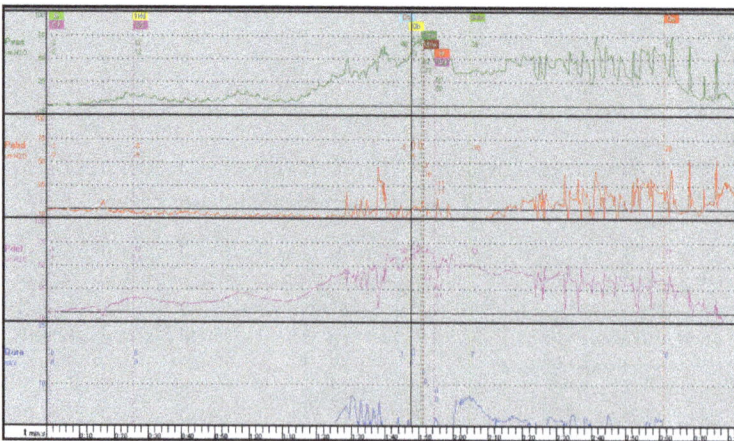

Abb. 21.5: Urodynamik beim OAB-Syndrom: Detrusorinstabilität in der Füllphase mit imperativer Miktion.

Eine große Rolle im Zusammenhang mit Deszensus/Prolaps spielt die bei ausgeprägten Senkungsbildern praktisch immer vorhandene chronische **Restharnbildung**. Dies führt unabhängig davon, ob eine zusätzliche neurologische oder nichtneurologische Störung der Blasenfunktion vorliegt, dazu, dass die Blase schneller wieder „voll" ist und damit die Reizschwelle für das Auftreten eines Harndrangs schneller wieder erreicht wird. Bei einer Restharnmenge von 50 % der physiologischen Blasenkapazität (also z. B. 150 ml Restharn bei 300 ml physiologischer Kapazität) verkürzt sich die Zeit zwischen Miktion und neuerlichem Harndrang um die Hälfte, also z. B. statt 3 Stunden drangfreie Zeit nur mehr 1,5 Stunden. Dies kann besonders nachts zum großen Problem mit beträchtlichem Leidensdruck werden. Kardiale Erkrankungen und Venenleiden sowie Diabetes mellitus als häufige Komorbiditäten von Deszensuspatientinnen führen zu einem zusätzlichen Anfluten von Harn infolge vermehrter Ausscheidung des Flüssigkeits-Overloads im Liegen. **Nykturie** ist daher ein sehr häufig zu beobachtendes Beschwerdebild von Prolaps- oder Deszensuspatientinnen. Eine weitere Folge der chronischen Restharnbildung stellen **rezidivierende Harnweginfekte** dar, die mit zunehmendem Alter sich oft weniger oder gar nicht als Dysurie, sondern in Form von Pollakisurie oder vermehrtem Harndrang äußern. Im schlechtesten Fall führen diese Infekte, besonders wenn im Falle des Vorliegens eines langdauernd unversorgten Totalprolaps die Nieren im Sinne einer obstruktiven Nephropathie vorgeschädigt wurden, zu komplizierten Harnweginfekten im Sinne von fieberhaften Pyelonephritiden (Abb. 21.6). Eine Stauungsniere sollte jedenfalls sonographisch vor einem chirurgischen Eingriff wegen Deszensus ausgeschlossen werden.

In diesem Fall, also an sich normale Sensibilität und Kontraktilität der Blase mit ausschließlich deszensusbedingter Restharnbildung, wird die operative Sanierung

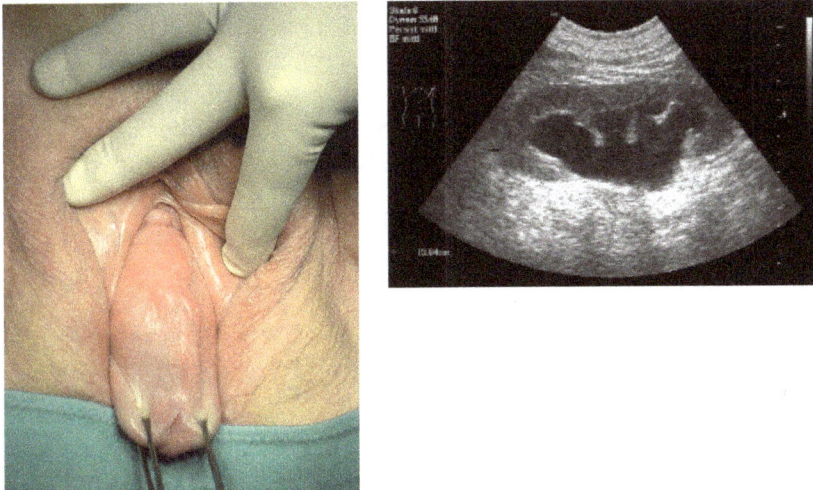

Abb. 21.6: Totalprolaps des Scheidenstumpfes mit Harnstauungsniere.

des Deszensus oder eine gute konservative Versorgung mittels Pessar und nach Möglichkeit lokaler Östrogenisierung im Regelfall zu einer Beseitigung oder zumindest Besserung der Symptomatik führen. Zu beachten dabei ist jedoch, dass dies nur für den Fall einer nicht vorgeschädigten Blase gilt. Leider ist immer wieder zu beobachten, dass Frauen erst sehr spät beispielsweise wegen einer Harnverhaltung vorstellig werden, zu einem Zeitpunkt, wo bei der urodynamischen Untersuchung eine stark reduzierte oder gar fehlende Blasensensibilität kombiniert mit extrem großer Blasenkapazität zwischen 500 und 1000 ml und schwacher oder fehlender Detrusorkontraktilität (hypotoner Detrusor) festgestellt werden können. Dennoch empfiehlt sich auch in diesen Fällen die Sanierung der Senkungszustände.

Merke: Interessanterweise zeigt sich in der klinischen Routine, dass hinsichtlich Drangsymptomatik, unabhängig von der zugrunde liegenden Ursache, fast alle Deszensuspatientinnen von einer effektiven Deszensustherapie profitieren. Studien mit guten Daten zu diesem Thema liegen derzeit nicht vor. Eine klare Vorhersage bei vorhandenen neurologischen Zusatzpathologien lässt sich präoperativ nicht treffen.

Wenngleich die Durchführung einer urodynamischen Untersuchung auch in diesem Fall (Kombination von Prolaps/Senkung und Dranginkontinenz) umstritten ist, da in 50 % der Fälle von angegebenen Harndrangbeschwerden keine Detrusorüberaktivität nachgewiesen werden kann, sollte der Wert der Untersuchung nicht unterschätzt werden. Die Reposition des Prolaps führt nicht zu einer Veränderung der Prävalenz von nachweisbarer Detrusorüberaktivität (Gilleran et al., 2006), ermöglicht aber die Darstellung der okkulten/maskierten Belastungsinkontinenz. Es konnte auch gezeigt werden, dass die Detrusorüberaktivität mit dem Grad der Senkung zunimmt (Romanzi et al., 1999). Auf jeden Fall ist das Vorliegen von **Urgency oder Detrusorinstabilität keine Kontraindikation zur Durchführung einer Senkungsoperation.** Aus praktischen und forensischen Überlegungen empfiehlt es sich, mit der betroffenen Patientin präoperativ im Aufklärungsgespräch die Thematik anzusprechen, zu dokumentieren und gegebenenfalls bei Weiterbestehen oder Verschlechterung der Problematik postoperativ eine Dranginkontinenztherapie (z. B. medikamentös) anzuschließen.

21.4 Prolaps und Überlaufinkontinenz

Merke: Diese Form der Harninkontinenz tritt fast ausschließlich bei massiven Formen von Deszensus (Teil- oder Totalprolaps uteri, Totalprolaps des Scheidenblindsackes nach Hysterektomie) auf.

In allen anderen Fällen spielen möglicherweise Zusatzfaktoren (Medikation, Medikamentennebenwirkungen, neurologische Erkrankungen, postoperative Phase, nach Geburt) eine entscheidende Rolle. Dabei kommt es bei einer übervollen Blase (Blasenfüllung nicht selten über 1000 ml) zum „Überlaufen" und damit Harnverlust. Begleitet ist dies von einer Harnverhaltung, die dann meist doch zu einer ärztlichen Intervention führt. Die Therapie besteht grundsätzlich in der Beseitigung der Senkung bzw. Therapie oder Beseitigung der auslösenden Ursachen. Wiederum gilt der Grundsatz der Durchführung einer urodynamischen Untersuchung vor dem operativen Eingriff.

21.5 Deszensus und Belastungsinkontinenz

Grundsätzlich können zwei verschiedene Formen abhängig von der Art der Senkung unterschieden werden: der laterale und der zentrale Defekt der vorderen Vaginalwand.

> **Merke:** Bei Vorliegen eines **lateralen Defekts** mit der Kombination aus nachweisbarer Belastungsinkontinenz und Deszensus I–II° der vorderen Vaginalwand mit erhaltenen Rugae und ohne „echte" Zystozelenbildung perinealsonographisch oder im lateralen Zystogramm ist nach wie vor eine retropubische Kolposuspensionsoperation (z. B. modifizierter Burch) eine sehr gute Option, die einerseits die Senkung der vorderen Vaginalwand behebt und andererseits zu einer hohen Rate an Kontinenz (vergleichbar mit TVT) führt (Abb. 21.7 und 21.8).

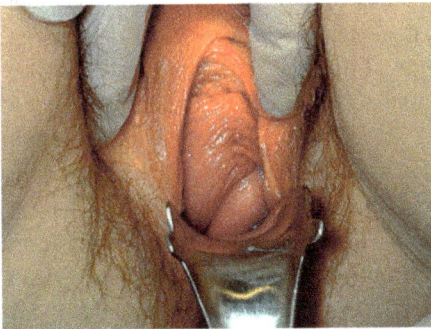

Abb. 21.7: Lateraler Aufhängungsdefekt der vorderen Vaginalwand mit erhaltenen Rugae.

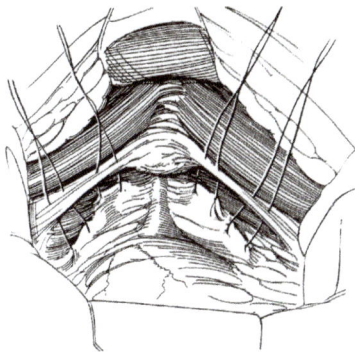

Abb. 21.8: Kolposuspension bei lateralem Aufhängungsdefekt der vorderen Vaginalwand und Belastungsinkontinenz.

Dies gilt nur unter der Voraussetzung, dass einerseits kein medianer Defekt im Sinne einer Distensionszystozele vorliegt und andererseits die Suspensionsfäden nicht zu einer extremen Elevation des Blasenhalses genutzt, sondern relativ locker zur Stabilisierung des Parakolpiums gesetzt werden.

Zur Kolposuspension liegen Langzeitbeobachtungsdaten bis zu 20 Jahren vor. Die Erfolgsraten nehmen in den ersten Jahren nach der Operation ständig etwas ab und pendeln sich dann auf etwa 70 % für Erstoperationen und 50 % für Rezidivoperationen ein (Alcalay et al., 1995). Drangbeschwerden treten nach dieser Operation bei bis zu 17 % der Patientinnen auf (Langer et al., 2001).

Merke: Bei starkem Anheben des Blasenbodens sind Probleme wie Urgency, Restharnbildung, Ausbildung von Trigono- und Zystozele und meist gleichzeitig einer Rektozele vorprogrammiert.

Die Ursache hierfür liegt in der Schaffung von unphysiologischen „Hohlräumen" in der Scheide, die entweder von der vorderen oder der hinteren Vaginalwand oder von beiden gefüllt werden. Voraussetzung für die gute physiologische Durchführung der Operation ist also ein gutes Verständnis für die Anatomie und die möglichen Reaktionen der einzelnen Anteile des Beckenbodens auf die entsprechenden anatomischen Veränderungen durch die Operation.

Wenngleich manche Urogynäkologen in der Situation des lateralen Defekts die Durchführung einer retropubischen oder transobturatorischen spannungsfreien Schlingenoperation nicht befürworten würden, zeigen eigene klinische Erfahrungen, dass dies ohne Veränderung des zu erwartenden Erfolgs durchaus möglich ist; allerdings sollte dann die Senkung der vorderen Vaginalwand für die Patientin nicht störend sein, da ansonsten ein Zweiteingriff zur Korrektur des Deszensus der vorderen Scheidenwand erforderlich wird und möglicherweise die Position der Schlinge dann nicht mehr optimal ist. Studiendaten zu diesem Thema liegen nicht vor.

Eine vollkommen andere Situation findet sich beim Vorliegen einer **Distensionszystozele, isoliertem Descensus uteri** oder **einer Rektozele** (Abb. 21.9). Bei Frauen mit „echter" Zystozele (Nachweis klinisch bei der Spiegeleinstellung und in der Peri-

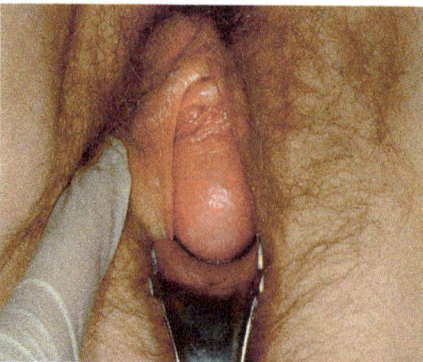

Abb. 21.9: Pulsationszystozele.

nealsonographie und gleichzeitigem Vorliegen von Belastungsinkontinenz (auch ohne Reposition der Senkung nachweisbar) wird zumindest eine von drei Frauen nach der Senkungsoperation weiterhin inkontinent bleiben.

Van der Ploeg et al. (2014) führten eine Metaanalyse zur Kombination von Inkontinenzchirurgie mit Deszensusoperationen durch und konnten aus mehr als 1500 Abstracts letztlich nur sieben RCT-Studien mit 1115 Patientinnen in die Analyse inkludieren. 2 Studien beschäftigten sich mit Patientinnen, welche bereits vor dem Eingriff neben der Senkung eine klinisch manifeste Belastungsinkontinenz aufwiesen. In der von der Fallzahl betrachtet größeren Studie (Borstad et al., 2010) erhielten die Frauen eine vaginale Senkungsoperation kombiniert mit oder ohne einer suburethralen spannungsfreien Schlinge. Die Kombinationsoperation zeigte eine geringere Inzidenz von persistierender Belastungsinkontinenz (5 % versus 23 %) und nachfolgend notwendiger Inkontinenzbehandlung (0 % versus 57 %; Intention-to-treat-Konzept). Die zweite Studie (Costantini et al., 2012) fand keinen Unterschied, wobei eine abdominelle Kolposakropexie mit oder ohne Burch Kolposuspension durchgeführt wurde. Unerwünschte Ereignisse (2 Studien; 15 % versus 10 %; RR = 1,6) und verlängerte Katheterisierungsdauer (3 Studien; 6 % versus 1 %; RR = 4,5) waren minimal häufiger nach vaginaler Prolapschirurgie in Kombination mit suburethraler Schlingenoperation zu beobachten, kein Unterschied hinsichtlich Komplikationen zeigte sich nach Sakrokolpopexie in Kombination mit Burch.

In einer eigenen Studie konnten van der Ploeg et al. (2015) zeigen, dass nach der Kombination von transvaginaler Senkungsoperation mit suburethraler spannungsfreier Schlinge im Vergleich zur alleinigen Deszensusoperation die Rate an verbleibender Stressinkontinenz zwar signifikant verringert werden konnte (22 % versus 61 %), jedoch nur 17 % der Kontrollgruppe dann letztlich eine Operation wegen Belastungsinkontinenz benötigten. Der Wunsch nach einem Zweiteingriff war erstaunlich gering. Ob die Patientinnen lediglich keinen zweiten Eingriff wollten oder der subjektive Leidensdruck zu gering war, bleibt letztlich ungeklärt.

Merke: Patientinnen mit Senkung und manifester klinisch verifizierbarer Belastungsinkontinenz kann im Rahmen der Senkungsoperation zusätzlich ein Inkontinenzeingriff angeboten werden. Dadurch wird in vielen Fällen die Belastungsinkontinenz beseitigt werden (Number needed to treat = 2). Die Erfolgsraten hinsichtlich Inkontinenztherapie sind vergleichbar mit isolierten Inkontinenzoperationen. Zu bedenken ist allerdings, dass ein beträchtlicher Anteil von Patientinnen auch nur durch die Senkungsoperation von ihren Inkontinenzproblemen erlöst wird und keinen weiteren Eingriff benötigt. Es empfiehlt sich daher eine ausführliche Besprechung der Symptomatik mit der Patientin vor der Operation.

Bei der technischen Durchführung der Operation ist darauf zu achten, dass folgende zwei Punkte beachtet werden: Erstens darf die mediane vordere Kolpotomie für die vordere Scheidenplastik bis maximal auf Höhe des Blasenhalses, keinesfalls bis zum Meatus externus der Urethra geführt werden und natürlich auch keine suburethralen

Raffnähte gelegt werden (unserer Ansicht nach ist dies eine der Hauptursachen für Harnverhaltungen/Restharnbildungen im Rahmen von Senkungsoperationen). Zweitens sollte für die Anlage der spannungsfreien suburethralen Schlinge eine von der Kolpotomie für die Plastik getrennte zweite Inzision unterhalb der Urethramitte gesetzt werden und die Schlingenoperation exakt gleich wie als Einzeleingriff durchgeführt werden. Es sollte auch nicht die retropubische Unterspritzung vergessen werden (gilt für die Anlage einer retropubischen Schlinge), da dadurch das Risiko der Blasenperforation durch die Distension des retropubischen Raumes deutlich reduziert wird. Die zweite Inzision verhindert ein Verrutschen der Schlinge in Richtung Blasenhals und beugt daher Blasenentleerungsstörungen vor. Bei Berücksichtigung dieser Punkte konnten wir bisher im eigenen Operationskollektiv keine Erhöhung der Komplikationsrate im Vergleich zur mehrzeitigen Vorgangsweise feststellen.

21.6 Deszensus/Prolaps und okkulte/maskierte Belastungsinkontinenz

Ein hoher Prozentsatz an Frauen vor allem mit ausgeprägten Senkungszuständen wird über keinerlei Harnverlust präoperativ berichten. Die klinische Erfahrung zeigt aber, dass eine nicht unbeträchtliche Anzahl dieser Patientinnen nach der chirurgischen Korrektur der Senkung postoperativ eine Belastungsinkontinenz haben wird. Grundsätzlich bestehen nun genau genommen **zwei grundverschiedene Ausgangslagen:**

a) einerseits die Patientin, die auch nach Reposition des Vorfalls klinisch und bei der urodynamischen Untersuchung keinen demonstrierbaren Harnverlust aufweist und de facto präoperativ kontinent ist und

b) andererseits die Patientin mit okkulter/maskierter Belastungsinkontinenz, bei welcher im Rahmen der präoperativen urodynamischen Untersuchungssituation nach Reposition des Prolaps doch eine Belastungsinkontinenz demonstriert werden kann.

Im Falle der präoperativ kontinenten Patientin (Fall a) stellt sich die Frage, ob diese Frau von einer zusätzlichen „prophylaktischen" Inkontinenzoperation profitieren könnte oder nicht. In einer Metaanalyse aus 5 Studien (Van der Ploeg et al., 2014) konnte gezeigt werden, dass die Rate an **subjektiver** *de novo* Belastungsinkontinenz bei kombinierter Therapie niedriger ist (2 Studien; 24 % versus 41 %, RR 0,6) und die Notwendigkeit für eine nachfolgende Anti-Inkontinenz–Operation geringer ist (3 Studien; 2 % versus 7 %, RR 0,4). Die *Number needed to treat* (NNT) beträgt 9. Gepoolt für **objektive** *de novo* Belastungsinkontinenz (5 Studien) zeigte sich eine große Heterogenität und statistisch kein Unterschied.

In der zweiten Situation der okkulten/maskierten Belastungsinkontinenz ist die Besonderheit, dass die Patientin ohne Vorliegen der Senkung ja inkontinent wäre, dies aber für die Patientin nicht ersichtlich ist. Der fehlende Harnverlust kann einerseits auf eine externe Kompression der Harnröhre von außen durch z. B. Tiefertreten des Uterus und andererseits im Sinne eines Abknickens der Urethra erklärt werden. Die genaue Ursache für dieses Phänomen ist aber noch ungeklärt.

In einer Studie zeigte sich eine Reduktion von 56 % an postoperativer Inkontinenz, in einer anderen Untersuchung lediglich von 12 % bei einzeitig durchgeführter Senkungs- und Inkontinenzoperation. Es handelte sich dabei aber in beiden Fällen um eine abdominelle Kolposakropexie mit oder ohne Burch-Kolposuspension. Die Metaanalyse von van der Ploeg (2014) zeigte eine Risikoreduktion für objektive postoperative Belastungsinkontinenz auf 22 % Inkontinenz versus 52 %. Obwohl eine beträchtliche statistische Heterogenität vorlag, favorisierten alle relativen Risiken die Kombinationstherapie, die NNT (= Number needed to treat) liegt bei 3.

Merke: Goldstandard der operativen Korrektur des Scheidenstumpfprolaps war bisher die abdominale Sakrokolpopexie (Abb. 21.10). Die offene Operation wird jedoch zunehmend durch laparoskopische Verfahren abgelöst. Der Scheidenstumpfdeszensus liegt selten isoliert vor, 67 % der Patientinnen haben einen begleitenden Deszensus des vorderen und/oder des hinteren Kompartiments. Die gleichzeitige Kolposuspension nach Burch kann der Frau nach Abwägen der Vor- und Nachteile bei demonstrierter larvierter Harninkontinenz angeboten werden. Bei kontinenten asymptomatischen Frauen sollte primär ein zweizeitiges Vorgehen angestrebt werden.

Grundsätzlich stehen wir vor derselben Situation wie oben angeführt bei Deszensus in Kombination mit klinisch auch ohne Reposition vorhandener Belastungsinkontinenz. Erschwert wird diese Situation durch das Faktum, dass die Patientin bei einzeitig durchgeführter Deszensus- und Inkontinenzoperation im besten Falle sowohl

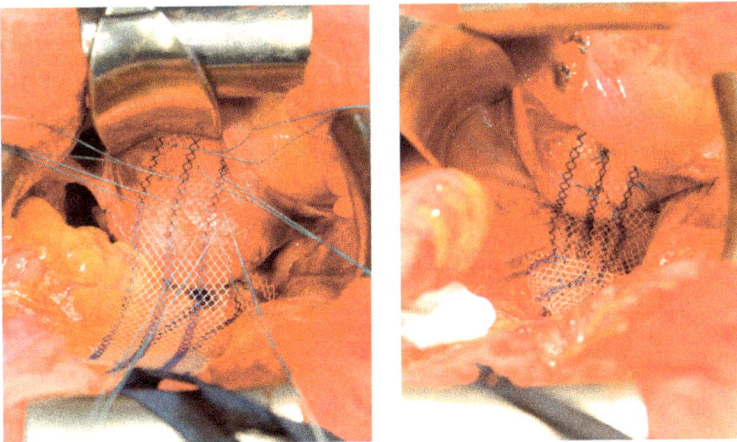

Abb. 21.10: Abdominale Sakrokolpopexie: Fixation der Scheide über ein tief angelegtes Mesh-Interponat zwischen Vaginalvorder- und -hinterwand und Lig. longitudinale anterius.

vor der Operation als auch postoperativ keinen Harnverlust bemerkt, scheinbar also kein Effekt erzielt wurde. Dies muss der Patientin in einem ausführlichen Gespräch erklärt werden. Hilfreich kann dabei die Demonstration des Harnverlusts bei Reposition der Senkung im Rahmen der urodynamischen Untersuchung sein. Auch in dieser Situation sind Nutzen und Risiko eines einzeitigen Vorgehens mit der Patientin gemeinsam abzuwägen.

Im letzten Update des Cochrane-Review (Maher et al., 2013) über die chirurgische Therapie des Prolaps von Beckenorganen wird festgehalten, dass etwa 12 % der wegen Deszensus operierten Frauen postoperativ neue Symptome von OAB (overactive bladder) und 9 % *de novo* Miktionsstörungen entwickelten. Frauen mit gleichzeitig zum Prolaps vorhandener Belastungsinkontinenz oder okkulter Inkontinenz profitierten von einem zusätzlichen Inkontinenzeingriff (RR 7,4, CI 4,0–14,0). Ein Cochrane-Review (Baessler et al., 2018) widmet sich etwas spezieller der Problematik der Kombination von Prolaps und Inkontinenz und kommt zum Schluss, dass sowohl simultane Eingriffe als auch das zweizeitige Vorgehen ihre Berechtigung haben und unter exakter präoperativer Aufklärung an die individuelle klinische Situation angepasst werden sollten. Andere Fragen in diesem Zusammenhang wie z. B. ökonomische Fragen sind hier allerdings noch zu wenig bearbeitet.

> **Merke:** Derzeit kristallisiert sich langsam folgende Vorgangsweise heraus: Bei Vorliegen eines Deszensus ohne subjektive oder objektiv nach Reposition vorliegende Belastungsinkontinenz sollte zunächst nur die Senkung chirurgisch behandelt werden und allenfalls eine postoperativ auftretende de novo Inkontinenz zu einem späteren Zeitpunkt. Es herrscht in der Literatur Einigkeit, dass bei gleichzeitig vorhandener Belastungsinkontinenz (NNT = 2) oder okkulter Inkontinenz (NNT = 3) ein kombiniertes Vorgehen mit einer zusätzlichen Inkontinenzoperation **angeboten werden kann**. Gleichzeitig ist aber auch klar, dass dadurch für zahlreiche Frauen ein nicht unbedingt notwendiger Eingriff zusätzlich gemacht wird. Dieses Spannungsfeld muss mit der Patientin im Vorfeld der Operation ausgiebig besprochen werden und **je nach Präferenz der Patientin kann ein ein- oder zweizeitiges Vorgehen** entschieden werden.

Darüber hinaus erscheint auch wichtig, dass Rektozelen im Stadium II° oder höher in rund der Hälfte der Fälle eine Harnbelastungsinkontinenz maskieren können (Nguyen et al., 2007). Auch in diesem Fall ermöglicht die Durchführung einer entsprechenden Untersuchung die Detektion einer maskierten/okkulten Harninkontinenz.

21.7 Anale Inkontinenz und Deszensus

Aus klinischer Erfahrung heraus soll eingehend erklärt werden, dass die meisten Patientinnen, die beim Vorhandensein einer Rektozele Analinkontinenzbeschwerden angeben, eine *Stool urgency* mit eingeschränkter Zuwartezeit und eher nur sporadischen Inkontinenzepisoden haben. Am häufigsten wird das Nachschmieren nach

Defäkation (bedingt durch die unvollständige Darmentleerung) als Inkontinenz angegeben. Hier kann anamnestisch gut differenziert werden.

Shamliyan et al. (2007) werteten 1077 Artikel aus und konnten feststellen, dass einerseits ein Deszensus einen Risikofaktor sowohl für Harn- als auch Stuhlinkontinenz (vgl. Kap. 23) bei Erwachsenen darstellt, andererseits selbstausgefüllte Fragebögen zwar gut in der Detektion von Harninkontinenz, jedoch schlecht geeignet für das Auffinden von Stuhlinkontinenz sind.

Eine italienische Studie (Meschia et al., 2002) an 881 Frauen mit Symptomen von Harninkontinenz mit oder ohne Deszensus zeigte, dass 20 % der Patientinnen auch anale Inkontinenz aufwiesen, wobei das Vorliegen einer Rektozele im Stadium > II° (OR 1,9), ein Zustand nach Hämorrhoidenoperation (OR 2,7), Harninkontinenz (OR 1,9), Geburt eines Kindes mit Geburtsgewicht über 3800 g (OR 1,5) und Reizdarmsyndrom (OR 6,3) als Risikofaktoren identifiziert wurden.

In einer ähnlichen Untersuchung aus Florida (González-Argenté et al., 2001) wurden 240 Patientinnen, die wegen fäkaler Inkontinenz oder Rektalprolaps operiert worden waren, mit einer Kontrollgruppe per Fragebogen verglichen. 83 operierte Frauen konnten 50 Kontrollen gegenübergestellt werden. In beiden operierten Gruppen zeigte sich eine Prävalenz von 23 % der Kombination von Deszensus und Harninkontinenz. Harninkontinenz und Deszensus waren signifikant seltener in der Kontrollgruppe (30 % bzw. 12,5 % und 54–66 % bzw. 18–34 %).

Gesichert erscheint, dass zur Verhinderung einer Rezidiv-Rektozele der im Regelfall von gynäkologischen Chirurgen gewählte transvaginale Zugangsweg bessere Ergebnisse erzielt als der transanale (Maher et al., 2007).

Merke: Der Effekt auf Inkontinenz und Darmsymptome lässt sich nicht klar beurteilen. Aufgrund der derzeit schlechten Datenlage und der doch als mäßig zu bezeichnenden Erfolgsraten chirurgischer Eingriffe hinsichtlich der analen Inkontinenz empfiehlt sich einerseits eine interdisziplinäre Betreuung der Patientin mit dem Koloproktologen und andererseits wohl doch die Wiederherstellung annähernd normaler anatomischer Verhältnisse durch die chirurgische Versorgung von Deszensus und Prolaps.

Bei Vorliegen einer analen Inkontinenz aufgrund eines im Regelfall wohl geburtstraumatisch erworbenen Analsphinkterdefekts wird sich eher selten eine relevante Senkung finden, da dies oft auch jüngere Frauen betrifft.

Literatur

Alcalay M, Monga A, Stanton SL. Burch colposuspension: a 10–20 year follow up. Br J Obstet Gynaecol. 1995;102:740–5.

Baessler K, Christmann-Schmid C, Maher C, et al. Surgery for women with pelvic organ prolapse with or without stress urinary incontinence. Cochrane Database Syst Rev. 2018;8(8):CD013108. Published 2018 Aug 19. doi:10.1002/14651858.CD013108

Borstad E, Abdelnoor M, Staff AC, Kulseng-Hanssen S. Surgical strategies for women with pelvic organ prolapse and urinary stress incontinence. Int Urogynecol J Pelvic Floor Dysfunct. 2010;21:179–86.

Boyd SS, O'Sullivan D, Tulikangas P. Use of the Pelvic Organ Quantification System (POP-Q) in published articles of peer-reviewed journals. Int Urogynecol J. 2017;28(11):1719–1723.

Brubaker L, Cundiff G, Fine P, et al. A randomized trial of colpopexy and urinary reduction efforts (CARE): design and methods. Control Clin Trials. 2003;24:629–42.

Brubaker L, Cundiff GW, Fine P, et al. Abdominal sacrocolpopexy with Burch colposuspension to reduce urinary stress incontinence. N Engl J Med. 2006;354:1557–66.

Brubaker L, Nygaard I, Richter HE, et al. Two-year outcomes after sacrocolpopexy with and without Burch to prevent stress urinary incontinence. Obstet Gynecol. 2008;112:49–55.

Costantini E, Zucchi A, Giannantoni A, et al. Must colposuspension be associated with sacropexy to prevent postoperative urinary incontinence? Eur Urol. 2007;51:788–94.

Costantini E, Lazzeri M, Bini V, et al. Burch colposuspension does not provide any additional benefit to pelvic organ prolapse repair in patients with urinary incontinence: a randomized surgical trial. J Urol. 2008;180:1007–12.

Costatini E, Lazzeri M, Bini V, et al. Pelvic organ prolapse repair with and without concomitant Burch colposuspension in incontinent women: a randomized controlled trial with at least 5-year followup. Obstet Gynecol Int. 2012; Article ID 967923.

Eva UF, Gun W, Preben K. Prevalence of urinary and fecal incontinence and symptoms of genital prolapse in women. Acta Obstet Gynecol. Scand 2003;82(3):280–6.

Gilleran JP, Lemack GE, Zimmern PE. Reduction of moderate-to-large cystocele during urodynamic evaluation using a vaginal gauze pack: 8-year experience. BJU. Int 2006;97(2):292–5.

González-Argenté FX, Jain A, Nogueras JJ, et al. Prevalence and severity of urinary incontinence and pelvic genital prolapse in females with anal incontinence or rectal prolapse. Dis Colon Rectum. 2001;44(7):920–6.

Haylen BT, Maher CF, Barber MD, et al. An International Urogynecological Association (IUGA) / International Continence Society (ICS) Joint Report on the Terminology for Female Pelvic Organ Prolapse (POP). Neurourol and Urodynamics. 2016;35:137–168.

Langer R, Lipshitz Y, Halperin R, et al. Long-term (10–15 years) follow-up after Burch colposuspension for urinary stress incontinence. Int Urogynecol J Pelvic Floor Dysfunct. 2001;12:323–6.

Liapis A, Bakas P, Georgantopoulou C, Creatsas G. The use of the pessary test in preoperative assessment of women with severe genital prolapse. Eur J Obstet Gynecol Reprod Biol. 2011;155:110–3.

Maher C, Feiner B, Baessler K, Schmid C. Surgical management of pelvic organ prolapse in women. Cochrane Database Syst Rev. 2013;(4):CD004014.

Mattox TF, Bhatia NN. The prevalence of urinary incontinence or prolapse among white and Hispanic women. Am j Obstet Gynecol. 1996;174(2):646–8.

Meschia M, Buonaguidi A, Pifarotti P, et al. Prevalence of anal incontinence in women with symptoms of urinary incontinence and genital prolapse. Obstet Gynecol. 2002;100(4):719–23.

Nguyen JN, Yazdany T, Burchette RJ. Urodynamic evaluation of urethral competency in women with posterior vaginal support defects. Urology. 2007;69(1):87–90.

Reena C, Kekre AN, Kekre N. Occult stress urinary incontinence in women with pelvic organe prolapse. Int J Gynaecol Obstet. 2007;1:31–4.

Romanzi LJ, Chaikin DC, Blaivas JG. The effect of genital prolapse on voiding. J Urol. 1999;161:581–6.

Roovers JP, Oelke M. Clinical relevance of urodynamic investigation tests prior to surgical correction of genital prolapse: a literature review. Int Urogencol J Pelvic Floor Dysfunct. 2007;18(4):455–60.

Schierlitz L, Dwyer P, Rosamilia A, et al. A prospective randomised controlled trial comparing vaginal prolapse repair with and without tensionfree vaginal tape (TVT) in women with severe genital prolapse and occult stress incontinence: long term follow up. Neurourol Urodyn. 2010;29:806–7.

Shamliyan T, Wyman J, Bliss DZ, Kane RL, Wilt TJ. Prevention of urinary and fecal incontinence in adults. Evid Rep Technol Assess (Full Rep). 2007;161:1–379.

Van der Ploeg JM, van der Steen A, Oude Rengerink K, et al. Prolapse surgery with or without stress incontinence surgery for pelvic organ prolapse: a systematic review and meta-analysis of randomized trials. BJOG. 2014;121:537–547.

van der Ploeg JM, Oude Rengerink K, van der Steen A, et al. Transvaginal prolapse repair with or without the addition of a midurethral sling in women with genital prolapse and stress urinary incontinence: a randomised trial. BJOG. 2015;122:1022–1030.

Visco AG, Brubaker L, Nygaard I, et al., The role of preoperative urodynamic testing in stress-incontinent women undergoing sacrocolpopexy: the Colpopexy and Urinary Reduction Efforts (CARE) randomised surgical trial. Int Urogyn J Pelvic Floor Dysfunct. 2008;19(5):607–14.

Wei JT, Nygaard I, Richter HE, et al. A midurethral sling to reduce incontinence after vaginal prolapse repair. N Engl J Med. 2012;366:2358–67.

Wu JM, Vaughan CP, Goode PS, Redden Dt, et al. Prevalence and trends of symptomatic pelvic floor disorders in U. S. women. Obstet Gynecol. 2014;123(1):141–148.

22 Entleerungsstörungen im Harntrakt

Daniela Marschall-Kehrel

3000 v. Chr.	Schilfrohr oder gedrehte Palmblätter als Katheter (Ägypten)
79 v. Chr.	Bronzekatheter (Pompeji)
1530	Sectio alta bei suprapubischer Entfernung eines Blasensteines (*Pierre Franco*)
1807	Lichtleiter (*Philipp Bozzini*)
1850	Gummikatheter
1850	Endoskop (*Antoine Desormeaux*)
1878	Zystoskop (*Maximilian Nitze*)
1880	Ureterenkathetersimus (*Karl Pawlik*)
1930	Ballonkatheter (*Foley EB*)
1955	Perkutane Nephrostomie (*Goodwin WE*)

22.1 Entleerungsstörungen des oberen Harntraktes

Grundsätzlich sollten Entleerungsstörungen in akute und chronische sowie mechanische (obstruktive) und erweiterte (dilatative) Formen unterschieden werden. Je nach Typ und Verschlussgrad führt dies zu unterschiedlichen Behandlungskonsequenzen.

22.1.1 Physiologie

In der Niere verfügen die Kelche über die Möglichkeit eines aktiven Harntransports. Dies führt unter physiologischer Diurese zu einer Sammlung von Urin im Nierenbecken, bis dieser in den sonst kollabierten Harnleiter übertritt und in peristaltischen Wellen zur Blase transportiert wird. Der submuköse Tunnel des Ureters innerhalb der Blase verhindert i. S. eines Ventils bei zunehmender Füllung der Blase über die ebenfalls zunehmende Wandspannung bzw. einer Detrusorkontraktion über eine Kompression dieses Tunnels den Reflux in den oberen Harntrakt in der Speicherphase bis zu einem Druck von 40 cm H_2O. In Ruhe liegt der Druck in der Blase unter 15 cm H_2O, unter Miktion sollte er 80 cm H_2O nicht überschreiten, um diesen Mechanismus sicherzustellen.

https://doi.org/10.1515/9783110657906-022

22.2 Obstruktive Entleerungsstörungen des oberen Harntraktes

Eine der häufigsten Ursachen für Stauungen der Niere bei Frauen dürfte die **Schwangerschaft** darstellen. Bedingt durch die Anatomie mit Nachbarschaft zur Leber einerseits und die verstärkte Perfusion des Uterus, die zum rechtsseitigen Vena-ovarica-Syndrom führen kann, ist die rechte Seite verstärkt betroffen. Je nach Verschlussgrad treten dabei unterschiedlich starke Beschwerden auf, da die Obstruktion im Schwangerschaftsverlauf langsam zunimmt. Daher geben betroffene Frauen viel häufiger ein dumpfes Druckgefühl in der rechten Flanke als kolikartige Beschwerden, wie sie bei einem (nahezu) vollständigen Verschluss der ableitenden Harnwege auftreten, an. Simple Maßnahmen wie die Linksseitenlagerung und regelmäßiges Trinken, um großen, quasi flutwellenartigen Diuresephasen vorzubeugen, sind oft ausreichend. Eine Gabe von pflanzlichen Medikamenten wie der Echten Goldrute (Solidago virgaurea) kann die Diurese harmonisieren und hat eine schwach entzündungshemmende Komponente. Die Vorbeugung eines Harnwegsinfektes, der durch ein Ödem des Urothels die Obstruktion schlagartig verschlechtern könnte, ist neben den sonographischen Kontrollen zur Beurteilung des Verlaufs des Stauungsgrades das wesentliche Ziel, um eine Beeinträchtigung der Schwangerschaft zu vermeiden. Auch der Arbeitskreis Infektiologie der Deutschen Gesellschaft für Urologie empfiehlt inzwischen zur Vorbeugung eines Harnwegsinfektes eine Kombination aus Kapuzinerkresse und Meerrettichwurzel, die auch in der Schwangerschaft unbedenklich eingesetzt werden kann. Nur wenn sich eine Schwangerschaftspyelonephritis ausbildet und ein Antibiotikum nicht binnen kurzer Zeit (24–48 h) eine Entfieberung herbeiführt, muss der Abfluss der Niere mit der Einlage eines Doppel-J-Stents gesichert werden. Gelingt dies nicht, muss eine perkutane Nephrostomie angelegt werden. Die Prognose der Harnstauung ist günstig; nahezu alle Stauungen bilden sich innerhalb von 2–12 Wochen postpartal vollständig zurück und haben keine Einschränkung der Nierenfunktion zur Folge.

Im Gegensatz dazu führen **Nierensteine** bei Eintritt ins Nierenbecken bzw. den Ureter meist zu heftigen kolikartigen Schmerzen, die durch den Verschluss der ableitenden Harnwege bedingt sind. Durch die raue Oberfläche dieser Konkremente tritt ein Ödem des Urothels auf, was die Steinpassage zusätzlich erschwert. Gerade an den physiologischen Engstellen des Ureters (pyelo-ureteraler Übergang, Gefäßkreuzung im kleinen Becken und Übergang in die Blase) kann es zur Ausbildung eines Steinbetts kommen. Daher ist neben der bildgebenden Diagnostik (CT-Urogramm oder MRT-Urographie) und symptomatischer Analgesie die entzündungshemmende Therapie wesentlich. Nichtsteroidale Antirheumatika sind heute die Medikamente der ersten Wahl. Da sie auch eine analgetische Komponente haben, sind sie häufig als Prophylaxe einer Kolik wirksam. Die bereits o. g. Echte Goldrute (Solidago virgaurea) leistet hier ebenfalls wieder gute Dienste. Sympatikolytika wie Buscopan® sind heute wegen ihrer unzureichenden analgetischen Wirkung und der unerwünschten Nebenwirkung auf die Darmtätigkeit nicht mehr Bestandteil der Therapiekaskade. Je nach Lokalisation, Symptomatik und Stauungsgrad muss über den Handlungsbedarf entschieden werden. Ist das Konkrement zu groß, um spontan abgangsfähig zu sein, kann eine extrakorporale Lithotripsie (ESWL/EPL) oder eine Uretero-Renoskopie (URS) mit lokaler Lithotripsie und Bergung des Steinmaterials nötig sein. Häufig gelingt auch eine Retromanipulation des Steins, und der Abfluss wird mit Einlage eines Doppel-J-Stents gesichert. Kommt es zu einem fieberhaften Harnwegsinfekt und die Einlage eines Doppel-J-Stents gelingt wegen der Obstruktion nicht, muss eine perkutane Nephrostomie angelegt werden.

Das bereits genannte rechtsseitige **Vena-ovarica-Syndrom** sowie okkludierend gelegene **Endometrioseherde** sind zwar selten, sollten aber bei unklaren Stauungen und Symptomen wie einer zyklusabhängigen Hämaturie in Betracht gezogen werden.

Häufiger sind hingegen **Tumoren** bzw. Folgen ihrer Therapie. Gutartige Prozesse wie ein **Uterus myomatosus**, entzündliche Konglomerate beispielsweise i. R. einer **Adnexitis** oder die seltene **retroperitoneale Fibrose** (M. Ormond) können ebenso zu einer Obstruktion führen wie bösartige Prozesse. Bei Operationen kann es zu einer Läsion oder Okklusion des Ureters kommen. Eine Obstruktion durch narbige Prozesse nach Radiatio oder Chemotherapie ist ebenfalls möglich. Ist die Tumormasse im kleinen Becken groß, sodass eine Komplikation in Bezug auf die ableitenden Harnwege möglich ist, empfiehlt es sich, vor der therapeutischen Maßnahme den Abfluss über einen Doppel-J-Stent zu sichern. Bei Operationen kann dieser zusätzlich eine wichtige Orientierungshilfe darstellen. Liegt ein Komplettverschluss des Ureters vor, besteht akuter Handlungsbedarf. Dieser richtet sich nach der Prognose der Patientin und reicht von operativer Revision bis zu palliativer perkutaner Nephrostomie. Befindet sich eine Patientin in der palliativen Phase ihrer Erkrankung und die Niere der Gegenseite zeigt ausreichende Funktion, kann eine gestaute Niere aufgegeben werden, wenn sie keine Beschwerden verursacht.

Dilatative Veränderungen können ein **primärer** oder **sekundärer Reflux** i. R. einer Blasenentleerungsstörung (s. unten) sein. Auch Residuen **eines kongenitalen Megaureters** sind möglich. Neben urotherapeutischen Maßnahmen, die sich hier im Wesentlichen auf Empfehlungen zum Entleerungsverhalten auch des Darmes (s. unten) beziehen, kann eine pflanzliche (Angocin®) oder chemische Dauerprophylaxe (Trimetoprim, Trimetoprim-Sulfonamid, Nitrofurantoin) von Harnwegsinfekten nötig sein. Nur bei hochgradiger Dilatation des Nierenbeckenkelchsystems sind weitergehende Maßnahmen wie Operationen indiziert und meist bereits in der Kindheit der Patienten nötig. Immer wieder fallen Patientinnen erst im Erwachsenenalter mit Sekundärfolgen wie rezidivierenden Harnwegsinfekten und/oder Proteinurie/Albuminurie auf, was eine entsprechende urologische Diagnostik und Therapie nach sich zieht.

22.3 Blasenentleerungsstörung

Sinnvollerweise unterscheidet man Blasenentleerungsstörungen in funktionelle und obstruktive Formen. Diese Störungen können auf Höhe des Detrusors bedingt sein:

Merke: Der Detrusor kann durch myogene (Überdehnung), neurogene und psychogene Faktoren hypo- oder akontraktil sein. Auf der Harnröhrenebene kann eine mechanische oder funktionelle subvesikale Obstruktion vorliegen.

22.3.1 Physiologie

Mit zunehmender Blasenfüllung erhöht sich deren Wandspannung, was von den Dehnungsrezeptoren in der Blasenwand an das ZNS gemeldet wird. Ist die Blasenkapazität erreicht, wird vom Kortex die Miktion eingeleitet. Dieser Impuls wird, im pontinen Blasenzentrum verarbeitet, an das sakrale Miktionszentrum weitergeleitet, das für die Koordination von Detrusorkontraktion mit gleichzeitiger Erschlaffung des Blasenhalses und der Urethra verantwortlich ist. Der Beckenboden wird willkürlich mit entspannt. Der durch die Detrusorkontraktion aufgebaute Druck (bis 40 cmH$_2$O) liegt über dem Urethraldruck (Blasenauslasswiderstand), wodurch eine ungestörte Entleerung zustande kommt. Bei Miktionsende kontrahieren Urethralsphinkter und Beckenboden und die Detrusorkontraktion endet. Die Blase sollte restharnfrei entleert sein. Im Säuglingsalter ist die zentrale Kontrolle des Miktionsreflexes noch nicht ausgereift, was zu einer physiologischen Reflexinkontinenz führt; die zunehmende Ausreifung des ZNS führt bis spätestens im 6. Lebensjahr zur vollständigen Kontinenz des Kindes mit koordinierter, willkürlich kontrollierter Miktion.

22.3.2 Pathologie

Die wahrscheinlich häufigste Blasenentleerungsstörung ist die **habituelle Entleerungsstörung**, die durch eine Sphinkter-Detrusor-Dyskoordination bedingt ist und häufig mit einem chronischen Entleerungsaufschub für Blase und Darm und daher auch mit einer chronischen Obstipation vergesellschaftet ist. Häufig handelt es sich um ein Fehlverhalten, das bereits in der Kindheit eingeübt wurde. Ursächlich verantwortlich sind hoch hängende Toiletten, die ein vollständiges Aufstellen der Füße unmöglich machen sowie Hygieneprobleme bei öffentlichen Sanitäranlagen. Die Patientinnen fallen in aller Regel mit Folgesymptomen wie rezidivierenden Harnwegsinfekten und einer erhöhten Miktionsfrequenz (Pollakisurie) auf. Eine verlängerte Darmpassagezeit bietet Bakterien die Möglichkeit, die Immunbarriere der Darmwand zu überwinden und in benachbarte Organe wie die Blase einzuwandern. In der Diagnostik zeigt sich bei vielen dieser Patientinnen eine Restharnbildung, die einerseits ein erhöhtes Risiko für Harnwegsinfekte darstellt und andererseits die funktionelle Blasenkapazität einschränkt. Ist das Fehlverhalten sehr ausgeprägt und/oder besteht über lange Zeit, kann dies durch die chronische Überdehnung der kontraktilen Fasern bis zur Detrusorhypo-/-akontraktilität führen. Zahlreiche Veröffentlichungen weisen auf Zusammenhänge dieser habituellen Miktionsstörung mit späteren anderen Erkrankungen wie der überaktiven Blase, interstitiellen Zystitis/schmerzhaftem Blasensyndrom/chronischem Beckenschmerz oder rezidivierenden Harnwegsinfekten hin, die sich als Folge daraus entwickeln können. Daher sollte bei Patientinnen mit einer solchen Diagnose in der Anamneseerhebung gezielt das Miktions- und Stuhlgangsverhalten mit befragt werden.

Die **neurogene Blasenentleerungsstörung**, die i. R. von Querschnittslähmungen oder neurologischen Grunderkrankungen, aber auch bei Bandscheibenprolaps oder operativer Läsion der entsprechenden neurogenen Strukturen (Plexus pelvicus, N. pudendus) und Polyneuropathie (Diabetes mellitus, Alkoholismus) auftritt, zeigt ihre Störung entsprechend der Höhe der Läsion und reicht von der motorisch-paralytischen (atonen) und hypo-/asensiblen Blase bis zu Detrusorüberaktivität und Detrusor-Sphinkter-Dyssynergie bzw. Detrusor-Blasenhals-Dyssynergie. Bei diesen komplexen Störungen im unteren Harntrakt liegt die besondere Problematik immer in der Gefährdung des oberen Harntraktes und macht eine kompetente neuro-urologische Betreuung mit regelmäßigen Kontrolluntersuchungen (Video-Urodynamik) und gezielter Therapie nötig. In der Urodynamik (Kap. 12) wird hier zu Prüfung der Kontraktilität des Detrusors der Eiswassertest mit Infusion von 4° C kaltem Kochsalz durchgeführt, was bei intaktem Motoneuron zu phasischen Detrusorkontraktionen führen sollte.

Die **postoperative Blasenentleerungsstörung**, die durch postoperatives Ödem und/oder funktionelle Überkorrektur des Blasenhalses im Rahmen der Zystozelenkorrektur oder durch Kolposuspension bzw. der Urethra durch Bandeinlage oder periurethrale Unterspritzung auftreten kann, hat eine gute Prognose.

Die **postpartale Blasenentleerungsstörung** durch Druck- und Dehnungsbelastung des Plexus pelvicus ist hiervon abzugrenzen und hat wegen der Reversibilität eine gute Prognose.

Harnröhrenstrikturen durch Narben nach Urethritis oder angeborene und erworbene **Meatusstenosen** führen zu einer subvesikalen Obstruktion, was typischerweise zu einem erhöhten Detrusordruck und reduziertem Harnfluss führt. Auch **Caruncula** können obstruktiv wirksam werden, wenn sie eine gewisse Größe erreichen.

Bei einer **Zystozele** liegt der prolabierte Anteil in aufrechter Körperhaltung unterhalb des Blasenhalses wie ein Blindsack. Hier sammelt sich Restharn. Je nach Ausprägung des Prolaps kann dies bis zu einer Abknickung der Urethra (Quetschhahnphänomen) führen.

Seltener können Tumoren der Harnröhre oder des Genitale zu einer mechanischen Obstruktion führen.

Merke: In der Diagnostik stellen sonographische Restharnmessung und Urinuntersuchung ebenso wie vaginale Inspektion zur Beurteilung des Genitalbefundes einschließlich des Meatus die Basisdiagnostik dar.

22.3.3 Diagnostik

Hierzu gehört das Blasentagebuch als wichtiges Basisinstrument, das Aufschluss über die Trink- und Miktionsgewohnheiten und ggf. auch über das Stuhlgangsverhalten gibt (Kap. 7 und 8). Die sonographische Detrusordickenmessung zur Beurteilung des Ausmaßes einer subvesikalen Obstruktion, die von Oelcke und Mitarbeitern (2006) entwickelt wurde, ist eine einfach zu bestimmende, exakte Messgröße. Hierfür sollte die Blase mit mindestens 250 ml gefüllt sein, um dann an der Blasenvorderwand mittels eines höherfrequenten Schallkopfes den Wandaufbau darstellen zu können. Die dunkle Struktur (Detrusor) zwischen den zwei hellen Linien (Adventitia und Urothel) lässt sich gut darstellen. Die Detrusordicke ist zwischen 250 ml und Prallfüllung der Blase konstant und liegt für Frauen bei 1,2–1,5 mm. Ist der Detrusor dicker als 2 mm, muss von einer behandlungsbedürftigen Obstruktion ausgegangen werden. Der Uroflow ggf. mit Ableitung eines Beckenboden-EMGs zur Differentialdiagnostik einer funktionellen von einer mechanischen Obstruktion stellt die nächste nichtinvasive Untersuchung dar. Im Normalfall finden sich ein glockenförmiger Kurvenverlauf mit einem maximalen Miktionsgipfel > 20 ml/s bei ausreichendem Miktionsvolumen (> 200 ml) und in der optionalen EMG-Ableitung des Beckenbodens eine deutliche, über die gesamte Entleerung anhaltende Tonusabsenkung.

Bei Verdacht auf eine mechanische Obstruktion muss eine Harnröhrenkalibrierung (sollte > 22 Ch sein), eine Urethrozystoskopie und ggf. bei Verdacht auf eine neurogene Blasenentleerungsstörung eine Urodynamik mit Druck-Fluss-Studie durchgeführt werden; dies sind die Instrumente der invasiven Diagnostik zur vollständigen Objektivierung der beklagten Symptome und der nichtinvasiven Befunde.

22.3.4 Therapie

Grundsätzlich muss eine mechanische Obstruktion, die bereits zu einer Hypertrophie des Detrusors i. S. einer beginnenden Dekompensation führt, entsprechend saniert werden. Je nach individuellem Befund kann dies von der Pessartherapie bei Prolaps oder operativer Beckenbodenrekonstruktion (Kap. 20) bis zur Meatotomie mit plastischer Korrektur reichen.

Es ist wesentlich im Rahmen der Therapie der postoperativen Blasenentleerungsstörung, dass durch regelmäßige sonographische Restharnbestimmungen eine Überdehnung der Harnblase vermieden wird. Nach Restharnkontrolle sollten Werte über

150 ml mittels Einmalkatheterismus behandelt werden. Medikamentös stehen hier additiv Alpha-Blocker bzw. Cholinergika zur Verfügung. Ist ein intermittierender Einmalkatheterismus nicht umsetzbar, sollte passager eine suprapubische Harnableitung angeboten werden.

Bei funktionellen und neurogenen Störungen stellt die erste therapeutische Maßnahme immer die Verhaltensintervention (Urotherapie) dar. Zunächst sollte im Rahmen eines Toilettentrainings eine entspannte Miktionshaltung, bei der die Patientin ihre Füße vollständig aufstellt, erläutert und ggf. demonstriert werden. Die Blase sollte in regelmäßigem Rhythmus alle 2,5–3,5 Stunden entleert werden, ohne dabei aktiv mitzudrücken (Crede-Miktion). Letzteres führt zu einer reflektorischen Beckenbodenkontraktion i. S. einer subvesikalen Obstruktion und erhöht den Druck in der Blase pathologisch, was einen sekundären Reflux verursachen kann. Die Flüssigkeitsaufnahme sollte bei mindestens 1,5 Litern liegen und gut über den Tag verteilt werden. Um die Nachtruhe zu gewährleisten sollte 2 Stunden vor dem zu Bett gehen die Flüssigkeitszufuhr stark eingeschränkt werden.

Besteht Restharn, wird eine wiederholte Miktion nach 15 und ggf. 30Minuten (double/triple voiding) angeraten, da der Detrusor erst nach dieser Zeit wieder über ausreichend ATP für eine suffiziente Kontraktion verfügt, die Nieren in diesem Zeitraum aber keine große Urinmenge produziert haben.

Liegt eine chronische Obstipation vor, muss diese ebenfalls mit verhaltenstherapeutischen Maßnahmen wie Ernährungsumstellung, ausreichender Bewegung, Defäkationstraining und ausreichender Flüssigkeitszufuhr behandelt werden. Eine abendliche Gabe von Magnesium oder anderen stuhlauflockernden Substanzen kann v. a. initial sinnvoll sein.

Bestehen rezidivierende Harnwegsinfekte, muss über eine pflanzliche oder chemische Dauerprophylaxe (s. o.) und eine Immunstimulation mittels einer Impfung nachgedacht werden. Auch die Ansäuerung des Urins kann einen positiven Effekt haben. Wenn der Restharn trotz guter Compliance für die Urotherapie > 100 ml fortbesteht, sollte eine urodynamische Untersuchung mit einem Eiswassertest (NaCl 0,9 %, 4° C) durchgeführt werden, um die Kontraktilität des Detrusors zu überprüfen.

Liegt eine Hypokontraktilität oder gar eine Akontraktilität vor, sollte die Patientin angeleitet werden mindestens vorübergehend, ca. alle 6 Stunden, steril einmal zu katheterisieren, bis der Restharn ein akzeptables Niveau erreicht hat (< 100 ml). Die Gabe eines Cholinergikums in einschleichender Dosierung kann dies unterstützen. Bei einer Blasenhals-Detrusor-Dyssynergie, die mit einem abgeschwächten, prolongierten Flow auffällt, bei der sich aber keine mechanische Obstruktion findet, kann die Gabe eines Alpha-Blockers gute Dienste leisten. Die selektiven Alpha-Blocker, die deutlich besser wirksam und verträglich sind, sind leider in dieser Indikation nicht zugelassen (Prostatahypertrophie), werden in der Literatur aber immer wieder als sehr wirksam bei geringen Nebenwirkungen beschrieben. Eine intravesikale Elektrostimulation ist sehr aufwendig und die Resultate sind häufig nicht zufriedenstellend. Inzwischen steht auch eine transkutane Option der Elektro/Neurostimulation zur Verfügung.

Literatur

Abrams P, Cardozo L, Khoury S, Wein A. Incontinence-3rd International Consultation on Incontinence. Plymouth, Mass: Health Publications Ltd.; 2005.

AWMF S2e Leitlinie 084–001. Harninkontinenz bei geriatrischen Patienten.

Bower WF, Sit FKY, Yeung CK. Nocturnal enuresis in adolescents is associated with childhood elimination symptoms. J Urol. 2006;176:1771–5.

Fitzgerald MP, Thom DH, Wassel-Fyr C, et al. Childhood urinary symptoms predict adult overactive bladder syndrom. J Urol. 2006;175:989–93.

European Association of Urology. Guidelines. www.uroweb.org/professional-resources/guidelines/

Hellstrom A, Hanson E, Hansson S, et al. Association between urinary symptoms at 7 years old and previous urinary tract infection in preschool children. Arch Dis Child. 1991;66:232–43.

Minassion VA, Lovatsis D, Pascali D, et al. Effect of childhood dysfunctional voiding on urinary incontinence in adult women. Obstet Gynecol. 2006;107:1247–51.

Oelke M, Höfner K, Jonas U, et al. Ultrasound measurement of detrusor wall thickness in healthy adults. NUU. 2006;25:308–17.

Palmtag H, Goepel M, Heidler H. Urodynamik. 2. Auflage. Berlin, Heidelberg, New York, Tokio: Springer Medizin Verlag; 2007.

Peters KM, Carrico DJ, Kalinowski SE, et al. Prevalence of pelvic floor dysfunction in patients with interstitial cystitis. Urology. 2007;70:16–8.

23 Koloproktologische Probleme in der Urogynäkologie

Friedrich Herbst, Stefan Riss, Kathrin Beilecke

Autoren der 2. Auflage: Friedrich Herbst, Stefan Riss

ca. 2700 v. Chr.	Einsatz von Irrigatoren
1950er Jahre	Sphinkterdiagnostik mittels anorektaler Manometrie
1960er Jahre	Sphinkterdiagnostik mittels EMG
1971	überlappender Sphinkter-Repair (*Parks*)
1975	postanal Repair (*Parks*)
1987	künstlicher Analsphinkter (*Christiansen*)
1988	dynamische Grazilisplastik (*Baeten*)
1989	endoanaler Ultraschall (*Law und Bartram*)
1990	Beckenboden-MRT (*Aronson*)
1993	Assoziation von Geburt und Sphinktertrauma mittels Endosonografie (*Sultan*)
1993	injizierbare Implantate (*Shafik*)
1995	sakrale Neuromodulation (*Matzel*)
2004	transperineale 3D-Sonografie

23.1 Einleitung

Stuhlinkontinenz betrifft viele Menschen und ist mit deutlichen sozialen und psychologischen Schwierigkeiten und Einschränkungen verbunden. Sie ist primär ein Symptom, dessen Ätiologie vielfältig ist (Tab. 23.1). Oft handelt es sich um ein komplexes Zusammenspiel vieler Faktoren. Eine umfassende Diagnostik ist daher sehr wichtig. Aus praktisch-diagnostischen Erwägungen empfiehlt es sich, folgende Entitäten bzw. Hierarchieebenen mit möglichen Ursachen für Stuhlinkontinenz gesondert zu betrachten:

a) Analkanal: Störungen der Sensibilität, Narben, Inflammation und Tumore
b) Analschließmuskel: Glattmuskulärer Musculus (M.) sphincter ani internus: kann posttraumatisch oder degenerativ betroffen sein. Quergestreifter M. sphincter ani externus und M. levator ani: kann posttraumatisch, neurologisch oder degenerativ betroffen sein.

https://doi.org/10.1515/9783110657906-023

c) Rektum: Natürlicherweise ein Speicherorgan mit guter Sensorik und Compliance; kann durch Entzündung oder postaktinisch verändert, reseziert und durch andere Darmabschnitte ersetzt worden sein (Kolon, Ileum; mit oder ohne Pouchanlage). Tumore können durch Stenose und konsekutive Diarrhoe zu Inkontinenz führen.

d) Dünn- und Dickdarm: Motilität und Stuhlkonsistenz können durch Diät, Medikamente, Emotionen und durch mentale Zustände verändert werden. Auch entzündliche Erkrankungen, Tumore und benigne Stenosen können ursächlich sein.

e) Gehirn und Rückenmark: Neurologische Erkrankungen und Traumata können die Kontrolle über den Beckenboden modifizieren.

Tab. 23.1: Ursachen für Stuhlinkontinenz (fettgedruckt: häufigste Ursachen).

Trauma	**geburtsbedingt**
	DR III
	DR IV
	Buttonhole tear
	N-Pudendus-Läsionen
	iatrogen
	– Analdehnung
	– Hämorrhoidektomie
	– Sphinkterotomie
	– Analfisteloperation
	– Kolektomie
	– Pouchoperation
	unfallbedingt
	– Pfählungsverletzungen
	sexuell
	– Analverkehr
urogynäkologisch	**Beckenorganprolaps**
	– kombiniert mit Harninkontinenz
kolorektal	**Rektumprolaps**
	– Hämorrhoidenvorfall
neurologisch	Rückenmarkstrauma
	Meningozele/Myelomeningozele
	Spina bifida
kognitive Beeinträchtigung	Demenz – **Überlaufinkontinenz**
	Schlaganfall
	Lernschwäche
degenerativ	**Degeneration des M. sphincter ani internus**

Tab. 23.1: (fortgesetzt).

Strahlenschaden (Anal- und Zervixkarzinom, Beckenbestrahlung aus anderer Ursache)	über direkten Schaden am Internus über Strahlenproktitis (und Diarrhoe)
Systemerkrankungen	chronisch entzündliche Darmerkrankungen – durch Diarrhoe oder perianale Erkrankung verursacht Colon irritabile (Diarrhoe – prädominant) Zöliakie – durch Diarrhoe verursacht Diabetes mellitus – durch Diarrhoe oder Neuropathie verursacht Multiple Sklerose psychiatrische Erkrankungen morbide Adipositas – schlechte Analhygiene Debilität – durch reduzierte Mobilität
gastrointestinale Stimulantien	Medikamente (alle, die Diarrhoe verursachen) Genussmittel (Koffein, Alkohol) osmotisch aktive Substanzen (Laktose, Sorbit)
angeboren	Analatresie

Allgemein akzeptierte Definitionen fehlen, eine Auswahl der in der proktologischen Literatur gebräuchlichen Begriffe zeigt Tab. 23.2. Die Behandlung, die auf eine Reduktion der Inkontinenzepisoden abzielt, um die Lebensqualität zu verbessern, sollte konservativ begonnen werden, ist operativ möglich, bedarf jedoch auch dann häufig weiterer Unterstützung durch konservative Maßnahmen. Die Möglichkeiten der konservativen und operativen Maßnahmen sind in Tab. 23.3 und 23.4 zusammengefasst. Neben den persönlichen Implikationen für ihr Leben entstehen den Betroffenen direkte und der Gesellschaft indirekte Kosten über Medikamenten-, Heil- und Versorgungsmittelgebrauch, Probleme bei Arbeitsverhältnissen und in Altenheimen.

Tab. 23.2: Terminologie.

Stuhlinkontinenz	ungewollter Stuhlverlust, der ein soziales oder hygienisches Problem darstellt (Norton et al., 2005)
anale Inkontinenz	ungewollter Stuhlverlust, inkludiert aber auch Flatusinkontinenz
Stuhlschmieren (soiling, passive faecal incontinence)	unwillkürlicher Verlust von Fäkalmaterial, der vorwiegend durch eine Funktionsstörung des inneren Schließmuskels verursacht wird. Wird auch als passive Inkontinenz bezeichnet.
imperativer Stuhldrang (faecal urgency)	wurde in Analogie zur Harninkontinenz eingeführt. Beschwerde mit starkem Stuhldrang, der die Empfindung drohenden Stuhlverlusts erzeugt
Dranginkontinenz (urge faecal incontinence)	Stuhldrang wird zwar wahrgenommen, die Entleerung kann aber nicht (oder nur minimal) zurückgehalten werden. Korreliert mit Funktionsstörung des willkürlichen Schließmuskels.

Tab. 23.3: Konservative Therapien der Analinkontinenz.

Art der Therapie	Maßnahme	Wirkung
Ernährung	– Testung auf z. B. Fruktose- und Laktoseintoleranz	– Meiden von Nahrungsmitteln, die Durchfall erzeugen
	– obstipierende Nahrungsmittel	– fester Stuhl besser zu halten
Medikamente	– Loperamid	– erzeugt Obstipation und schränkt Motilität des Rektums ein
	– Lecicarbon	– Entleerung des Rektums
Hilfsmittel	– Analtampons	– Obstruktion des Anus
	– Blockbarer Irrigator	– Entleerung des Rektums
Beeinflussung des Musculus sphincter ani	– Biofeedbacktherapie	– Verbesserung der Koordination der Beckenbodenmuskulatur
	– Triple-Target-Therapie	– zusätzlich Stimulation des M. sphincter ani internus

Tab. 23.4: Operative Therapien der Analinkontinenz.

Art der Therapie	Erläuterung	Evidenzlevel der Studien
Sphinkterrepair – primär oder sekundär	Operative Rekonstruktion des M. sphinkter ani durch überlappende oder End-zu-End- Nahttechnik bei Defekt desselben	1–2
Sakrale Neuromodulation	Modulation der Afferenzen und Efferenzen des Plexus sacralis über kontinuierliche Stromapplikation	2–3
Artifizieller Sphinkter	Mechanischer analer Verschluss über Manschette, deren Inhalt abgepumpt werden kann zum Stuhlgang	2
Dynamische Grazilisplastik	Stimulierter Ersatzmuskel	2–3
Bulking agents (Gatekeeper)	Mechanischer analer Verschluss über elastische Obstruktion	3
Kolostoma	Ableitung vor Analinkontinenz als Ultima Ratio	4

Fortschritte bei der funktionellen und morphologischen Abklärung des Beckenboden-Sphinkterkomplexes haben viel zum besseren Verständnis des analen Verschlussmechanismus beigetragen und sind auch für die Selektion von Therapiemaßnahmen entscheidend wichtig geworden.

23.2 Epidemiologie

Ein systematischer Review über die Häufigkeit der Stuhlinkontinenz zeigte eine Prävalenzrate von 0,4 bis 18 Prozent bei Personen älter als 18 Jahre (Macmillan et al., 2004). Sechzehn Studien wurden inkludiert, wobei nur drei Arbeiten durch eine genaue Definition der Stuhlinkontinenz mit Einbeziehung des Schweregrades in der Lage waren, einen potenziellen systematischen Messfehler zu reduzieren. Innerhalb dieser drei Studien fand sich eine deutlich geringere Spannungsbreite der Prävalenzen mit 11 und 15 Prozent. Allerdings wurde in nur einer Studie ein validiertes Messinstrument zur Datenerhebung anwendet.

Ein weiterer systematischer Review inkludierte 29 Studien (Pretlove et al., 2006). Die Qualität der Arbeiten wurde anhand von vier Faktoren beurteilt: prospektive Inkontinenzbeurteilung, populationsbezogene Studien, adäquate Stichprobe der gewählten Population und Anwendung von einem validierten Messinstrument. Insgesamt konnten 5/29 Studien ermittelt werden, die mehr als die Hälfte der gewünschten Erfordernisse erreichten (Drossman et al., 1993; Eva et al., 2003; Falten et al., 2001; O'Keefe et al., 1995). Keine der Arbeiten schaffte es, alle vier Faktoren zu gewährleisten. Anhand der schwachen vorliegenden Daten berichteten die Autoren von einer Inkontinenzrate von 1,6 Prozent für festen und flüssigen Stuhl bei Frauen im Alter von 15 bis 60 Jahre. Bei Personen über 60 Jahre stieg die Prävalenz um das Vierfache.

Longitudinale populationsbezogene Studien zur Inzidenz der Stuhlinkontinenz sind zum gegenwärtigen Zeitpunkt nicht vorhanden.

Eine geringe Anzahl an Studien hat versucht, Risikofaktoren für die Entstehung von fäkaler Inkontinenz zu untersuchen. In der Wisconsin Family Health Study zeigten sich das Alter, das weibliche Geschlecht, ein schlechter Allgemeinzustand und physische Beeinträchtigung als Risikofaktoren (Nelson et al., 1995). Auch eine Cholezystektomie, Durchfall und eine Hysterektomie scheinen mit einer Stuhlinkontinenz verbunden zu sein (Nelson et al., 1995; Altman, 2004). Harninkontinenz stellt eine weitere assoziierte Risikokonstellation dar, was zu der Annahme führte, dass Harninkontinenz und Stuhlinkontinenz gemeinsame ätiologische Faktoren teilen (Varma et al., 2006). Interessanter Weise dürfte das Risiko, nach Geburt ungewollt Stuhl zu verlieren, unabhängig davon sein, ob ein Kaiserschnitt angewendet wurde oder eine vaginale Geburt erfolgt ist (Nelson, 2004).

23.3 Diagnostik

Stuhlinkontinenz ist ein absolutes Tabuthema. Trotz zunehmender patientenorientierter Aufklärung wird von Betroffenen nur ungern und meist erst nach jahrelanger Anamnese der Arzt konsultiert. Es ist deshalb ratsam, in kleinen Schritten das Vertrauen der Patienten zu gewinnen und dadurch eine gründliche Krankengeschichte erheben zu können.

Die Anamnese hat das Ziel, die Art der Inkontinenz (fest, flüssig und gasförmig), den Schweregrad der Inkontinenz und mögliche Kausalitäten zu erfragen. Eine Hilfestellung bieten hierfür Stuhltagebücher, standardisierte Fragebögen bzw. die Erhebung von Scores (z. B. St. Marks-Score, Wexner-Score) (Vaizey et al., 1999), die auch zur Evaluierung von Therapieerfolgen nützlich sind. Analinkontinenz-induzierende Medikamente sind keine Seltenheit und sollten bei der Anamnese abgefragt werden. Im klinischen Alltag verursacht dabei Metformin am häufigsten eine neu auftretende Stuhlinkontinenz durch weiche Stühle und durch Umstellen der Medikation wird ein sofortiger Therapieerfolg erzielt.

Neben der obligatorischen rektodigitalen Untersuchung und der perinealen Inspektion (aufgehobene Fältelung perianal im Bereich des Sphinkterdefektes, Narben, Fisteln), stellt die anorektale Manometrie sicherlich den „Gold-Standard" zur diagnostischen Abklärung einer Stuhlinkontinenz dar (Chatoor et al., 2007). Sie ermöglicht durch Messung des Ruhe- und des Kontraktionsdrucks eine objektive Darstellung der Schließmuskelfunktion. Außerdem kann sie Auskunft über die anale Sensibilität, die rektale Kapazität sowie über die neurologische Reflexaktivität geben. Um einen Eindruck von der Kontraktionsfähigkeit des M. sphincter ani zu erlangen, bei nicht vorhandener Manometrie, kann schon bei der rektodigitalen Untersuchung der Ruhedruck als nicht vorhanden, reduziert oder normal beurteilt werden und die Willkürreaktion analog der Kraft des M. levator ani im Oxford-Schema von 1–5. Weitere wichtige diagnostische Hilfsmittel sind die endoanale Sonographie beziehungsweise die Magnetresonanztomographie (MRT) des Beckens. (Abb. 23.1) Beide Verfahren geben mit guter Sensitivität und Spezifität Auskunft über das Vorhandensein und auch die Ausdehnung eines möglichen inneren und/oder äußeren Schließmuskeldefektes. Eine Übersicht des M. sphincter ani, bei nicht zur Verfügung stehendem Endoanal-Schallkopf, zeigen auch die Introitussonographie und die 3D/4D Sonographie als transperineale Sonographie mit konvexem Schallkopf. Eine kürzlich veröffentliche Untersuchung von Taithongchai et al., die die 3 Möglichkeiten der Sonographie ver-

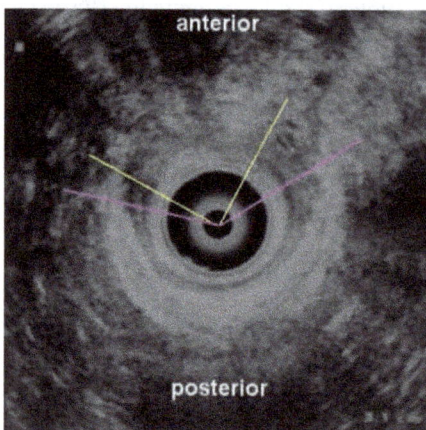

Abb. 23.1: Endoanale Sonographie: geburtsbedingter, ventraler „Sphinkterdefekt". Sowohl Internus (10-1 Uhr; 90°, gelb) als auch Externus (9-2 Uhr; 135°, rosa) sind betroffen.

gleicht, zeigt, dass sowohl mit der Introitus- als auch mit der transperinealen Sonographie der intakte M. sphinkter ani zu erkennen ist, bei Defekten die Endoanalsonographie jedoch sensitiver ist (Taithongchai et al., 2019). Weitere physiologische Tests sind die Latenzzeitmessung des Nervus Pudendus (PNTML) und die Elektromyographie (Jorge und Wexner, 2003). Eine verzögerte PNTML kann in Zusammenhang mit einem schlechteren Ergebnis nach operativer Schließmuskelrekonstruktion gebracht werden. Beide Tests können hilfreich sein, um die Diagnose einer neurogenen Stuhlinkontinenz zu stellen. Außerdem kann die Defäkographie Hinweise zur Anatomie des Anorektum geben (Stellung, zirkuläre Rektozelen, Intussuszeption, Cul-De-Sac-Phänomen z. B. als Ursache einer Überlaufinkontinenz). Häufig lässt erst die Interpretation von unterschiedlichen Tests Rückschlüsse auf die zugrundeliegende Ursache zu, die zudem bei vielen Patienten multifaktoriell ist.

23.4 Konservative Therapie

Bevor ein chirurgisches Vorgehen in Betracht gezogen wird, muss eine konservative Therapie versucht werden.

Patienten sollten ermutigt werden, jene Nahrungsmittel zu vermeiden, die zu Durchfall und Stuhldrang führen (Selbsterfahrung, Tests auf z. B. Lactose- und Fruktoseintoleranz empfehlenswert). Ziel sollte sein, eine feste Stuhlkonsistenz zu schaffen, um so eine bessere Kontrolle über den Stuhlgang zu ermöglichen (Chatoor et al., 2007). Ggf. ist eine ernährungsmedizinische Beratung sinnvoll.

23.4.1 Medikamente

Neben der Nahrungsumstellung gibt es eine Reihe an Medikamenten, die auf die Stuhlkonsistenz Einfluss nehmen. Loperamid stellt sich sicherlich das effektivste Medikament dar, indem es die Darmperistaltik reduziert, die Flüssigkeitsresorption fördert und die Sekretion verringert (Sun et al., 1997). Andere Medikamente sind Diphenyloxylat und Atropin, Codeinphosphat oder trizyklische Antidepressiva. Im Allgemeinen ist die Evidenz für den genauen Einsatz von Medikamenten zur Behandlung einer Stuhlinkontinenz schwach (Cheetham et al., 2003).

Aus der klinischen Erfahrung können Macrogol oder indischer Flohsamen als Quellmittel zur Stuhlregulation hilfreich sein, um dünne Stühle zu festigen oder bei Überlaufinkontinenz eine regelmäßige Stuhlentleerung zu ermöglichen. Des Weiteren kann gezielt induziertes Abführen das Rektum entleeren und so eine Zeitlang vor Stuhlinkontinenzepisoden schützen. Bewährt haben sich dabei Suppositorien mit einem Gemisch aus Natriumhydrogencarbonat und Natriumdihydrogenphosphat, die aufgelöst im Rektum CO_2 erzeugen (kommt auch natürlicherweise dort vor) und damit und durch zusätzliche Dehnung eine Stuhlentleerung auslösen.

23.4.2 Mechanische Hilfsmittel

Ein mechanischer Schutz vor Stuhlinkontinenzepisoden wird durch Aaltampons erreicht, die es in unterschiedlichen Größen und Formen gibt, sodass sehr viele Patientinnen damit ein höheres Sicherheitsgefühl erreichen können.

Bei sehr ausgeprägter Stuhlinkontinenz kann ein gezieltes prophylaktisches Abführen, wie zuvor beschrieben, durch Irrigator- Einläufe mit blockbaren Darmrohren durchgeführt werden. Zur Schulung der Handhabung der mechanischen Hilfsmittel kann in Deutschland, bei den meisten Krankenkassen, Unterstützung durch geschultes Personal verordnet werden.

23.4.3 Biofeedback

Die Biofeedbacktherapie hat einen fixen Stellenwert in der Behandlung einer Stuhlinkontinenz mit guten Ergebnissen in retrospektiven Analysen. Die Hauptindikation für die Anwendung einer Biofeedbacktherapie ist die idiopathische Stuhlinkontinenz (Kroesen und Buhr, 2003). Aber auch Patienten mit anderer Genese scheinen von einer solchen Therapie zu profitieren. Voraussetzung für eine Biofeedbacktherapie sind eine Patienten-Compliance, eine Restfunktion des Musculus sphincter ani externus und die Sensibilität auf rektale Dehnungsreize.

Die letzte Cochrane-Analyse zur Biofeedbacktherapie mit oder ohne Beckenbodentraining inkludierte 21 randomisierte Studien mit insgesamt 1525 Patienten (Norton et al., 2006). Aufgrund der methodischen Schwäche der durchgeführten Studien konnte keine gesicherte Evidenz gefunden werden, dass eine Biofeedbacktherapie zu einer Verbesserung der Inkontinenz führt. Eine weitere Arbeit verglich die Biofeedbacktherapie mit einer Elektrostimulation bei Frauen mit einer post partum Inkontinenz (Naimy et al., 2007). Die Autoren der Studie konnten ebenfalls mittels validierter Fragebögen bei keiner der beiden Behandlungsstrategien eine objektive Verbesserung der Beschwerden und der Lebensqualität beobachten. Da allerdings Patientinnen eine subjektive Abnahme der Beschwerden empfunden haben, empfehlen die Autoren dennoch, die Biofeedbacktherapie als Bestandteil der konservativen Therapie einzusetzen. Einen deutlichen Vorteil zeigt die Kombinationstherapie von mittelfrequenter Elektrostimulation und EMG-getriggerten Biofeedbacktraining (Triple-Target-Treatment). Die 3 Ziele dabei sind: Training und Koordination sowohl willkürlicher als auch unwillkürlicher Muskulatur sowie zentrale und dezentrale Rehabilitationsprozesse. Nach Kombinationstherapie waren 50 % der Patienten (80 Patienten randomisiert) kontinent, 25 % nach alleiniger Biofeedbacktherapie. In der Vorgängerstudie mit 158 randomisierten Patienten war nach alleiniger niederfrequenter Elektrostimulation kein Patient kontinent (Schwandner et al., 2010 und 2011).

23.4.4 Perkutane und transkutane tibiale Nervenstimulation (PTNS/TTNS)

Die PTNS und TTNS stellen weitere konservative und komplikationsfreie Therapie-optionen dar zur Behandlung der Stuhlinkontinenz. Über Klebe- oder Nadelelektro-den, die auf Höhe des medialen Fußknöchels platziert werden, werden kurze Strom-impulse verabreicht, um den Nervus tibialis zu stimulieren. Der exakte Wirkungs-mechanismus ist unklar, ein systematischer Review mit 12 Studien fand aber eine signifikante Verbesserung der Stuhlkontrolle (Horrocks et al., 2014). Außerdem be-richtete auch eine randomisierte kontrollierte Studie von vergleichbaren Ergebnissen zwischen PTNS und Sham Stimulation im Kurzzeit-Follow-Up (Knowles et al., 2015). Die Zukunft dieser Therapie könnte in der Implantation permanenter Elektroden lie-gen, die dann im häuslichen Setting täglich über Manschetten stimuliert werden.

23.5 Chirurgische Therapie

Die Indikation für einen operativen Eingriff wird heutzutage nur gestellt, wenn eine Biofeedback-Behandlung nicht erfolgreich ist (Khaikin und Wexner, 2006). Der Hauptgrund für den zahlenmäßigen Rückgang von Operationen am analen Schließ-muskelapparat liegt allerdings in der Tatsache begründet, dass rekonstruktive Ein-griffe zwar kurz- und mittelfristig sehr erfolgreich sein können, das Resultat im Lang-zeitverlauf aber deutlich schlechter wird. Sind alle Therapieoptionen ausgeschöpft stellt die Anlage eines Kolostomas eine vernünftige Lösung dar.

23.5.1 Sakrale Neuromodulation

Die sakrale Neuromodulation (SNM) ist ein wenig invasives Behandlungsverfahren für die Stuhlinkontinenz. Sie wurde erstmalig im Jahr 1995 von Matzel et al. einge-setzt (Matzel et al., 1995)

Ursprünglich fand die SNM jedoch in der Urologie ihre Anwendung. Mittels eines implantierten Stimulators werden über Elektroden elektrische Impulse an die sakra-len Nerven S3 oder S4 abgegeben. Der Wirkmechanismus dieser Methode ist noch nicht vollständig geklärt. Der Effekt dürfte somatomotorisch und somatosensorisch sein, basierend auf Veränderungen des autonomen Nervensystems. Das zentrale Ner-vensystem scheint ebenfalls involviert zu sein (Rosen et al., 2001).

Vor dem definitiven Einsatz der SNM wird zuerst eine Teststimulation durch-geführt. Dadurch soll das Ansprechen auf die Therapie geprüft und die Indikation zur Implantation gerechtfertigt werden. Die Teststimulation dauert 1 bis 3 Wochen und erfolgt entweder mit temporären Elektroden, als PNE-Test (periphere Nerveneva-luation) oder mit permanenten Elektroden, als Two-Stage-Test. Als Erfolg gilt die Re-duktion der Frequenz von Stuhlinkontinenzepisoden um mindestens 50 % vom Ausgangswert und die Reversibilität der Beschwerden nach Diskonnektion. Kommt es zu einem positiven Ergebnis, wird ein permanenter Impulsgeber gluteal operativ mit oder ohne simultane permanente Elektrode (je nach Testart) implantiert. Voraussetzung für eine Teststimulation ist wiederum ein vorhandener Schließmuskel mit reduziertem oder fehlendem Kneifdruck und eine positive Reflexaktivität. Aktuelle Studien konnten allerdings zeigen, dass ein Schließmuskeldefekt keine Kontraindikation für eine SNM darstellt. Im Gegenteil scheint die SNM die anorektale Funktion bei Schließmuskeldefekten zu verbessern, die weniger als 33 Prozent der Zirkumferenz ausmachen (Melenhorst et al., 2008).

Im Allgemeinen berichteten publizierte Studien von Erfolgsraten von bis zu 90 Prozent (Tan et al., 2007). Die Komplikationsraten reichten von 5 bis 26 Prozent, wobei Schmerzen im Bereich der Implantationsstelle und oberflächliche Wundinfekte den überwiegenden Anteil ausmachten. Erste Langzeitanalysen mit bis zu 14 Jahre Nachbeobachtungszeit zeigten stabile und zufriedenstellende Ergebnisse. In 3/9 Patienten musste jedoch der Impulsgeber operativ entfernt werden (Matzel et al., 2009).

Randomisierte Studien zur SNM sind derzeit nur spärlich vorhanden, dennoch kam die letzte Cochrane-Analyse zu dem Schluss, dass eine SNM eine Verbesserung der Stuhlinkontinenz bewirkt (Thaha et al., 2015).

23.5.2 Sphincter Repair

Die Technik des „overlapping sphincter repairs" wurde erstmals von Parks und McPartlin beschrieben (Parks und McPartlin, 1971). Ziel der Operation ist es, einen lokalisierten Schließmuskeldefekt (Abb. 23.1) chirurgisch zu nähen und die Kontinuität dadurch wiederherzustellen. Die Operation wird entweder in Steinschnittlage oder in Prone-Jackknife-Position durchgeführt. Nach bogenförmiger Hautinzision ventral des Anus wird anschließend das narbige Gewebe und der äußere Schließmuskel mobilisiert und dargestellt. Manche Chirurgen empfehlen, das Narbengewebe zu belassen und nicht zu exzidieren, da es nützlich sein könnte, um dem Repair zusätzliche Stabilität zu geben (Evans et al., 2006). Im Falle eines Defektes des inneren und äußeren Schießmuskels kann der Musculus sphincter ani internus entweder separat oder gemeinsam mit dem Musculus sphincter ani externus gefasst und adaptiert werden. Die Naht wird mit langsam resorbierbarem Nahtmaterial „überlappend" oder in einer End-zu-End Technik durchgeführt (Abb. 23.2). Postoperative Komplikationen sind selten. Wunddehiszenzen, Abszesse und selten auch rektovaginale Fisteln (meist auf Basis eines Wundinfektes) wurden beschrieben. (Corman, 1980).

Die Indikation für diesen Eingriff sind der isoliert lokalisierte Schließmuskeldefekt bedingt durch anorektale chirurgische Eingriffe, Verletzungen oder auch geburtshilfliche Komplikationen (Jorge und Wexner, 1993). Als Risikofaktoren für eine Schließmuskelverletzung während einer Geburt werden eine „mediane Episiotomie",

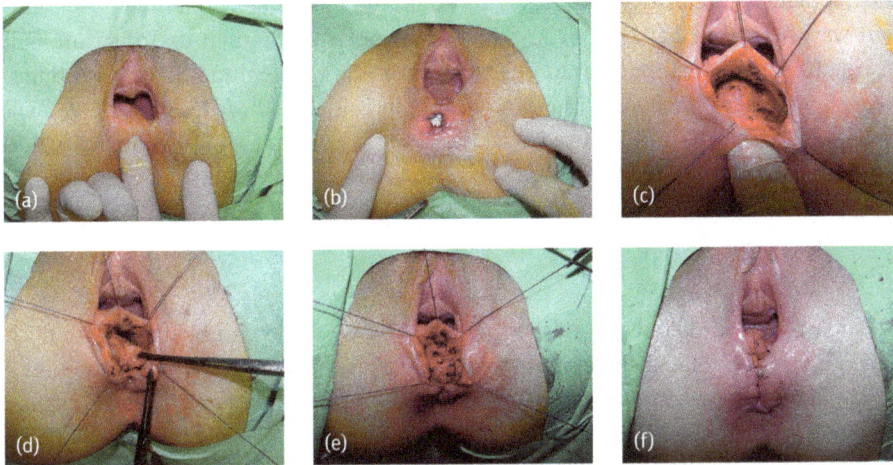

Abb. 23.2: Sphincter-Repair: (a) Klaffender Introitus nach Dammriss III, schmächtiges Perineum. (b) Digitale Untersuchung zeigt ventral das komplette Fehlen von Sphinktermuskulatur. (c) OP I: Vagina von Analkanal durch queren Zugang durch die Narbe separiert. (d) OP II: Sphinkterstümpfe freipräpariert. (e) OP III: zweireihiger, überlappender Repair mit Levatorplastik mit monofilem, langsam resorbierbarem Nahtmaterial. (f) OP IV: Rekonstruktionsergebnis mit gutem Dammaufbau. Postoperativ sehr gutes funktionelles Ergebnis.

eine Zangengeburt, eine „occipitoposteriore Kopflage" und ein Geburtsgewicht von mehr als 4 kg angesehen. (Fenner et al., 2003; Fitzpatrick et al., 2005; Sultan et al., 1994; Fitzpatrick et al., 2001).

Wird eine Schließmuskelverletzung (Dammriss Grad III oder Grad IV) unmittelbar post partum erkannt und versorgt, spricht man von einer primären Rekonstruktion. Operationen, die zu einem späteren Zeitpunkt durchgeführt werden und deren Indikationen heterogener sein können, werden als sekundäre Rekonstruktionen bezeichnet.

Primäre Rekonstruktion

In einer randomisiert kontrollierten Studie wurde untersucht, ob das funktionelle Ergebnis nach unmittelbarer Schließmuskelrekonstruktion durch den diensthabenden Gynäkologen schlechter ist, als wenn der Eingriff mit einer acht- bis zwölfstündigen Verzögerung durch ein erfahrenes Team durchgeführt wird (Nordenstam et al., 2008). Nach 12 Monaten konnte kein signifikanter Unterschied zwischen den beiden Gruppen beobachtet werden.

Eine Cochrane-Analyse fand sechs randomisiert kontrollierte Studien, die die „überlappende (engl. „overlapping")" Technik mit der End-zu-End Technik verglichen haben (Fernando et al., 2013). Die Autoren der Studie beschrieben, dass die überlappende Nahttechnik mit weniger Stuhldrang und analer Inkontinenz verbunden war. Aufgrund der kleinen Anzahl der inkludierten Studien und der zum Teil kurzen Nachbeobachtungszeit konnte trotzdem keine Empfehlung für eine bestimmte Technik ausgesprochen werden. In der AWMF-Leitlinie (015/079) zu Management von Dammrissen III. und IV. Grades ist die aktuelle Literatur zu Epidemiologie, Prävention, Versorgung und Nachsorge von Dammrissen III. und IV. Grades in Empfehlungen zusammengefasst (Kropshofer et al., 2020).

Sekundäre Schließmuskelrekonstruktion

In der Literatur wird ein Operationserfolg bei 71 bis 83 Prozent der Patientinnen nach sekundärer Schließmuskelrekonstruktion bei einer Nachbeobachtungszeit von bis zu 36 Monaten angegeben (Tan et al., 2007). Studien mit längerem Follow up zeigen wesentlich schlechtere funktionelle Ergebnisse. Riss et al. beobachteten nach einem Follow-up von 105 Monaten eine komplette Kontinenz für Stuhl bei nur 14,3 Prozent der Patienten. 52,5 Prozent der Patientinnen konnten festen, jedoch keinen flüssigen Stuhl zurückhalten und 33,3 Prozent waren weder für flüssigen noch für festen Stuhl kontinent (Riss et al., 2009). Bravo-Gutierrez et al. berichteten vergleichbar enttäuschende Ergebnisse. In ihrer Serie waren nach 10 Jahren lediglich 6 Prozent der Patientinnen komplett kontinent (Bravo-Gutierrez et al., 2004).

Die Gründe für ein Therapieversagen trotz initial erfolgreicher Operation sind unklar. Mögliche Ursachen sind ein Bruch der Schließmuskelrekonstruktion, eine Pudendusneuropathie, eine zunehmende Schwäche der Beckenbodenmuskulatur oder eine reduzierte anale Sensibilität.

Nach erfolgloser Schließmuskelrekonstruktion besteht die Möglichkeit, eine erneute Rekonstruktion durchzuführen. Literatur zu Wiederholungseingriffen ist allerdings kaum vorhanden. Pinedo et al. untersuchten 26 Patienten nach erneuter Schließmuskelrekonstruktion (Pinedo et al., 1999). Von 23 Patienten, die für eine Kontrolle nach 20 Monaten zur Verfügung standen, berichteten 65 Prozent von einer mindestens 50-prozentigen Verbesserung der Beschwerden.

23.5.3 Postanal Repair

Diese Methode wurde erstmals von Sir Alan Parks beschrieben (Parks, 1975). Hier wird über einen Zugang dorsal des Anus der intersphinktäre Spaltraum disseziert und nach Durchtrennung der Waldeyer'schen Faszie bis ins Becken vorgegangen. Dann wird eine Raffung der Levatorschenkel und des M. sphincter ani externus mit nicht- oder langsam resorbierbarem Nahtmaterial vorgenommen. Ziel des Verfahrens ist es, den anorektalen Winkel wieder herzustellen, den Analkanal zu verlängern und ein Verschlussventil durch die posteriore Straffung zu schaffen. Radiologische Untersuchungen konnten jedoch keinen Zusammenhang zwischen einer anatomischen Veränderung und einer Verbesserung der Beschwerden dokumentieren (Orrom et al., 1991; van Test et al., 1998). Anfängliche Studien mit kurzer Nachbeobachtungszeit berichteten über ermutigende Erfolgsraten von bis zu 80 Prozent (Browning und Parks, 1983). Folgestudien konnten allerdings die initialen Ergebnisse nicht bestätigen. Eine kürzlich erschienene Langzeituntersuchung stellte eine vollständige Kontinenz bei nur 23 Prozent der Patienten fest (Abbas et al., 2005). Letztlich ist die Popularität des Postanal Repairs in den letzten Jahren aufgrund enttäuschender Analysen und der Zunahme an alternativen therapeutischen Möglichkeiten zurückgegangen.

23.5.4 Dynamische Grazilisplastik

Bei diesem Verfahren wird der M. gracilis mobilisiert und als neuwertiger Schließmuskel um den After geschlungen (Baeten et al., 1988). Anschließend werden Elektroden an den Muskel angebracht und mit einem Impulsgenerator verbunden. Der Impulsgenerator wiederum wird in eine subkutane Tasche im Unterbauch implantiert. Ziel der elektrischen Stimulation ist die Umwandlung der schnellen Typ 2-Muskelfasern des M. Gracilis in langsame Typ 1- Muskelfasern, die einer tonischen Kontraktion fähig sind und auch ein geringeres Erschöpfungspotential aufweisen (Salmons und Vrbova, 1969). Die Indikation für einen derartigen Eingriff sind ausgedehnte Schließmuskelverletzungen und anorektale Malformationen. Die Grazilisplastik wurde zudem als totale anorektale Rekonstruktion nach abdominoperinealer Resektion bei tiefem Rektumkarzinom angewendet (Tan et al., 2007). Die Ergebnisse variieren beträchtlich. In einem systematischen Review wurde eine Erfolgsrate von 35 bis 85 Prozent angegeben (Chapman et al., 2002). Thornton et al. berichteten, dass nach 5 Jahren 16 Prozent der Patienten ein endgültiges Stoma benötigten, 11 Prozent über obstruktive Defekationsstörung klagten und 72 Prozent Schmerzen und Parästhesien im Bereich der Muskelentnahmestelle hatten. Weiters fanden 65 Prozent der Befragten, dass die Stuhlinkontinenz ihr Leben negativ beeinflusst (Thornton et al., 2004). Die Letalität nach einer dynamischen Grazilisplastik reicht von 0 bis 13 Prozent. Komplikationen können in bis zu 50 Prozent der Patienten auftreten, wobei eine Infektion das häufigste Problem darstellt (Chapman et al., 2002; Muller et al., 2005).

Es erscheint daher empfehlenswert, dass eine dynamische Grazilisplastik bei strenger Indikationsstellung nur in spezialisierten Zentren mit entsprechender Fallzahl angeboten wird.

23.5.5 Der artifizielle Sphinkter

Der artifizielle (künstliche) Sphinkter stellt eine Option für eine austherapierte fäkale Inkontinenz dar. Hierbei wird eine Manschette um den Sphinkter implantiert, die mittels Ballonpumpe, welche in die Labia majora beziehungsweise im Skrotum oder in die Bauchdecke (A. M. I. Soft Anal Band) eingepflanzt wird, geöffnet und geschlossen werden kann. Das am besten untersuchte System ist der ActiconR Neosphinkter (American Medical Systems, AMS), der nicht mehr verfügbar ist. Verläuft die Implantation erfolgreich, kann mit der deutlichen Verbesserung der Kontinenz gerechnet werden. Wong et al. beobachteten in der bisher größten publizierten Serie eine Erfolgsrate von 85 Prozent (Wong et al., 2002). Als Erfolg wurde die Kontinenz für festen und flüssigen Stuhl definiert. Allerdings war die Komplikationsrate mit 85 Prozent beachtlich: 46 Prozent der Patienten mussten erneut operiert werden, in 37 Prozent war eine Explantation notwendig und 40 Prozent klagten über eine obstruktive Defäkationsstörung. O´Brien et al. publizierten die bisher einzige randomisierte kontrollierte Studie, die einen artifiziellen Sphinkterersatz mit einem „best supportive care"-Programm verglichen (O´Brien et al., 2004). Während der Schließmuskelersatz einen signifikanten Rückgang im Cleveland Clinic-Kontinenz-Score verzeichnete, konnte in der Vergleichsgruppe keine deutliche Verbesserung erzielt werden. Die Komplikationsrate betrug nach 6 Monaten 43 Prozent in der chirurgisch therapierten Gruppe.

In Anbetracht der derzeitigen Literatur kann eine Routineanwendung dieses Verfahrens nicht empfohlen werden und sollte nur im Falle einer massiven Ausprägung der Stuhlinkontinenz mit entsprechendem Leidensdruck in Betracht gezogen werden (Mundy et al., 2004).

23.5.6 Injizierbare Biomaterialien

Die Technik der Silikoninjektion für die Behandlung einer passiven Stuhlinkontinenz wurde erstmals 1993 von Shafik beschrieben (Shafik, 1995). Das Implantat wird zwischen den inneren und den äußeren Schließmuskel eingebracht, wobei die endosonographisch gezielte Injektion mit einem besseren Ergebnis assoziiert sein dürfte (Tjandra et al., 2004). Dadurch soll die Muskelmasse vergrößert und die anorektale Funktion verbessert werden. Das Verfahren ist mit geringen Komplikationen und hohen Kosten verbunden.

Die Autoren einer großen Fallstudie mit 82 inkludierten Patienten berichteten von einer 50-prozentigen Verbesserung der Lebensqualität (Visuelle Analogskala) und des Cleveland Clinic-Inkontinenz-Scores in 55 Prozent der Patienten (Tjandra et al., 2004). Maeda et al. zeigten in ihrer 5-Jahresanalyse keine wesentliche Veränderung des St. Marks Inkontinenz-Scores (von 11 auf 13) (Maeda et al., 2007). Allerdings berichteten die Patienten über eine subjektive Verbesserung der Beschwerden. In einer randomisierten Studie wurden zwei gängige Biomaterialien, PTQTM (Uroplasty Ltd., Geleen, The Netherlands) und Durasphere® (Carbon Medical Technologies, St. Paul, MN, USA), verglichen. Letztlich konnten die Autoren eine verbesserte Funktion nach PTQTM-Injektion bei Patienten mit Defekten des M. sphincter ani internus feststellen (Tjandra et al., 2009). Eine weitere Option könnte auch die peranale Implantation von biokompatiblen Prothesen (Gatekeeper™) werden. Eine aktuelle Studie zeigte eine Erfolgsrate bei 56 % der beteiligten Patienten, wobei in 13 % eine komplette Kontinenz erzielt werden konnte (Ratto et al., 2016).

23.5.7 Kolostoma

Die Anlage eines permanenten Kolostomas kann bei schwerer, sonst nicht therapiebarer Analinkontinenz eine Therapiemöglichkeit darstellen. Studien zum Outcome nach Anlage eines Kolostoma als Therapie der Analinkontinenz sind spärlich. Ein systematischer Review (Tan et al., 2008) der wegen seiner komplizierten Methodik und zahlreicher möglicher Bias vorsichtig interpretiert werden sollte, untersucht dabei das Verhältnis von Kosteneffektivität und Lebensqualität zwischen Kolostoma, artifiziellem Sphinkter und dynamischer Grazilisplastik, der nach 5 Jahren die besten Ergebnisse für das Kolostoma vor artifiziellem Sphinkter und dynamischer Grazilisplastik ergibt, nach 10 Jahren aber einen Vorteil des artifiziellen Sprinters zeigt. Colquhoun et al. (Colquhoun et al., 2006) verglichen 71 Patienten mit Stuhlinkontinenz mit 39 Patienten mit Kolostoma wegen Carcinom, komplizierter Divertikulitis oder Stuhlinkontinenz und fanden höhere Scores in Krankheitsbewältigung, Schamgefühl und Lebensgewohnheiten in der Kolostomagruppe und schlussfolgern, dass ein Kolostoma bei schwerer Stuhlinkontinenz eine gute Option für eine definitive Therapie ist mit verbesserter Lebensqualität. Norton et al (Norton et al., 2005) befragten 69 Patienten mit Kolostoma wegen Stuhlinkontinenz, die sich in überwiegender Anzahl (> 80 %) wenig beeinträchtigt fühlten durch das Kolostoma, und sich wieder dafür entscheiden würden. Auf einer Scala von −5 bis + 5, die angibt, wie sehr sich das Leben verändert hat mit Kolostoma im Vergleich zu der Zeit der Stuhlinkontinenz, war das mediane Rating + 4,5. Die Schlussfolgerung der Autoren ist, dass die Möglichkeit eines Kolostoma als Therapie der Stuhlinkontinenz mit den Patienten diskutiert werden sollte.

Nach Darstellung der Daten lässt sich für die operative Therapie im klinischen Alltag zusammenfassen: Die Analinkontinenz der prämenopausalen Frau, die durch einen Sphinkterdefekt verursacht ist, sollte mittels Sphinkterrekonstruktion therapiert werden. Bei persistierenden Beschwerden und bei postmenopausalen Frauen steht aufgrund der ungünstigen Langzeitergebnisse der rekonstruktiven Techniken die sakrale Neuromodulation mit ihrem funktionellen Therapieansatz im Vordergrund. Die Grazilisplastik ist bei sehr großen Sphinkterdefekten geeignet, wie auch der artifizielle Sphinkter. Die injizierbaren Biomaterialien stellen eine gute Option bei nicht so schweren Formen der Analinkontinenz dar und ein Kolostoma als Ultima Ratio die definitive Therapie, die zumindest besprochen werden sollte.

Literatur

Abbas SM, Bissett IP, Neill ME, Parry BR. Long-term outcome of postanal repair in the treatment of faecal incontinence. ANZ J Surg. 2005;75(9):783–6.

Altman D, Zetterstrom J, Lopez A, et al. Effect of hysterectomy on bowel function. Dis Colon Rectum. 2004;47(4):502–8; discussion 508–9.

Baeten C, Spaans F, Fluks A. An implanted neuromuscular stimulator for fecal continence following previously implanted gracilis muscle. Report of a case. Dis Colon Rectum. 1988;31(2):134–7.

Bravo Gutierrez A, Madoff RD, Lowry AC, et al. Long-term results of anterior sphincteroplasty. Dis Colon Rectum. 2004;47(5):727–31; discussion 731–2.

Browning GG, Parks AG. Postanal repair for neuropathic faecal incontinence: correlation of clinical result and anal canal pressures. Br J Surg. 1983;70(2):101–4.

Chapman AE, Geerdes B, Hewett P, et al. Systematic review of dynamic gra-ciloplasty in the treatment of faecal incontinence. Br J Surg. 2002;89(2):138–53.

Chatoor DR, Taylor SJ, Cohen CR, Emmanuel AV. Faecal incontinence. Br J Surg. 2007;94(2):134–44.

Cheetham M, Brazzelli M, Norton C, Glazener CM. Drug treatment for faecal incontinence in adults. Cochrane Database Syst Rev. 2003(3):CD002116.

Colquhoun P, Kaiser R Jr, Efron J, et al. Is the quality of life better in patients with colostomy than patients with fecal incontinence? World J Surg. 2006;30(10):1925–8.

Corman ML, Anal sphincter reconstruction. Surg Clin North Am. 1980;60(2):457–63.

Drossman DA, Li Z, Andruzzi E, et al. U. S. householder survey of functional gastrointestinal disorders. Prevalence, sociodemography, and health impact. Dig Dis Sci. 1993;38(9):1569–80.

Eva UF, Gun W, Preben K. Prevalence of urinary and fecal incontinence and symptoms of genital prolapse in women. Acta Obstet Gynecol Scand. 2003;82(3):280–6.

Evans C, Davis K, Kumar D. Overlapping anal sphincter repair and anterior levatorplasty: effect of patient's age and duration of follow-up. Int J Colorectal Dis. 2006;21(8):795–801.

Faltin DL, Sangalli MR, Curtin F, Morabia A, Weil A. Prevalence of anal incontinence and other anorectal symptoms in women. Int Urogynecol J Pelvic Floor Dysfunct. 2001;12(2):117–20; discussion 121.

Fenner DE, Genberg B, Brahma P, Marek L, DeLancey JO. Fecal and urinary incontinence after vaginal delivery with anal sphincter disruption in an obstetrics unit in the United States. Am J Obstet Gynecol. 2003;189(6):1543–9; discussion 1549–50.

Fernando RJ, Sultan AH, Kettle C, Thakar R. Methods of repair for obstetric anal sphincter injury. Cochrane Database Syst Rev. 2013 Dec 8;(12):CD002866. doi: 10.1002/14651858.CD002866.pub3. PMID:24318732.

Fitzpatrick M, McQuillan K, O'Herlihy C. Influence of persistent occiput posterior position on delivery outcome. Obstet Gynecol. 2001;98(6):1027–31.

Fitzpatrick M, O'Herlihy C. Short-term and long-term effects of obstetric anal sphincter injury and their management. Curr Opin Obstet Gynecol. 2005;17(6):605–10.

Horrocks EJ, Thin N, Thaha MA, et al. Systematic review of tibial nerve stimulation to treat faecal incontinence. Br J Surg. 2014;101(5):457–68. doi:10.1002/bjs.9391. Epub 2014 Jan 20. PMID:24446127.

Jorge JM, Wexner SD. Etiology and management of fecal incontinence. Dis Colon Rectum. 1993;36(1):77–97.

Khaikin M, Wexner SD. Treatment strategies in obstructed defecation and fecal incontinence. World JGastroenterol. 2006;12(20):3168–73.

Knowles CH, Horrocks EJ, Bremner SA, et al. Percutaneous tibial nerve stimulation versus sham electrical stimulation for the treatment of faecal incontinence in adults (CONFIDeNT): a double-blind, multi-centre, pragmatic, parallel-group, randomised controlled trial. Lancet. 2015;386(10004):1640–8.

Kroesen AJ, Buhr HJ. Biofeedback in faecal incontinence. Chirurg. 2003;74(1):33–41.

Kropshofer, et al. Management of third and fourth degree perineal tears after vaginal birth. Guideline of the DGGG, OEGGG and SGGG (S2k-Level, AWMF Registry No.015/079, December 2020). http://www.awmf.org/leitlinien/detail/ll/015-079.html

Macmillan AK, Merrie AE, Marshall RJ, Parry BR. The prevalence of fecal incontinence in community-dwelling adults: a systematic review of the literature. Dis Colon Rectum. 2004;47(8):1341–9.

Maeda Y, Vaizey CJ, Kamm MA. Long-term results of perianal silicone injection for faecal incontinence. Colorectal Dis. 2007;9(4):357–61.

Matzel KE, Lux P, Heuer S, Besendorfer M, Zhang W. Sacral nerve stimulation for faecal incontinence: long-term outcome. Colorectal Dis. 2009:11(6):636–41.

Matzel KE, Stadelmaier U, Hohenfellner M, Gall FP. Electrical stimulation of sacral spinal nerves for treatment of faecal incontinence. Lancet. 1995;346(8983):1124–7.

Melenhorst J, Koch SM, Uludag O, van Gemert WG, Baeten CG. Is a morphologically intact anal sphincter necessary for success with sacral nerve modulation in patients with faecal incontinence? Colorectal Dis. 2008;10(3):257–62.

Muller C, Belyaev O, Deska T, et al. Fecal incontinence: an up-to-date critical overview of surgical treatment options. Langenbecks Arch Surg. 2005;390(6):544–52.

Mundy L, Merlin TL, Maddern GJ, Hiller JE. Systematic review of safety and effectiveness of an artificial bowel sphincter for faecal incontinence. Br J Surg. 2004;91(6):665–72. doi:10.1002/bjs.4587. PMID:15164433.

Naimy N, Lindam AT, Bakka A, et al. Biofeedback vs. electrostimulation in the treatment of post-delivery anal incontinence: a randomized, clinical trial. Dis Colon Rectum. 2007;50(12):2040–6.

Nelson R, Norton N, Cautley E, Furner S. Community-based prevalence of anal incontinence. Jama. 1995;274(7):559–61.

Nelson RL. Epidemiology of fecal incontinence. Gastroenterology. 2004;126(1 suppl 1):S3–7.

Nordenstam J, Mellgren A, Altman D, et al. Immediate or delayed repair of obstetric anal sphincter tears-a randomised controlled trial. BJOG. 2008;115(7):,857–65.

Norton C, Cody JD, Hosker G. Biofeedback and/or sphincter exercises for the treatment of faecal incontinence in adults. Cochrane Database Syst Rev. 2006;3:CD002111.

Norton C, Burch J, Kamm MA. Patients'views of a colostomy for fecal incontinence. Dis Colon Rectum. 2005;48(5):1062–9.

O'Brien PE, Dixon JB, Skinner S, et al. A prospective, randomized, controlled clinical trial of placement of the artificial bowel sphincter (Acticon Neosphincter) for the control of fecal incontinence. Dis Colon Rectum. 2004;47(11):1852–60.

O'Keefe EA, Talley NJ, Zinsmeister AR, Jacobsen SJ. Bowel disorders impair functional status and quality of life in the elderly: a population-based study. J Gerontol A Biol Sci Med Sci. 1995;50(4):M184–9.

Orrom WJ, Miller R, Cornes H, et al. Comparison of anterior sphincteroplasty and postanal repair in the treatment of idio-pathic fecal incontinence. Dis Colon Rectum. 1991;34(4):305–10.

Parks AG, McPartlin JF. Late repair of injuries of the anal sphincter. Proc R Soc Med. 1971;64(12):1187–9.

Parks AG, Royal Society of Medicine, Section of Proctology; Meeting 27 November 1974. President's Address. Anorectal incontinence. Proc R Soc Med. 1975;68(11):681–90.

Pinedo G, Vaizey CJ, Nicholls RJ, et al. Results of repeat anal sphincter repair. Br J Surg. 1999;86 (1):66–9.

Pretlove SJ, Radley S, Toozs-Hobson PM, et al. Prevalence of anal incontinence according to age and gender: a systematic review and meta-regression analysis. Int Uro-gynecol J Pelvic Floor Dysfunct. 2006;17(4):407–17.

Ratto C, Buntzen S, Aigner F, et al. Multicentre observational study of the Gatekeeper for faecal incontinence. Br J Surg. 2016;103(3):290–9. doi:10.1002/bjs.10050. Epub 2015 Dec 1. PMID:26621029; PMCID:PMC5063193.

Riss S, Stift A, Teleky B, et al. Long-term anorectal and sexual function after overlapping anterior anal-sphincter repair: a case-match study. Dis Colon Rectum. 2009;52(6):1095–100.

Rosen HR, Urbarz C, Holzer B, Novi G, Schiessel R. Sacral nerve stimulation as a treatment for fecal incontinence. Gastroenterology. 2001;121(3):536–41.

Salmons S, Vrbova G. The influence of activity on some contractile characteristics of mammalian fast and slow muscles. J Physiol. 1969;201(3):535–49.

Schwandner T, König IR, Heimerl T, et al. Triple target treatment (3 T) is more effective than biofeedback alone for anal incontinence: the 3T-AI study. Dis Colon Rectum. 2010; 53(7):1007–16.

Schwandner T, Hemmelmann C, Heimerl T, et al. Triple-Target Treatment Versus Low-Frequency Electrostimulation for Anal Incontinence. A Randomized, Controlled Trial. Dtsch Arztebl Int. 2011;108 (39):653–660.

Shafik A. Perianal injection of autologous fat for treatment of sphincteric incontinence. Dis Colon Rectum. 1995;38(6):583–7.

Sultan AH, Kamm MA, Hudson CN, Bartram CI. Third degree obstetric anal sphincter tears: risk factors and outcome of primary repair. BMJ. 1994;308(6933):887–91.

Sun WM, Read NW. Verlinden M, Effects of loperamide oxide on gastrointestinal transit time and anorectal function in patients with chronic diarrhoea and faecal incontinence. Scand J Gastroenterol. 1997;32(1):34–8.

Taithongchai A, van Gruting IMA, Volløyhaug I, et al. Comparing the diagnostic accuracy of 3 ultrasound modalities for diagnosing obstetric anal sphincter injuries. Am J Obstet Gynecol. 2019;221(2):134.e1-134.e9. doi:10.1016/j.ajog.2019.04.009. Epub 2019 Apr 11.

Tan EK, Vaizey C, Cornish J, Darzi A, Tekkis PP. Surgical strategies for faecal incontinence—a decision analysis between dynamic graciloplasty, artificial bowel sphincter and end stoma. Colorectal Dis. 2008;10(6):577–86.

Tan JJ, Chan M, Tjandra JJ. Evolving therapy for fecal incontinence. Dis Colon Rectum. 2007;50 (11):1950–67.

Thaha MA, Abukar AA, Thin NN, Ramsanahie A, Knowles CH. Sacral nerve stimulation for faecal incontinence and constipation in adults. Cochrane Database Syst Rev. 2015 Aug 24;(8): CD004464. doi:10.1002/14651858.CD004464.pub3. PMID:26299888.

Thornton MJ, Kennedy ML, Lubowski DZ, King DW. Long-term follow-up of dynamic graciloplasty for faecal incontinence. Colorectal Dis. 2004;6(6):470–6.

Tjandra JJ, Chan MK, Yeh HC. Injectable silicone biomaterial (PTQ) is more effective than carbon-coated beads (Durasphere) in treating passive faecal incontinence – a randomized trial. Colorectal Dis. 2009;11(4):382–9.

Tjandra JJ, Lim JF, Hiscock R, Rajendra P. Injectable silicone biomaterial for fecal incontinence caused by internal anal sphincter dysfunction is effective. Dis Colon Rectum. 2004;47(12):2138–46.

van Tets WF, Kuijpers JH. Pelvic floor procedures produce no consistent changes in anatomy or physiology. Dis Colon Rectum. 1998;41(3):365–9.

Vaizey CJ, Carapeti E, Cahill JA, Kamm MA. Prospective comparison of faecal incontinence grading systems. Gut. 1999;44(1):77–80.

Varma MG, Brown JS, Creasman JM, et al. Fecal incontinence in females older than aged 40 years: who is at risk? Dis Colon Rectum. 2006;49(6):841–51.

Wong WD, Congliosi SM, Spencer MP, et al. The safety and efficacy of the artificial bowel sphincter for fecal incontinence: results from a multicenter cohort study. Dis Colon Rectum. 2002;45 (9):1139–53.

24 Weibliche Sexualstörungen

Daniela Dörfler, Dieter Kölle, Juliane Marschke, Ingrid M. Geiss

1 v. Chr.	Buch über die Liebeskunst „Ars amatoria" (*Ovid*, Rom)
250 n. Chr.	Kamasutra (Verse des Verlangens) erscheint in Indien
1898	Begriff „Sexualwissenschaft" taucht in einem Aufsatz von Sigmund Freud auf
1948	Statistik einer Befragung über das menschliche Sexualverhalten (*Alfred Charles Kinsey*)
1966	Buch „Die sexuelle Reaktion" basierend auf der Beobachtung von 10.000 Sexualakten (*Masters & Johnson*)
1998	Sildenafil (Viagra) zur Behandlung der erektilen Dysfunktion kommt auf den Markt
2000	Konsensus über Einteilung weiblicher Sexualstörungen (*Basson R*)

24.1 Allgemeine Einführung

Ingrid M. Geiss

In den letzten Jahren wächst das medizinische Interesse an dem großen Themenkomplex der „weiblichen Sexualstörungen". Dieses sensitive Thema wurde und wird von Ärzten und Frauenärzten wegen seiner Komplexität oft gemieden. Die mangelnde Ausbildung und damit eine Unsicherheit bei der Abfrage der Sexualstörungen hält viele Kollegen davon ab, sich mit ihren Patientinnen darüber zu unterhalten (Pauls et al., 2005). Wenn man aber wie bei anderen Krankheitsbildern die medizinische Systematik anwendet, kommt man häufig zu einer raschen Eingrenzung des Störungsbildes und damit zu einer korrekten Diagnose mit dazugehörenden Therapieoptionen.

Merke: Die Bedeutung von Störungen im sexuellen Ablauf dürfen für die Lebensqualität unserer Patientinnen nicht unterschätzt werden. Die entsprechende Abklärung sollte deshalb in die alltägliche Routineanamnese jedes Frauenarztes integriert sein.

24.1.1 Epidemiologie

Die Häufigkeit der weiblichen Sexualstörungen wurde bereits in zahlreichen Studien nachgewiesen. Die größte und am häufigsten zitierte Studie wurde von Laumann et al. 1999 publiziert. Sie gibt eine Häufigkeit von 43 % bei Frauen und 31 % bei Männern in Alter zwischen 18 und 59 Jahren an (Laumann et al., 1999).

https://doi.org/10.1515/9783110657906-024

Eine anonyme Erhebung einer Arbeitsgruppe in Wien und Mödling ergab eine Zahl von 50 % bei Patientinnen der gynäkologischen Ambulanz (mittleres Alter: 37,8 Jahre) und 48 % in der Patientinnengruppe der älteren urogynäkologischen Ambulanz (mittleres Alter: 55,7 Jahre). Die Unterschiede in den einzelnen Untergruppen der Störungen waren nicht signifikant. Die absolute Zahl der Frauen ohne sexuelle Aktivitäten in den letzten zwei Jahren ist in der älteren Gruppe mit 24 % gegen 10 % in der jüngeren Gruppe signifikant höher (Geiss et al., 2003).

Merke: Die Verminderung der sexuellen Aktivität allein wird aber nicht als Sexualstörung klassifiziert.

24.1.2 Terminologie

Zum internationalen medizinischen Dialog über Erkrankungen muss auf allen Gebieten eine Standardisierung der Ausdrücke und Definitionen verwendet werden. Nach der Internationalen Klassifikation der Erkrankungen der World Health Organization (ICD-10) und der DSM-IV (Diagnostic and Statistical Manual of Mental Disorders) der amerikanischen psychiatrischen Gemeinschaft gibt es seit 1999 eine neue standardisierte Terminologie.

Diese Terminologie wurde in einem Konsensus von internationalen Experten unter der Leitung der AFUD (American Federation of Urologic Diseases) erarbeitet. Sie bietet eine klare und übersichtliche Einteilung nach den vier Hauptgruppen der weiblichen Sexualstörungen (Tab. 24.1) (Basson et al,. 2000). Ein wichtiges Kriterium in dieser Klassifikation ist die Frage, ob die Situation die Patientin belastet oder nicht. Erst mit der Angabe einer Belastung durch die Patientin darf eine Störung festgestellt werden.

Tab. 24.1: Einteilung der weiblichen Sexualstörungen, Konsensus-Klassifikation (Basson et al., 2000)

I.	Libidostörungen
	A. Störung der mangelnden Lust
	B. Störung mit sexuellem Widerwillen
II.	Erregungsstörungen
III.	Orgasmusstörungen
IV.	sexuelle Schmerzstörungen
	A. Dyspareunie
	B. Vaginismus
	C. andere sexuelle Schmerzen

Definitionen

- **IA.** Störung der mangelnden Lust ist das ständige oder immer wiederkehrende Fehlen von sexuellen Gedanken und/oder Verlangen nach sexueller Aktivität, welches **eine Belastung für die Frau** darstellt.
- **IB.** Störung mit sexuellem Widerwillen ist ein ständiger oder immer wiederkehrender ängstlicher Widerwillen (Ekel) oder Vermeidung von sexuellen Kontakten mit einem sexuellen Partner, welcher **eine Belastung für die Frau** darstellt.
- **II.** Erregungsstörung bedeutet die ständige oder immer wiederkehrende Unfähigkeit, eine sexuelle Erregung zu bekommen oder zu erhalten, welche **eine Belastung für die Frau** bedeutet. Die mangelnde Erregung kann sich als Mangel an persönlicher Aufregung oder mangelnde genitale Reaktion wie Lubrikation, Schwellung oder verminderten genitalen Empfindungen äußern.
- **III.** Orgasmusstörungen sind definiert als ständige oder immer wiederkehrende Schwierigkeit, Verspätung oder Fehlen des Erreichens eines Höhepunktes trotz ausreichender sexueller Stimulation und Erregung, welche **die Frau belastet.**
- **IVA.** Dyspareunie ist der ständige oder wiederkehrende genitale Schmerz beim Geschlechtsverkehr, der **die Frau belastet.**
- **IVB.** Vaginismus ist der ständige oder wiederkehrende unwillkürliche Muskelkrampf des äußeren Drittels der Scheide, der mit der vaginalen Penetration einhergeht und **die Frau belastet.**
- **IVC.** Nichtkoitale Schmerzstörung bedeutet genitale Schmerzen bei nichtkoitaler sexueller Stimulation.

Zur zusätzlichen Unterteilung kann noch gefragt werden, ob die Veränderung
- A. lebenslang oder erworben,
- B. generalisiert oder situationsabhängig ist und
- C. welchen ätiologischen Ursprungs (organisch, psychisch, gemischt, unbekannt) sie anzusehen ist.

Mit einer klaren Terminologie soll die wissenschaftliche und internationale Kommunikation standardisiert erfolgen.

24.1.3 Ätiologie

Die Komplexität der weiblichen Sexualstörungen spiegelt sich in der Vielfalt der ätiologischen Komponenten wider. Aber auch hier bringt die Einteilung die nötige Klarheit. Die ursächlichen Faktoren werden laut Konsensuskonferenz in vier Gruppen eingeteilt: organisch, psychisch, gemischt und unbekannt.

Organische Ursachen (Tab. 24.2)

Tab. 24.2: Organische Ursachen für weibliche Sexualstörungen.

hormonell
Entzündungen
Endometriose
Operationen
Medikamente
vaskuläre Erkrankungen
Diabetes mellitus

Hormonelle Ursachen. In beiden Geschlechtern treten altersabhängige physiologische Veränderungen der Sexualfunktion auf. Die Auswirkungen verminderter Östrogenspiegel auf die Reduktion der Lubrikation und genitalen Empfindungen sind nachgewiesen und bereits Teil unserer klinischen Erfahrung. In einer Untersuchung über die klimakterischen Veränderungen wurde ein Zusammenhang zwischen der Häufigkeit von sexuellen Aktivitäten und dem Alter gefunden. Ebenso wurde nachgewiesen, dass die Libido vom steigenden Alter und dem abnehmenden Östrogenspiegel beeinträchtigt wird (Dennerstein et al., 2002).

Entzündungen, Endometriose. Durch Geschlechtsverkehr ohne ausreichende Lubrikation können mechanische Irritationen am Introitus und in der Scheide zu einem gehäuften Auftreten von Genitalinfektionen führen. Die Möglichkeit einer vulvären Vestibulitis sollte man in der Praxis bei Beschwerden der Dyspareunie bei Penetration abklären. **Vulväre Vestibulitis** ist definiert als Symptomenkomplex von pathophysiologischen und psychischen Faktoren mit Rötung, mechanischen Läsionen und Schmerzen am Introitus vaginae. Als Ursachen dafür werden Infektionen, mangelnde Lubrikation und kleine Läsionen am Introitus gesehen. Hingegen kann das Beschwerdebild der Dyspareunie bei tiefer Penetration sowohl mit vaginalen Entzündungen als auch durch **Endometriose** hervorgerufen werden. Die schwersten Schmerzsymptome sind bei Infiltrationen der sakrouterinen Ligamente und bei Adhäsionen im kleinen Becken zu finden (Ferrero et al., 2005).

Operationen. Zahlreiche Untersuchungen wurden zur Erforschung der Auswirkungen gynäkologischer Operationen auf die Sexualfunktion durchgeführt. Als Erstes interessiert natürlich als häufigste Operation die **Hysterektomie**. Auswirkungen sind sowohl wegen geänderter anatomischer Verhältnisse als auch wegen Unterbrechung der Innervation möglich. Studien aus den USA belegen eine Verbesserung der sexuellen Parameter wie Frequenz, Dyspareunie, Orgasmus und Libidostörung nach Hysterektomie und suprazervikaler Hysterektomie (Kuppermann et al., 2005; Rhodes et al., 1999; Thakar et al., 1997). Eine große Übersichtsstudie aus England, wo die Technik der subtotalen Uterusexstirpation verbreitet ist, vergleicht totale mit subtotalen Hysterektomien. Die Daten der Veränderungen nach totaler Hysterektomie ergeben eine leichte Reduktion der Frequenz an sexuellen Kontakten sowie eine deutliche Abnahme an Dyspareunie. Eine Vielzahl an **urogynäkologischen Eingriffen** zeigt Veränderung der Sexualfunktion. Neben den lang erprobten Eingriffen wie Kolporrhaphia eröffnen die vielen neuen Operationstechniken wie suburethrale Schlingen und Mesh-Implantate für Senkungsoperationen neue Aspekte. Damit setzt sich Kap. 24.2 auseinander.

Medikamente (Tab. 24.3). Für nahezu alle **Antidepressiva** sind sexuelle Nebenwirkungen beschrieben, die weit über die Wirkung der Depression selbst hinausgehen. Die Inzidenz von sexuellen Nebenwirkungen ist bis zu 92 % für einzelne Medikamentengruppen beschrieben. Da der Libidoverlust ebenfalls ein Symptom einer schweren

Tab. 24.3: Liste von Medikamenten assoziiert mit Sexualstörungen.

Antihistaminika

Antikonvulsiva

Metronidazol

Metoclopramid

Antihypertensiva
- Diuretika
- adrenerge Antagonisten
- β-Blocker
- Calcium-Kanal-Blocker

Antiandrogene
- Cimetidin
- Spironolacton

Cyclophosphamid

Anticholinergika

orale Kontrazeptiva

Antidepressiva

Hypnotika

Sedativa

Alkohol

Antiöstrogene
- Tamoxifen
- Raloxifen

Depression ist, muss genau evaluiert werden, welche Hauptkomponente Vorrang hat (Bartlik et al., 1999; Harvey und Balon, 1999).

Antihypertensiva, vor allem nichtselektive Betablocker und zentralwirksame Antihypertensiva (z. B. Clonidin, Diuretika), beeinflussen neurogene, vaskuläre und hormonelle Parameter und führen über eine Zunahme vasokonstriktorischer Hormone (Angiotensin II, Endothelin) zu Erektionsproblemen bei Männern. Leider liegen bisher nur wenige Daten über diese Zusammenhänge bei Frauen vor. Neue Daten dazu zeigt eine aktuelle Studie über den Einfluss von Valsartan in Vergleich zu Atenolol auf die Sexualfunktion von postmenopausalen Frauen. Dabei zeigte sich, dass Valsartan die sexuellen Funktionen bei postmenopausalen, hypertensiven Frauen vor allem in Hinblick auf die Libido deutlich verbesserte, während Atenolol diese verschlechterte. Dieser Aspekt hat möglicherweise Einfluss auf die Lebensqualität der Frau und damit auf ihre Compliance zur Einnahme der Medikamente (Fogari et al., 2004; Strametz-Juranek, 2005).

Vaskuläre Erkrankungen, Diabetes. Da bei Erregung der genitale Blutfluss erhöht ist und es dabei zur Schwellung der Vulva kommt, können sich Durchblutungsstörungen negativ auf die Erregungsausbildung auswirken. Diabetes und vaskuläre Erkrankungen existieren häufig nebeneinander und die erektile Dysfunktion des Mannes kann ein Marker für eine noch unbemerkte arterielle Verschlusskrankheit sein. Bei Männern mit koronarer Herzerkrankung treten bis zu 75 % erektile Dysfunktionen zusätzlich auf. Ähnliche Beobachtungen sind bei Frauen aufgrund des komplexeren Erregungsablaufes schwieriger nachzuvollziehen. Aber auch in der Diagnose der weiblichen Sexualstörungen muss von einer ähnlichen Pathogenese des veränderten Blutflusses und diabetischer Neuropathien ausgegangen werden (Jackson, 2004; Kloner et al., 2003).

Psychische Ursachen

Der Zusammenhang zwischen psychischem Wohlbefinden und sexuellem Erleben ist evident.

Merke: Nach Abklärung organischer Faktoren müssen die psychischen Komponenten einzeln hinterfragt und eingegrenzt werden (Tab. 24.4).

Tab. 24.4: Psychische Ursachen für weibliche Sexualstörungen.

Raum und Zeit
Psychosoziale Faktoren
Partnerdynamik
Depression
Missbrauch

Raum und Zeit. In der Gesprächssituation ergibt sich meist schnell die Nachfrage nach den zeitlichen und räumlichen Möglichkeiten für sexuelle Kontakte. Besonders junge Frauen sind im beruflichen und familiären Alltag unter Druck. In der Anamnesesituation kann dieser Faktor besprochen und damit gleichzeitig eine ärztliche Beratung mit Sicht auf die privaten Umstände erfolgen.

Psychosoziale Faktoren. Gehäuftes Vorkommen von Sexualstörungen ist bei unverheirateten, jüngeren Frauen und älteren Männern sowie bei niedriger Schulbildung zu finden. Frauen mit höherem Bildungsstatus berichten nur halb so oft über Libidostörung, Orgasmusstörung, Schmerzen bei sexuellen Kontakten oder Angst vor sexuellen Kontakten. In der großen amerikanischen Studie von Laumann et al. (1999) wurden Zusammenhänge zwischen psychosozialen Schwierigkeiten und Sexualstörungen gefunden.

Partnerdynamik. Der wichtige Parameter der Partnerbeziehung muss im ärztlichen Anamnesegespräch ebenfalls angesprochen werden. Hier liegt die Priorität in der Gelegenheit, Frauen in einem geschützten Rahmen das Gespräch über ihre private Beziehungssituation anzubieten. Bei tiefer gehenden Schwierigkeiten liegt die Aufgabe der Ärzte darin, eine weitere Therapie mit kompetenten Therapeuten zu empfehlen. Unverheiratete junge Frauen geben häufiger Sexualstörungen an als verheiratete Frauen. Die Ursachen sind wahrscheinlich in einem häufigeren Partnerwechsel kombiniert mit längerer Zeit von sexueller Inaktivität zu sehen (Pauls et al., 2005).

Missbrauch. In einer anonymen Erhebung über Missbrauch an einer gynäkologischen Ambulanz in Deutschland gaben 20,1 % der Patientinnen an, zu sexuellen Aktivitäten, die sie nicht wollten, gezwungen worden zu sein. 44,4 % gaben an, Erfahrungen mit ungewollten sexuellen Aufmerksamkeiten, wie Berührungen, Exhibitionismus oder vulgäre, sexistische Witze oder Bemerkungen, gemacht zu haben (Peschers et al., 2003). Aus der Gruppe der Missbrauchsopfer haben nur 6 % über ihre Erfahrungen mit ihrem Gynäkologen gesprochen und nur 0,5 % wurden danach direkt vom Arzt befragt. Erst durch die Frage nach sexuellem Missbrauch kann den Patientinnen eine erforderliche Therapie angeboten werden.

24.2 Urogynäkologie und Sexualität

Daniela Dörfler, Dieter Kölle, Juliane Marschke

Autoren der 2. Auflage: Daniela Dörfler, Dieter Kölle

In den letzten Jahren hat sich zunehmend das Interesse auf Folgeerscheinungen urogynäkologischer Therapien gerichtet. Als wesentlicher Bestandteil der Lebensqualität gewinnt die sexuelle Zufriedenheit immer mehr an Bedeutung. Nachfolgend soll ein Überblick über dieses wichtige Kapitel gegeben werden.

24.2.1 Sexualität und Inkontinenz und/oder Deszensus

Nach Shaw (2002) ist Harninkontinenz ein weit verbreitetes Problem der weiblichen Bevölkerung mit einer Prävalenz von 11,4 bis 73 %. Salonia et al. (2004, 2004a) und Rogers et al. (2001) berichten über weibliche Sexualfunktionsstörungen wie verringerte sexuelle Lust, Erregungsstörungen, Orgasmusstörungen und Schmerzen beim Verkehr bei 46 % der Frauen mit Inkontinenzproblemen.

Merke: Nach Walters (1993) kann sexuelle Aktivität Harnprobleme verursachen oder verschlechtern. Andererseits können funktionelle Probleme des Harntrakts zu sexueller Dysfunktion führen.

Die Autoren um Apostolidis und Cardozo haben 2017 eine Arbeit verfasst, in der versucht wurde, den Einfluss von Beckenbodenfunktionsstörungen auf die Sexualfunktion zu erfassen. Sie konnten beschreiben, dass es aufgrund der multifaktoriellen Genese mit vielen indirekten Einflussfaktoren mit dem derzeitigen Stand der Literatur nicht möglich ist, diesen Einfluss spezifisch zu beschreiben.

Mittels GRISS-Score (Golombek Rust Inventory Sexual Satisfaction) (Rust, 1979) lassen sich die vielfältigen Faktoren, die Einfluss auf die Sexualfunktion haben, besser verstehen. Bei diesem Instrument, welches im englischen Sprachraum zur Erfassung sexueller Dysfunktion und für einen prä-/postinterventions-Vergleich genutzt wird, werden 28 Items in verschiedene Gruppen zusammengefasst, welche alle gleichwertig bewertet werden. So erhalten sowohl die „klassisch somatischen" Faktoren als auch die „Beziehungsfaktoren" das gleiche Rating (Tab. 24.5).

Tab. 24.5: Gruppen des GRISS-Score (Golombek Rust Inventory Sexual Satisfaction).

„Somatische" Faktoren
Dyspareunie
Häufigkeit von sexuellem Kontakt
Vermeiden von sexuellem Kontakt
Anorgasmie
Beziehungsfaktoren
Zufriedenheit mit der Sexualität in der Partnerschaft
Non-sensuality (= Vorhandensein oder Fehlen von sonstigem körperlichem Kontakt in der Partnerschaft)
Kommunikation (über Sexualität in der Partnerschaft)

Zur besseren und strukturierten Erfassung der Sexualfunktion wurden mehrere strukturierte **Fragebögen** entwickelt. Mit diesen sollten idealerweise funktionelle Aspekte, die Stärke der Symptomatik sowie deren Einfluss auf die Lebensqualität beschrieben werden. Es soll möglichst klar differenziert werden, welchen Einfluss die Beckenbodenfunktionsstörungen auf die Sexualfunktion haben in Abgrenzung zum Auftreten sexueller Dysfunktionen in der Allgemeinbevölkerung. Zu den international häufig genutzten Fragebögen zählt der **FSFI** (**F**emale **S**exual **F**unction **I**nventory) (Wiegel, 2005). Dieser sehr ausführliche Fragebogen ist auch für die deutsche Sprache validiert (Berner, 2004) und erfasst mit multiplen Domänen die Sexualfunktion sehr detailliert. Damit kann gut das *Vorhandensein einer sexuellen Funktionsstörung diagnostiziert* werden. Aufgrund des Umfangs ist er im klinischen Alltag jedoch nicht gut zu benutzen, außerdem kann mit diesem Fragebogen nicht der Einfluss spezifischer Erkrankungen wie einer Beckenbodenfunktionsstörung auf die Sexualität gemessen werden kann. Dies führt dazu, dass bei der Anwendung im prä- und postoperativen Vergleich häufig die Scores einzelner Domänen eine Verbesserung anzeigen, der Gesamtscore aber unverändert bleibt. Manche Autoren (Derogatis et al., 2002) vermuten, dass ein Problem (z. B. präoperative Dyspareunie) durch ein anderes (Veränderung der Vaginalachse) ersetzt wird. Damit bleiben die Aussagen, die mit dem FSFI in Bezug auf den Einfluss urogynäkologischer Operationen auf die Sexualfunktion unserer Patientinnen getroffen werden können, diskrepant.

Krankheitsspezifisch erfasst der häufig genutzte **PISQ** (**P**elvic organ prolapse/**In**continence **S**exual **Q**uestionnaire) (Rogers, 2013) die Sexualfunktion. Dieser ist auch als Kurzversion valide, wurde 2012 von einem IUGA-Experten-Panel überarbeitet und ist im urogynäkologischen Alltag gut anwendbar. Die österreichische Arbeitsgruppe (Trutnovsky, 2016) hat diesen Fragebogen auch für die Anwendung in Deutsch validiert, so dass dieses Instrument gut genutzt werden kann, um sowohl den Einfluss einer Beckenbodenfunktionsstörung auf die Sexualität zu messen als auch den Einfluss operativer Interventionen auf die Sexualfunktion. Mit diesem Fragebogen können also *interventionsbedingte Änderungen erfasst* werden, allerdings ist er nicht zulässig zur Diagnose aktuell vorliegender sexueller Funktionsstörungen (im Gegensatz zum FSFI). Einschränkend ist weiterhin zu erwähnen, dass die Darmfunktion und deren Einfluss nicht erfasst werden. Weiterhin bewertet dieser Fragebogen nur Probleme im Zusammenhang mit penetrativem Geschlechtsverkehr. Frauen, die anderweitig zufriedenstellenden sexuellen Kontakt erleben, werden hier nicht erfasst. Der **Deutsche Beckenbodenfragebogen** (Baessler, 2011) ist ein auch im klinischen Alltag gut zu benutzender Fragebogen, mit dem in verschiedenen Domänen Beckenbodenfunktionsstörungen und deren Einfluss auf die Lebensqualität, sowie unter Nutzung des posttherapeutischen Moduls auch der Einfluss urogynäkologischer Interventionen auf die Sexualfunktion erfasst werden können. Die Domäne „Sexualität" umfasst die somatisch relevanten Faktoren.

Ein Problem scheint grundsätzlich das Unterschätzen der Häufigkeit von sexuellen Problemen in Zusammenhang mit urogynäkologischen Erkrankungen zu sein. So führten Fayyad et al. (2007) ein Audit an Patientinnen mit Deszensus/Prolaps durch und konnten feststellen, dass die Sexualfunktion in 75 % der Fälle präoperativ unzureichend erfasst worden war, wobei 30 % der Patientinnen vor der Operation eine sexuelle Dysfunktion aufwiesen.

Koitale Inkontinenz

Schon lange bekannt, jedoch nur unzureichend erforscht ist das Phänomen des *Harnverlusts beim Geschlechtsverkehr*. Grundsätzlich werden in der Literatur zwei Formen koitaler Inkontinenz unterschieden, nämlich Harnverlust bei tiefer vaginaler Penetration und Inkontinenz während des Orgasmus. Traditionellerweise wurde der Harnverlust bei Penetration (Hilton, 1988) mit der Belastungsharninkontinenz und Orgasmusinkontinenz (Khan et al., 1988) mit der klassischen Dranginkontinenz in Verbindung gebracht. Obwohl dieses Problem von Patientinnen ohne aktives Befragen nur selten vorgebracht wird (Hilton, 1988), scheint das für die Betroffenen oft zutiefst störende Phänomen mit einer Prävalenz von 2 % der weiblichen Bevölkerung (Korda, 1989; Moller, 2000) doch häufiger zu sein als gemeinhin angenommen, wobei in Kollektiven von inkontinenten Frauen (Drang- oder Belastungsinkontinenz) die Bandbreite je nach Untersuchung zwischen 10 % und 56 % Häufigkeit schwankt (im Median 22 %) (Clark und Romm, 1993; Moller et al., 2000; Shaw, 2002; Vierhout und Gianotten, 1993 und 1993a).

Verschiedene mechanische und nichtmechanische Faktoren wie tiefe vaginale Penetration, abdominaler Druckanstieg, Orgasmus und klitorale Stimulation sind als Ursachen für dieses Problem diskutiert worden (Petros und Ulmsten, 1993; Vierhout und Gianotten, 1993; Walters, 1993). Einige Studien konnten jedoch zeigen, dass auch in der Gruppe von Frauen mit Harnverlust bei Orgasmus bei fast der Hälfte der

Betroffenen auch eine Belastungsinkontinenz gefunden werden kann (Kölle et al., 1996, Vierhout und Gianotten, 1993a). Zystometrische Untersuchungen konnten keinen Unterschied zwischen Patientinnen mit koitaler Inkontinenz und anderen Inkontinenzformen finden (Vierhout und Gianotten, 1993a). Allerdings dürfte die Verschlussfunktion der Urethra bei Frauen mit koitaler Inkontinenz im distalen Anteil der Urethra schlechter funktionieren als bei „rein" stressinkontinenten Patientinnen (Kölle et al., 1996). Ob diese scharfe Trennung zwischen Penetrations- und Orgasmusinkontinenz also weiterhin aufrechterhalten werden kann, ist zumindest fraglich, bedarf jedoch weiterer Untersuchungen.

Es konnte gezeigt werden, dass eine wegen Belastungsinkontinenz durchgeführte *Burch-Kolposuspension* auch einen sehr guten Effekt auf die koitale Inkontinenz ausüben kann, wobei kein Unterschied der Wirksamkeit bezogen auf den Subtyp der koitalen Inkontinenz (Penetrations- oder Orgasmusinkontinenz) festgestellt werden konnte (Baessler und Stanton, 2004). Yeni et al. (2003) berichten, dass 28 % der von ihnen untersuchten Gruppe von inkontinenten Frauen vor einer TVT-Schlingenoperation präoperativ unter koitaler Inkontinenz litten und nach der Operation dies nur bei 6 % persistierte. Der Unterschied zwischen prä- und postoperativer Rate an koitaler Inkontinenz war signifikant. Eigene (unveröffentlichte) Untersuchungen konnten dies auch für andere Arten von Operationen zur Behandlung der Belastungsinkontinenz bestätigen.

Der **Einfluss der suburethralen Bandeinlage** wird in Bezug auf die Sexualfunktion kontrovers diskutiert. Eine französische Arbeitsgruppe (Fatton, 2014) zeigte, dass es mit den verfügbaren operativen Techniken (Kolposuspension und suburethrale Bandeinlage) durch die suffiziente Behandlung der koitalen Inkontinenz auch zu einer deutlichen Besserung der Sexualfunktion kommt. Die Autoren diskutieren, dass die häufig positiven Aussagen in verschiedenen Studien zum Einfluss von chirurgischer Korrektur einer Belastungsinkontinenz auf die Subgruppe der Frauen zurückzuführen ist, die zuvor den Urinverlust während des Koitus erlebt haben.

Stuhlinkontinenz und Sexualität

Stuhlinkontinenz hat einen nachgewiesenen negativen Effekt auf die Sexualfunktion (Melville, 2005; Lewicky, 2004).

Ursachen für die Stuhlinkontinenz ist häufig eine Sphinkterinsuffizienz, oft traumatisch nach höhergradigen Dammrissen. Eine operative Korrektur zur Behandlung analer Inkontinenz führt unabhängig von der verwendeten OP-Technik zu einer verbesserten Sexualfunktion (Imhoff, 2012). Die Durchführung des Overlappings zum Sphinkterrepair zeigt allerdings im Vergleich zur End-zu-End-Technik eine deutlich geringere Dyspareunie-Rate (Pauls, 2007a).

Wird die sakrale Neuromodulation zur Behandlung einer Stuhlinkontinenz durchgeführt, kommt es ebenfalls zu einer Verbesserung der Sexualfunktion (van Voskuilen, 2012).

Der Einfluss von vaginalen Rekonstruktionen einer Rektozele wird im folgenden Abschnitt diskutiert.

24.2.2 Deszensusoperationen und Sexualität

Senkungsoperationen verändern naturgemäß die Anatomie des Scheideneingangs, die Weite und eventuell die Länge der Scheide und gelegentlich auch die Richtung der Vagina und sind damit prädestiniert für Veränderungen, die Sexualität betreffend.

Merke: Rund ein Drittel der Frauen mit symptomatischem Deszensus weist eine sexuelle Dysfunktion auf.

Dazu kommt eine nicht unbeträchtliche Zahl an Frauen, die zusätzlich auch mehr oder weniger unter Belastungsinkontinenz, Harndrangbeschwerden mit oder ohne Dranginkontinenz oder unter Überlaufinkontinenz leiden. Je ausgeprägter der Prolaps, umso wahrscheinlicher ist das Vorliegen von Drangbeschwerden und Blasenentleerungsstörungen mit im Extremfall Harnverhaltung und Überlaufinkontinenz. Eine asymptomatische Senkung scheint die Sexualität nicht negativ zu beeinflussen, ein symptomatischer Descensus hingegen schon, wobei die Verschlechterung der Sexualfunktion nicht spezifisch einem Kompartment zuzuordnen ist (Edenfield, 2015). Es handelt sich also um ein Kollektiv von Frauen, das bereits vor einer Therapie mit beträchtlichen Funktionsstörungen vor allem auch im Bereich des unteren Harntrakts behaftet ist. Interessanterweise steht dies offensichtlich nicht in einem nachweisbaren Zusammenhang zur sexuellen Funktion. Handa und Koautoren (2008) konnten zeigen, dass Beckenbodensymptome signifikant mit reduzierter sexueller Erregung, selteneren Orgasmen und Dyspareunie assoziiert sind.

Merke: Die Sexualfunktion ist bei Patientinnen mit symptomatischem Prolaps schlechter, nicht aber bei Frauen mit asymptomatischem Deszensus.

Die vorhandene Literatur zielt vor allem auf die Untersuchung der Auswirkungen der Therapie von Deszensus/Prolaps auf die Sexualfunktion ab. Bereits 1975 schreibt Amias in einer Übersichtsarbeit zum Sexualleben nach gynäkologischen Operationen, dass „Prolapsoperationen eine schlechte Reputation hinsichtlich der Erhaltung des Sexuallebens hätten". Der Grund dafür liegt vor allem in den sehr radikal durchgeführten Senkungsoperationen. Jeffcoate und Francis fanden, dass 50 % der Frauen nach diesen Operationen keinen Vaginalverkehr mehr hatten. Dies war in der Hälfte der Fälle auf fehlende Libido oder Gründe, die beim Partner lagen, zurückzuführen.

Der Rest war verursacht durch extreme Dyspareunie, bedingt durch zu enge oder zu kurze Scheide infolge radikaler Operationstechnik. Hier spielen vor allem die hintere Scheiden- und Dammplastik die größte Rolle. Besonders die bekannte häutige „Brücke" am Damm sollte unbedingt vermieden werden. Außerdem wird von Amias die Empfehlung ausgesprochen, nach sechs Wochen auf jeden Fall wieder Verkehr aufzunehmen, um eine Stenosierung durch extensive Narbenbildung zu vermeiden. Auch David-Montefiori et al. (2006) kommen in ihrer Arbeit zu dem Schluss, dass die hintere Plastik den größten Einfluss auf eine mögliche Verschlechterung der Sexualfunktion in Hinblick auf Dyspareunie ausüben kann.

Weber et al. (2000) berichten, dass sich in ihrem untersuchten Kollektiv die Sexualfunktion und subjektive sexuelle Zufriedenheit für die meisten Frauen nach rekonstruktiver Chirurgie für Senkung und Prolaps oder Inkontinenz verbesserte oder gleichblieb. Pauls et al. (2007) untersuchten die Auswirkung von vaginaler Deszensus-Chirurgie mit und ohne zusätzliche Inkontinenzeingriffe auf die sexuelle Funktion an 49 Frauen. Trotz anatomischer Verbesserung kam es zu keiner Verbesserung der Sexualfunktion, vor allem wohl deshalb, weil 25 % der Frauen postoperativ unter Dyspareunie litten. Rogers und Koautoren (2006) befragten Frauen, die an einer Antibiotikum-Studie teilnahmen, vor sowie drei und sechs Monate nach diversen Inkontinenz- und Senkungsoperationen zur Sexualfunktion. 102 Frauen (37,9 %) nahmen an der Befragung teil und es zeigte sich, dass sich die Scores für die Sexualfunktion nach Operationen gegen Inkontinenz/Prolaps verbesserten, ebenso die Inkontinenz-Scores nach drei und sechs Monaten unabhängig vom Typ der Operation. Auch Thakar et al. (2008) konnten zeigen, dass Frauen eine signifikante Verbesserung der Sexualfunktion vier Monate nach Operationen wegen Inkontinenz und/oder Prolaps berichteten.

Paraiso und Mitarbeiter (1996) untersuchten die Auswirkungen von sakrospinaler Ligamentaufhängung und Beckenbodenrekonstruktion unter verschiedenen Aspekten, unter anderem auch bezüglich der Sexualfunktion. Von 243 operierten Frauen wurden 115 Fragebögen (53,7 % Antwortrate) zurückgesandt und 60 Frauen (28 %) waren zu einer Nachuntersuchung bereit. Hinsichtlich der Sexualität waren vor der Operation 80 (33 %) nicht sexuell aktiv und 116 (48 %) ohne Dysfunktion, unter den postoperativen dysfunktionellen Beschwerden wurden am häufigsten Schmerzen beim Verkehr, Trockenheit der Scheide und unspezifische Probleme genannt.

Zur operativen Behandlung einer Senkung im apikalen Kompartment gibt es einige Arbeiten, die übereinstimmend zeigen, dass die abdominalen Sakropexietechniken den vaginalen Techniken überlegen sind, da es seltener zu einer postoperativen Dyspareunie kommt (Maher, 2016).

Liegt ein behandlungsbedürftiger Descensus uteri vor, gibt es eine Vielzahl von operativen Techniken. Sowohl für Hysterektomie-Verfahren mit Scheidengrundfixation als auch für Uterus- oder Zervix-erhaltende -Pexietechniken liegen Daten vor, die diese Möglichkeiten als suffiziente Methoden beschreiben. In Bezug auf die Sexualität postoperativ galt lange, dass eine Hysterektomie einen negativen Einfluss habe. Die Intervention im Rahmen der lateral und entlang der Zervixhinterwand verlaufenden Fasern des Plexus pelvicus (mit der vegetativen Nervenversorgung) war mit der Sorge behaftet, dass hierdurch Nachteile im Outcome bezogen auf die Sexualität entstünden. Die Datenlage zeigt jedoch immer deutlicher, dass es hier *keine signifikanten Unterschiede* gibt. (Lethaby, 2012; Constantini, 2005; Basson, 2004; Thys, 2011).

Das große Portfolio an operativen Techniken bietet die Chance eines individuellen Vorgehens, um die „richtige" Therapie für die jeweilige Patientin zu finden, muss die Sexualität der Patientin, ihre Vorstellungen und Erwartungen mit in die Therapieplanung einbezogen werden.

Netzimplantate (Meshes) in der Deszensus-Chirurgie und Sexualität

Nach dem erfolgreichen Einsatz von *Netzimplantaten (= Meshes)* in der Hernienchirurgie wurden in den letzten Jahren vermehrt Meshes, meist in Form von industriell vorgefertigten Kits vorwiegend aus Kunststoff, in der chirurgischen Therapie von Prolaps und Deszensus eingesetzt. Wurden zunächst diese Meshes, ausgehend von Frankreich, als uteruserhaltende Methode zur Behandlung des Prolaps auch für jüngere Frauen mit Wunsch nach Erhaltung der „normalen" Sexualfunktion propagiert, stellte sich recht bald heraus, dass diese vaginal applizierten Netze zu verschiedensten Problemen führen können. Die Hauptgefahren die Sexualität betreffend liegen in chronischen Schmerzen, Dyspareunie, entzündlichen und schmerzhaften Veränderungen durch vaginale Erosion der Netze sowie in Schrumpfungsprozessen, die in einer extrem starren Scheidenwand und damit dem Verlust der beim Verkehr notwendigen Elastizität der Scheide münden. Milani und Koautoren (2005) berichteten über bis zu 38 % Dyspareunie und eine hohe Rate (13 %) an vaginaler Mesh-Erosion. Daneben finden sich auch Symptome wie chronische Dysurie oder Defäkationsbeschwerden.

Eine aufgrund der hohen Fallzahl relevante Untersuchung ist die Altmann-Studie (Altmann, 2011). Hier wurden die Patientinnen prospektiv randomisiert entweder mit Faszienrekonstruktion (n = 182) oder durch vordere Netzinterposition (n = 186) zur Behandlung einer Zystozele operiert. In der Netzgruppe zeigte sich eine deutlich höhere Rate an Dyspareunie (7,3 % vs. 2 %), der Gesamtscore der verwendeten Fragebögen zur Erfassung der postoperativen Sexualfunktion zeigte keinen signifikanten Unterschied zwischen beiden Gruppen. Neuere Netze sind im Vergleich zum *Prolift anterior®* (mittlerweile vom Markt genommen) mit veränderter (weniger invasiver) Technik implantiert und in der Regel deutlich leichter, so dass vermutet wird, dass vergleichbare Untersuchungen eine Reduktion in der postoperativen Dyspareunie-Rate zeigen würden. Im Prospect-Trial (Glazener, 2017) wurde das vaginal-operative Vorgehen beim Descensus vaginae untersucht mit dem Fokus auf das Outcome nach netzunterstützter Rekonstruktion. Prospektiv randomisiert wurde in eine Gruppe mit netzgestützter Rekonstruktion (n = 409) im Vergleich zur Faszieneigenrekonstruktion (n = 414). Die Arbeitsgruppe wertete die Erosion als netzspezifische Komplikation mit einem Interventionsbedarf bei 12 % der Patientinnen. Die Studienergebnisse sollen hier nicht im Einzelnen diskutiert werden. Die Dyspareunierate wurde in dieser Untersuchung unabhängig von den netzspezifischen Komplikationen gewertet. Hier zeigte sich, ähnlich wie bei den Untersuchungen der Cochrane-Collaboration zur vaginalen Netzeinlage, kein Unterschied im Vergleich zwischen Faszienrekonstruktion und Netzinterposition (Maher, 2013).

Benhaim et al. (2004) berichteten, dass in ihrer untersuchten Gruppe von 20 Frauen (Alter unter 50 Jahren) mit Netzeinlage bei der Senkungsoperation 26 % eine Verschlechterung (vor allem Dyspareunie) und der Rest keine Veränderung des sexuellen Erlebens bemerkten. Tab. 24.5 zeigt die von verschiedenen Autoren angegebenen Häufigkeiten dieser Folgeerscheinungen bzw. mittelfristiger Komplikationen.

Trotz der veränderten Netzeigenschaften der letzten Jahre sind netzassoziierte Komplikationen für die Lebensqualität der Patientinnen hoch relevant. Unbedingt notwendig sind langfristige Untersuchungen. Um die für Frauen sehr belastenden Folgen zu vermeiden, sollte der Einsatz von Netzen zurückhaltend und beschränkt auf die Deszensus-Rezidivsituation eingesetzt werden. Hinsichtlich der FDA-Warnung vor der Verwendung von Meshes in der Vaginalchirurgie sei auf das entsprechende Buchkapitel verwiesen.

Tab. 24.6: Komplikationen (Auswahl) nach Netzeinlage, modifiziert nach Huebner et al. (2006).

Autoren	Fallzahl	Rate an De-novo-Dys-pareunie	Rate an vaginaler Erosion	Rate Verstop-fung/Defäka-tionsprobleme	Rate an De-novo-Urgency	Rate von De-novo-Urge-In-kontinenz
vordere Vaginalwand mit synthetischen Meshes						
Weber et al. 2001	114	5,0 %	2,9 %	–	26 %	14 %
Yan et al. 2004	30	16,7 % (insgesamt)	6,7 %	–	–	10 %
Rodriguez et al. 2005	98	–	0 %	–	–	3,1 %
De Tayrac et al. 2002	48	–	8,3 %	–	–	–
Migliari et al. 2000	12	8,3 %	0 %	–	16,7 %	–
hintere Vaginalwand mit synthetischen Meshes						
Lim et al. 2005	90	3,4 %	12,9 %	18 %	–	–
De Tayrac et al. 2005	26	7,7 %	12 %	10 %	–	–

Tab. 24.6: (fortgesetzt)

Autoren	Fallzahl	Rate an De-novo-Dys-pareunie	Rate an vaginaler Erosion	Rate Verstop-fung/Defäka-tionsprobleme	Rate an De-novo-Urgency	Rate von De-novo-Urge-In-kontinenz
kombiniert vordere und hintere Vaginalwand mit synthetischen Meshes						
Milani et al. 2004	63	12,5 % (gesamt 69 %)	13 %	–	–	–
Cosson et al. 2005	687	–	6,7 %	–	–	–
Dwyer et al. 2004	97	2,6 %	9,0 %	1 rektovag. Fistel	2,6 %	

24.2.3 Sexualität und Inkontinenztherapie

Harnverlust, besonders wenn dieser im Sinne einer koitalen Inkontinenz auftritt, ist für viele betroffene Frauen nicht nur störend, sondern in hohem Maße auch beschämend. Tasos und Mitarbeiter (2003) konnten zeigen, dass das Inkontinenzproblem während des Geschlechtsverkehrs in starkem Zusammenhang mit dem sozioökonomischen und dem Ausbildungsstatus der Frauen steht. Besonders bei Frauen mit höherem sozioökonomischem Status führt der negative Einfluss der Inkontinenz auf die Sexualfunktion zu starken Auswirkungen auf die Partnerbeziehung. Es scheint, dass das Bildungsniveau der Patientinnen die Art der Interpretation des Harnverlusts beim Geschlechtsverkehr beeinflusst. Nach einer Untersuchung von Yeni et al. (2003), allerdings nur an 32 Patientinnen, beeinflussen sowohl die Stressinkontinenz als auch die TVT-Operation die Sexualfunktion negativ. Laut den Autoren führt die TVT-Schlingenoperation zu einer Reduktion von genitaler Empfindung und vaginaler Lubrikation, was zu schmerzhaftem Verkehr und als Folge zur Verhinderung von Orgasmen führen kann. Die Autoren schlagen deshalb vor, dass präoperativ dieses Thema mit den Patientinnen besprochen werden sollte. Mazouni und Mitarbeiter fanden 2004 in ihrer Gruppe von 48 Patientinnen, dass 20 % nach der TVT-Operation eine Verschlechterung feststellen mussten (15 % Dyspareunie und 5 % Libidoverlust).

Berthier et al. (2008) sandten an 135 Frauen nach TVT-Operation ohne Begleiteingriffe einen Fragebogen per Post aus und erhielten 82 Antworten, wovon lediglich 66 verwertbar waren. Verglichen mit den präoperativen Erhebungen zeigten sich keine signifikanten Änderungen hinsichtlich Häufigkeit, subjektiver Zufriedenheit und subjektiver Gewichtung der Bedeutung des Geschlechtsverkehrs. Jeweils ein Viertel der Frauen bewertete ihre sexuelle Zufriedenheit als besser bzw. schlechter als vor der Operation.

Lemack und Zimmern (2000) untersuchten die Sexualfunktion nach vaginaler Inkontinenzchirurgie (Suspension der vorderen Vaginalwand, mit oder ohne zusätzliche Kolpoperineoplastik) an 93 Frauen mittels Briefinterview. 56 Patientinnen (60 %) antworteten. Die Anzahl an sexuell aktiven Frauen änderte sich nicht, 20 % gaben jedoch nach der Operation eine Verschlechterung der Sexualfunktion an, wobei dies nicht auf eine symptomatische Verengung der Scheide zurückgeführt wurde, da diese Situation selten vorkam. Elzevier et al. (2008) untersuchten den Effekt von zwei unterschiedlichen transobturatorischen Bändern (TOT – Outside-in-Technik versus TVT-O – Inside-out-Technik) auf die Sexualfunktion. Es zeigte sich, dass sich bei beiden Methoden die Frequenz an Geschlechtsverkehr nicht änderte und eine Verbesserung der koitalen Inkontinenz erzielt werden konnte. Die subjektive Bewertung des Sexualverkehrs war in 19,2 % besser, in 10,3 % schlechter und ansonsten unverändert. Postoperativ zeigte sich im Vergleich der beiden Methoden kein Unterschied hinsichtlich Lubrikation und klitoraler Sensibilität. Schmerzen aufgrund einer Verengung der Scheide wurde bei der TOT-Technik häufiger geäußert als nach der Inside-out-Technik.

In einer dänischen Studie (Glavino und Tetsche, 2004) mit Patientinnen, die entweder TVT oder IVS als Inkontinenztherapie erhielten, zeigte sich ein Trend zugunsten einer Besserung des Sexuallebens nach der Operation, da die Hälfte der Frauen, die nach der Operation keinen Harnverlust bei Verkehr mehr hatten, eine Besserung ihres Sexuallebens angab.

Wang et al. (2006) konnten zeigen, dass sowohl TVT als auch eine laparoskopische Burch-Kolposuspension zu einer Verschlechterung des Sexuallebens postoperativ führen können, was sich innerhalb eines Jahres nach der Operation aber wieder verbessern kann. Die TVT-Operation zeigte diesbezüglich bessere Ergebnisse. Frauen mit zusätzlich vorhandener koitaler Inkontinenz zeigten eher eine Verbesserung der Sexualfunktion. Murphy et al. konnten 2008 keinen Unterschied in der postoperativen Sexualfunktion zwischen Frauen mit TVT- und TVT-Obturator-Operation feststellen. Ghezzi und Mitautoren (2006) fanden nach TVT-Operation eine Verbesserung der Sexualfunktion bei 34 % der Patientinnen (18 von 53), bei 33 Frauen blieb das Sexualleben unverändert, bei zwei Patientinnen trat eine Verschlechterung ein, in einem Fall bedingt durch eine vaginale Arosion des Bandes. Koitale Inkontinenz wurde in 87 % der Fälle geheilt.

Pace und Vicentini (2008) beobachteten bei 90 % der präoperativ sexuell aktiven Frauen nach TVT und TOT eine Verbesserung des Sexuallebens, 10 % der Patientinnen berichteten über eine geringe sexuelle Aktivität, die aber nicht mit der Operation in Zusammenhang stand. Caruso et al. (2007) untersuchten den klitoralen Blutfluss nach TVT und TOT und konnten interessanterweise deutliche Unterschiede feststellen, wobei es im Gegensatz zur TOT-Gruppe bei den Frauen nach TVT zu einer Reduktion des Pulsatility Index und der mittleren systolischen Spitzengeschwindigkeit kam. Ähnliche Ergebnisse wie Pace fanden Elzevier und Mitautoren (2004) in einer schriftlichen Befragung von 108 Frauen nach TVT-Operation. 75 % antworteten, davon waren 72 % sexuell aktiv ohne Veränderung der Häufigkeit verglichen mit der Zeit vor der Operation. 26 % beschrieben ihr Sexualleben als besser, nur eine Patientin bezeichnete ihr Sexualleben als schlechter aufgrund einer ausgeprägten Rezidivinkontinenz. Eine österreichische Untersuchung (Marszalek et al., 2007) zeigte ebenfalls, dass ein Drittel der sexuell aktiven Frauen eine Verbesserung des Sexuallebens nach TVT-Operation berichtete, bei 54 % wurde keine Veränderung und nur bei 14 % eine Verschlechterung beobachtet.

Eine amerikanische Arbeitsgruppe um Goldstein publizierte 2017 eine Metaanalyse zum Einfluss verschiedener Zugangswege suburethraler Bandeinlagen auf die Sexual- und insbesondere Orgasmusfunktion. Hier scheint der inside-out-Zugangsweg, sowohl retropubisch als auch transobturatorisch ein auf die Sexualfunktion bezogenes besseres Outcome zu haben als die outside-in-Technik. Insbesondere die Subgruppe von Frauen, bei der es zu einer Verschlechterung der Orgasmusfunktion kommt, nahm die Arbeitsgruppe zum Anlass, die Orgasmusfunktion im anatomischen Sinne eingehender zu diskutieren. Damit wird der Vorstellung Rechnung getragen, dass die Bandeinlage (ebenso wie andere Operationen) im Bereich der vorderen Vaginalwand zu einer Änderung des Orgasmuserlebens bei den Frauen führt, die zuvor einen Orgasmus durch intravaginale Stimulation erlebt haben. Dies betrifft 15–20 % der Frauen, die zum Teil auch angeben, einen Orgasmus durch zervikale Stimulation erzeugen oder dann uterine Kontraktionen im Rahmen des Orgasmus erleben zu können. Häufig ist jedoch eine klitorale Stimulation notwendig. Hier kommt es durch vaginal-operative Interventionen eher nicht zu einer negativen Beeinflussung. In der Regel erleben Frauen eine Kombination der verschiedenen Möglichkeiten. Des Weiteren ist es situativ sehr unterschiedlich, welche Art der Stimulation Frauen einen Orgasmus erleben lässt. Da Patientinnen dies in der Regel nicht im Rahmen der urogynäkologischen Sprechstunde zur Erstellung des Therapieplans und der OP-Indikation angeben können, ist es wichtig, einfühlsam die verschiedenen Möglichkeiten zu beschreiben und damit auch darauf einzugehen, dass operative Eingriffe eine Änderung in dem Erleben hervorrufen können. Durch die Behandlung des Symptoms Harninkontinenz kommt es dennoch zu einer Verbesserung der Sexualfunktion. Mit dieser Art der Information können Erwartungshaltung und präoperative Symptomatik gut geklärt werden.

Insgesamt beeinflusst die **Dranginkontinenz** die Sexualität in einem stärkeren Ausmaß (Coyne et al., 2011).

Eine Behandlung der Dranginkontinenz führt kongruent auch zu einer Verbesserung der Sexualfunktion. Dies ist für den Einsatz von **Anticholinergika** belegt (Roger et al., 2008). Weiterhin ist der Einsatz von **sakraler Neuromodulation** eine Möglichkeit, operativ den negativen Einfluss der Dranginkontinenz auf die Sexualfunktion zu verbessern. In Studien wird ein Teil dieses Effektes auch der vermuteten Wirkung der Modulation des N. pudendus zugeschrieben.

Unbedingt zum therapeutischen Portfolio der Beckenbodenfunktionsstörung gehört das **angeleitete Beckenbodentraining**. Hier gibt es gute Daten einer Verbesserung von sexueller Dysfunktion unter Durchführung einer adäquaten physiotherapeutischen Begleitung (Beji et al., 2003; Dean et al, 2008).

Es konnte in einer weiteren Studie gezeigt werden (Zahariou et al., 2008), dass ein gutes Beckenbodentrainingsprogramm (vgl. Kap. 15.1) unter Supervision nicht nur einen positiven Effekt auf die Inkontinenzsituation, sondern auch auf die Sexualfunktion (Verbesserung des medianen FSFI-Scores von 20,3 auf 26,8) ausüben kann.

24.3 Zusammenfassung

Merke: Zahlreiche rezente Studien zeigen, dass die Sexualfunktion urogynäkologischer Patientinnen auf vielfache Weise einerseits von vornherein beeinflusst sein kann, andererseits Deszensus- und Inkontinenzchirurgie doch beträchtliche Auswirkungen auf das weitere Sexualleben der Frauen haben kann.

Daher ist es unumgänglich, mit den betroffenen Patientinnen auch über diese Thematik vor entsprechenden Eingriffen zu sprechen und alle Aspekte ausreichend zu diskutieren.

Literatur

Altmann et al. Anterior Colporraphie versus transvaginal mesh for pelvic organ prolapse. N Engl J Med. 2011;364:1826–36.

Amias AG, Aspects of sexual medicine. Sexual life after gynecological operations – II. BMJ 1975;2 (5972):680–1.

Apostolidis A, Rantell A, Anding R, Kirschner-Hermanns R, Cardozo L. How does lower urinary tract dysfunction (LUTDS) affect sexual function in men and women? ICI-RS-2015 Part 2. Neurourol Urodyn 2017 Apr;36(4):869–875.

Baessler K, Stanton SL. Does Burch colposuspension cure coital incontinence? Am J Obstet Gynecol. 2004;190:1030–3.

Baessler K, Junginger B. Beckenbodenfragebogen für Frauen. Aktuel Urol. 2011;42(5):316–322.

Bartlik B, Kocsis JH, Legere R, et al. Sexual dysfunction secondary to depressive disorders. J Gend Specif Med. 1999;2(2):52–60.

Basson R, Berman J, Burnett A, et al. Report of the international consensus development conference on female sexual dysfunction: definitions and classifi-cations. J Urology. 2000;163:888–93.

Basson R, et al. Summary of the recommendations on sexual dysfunctions in women. J Sex Med. 2004;1(1):24–34.

Beji NK, et al. The effect of pelvic floor muscle training on sexual function of treated patients. Int Urogyn J Pelvic Floor disorders. 2003;14(4):234–238.

Benhaim Y, de Tayrac R, Deffieux X, et al. Traitement du prolapsus genital avec mise en place dúne prothèse de polypropylène par voie vaginale. JGynecol Obstet Biol Reprod (Paris). 2006;35:219–26.

Berner, et al. Validity and Reliability of the German Female Sexual Function Index (FSFI-d). Geburtshilfe und Frauenheilkunde. 2004;64(3):293–303.

Berthier A, Sentilhes L, Taibi S, et al. Sexual function in women following the transvaginal tenion-free tape procedure for incontinence. Int J Gynecol Obstet. 2008;102:105–9.

Caruso S, Rugolo S, Bandiera S, et al. Clitoral blood flow changes after surgery for stress urinary incontinence: pilot study an TVT versus TOT procedures. Urology. 2007;70:554–7.

Clark A, Romm J. Effect of urinary incontinence on sexual activity in women. J Reprod Med. 1993;38:679–83.

Constantini E, et al. Uterus preservation in surgical correction of urogenital prolapse. Eur Urol. 2005;48:642–649.

Coyne KS, et al. The impact of OAB on sexual health in men and women: results from EpiLUTS.. J Sex Med. 2011;8(6):1603–15.

David-Montefiori E, Barranger E, Dubernaud G, et al. Functional results and quality-of-life after bilateral sacrospinous ligament fixation for genital prolapse. Eur J Obstet Gynecol Reprod Biol. 2007;137:209–13.

Dean N, et al. Sexual function, delivery mode history, pelvic floor muscle exercises and incontinence. A cross-sectional study six years post partum. Aust NZJ Obstet Gyn. 2008;48(3) 302–311.

Dennerstein L, Randolph J, Taffe J, Dudley E, Burger H. Hormones, mood, sexuality, and the menopausal transition. Fertil Steril. 2002;77(suppl 4):S42–8.

Derogatis, et al. The Female sexual distress scale (FSDS): Initial Validation of a standardized scale for assessment of sexually related personal distress in women. J Sex Marital Ther. 2002;28 (4):317–330.

Edenfield, et al. Sexual activity and vaginal Topography in women with symptomatic pelvic floor disorders. J Sex Med. 2015; 2(2):416–23.

Elzevier HW, Putter H, Delaere KP, et al. Female sexual function after surgery for stress urinary incontinence: transobturator suburethral tape vs. tension-free vaginal tape obturator. J Sex Med. 2008;5(2):400–6.

Elzevier HW, Venema PL, Lycklama a Nijeholt AA. Sexual function after tension-free vaginal tape (TVT) for stress incontinence: results of a mailed questionnaire. Int Urogyncol J Pelvic Floor Dysfunct. 2004;15(5):313–8.

Fatton B, de Tayrac R, Costa P. Stress urinary incontinence and LUTS in women – effects on sexual function. Nat Rev Urol. 2014;11(10):565–78.

Fayyad A, Hill S, Gurung V, et al., How accurate is symptomatic and clinical evaluation of prolapse prior to surgical repair? Int Urogynecol J Pelvic Floor Dysfunc. 2007;18(10):1179–83.

Ferrero S, Esposito F, Abbamonte LH, et al. Quality of sex life in women with endometriosis and deep dyspareunia. Fertil Steril. 2005;83(3):573–9.

Fogari R, Preti P, Zoppi A, et al. Effect of valsartan and atenolol on sexual behavior in hypertensive postmenopausal women. Am J Hypertens. 2004;17(1):77–81.

Geiss IM, Umek WH, Dungl A, et al. Prevalence of female sexual ddysfunction in gynaecologic and urogynecologic patients according to the international consensus classification. Urology. 2003;62(3):514–8.

Ghezzi F, Derati M, Cromi A, et al. Impact of tension-free vaginal tape on sexual function: results of a prospective study. Int Urogynecol J Pelvic Floor Dysfunct. 2006;17(1):54–9.

Glavino K, Tetsche MS. Sexual function in women before and after suburethral sling operation for stress urinary incontinence: a retrospective questionnaire study. Acta Obstet Gynecol Scand. 2004;83:965–8.

Glazener, et al. PROSPECTtrial. Lancet. 2017;28;389:381–392.

Goldstein, et al. A Meta-Analysis Detailing Overall Sexual Function and Orgasmic Function in Women Undergoing Midurethral Sling Surgery for Stress Incontinence. J Sex Med. 2017;5(2):5.

Handa VL, Cundiff G, Chang H, Helzlsouer KJ. Female Sexual Function and Pelvic Floor Disorders. Obstet Gynecol. 2008;111:1045–52.

Harvey KV, Balon R. Clinical implications of antidepressant drug effects on sexual function. Ann Clin Psychiatry. 1995;7(4):189–201.

Hilton P. Urinary incontinence during sexual intercourse: a common, but rarely volunteered, symptom. Br J Obstet Gynaecol. 1988;95:377–81.

Huebner M, Hsu Y, Fenner DE. The use of graft materials in vaginal pelvic floor surgery. Int J Gynecol Obstet. 2006;92:279–88.

Imhoff LR, et al. Fecal incontinence decreases sexual quality of life, but does not prevent sexual activity in women. Dis Colon Rectum. 2012;55(10):1059–1065.

Jackson S, Shepherd A, Brookes S, Abrams P. The effect of oestrogen supplementation on post-menopausal urinary stress incontinence: a double-blind placebo-controlled trial. Br J Obstet Gynaecol. 1999;106:711–18.

Jackson G. Sexual dysfunction and diabetes. Int J Clin Pract. 2004;58(4):358–62.

Khan Z, Bhola A, Starer P. Urinary incontinence during orgasm. Urology. 1988;31:279–82.

Kloner RA, et al. Erectile dysfunction in the cardiac patient: how common and should we treat? J Urol. 2003;170(2 Pt 2):S46–50; discussion S50.

Kölle D, Uhl-Steidl M, Pontasch H, Klieber R. Bladder neck position, urethral closure function and coital incontinence. Int Urogynecol J Pelvic Floor Dysfunct. 1996;7(2 suppl):1–4.

Korda A, Cooper M, Hunter P. Coital urinary incontinence in an Australian population. Asia Oceania J Obstet Gynaecol. 1989;15:313–5.

Kuppermann M, et al. Sexual functioning after total compared with supracervical hysterectomy: a randoized trial. Ostet Gynecol. 2005;105(6):1309–18.

Lam GW, Foldspang a, Elving LB, Mommsen S. Social context, social abstention and problem recognition correlated with adult female urinary incontinence. Dan Med Bull. 1992;39:465–70.

Laumann EO, et al. Sexual dysfunction in the United States. JAMA. 1999;281:537–44.

Le TH, Kon L, Bhatia NN, Ostergard DER. Update on the utilization of grafts in pelvic reconstruction surgeries. Curr Opin Obstet Gynecol. 2007;19:480–9.

Lemack GE, Zimmern PE. Sexual function after vaginal surgery for stress incontinence: results of a mailed questionnaire. Urology. 2000;56:223–7.

Lethaby A, Ivanova V, Johnson N. Total versus subtotal hysterectomy for benign gynecological conditions. Cochrane Database Syst Rev. 2006;(2):CD004993.

Lethaby, et al. Total versus subtotal hysterectomy for benign gynaecological conditions. Cochrane Systematic Review. April 2012.

Lewicky CE, et al. Sexual function following sphincteroplasty for women with third-and fourth degree perineal tears. Dis Colon Rectum. 2004;47(10):1650–1654.

Lukacz ES, Whitcomb EL, Lawrence JM, et al. Are sexual activity and satisfaction affected by pelvic floor disorders? Analysis of a community-based survey. Am J Obstet Gynecol. 2007;88:e1–e6.

Maher C, Baessler K, Glazener CM, Adams EJ, Hagen S. Update of Review 2004: Surgical management of pelvic organ prolapse. Cochrane Database Syst Rev 2007;(3):CD004014.

Maher, et al. (Cochrane database). Surgery for women with apical vaginal prolapse. Oct 2016; Kuhn A et al. Sexual function after sacrocolpopexy. J Sex Med. 2010;7(12):4018–4023.

Maher C, et al. Surgical Managment of pelvic organ prolapse in women. Cochrane Database Syst Rev. 2013;4:CD004014.

Marszalek M, Röhlich M, Racz U, et al. Sexual function after tension-free vaginal tape procedure. Urol Int. 2007;78(2):126–9.

Mazouni C, Karsenty G, Bretelle F, et al. Urinary complications and sexual function after the tension-free vaginal tape procedure. Acta Obstet Gynecol Scand. 2004;83:955–61.

Melville Jl, et al. Fecal incontinence in US women: A population based study. Am J Obstet Gyn. 2005;193(6):2071–2076;

Milani A, Heidema W, van der Vloedt WS, et al.Vaginal prolapse repair surgery augmented by ultra lightweight titanium coated polypropylene mesh. Eur J Obstet Gynecol Reprod Biol. 2008;138:232–8.

Milani R, Salvatore S, Soligo M, et al. Functional and anatomical outcome of anterior and posterior vaginal prolapse repair with prolene mesh. Br J Obstet Gynaecol. 2005;112(1):107–11.

Moller LA, Lose G, Jorgensen T. The prevalence and bothersomeness of lower urinary tract symptoms in women 40–60 years of age. Acta Obste Gynecol Scand. 2000;79:298–305.

Murphy M, van Raalte H, et al. Incontinence-related quality of life and sexual function following the tension-free vaginal tape versus the "inside-out" tension-free vaginal tape obturator. Int Urogynecol JPelvic Floor Dysfunct. 2008;19(4):481–7.

Pace G, Vicentini C. Female sexual function evaluation of the tension-free vaginal tape (TVT) and trans- obturator suburethral tape (TOT) incontinence surgery: results of a prospective study. J Sex Med. 2008;5:387–93.

Paraiso MF, Ballard LA, Walters MD, et al. Pelvic support defects and visceral and sexual function in women treated with sacrospinous ligament suspension and pelvic reconstruction. Am J Obstet Gynecol. 1996;175:1423–31.

Pauls RN, Kleeman SD, Segal JL, et al. Practice patterns of physician members of the American Urogynecologic Society regarding female sexual dysfunction: results of a national survey. Int Urogynecol J. 2005;16:460–7.

Pauls RN, Segal JL, Silva WA, Kleeman SD, Karram MM. Sexual function in patients presenting to a urogynecology practice. Int Urogynecol J. 2006;17:576–80.

Pauls RN, Silva A, Rooney CM, et al. Sexual function after vaginal surgery for pelvic organ prolapse and urinary incontinence. Am J Obstet Gynecol. 2007;622:e1–e7.

Pauls RN, et al. Sexual function following anal sphincteroplasty for fecal incontinence. Am J Obstet Gyn. 2007a;197(6):618e1-618e6.

Peschers UM, Du Mont J, Jundt K, et al. Prevalence of sexual abuse among women seeking gynecologic care in Geremany. Obstet Gynecol. 2003;101:103–8.

Petros PE, Ulmsten U. Tests for 'detrusor instability' in women. These mainly measure the urethral resistance created by pelvic floor contraction acting against a premature activation of the micturition reflex. Acta Obstet Gynecol Scand. 1993;72:661–7.

Rhodes JC, Kjerulff KH, Langenberg PW, Guzinski GM. Hysterectomy and sexual functioning. JAMA. 1999;282(20):1934–41.

Roger R, et al. Efficacy of Tolteridine on overactive bladder symptoms and sexual and emotional quality of life in sexually active women. Int Urogyn Pelvic Floor Dysf. 2008;19(11):1551–1557.

Rogers RG, Coates KW, Kammerer-Doak D, et al. A short form of the pelvic organ prolapse/urinary incontinence sexual questionnaire (PISQ-12). Int Urogyn J. 2003;14:164–8.

Rogers RC, Kammerer-Doak D, Darrow A, et al. Does sexual function change after surgery for stress urinary incontinence and/or pelvic organ prolapse? A multicenter prospective study. Am J Obstet Gynecol. 2006;195:e1–e4.

Rogers RG, Kammerer-Doak D, Villareal A, et al. A new instrument to measure sexual function in women with urinary incontinence or pelvic organ prolapse. Am J Obstet Gynecol. 2001;184(4):552–8.

Rogers GR, Villarreal A, Kammerer-Doak D, Qualls C. Sexual function in women with and without urinary incontinence and/or pelvic organ prolapse. Int Urogynecol J Pelvic Floor Dysfunct. 2001;12 (6):361–5.

Rogers, et al. A new measure of sexual function in women with pelvic floor disorder (PDF): The Pelvic Organ Prolapse / Incontinence Sexual Questionnaire, IUGA revised (PISQ-IR). Int Urogyn J. 2013;24:1091–1103.

Rust J, Golombek S. The Griss: A psychometric instrument for the assessment of sexual dysfunction. J Sex Marital ther. 1979:5:244–281.

Salonia A, Zanni G, Briganti A, et al. The role of the urologist in the management of female sexual dysfunctions. Curr Opin Urol. 2004;14(6):389–93.

Salonia A, Zanni G, Nappi RE, et al. Sexual dysfunction is common in women with lower urinary tract symptoms and urinary incontinence: results of a cross-sectional study. Eur Urol. 2004a;45 (5):642–8; discussion 648.

Shaw C. A systematic review of the literature on the prevalence of sexual impairment in women with urinary incontinence and the prevalence of urinary leakage during sexual activity. Eur Urol. 2002;42:432–40.

Signorello, et al. Impact of sacral neuromodulation on female sexual function and his correlation with clinical outcome and qualtiy of life indexes: A monocentric experience. J Sex Med. 2011;8 (4):1147–55.

Strametz-Juranek J. Sexuelle Funktionsstörunegn bei Hypertonikerinnen. Jatros – Medizin für die Frau. 2005;4.

Thakar R, Chawla S, Scheer I, Barrett G, Sultan AH. Sexual function following pelvic floor surgery. Int J Gynecol Obstet. 2008;102:110–4.

Thakar R, Manyonda I, Stanton SL, Clarkson P, Robinson G. Bladder, bowel and sexual function after hysterectomy for benign conditions. Br J Obstet Gynaecol. 1997;104:983–7.

Thys SD, et al. A comparison of long-term outcome between Manchester-Fothergill and vaginal hysterectomy as treatment for uterine descent. Int Urogyn J. 2011;22(9):1171–1178.

Trutnovsky G, Nagele E, Ulrich D, et al. German translation and validation of the Pelvic Organ Prolapse/Incontinence Sexual Questionnaire–IUGA revised (PISQ-IR). Int Urogynecol J. 2016;27:1235–1244.

Vierhout ME, Gianotten WL. Mechanisms of urine loss during sexual activity. Eur J Obstet Gynecol Reprod Biol. 1993;52:45–7.

Vierhout ME, Gianotten WL. Unintended urine loss in women during sexual activities; an exploratory study. Ned Tijdschr Geneeskd. 1993a;137:913–6.

van Voskuilen AC, et al. Sexual response in patients treated with sacral neuromodulation for lower urinary tract symptoms or fecal incontinence. Urol Int. 2012;88(4):423–430.

Walters MD. Epidemiology and social impact of urinary incontincence. In: Walters MD, Karram MM, editors. Clinical urogynecology. St. Louis: Mosby Year Book; 1993. 3:29–99.

Wang W, Zhu L, Lang JH. Study of sexual function in women after surgery for stress urinary incontinence. Zhonghua Fu Chan Ke Za Zhi. 2006;41(4):253–7.

Weber AM, Walters MD, Piedmonte MR. Sexual function and vaginal anatomy in women before and after surgery for pelvic organ prolapse and urinary incontinence. Am J Obstet Gynecol. 2000;182:1610–15.

Wiegel, et al. The female sexual function index (FSFI). Cross-validation and development of clinical cutoff scores. J Sex Marital Ther. 2005;31:1–20.

Yeni E, Unal D, Verit A, et al. The effect of tension-free vaginal tape (TVT) procedure on sexual function in women with stress urinary incontinence. Int Urogynecol J Pelvic Floor Dysfunct. 2003;14 (6):390–4.

Zahariou AG, Karamouti MV, Papaioannou PD. Pelvic floor muscle training improves sexual function of women with stress urinary incontinence. Int Uro-gynecol J. 2008;19:401–6.

25 Benigne Erkrankungen und Präkanzerosen der Vulva und Vagina

Gian-Piero Ghisu

Autor der 2. Auflage: Eiko E. Petersen †

1700 v. Chr.	In einem Hinduistischen Text ist von lebenden Krankheitserregern die Rede (*Atharvaveda*)
36 v. Chr.	Ein römischer Text beschreibt krankmachende Keime, die mit freiem Auge nicht gesehen werden können (*Marcus Terentius Varro*)
1020 n. Chr.	Idee von Keimen in Körperflüssigkeiten, Quarantäne als Maßnahme gegen Krankheitsübertragung (*Avicenna*)
1870	Karbolsäure als Antiseptikum, Grundsatz der Asepsis in der Chirurgie (*Joseph Lister*)
1876	*Robert Koch* entdeckt die Erreger des Milzbrandes
1890	Methodologie zur Überprüfung der Kausalität eines Krankheitskeimes und „seiner" Erkrankung (Henle-Koch-Postulate)
1928	*Alexander Fleming* entdeckt das Penicillin
1932	Prontosil – ein Sulfonamid – kommt als erstes Antibiotikum auf den Markt
1947	Staphylococcus aureus erweist sich als resistent gegen Penicillin
1962	Nalidixinsäure kommt als erstes Chinolon auf den Markt
1976	zur Hausen publiziert die Hypothese, dass humane Papillomaviren für die Entstehung von Zervixkarzinomen ursächlich sind (Cancer Research)

25.1 Allgemeines und Einführung

Erkrankungen aus dem infektiologischen, dermatologischen, endokrinologischen, immunologischen und onkologischen Formenkreis prägen den Alltag in der Vulvasprechstunde. Das nicht selten multifaktoriell bedingte Krankheitsbild ist gelegentlich nicht eindeutig dem einen oder anderen Medizingebiet zuordenbar. Die Abgrenzung vom Normalbefund und idiopathische Vulvaerkrankungen – wie etwa die Vulvodynie – gehören ebenfalls zu den Herausforderungen der Vulvasprechstunde. Das gezielte Vorgehen bei der Begegnung einer von vulvovaginalen Problemen betroffenen Patientin ist daher von fundamentaler Bedeutung. Eine gezielte Anamnese erlaubt, eine Liste wahrscheinlicher Differenzialdiagnosen zu erstellen. Die Frage nach dem Bestehen von Läsionen an anderen Körperstellen gestattet zudem eine Unterscheidung zwischen Systemerkrankung und örtlich begrenzter Pathologie. Gerade in unklaren Fällen kann die Mitbeurteilung von Auge, Mund, Nase und intertriginösen Regionen richtungsweisend sein. Weiterführende Abklärungen an der Vulva erfolgen mit Vorliebe histologisch; aufgrund der niedrigen Spezifität wird der Zytologie in der

https://doi.org/10.1515/9783110657906-025

Vulvadiagnostik weniger Bedeutung beigemessen. Die Vulvoskopie erlaubt dank optimaler Vergrößerung und Ausleuchtung die genauere Betrachtung auch kleinster Läsionen und gilt als weiteres unentbehrliches Werkzeug in der Vulvadiagnostik. Die Inspektion umfasst stets auch die Kolposkopie der Vaginalwände und der Zervix, etwa zum Ausschluss einer konkomitierenden Läsion. Nicht zuletzt aufgrund der Kolonisierung der Vagina mit zum Teil unentbehrlichen Keimen (Mikrobiom), gilt das weibliche Genitale als hoch komplexes Organsystem. Veränderungen des Gleichgewichts der vaginalen Flora treten etwa in Abhängigkeit von Alter, Zyklus und sexueller Aktivität auch physiologisch auf. Störungen der Vaginalflora gehen mit einer pH-Erhöhung, Erniedrigung der Konzentration von Milchsäurebakterien und Dominanz ungünstig geltender Keime wie Anaerobier und Pilzen einher. Die daraus resultierende Dysbiose äußert sich häufig mit Jucken und Brennen, wobei diese Symptome auch für andere Störungen (z. B. übertriebene Hygiene) oder Erkrankungen wie Dermatosen charakteristisch sind. Nicht-infektiöse und infektiöse Gründe für irritative Beschwerden können auch vergesellschaftet auftreten. Nur durch die Erfassung des zur Konsultation führenden Problems als Ganzes ist ein zielführendes Management möglich. Dieses Kapitel ist als Übersicht gedacht und erhebt keinen Anspruch auf Vollständigkeit. Angaben zu Therapieempfehlungen gelten für nicht schwangere und nicht stillende Frauen. (Bae-Jump et al., 2007).

25.2 Vulvo-vaginale Infektionen durch Pilze, Bakterien und Trichomonaden

In der Infektionsdiagnostik kann mittels Phasenkontrastmikroskopie das einfach anzufertigende Nativpräparat ohne aufwändige Färbemethoden beurteilt werden. Aufgrund des charakteristischen mikroskopischen Bildes können dadurch gleich vor Ort Entzündungszeichen, vaginale Krankheitserreger und Reifegrad der Plattenepithelien in Abhängigkeit der hormonellen Einwirkung beurteilt und allfällige therapeutische Schritte unverzüglich eingeleitet werden. In bestimmten Situationen sind mikrobiologische Laboruntersuchungen unentbehrlich, etwa zum Ausschluss von Chlamydien und anderer sexuell übertragbarer Keime, von A-Streptokokken- und Staphylococcus aureus-Infektionen sowie bei Resistenzproblemen.

Gerade die zunehmenden Resistenzprobleme und der Umstand, dass viele vulvovaginale Beschwerden nicht durch Infektionen hervorgerufen werden, sollten von einer leichtfertigen Verschreibung von Antimykotika oder Antibiotika absehen lassen.

25.2.1 Vulvo-vaginale Pilzinfektionen (Soor, Candidose)

Allgemeines: Nach der bakteriellen Vaginose gilt die Pilzinfektion als häufigste Ursache von Juckreiz im Genitalbereich, wobei die Prävalenz für Infektionen im reproduktiven Alter am höchsten ist. Candida albicans ist für rund 90 % der Pilzinfektionen ursächlich. Der übrige Anteil wird vorwiegend durch Candida glabrata hervorgerufen, deren Therapie eine Herausforderung sein kann. Risikofaktoren für die Entstehung von Pilzinfektionen umfassen Diabetes mellitus und andere immunkompromittierende Konditionen, Antibiotika sowie erhöhte Östrogenwerte (Kontrazeption, Schwangerschaft, HRT). Bei rund ¼ der Frauen gehören Candida-Spezies zur normalen Vaginalflora, so dass der Pilznachweis ohne Entzündungszeichen als nicht pathologisch gilt. Die Pilzinfektion kann als alleinige Ursache des Juckreizes auftreten, aber auch mit anderen Krankheiten vergesellschaftet auftreten. Bei Juckreiz sollte eine Pilzinfektion immer ausgeschlossen werden, da sie behandelbar ist.

Klinik: Das klinische Bild einer Pilzinfektion kann in seiner Ausprägung sehr unterschiedlich sein. Rötung, gelegentlich leichtes Ödem und häufig verstärkter Ausfluss gehören zu den typischen Symptomen. Die flockige Beschaffenheit des Fluors ist für eine Pilzinfektion zwar typisch, kann aber auch gänzlich fehlen.

Diagnostik: Mikroskopisch sind bei Entnahme des richtigen Materials fast immer Pilzelemente (Sporen, Pseudohyphen) und Leukozyten zu sehen (Abb. 25.1). Pilzinfektionen gehen mit einem normalen vaginalen pH-Wert (4–4,5) einher. Eine Verschiebung in den basischen Bereich lässt bei nachweislicher Pilzinfektion an eine Mischinfektion mit anderen Keimen denken. Es ist zu bedenken, dass 20–30 % der Frauen mit bakterieller Vaginose gleichzeitig an einer Pilzinfektion leiden.

In rund 50 % der Fälle können trotz Beschwerden keine Pilzelemente im Nativpräparat dargestellt werden. In diesen Situationen, aber auch bei Rezidiven oder bei chronischem Verlauf kann eine Kultur unterstützen. Die Bestimmung der minimalen Hemmkonzentration (MHK) erlaubt, allfällige Resistenzprobleme zu erfassen und eine korrekte Therapie einzuleiten.

Fadenpilze und Parasiten, wie Scabies (Milben), Phthiriasis (Filzläuse) und Würmer (Oxyuren) können, wenn auch selten, Ursache von Juckreiz sein.

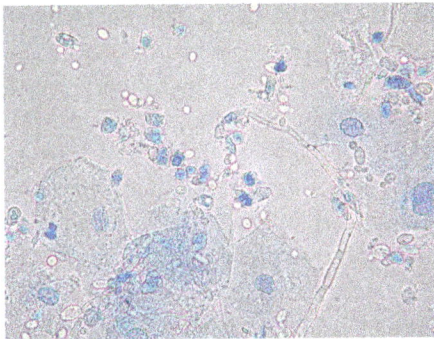

Abb. 25.1: Candidosefluor im mikroskopischen Bild.

Therapie: Eine Therapie ist nur bei Symptomen indiziert. Während lokal wirksame Präparate schneller agieren und abgesehen von lokalem Brennen und Irritation weniger Nebenwirkungen aufweisen, können perorale Antimykotika zu gastrointestinalen Nebenwirkungen und Kopfschmerzen führen. Systemische Therapien werden im Allgemeinen jedoch von den Patientinnen bevorzugt. Die Wirksamkeit ist weitgehend vergleichbar. Bei unkomplizierten Infektionen kann die einmalige Gabe von 150 mg Fluconazol in Betracht gezogen werden. Eine Besserung der Symptome ist nach wenigen Tagen zu erwarten. Eine Partnertherapie ist nicht indiziert. Bei Immunkompromittierten und Diabetikerinnen sind gewöhnlich längere Therapien notwendig. Ob hier systemische oder lokale Therapieregimes vorteilhafter sind, ist nicht abschließend geklärt. Lokale Therapien umfassen den Einsatz von Azolen, wie Clotrimazol, Miconazol, 1–3 × tgl. für 7–14 Tage. Die Behandlung von Candida glabrata erfordert oft den Einsatz von Amphotericin B oder intravenös verabreichter Antimykotika. Bei mehr als drei Pilzinfektionen pro Jahr und somit rezidivierenden Infektionen kann eine suppressive Dauertherapie besprochen werden. Diese umfasst die dreimalige Gabe von 150 mg Fluconazol alle 72 Stunden, gefolgt von einer Gabe pro Woche für 6 Monate. Allfällige Risikofaktoren für die rezidivierenden Infektionen sollten, wenn möglich, beseitigt oder minimiert werden. Besteht ein Resistenzproblem, wird die Therapie eher komplex. Neben Nystatin können in solchen Fällen auch ältere Substanzen wie Gentianaviolett oder Borsäure berücksichtigt werden. Obschon zahlreiche Probiotika und Diäten mit dem Ziel der Reduktion vulvovaginaler Pilzinfektionen vermarktet werden, ist die Datenlage diesbezüglich ungenügend (Sobel et al., 1985; Sobel et al., 2004; Sobel et al., 2013, Eiko et al., 2017).

Die aerobe Vaginitis gilt als eine weitere Störung des vaginalen Milieus mit entzündlicher Komponente. Wie die Pilzinfektion kann auch sie mit Juckreiz einhergehen (s. u.).

25.2.2 Bakterielle Vaginose (BV)

Allgemeines: Die Verdrängung der Milchsäurebakterien durch unterschiedliche, auch (fakultative) Anaerobier beinhaltende Bakterienspezies, wie z. B. Gardnerella vaginalis, aber auch Prevotella-, Porphyromonas-, Bacteroides-, Peptostreptococcus-Spezies und andere Keime wie Mykoplasmen und Ureaplasmen führt zu einem pH-Anstieg im Vaginalsekret. Die Störung des vaginalen Milieus wird als Dysbiose bezeichnet. Weitere Informationen zur Beschaffenheit der Vaginalflora und deren protektive bzw. pathogene Effekte sind im Abschnitt „Mikrobiom" zusammengefasst. Die BV ist durch die Bildung von Aminverbindungen gekennzeichnet (früher Aminvaginose). Es handelt sich um die häufigste Ursache für pathologischen vaginalen Ausfluss im reproduktiven Alter. Die Infektion begünstigt einerseits die Entstehung anderer STDs (HIV). Andererseits leiden Patientinnen mit HIV- oder Herpesinfektionen häufiger an einer BV. Zudem führt die BV zur Zunahme des Frühgeburtlichkeitsrisikos. Bis zu 75 % der Patientinnen mit BV sind asymptomatisch.

Klinik: Verstärkter und/oder übelriechender Ausfluss gelten als Kardinalsymptom der BV; irritative Beschwerden sind typischerweise nicht vorhanden.

Diagnostik: In der Nativmikroskopie zeigen sich die sog. clue cells, welche für die Infektion pathognomonisch sind. Es handelt sich dabei um vaginale Epithelzellen, die mit einem Bakterienrasen überzogen sind. Zudem besteht ein positiver Amintest nach Anwendung von 10 % KOH auf dem Wattestäbchen nach Abstrichentnahme. Der vaginale pH-Wert ist mit > 4,5 erhöht. Eine Kultur zur Diagnose einer BV ist entbehrlich.

Therapie: Die Therapie ist auf jeden Fall bei symptomatischen Patientinnen und perioperativ indiziert, da eine BV die Entstehung einer Endometritis – etwa nach einer Kürettage – oder einer Kolpotomieinfektion nach Hysterektomie begünstigen kann. Da die BV auch das Risiko für die Akquisition anderer STDs begünstigt, empfehlen manche Autoren, auch asymptomatische Patientinnen konsequent zu behandeln. Zur Therapie gelten dabei Metronidazol und Clindamycin als Mittel der Wahl. Auch Dequaliniumchlorid kommt als weitere Substanz zur Anwendung. Als Prophylaxe können ansäuernde Maßnahmen und Probiotika hilfreich sein. Für letztere findet sich zunehmende Evidenz, dass sie die Rezidivrate der BV nach antibiotischer Behandlung verringern können. Zur Therapie einer bestehenden Infektion eignen sie sich jedoch nicht. Zu Behandlungsdauer, idealer Darreichungsform und Typs des Probiotikums ist die Datenlage ungenügend.

Tab. 25.1: Therapie der bakteriellen Vaginose (Jamieson et al., 2001; Esber et al., 2015; Hill et all., 2016; Cohen et al., 2020).

Episodische Infektionen	Metronidazol 500 mg po, 2 × tgl., 7 d oder Clindamycin 2 % Vag.-Creme 1 × tgl., 6 d oder Clindamycin 300 mg po, 2 × tgl., 7 d oder Dequaliniumchlorid 1 Vaginaltablette abends /6 d	Ansprechraten bei beiden Substanzen 70–80 % kürzere Therapieregimes nicht empfohlen (weniger effektiv)
Rezidivierende Infektionen (> 3 Episoden pro Jahr)	Ggf. Langzeittherapie evaluieren: – Borsäure (lokal!) und Metronidazol p. o. zur Induktion – Darauf Langzeitprävention mit Metronidazol Gel 2x pro Woche für bis zu 6 Monaten	Rezidive in bis 50 % der Fälle innerhalb eines Jahres

25.2.3 Aerobe Vaginitis (AV)

Allgemeines: Der Begriff der aeroben Vaginitis wurde erst 2002 geprägt und ist somit relativ neu. Oft bleibt die AV undiagnostiziert. Man geht von einer mit der BV vergleichbaren Prävalenz von 5–10 % bei nicht schwangeren Frauen aus. Die AV ist durch eine abnormale Vaginalflora charakterisiert, welche aerobe Darmbakterien, Entzündungszellen und Plattenepithelien mit verschiedenen Reifegraden enthält. Mikrobiologisch finden sich am häufigsten E. coli, Staphylococcus aureus, koagulasenegative Staphylokokken (z. B. S. epidermidis), B-Streptokokken (S. agalactiae) und Enterococcus faecalis. Die Rolle der Viridans-Streptokokken ist in Bezug auf die AV nicht abschließend geklärt. Auch ist unklar, ob die genannten Bakterien als solche als virulent gelten oder ob die in ihrer Gegenwart ausgelöste Immunreaktion für die Beschwerden ursächlich ist. Wie bei der bakteriellen Vaginose kommt es bei der AV zu einer Verminderung der Milchsäurebakterien oder sie fehlen ganz, der Ausfluss ist verstärkt und der pH erhöht. Der Hauptunterschied zur bakteriellen Vaginose besteht in der Begleitentzündung, die bei der BV im Gegensatz zur AV fehlt.

Klinik: Klinisch erinnert die AV an eine Pilzinfektion (siehe oben) und geht mit einer Rötung sowie Ödem von Vestibulum und Vagina einher; kleine Erosionen oder Ulzerationen können eine allenfalls bestehende Dyspareunie erklären. Der Ausfluss ist eher dickflüssig. Die Symptome können in Bezug auf ihre Ausprägung fluktuieren.

Diagnostik: Die Diagnose der AV erfolgt vorzugsweise am Nativpräparat: als charakteristisch für die AV gelten Leukozyten und Parabasal- (kleine, runde Epithelzellen mit großem Kern-/Zytoplasma-Verhältnis) oder unreife Epithelzellen. Es gilt zu beachten, dass die AV auch mit anderen infektiösen Erkrankungen assoziiert auftreten kann (BV, Pilz). Gemäß untenstehender Tab. 25.2 kann ein AV-Score errechnet werden unter Einbezug der Milchsäurebakterienkonzentration, Ausprägung der Entzündung, Proportion toxischer Leukozyten (wirken ödematös und enthalten Granula als Zeichen lysosomaler Aktivität), Charakteristika der Mikroflora und Vorhandensein unreifer Epithelzellen. Der Entzündungsgrad wird somit nicht allein durch die Leukozytenkonzentration ermittelt. Eine ausgeprägte AV kann von der desquamativen inflammatorischen Vaginitis (Differenzialdiagnose) nicht unterschieden werden. Je nach Punktezahl wird keine (0–2), eine leichte (3–4), eine mäßig ausgeprägte (5–6) und eine schwere AV (7–10) diagnostiziert. Spezifische Labortests sind in Entwicklung, sie vermögen aber zur Zeit die Kontrastphasenmikroskopie nicht zu ersetzen.

Therapie: Die ideale Therapie der AV ist unzureichend definiert. Sie wird in Abhängigkeit der Mikroskopiebefunde, prädominanten Symptome (Infektion, Entzündung oder Atrophie, wobei in schweren Fälle alle Komponenten vorhanden sein können) und dem Wunsch der Patientin festgelegt. Antiseptika, wie Dequaliniumchlorid und ev. Povidon-Jodlösung scheinen bzgl. Wirksamkeit etabliert. Antibiotika werden aufgrund der Resistenzproblematik und des unwahrscheinlichen anhaltenden Effektes auf die Vaginalflora eher zurückhaltend eingesetzt. Falls indiziert, sollten sie nur kurz und zur Kontrolle komplizierter Fälle wie der Staphylokokken- oder Streptokokken-Vaginitiden zum Einsatz kommen. Lokal anzuwendende Östrogene sind bei Nachweis vieler Parabasalzellen in der Nativuntersuchung (> 10 %) in Form von z. B. 0,1 % Estradiolvalerat oft hilfreich. Auch Kombinationspräparate (Laktobazillen als Probiotika und Estradiol) können unterstützend wirken. Kortikosteroide (Hydrokortison) kommen bei prädominanter Entzündungskomponente zur Anwendung.

Tab. 25.2: Diagnostik der aeroben Vaginitis (nach Donders et al., 2017 und Mendling et al., 2016).

Punkte	MSBK	Anzahl Leukozyten pro Gesichtsfeld	Anteil toxischer Leukozyten	Umgebungsflora	Anteil Parabasalzellen
0	I und IIa	≤ 10	keine oder vereinzelt	Unauffällig oder Zytolyse	keine oder < 1 %
1	IIb	> 10 und ≤ 10/Epithelzelle	≤ 50 % der Leukozyten	kleine koliforme Bakterien	≤ 10 %
2	III	> 10/Epithelzelle	> 50 % der Leukozyten	Kokken oder Ketten	> 10 %
Total Punkte	< 3: 3–4: 5–6: > 6:	keine AV leichte AV mittelschwere AV schwere AV			

MSBK = Ausprägung der Störung der Milchsäurebakterienkonzentration; MSBK I: Normale Mikroflora, Milchsäurebakterienkonzentrationen dominant, wenig oder keine Kokken; MSBK II Milchsäurebakterien vermindert, zusätzliche weitere Bakterien vorhanden. IIA: leichte Störung, beinahe normal, IIB: ausgeprägtere Störung, eher abnormal (abhängig vom Verhältnis zwischen Milchsäure- und anderen Bakterien); MSBK III: Abnormaler Befund mit zahlreichen anderen Bakterien (Mischflora) und fehlenden Milchsäurebakterien

25.2.4 Trichomonaden-Infektion

Allgemeines: Die Infektion durch den Flagellaten Trichomonas vaginalis gehört zu den häufigsten nicht viralen STDs weltweit, betrifft Frauen häufiger als Männer und verläuft oft asymptomatisch. Ungeschützter Geschlechtsverkehr und Promiskuität gelten als Risikofaktoren für eine Infektion.

Klinik: Eitriger, übelriechender, dünnflüssiger Ausfluss (Abb. 25.2) mit Brennen, Pruritus, Dysurie, Pollakisurie, Unterbauchschmerzen und Dyspareunie können zu den Symptomen zählen. Chronische Verläufe sind durch mildere klinische Zeichen charakterisiert. Oft fallen ein Erythem der Vulva und der Vagina auf. Eine Urethritis

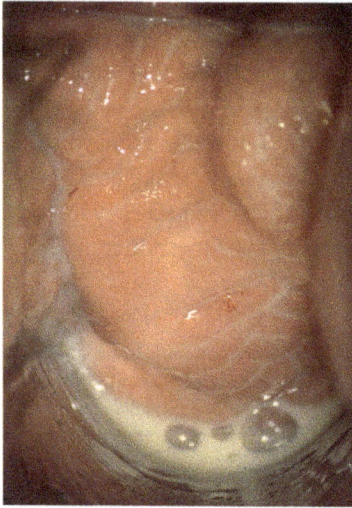

Abb. 25.2: Kolpitis.

oder Zystitis können als Komplikation auftreten. In der Schwangerschaft erhöht die Infektion das Frühgeburtlichkeitsrisiko. Zudem kann die Infektion bei Neugeborenen zu Fieber, Atem- oder Harnwegsproblemen führen.

Diagnostik: Die Feststellung motiler Trichomonaden in der Nativuntersuchung sichert die Diagnose. Allerdings gelingt dies in nur 60–70 % der kulturbestätigten Fälle. Weitere typische Zeichen sind ein erhöhter pH-Wert > 4,5 und der Nachweis von Leukozyten im Nativ. Die PCR kommt zu diagnostischen Zwecken ebenfalls zum Einsatz.

Therapie: Die einmalige Gabe von 2 g Metronidazol p. o. führt zu einer Heilung in 90–95 % der Fälle. Die Therapie ist auch bei asymptomatischen Patientinnen und deren Partner zwingend indiziert. Eine Therapiekontrolle mittels PCR sollte 2 Wochen bis 3 Monate nach Antibiotikagabe erfolgen, zumal eine Reinfektionsrate (Reservoir in periurethrale Drüsen und Urethra) von bis zu 17 % beschrieben wird. HIV-Patientinnen werden mit Metronidazol 500 mg 2 × tgl. für 7 Tage therapiert (Krieger et al., 1988; Woworski et al., 2015).

Tab. 25.3: Zusammenfassung: Diagnostik und Therapie von Vulvo-Vaginalinfektionen durch Bakterien, Pilze und Trichomonaden.

Sympto-me und Klinik		Fluor, Jucken, Brennen, Dysurie, Dyspareunie				
	klinische Erschei-nung	Rötung, Ödem, Überwärmung				
	pH	Basisch > 4,5			Sauer < 4,5	Basisch > 4,5
	Amintest	positiv	negativ	Ev. positiv	negativ	Ev. positiv
Nativ-mikro-skopie	Milch-säure-bakterien	↓			Ev. normal	
		anaerobe Flo-ra, clue cells in > 20 % der Plattenepithe-lien	Bakterien und Kokken	diverse Keime	(Pseudo-)Hyphen, Blastospo-ren	Trichomona-den
	Leuko-zyten	fehlend, weni-ge	↑↑↑	Ev. ↑	Ev. ↑	↑
Diagnose		Bakterielle Vaginose	Aerobe Vagi-nitis	Mischinfekti-on	Vulvovagi-nale Soor-infektion	Trichomo-niasis
Therapie		Metronidazol Clindamycin Dequalinium-chlorid	Kortikosteroi-de Östrogen Clindamycin Dequalinium-chlorid	Clindamycin Dequalinium-chlorid	Azole Nystatin Ciclopiroxo-lamin	Metronida-zol

25.3 Ulzerative Erkrankungen

Zahlreiche infektiöse und nicht-infektiöse Krankheiten können mit vulvo-vaginalen Ulzera einhergehen (Tab. 25.4). Herpes simplex-Virusinfektionen gehören zu den häufigsten Gründen für Ulzera. Der Verlauf einer ulzerativen Erkrankung erlaubt deren möglichen Ursachen einzugrenzen. In den folgenden Abschnitten werden die häufigeren, mit Ulzerationen einhergehenden Krankheiten von Vulva und Vagina thematisiert.

Tab. 25.4: Ätiologie ulzerativer vulvo-vaginaler Erkrankungen (mod. nach Cooper et al., 2016).

Akut	Rezidivierend	Chronisch
Infektiös bedingt		
– STDs – Streptokokken, Staphylo- kokken, Pseudomonas	– Herpes simplex	
Nicht-infektiös bedingt		

– Intoleranzen (histaminhalti-
  ge Lebensmittel), Mangel-
  erscheinungen (Vit. B12, Ei-
  sen, Folsäure), etc.
– Ulcus acutum (Lipschütz)
– Ulcus factitium
	– Intoleranzen (histaminhal-
	  tige Lebensmittel), Mangel-
	  erscheinungen (Vit. B12, Ei-
	  sen, Folsäure), etc.
	– M. Behçet
		– Pyoderma gangrenosum
		– M. Crohn
		– Ulcus factitium
		– Tumor

25.3.1 Infektiös bedingte ulzerative Erkrankungen

25.3.1.1 Herpes simplex (HSV)

Allgemeines: HSV-Infektionen gehören zu den häufigsten STDs weltweit. Die meisten genitalen Herpes-Infektionen werden durch HSV-2 verursacht. HSV-1 kann allerdings ähnliche Symptome hervorrufen. Je nach Zeitpunkt des Auftretens einer HSV-Manifestation werden Primärinfekt, nicht primäre Erstinfektion und rezidivierende Infektion unterschieden. Beim Primärinfekt weist die Patientin weder Antikörper gegen HSV-1 noch gegen HSV-2 auf. Bei der nicht-primären Erstinfektion besitzt die Patientin bereits Antikörper gegen den alternierenden Serotyp (typischerweise HSV-2-Infektion bei bereits vorbestehender HSV-1-Immunität). Bei der rezidivierenden Infektion kommt es bei bereits bestehenden HSV-Antikörpern zu einer Reaktivierung des genitalen HSV. Die Übertragung von HSV kann bei neuen sexuellen Beziehungen schnell erfolgen.

Klinik: Der Primärinfekt (Abb. 25.3) kann sich unterschiedlich äußern: während oligo- oder gar asymptomatische Manifestationen möglich sind, kann der Primärinfekt auch als schwere Erkrankung mit schmerzhaften genitalen Ulzera, Schmerzen, Juckreiz, Dysurie (schmerzbedingt bei Reizung durch den sauren Urin auf die Ulzerationen oder durch die seltenere lumbosakrale Radikulomyelitis), Lymphadenopathie und systemischen Symptomen wie Fieber, Verminderung des Allgemeinzustandes, Myalgien einhergehen. Der nicht-primäre Erstinfekt verläuft gewöhnlich milder, da die vorhandenen Antikörper gegen den alternierenden Serotyp einen zumindest partiellen Schutz vor der gängigen Infektion bieten. Rezidive sind häufig, verlaufen aber typischerweise weniger ausgeprägt als Primär- oder nicht-primäre Infektionen. Extragenitale Komplikationen wie aseptische Meningitis und Urinretention sind selten.

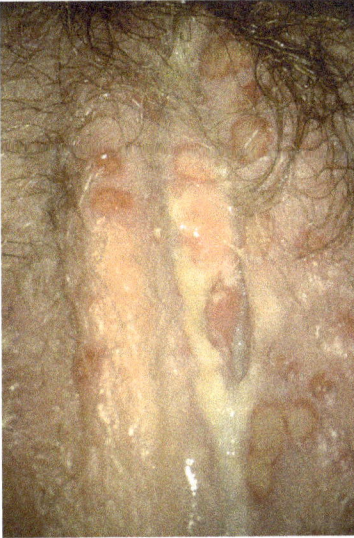

Abb. 25.3: Primärer Herpes simplex.

Immunsupprimierte Patientinnen erfahren oft reaktivierte Infektionen, deren Symptome ausgeprägter, häufiger und länger andauern können. Auch erhöhen HSV-2-Infektionen das Risiko für die Akquisition von HIV-Infektionen. Nach Abheilen einer primären Infektion können die asymptomatischen Patientinnen und Patienten die Viren weiterhin übertragen, was als viral shedding bekannt ist. Durch diesen Mechanismus können auch Viren von der Mutter auf das Neugeborene übertragen werden.

Diagnostik: Gruppierte kleine Bläschen, welche im Verlauf ulzerieren und verkrusten, sind für die Herpesinfektion charakteristisch (Blickdiagnose). Die Diagnose der HSV-Infektion kann auch mittels PCR, Viruskultur und typspezifischen serologischen Tests erfolgen. Ob ein solcher Test erfolgen muss und welche Methode zur Anwendung kommen soll, hängt von der klinischen Präsentation ab. PCR-basierte Tests sind für aktive genitale Läsionen Mittel der Wahl, während serologische Tests bei Patientinnen ohne aktive Erkrankung indiziert sein können. Ein serologisches Screening bzgl. HSV-1- oder HSV-2-Infektion wird nicht empfohlen.

Therapie: Eine antivirale Therapie wird bei einer Erstepisode einer genitalen HSV-Infektion in der Regel empfohlen. Die Virostatika werden sehr gut toleriert und dürften die Ausprägung sowie die Dauer der Erkrankung um Tage bis Wochen reduzieren. Zudem vermindert die Therapie die Entstehung neuer Läsionen. Idealerweise sollte die gewöhnlich perorale Behandlung innert 72 Stunden nach Auftreten der Läsionen eingeleitet werden. Valacyclovir weist den Vorteil auf, dass es nur 2 × tgl. eingenommen werden muss. Bzgl. Wirkung, Sicherheit und Verträglichkeit ist die Substanz mit Acyclovir 400 mg 3 × tgl. oder 200 mg 5 × tgl. und Famciclovir 250 mg

3 × tgl. vergleichbar. Die Therapie wird für 7–10 Tage fortgesetzt. Lauwarme Sitzbäder können gerade bei ausgeprägten Ulzerationen lindernde Wirkung haben. Eine genügende Analgesie sollte ebenfalls verschrieben werden. Bei Miktionsproblemen muss die Einlage eines Urindauerkatheters evaluiert werden. Parenterale virostatische Behandlungen sind für die Patientinnen mit ausgeprägten klinischen Manifestationen oder Komplikationen reserviert (Meningitis, etc.). Die Behandlungsnotwendigkeit und -gestaltung bei rezidivierenden genitalen Herpesinfektionen muss individuell festgelegt werden. Bei sechs oder mehr klinisch relevanten Rezidiven pro Jahr kann eine suppressive Therapie überlegt werden. Diese ist auch bei Immunkompetenten zu überlegen, die das Risiko der Transmission auf nicht infizierte Sexualpartner verringern möchten. Antivirale suppressive Therapieschemata beinhalten z. B. Acyclovir: 400 mg 2 × tgl., Famciclovir: 250 mg 2 × tgl., Valacyclovir 500–1000 mg 1 × tgl. Patientinnen mit oligosymptomatischen oder seltenen Rezidiven und solche, die nicht sexuell aktiv sind, benötigen eher eine episodische Therapie (Acyclovir: 800 mg 3 × tgl. für 2 d oder Famciclovir 1000 mg 2 × tgl. für 1 d oder Valacyclovir: 500 mg 2 × tgl. für 3 d) oder können sogar auf eine antivirale Therapie verzichten. Eine episodische Therapie wird idealerweise innert 24 Stunden ab Beginn der Symptome initiiert. Da die Häufigkeit der Rezidive mit der Zeit tendenziell abnimmt, sollte immer wieder ein Auslassversuch besprochen und die Indikation für eine suppressive Dauertherapie re-evaluiert werden. Topische antivirale Therapien haben bei genitalem Herpes keinen Stellenwert und sollten auch nicht als additive Behandlung systemisch therapierter Infektionen empfohlen werden (Workowski et al., 2015).

25.3.1.2 Syphilis: Primäraffekt (Chancre)

Allgemeines: In diesem Kapitel wird auf den Primäraffekt Bezug genommen, welcher als Ursache einer ulzerativen Erkrankung im genitalen Bereich auftreten kann. Für die fortgeschritteneren Stadien wird auf die Bücher der Dermatologie/Venerologie verwiesen. Die Syphilis ist eine bakterielle Infektion und wird durch Treponema pallidum verursacht. Die Erkrankung nimmt an Häufigkeit zu und gilt daher weiterhin als Herausforderung weltweit. Die Übertragung erfolgt meistens sexuell über den Kontakt zwischen mukokutanen syphilitischen Veränderungen und Mikroläsionen beim Empfänger. Eine Ausnahme bildet die vertikale Transmission, z. B. in utero oder unter Geburt. Typischerweise bleibt nach der Infektion eine sonst typische Immunantwort aus, so dass eine schmerzlose ulzerative Läsion auftreten kann (Primäraffekt). Eine Dissemination über die regionären Lymphknoten ist dabei möglich. Die Symptome sind vom Stadium der Erkrankung abhängig (primäre, sekundäre und tertiäre Syphilis), können aber auch ganz fehlen (latente Syphilis). Der Primäraffekt als erste klinische Manifestation der Erkrankung tritt am Ort der Inokulation auf. Dieser ist häufig im Genitalbereich lokalisiert, andere Körperstellen können allerdings auch betroffen sein. Vaginale, anale oder oropharyngeale Läsionen können so oft verpasst werden. Gewöhnlich heilt die Ulzeration innerhalb von 3–6 Wochen spontan ab. Wochen oder Monate später entwickelt rund ¼ der nicht behandelten Patientinnen systemische Symptome mit Fieber, Kopfschmerzen und Malaise mit diffuser Lymphadenopathie (sekundäre Syphilis). Wird die Patientin in diesen frühen Stadien nicht behandelt, bestehen Risiken für schwerere, das ZNS, kardiovaskuläre Strukturen, Haut oder Knochen betreffende Komplikationen. Die Inkubationszeit beläuft sich auf 3–90 Tage (21 Tage im Mittel).

Klinik: Zu Beginn tritt eine Papel auf, die meistens (nicht immer) schmerzfrei ist. Bald kommt es zur Ulzeration mit Bildung eines 1–2 cm durchmessenden Ulkus mit erhabenem, verhärtetem Rand. Das Ulkus ist meist trocken und mit einer wenig ausgeprägten regionalen Lymphadenopathie assoziiert. Wegen der Schmerzlosigkeit suchen Betroffene nicht immer ihre Ärztin oder ihren Arzt auf. Die unentdeckte Krankheit begünstigt so die Ansteckung der Sexualpartner.

Diagnose: Die Diagnose erfolgt mittels Dunkelfeldmikroskopie, in der die charakteristische rotatorische Bewegung von Treponema pallidum zur Darstellung kommt.

Therapie: Penicillin gilt als Mittel der Wahl zur Behandlung aller Stadien der Syphilis. Bei Allergien kommen Tetracycline, Ceftriaxon oder Azithromycin in Frage (cave: Fälle von Makrolidresistenz). Bei frühen Stadien wird die Gabe von 2,4 Millionen Benzathin-Penicillin G intramuskulär einmalig empfohlen. Kurz vor der Applikation sollte ein sog. „non treponemal test" (Rapid Plasma Reagin [RPR] oder Venereal Disease Research Laboratory [VDRL]) durchgeführt werden, damit eine Monitorisierung über den Behandlungserfolg mittels regelmäßiger Titerbestimmung stattfinden kann. Der Therapieerfolg kann nur mittels dieser indirekten Methoden bestätigt werden, da eine direkte Kultivierung von Treponemen nicht möglich ist. Zu beachten ist, dass gerade bei der Behandlung einer Frühsyphilis in 10–35 % der Fälle mit der sog. Jarisch-Herxheimer-Reaktion zu rechnen ist. Dabei handelt es sich um eine akute, selbstlimitierende, febrile Reaktion, die innert 24 Stunden nach Gabe des Antibiotikums auftritt. Es gibt keine Möglichkeit, dieser vorzubeugen. Bei Therapie muss über die mögliche Reaktion informiert werden. Patientinnen werden angehalten, sich bei Auftreten schwerer Symptome zu melden. Die Therapie der Jarisch-Herxheimer-Reaktion ist dabei symptomatisch und sieht die Gabe von NSAR oder anderen Antipyretika vor (Workowski, 2015).

25.3.1.3 Chancroid

Allgemeines: Es handelt sich um eine sehr seltene Infektion in der industrialisierten Welt, obschon eine gewisse Dunkelziffer bestehen dürfte. Der Nachweis von Haemophilus ducreyii als Erreger ist in der Tat nur in wenigen Laboratorien möglich.

Klinik: Nach einer Inkubationszeit von 4–10 Tagen kommt es zu einer geröteten Papel, welche rasch in eine Pustel und schließlich in ein Ulkus übergeht. Oft finden sich mehr als ein Ulkus, welche meistens auf den Genitalbereich beschränkt sind und die lokalen Lymphknotenstationen betreffen. Die Ulzera sind 1–2 cm durchmessend und – im Gegenteil zum Primäraffekt der Syphilis – schmerzhaft. Die Basis ist hier auch nicht trocken, sondern durch ein eitriges Exsudat bedeckt. Eine vaginale oder zervikale Läsion bleibt häufig unentdeckt. In den befallenen Lymphknoten kann sich der Inhalt verflüssigen und zur Entstehung von sog. Bubonen führen. Diese sind ebenfalls schmerzhaft und können unter Entleerung von Eiter spontan rupturieren.

Therapie: Die Therapie der Wahl sieht den Einsatz von Azithromycin (1 g p. o.) oder Ceftriaxon (250 mg i. m.) vor. Als Alternative gelten Ciprofloxacin (500 mg p. o. 2 ×/d für 3 Tage) oder Erythromycin (500 mg p. o. 3 × tgl. für 7 d). Fluktuierende inguinale Lymphknoten sollten mittels Punktion drainiert werden.

25.3.1.4 A-Streptokokken-Infektion von Vulva und Vagina

Infektionen durch A-Streptokokken (Streptococcus pyogenes) sind selten, aber ursächlich für 40 % der Todesfälle von Patientinnen mit Postpartum-Endometritis, nekrotisierender Faszitis und Toxic Shock Syndrome (TSS). Die Streptokokken A-Pharyngitis ist eine der häufigsten bakteriellen Infektionen des Menschen. Invasive Infektionsverläufe (Bakteriämie, Pneumonie, nekrotisierende Faszitis und TSS) sind mit 3,5/100.000 selten, bei der Schwangeren aber 20 × häufiger. Eine vaginale Kolonisation wird selten festgestellt. Aufgrund der potenziellen Virulenz des Keimes, ist die Infektion auch bei asymptomatischen Patientinnen immer behandlungsbedürftig.

Klinik: Oft ist die Klinik unspezifisch. Bei eitriger Vulvovaginitis muss daran gedacht werden.

Therapie: bei Verdacht auf invasive Infektion ist eine umgehende Hospitalisation nötig. Die Therapie umfasst Kombinationen von Penicillin und Clindamycin (Bassam et al., 2012).

25.3.2 Nicht-infektiös bedingte ulzerative Erkrankungen

25.3.2.1 Ulcus Lipschütz oder Ulcus acutum

Allgemeines: Die Ulzeration tritt selten auf, ist selbst limitierend und betrifft Vulva und kaudale Vagina. Die Krankheit betrifft Adoleszente und nicht-sexuell aktive junge Frauen. Die Läsionen treten plötzlich auf und heilen gewöhnlich innerhalb von 6 Wochen spontan ab.

Klinik: Die Ulzerationen sind gewöhnlich > 1 cm groß und tief, mit nekrotischer Basis, welche durch ein gräuliches Exsudat bedeckt ist. Zum Teil kommen die Läsionen symmetrisch vor (kissing pattern). Oft geht dem Ulcus Lipschütz eine Grippe oder eine Mononukleose voraus. Der Nachweis einer akuten Epstein-Barr-Virus-Infektion unterstützt die Diagnose eines Ulcus Lipschütz.

Diagnostik: Die Diagnose wird klinisch gestellt (Ausschlussdiagnose). Es empfiehlt sich eine HSV-, EBV- und CMV-Serologie. Biopsien sind gewöhnlich nicht notwendig.

Therapie: Die Behandlung ist symptomatisch. Eine gute Wundpflege und Analgesie sind dabei besonders wichtig. Bei kleineren Ulzerationen können topische Anästhetika versucht werden. In den anderen Fällen eignen sich Klasse IV-Kortikosteroide zur topischen Anwendung zusammen mit topischen Anästhetika und peroralen Analgetika (Halvorsen et al., 2006; Fahri et al., 2009).

25.3.2.2 Pyoderma gangraenosum

Allgemeines: Der Name ist etwas irreführend, da die entzündliche und ulzerative Hauterkrankung weder infektiös noch gangränös ist. Betroffen sind vor allem junge Frauen sowie Erwachsene mittleren Alters. Die Ursache ist unklar. Vermutet wird eine Dysregulation des Immunsystems.

Klinik: Es bestehen unterschiedliche Manifestationsformen. Am typischsten sind rasch entstehende, schmerzhafte, purulente Ulzera mit unscharfem Rand. Andere Varianten sind eher bullös und pustulär. In über 50 % der Fälle besteht eine systemische Begleiterkrankung wie entzündliche Darmerkrankungen, hämatologische Probleme und Arthritis.

Diagnostik: Es handelt sich um eine Ausschlussdiagnose; eine Biopsie sollte zur Abgrenzung gegenüber anderen ulzerativen Erkrankungen erfolgen.

Therapie: Die Datenlage ist diesbezüglich mangelhaft. Gewöhnlich werden Immunmodulatoren eingesetzt. Topische Kortikosteroide können bei leichter, wenig ausgedehnter Ausprägung zur Anwendung kommen (Ahronowitz et al., 2012).

25.3.2.3 Morbus Crohn

Allgemeines: Die granulomatöse, chronisch-entzündliche Systemerkrankung kann in jedem Alter auftreten, kommt aber zwischen 20–40 Jahren und bei Frauen gehäuft vor. Als Prädilektionsorte gelten Darm (speziell Ileum, Colon, Anus), Vulva und enorale Schleimhäute. Die Ursache ist nicht abschließend geklärt; Umgebungsfaktoren, Immunsystem und Genetik scheinen für die Überaktivierung des gastrointestinalen

Immunsystems ursächlich. Eine gestörte Darmflora (Dysbiose) wird ebenfalls als möglicher ätiopathogenetischer Faktor angesehen. Die Läsionen können auf eine gastrointestinale Manifestation des M. Crohn folgen, gelegentlich gehen sie dieser aber auch voraus.

Klinik: Im Bereich der Vulva können uni- oder bilaterale Schwellungen, Fissuren, Ulzerationen (messerschnittartig) und Verformungen auffallen. Brennen, Dyspareunie, Dysurie und Schweregefühl im Genitalbereich sind mögliche Symptome.

Diagnostik: Gerade bei jüngeren Patientinnen mit entsprechender Klinik sollte an die Möglichkeit eines Morbus Crohn gedacht werden. Eine Ileokoloskopie sollte in diesen Fällen evaluiert werden. Erhöhte Calprotectin-Werte im Stuhl weisen auf eine entzündliche Darmerkrankung hin, sind aber nicht dafür beweisend. Histologisch können nicht verkäsende Granulome gefunden werden.

Therapie: Kortikosteroide gelten als Therapie der Wahl. Die topische Anwendung von Clobetasol-Propionat, ev. in Kombination mit Tacrolimus können versucht werden. Bei ungenügendem Ansprechen erfolgt die Kortikosteroidapplikation systemisch. Weitere Behandlungsoptionen sehen den Einsatz von Immunsuppressiva, Immunmodulatoren und Biologicals vor (Jostins et al., 2012; Kirtschig et al., 2016).

25.3.2.4 Morbus Behçet

Allgemeines: Diese seltene Erkrankung geht mit rezidivierenden oralen Aphthen und systemischen Manifestationen wie genitale Aphthen, ophthalmologische, dermatologische, gastrointestinale, neurologische und angiologische Probleme sowie Arthritis einher. Es wird vermutet, dass die Symptome allesamt vaskulitisch bedingt auftreten. Neben Morbus Behçet gibt es weitere, seltene, ulzerative Erkrankungen, die auf eine Vaskulitis zurückzuführen sind, wie etwa die Wegener-Granulomatose oder Churg Strauss-Vaskulitis.

Klinik: Rund ¾ der Patientinnen mit M. Behçet weisen rezidivierende, schmerzhafte mukokutane urogenitale Ulzerationen auf. Eine Begleitsalpingitis oder -urethritis können auftreten, auch wenn eher selten.

Diagnostik: Die Diagnose wird in erster Linie klinisch gestellt, wenn rezidivierende orale Aphthen (mind. 3 × pro Jahr) bestehen plus zwei der folgenden Befunde:
– rezidivierende genitale Aphthen
– okuläre Läsionen
– Hautläsionen
– positiver Pathergietest

Therapie: Die Therapie dient in erster Linie der Symptomkontrolle. Es kommen dabei Analgetika wie Lidocain-Creme 5 % oder topische Kortikosteroide zur Anwendung. Falls die Lokaltherapie schmerzbedingt nicht möglich ist, bietet sich eine systemische Kortikosteroid-Stoßtherapie an, welche über eine Woche ausgeschlichen wird. Weitere Substanzen zur Behandlung des Morbus Behçets umfassen orale Tetrazykline, Colchicin, selten Cyclosporin oder Azathioprin. Multivitamine, Vit. B_{12} und Zinksulfat werden zur Supplementierung ebenfalls diskutiert.

25.4 HPV-assoziierte Erkrankungen

25.4.1 Mikrobiom und humanes Papillomavirus (HPV)

Die Erforschung des Mikrobioms in Tumoren beider Geschlechter gehört zu einem der Hauptinteressensgebiete des letzten Jahrzehnts. In der Gynäkologie gilt inzwischen als gesichert, dass ein Zusammenhang zwischen Veränderungen des zerviko-vaginalen Mikrobioms und HPV und somit der Entstehung von Gebärmutterhalskrebs besteht. In der Arbeit von Ravel et al. aus 2011 konnten durch Sequenzierungsanalysen des Vaginalsekrets der 396 untersuchten Frauen verschiedener ethnischer Zugehörigkeit und allesamt im Reproduktionsalter 282 unterschiedliche Bakterientypen identifiziert werden. Die Keime konnten nach der dominierenden Bakterienart in fünf verschiedene Gruppen unterteilt werden, den sog. „community state types" (CST). Somit war das mikrobielle Profil jeder untersuchten Frau einem dieser CSTs zuordenbar. Die CSTs konnten weiter in eine milchsäurebakteriendominierte und in eine nicht-milchsäurebakteriendominierte Untergruppe unterteilt werden. Unter den milchsäurebakterien-dominierten CSTs fanden sich L. crispatus-, L. gasseri-, L. iners- und L. jenseni-prävalente Mikrobiome, während im nicht-milchsäurebakteriendominierten Mikrobiom vorwiegend (fakultative) Anaerobier vertreten waren. Der Zusammenhang zwischen CST, pH > 5,0 und HPV-Infektion bzw. HPV-assoziierter Erkrankung gilt als gesichert. Dass ein durch (fakultative) Anaerobier dominiertes Mikrobiom als ungünstig gilt, ist naheliegend: durch die Bildung von Biofilmen wird die Viruspersistenz gefördert. Andererseits bestehen Hinweise dafür, dass einzelne Bakterien aus dem Fusobacterium-Genus (ebenfalls Anaerobier) direkte onkogene Effekte entfalten könnten. Zudem ermöglichen mukosale und epitheliale Defekte sowie oxidativer Stress, wie sie bei der Dysbiose zu finden sind, den erleichterten Eintritt von HPV in die Basalzellen. Unter den milchsäurebakterien-dominierten Mikrobiomen ist die L.-iners-reiche Flora ebenfalls als ungünstig anzusehen. Sie gilt in der Tat als instabil und kann einfacher in das nicht-milchsäurebakterien-dominierte Mikrobiom übergehen. Erklärt wird dieser Umstand damit, dass die Milchsäure in zwei Isoformen mit unterschiedlichen antimikrobiellen Effekten produziert wird. Während L. crispatus, L. gasseri und L. jenseni beide Milchsäureisoformen produzieren (D und L), stellt L. iners nur die weniger protektiv wirksame L-Isoform her. Dies führt über eine vermehrte Expression bestimmter Metallproteinasen zu einer Begünstigung des Eintritts von HPV in die Keratinozyten. Aber auch in Bezug auf die Bildung von Bacteriocinen, Biosurfactant-Peptiden und Proteinen mit bakterizider und bakteriostatischer Wirkung bzw. oberflächenspannungmodulierenden Eigenschaften – sowie durch direkte Immunmodulation dürften sich die verschiedenen Milchsäurebakterien unterscheiden. L. crispatus koexistiert seltener mit anderen Bakterienspezies, führt im Vergleich zu den anderen Milchsäurebakterien zu den tiefsten pH-Werten und produziert Wasserstoffperoxid (i. Ggs. zu L. iners), was seine bessere Schutzwirkung vor STDs, HSV, HIV und HPV erklärt. Ein weiterer Aspekt betrifft die ethnische Zugehörigkeit der untersuchten Gruppe: Ravel et al. konnten zeigen, dass bei Frauen mit afroamerikanischem oder hispanischem Hintergrund deutlich häufiger Mikrobiome mit (fakultativen) Anaerobiern oder mit L. iners-Dominanz gefunden werden. Bei der kaukasischen Bevölkerung hingegen scheinen L. crispatus-dominierte Mikrobiome am häufigsten vertreten. Dass die hohe Zervixkarzinominzidenz in Entwicklungsländern oft auf ungenügende oder ganz fehlende Möglichkeiten der Vorsorgeuntersuchung beruht, gilt als gesichert. Genetisch bedingt, finden sich aber gerade bei den Frauen aus diesen Ländern „ungünstigere" oder weniger protektive Mikrobiome, welche als unabhängigen Faktor die Häufigkeit der Zervixkarzinomerkrankung in dieser Bevölkerungsgruppe miterklären dürften. Da die Beschaffenheit der Mikrobiome auch physiologischen Veränderungen (Alter, sexuelle Aktivität, Zyklus) unterliegt, gilt deren Beeinflussung als Herausforderung. Probiotika scheinen in diesem Zusammenhang vielversprechend. Es findet sich zunehmend Evidenz, dass Probiotika nach antibiotischer Behandlung einer bakteriellen Vaginose die Rezidivhäufigkeit zu senken vermögen. Inwiefern sich diese Erkenntnis auch auf HPV übertragen lässt, ist unbekannt. Auch sind Fragen nach der Art des Probiotikums, der Dosis, der Behandlungsdauer und des Applikationsweges nicht ausreichend geklärt (Ravel et al., 2011).

25.4.2 Condylomata acuminata

Allgemeines: Condylomata acuminata oder Feigwarzen entstehen durch eine meistens sexuell akquirierte Infektion mit humanen Papillomaviren (HPV), wobei am häufigsten die HPV-Typen 6 und 11 ursächlich sind. Es handelt sich dabei um sog. Niedrigrisiko-HPV-Typen, die nicht mit der Entstehung von Malignomen assoziiert werden. Es muss aber stets berücksichtigt werden, dass eine Patientin mit Condylomata acuminata auch Trägerin von Hochrisiko-HPV-Typen sein kann (Mischinfektion). Unter Immunsuppression besteht ein erhöhtes Risiko für Kondylome; die Behandlung ist in diesen Fällen ebenfalls erschwert. Die Inkubationszeit kann mehrere Monate betragen; Läsionen zeigen in $\frac{1}{3}$ der Fälle innerhalb von vier Monaten eine spontane Regression.

Klinik: Betroffene können asymptomatisch sein oder Irritationen wie Juckreiz und Brennen, Blutungen oder Schmerzen angeben. Nicht selten ist die psychologische Belastung beträchtlich. Die Läsionen entstehen an der Vulva, inguinal, perineal und perianal sowie suprapubisch. Die Warzen sind eher flach und haben einen blumenkohlartigen Aspekt. Gewöhnlich sind sie weißlich oder hautfarben, können aber auch pigmentiert sein. Die Größe variiert von 1 mm bis in den Zentimeter-Bereich.

Diagnostik: Es handelt sich um eine Blickdiagnose. Bei unklaren Befunden oder fehlendem Therapieansprechen ist eine Biopsie sinnvoll. Eine Beteiligung von Urethra, Vagina, Zervix oder Analkanal ist möglich, weshalb beim Feststellen von Kondylomen diese Regionen mituntersucht werden sollten (Abb. 25.4). Als Differenzialdiagnose müssen stets die Hirsuties berücksichtigt werden: es handelt sich dabei um harmlose, physiologische Epithelfortsätze. Im Unterschied zu den Kondylomen sind die Hirsuties regelmäßig angeordnet, führen im Innern ein Gefäß (Vulvoskopie) und sind höchstens schwach essigpositiv.

Therapie: Nichtschwangere Patientinnen können medikamentös mit Imiquimod therapiert werden. Eine Alternative dazu bilden Grünteealkaloide (Sinecatechine). Diese Präparate werden durch die Patientin selbst aufgetragen. Ist eine Selbstapplikation nicht möglich oder die Patientin schwanger, kommen Trichloressigsäure, Kryotherapie oder Laserablationen zum Einsatz.

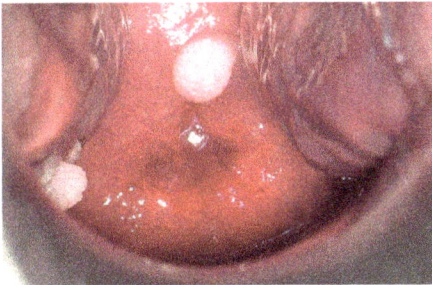

Abb. 25.4: Condylomata acuminata (Portio und Vaginalwand rechts).

25.4.3 Dysplastische Erkrankungen und Morbus Paget der Vulva

25.4.3.1 Dysplasie der Vulva, VIN (vulväre intraepitheliale Neoplasie)
Allgemeines: Gemäß der gängigen Klassifikation der ISSVD aus 2015 (International Society for the Study of Vulvovaginal Diseases) werden die vulvären intraepithelialen Neoplasien (VIN) in drei Kategorien unterteilt (Tab. 25.5):

Tab. 25.5: Einteilung der vulvären Dysplasien.

LSIL	niedriggradige plattenepitheliale intraepitheliale Läsion	HPV-assoziiert	keine Präkanzerose entspricht Condylomata acuminata oder HPV-Infektion
HSIL	hochgradige plattenepitheliale intraepitheliale Läsion		Präkanzerose
dVIN	differenzierte VIN	nicht HPV-assoziiert	gewöhnlich auf dem Boden eines Lichen sclerosus oder Lichen planus entstehend

Bei jüngeren Frauen treten die vulvären Dysplasien häufiger multifokal und HPV-assoziiert auf (klassische VIN). Nicht HPV-assoziierte Dysplasien betreffen eher die postmenopausale Frau, sind unifokal und zeigen insgesamt einen aggressiveren Verlauf mit schnellerer Entartung zum invasiven Geschehen (differenzierte VIN). Screening-Untersuchungen der Vulva auf Präkanzerosen werden nicht empfohlen.

Klinik: Der Juckreiz gilt als Kardinalsymptom. Auch sichtbare Läsionen, Palpationsbefunde, Schmerzen oder Dysurie können zur Vorstellung führen; häufig sind die Patientinnen aber asymptomatisch. Die Läsionen können erhaben sein, sind in der Regel scharf begrenzt und oft multifokal oder multizentrisch lokalisiert. Zum Teil sind die Veränderungen hautfarben, können auch hyperkeratotisch oder hyperpigmentiert in Erscheinung treten. Bei HPV-assoziierten Erkrankungen sind konkomitierende Läsionen vaginal, zervikal oder perineal/perianal möglich.

Diagnostik: Zur Sicherung der Diagnose ist eine Biopsie notwendig. Diese ist gerade bei frustranen Therapieversuchen einer vulvären Läsion von großer Bedeutung. Mittels Anwendung einer verdünnten Essiglösung (Einwirkungsdauer bis zu 5 Minuten, da Haut verhornt) können gerade HPV-assoziierte Läsionen vulvoskopisch durch die entstehende weißliche Verfärbung besser beurteilt oder überhaupt sichtbar gemacht werden. Nach Essiganwendung lässt sich auch der ideale Ort für die Biopsie ermitteln.

Therapie: Eine histologisch gesicherte HSIL sollte bei vulvoskopisch nicht mit genügender Sicherheit auszuschließender invasiver Komponente (Ulzeration, unregelmäßige Beschaffenheit, etc.) oder bei Risikofaktoren (St. n. Vulvakarzinom, Immunsuppression, Lichen sclerosus etc.) exzidiert werden. Besteht eine HSIL ohne Invasionsverdacht, ist sie multifokal gelegen oder befindet sie sich in der Nähe sensibler Regionen (Urethra, Anus, Klitoris), können auch Lasertherapien diskutiert werden. Der Einsatz von Imiquimod im off label use kann in ausgewählten Fällen ebenfalls besprochen werden. Besteht eine differenzierte VIN, gilt die Exzision als Therapie der Wahl. Rezidive treten in einem Drittel der Fälle auf. Karzinome entwickeln sich in 4–8 % der Fälle. Eine entsprechende Nachsorge mit Untersuchung des äusseren Genitales, Perineal- und Perianal-/Analregion sowie Vagina und Zervix ist daher notwendig (i. R. alle 6 Monate während 5 Jahren, dann jährlich) (Bornstein et al., 2016; Hart et al., 2001).

25.4.3.2 Morbus Paget der Vulva

Allgemeines: Beim extramammären M. Paget handelt es sich um ein intraepitheliales Adenokarzinom, welches vor allem kaukasische Frauen zwischen 60–70 Jahren betrifft und am häufigsten vulvär zu finden ist.

Klinik: Pruritus gehört zu den Kardinalsymptomen. Die Hautveränderung erinnert an ein Ekzem mit scharf begrenztem, eventuell leicht erhabenem Rand und deutlicher Rötung. Die Läsion beinhaltet oft auch hellere Areale, tritt gewöhnlich multifokal auf und betrifft Vulva, Mons pubis, aber auch Perineal- und Perianalregion sowie die Oberschenkelinnenseiten.

Diagnostik: Die Diagnose wird histologisch gestellt. Bei unter korrekter Ekzemtherapie fehlender Besserung innerhalb weniger Wochen, sollte eine Biopsie stattfinden. Invasive Komponenten der Erkrankung finden sich in bis zu 25 % der Fälle. Auch sollte an die Möglichkeit synchroner Neoplasien von Brust, Rektum, Harnblase, Ureter, Urethra oder Ovar gedacht und nach diesen gesucht werden.

Therapie: Die Exzision mit einem genügenden Sicherheitsabstand (2 cm) gilt als Therapie der Wahl. Oft finden sich in an den Resektaträndern im Bereich gesund erscheinender Haut noch Residuen der Neoplasie, so dass über die Notwendigkeit möglicher nachfolgender Exzisionen oder anderer Therapien gesprochen werden sollte. Radiotherapie, Systemtherapien und lokale Imiquimodanwendung sind beim Morbus Paget der Vulva nicht genügend untersucht, können aber etwa bei nicht operablen Patientinnen als Option angesehen werden. Rezidive können auch bei chirurgisch freien Rändern auftreten, whs. aufgrund der Multizentrizität der Erkrankung. Das Rezidivrisiko ist als relativ hoch anzusehen, weshalb eine Nachsorge mit regelmäßigen Vulvoskopien und großzügiger Re-Biopsie als notwendig erachtet wird (Parker et al., 2000; Fanning et al., 1999; Feuer et al., 1990; Yamamoto et al., Hatch et al., 2008).

25.4.3.3 Dysplasie der Vagina (VAIN, vaginale intraepitheliale Neoplasie)

Die dysplastischen Veränderungen der Vagina werden in LSIL und HSIL unterteilt. Analog zu den vulvären Veränderungen entspricht die LSIL nicht einer Präkanzerose, sondern suggeriert eine aktivierte HPV-Infektion. Hochrisiko-HPV-Typen sind für einen großen Teil der Dysplasien ursächlich.

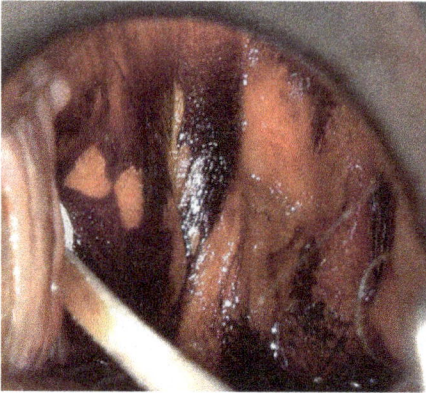

Abb. 25.5: Dysplasie der Vagina.

Klinik: Die Dysplasie verursacht gewöhnlich keine Symptome; Vorstellungsgründe können postkoitale Blutungen oder auffälliger Ausfluss sein. Finden sich zytologische Auffälligkeiten im Pap-Test hysterektomierter Frauen oder bei Frauen mit unauffälliger Zervix, muss eine Dysplasie im Bereich der Vagina stets ausgeschlossen werden.

Diagnostik: Die Kolposkopie der Vagina mit gezielter Biopsieentnahme ist für die Diagnose von großer Bedeutung (Abb. 25.5).

Therapie: Die Therapie der Dysplasie erfolgt durch Exzision, vor allem, wenn eine Invasion nur ungenügend ausgeschlossen werden kann. Lasertherapie oder topische Behandlungen (z. B. Imiquimod im off label-use) kommen ebenfalls zur Anwendung. Die Rezidivrate liegt bei 20–30 %, weshalb auch hier nach der Behandlung eine Nachsorge durchgeführt werden sollte (Darragh et al., 2012).

25.4.3.4 Dysplasie der Zervix (CIN, zervikale intraepitheliale Neoplasie)

Präkanzerosen der Zervix können plattenepithelialen Ursprungs (CIN, zervikale intraepitheliale Neoplasie) sein oder aus glandulären Zellen entstammen (AIS, Adenokarzinoma in situ). Die Klassifikation nach dem Bethesda-System sieht für die plattenepithelialen Veränderungen die „SIL" (squamous intraepithelial lesion) vor. Die CIN ist eine weitere gängige Möglichkeit, die Präkanzerosen einzuteilen. Dabei werden – je nach Schweregrad – drei Stufen, CIN I (leichte Dysplasie) bis CIN III (schwere Dysplasie), unterschieden. Die persistierende Infektion mit humanen Papillomaviren des Hochrisikotyps gilt als Voraussetzung und somit als bedeutendsten Risikofaktor für die Entstehung einer Dysplasie der Zervix bzw. eines Zervixkarzinoms. Nikotinkonsum und weitere Risikofaktoren begünstigen die Progredienz der Dysplasie zum Karzinom. Die genannten Risikofaktoren sind in der Abb. 25.6 zusam-

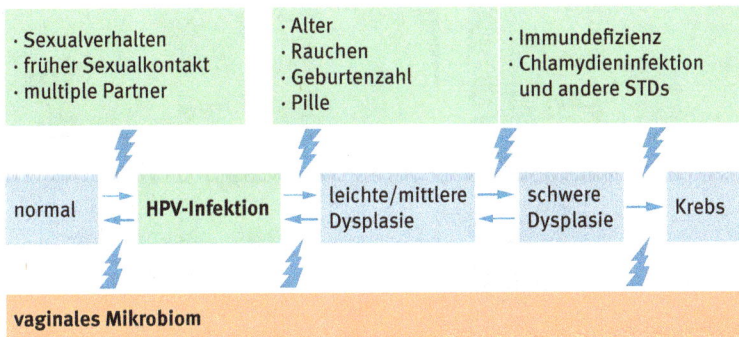

Abb. 25.6: Natürlicher Verlauf der HPV-Infektion und beeinflussende Faktoren (mod. Woodman et al.).

mengefasst. Neuere Daten suggerieren zudem, dass auch die Zusammensetzung des vaginalen Mikrobioms (siehe Kap. 25.4.1) den Verlauf einer HPV-Infektion mitbeeinflussen könnte.

HPV-Typen des Niedrigrisikotyps sind nicht mit der Entstehung von Krebs assoziiert; sie können zu leichtgradigen Veränderungen in den Zytologieabstrichen (LSIL, low grade squamous intraepithelial neoplasia) und zu den stets gutartigen Kondylomen führen. Letztere werden am häufigsten durch die zwei Subtypen 6 und 11 verursacht, während die zwei Subtypen 16 und 18 zu den knapp 20 bekannten Hochrisikotypen gehören, die am häufigsten für die Entstehung von Dysplasien und Krebs an der Zervix verantwortlich sind. Initial können auch diese Virussubtypen eine LSIL verursachen, die bei Infektpersistenz – im Unterschied zu den Niedrigrisikotypen – einen Progress zu einer HSIL (high grade squamous intraepithelial neoplasia) und schließlich zum Karzinom bewirken können. Eine Therapie der HPV-Infektion ist aktuell noch nicht möglich, so dass der beste Schutz vor der Entstehung einer Zervixdysplasie/eines Zervixkarzinoms die HPV-Impfung bieten kann.

Diagnostik: Zur Diagnostik gilt die Differenzialkolposkopie mit Anwendung von verdünnter Essiglösung und Schiller'scher Lösung als Standard. Durch die Untersuchung lassen sich dysplastische Stellen besser oder überhaupt visualisieren, so dass auch eine gezielte Biopsie folgen kann (Abb. 25.7).

Therapie: Die Managementmöglichkeiten bei einer Dysplasie umfassen das exspektative Vorgehen (mit regelmäßigen kolposkopischen, zytologischen Kontrollen und ggf. HPV-Typisierung) und die Intervention. Diese besteht in der Regel aus der Exzision der Transformationszone mittels Konisation. Unter Transformationszone wird die Übergangszone zwischen Platten- und Zylinderepithel an der Zervix verstanden und damit der Ort, an dem die Dysplasien entstehen. In ausgewählten Fällen kommen auch ablative (z. B. Lasertherapie) oder medikamentöse Verfahren (z. B. Imiqui-

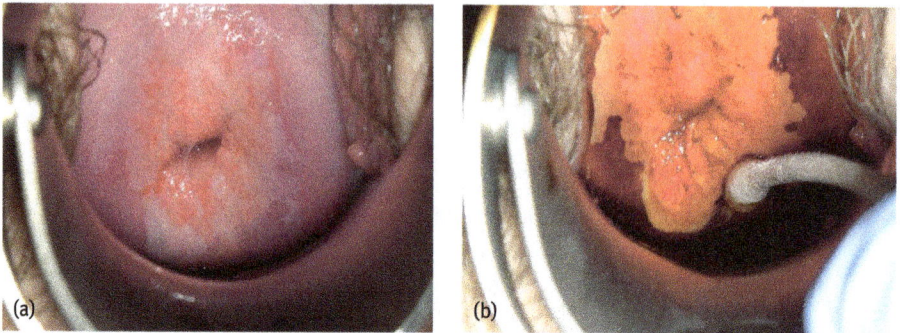

Abb. 25.7: Dysplasie der Zervix (HSIL/CIN III der Portio). Links: Befund nach Essiganwendung: zwischen 6–7 Uhr scharf begrenztes, essigpositives Areal, zudem grobe Punktierung CK-nahe bei 8–9 Uhr und – bei 6 Uhr – scharfe Grenze (inner border) als Begrenzung zwischen Regionen mit unterschiedlichen Dysplasiegraden. Rechts: Befund nach Anwendung von Jod (Schillersche Lösung): scharf begrenztes, jodnegatives Areal im Bereich der bereits nach Essiganwendung suspekten Areale.

mod im off label-use) zur Anwendung. Bei jüngeren Patientinnen und leichtgradigen Veränderungen bestehen gute Chancen für eine spontane Regression der Läsionen, weshalb hier gewöhnlich ein exspektatives Vorgehen vertretbar erscheint. Eine hochgradige Veränderung tendiert hingegen eher zur Persistenz oder zur weiteren Progression zum Karzinom, so dass in diesen Situationen eher die Konisation besprochen werden muss. Da der Eingriff mit einer Erhöhung der Frühgeburtlichkeitsrate einhergeht, muss ein ggf. noch offener Kinderwunsch in der Entscheidung hinsichtlich Therapiemodalität mitberücksichtigt werden. Auch zusätzliche Risikofaktoren wie Immunsuppression etc. oder der Wunsch der Betroffenen nach maximaler Sicherheit fließen in die gemeinsam mit der Patientin zu fällenden Managemententscheidung mit ein (Woodmann et al., 2007; Mayeaux et al., 2011).

25.5 Immunerkrankungen, Dermatosen

Bei irritativen Beschwerden mit Juckreiz als Kardinalsymptom und ohne Hinweis auf Pilzinfektion, AV oder eine der seltenen Parasitenerkrankungen, kommen als Ursache der Symptome vor allem nicht-infektiöse Dermatosen und Hautbeschädigungen in Frage. Häufig handelt es sich dabei um chronisch-verlaufende Erkrankungen.

25.5.1 Lichen sclerosus (LS)

Allgemeines: Die chronische, oft in Schüben verlaufende Dermatose ist durch Entzündung, Atrophie, zum Teil aber auch Hyperkeratose der Haut sowie Juckreiz und Schmerzen charakterisiert. Betroffen ist typischerweise die Anogenitalregion; der LS kann aber auch an anderen Körperstellen auftreten. Die Krankheit kommt in jedem Alter vor und kann beide Geschlechter betreffen.

Klinik: Typischerweise fällt eine weißliche Verfärbung (Abb. 25.7) der insgesamt dünnen Haut von Labia majora und minora mit Ausdehnung über das Perineum um die Analregion (Schlüssellochform) auf. Hyperplastische Areale mit ausgeprägter Felderung der Haut und Kratzspuren sind oft vorhanden. In fortgeschrittenen Stadien kann es zur Verschmelzung von Labia majora und minora kommen sowie zur Fusionierung der Labien in der Mittellinie (Synechien). Der zum Teil quälende vulväre Juckreiz gilt als Kardinalsymptom und kann den Schlaf beträchtlich stören. Weitere Symptome umfassen Schmerzen, zum Teil auch beim Stuhlgang, Blutungen, Dyspareunie oder Miktionsprobleme. Die Erkrankung kann allerdings auch asymptomatisch verlaufen.

Diagnostik: Die Diagnose wird oft klinisch gestellt (Abb. 25.8). Da beim LS das Risiko für die Entwicklung eines Vulvakarzinoms leicht erhöht ist (ca. 4 % in 20 Jahren), sollte bei Unsicherheit oder fraglicher dysplastischer Veränderung eine Biopsie durchgeführt werden. Regelmäßige Kontrolluntersuchungen und die Instruktion zur Selbstkontrolle sind ebenfalls wichtig.

Therapie: Die entzündliche Komponente der Erkrankung kann durch eine konsequente medikamentöse Therapie in der Regel gut kontrolliert werden. Ob dadurch auch die Vernarbungen und die Entartungsgefahr günstig beeinflusst wird, ist nicht abschließend geklärt. Zur Behandlung des LS kommen hochpotente Kortikosteroide (Klasse IV) zur Anwendung. Es gibt dabei verschiedene Behandlungsschemata. Eine Möglichkeit ist die Intervalltherapie mit Anwendung von Clobetasol-Propionat, des-

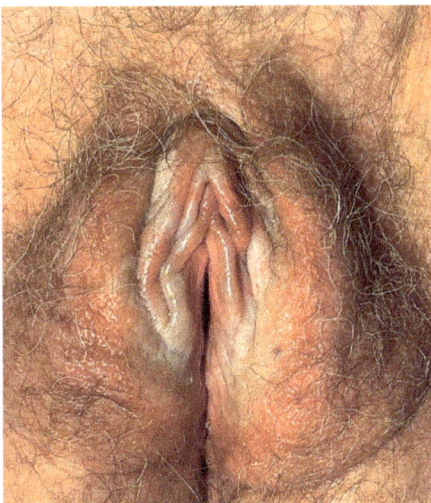

Abb. 25.8: Lichen sclerosus.

sen Applikationsfrequenz bei günstigem Verlauf sukzessive reduziert werden kann: Clobetasol-Propionat 0,05 % Salbe oder Creme.

- Wochen 1–4: an 4 Tagen pro Woche, dann 3 Tage Pause
- Wochen 5–12: an 4 Tagen pro Woche, dann 3 Tage Pause, alle 2 Wochen
- Ab Woche 13: Erhaltungstherapie: z. B. an 1–2 Tagen pro Woche
- Als Alternative zur Erhaltungstherapie mit topischen Kortikosteroiden können auch Calcineurininhibitoren wie Tacrolimus (0,03–0,1 %) zur Anwendung kommen. Diese Substanzen haben im Gegensatz zu den Kortikosteroiden keinen atrophisierenden Effekt.

An den kortikosteroidfreien Tagen ist das regelmäßige Fetten der Haut mit einer gut nährenden Creme oder Salbe von fundamentaler Bedeutung.

Gelegentlich kann auch die intraläsionäre Applikation von Steroiden nötig sein, etwa wenn ausgeprägt hyperkeratotische Areale bestehen. Selten können auch chirurgische Korrekturen notwendig werden, etwa bei Stenosen oder Miktionsbeschwerden durch Obstruktion im Bereich der Harnröhre. Wichtig ist zudem die psychologische Begleitung der Patientin: der chronische Verlauf der Erkrankung kann die Patientin und eine allfällige Partnerschaft stark belasten. Es ist daher wichtig, dass Betroffene gut aufgefangen und betreut werden. Dafür bestehen auch Selbsthilfegruppen, die in diesem Zusammenhang ausgezeichnete Arbeit leisten (Kirtschig et al., 2016; Neill et al., 2010).

25.5.2 Lichen planus (LP)

Allgemeines: Es handelt sich um eine relativ seltene entzündliche Erkrankung aus dem dermatologischen/immunologischen Formenkreis, welche generalisiert (Haut, Schleimhäute, Nägel, Kopfhaut) oder auf der Vulva isoliert auftreten kann. Die Prävalenz wird in der adulten Bevölkerung auf bis 1 % geschätzt. T-Zell-vermittelte Autoimmunprozesse gelten als Ursache für die Krankheit, obschon die Pathogenese nicht restlos geklärt ist. LP tritt gehäuft mit anderen Autoimmunerkrankungen auf; entsprechende Abklärungen sollten bei Verdacht großzügig veranlasst werden. Besonders zu betonen sind dabei Thyreopathien, autoimmune Gastritis und Hepatitis C. Letztere fungiert wie bestimmte Arzneimittel, z. B. Beta-Blocker und NSAR als Trigger für die Manifestation der Erkrankung. Der vulväre LP kann als LP erosivus, LP papulosquamosus, LP hypertrophicus oder Lichen planopilaris in Erscheinung treten.

Klinik: Klinisch manifestiert sich der LP durch („therapieresistenten") vaginalen Ausfluss, Irritation, Wundgefühl, ausgeprägten Pruritus, Brennen und Dyspareunie. Oligo- oder asymptomatische Verläufe sind zwar eher selten, aber auch möglich. Der LP erosivus (Abb. 25.9) gilt als ausgeprägteste Form des vulvären LP und kann zu markanten Störungen der Anatomie im Genitalbereich führen. Diese können mit Verlust der Labia minora, Verengung des Introitus und konsekutiver Obstruktion der Urethra einhergehen. Die Läsionen sind dabei scharf begrenzt (Abb. 25.9), deutlich gerötet und von glänzendem Aspekt, typischerweise mit weißlichen Striae versehen oder mit geschlängelten weißlichen Läsionen am Rand (Wickham-Streifen). Die Vagina ist ganz im Gegensatz zum Lichen sclerosus in bis 70 % der Fälle mitbetroffen, zum Teil finden sich die Läsionen ausschließlich vaginal. Die chronischen entzündlichen Veränderungen können zu atypischen Zellen in der Zytologie (Pap-Test) führen. Anal manifestiert sich die Erkrankung selten.

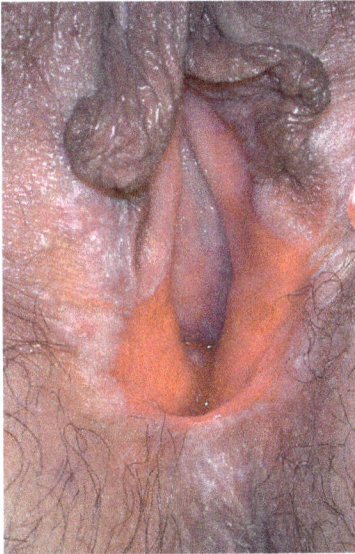

Abb. 25.9: Lichen planus erosivus.

Diagnostik: Die Diagnose basiert auf die Feststellung der typischen klinischen Merkmale unter Berücksichtigung auch der nicht vulvären Manifestationsorte, da die Erkrankung oft an mehreren Stellen des Körpers auftritt. Eine Biopsie wird zumindest bei Patientinnen mit erosivem und hypertrophem LP klar empfohlen. Geeignet sind dafür 4 mm-Stanzbiopsien: es muss dabei beachtet werden, dass intaktes Epithel in unmittelbarer Nachbarschaft allfälliger erosiver Stellen in der Biopsie mitenthalten sein muss.

Therapie: Das Management umfasst die Aufklärung, die Anpassung des Verhaltens und allfälliger Medikamente, die die Entstehung und das Aufrechterhalten des LP begünstigen können, psychologische Unterstützung und medikamentöse Therapie.

25.5.2.1 Vulvärer LP, Therapie

Topische potente Steroide gelten bei vulvärer Manifestation als Mittel der Wahl. Bei sehr ausgeprägtem Erscheinungsbild, welches die Anwendung von Topika nicht zulässt, kann das Steroid zu Beginn auch intramuskulär verabreicht werden. Eine mögliche Therapiestrategie umfasst den Einsatz von Clobetasol-Propionat, 0,05 %, abends für 2–3 Monate. Bei gutem Ansprechen wird das gleiche Kortikosteroid 1–3 × pro Woche als Erhaltungstherapie angewendet. Letztere ist von großer Bedeutung, da ohne Nachfolgebehandlung die Rezidivrate sehr hoch ist. Als Alternative kann die Erhaltungstherapie auch mit Tacrolimus 0,1 %, 1–3 × pro Woche erfolgen. Es finden sich allerdings nicht viel Daten dazu. Bei fehlender Besserung sollte eine systemische Therapie evaluiert werden.

25.5.2.2 Vaginaler LP, Therapie

Grundsätzlich ist die Therapie mit derjenigen des vulvären LP vergleichbar. Prednisolon- oder Hydrocortison-Acetat 10 %-Crème wird jede zweite Nacht für 6 Wochen appliziert. Danach kann die Applikationsfrequenz soweit reduziert werden, als dass die Symptome noch unter Kontrolle gehalten werden (i. R. 1–2 Applikationen pro Woche). Es ist zu beachten, dass die unter Behandlung ausfließenden Wirkstoffe zu vulvären Irritationen führen können, weshalb eine schützende Creme für den Introitus und die Anogenitalregion verschrieben werden sollte (Vaseline, Zinkcreme etc.). Bei ungenügendem oder fehlendem Therapieansprechen können als topisch anzuwendende Alternativen z. B. Calcineurinhibitoren (Tacrolimus) und Aloe vera-Gel besprochen werden. Systemische Therapien können z. B. Kortikosteroide, Methotrexat und Biosimilars enthalten. Die vaginale Beteiligung kann zu Adhäsionen und Vernarbungen führen. Nachdem die entzündliche Komponente der Erkrankung medikamentös kontrolliert ist, werden daher Dilatatoren zur Verhinderung dieser Komplikationen verwendet. Sind letztere in Form von Synechien bereits eingetreten, kann das Problem oft nur chirurgisch behoben werden. Pilz- und bakterielle Infektionen sind unter immunsuppressiver Therapie möglich und entsprechend spezifisch zu behandeln. Die Therapie des vaginalen LP gilt oft als Herausforderung; die Literatur dazu ist spärlich. Die Betreuung dieser Patientinnen bleibt spezialisierten Kliniken vorbehalten (Lewis et al., 1998; Pelisse et al., 1996; Weedon et al., 2010; Rajar et al., 2008; Davari, 2014).

25.5.3 Lichen simplex chronicus

Allgemeines: Es handelt sich dabei um ein endogenes Ekzem, welches als häufige Ursache vulvären Juckreizes gilt. Der Pruritus wird oft als unkontrollierbar angegeben und exazerbiert gewöhnlich in den Nachtstunden. Der Lichen simplex kann primär oder sekundär (als Folge einer anderen Dermatose) auftreten.

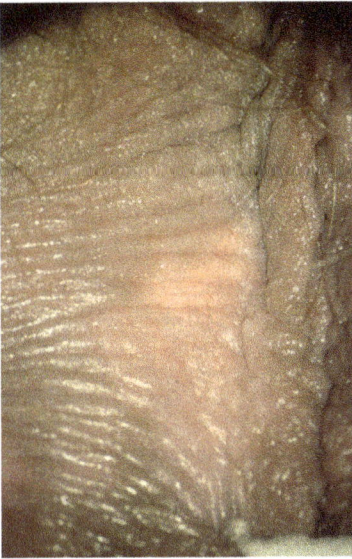

Abb. 25.10: Lichen simplex chronicus.

Klinik: Klinisch zeigen sich Plaques, welche nach einer Entzündungsbehandlung auch hautfarben in Erscheinung treten können. Durch wiederholtes Kratzen kommt es zu einer Lichenifizierung der Haut (Abb. 25.10), gelegentlich finden sich auch Exkoriationen.

Diagnostik: Die Diagnose wird meistens klinisch gestellt, gelegentlich ist eine Biopsie notwendig.

Therapie: Zur Therapie ist gerade am Anfang der Einsatz eines Kortikosteroids ratsam. Die Behandlung erfolgt zum Beispiel mit Bethametason während zwei Wochen. Wegen des Reboundeffekts sollte die Kortikosteroidanwendung in der zweiten Woche ausgeschlichen und nicht abrupt sistiert werden. Oft verwenden Patientinnen aufgrund der ungenügenden Wirkung großzügig verschiedene Präparate. Es lohnt sich, über das allergisierende Potenzial dieser Substanzen aufzuklären und diese versuchsweise mal allesamt wegzulassen. Von großer Bedeutung ist weiter die regelmäßige Pflege der Haut mit einer gut fettenden Substanz zur Wiederherstellung der Barrierefunktion. Antihistaminika können mit der Absicht, den Teufelskreis „Jucken-Kratzen-Jucken" zu durchbrechen, versucht werden (Thorstensen et al., 2012).

25.5.4 Psoriasis

Allgemeines: Es handelt sich um eine der häufigsten entzündlichen Hauterkrankungen. Sie geht mit einer Verminderung der Lebensqualität einher und ist oft von Komorbiditäten begleitet. Typischerweise involviert die Psoriasis die Ellenbogen, Knien, Kopfhaut, Retroaurikulärregion und Bauchnabel. Die Literatur zur genitalen Manifestation der Psoriasis ist eher spärlich vorhanden; auch wird die Psoriasis am Genitale häufiger verpasst, weil sie sich in Bezug auf Erscheinung im Vergleich zu den anderen Manifestationsorten unterscheiden kann.

Klinik: Klinisch kommen scharf begrenzte, rote Plaques zur Darstellung, die vorwiegend die Labia majora betreffen. Nur selten befindet sich eine Psoriasis ausschließlich auf der Vulva, oft ist sie auch in den Hautfalten, z. B. Oberschenkelinnenseiten lokalisiert. Bei entsprechender Disposition gelten Beta-Blocker, Lithium und andere Medikamente, bakterielle und virale Infektionen sowie psychologischer Stress als Trigger.

Diagnostik: Die Diagnose erfolgt klinisch, vor allem, wenn andere typische Prädilektionsstellen betroffen sind. Befindet sich die Läsion nur auf der Vulva, ist eine Biopsie ratsam.

Therapie: Lokale Therapien eignen sich bei nicht ausgedehnter Manifestation. Topische Kortikosteroide bilden die Therapie der Wahl: stark wirksame Präparate wie Clobetasol-Propionat sollten – wenn überhaupt – nur für eine beschränkte Zeit (2–4 Wochen) angewendet werden. Für die Langzeittherapie eignen sich mittelstarke Präparate wie Methylprednisolon und Metameson, welche 1–2 × pro Woche angewendet auch über lange Zeit unbedenklich sind. Neben den Kortikosteroiden und Emollientien stehen Vitamin D-Analoga (am Genitale allerdings eher irritierend und hier darum weniger geeignet) sowie Tacrolimus zur Verfügung (Meeuwis et al., 2011).

25.5.5 Kontaktdermatitis

25.5.5.1 Allergische (atopische) Kontaktdermatitis
Allgemeines: Im vulvären Bereich sind Medikamente und Kosmetika am häufigsten für die allergische (atopische) Kontaktdermatitis ursächlich.

Klinik: Klinisch fallen unscharf begrenzte Plaques auf. Kleine Vesikel an der Oberfläche sind möglich, welche leicht aufbrechen und eine nässende Oberfläche verursachen. Exkoriationen, Erytheme und Ödeme können ebenfalls zum Bild gehören. Juckreiz gehört zu den Kardinalsymptomen, manchmal können auch brennende Sensationen bestehen.

Diagnostik: Die Diagnose wird durch das ekzematöse Erscheinungsbild und durch die Anamnese (Verwendung topischer Substanzen) gestellt. Biopsien sind nur selten hilfreich.

Zur Diagnostik gehört auch das Weglassen aller lokal angewendeten Produkte, was gelegentlich zum Abheilen der Läsionen innerhalb von 10 Tagen führen kann. Patch-Tests zum Ausschluss oder zur Bestätigung allergischer Reaktionen auf bestimmte Substanzen können sinnvoll sein.

Therapie: Die kausale Therapie besteht in der Vermeidung der ursächlichen Faktoren. Die allgemeinen Verhaltensmaßnahmen bzgl. Hygiene, Enthaarung, Hautpflege sollten besprochen werden. Wirksam sind mittel- und hochpotente Kortikosteroide, die in der Regel für 2 Wochen angewendet und ausgeschlichen werden (cave: Reboundeffekt, siehe oben). Die regelmäßige Pflege der Haut mit entsprechenden Emollientien trägt zur Aufrechterhaltung der Barrierefunktion der Haut bei und wirkt Rezidiven entgegen.

25.5.5.2 Irritative Kontaktdermatitis

Allgemeines: Übertriebene Hygiene gehört zu den häufigsten Ursachen der irritativen Kontaktdermatitis. Sie führt zur Austrocknung der Haut und zur Entstehung von Mikroläsionen. Auch Urininkontinenz, Gebrauch von Hygienebinden und bestimmten Medikamenten wie Imiquimod können zu Effloreszenzen führen.

Klinik: Typisch sind erythematöse Maculae oder Plaques. Selten finden sich auch kleine Bläschen. Zu den Kardinalsymptomen gehört der Juckreiz, auch wenn etwas weniger ausgeprägt als bei der atopischen Dermatitis. Brennen ist ebenfalls möglich. Die Anamnese ist für die Diagnosestellung sehr wichtig (übertriebene Hygiene, Inkontinenz, etc.).

Therapie: siehe allergische (atopische) Kontaktdermatitis.

25.5.6 Vulvitis plasmacellularis Zoon

Allgemeines: Es handelt sich um eine seltene entzündliche Erkrankung, welche im Erwachsenenalter und gehäuft postmenopausal auftreten kann. Die Ätiologie ist unbekannt.

Klinik: Die Erkrankung fällt durch erythematöse, relativ scharf umschriebene Maculae im Bereich des Vestibulums und periurethral auf. Eine vaginale Beteiligung ist möglich. Eine Biopsie ist zum Ausschluss eines Lichen planus oder eines Malignoms notwendig.

Therapie: Die Therapie ist oft schwierig und die Empfehlungen basieren aufgrund der Seltenheit der Erkrankung auf wenig Evidenz. Als Therapie der Wahl kommen

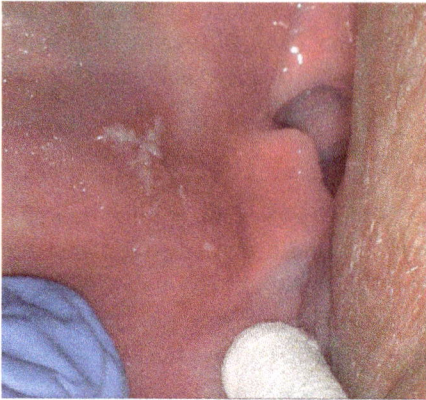

Abb. 25.11: Vulvitis plasmacellularis Zoon.

topische hochpotente Kortikosteroide, zum Teil über mehrere Monate, zur Anwendung. Erst-Generations-Cephalosporine, ggf. in Kombination mit Steroiden, scheinen in Fallbeschreibungen ebenfalls wirksam zu sein (Toeima et al., 2011).

25.6 Allgemeine Empfehlungen bei schmerzhaften und irritativen Vulvaerkrankungen

Unabhängig der Ätiopathogenese irritativer und schmerzhafter Vulvaerkrankungen ist eine Aufklärung über Faktoren, welche Irritation und Schmerzen begünstigen oder lindern können, ratsam. Daraus können allgemeine Verhaltensmaßregeln abgeleitet werden, die als Bestandteil jedes Managements irritativer und schmerzhafter Vulvaerkrankungen gelten (Tab. 25.6).

Tab. 25.6: Allgemeine Empfehlungen bei schmerzhaften und irritativen Vulvaerkrankungen.

Bevorzugen	Vermeiden
– weiße Baumwollwäsche bzw. bei mind. 60° C waschbare Wäsche – weiches, unparfümiertes WC-Papier – Binden oder Tampons aus 100 % Baumwolle – Sitzbad, lauwarm oder kühl – Spülen nach Miktion – vorsichtige Trocknung der Haut (Abtupfen, nicht reiben) – Miktion, bevor Blase allzu voll – Knie- und oberschenkellange Strümpfe – Lockere Hosen – dermatologisch getestete Detergenzien	– synthetische, farbige Unterwäsche – Strumpfhosen, „Panties", enge Kleidung – nasse Badehose (sofort durch trockene ersetzen) – Feuchttüchlein – Shampoo, Seifen, Parfums, parfümierte Cremes (atopische Dermatitis) – Weichspüler für Unterwäsche – Konstipation

25.7 Furunkel, Abszesse, Patholgien der Bartholini-Drüsen

25.7.1 Vulvaabszess

Allgemeines: Vulvaabszesse entstehen gewöhnlich aus einfachen Infektionen der Haut wie Follikulitiden, Furunkeln oder Karbunkeln. Auch aus einer Akne inversa (Hidradenitis suppurativa, siehe unten) können Abszesse entstehen. Zudem können in den Bartholini- (siehe unten) und Skenedrüsen gelegentlich Abszesse entstehen. Aufgrund des lockeren subkutanen Gewebes und der gemeinsamen Faszie von Vulva, Inguina und Abdomenvorderwand kann sich eine Infektion mit Leichtigkeit ausbreiten. Die Vulva ist mit Keimen der Haut, der Vagina und des Rektums kolonisiert, so dass die meisten Abszesse polymikrobieller Natur sind. MRSA (Methicillin-resistenter Staphylococcus aureus) wird als Erreger ebenfalls gelegentlich isoliert. Risikofaktoren für die Entstehung von Abszessen umfassen Adipositas, Intimrasur, kompromittierte Immunitätslage (Diabetes mellitus, Immunsuppression, HIV) und Schwangerschaft.

Klinik: Der Abszess fällt durch eine fluktuierende, weiche Masse an der Vulva auf. Die Umgebung ist gerötet, möglicherweise ödematös verändert und verhärtet.

Therapie: Ein konservativer Behandlungsversuch bei kleineren Läsionen (< 2 cm) ist bei Immunkompetenten möglich (warme Kompressen oder Sitzbäder). Antibiotika (gleich wie nach Inzision, s. u.) können von Anfang an indiziert werden oder spätestens bei fehlender Besserung nach zwei Tagen konservativer Therapie. Bei größeren Befunden (Abszesse ab 2 cm Durchmesser) sowie bei kompromittierter Immunitätslage sollte der Abszess inzidiert und eine Drainage eingelegt werden. Eine mikrobiologische Untersuchung des Sekrets wird empfohlen. Bei kompromittierter Immunitätslage, systemischen Infektzeichen, möglicher MRSA-Infektion und ausgedehnter Umgebungsreaktion oder Rezidiv sollte eine zusätzliche antibiotische Therapie evaluiert werden. Die Therapie mit Trimethoprim-Sulfamethoxazol (160/800 mg p. o. 2 × tgl. für 7 Tage) scheint im Vergleich zu Placebo den unmittelbaren Therapieerfolg nicht zu beeinflussen, vermag aber die Rezidivrate zu senken. Mögliche Komplikationen umfassen das Rezidiv, die Sepsis und die nekrotisierende Fasziitis (Kilpatrick et al., 2010; Schmitz et al., 2010).

25.7.2 Hidradenitis suppurativa (Acne inversa)

Allgemeines: Die Hidradenitis suppurativa betrifft primär intertriginöse Hautbezirke wie Axillae, Inguina, Oberschenkelinnenseiten, Perineal- und Perianalgegend sowie Inframammär- und Glutealregion.

Klinik: Initial präsentiert sich die Hidradenitis suppurativa mit rezidivierenden, schmerzhaften, entzündeten Knoten. Diese können rupturieren, worauf eitriges, z. T. übelriechendes Sekret austritt. Die Knoten können zu Plaques konfluieren, Gänge bilden, vernarben und die betroffene Region verunstalten. Oft besteht ein erheblicher Leidensdruck.

Diagnostik: Die Diagnose wird klinisch gestellt (intertriginöse, rezidivierende Läsionen) und wird in Frühstadien häufig verpasst. Eine Biopsie und bakteriologische Untersuchungen sind selten nötig. Je nach Ausprägung wird die Erkrankung in drei Stadien eingeteilt (Stadieneinteilung nach Hurley):
- Stadium I: einzelne oder multiple Abszesse ohne Gangbildung und ohne Vernarbung
- Stadium II: rezidivierende Abszesse mit Gangbildung und Vernarbung; einzelne oder multiple Läsionen
- Stadium III: diffuse Ausdehnung mit multiplen, untereinander verbundenen Gängen und Abszessen

Therapie: Die Therapie erfolgt in Abhängigkeit des Schweregrades der Erkrankung. Bei akuten, schmerzhaften, entzündeten Knoten kommen intraläsionale Kortikosteroidapplikationen, topisch Resorcinol in Form von Zugsalben und Debridements zur Anwendung. Die Inzision gilt nicht als Mittel der Wahl, sollte aber bei Schmerzen zur sofortigen Linderung nicht vorenthalten werden. Für Patientinnen im Hurley Stadium I ist ein topischer antibiotischer Therapieversuch mit Clindamycin möglich. Bei ungenügendem Ansprechen können Tetrazykline p. o. verabreicht werden. Antiandrogene und Metformin werden gelegentlich auch eingesetzt. Bei Stadium II und III nach Hurley erfolgt die antibiotische Therapie mit Tetrazyklinen p. o. Bei ausgeprägter entzündlicher Reaktion kann auch eine Kombination mit Clindamycin (300 mg p. o. 2 × tgl. für 10–12 Wochen) überlegt werden. Bei fehlendem Therapieansprechen kommen Substanzen wie Retinoide und Biologicals zum Einsatz. Bei ausgeprägten Befunden, welche auf obige Therapien nicht ansprechen, kann eine Exzision des Gebietes evaluiert werden (Hurley et al., 1989; Alikhan, 2019; Caposiena et al., 2011; Matusiak et al., 2011; Boer et al., 2011; Kauer et al., 2006).

25.8 Pathologien der Bartholini-Drüse

Allgemeines: Die Bartholinidrüsen sind bilateral am Introitus bei 4 und 8 Uhr lokalisiert. Retentionszysten und Abszesse sind die häufigsten Pathologien, welche diese Drüsen betreffen, während benigne und maligne Tumoren der Bartholini-Drüsen rar sind.

Klinik: Retentionszysten können a- oder oligosymptomatisch sein, während Abszesse oft stärkere Schmerzen sowie Schwierigkeiten beim Gehen oder Sitzen verursachen können.

Diagnostik: Bei der Untersuchung zeigt sich bei Abszessbildung ein entzündlich veränderter Befund mit Rötung, Schwellung oder Überwärmung. Bei der Retentionszyste fällt oft lediglich eine Schwellung auf. Die Diagnose wird klinisch gestellt.

Therapie: Bei größeren Befunden und bei Entzündung bildet die sog. Marsupialisation die Therapie der Wahl. Dabei wird die Haut introitusnahe inzidiert und der Zystenbalg an die Epidermis mittels Einzelknopfnähten befestigt, wodurch eine Reepithelialisierung des Traktes möglich wird. Bei purulentem Inhalt sollten bakteriologische Abstriche (inkl. Chlamydien/GO) entnommen werden. Bei soliden Komponenten, fehlender Verschieblichkeit gegenüber dem umgebenden Gewebe und postmenopausaler Patientin sollte stets eine Biopsie erfolgen. Die Exzision der Bartholinidrüse kann bei rezidivierender Pathologie überlegt werden. Allerdings geht die Intervention mit einer beachtlichen postoperativen Morbidität und Nachblutungsgefahr einher.

25.9 Vulvodynie

Allgemeines: Die Vulvodynie wird durch idiopathische vulväre Schmerzen definiert, die chronisch verlaufen und über mindestens drei Monate bestehen. Es handelt sich dabei um eine Ausschlussdiagnose, welche von spezifischen, gezielt therapierbaren schmerzhaften Vulvaerkrankungen abgegrenzt werden muss. Die aktuell gültige Klassifizierung vulvärer Schmerzsyndrome stammt aus 2015 und ist in untenstehender Abb. 25.12 zusammengefasst.

Das Schmerzsyndrom betrifft bis 15 % der Frauen im geschlechtsreifen Alter. Nicht selten haben Betroffene eine Odyssee hinter sich, bis die Diagnose gestellt wird. Die Therapie der Vulvodynie gestaltet sich ebenfalls als Herausforderung, kann das ideale und stets individuell gültige Therapieregime nur durch *trial and error* definiert werden. Betroffene brauchen daher in erster Linie eine verlässliche Betreuung, welche mit ihnen die möglichen Therapiestrategien bespricht, aber auch realistische Therapieziele formuliert.

Klinik: Es zeigt sich ein unspezifisches Bild mit in der Regel normalen anatomischen Verhältnissen. Eine leichte Rötung im Bereich des Introitus kann gelegentlich auffallen.

Diagnostik: Infektionen und andere spezifische Erkrankungen müssen stets ausgeschlossen werden. Durch Druck mit dem Wattestäbchen im Bereich von Vulva und

vulväre Schmerzen	
nicht idiopathisch (spezifische Ursache)	**idiopathisch, ≥ 3 Monate andauernd** → sog. **Vulvodynie**

provozierbare **Vulvodynie (PVD):** lokalisierte, auslös- bare Schmerzen am Vestibulum	**generalisierte** **Vulvodynie (GD):** nicht auslösbarer Schmerz der gesamten Vulva

infektiös rezidivierende Pilzinfektionen, Herpes simplex **entzündlich** Lichen planus, Lichen sclerosus **neoplastisch** M. Paget, Präkanzerosen, Malignome **neurologisch** Nervenkompression, Neurinom, postherpetisch **Trauma** Geburtsverletzung, female genital cutting **iatrogen** postoperativ, Radiotherapie **hormonell** genitourinäres Syndrom der Menopause, Laktation	**Untergruppen** **nach Lokalisation** – z. B. Klitoris, Introitus, etc. – generalisiert – gemischt **nach Auslösbarkeit** – spontan – provoziert, z. B. bei Berührung/Penetration – gemischt **nach Beginn der Beschwerden** – primär – sekundär **nach dem zeitlichen Muster des Auftretens** – intermittierend – persistierend – konstant – sofortig – verzögert

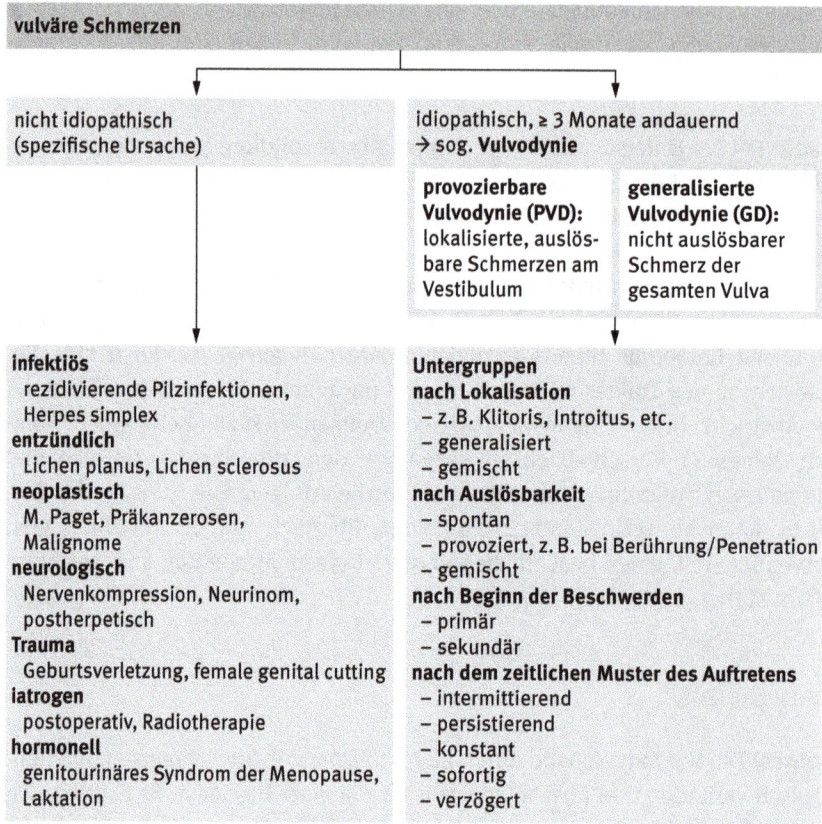

Abb. 25.12: Klassifizierung vulvärer Schmerzen.

Introitus kann unterschieden werden, ob die Vulvodynie lokalisiert oder generalisiert besteht und ob sie provoziert werden kann. Die Palpation des kleinen Beckens gehört bei der Untersuchung dazu, da nicht selten Triggerpunkte unter anderem im Bereich des M. levator ani ausgemacht werden können (muskuläre Komponente der Erkrankung).

Therapie: Das Therapiekonzept wird multimodal (Tab. 25.7), interdisziplinär und individualisiert erstellt. Neben der Aufklärung über die allgemeinen Empfehlungen bei irritativen vulvären Beschwerden (siehe oben) umfasst das Management physio- und psychotherapeutische Maßnahmen. Die medikamentöse Therapie ist ein weiterer wichtiger Pfeiler in der Behandlung der Vulvodynie. Sämtliche topische und systemisch anzuwendende Substanzen und Substanzkombinationen werden für diese Indikation im off label-use eingesetzt. Topische Therapiemöglichkeiten umfassen Lokalanästhetika (z. B. Lidocaincreme 2–5 %), Hormone (Estradiol- oder Estradiol-/Testosteroncremes), amitriptylinbasierte Kombinationen, Cromoglycin und Capsaicin. Zur Triggerpunktbehandlung können etwa Kortikosteroid-/Analgetikakombinationen oder Botulinum Neurotoxin A injiziert werden. Unter den systemischen Therapien werden Antidepressiva oder Neuroleptika diskutiert. Patientinnen mit therapierefraktärer lokalisierter und provozierbarer Vulvodynie profitieren unter Umständen auch von einer Vestibulektomie. Alternative Therapiemöglichkeiten wie Akupunktur, Hypnose und transkutane elektrische Nervenstimulation haben im Management der Vulvodynie ebenfalls einen Stellenwert.

Tab. 25.7: Multimodales Therapiekonzept bei Vulvodynie (Reed et al., 2019; Bornstein et al., 2019; Ghisu et al., 2019).

	Verhaltensänderung	
	Physiotherapie (Beckenbodenrehabilitation)	
	Psychologischer Ansatz	
	Medikamente	
topisch	systemisch	ad injectionem
– Lidocain	– Antidepressiva	– Botulinumneurotoxin
– Hormone	– Neuroleptika	– Steroide
– Capsaicin, topisch		
– Gabapentin, topisch		
– Amitriptylin-basierte Präparate, topisch		
– Cromoglycin		
	Komplementäre und alternative Therapien	
	Chirurgie	
	CO_2-Lasertherapie	

25.10 Zervizitis und pelvic inflammatory disease (PID)

25.10.1 Zervizitis

Allgemeines: Die Zervizitis betrifft in erster Linie die zervikalen Drüsen. Am häufigsten wird die Entzündung durch N. gonorrhoeae und/oder C. trachomatis hervorgerufen, aber auch Fremdkörper und Allergene können zur Zervizitis führen. Es ist nicht abschließend geklärt, ob Mycoplasma genitalium ebenfalls zur Entzündung beitragen kann.

Klinik: Eitriger Ausfluss (Abb. 25.13) oder azyklische Blutungen gehören zu den Kardinalsymptomen. Abnormaler Ausfluss und irritative Miktionsbeschwerden können als Begleitsymptome auftreten.

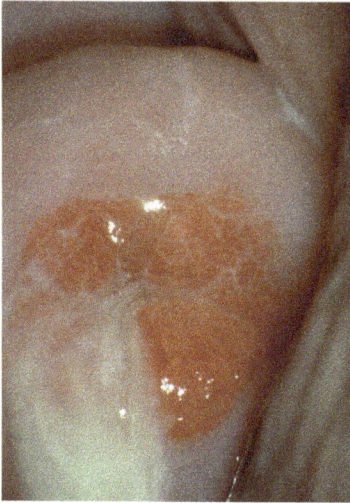

Abb. 25.13: Zervizitis.

Diagnostik: Schmerzen sind üblicherweise nicht vorhanden. Oft führen vermehrter Ausfluss oder Metrorrhagien zur Vorstellung. Bei diesen Symptomen gilt es stets eine Chlamydien-, Gonokokken- oder Trichomonadeninfektion auszuschließen. Bei hochgradigem Verdacht auf eine Chlamydien- oder Gonokokkeninfektion kann eine empirische Therapie erfolgen. Die Erfassung möglicher Allergene (Anamnese) gehört ebenfalls dazu.

Therapie: Bei Gonorrhoe Gabe von Ceftriaxon 1 g i. m.; wegen der zunehmenden Resistenzprobleme sollten die lokal geltenden Empfehlungen (Resistenzen regional verschieden) berücksichtigt werden. Bei Chlamydieninfektion Applikation von Doxycyclin 100 mg p. o., 2 × tgl. für 7 d oder Azithromycin 2 g p. o., einmalig. Bei M. genitalium-Infektion Therapie mit Moxifloxacin 400 mg p. o. 1 × tgl. für 7–10 d (Resistenzen auf Doxycyclin und Azithromycin sind häufig). Bei Bestätigung einer Infektion mit Gonokokken, C. trachomatis oder Mycoplasma genitalium ist eine entsprechende Partnertherapie obligatorisch.

25.10.2 Pelvic inflammatory disease

Allgemeines: Die am häufigsten durch Chlamydien, Gonokokken und Mykoplasmen verursachte akute Infektion betrifft das innere Genitale und somit Uterus, Tuben und/oder Ovarien. Die Infektion ist eine häufige Ursache unerfüllten Kinderwunsches. Grundsätzlich wird die akute PID, die plötzlich mit starken Schmerzen, Fieber und erhöhten Entzündungsparametern (Leukozyten im Blut, CRP) einhergeht von der subakuten Adnexitis, die in 80 % der Fälle von der Patientin kaum bemerkt wird, unterschieden.

Klinik: Leitsymptome umfassen Abdominalschmerzen, pathologischen vaginalen Ausfluss und/oder Metrorrhagien. Fieber und Schüttelfrost können begleitend dazukommen. Eine Perihepatitis kann ebenfalls auftreten und äußert sich durch eine schmerzhafte Palpation der Leber. Auch die Beckenorgane sind bei der Untersuchung deutlich druckdolent. Bei jeder sexuell aktiven Frau mit entsprechenden Symptomen sollte an die Möglichkeit einer PID gedacht und diese entsprechend ausgeschlossen werden. Dies gilt auch für oligosymptomatische Verläufe; diese sind gerade bei Chlamydieninfektionen nicht selten.

Diagnostik: Nach Entnahme der entsprechenden Abstriche und Kontrolle der Entzündungszeichen im Blut sollte bei Verdacht auf PID aufgrund der möglichen Komplikationen eine empirische antibiotische Therapie noch vor Eingehen der Laborresultate eingeleitet werden. Eine Bildgebung (mind. Ultraschalluntersuchung, ev. Computertomographie) ist zum Ausschluss anderer Pathologien oder eines Tuboovarialabszesses unbedingt notwendig. Bei unklaren Fällen muss die Möglichkeit einer diagnostisch/therapeutischen Laparoskopie, ggf. mit Strichkürettage des Uteruskavums zum Ausschluss einer Endometritis evaluiert werden.

Therapie: Die antibiotische Therapie der PID sollte die möglichen Erreger, inkl. Gonokokken, Chlamydien und gram-negative sowie gram-positive Erreger abdecken. Bei Symptomen wie hohes Fieber, Übelkeit und Erbrechen, stärkeren Abdominalschmerzen, Tuboovarialabszess, Schwangerschaft oder anderen nicht ausgeschlossenen Differenzialdiagnosen (Appendicitis) sollte die Patientin stationär aufgenommen werden. Die Therapie umfasst den Einsatz von Ceftriaxon 1 g/d i. m. oder i. v. für 7 d, Doxyclin 2 × 100 mg p. o. für 14 Tage und Metronidazol 2 × 500 mg p. o. für 14 Tage. Bei Bestätigung einer Infektion mit Gonokokken, C. trachomatis oder Mycoplasma genitalium ist eine entsprechende Partnertherapie obligatorisch.

Literatur

Alikhan A, Sayed C, Alavi A, et al. North American clinical management guidelines for hidradenitis suppurativa: A publication from the United States and Canadian Hidradenitis Suppurativa Foundations: Part I: Diagnosis, evaluation, and the use of complementary and procedural management. J Am Acad Dermatol. 2019; 81:76.

Bae-Jump VL, Bauer M, Van Le L. Cytological Evaluation Correlates Poorly With Histological Diagnosis of Vulvar Neoplasias. J Low Genit Tract Dis. 2007;11(1):8–11.

Bassam H Rimawi, David E Soper, David A Eschenbach. Group A Streptococcal Infections in Obstetrics and Gynecology. Clin Obstet Gynecol. 2012;55(4):864–874.

Boer J, Nazary M. Long-term results of acitretin therapy for hidradenitis suppurativa. Is acne inversa also a misnomer? Br J Dermatol. 2011;164:170.

Bornstein J, Bogliatto F, Haefner HK, et al. ISSVD Terminology Committee. The 2015 International Society for the Study of Vulvovaginal Disease (ISSVD) Terminology of Vulvar Squamous Intraepithelial Lesions. Obstet Gynecol. 2016;127(2):264–8.

Bornstein J, Goldstein AT, Stockdale CK, et al. 2015 ISSVD, ISSWSH and IPPS Consensus Terminology and Classification of persistent vulvar pain and vulvodynia. Obstet Gynecol. 2016;127:747.

Caposiena Caro RD, Cannizzaro MV, Botti E, et al. Clindamycin versus clindamycin plus rifampicin in hidradenitis suppurativa treatment: Clinical and ultrasound observations. J Am Acad Dermatol. 2019;80:1314.

Cohen CR, Wierzbicki MR, French AL, et. al. Randomized Trial of Lactin-V to Prevent Recurrence of Bacterial Vaginosis. N Engl Journ Med. 202014;382(20):1906–1915.

Cooper SM. Gynecologic Dermatology. Symptoms, signs and clinical management. JP Medical Publishers. 2016.

Darragh TM, Colgan TJ, Cox JT, et al. The Lower Anogenital Squamous Terminology Standardization Project for HPV-Associated Lesions: background and consensus recommendations from the College of American Pathologists and the American Society for Colposcopy and Cervical Pathology. Arch Pathol Lab Med. 2012;136(10):1266–97. Epub 2012 Jun

Davari P, Hsiao HH, Fazel N. Mucosal Lichen Planus: An Evidence-Based Treatment Update. Am J Clin Dermatol. 2014;15(3):181–95.

Donders GGG, Bellen G, Grinceviciene S, Ruban K, Vieira-Baptista P. Aerobic vaginitis: no longer a stranger. Res Microbiol., 2017;168(9–10):845–858.

Eiko E. Petersen und Kurt G. Naber. Juckreiz und Brennen im weiblichen Urogenitalbereich. ARS MEDICI. 6/2017;274–280.

Esber A, Vicetti Miguel RD, Cherpes TL, et al. Risk of Bacterial Vaginosis Among Women With Herpes Simplex Virus Type 2 Infection: A Systematic Review and Meta-analysis. J Infect Dis. 2015;212:8.

Fahri D, Wendling J, Molinari E, et al. Non-sexually related acute genital ulchers in 13 pubertal girls: a clinical and microbiological study. Arch Dermatol. 2009;145:38.

Fanning J, Lambert HC, Hale TM, et al. Paget's disease of the vulva: prevalence of associated vulvar adenocarcinoma, invasive Paget's disease, and recurrence after surgical excision. Am J Obstet Gynecol. 1999;180:24.

Feuer GA, Shevchuk M, Calanog A. Vulvar Paget's disease: the need to exclude an invasive lesion. Gynecol Oncol. 1990;38:81.

Ghisu G. Vulvodynie: Diagnostik und Management (Vulvodynia – Diagnostics and Management Strategies). Praxis. 2019;108(10):685–691.

Hatch KD, Davis JR. Complete resolution of Paget disease of the vulva with imiquimod cream. J Low Genit Tract Dis. 2008;12:90.

Halvorsen JA, Brevig T, Aas T, et al. Genital ulcers as initial manifestation of Epstein-Barr virus infection: two new cases and a review of the literature. Acta Derm Venereol. 2006;86:439.

Hart WR. Vulvar intraepithelial neoplasia: historical aspects and current status. Int J Gynecol Pathol. 2001;20:16–30.

Hill GB. The microbiology of bacterial vaginosis. Am J Obstet Gynecol 1993; 169:450. /// Bradshaw CS, Sobel JD. Current Treatment of Bacterial Vaginosis-Limitations and Need for Innovation. J Infect Dis. 2016;214 Suppl 1:S14.

Hurley HJ. Axillary hyperhidrosis, apocrine bromhidrosis, hidradenitis suppurativa, and familial benign pemphigus: surgical approach. In: Dermatologic Surgery, Roenigk RK, Roenigk HH (Eds), New York 1989. p. 729

Jostins L, Ripke S, Weersma RK, et al. Host-microbe interactions have shaped the genetic architecture of inflammatory bowel disease. Nature. 2012;491:119–124.

Lewis FM. Vulval Lichen Planus. Br J Dermatol. 1998;138(4):569–75.

Jamieson DJ, Duerr A, Klein RS, et al. Longitudinal analysis of bacterial vaginosis: findings from the HIV epidemiology research study. Obstet Gynecol. 2001;98:656.

Kaur MR, Lewis HM. Hidradenitis suppurativa treated with dapsone: A case series of five patients. J Dermatolog Treat. 2006;17:211.

Kilpatrick CC, Alagkiozidis I, Orejuela FJ, et al. Factors complicating surgical management of the vulvar abscess. J Reprod Med. 2010;55:139.

Kirtschig-G, Cooper SM. JP Medical Publishers. 02/2016 Gynecologic Dermatology. Symptoms, signs and clinical management.

Krieger JN, Tam MR, Stevens CE, et al. Diagnosis of trichomoniasis. Comparison of conventional wet-mount examination with cytologic studies, cultures, and monoclonal antibody staining of direct specimens. JAMA1988;259:1223.

Neill SM, Lewis FM, Tatnall FM, Cox NH, British Association of Dermatologists. British Association of Dermatologists' Guidelines for the Management of Lichen Sclerosus 2010. Br J Dermatol. 2010;163(4):672–82.

Matusiak L, Bieniek A, Szepietowski JC. Acitretin treatment for hidradenitis suppurativa: a prospective series of 17 patients. Br J Dermatol. 2014;171:170.

Meeuwis KA, de Hullu JA, Massuger LF et al. Genital psoriasis: a systematic literature review on this hidden skin disease. Acta Derm Venereol. 2011;91(1):5–11.

Mendling W., Weissenbacher ER, Gerber S, Prasauskas V, Grob P. Use of locally delivered dequalinium chloride in the treatment of vaginal infections: a review. Arch Gynecol Obstet. 2016;293:469–484.

Mayeaux EJ, Cox TJ. Modern Colposcopy Textbook and Atlas. Lippincott Williams & Wilkins. 12/2011

Parker LP, Parker JR, Bodurka-Bevers D, et al. Paget's disease of the vulva: pathology, pattern of involvement, and prognosis. Gynecol Oncol. 2000;77:183.

Pelisse M. Erosive Vulvar Lichen Planus and Desquamative Vaginitis. Semin Dermatol. 1996;15 (1):47–50.

Rajar UD, Majeed R, Parveen N, et al. Efficacy of aloe vera gel in the treatment of vulval lichen planus. J Coll Physicians Surg Pak. 2008;18:612–614.

Ravel J. Gajer P, Abdo Z et al. Vaginal microbiome of reproductive-age women. Proc Natl Acad Sci U S A. 2011;108(Suppl 1):4680–4687.

Reed BD, Harlow SD, Sen A, et al. Prevalence and demographic charecteristics of vulvodynia ina population-based sample. Am J Obstet Gynecol. 2012;206.

Schmitz GR, Bruner D, Pitotti R, et al. Randomized controlled trial of trimethoprim-sulfamethoxazole for uncomplicated skin abscesses in patients at risk for community-associated methicillin-resistant Staphylococcus aureus infection. Ann Emerg Med. 2010; 56:283.

Sobel JD. Epidemiology and pathogenesis of recurrent vulvovaginal candidiasis. Am J Obstet Gynecol. 1985;152(7 Pt 2):924.

Sobel JD, Wiesenfeld HC, Martens M, et al. Maintenance fluconazole therapy for recurrent vulvovaginal candidiasis. N Engl J Med. 2004;351(9):876.

Sobel JD, Subramanian C, Foxman B, Fairfax M, Gygax SE. Mixed vaginitis-more than coinfection and with therapeutic implications. Curr Infect Dis Rep. 2013;15(2):104.

Tanaka K, Mikamo H, Ninomiya M, et al. Microbiology of Bartholin's gland abscess in Japan. J Clin Micobiol. 2005;43(8):4258.

Thorstensen K, Birenbaum D. Recognition and management of vulva dermatologic conditions: lichen sclerosus, lichen planus and lichen simplex chronicus. J Midwifery Women's Healts. 2012;57:260–275.

Toeima E, Sule M, Warren R, Igali L. Diagnosis and treatment of Zoon's vulvitis, Journal of Obstetrics and Gynaecology. 2011;31:6:473–475.

Weedon D. Weedon's Skin Pathology, 3 rd ed, Elsevier Limited, Edinburgh 2010. p. 35

Woodman CBJ, Collins SI, Young LS. The natural history of cervical HPV infection: unresolved issues. Nat Rev Cancer. 2007;7(1):11–22.

Workowski KA, Bolan GA. Centers for Disease Control and Prevention. Sexually transmitted diseases treatment guidelines, 2015. MMWR Recomm Rep. 2015; 64:1.

Feuer GA, Shevchuk M, Calanog A. Vulvar Paget's disease: the need to exclude an invasive lesion. Gynecol Oncol. 1990;38:81.

zur Hausen H. Condylomata acuminata and human genital cancer. Cancer Research (36/2). 1976;794.

26 Therapie der Harnwegsinfektionen

Dirk Watermann und Ksenia Krögler-Halpern

Autoren der 2. Auflage: Paul Riss, Susanne Hinterholzer

Harnwegsinfektionen gehören zu den häufigsten Infektionen. Obwohl sie oft blande verlaufen und aufsteigende Infektionen der Nieren oder gar eine Sepsis selten sind, beeinträchtigen sie die Lebensqualität der Betroffen erheblich und sind eine der häufigsten Ursachen für Krankschreibungen. Besonders chronisch rezidivierende Verläufe können sehr belastend sein. Die Diagnostik und Therapie dieser Infektionen ist meist einfach, dabei ist es wichtig die Therapieprinzipien zu beachten, um unnötige Kosten und Resistenzentwicklungen, sowie ungünstige Verläufe zu vermeiden.

26.1 Therapie

Die Therapie der Harnwegsinfektionen unterscheidet sich in Abhängigkeit von den definierten Patientengruppen. Wegen der Häufigkeit von Harnwegsinfektionen sind die Prinzipien eines rationalen Antibiotikaeinsatzes von besonderer Bedeutung. Durch einen möglichst gezielten Einsatz von Antibiotika gilt es der fortschreitenden Resistenzentwicklung entgegen zu wirken, Kollateralschäden, die insbesondere durch Störung der Vaginal- und Darmflora entstehen können, zu vermeiden und gesundheits-ökonomischen Gesichtspunkten Rechnung zu tragen.

26.1.1 Therapie der unkomplizierten, sporadischen Zystitis

Die unkomplizierte, ambulant erworbene, sporadische Zystitis der Frau macht die Mehrzahl der Harnwegsinfektionen in der Gynäkologie aus. Sie kann mit einer erheblichen Beschwerdesymptomatik einhergehen, eine Progression zur Pyelonephritis oder gar zur Sepsis ist aber ausgesprochen selten. Sehr häufig ist die Symptomatik selbst limitierend, bei bis zu 80 % der Betroffenen klingen die Beschwerden innerhalb einer Woche auch ohne antibiotische Therapie ab, was zur großen Verbreitung und Akzeptanz pflanzlicher und komplementärer Therapieansätze beiträgt. Aus diesen Gründen ist das primäre Ziel der Therapie die Verkürzung der symptomatischen Zeit. Den Betroffenen sollte eine analgetische Therapie mit nicht steroidalen Antiphlogistika angeboten werden, die Möglichkeit und die Zielsetzung einer Antibiotikatherapie sollten erläutert werden. Da die symptomatische Zeit verkürzt werden soll, kommt eine kalkulierte Antibiotikatherapie nach Bestimmung des Resistenzstatus in der Urinkultur nicht in Frage, vielmehr muss empirisch therapiert werden. Zur Verbesserung der Compliance sind kurzfristige Therapieschemata zu bevorzugen. Bewährt hat sich auch die „stand-by" Rezeptierung eines Antibiotikums: nur wenn

https://doi.org/10.1515/9783110657906-026

durch die analgetische Therapie keine ausreichende Besserung erreicht wird, initiiert die Patientin die Antibiotikaeinnahme selbst.

Oft trinken Frauen bei einer Zystitis viel, unter der Annahme, hierdurch den Heilungsprozess zu beschleunigen. Dies ist kontraproduktiv so bald Antibiotika eingesetzt werden, da deren Konzentration im Harn vermindert wird und das häufige Wasserlassen die Beschwerden verstärkt.

In Tab. 26.1 sind Antibiotika der 1. Wahl zur Therapie der Zystitis aufgeführt. Die aufgeführten Substanzen zeichnen sich durch niedrige Resistenzraten aus, da sie fast ausschließlich zur Therapie und Prophylaxe von Harnwegsinfektionen eingesetzt werden.

Tab. 26.1: Mittel der 1. Wahl zur Antibiotikatherapie der unkomplizierten Zystitis.

Substanz	Tagesdosis (mg)	Therapie-dauer (d)	Bemerkungen
Fosfomycin-Trometamol (z. B. Monuril, Fosfuro)	1 × 3000	1	gastrointestinale Nebenwirkungen, suboptimale Eradikationsrate mit bis zu 10 % Rezidiven
Nitrofurantoin retard (z. B. Furadantin)	2 × 100	5	sehr selten (1 zu 50.000) bei langfristiger Einnahme Lungenfibrose beobachtet, Proteus mirabilis intrinsisch resistent
Nitroxolin (z. B. Cysto-saar)	3 × 250	5	allergische und gastrointestinale Nebenwirkungen sind möglich
Pivmecillinam (z. B. X-Systo, Pivmelam)	2 × 400	3	erst seit 2016 in Deutschland zugelassen

Die früher weit verbreiteten Fluorchinolone (Cipro-, Levo, Nor- und Ofloxatin) sowie Cephalosporine sollten bei der Zystitis nicht eingesetzt werden, da sie in besonderer Weise der Ausbildung von multiresistenten Bakterienstämmen und der Ausbildung einer Clostridium difficile assoziierten Colitis Vortrieb leisten. Wegen der weit verbreiteten Resistenzen bei den für Harnwegsinfektionen verantwortlichen Bakterienstämmen sollten Penicilline und Cotrimoxazol nicht mehr zur empirischen Therapie eingesetzt werden.

Merke: Die rasche Behebung der Symptome ist das wichtigste Therapieziel bei der sporadischen, unkomplizierten Zystitis. Daher ist neben der empirischen Antibiotikatherapie eine gute Analgesie wichtig. Die Aufnahme großer Flüssigkeitsmengen ist während der Antibiotikatherapie und in der symptomatischen Phase nicht sinnvoll.

26.1.2 Therapie der Pyelonephritis

Bei einem Verdacht auf eine obere Harnwegsinfektion sind weitergehende diagnostische Maßnahmen erforderlich, insbesondere eine Urinkultur mit Resistenzbestimmung und eine Sonographie der Nieren zum Ausschluss komplizierender Faktoren. Auch bei der Pyelonephritis ist eine empirische antibiotische Therapie angezeigt, da wegen der Schwere der Symptome und der möglichen Progression zu einer Sepsis nicht auf die Ergebnisse der Urinkultur gewartet werden sollte.

Milde Verläufe können ambulant mit einer oralen Antibiose behandelt werden. Anders als bei der Zystitis sind nun die Fluorchinolone Levofloxacin (1 × 750 mg p. o. für 5 Tage) oder Ciprofloxacin (2 × 500–750 mg p. o. für 7–10 Tage) sowie das Cephalosporin Cefpodoxim (2 × 200 mg p. o. für 10 Tage) die Mittel der 1. Wahl.

Schwere Verläufe mit gastrointestinalen- und Kreislauf-Symptomen sollten stationär betreut werden und es sollte eine i. v. Antibiose durchgeführt werden. Als Antibiotika der 1. Wahl stehen hier wieder Levofloxacin (1 × 750 mg i. v.) oder Ciprofloxacin (2–3 × 400 mg i. v.) sowie die Cephalosporine Ceftriaxon (1 × 2 g i. v.) oder Cefotaxim (3 × 2 g) zur Verfügung. Nach Abklingen der schweren Symptome kann die Antibiotikatherapie oralisiert werden und die Behandlung ambulant fortgeführt werden.

In der Schwangerschaft neigen Pyelonephritiden zu schweren Verläufen, so dass eine stationäre Aufnahme frühzeitig erwogen werden sollte. Zur Therapie kommen hier vor allem die Cephalosporine in Frage, da Fluorchinolone in der Schwangerschaft kontraindiziert sind.

Nach Ende der Antibiotikatherapie sollte bei der Pyelonephritis eine Urinkultur zum Nachweis der Keimeradikation angelegt werden.

26.1.3 Therapie und Prophylaxe der chronisch rezidivierenden Harnwegsinfektionen

Der Therapie und Prophylaxe chronisch rezidivierender Harnwegsinfektionen kommt eine besondere Bedeutung zu, weil diese zu einer erheblichen Beeinträchtigung der Lebensqualität führen können. Zu bedenken ist, dass die Evidenz der meisten prophylaktischen Maßnahmen schwach ist und zahlreiche von der Patientin selbstinitiierte Versuche zur Prophylaxe weitere Beeinträchtigungen der Lebensqualität mit sich bringen können.

26.1.3.1 Ernährung

Es ist nicht bekannt, ob die zur Prophylaxe oft durchgeführte große Flüssigkeitsaufnahme die Häufigkeit von Harnwegsinfektionen vermindert, zu befürchten ist allerdings, dass die physiologisch im Urin vorhandenen antimikrobiellen Substanzen verdünnt werden. Zahlreiche Frucht- und Pflanzentees sind im Handel erhältlich, bezüglich Ihrer Wirksamkeit gibt es bei Bärentraubenblättern, Kapuzinerkresse, Löwenzahnwurzel und Meerrettich-Wurzelextrakt positive Hinweise. Die Zufuhr von Cranberrys könnte zur Prophylaxe wirksam sein, allerdings sind Dosierung und Art der Zufuhr unklar. Die Zufuhr von 2 g Mannose pro Tag hat einen schützenden Effekt. Ob besondere diätetische Maßnahmen und die Meidung einzelner Nahrungsmittel einen Effekt haben, ist nicht systematisch untersucht.

26.1.3.2 Verhaltenstherapie

Eine regelmäßige Miktion kann gegebenenfalls durch „Spülung" der Harnröhre die Häufigkeit von Infektionen senken. Einer der wichtigsten Risikofaktoren für das Auftreten chronisch rezidivierender Harnwegsinfektionen ist die sexuelle Aktivität. Hiermit assoziiert ist ein erhöhtes Risiko bei der Verwendung von Spermiziden, Diaphragmen und intrauterinen Pessaren zur Kontrazeption. Eine postkoitale Miktion wird häufig zur Prophylaxe des HWI angeraten, auch wenn die Wirksamkeit nicht belegt ist.

26.1.3.3 Vaginalflora

Der Vaginalflora wird zur Prophylaxe der Harnwegsinfektionen eine besondere Rolle zugesprochen, da die uropathogenen Darmkeime über den Introitus Vaginae die Harnröhre und die Blase besiedeln können. Daher sollte eine Störung der Vaginalflora durch desinfizierende Substanzen oder Spülungen vermieden werden. Die Zufuhr von Laktobazillen macht nur dann Sinn, wenn diese zum Beispiel durch vorangehende Antibiotikatherapie eradiziert wurden und der physiologisch niedrige pH-Wert des Vaginalsekrets nicht vorhanden ist. In der Postmenopause ist es wichtig, auf eine ausreichende lokale Östrogenisierung zu achten, weil sich nur dann die Laktobazillen in der Vagina halten können.

26.1.4 Immunstimulanzien

Es besteht sowohl die Möglichkeit einer oralen Immunstimmulation, mit Zellwandbestandteilen von E. coli Bakterien (OM 89, Uro-Vaxom®), als auch die Möglichkeit einer parenteralen Immunstimmulation mit inaktivierten Erregern (StroVac®). Für beide Applikationsformen sind deutlich Reduktionen von Harnwegsinfektionen bei guter Verträglichkeit nachgewiesen worden.

26.1.5 Antibiotikaprophylaxe und selbstinitiierte Therapie

Wenn mit den antibiotikafreien Maßnahmen keine ausreichende Prophylaxe erzielt werden kann, sollte mit der Patientin eine antibiotikabasierte Prophylaxe diskutiert werden. Die Akzeptanz einer dauerhaften Antibiotikaprophylaxe ist aber in weiten Teilen der Bevölkerung gering.

Sehr häufig sind rezidivierende Harnwegsinfektionen mit sexueller Aktivität assoziiert, so dass eine postkoitale Prophylaxe als erster Schritt zu erwägen ist. Hierfür ist die einmalige Einnahme von Nitrofurantoin 50 mg wegen der guten Verträglichkeit und der geringen Kollateralschäden besonders geeignet. Bei bekannter Resistenzlage kann auch Trimetoprim 100 mg verwendet werden.

Da Frauen mit rezidivierenden Harnwegsinfektionen die Symptome einer aufziehenden Infektion sehr gut selbst beurteilen können, ist bei entsprechender Fähigkeit zur Compliance auch eine selbstinitiierte Therapie durch vorsorgliche Rezeptierung eines geeigneten Antibiotikums zu erwägen. Auf diese Weise kann die symptomatische Zeit für die Betroffenen sehr effektiv verkürzt werden.

Eine dauerhafte Antibiotikaprophylaxe sollte insbesondere dann erwogen werden, wenn es auf Grund von komplizierenden Faktoren zu schwerwiegenden Verläufen von Harnwegsinfektionen kommen kann. Eine auf die Bedürfnisse der Patientin ausgerichtete Information zu Zielen, Wirksamkeit und möglichen Nebenwirkungen der Therapie ist essenziell, um eine ausreichende Compliance zu erzielen. Bei der dauerhaften Therapie ist es besonders wichtig, Kollateralschäden durch Fehlbesiedelungen von Vagina und Darm zu vermeiden und auf ein günstiges Nebenwirkungsprofil sowie eine einfache Applikationsform zu achten. Mögliche Applikationsformen sind Nitrofurantoin 50 mg 1 × täglich oder Fosfomycin 3 g alle 10 Tage. Alternativ kann auch Trimetoprim 100 mg 1 × täglich eingesetzt werden, wenn keine Resistenz vorliegt.

Merke: Die Prophylaxe und Therapie der chronisch rezidivierenden Harnwegsinfektionen orientiert sich an den individuellen Bedürfnissen der Patientin. Die selbstinitiierte Antibiotikatherapie ist ein wichtiger Beitrag zur Verbesserung Lebensqualität der Patientin.

26.1.6 Asymptomatische Bakteriurie

Die Therapie einer asymptomatischen Bakteriurie ist bis auf wenige Ausnahmen nicht erforderlich, vielmehr leistet sie der Ausbildung von Resistenzen Vorschub und widerspricht den Grundsätzen eines rationalen Antibiotikaeinsatzes. Eine der wenigen Ausnahmen ist die Keimeradikation vor operativen Eingriffen am Harntrakt, bei denen das Urothel eröffnet wird. Vor einer Eradikation sollte die asymptomatische Bakteriurie durch zwei aufeinanderfolgende Urinkulturen bestätigt werden und es sollte eine kalkulierte, resistenzgerechte Therapie durchgeführt werden. Vor urogynäkologischen Eingriffen zur Therapie von Inkontinenz und Descensus ist eine Keimeradikation nicht erforderlich.

Häufig werden bei Katheterträgerinnen Bakteriurien beobachtet. Bei einem dauerhaft liegenden Katheter ist keine Therapie erforderlich und auch bei einem temporären, postoperativen Katheter nicht, da die Bakteriurie mit der Wiederaufnahme der Spontanmiktion nach Katheterentfernung rasch verschwindet.

Manchmal ist der unangenehme Geruch bei Inkontinenten ein Problem. Hier kann eine intermittierende Prophylaxe, wie oben beschrieben, diskutiert werden.

Bei Patientinnen mit einer überaktiven Blase und Bakteriennachweis im Urin ist es oft schwer zu differenzieren, ob eine asymptomatische Bakteriurie vorliegt oder ob die Bakterien im Urin für die Blasensymptomatik verantwortlich sind. Hier kann eine probatorische Antibiotikatherapie helfen, die Krankheitsbilder zu differenzieren, wobei der oft starke Placeboeffekt von Interventionen aller Art bei Patientinnen mit überaktiver Blase berücksichtigt werden muss.

Merke: Eine asymptomatische Bakteriurie sollte, abgesehen von wenigen Ausnahmen, nicht behandelt werden. Die Antibiotikatherapie würde der Entwicklung von Resistenzen und einer Störung der Darm- und Vaginalflora Vorschub leisten.

Literatur

AWMF Registernummer: 043/044, http://www.awmf.org/uploads/tx_szleitlinien/043-044l_S3_Harnwegsinfektionen.pdf (Zugriff am: 25.05.20).

Betschart C, Albrich WC, Brandner S, et al. Guideline of the Swiss Society of Gynaecology and Obstetrics (SSGO) on acute and recurrent urinary tract infections in women, including pregnancy. Swiss Med Wkly. 2020;150:w20236. doi:10.4414/smw.2020.20236, https://ssi.guidelines.ch/guideline/2981 (Zugriff am 25.5.20)

DEGAM Leitlinie: Brennen beim Wasserlassen https://www.awmf.org/uploads/tx_szleitlinien/053-001l_S3_Brennen_beim_Wasserlassen_2018-09.pdf (Zugriff am 25.5.20)

Mueller ER, Wolfe AJ, Brubaker L. Female urinary microbiota. Curr Opin Urol. 2017;27(3):282–6. doi: http://dx.doi.org/10.1097/MOU.0000000000000396. PubMed.

Naber KG, Schito GC, Botto H, Palou J, Mazzei T. Surveillance study in Europe and Brazil on clinical aspects and antimicrobial resistance epidemiology in females with cystitis (ARESC): Implications for empiric therapy. European Urology. 2008;54:164–78.

27 Periurethrale Raumforderungen und Urethradivertikel

Ralf Tunn, Daniele Perucchini

1903	Beschreibung von Lithiasis im Urethradivertikel (*Ludwig*, Wien)
1936	transvaginale Steinentfernung, Divertikelabtragung, Urethra- und Scheidennaht (*Stoeckel*)
1955	Einführung der Urethrographie1974Divertikelexstirpation über Bogenschnitt-Kolpotomie (*Shalem*)
1976	Marsupialisation nach *Spence-Duckett*
1977	Sonografische Urethradivertikel-Diagnostik (*Lee*)
1978	transurethrale Divertikelektomie mit Diathermie-Schlinge (*Lapides*)
1991	MRT-Diagnostik Urethradivertikel (*Hricak*)

27.1 Pathogenese

Die Genese periurethraler Raumforderungen ist für die zystischen Befunde (Gartner-Gang-Zysten, postentzündliche Skene-Drüsen) und für solide Befunde (Myome) weitestgehend geklärt. Die Entstehung der Urethradivertikel hingegen kann einerseits verschiedene Ursachen haben, andererseits scheint die Genese ungeklärt zu sein (Greiman et al., 2019) (Blindsackbildung der Harnröhre als Folge einer Harnröhrenverengung durch allmähliche Ausweitung der schlauchartigen Harnröhre proximal der Striktur, Ausheilungszustand eines paraurethralen Abszesses, welcher in die Urethra eingebrochen ist, Wandschwäche der Urethra; Abb. 27.1). Maligne Entartungen von Urethradivertikeln werden in der Literatur meist nur kasuistisch berichtet, Thomas et al. (2008) beobachteten in ihrem Patientengut 6 % maligne Entartungen, histologisch wurden Adenokarzinome nachgewiesen, diese wurden in einem Review in 75 % der Urethrakarzinome festgestellt (O'Connor et al., 2018).

Die **Inzidenz** von Urethradivertikeln bei asymptomatischen Frauen wird mit 0,02 bis 8 % (Drutz, 1989; El Nashar et al., 2014), bei Frauen mit chronischen Beschwerden des unteren Harntraktes mit 40 % (Leach und Bavendam, 1987) angegeben. Das Durchschnittsalter zur Diagnosestellung wird in der Literatur mit ca. 40 Jahren angegeben (Ginsburg und Genadry, 1983; Lee, 1984; Tancer et al., 1983; Tunn et al., 2001). Bei periurethralen Zysten und Tumoren ist die Inzidenz unbekannt, in der Literatur werden hier nur Kasuistiken beschrieben. Das eher seltene Auftreten von Urethradivertikeln und periurethralen Raumforderungen macht einerseits Screening-Untersuchungen überflüssig, andererseits werden Erfahrungen in der Diagnostik dieser Befunde nur durch Kasuistiken geprägt. Hinzu kommt, dass das

https://doi.org/10.1515/9783110657906-027

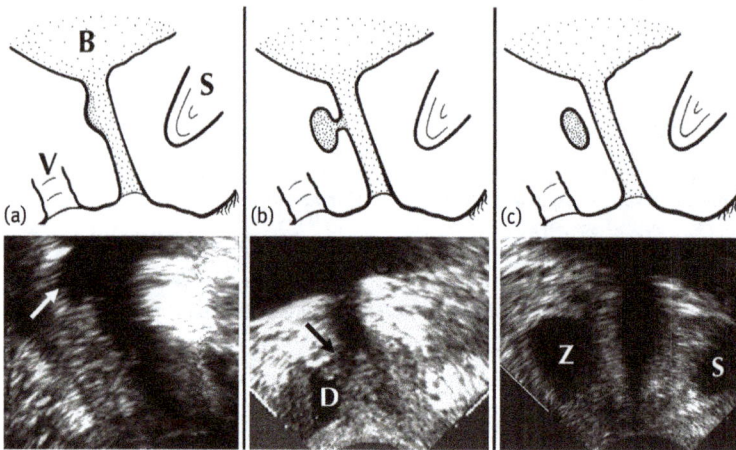

Abb. 27.1: Urethraveränderungen und periurethrale Raumforderungen mittels Introitussonographie im Mediosagittalschnitt dargestellt: (a) Urethrozele mit Pfeil markiert, (b) Urethradivertikel, Divertikelhals mit Pfeil markiert, (c) suburethrale Zyste ohne Kommunikation zum Urethralumen.

klinische Beschwerdebild sehr unterschiedlich und wechselnd sein kann (Ginsberg und Finkelstein, 1983). Neben symptomfreien Zufallsbefunden (Davis und Telinde, 1958; Drutz, 1989; Hessdoerfer et al., 1988) können die Trias: Dysurie, Dyspareunie, Nachträufeln (Ockrim et al., 2009) und/oder rezidivierende Harnwegsinfekte (Piechota et al., 1994), Drang- und Stressharninkontinenzbeschwerden (Davis und Telinde, 1958; Hessdoerfer et al., 1988; Piechota et al., 1994; Reid et al., 1986), aber auch absolute Harninkontinenz durch Fistelbildungen in die Vagina (Hessdoerfer et al., 1988; Nielsen et al., 1987) angegeben werden. Blasenentleerungsstörungen im Rahmen akuter Entzündungen des Divertikels werden häufig angegeben, ein Harnverhalt, bedingt durch eine paraurethrale Zyste, wurde als Kasuistik berichtet (Stovall et al., 1989). Umgekehrt können gleiche klinische Beschwerden durch unterschiedliche Pathomorphologien bedingt sein. Harnblasenentleerungsstörung und Blutungen aus der Urethra können Hinweise für ein Malignom sein (O'Connor et al., 2018)

Merke: Die unterschiedlichen klinischen Erscheinungsbilder und die daraus resultierende sehr unterschiedliche diagnostische Abklärung erschweren die Objektivierung von Urethradivertikeln und periurethralen Raumforderungen (Handel und Leach, 2008). Von der ersten Beschwerdesymptomatik bis zur Diagnosestellung können daher Monate bis Jahre vergehen, was einen langen Leidensweg für die Betroffenen bedingt.

27.2 Diagnostik

Die diagnostische Treffsicherheit in der Unterscheidung periurethraler Raumforderungen (Divertikel vs. Zyste) hängt im Wesentlichen von den zur Verfügung stehenden Untersuchungstechniken ab, welche aus Gründen der „Standards", berufspolitischen Möglichkeiten und Verfügbarkeit weltweit sehr unterschiedlich zur Anwendung kommen. Daher lassen sich auch durch die nüchterne Auswertung der Literatur nur bedingt diagnostische Standards ableiten (Fletcher und Lemack, 2008).

Die **Urethrozystoskopie** zeigte in der Diagnostik von Urethradivertikeln und periurethralen Raumforderungen im eigenen Untersuchungskollektiv (Tunn et al., 2001) mit 30 % eine unzureichende Treffsicherheit, in der Literatur wird diese von 17 bis 100 % angegeben (Davis und Telinde, 1958; Peters und Vaughan, 1976; Summit und Stovall, 1992).

Die Einführung der **Urethrographie** im Jahre 1955 hat hier einen wesentlichen Fortschritt bewirkt. Unsere Ergebnisse aus dem Jahre 2001 zeigten, dass die Doppelballonurethrographie (Abb. 27.2a) zu diesem Zeitpunkt die höchste Sensitivität in der Diagnostik von Urethradivertikeln besaß (Tunn et al., 2001). Voraussetzung für die Diagnosestellung mittels Doppelballonurethrographie oder der Miktionszystourethrographie (Abb. 27.2b) ist eine Kommunikation zwischen Urethra und Divertikel zum Zeitpunkt der Untersuchung, was entzündungsbedingt nicht immer der Fall sein muss. Bei der Doppelballonurethrographie spielt zusätzlich die Erfahrung (z. B. unzureichendes Abdichten der Urethra) des Untersuchers eine wesentliche Rolle (Madeja et al., 1997; Summit und Stovall, 1992), es gibt zumindest in Deutschland nur wenige Firmen, die diese Katheter überhaupt herstellen, da die angeforderten Stückzahlen sehr niedrig sind.

In der Literatur wird die Treffsicherheit der **Miktionszystourethrographie** der der Doppelballonurethrographie gleichgestellt (Ganabathi, 1994; Leach und Bavendam, 1987; Summit und Stovall, 1992), Voraussetzung ist eine genügend große Verbindung zwischen Urethra und Divertikel (Piechota et al., 1994). Die Miktionszystourethrographie sei einfacher durchführbar und werde von den Frauen besser toleriert

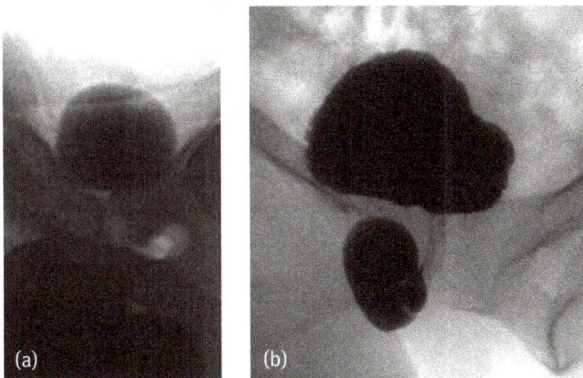

Abb. 27.2: Darstellung von Urethradivertikeln mittels (a) Doppelballonurethrographie (Abdichten der Urethra durch zwei Ballons, Kontrastmittel stellt im Divertikel und der Urethra dar) und (b) Miktionszysturethrogramm (Harnblase und Divertikel mit Kontrastmittel gefüllt).

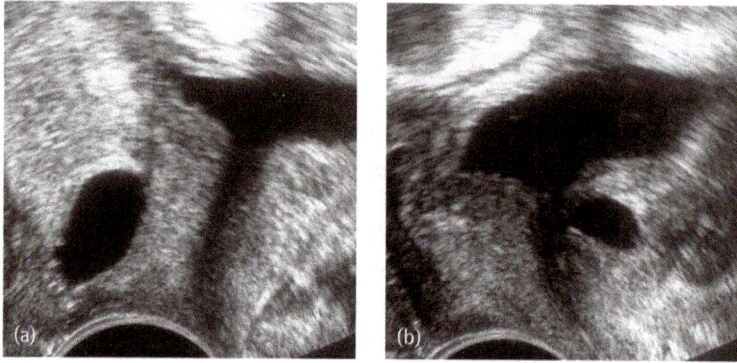

Abb. 27.3: Periurethrale Raumforderungen mittels Introitussonographie im Mediosagittalschnitt dargestellt: (a) suburethrale Zyste, (b) präurethrales Urethradivertikel.

als die Doppelballonurethrographie (Summit und Stovall, 1992). Das Ausscheidungsurogramm hat eine unzureichende Treffsicherheit (22,2 %) in der Diagnostik von Urethradivertikeln (Leach und Bavendam, 1987).

Soweit verfügbar, hat sich die **Introitus- bzw. Perinealsonographie** zur Diagnostik von periurethralen Raumforderungen längst durchgesetzt (Tunn et al., 2001; Tunn et al., 2005; Wu et al., 2009, siehe Kapitel 13) bereits im Jahre 2001 konnten sich die Befunde mit der Doppelballonurethrographie messen (Tunn et al., 2001) (Abb. 27.3). Im Einzelfall kann nicht eindeutig entschieden werden, ob eine aktive Verbindung zwischen Urethra und Divertikel besteht, mittels 3D-Rekonstruktionstechniken kann auch diese Lücke geschlossen werden (Liu et al., 2020; Gillor und Dietz, 2019: Beschreibung des Muskularisdefektes in der Urethra). Bei vermuteter Steinbildung im Divertikel kann ergänzend auf radiologische Untersuchungstechniken zurückgegriffen werden (Abb. 27.4). Während der sonographischen Untersuchung kann sich bei Divertikeln in Höhe der proximalen Urethra beim Pressen das Divertikel mit Urin füllen (Abb. 27.5), wodurch der Nachweis der Kommunikation zur Urethra gegeben ist. Der Nachweis des Divertikelhalses ist letztlich für das therapeutische Vorgehen nicht maßgeblich, da intraoperativ unabhängig vom Ergebnis der bildgebenden Diagnostik die Intaktheit der Urethra geprüft und ggf. wiederhergestellt werden muss.

Die **Magnetresonanztomographie** bietet schließlich die sicherste Möglichkeit der bildgebenden Darstellung von Divertikeln bzw. periurethralen Raumforderungen und deren Beziehungen zu den angrenzenden Organen (Chou et al., 2008; Porten und Kielb, 2008; Surabhi et al., 2013).

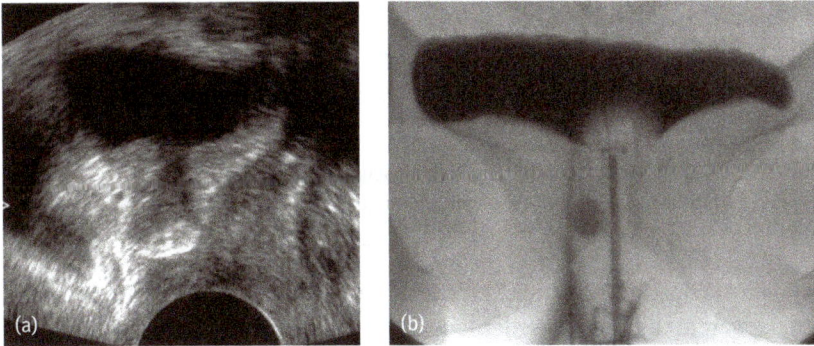

Abb. 27.4: Urethradivertikel mit Steinbildung: (a) In der Introitussonographie stellt sich eine echodichte Struktur paraurethral dar. (b) Divertikeldarstellung mittels Doppelballonurethrographie.

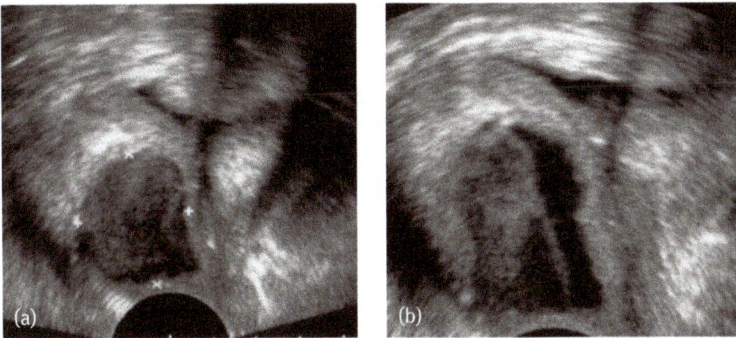

Abb. 27.5: Urethradivertikel mittels Introitussonographie im Mediosagittalschnitt dargestellt: (a) Suburethrale Raumforderung mit echogenen Binnenstrukturen ohne sichere Kommunikation zur Urethra. (b) Beim Pressen füllt sich die Struktur mit Urin, damit Bestätigung der Diagnose Urethradivertikel.

Fazit: Der erste Schritt der Diagnostik ist die klinische Untersuchung, für die von Porten und Kielb (2008) eine Treffsicherheit von ca. 93 % angegeben wurde. Bei Verfügbarkeit sollte sich der klinischen Untersuchung die Introitus- bzw. Perinealsonographie anschließen. Steht diese nicht zur Verfügung oder lässt keine eindeutige Diagnose zu, sollte die Diagnostik mittels Magnetresonanztomographie ergänzt werden.

27.3 Therapie

Gartner-Gang-Zysten (laterale Lokalisation, meist einkammrige, echoleere Zysten) müssen nur bei Beschwerden und Wachstumstendenz exstirpiert werden.

Merke: Im Vorfeld sollten sonographisch begleitende Fehlbildungen der Nieren und ableitenden Harnwege ausgeschlossen werden. Solide Raumforderungen sind nahezu immer Leiomyome.

Meistens fallen sie durch Wachstumstendenz auf und werden daher exstirpiert. Urethradivertikel werden bei Beschwerden operativ korrigiert. Ausnahmen sind Divertikel, die kleiner als 1 cm sind (schwierige intraoperative Detektion, verursachen meistens keine Beschwerden), oder Divertikel ohne Beschwerden, wenn sie sonographisch oder mittels Magnetresonanztomographie keine Malignitätskriterien aufweisen (glatte Wandstruktur). Das Entartungsrisiko bzw. eine primär maligne Genese der Raumforderung sind selten, sollten aber immer mit bedacht und bei einem expektativen Vorgehen mit der Patientin kommuniziert werden.

Aufgrund der unterschiedlichen Lokalisation in Beziehung zur Urethra und der Größe der Divertikel hat sich international keine standardisierte Operationstechnik durchgesetzt; prospektiv randomisierte Studie bzw. Empfehlungen der Cochrane Database fehlen, wahrscheinlich ist eine Operationserfordernis in nur 0,01 % der Population überhaupt gegeben (El Nashar et al., 2014). In Lehrbüchern und operativen Schulen wird immer wieder die Marsupialisation nach Spence und Duckett (1970) angegeben, die technisch nur umsetzbar ist, wenn das Divertikel im Bereich der distalen Urethra lokalisiert ist. Eine postoperative Deviation des Harnstrahls bzw. rezidivierende Harnweginfekte durch die Verkürzung der Urethra sind Gründe, diese Technik nur zurückhaltend anzuwenden.

Zur Korrektur von Divertikeln im Bereich der mittleren und proximalen Urethra werden die vaginale Exstirpation und der dreischichtige Wundverschluss empfohlen (Urethrawand, Diaphragma urogenitale und Vaginalwand), bei ausgeprägten Befunden die Martius-Fettlappen-Interposition (Bulbospongiosus-Interposition), auch um eine postoperative Harninkontinenz zu vermeiden (Ockrim et al., 2009; Greiman, 2019). Eigene Erfahrungen zeigen, dass auch bei großen Divertikeln eine Gewebeinterposition nicht erforderlich ist. Durch das Anlegen einer Bogenschnittkolpotomie bleiben kaum Vernarbungen zurück (Greiman et al., 2019: umgekehrte U-Kolpotomie). Es kann gesundes Scheidengewebe über den Bereich der Urethrarekonstruktion gelegt werden, da die Nahtreihen zur Rekonstruktion der Urethra/des Diaphragma urogenitale und der Scheidenwand nicht aufeinander liegen. Sobald das Divertikel darstellbar ist, sollte es eröffnet werden, um dann unter Sicht nur die Innenauskleidung des Divertikels zu entfernen. Eine komplette Entfernung der Divertikelwand hinterlässt einen großen Defekt im Bereich des Diaphragma urogenitale und der Urethrawand, was die Rekonstruktion entsprechend erschwert. Daher kommt sicher auch der Hinweis in der Literatur, großzügig homologe (Ockrim et al., 2009) bzw. xenogene (Lee et al., 2008) Gewebeinterpositionen anzuwenden.

Postoperativ sollte nach Urethrarekonstruktion passager der Urin transurethral (bis zu drei Tage) bzw. suprapubisch (ca. zehn Tage) je nach Größe des Urethradefektes abgeleitet werden.

Postoperative Komplikationen sind das Divertikelrezidiv, die Fistelbildung und die Belastungsharninkontinenz. In dem Untersuchungskollektiv von Lee et al. (2009) gaben 20 % nach Divertikelentfernung Belastungsharninkontinenz an, 10 % wurden operativ versorgt. Stav et al. (2008) berichteten, dass Divertikel im Bereich der proximalen Urethra und einer Größe von > 30 mm mit einem signifikanten Risiko für die Entstehung einer Belastungsharninkontinenz einhergehen. Divertikelrezidive, meist sonographisch diagnostiziert, können bei vorausgegangener benigner Histologie und Beschwerdefreiheit belassen werden, Fisteln müssen operativ korrigiert werden, wobei in dieser Situation eine Martius-Fettlappen-Interposition (Bulbospongiosus-Interposition) möglich, aber nicht zwingend erforderlich ist. Da diese Entscheidung oft intraoperativ erfolgt, sollte die Patientin im Vorfeld über diese Option aufgeklärt werden. Persistierende bzw. de novo Belastungsharninkontinenzen können bei Versagen der konservativen Therapie mittels Kolposuspension korrigiert werden, um nicht erneut im Operationsgebiet intervenieren zu müssen. Bei sonographischer Intaktheit der posterioren Urethrawand kann alternativ auch eine Bandeinlage diskutiert werden, insbesondere bei urodynamisch nachgewiesener hypotoner Urethra.

Werden Urethradivertikel in der Schwangerschaft diagnostiziert, bedarf es keiner Therapie, soweit sie symptomfrei sind. Bei akuten Entzündungen, Harnblasenentleerungsstörung durch die Raumforderung oder Schmerzen, kann auch in der Schwangerschaft durch Exstirpation, Punktion oder Eröffnung/Drainage (eine dadurch bedingte Fistelbildung muss dann nach Schwangerschaft und Stillzeit korrigiert werden) interveniert werden (Artis, 2020). Wiederholte Punktionen können einen Harnverhalt in der Regel verhindern und einen Fistelbildung vermeiden.

Literatur

Artis K, Sivanesan K, Veerasingham M. A persistent urethral diverticulum in pregnancy: Case report and review of the literature. Case Rep Womens Health. 2020;26:e00189.

Chou CP, Levenson RB, Elsayes KM, et al. Imaging of female urethral diverticulum: an update. Radiographics. 2008;28(7):1917–30.

Davis HJ, Telinde RW. Urethral diverticula: an assey of 121 cases. J Urol. 1958;80:34–9.

Drutz HP. Urethral diverticula. Obstet Gynecol Clin North Am. 1989;16(4):923–9.

El-Nashar SA , Bacon MM, Kim-Fine S, et al. Incidence of female urethral diverticulum: a population-based analysis and literature review. Int Urogynecol J. 2014;25(1):73–9.

Fletcher SG, Lemack GE. Benign masses of the female periurethral tissues and anterior vaginal wall. Curr Urol Rep. 2008;9(5):389–96.

Ganabathi K, Leach GE, Zimmern PE, Dmochowski R. Experience with the management of urethral diverticulum in 63 women. J Urol. 1994;154:1445–52.

Gillor M, Dietz HP. Translabial ultrasound imaging of urethral diverticula. Ultrasound Obstet Gynecol. 2019;54(4):552–556.

Ginsberg P, Finkelstein LH. Urethral diverticulum with calculi: report of a case. J Am Osteopath Assoc. 1983;82(8):588–90.

Ginsburg D, Genadry R. Suburethral diverticulum: classification and therapeutic considerations. Obstet Gynecol. 1983;61(6):685–8.

Greiman AK, Rolef J, Rovner ES. Urethral diverticulum: A systematic review. Arab J Urol. 2019;17 (1):49–57.

Handel LN, Leach GE. Current evaluation and management of female urethral diverticula. Curr Urol Rep. 2008;9(5):383–8.

Hessdoerfer E, Kühn R, Sigel A. Pathogenetisch bestimmte Synopsis der Divertikelkrankheit der weiblichen Harnröhre. Urologe (A). 1988;27:343–7.

Leach GE, Bavendam TG. Femal urethral diverticula. Urology. 1987;30(5):407–15.

Lee JW, Doumouchtsis SK, Fynes MM. A modified technique for the surgical correction of urethral diverticula using a porcine xenograft. Int Urogynecol JPelvic Floor Dysfunct. 2009;20(1):117–20.

Lee RA. Diverticulum of the female urethra: clinical presentation, diagnosis and management. Clin Obstet Gynecol. 1984;27(2):490–8.

Lee UJ, Goldman H, Moore C, et al. Rate of de novo stress urinary incontinence after urethal diverticulum repair. Urology. 2008;71(5):849–53.

Liu D, Qing Z, Wen L. The use of tomographic ultrasound imaging on three-dimensional translabial ultrasound: a diagnostic sign for urethral diverticulum. Int Urogynecol J. 2020;31(7):1451–1456.

Madeja CH, Mutze S, Pötschke B, et al. Die Diagnostik der weiblichen Harnröhre und die Untersuchungstechnik der DBU. Röntgenpraxis. 1997;50:51–4.

Nielsen VM, Nielsen KK, Vedel P. Spontanoeus rupture of a diverticulum of the female urethra presenting with a fistula to the vagina. Acta Obstet Gynecol Scand. 1987;66(1):87–8.

Ockrim JL, Allen DJ, Shah PJ, Greenwell TJ. A tertiary experience of urethral diverticulectomy: diagnosis, imaging and surgical outcomes. BJU Int. 2009;103(11):1550–4.

O'Connor E, Iatropoulou D, Hashimoto S, et al. Urethral diverticulum carcinoma in females-a case series and review of the English and Japanese literature. Transl Androl Urol. 2018;7(4):703–729.

Peters WA, Vaughan ED. Urethral diverticulum in the female: ethiologic factors and postoperative results. Obstet Gynecol. 1976;47:549–53.

Piechota HJ, Roth S, van Ahlen H, Wistuba S, Hertele L. Diagnosis of urethral diverticulum in women. Urologe (A). 1994;33(4):312–9.

Porten S, Kielb S. Diagnosis of female diverticula using magnetic resonance imaging. Adv Urol. 2008:213516.

Reid RE, Gill B, Laor E, Tolia BM, Freed SZ. Role of urodynamics in management of urethral diverticulum in females. Urology. 1986;28(4):342–6.

Spence HM, Duckett JW. Diverticulum of the female urethra. clinical aspects and presentation of a simple operative technique for cure. J Urol. 1970;104:432–5.

Stav K, Dwyer PL, Rosamilia A, Chao F. Urinary symptoms before and after female urethral diverticulectomy – can we predict de novo stress urinary incontinence? J Urol. 2008;180(5):2088–90.

Stovall TG, Muram D, Long DM. Paraurethral cyst as an unusual cause of acute urinary retention. A case report. J Reprod Med. 1989;36(4):423–5.

Summit RL, StovallTG. Urethral diverticula: evaluation by urethral pressure profilometry, cystourethro- skopie and the voiding cystourethrogram. Obstet Gynecol. 1992;63(4):695–9.

Surabhi VR, Menias CO, George V, Siegel CL, Prasad SR. Magnetic resonance imaging of female urethral and periurethral disorders. Radiol Clin North Am. 2013;51(6):941–53.

Tancer ML, Moopan MM, Pierre-Louis C, Kim H, Ravski N. Suburethral diverticulum treatment by partial ablation. Obstet Gynecol. 1983;62(4):511–3.

Thomas AA, Rackley RR, Lee U, et al. Urethral diverticula in 90 female patients: a study with emphasis on neoplastic alterations. J Urol. 2008;180(6):2463–7.

Tunn R, Bergmann-Hensel U, Beyersdorff D, et al. Diagnosis of urethral diverticula and periurethral masses. Röfo. 2001;173(2):109–14.

Tunn R, Schaer G, Peschers U, et al. Updated recommendations on ultrasonography in urogynecology. Int Urogynecol J Pelvic Floor Dysfunct. 2005;16(3):236–41.

Wu YY, Li YZ, Wei Q, et al. Transvaginal sonographic diagnosis of female urethral diverticula. J Clin Ultrasound. 2009;37(1):40–2.

28 Urogenitalfisteln

Wolfgang Fischer, Ralf Tunn, Peter Rehder

Autoren der 2. Auflage: Wolfgang Fischer, Jan Roigas, Bern Schönberger †

2050 v. Chr.	Vesikovaginalfistel in der Mumie der Pharaonin Henhenit
1025 n. Chr.	In *Avicenna's* Canon der Medizin steht: „Bei Frauen zu jung für die Heirat und mit schwacher Blase soll eine Schwangerschaft verhütet werden, da der Fetus einen Riss in der Blase mit nachfolgender Inkontinenz verursachen kann. Die Inkontinenz ist unheilbar und bleibt bis zum Tod."
1663	*Hendrik Van Roonhuyse* beschreibt Vesikovaginalfisteln und schlägt die Naht mit Material aus Schwanenfedern vor
1838	*John Peter Mettauer* berichtet über den ersten erfolgreichen Verschluss einer Vesikovaginafistel mit Draht
1852	*James Marion Sims* publiziert Prinzipien zum operativen Verschluss von Vesikovaginalfisteln
1974	*Catherine* und *Reginald Hamlin* eröffnen in Addis Abeba, Äthiopien, ein Spital, das sich exklusiv der Behandlung von geburtsbedingten Fistel widmet

Urogenitalfisteln sind heute relativ selten, dennoch kann jeder Urologe oder Gynäkologe gelegentlich damit konfrontiert werden. In der Ambulanz kommt es darauf an, rechtzeitig an die Möglichkeit einer Fistel zu denken und die bedauernswerten Patientinnen an eine geeignete Klinik zu überweisen. In der Klinik ist sorgfältig zu prüfen, ob alle Möglichkeiten für eine optimale Fistelbehandlung gegeben sind.

Merke: Die Behandlung von Urogenitalfisteln sollte heute nur noch wenigen Kliniken vorbehalten bleiben, denn wo häufiger Fisteln operiert werden, sind die Ergebnisse besser als in Einrichtungen, die nur selten in diese „Verlegenheit" kommen.

28.1 Lokalisation und Häufigkeit

Am häufigsten sind in allen großen Sammelstatistiken **Blasen-Scheidenfisteln**, gefolgt von **Harnleiter-Scheidenfisteln, kombinierten Fisteln** (meist Vesiko-Rekto-Vaginalfisteln) und **Harnröhren-Scheidenfisteln**. Weitere Fistelmöglichkeiten sind aus Abb. 28.1 zu ersehen. Unter den seltenen Fistellokalisationen sind die **Blasen-Uterus-(Zervix-)**Fisteln hervorzuheben. Außerdem gibt es ätiologieabhängige Häufigkeitsunterschiede. Hier interessieren nur die geburtshilflich-gynäkologischen Ursachen.

https://doi.org/10.1515/9783110657906-028

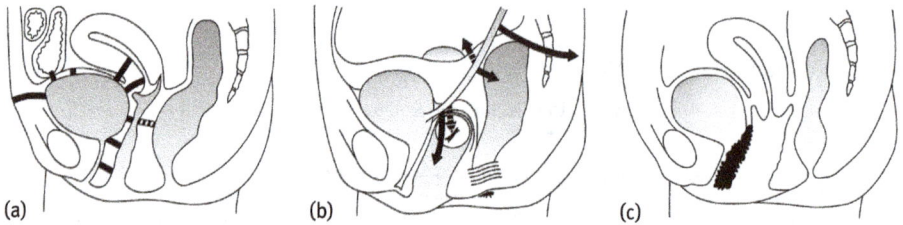

Abb. 28.1: Lokalisation der Harnfisteln: (a) Harnröhren- und Blasenfisteln (auch Kombinationen mit Rektumfisteln sind möglich); (b) Harnleiterfisteln; (c) Totaldefekt der Harnröhre und des Blasenbodens.

28.2 Ätiologie

> **Merke:** Während **geburtshilfliche Fisteln** in den Entwicklungsländern auch heute noch an erster Stelle stehen, sind sie in Ländern mit guter Schwangerenberatung und klinischer Geburtsleitung immer seltener geworden.

Sie werden mit 5 bis 10 % aller Urogenitalfisteln bzw. 1 Fistel auf 10.000 Geburten veranschlagt. Die Blase ist wesentlich häufiger betroffen als Harnröhre und Harnleiter. Früher galten vaginale Hysterotomien, zerstückelnde Operationen und protrahierte Geburten als besonders fistelgefährdet; heute bedingt die steigende Sectiofrequenz eine Zunahme der Blasen-Uterus-(Zervix-)Fisteln.

> **Merke:** Unter den **gynäkologischen Fistelursachen** sind Operationen wegen benigner Grundleiden mit 35 bis 41 % und Karzinomerkrankungen mit 49 bis 60 % vertreten.

Blasen-Scheidenfisteln werden nach einfacher (abdominaler) Hysterektomie häufiger gesehen als nach erweiterter Hysterektomie. Bei den **Ureter-Scheidenfisteln** ist es umgekehrt. Wurden die abdominalen Hysterektomien weitestgehend vom laparoskopischen Vorgehen abgelöst, so treten hier häufiger Fisteln auf, als nach vaginalen Eingriffen.

Fisteln, die im Rahmen der Malignomchirurgie auftreten, sind oft auf das Karzinom selbst zurückzuführen. In singulären Fällen kommen auch Pfählungsverletzungen, Stuprum, Fremdkörper, Masturbation, Abtreibungen und spezifische Entzündungen (Lues, Tbc, Aktinomykose, Lymphogranulomatose, Kolpitis dissecans) als Fistelursachen in Betracht.

28.3 Diagnostik

Wichtige Hinweise auf die Fistelursache und -lokalisation erhält man bereits durch die **Anamnese** und die Art der **Beschwerden**. War die Patientin z. B. gleich nach der gynäkologischen Operation nass durch Urinverlust über die Vagina, so ist eine Verletzung des Harntraktes sehr wahrscheinlich. Trat die Inkontinenz erst nach 1 bis 2 Wochen auf, so ist eine *Nekrosefistel* anzunehmen. Ständiges „Nass-Sein" spricht für *Blasen-* und/oder *Ureter-Scheidenfistel*. Besteht trotzdem noch ein Bedürfnis zur gelegentlichen Spontanmiktion, so verdichtet sich der Verdacht auf eine einseitige *Ureter-Scheidenfistel*. Diese Differenzierungsmöglichkeit versagt natürlich bei den (seltenen) doppelseitigen *Ureter-Scheidenfisteln*. *Harnröhren-Scheidenfisteln* bewirken dagegen nur dann eine Harninkontinenz, wenn sie in Blasennähe liegen. *Distale Harnröhrenfisteln* können symptomlos sein oder lediglich den Miktionsablauf durch partielle Harnentleerung über die Scheide oder das Auslaufen aus der Vagina post mictionem stören. Kombinierte *Blasen-Scheiden-Mastdarmfisteln* sind besonders lästig, weil zum ständigen „Nass-Sein" auch der Stuhlabgang durch die Scheide hinzukommt. Dagegen stehen bei *Blasen-Darmfisteln* ohne Scheidenbeteiligung Fieberattacken und Fäkalurie im Vordergrund.

Zur weiteren Klärung bedienen wir uns zunächst der vaginalen **Spiegeluntersuchung**. Mit dem hinteren Blatt wird die Scheide entfaltet. Dann sucht man die vordere Vaginalwand systematisch bis zum vorderen Scheidengewölbe ab bzw. nach Hysterektomien bis zum Scheidengrund. Findet man eine Öffnung, so wird diese vorsichtig sondiert. Gelingt es, mit einem jetzt transurethral in die Blase eingeführten Zystourethroskop die **Sonde** zu sehen, so ist der Fistelnachweis erbracht. Auch der umgekehrte Weg, die Sichtbarmachung des Katheters oder Zystoskops in der Vagina, ist bei entsprechend großer Fistelöffnung möglich (Abb. 28.2). Schließlich beweist auch eine positive **Spülprobe** die unnatürliche Organverbindung.

Bestehen mehrere Öffnungen nebeneinander, so spricht man von einer *Siebfistel*. Es gibt aber auch sog. *Haarfisteln*, die sich erst bei maximaler Blasenfüllung oder Benutzung von blaugefärbter Spülflüssigkeit bemerkbar machen. Eine weitere Besonderheit sind die *Ventilfisteln*, bei denen der Fistelkanal nur zeitweilig (bei bestimmter Blasenfüllung oder Patientenlagerung) geöffnet ist.

Merke: Unter Umständen muss man sich zur Fistelsuche viel Zeit nehmen. Das gilt in besonderem Maße für die Blasen-Zervixfisteln bei intakter Portio und für die Harnleiter-Scheidenfisteln.

Bei *Blasen-Uterusfisteln* kann ständige Harninkontinenz fehlen, der Harn aber zum Zeitpunkt der Regel blutig verfärbt sein, weil das Menstrualblut in die Blase gelangt (Menouria oder Youssef-Syndrom). Eine Fistelsondierung ist hier nur selten möglich, dagegen läuft bei der **Blasenspülprobe** die blau angefärbte Flüssigkeit aus dem Ge-

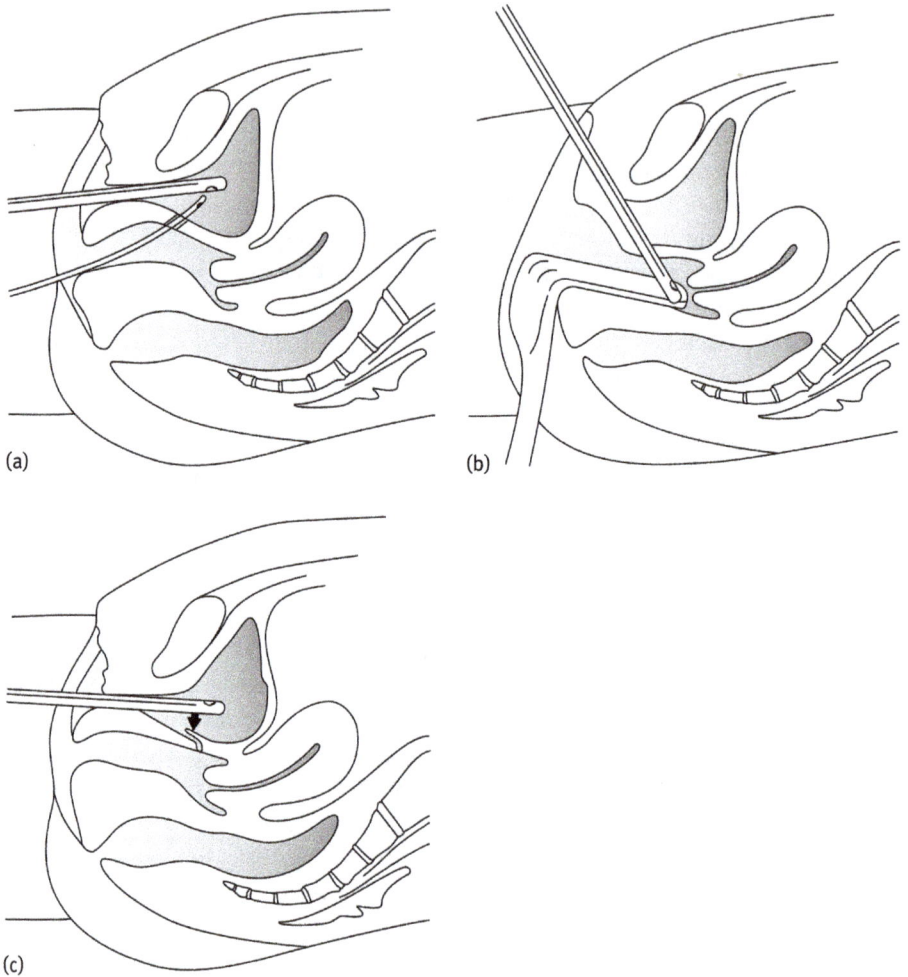

(a)

(b)

(c)

Abb. 28.2: Diagnostik der Blasen-Scheidenfistel (gilt auch für Harnröhrenfisteln). (a) Sondierung von der Scheide aus (die Sonde ist mit dem Spülzystoskop sichtbar oder erzeugt bei Berührung des Zystoskopschaftes ein Metallgeräusch); (b) Sondierung von der Blase aus (ein transurethral einge-führtes Instrument wird in der Scheide sichtbar); (c) Besondere Bedingungen bei einer Ventilfistel (die Spülprobe ist nicht immer positiv. Zeitweise wird der Fistelgang bei schwacher wie bei starker Blasenfüllung abgeknickt oder überlappt).

bärmutterhalskanal wieder heraus. Hysteroskopisch kann hier der Fistelnachweis to-pographisch konkretisiert werden.

Bei den meist im seitlichen Scheidengewölbe anzutreffenden *Ureter-Scheidenfis-teln* hat sich die sog. **Tupferprobe** bewährt, d. h., man verabfolgt nach Blasenentlee-rung intravenös Indigocarmin und tamponiert die Scheide mit Tupfern. Ist nach zwei

Stunden eine Blaufärbung der oberen Tupfer zu verzeichnen, so ist bei erwiesener Harnblasenintegrität und Blauausscheidungsfähigkeit der Nieren eine Ureter-Scheidenfistel anzunehmen.

Für die weitere Abklärung der Fistelsituation ist die **(Spül-)Zystoskopie** unerlässlich. Sie zeigt, wo sich das Loch in der Blase befindet, ob im Trigonumbereich oder oberhalb des Crista interureterica, ob in Nähe eines Ureterostiums oder weit genug davon entfernt. Je näher eine Fistel dem inneren Blasenmund kommt, desto schwieriger wird ihr Nachweis. Bei Verdacht auf Blasenhals- oder obere Harnröhrenfisteln bedienen wir uns deshalb einer Geradeaus-Optik (mit 175° Blickrichtung), die unter andauerndem Zulauf zurückgezogen wird. Eine von der Scheide aus eingeführte Sonde kann die „Ortung" zusätzlich erleichtern.

Leidet bei der Zystoskopie die Übersicht unter mangelhafter Füllbarkeit der Blase, so wird bei Blasen-Scheidenfisteln die Scheide mit einem Gazestreifen tamponiert. Die Auffindung der Ureterostien gelingt sicherer, wenn man die Zystoskopie mit einer Blauausscheidung kombiniert (**Chromozystoskopie**).

Die **Indigocarmin-Probe** ist auch ein wertvolles Hilfsmittel für die Seitenbestimmung von Harnleiterfisteln. Bei *kompletten Harnleiterfisteln* (mit völligem Kontinuitätsverlust) ist die Blasenausscheidung in die Blase auf der betroffenen Seite negativ. Lediglich bei *inkompletten Fisteln* (mit partiellem Kontinuitätsverlust) kann der blau gefärbte Urin sowohl in die Blase als auch in die Scheide gelangen. Die Höhenlokalisation von Harnleiterfisteln gelingt verhältnismäßig leicht durch eine **retrograde Uretersondierung** oder **Chevassu-Füllung**. Meist findet man wenige Zentimeter oberhalb der Blase einen unüberwindbaren Stopp. Gelangt der Ureterkatheter ohne Schwierigkeiten höher hinauf, so spricht das für eine wandständige Fistel (inkomplette Ureterläsion). In derartigen Fällen müssen Katheterverlauf und Kontrastmittelaustritt im Röntgenbild weiterverfolgt werden.

Der **röntgenographische Fistelnachweis** ist vor allem bei Ureterfisteln und ureternahen oder nicht genügend überschaubaren Blasenfisteln erforderlich. Die herkömmliche **Ausscheidungsurographie** ermöglicht in erster Linie die Feststellung morphologischer Rückwirkungen auf die oberen Harnwege, insbesondere den Ausschluss einer Stauung, Frühaufnahmen sind wichtig, um blasenwandnahe Fisteln detektieren zu können. Die klassische Ausscheidungsurographie wurde aber weitestgehend von der Computertomographie abgelöst. Durch die **Computertomographie** lassen sich nicht nur die Fisteln darstellen, sondern oft ergeben sich wertvolle Hinweise bezüglich der anatomischen Lagebeziehungen zu Nachbarorganen und dem Ausmaß entzündlicher Reaktionen im Fistelgebiet. Gezielte computertomographische Rekonstruktionen vermitteln häufig einen wesentlichen Informationsgewinn, insbesondere vor einer operativen Versorgung der Fistelsituation. **Retrograde Kontrastmitteldarstellungen** (Urethro- oder Zystographie) sind erforderlich, wenn die Ausscheidungsurographie versagt oder wenn besonders komplizierte Fistelwege (z. B. Verdacht auf Blasen-Darmfisteln!) bestehen. Dann kommen auch die retrograde Kolondarstellung und Magen-Darm-Passage in Betracht. Bei unklaren Ureter-Scheidenfisteln sollte man außerdem an die Darstellungsmöglichkeit mittels **Vaginographie** (Kontrastmittelapplikation mittels Nelatonkatheter in die vermeintliche Fistelöffnung in der oberen Vagina bei gleichzeitiger Abdichtung des übrigen Organs mit einem Tamponadekatheter [75 ml] oder aufgeblasenem Gummihandschuh) denken.

> **Merke:** Zur prä- und postoperativen Verlaufskontrolle der Nieren- und Harnleiterfunktion ist heute die **Nephrosonographie** unerlässlich.

28.4 Allgemeine Behandlungsgrundsätze

Es gibt **konservative** und **operative** Fistelbehandlungsmöglichkeiten. Bei den konservativen muss man sich darüber im Klaren sein, dass sie örtlich und zeitlich begrenzt sind; örtlich, weil nur kleine, halbwegs ruhig zu stellende Harnröhren- oder Blasenfisteln sowie ausnahmsweise wandständige Harnleiterfisteln Aussicht auf **Spontanheilung** haben – während bei kompletten Harnleiterläsionen ein Versiegen der Harnentleerung meist gleichbedeutend mit einem funktionellen Untergang der Niere ist –, und zeitlich, weil die Chancen einer Spontanheilung umso geringer sind, je länger die Fistel besteht.

> **Merke:** Die **Tendenz zur Spontanheilung** ist entweder von vornherein gegeben und dann auch meist innerhalb von vier bis sechs Wochen nach der Fistelentstehung erkennbar – oder nicht, dann kann man sie nicht erzwingen.

Natürlich spielt auch die Fistelätiologie eine Rolle. Nicht zu große geburtshilfliche Fisteln heilen leichter als gynäkologische Fisteln. Nach Radikaloperationen oder Bestrahlungen gibt es dagegen so gut wie nie Spontanheilungen. Trotzdem sollte man nichts unversucht lassen.

> **Merke:** Alle konservativen Behandlungsmaßnahmen, die eine Spontanheilung begünstigen, bereiten das Fistelgebiet gleichzeitig für die Operation vor.

28.5 Konservative Therapie

Sie verfolgt einheitlich folgende Ziele:
- Reinigung des Fistelgebietes und Beseitigung der Begleitentzündung
- Heilungsförderung durch Granulations- und Vaskularisationsanregung
- bestmögliche Ruhigstellung durch Harnableitung
- Infektionsbekämpfung

Dementsprechend gibt es lokale und allgemeintherapeutische Maßnahmen, die für das gynäkologische und urologische Terrain gleich wichtig sind.

28.5.1 Lokale Behandlungsmöglichkeiten

Sie sind aus Tab. 28.1 ersichtlich und kommen abhängig vom Lokalbefund (einzeln oder im Wechsel) und der Compliance der Patientin zur Anwendung. Darin nicht berücksichtigt sind die Haut- und Darmfisteln. Bei Ersteren muss man sich bis zur Operation mit der Hautpflege begnügen, während die Urointestinalfisteln für eine lokale Therapie wenig oder gar nicht zugänglich sind. Das gilt auch für die besonders unangenehmen Blasen-Scheiden-Mastdarm-(Vis-à-vis-) Fisteln, die sich erst nach Anlage eines doppelläufigen Anus praeternaturalis einigermaßen reinigen.

Tab. 28.1: Empfehlungen für die Lokalbehandlung von Urogenitalfisteln (Reinigung, Entzündungsbekämpfung, Granulationsanregung).

Sitzbäder	Kamillenpräparate oder Eichenrindeextrakt
vaginale Therapie	Povidon Jod: Traumasept Vaginalovula (200 mg Povidon-Jod)
	Östriol- und Panthenolsalbenstreifen im Wechsel bzw. Ovula mit 0,5 mg oder 0,03 mg Estriol
	Metronidazol: Arilin Vaginal Supp. (100 mg Metronidazol) oder Vagi-Metro Creme 5 % für Tamponaden
	ggf. Anfrischung der Wundränder mit Agentum nitricum
Vulvapflege	Polyvidon-Jod-Antiseptikum
	Zinksalbe

28.5.2 Trockenlegung des Fistelgebietes

Proximale Harnröhren- und nicht zu große *Blasen-Scheidenfisteln* bekommt man einigermaßen trocken mit einer kombinierten transurethralen **Dauerkatheterung und vaginalen Salbenstreifenbehandlung**. Ist die Begleitentzündung abgeklungen, die Fistel nach etwa vier Wochen aber immer noch vorhanden, so werden die lokalen Maßnahmen im Allgemeinen abgebrochen, es sei denn, man versucht noch eine gezielte Granulationsanregung mit **Ätzungen**. Bei *distalen Harnröhrenfisteln* braucht man u. U. gar nichts zu machen. Bei *wandständigen* (inkompletten) *Harnleiter-Scheidenfisteln* kann sich zusätzlich zur vaginalen Behandlung mit Salben bzw. Suppositorien der Versuch einer retrograden inneren **Schienung mit einem Doppel-Pigtail-Katheter** lohnen. Misslingt sie, so muss perkutan nephrostomiert und antegrad extern-intern geschient werden (Abb. 28.3).

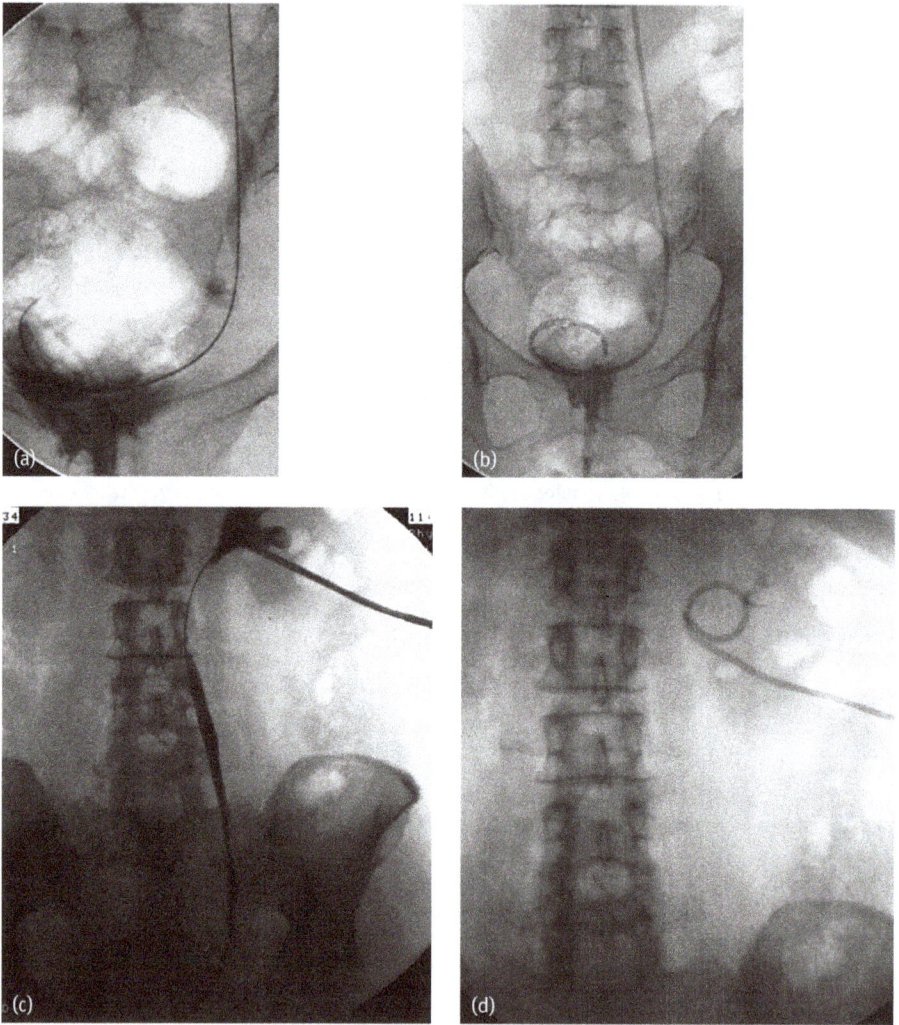

Abb. 28.3: Erfolgreiche Behandlung einer blasennahen inkompletten Harnleiterscheidenfistel links durch antegrade extern-interne Schienung: (a) Fisteldarstellung neben dem antegrad bis in die Harnblase vorgedrungenen Führungsdraht. (b) Harnleiterkatheter in situ (nach Entfernung des Führungsdrahtes). (c) Vier Wochen später ist keine Harnleiterfistel mehr nachweisbar. (d) Mehrtägige Sicherheitsnephrostomie nach Schienenentfernung zum Ausschluss erneuter Beschwerden oder Druckanstiege bei Abklemmung des Nephrostomas.

Merke: Bei kompletten Ureter-Scheidenfisteln ist dagegen jegliche lokale Ätz- oder Salbenbehandlung kontraindiziert, weil sie die ohnehin bestehende Obstruktionsgefahr für die oberen Harnwege zusätzlich provoziert. Hier ist die zeitnahe operative Versorgung bzw. unverzügliche Nephrostomie nierenrettend. Postoperativ sind die Patientinnen kurzfristig sonographisch zu kontrollieren.

28.5.3 Besonderheiten bei Karzinompatientinnen

Treten Fisteln nach Karzinomoperationen oder Bestrahlungen (bei Letzteren mitunter erst nach vielen Jahren!) auf, so muss man selbstverständlich ein lokales Karzinomrezidiv durch Gewebsentnahme aus der Fistelumgebung ausschließen. Manchmal sind wiederholte Exzisionen erforderlich, weil zunächst trotz klinischen Rezidivverdachts nur unspezifisches Granulationsgewebe oder Nekrosen entnommen werden. Ist auch der CT-Befund negativ, so kann, wenn keine Kontraindikation vorliegt, eine lokale *Östrogenbehandlung* durchgeführt werden. Auch die *antiphlogistische Wirkung* von Diclofenac oder Indometacin wissen wir zu schätzen.

Merke: Unter Umständen braucht man viele Monate, bis das (bestrahlte) Fistelgebiet ausreichend für die Operation vorbereitet ist.

Patientin und Pflegepersonal werden dadurch auf eine harte Geduldsprobe gestellt. In dieser Zeit entscheidet sich meist von selbst, ob das Karzinom beherrscht ist oder nicht. Fernmetastasen sind jedoch keine absolute Kontraindikation für Fisteloperationen, denn nichts ist schlimmer für eine Fistelpatientin als die Erkenntnis, dass ihr bedauernswerter Zustand unabwendbar ist. Da bei großen radiogenen Blasen-Scheidenfisteln Stauungsfolgen an den oberen Harnwegen meist nicht ausbleiben, kommt bei sich hinschleppender Lokalbehandlung auch die ein- oder beidseitige Nephrostomie als Zwischen- oder Dauerlösung in Betracht. Oftmals reinigt sich das Fistelgebiet viel schneller, wenn es mit Urin nicht mehr in Berührung kommt. Sind die oberen Harnwege dagegen noch nicht gestaut, so wird diese Nephrostomieabsicht durch die Bevorzugung der natürlichen Harnabflusswege infrage gestellt.

Bei **Karzinomfisteln**, die in unseren Statistiken immerhin 5 bis 10 % aller Fisteln ausmachen, sind Schmerzlinderung, Entzündungsbekämpfung, Harnableitung durch Blasenkatheter oder Nephrostomie bzw. Ureterostomie die einzigen noch möglichen Palliativmaßnahmen.

Bei **karzinomfreien Fisteln** sind die Harnleiter-Darmanastomosen mit oder ohne Neostoma frühzeitig mit der Patientin zu besprechen, da die Aussichten auf einen erfolgreichen operativen Fistelverschluss eingeschränkt sind.

28.5.4 Allgemeine Maßnahmen

Da die Harnwege bei Urogenitalfisteln meist infiziert sind, ist eine *Langzeitinfektionsbekämpfung* mit Antibiotika, Nitrofurantoin, Trimethoprim und Sulfonamiden entsprechend dem Antibiogramm unerlässlich. Außerdem ist für eine reichliche *Durchspülung der Harnwege* (2 bis 3 Liter Flüssigkeit täglich oral oder parenteral) zu sorgen. Fistelpatientinnen neigen zur Exsikkose, weil sie durch Einschränkung der Flüssigkeitsaufnahme glauben, weniger nass zu sein. Kontrollen des Wasser- und Elektrolythaushalts sind deshalb ebenfalls wichtig. Die Ernährung soll vollwertig, insbesondere eiweiß- und vitaminreich sein. Eine Aufsättigung des Vitamin D-Spiegels stabilisiert das Immunsystem und unterstützt die Wundheilung.

> **Merke:** Die Mehrzahl der unter der konservativen Therapie nicht heilenden Fisteln wird innerhalb von drei bis sechs Monaten operationsfähig. Ausnahmen machen Ureterfisteln, bei denen die Harnstauung zunimmt. Hier kann schon unmittelbar nach der Entstehung die Ureterozystoneostomie indiziert sein, wenn man die zwischenzeitliche Entlastungsnephrostomie nicht vorzieht.

Bei **radiogenen Fisteln** kann sich die Vorbereitung zwölf und mehr Monate hinziehen.

28.6 Operative Therapie

Alle Fisteloperationen erfordern einheitlich folgende Bedingungen:
1. Das Operationsgebiet muss vollkommen sauber, d. h. frei von Entzündungen oder Inkrustationen sein.
2. Das Gewebe muss sich genügend erholt haben und ausreichend durchblutet sein (Zeitfaktor).
3. Das Fistelgebiet muss gut zu übersehen sein bzw. durch Erweiterungsschnitte entsprechend freigelegt werden können.
4. Die Fistelumgebung muss ausreichend zu mobilisieren sein, damit spannungslos genäht werden kann.

Die Punkte 1. und 2. sind durch die Vorbehandlung zu erfüllen (vgl. Kap. 28.5.1 und 28.5.2). Der 3. und 4. Punkt sind abhängig vom Geschick des Operateurs und von der Ausdehnung der Fistel. Dabei ist von grundsätzlicher Bedeutung, dass die Heilungschancen mit jeder vergeblichen Fisteloperation abnehmen.

> **Merke:** **Harnröhrenfisteln** werden von unten, **Harnleiterfisteln** dagegen in der Regel von oben operiert. Bei den zahlenmäßig überwiegenden **Blasen-Scheidenfisteln** kommen beide Wege in Betracht.

Der in der vaginalen Technik geschulte Gynäkologe wird den meist kürzeren Weg von unten vorziehen. Urologen wählen häufiger den suprapubischen Zugang. Die kombinierten abdomino-vaginalen Verfahren sollten nur besonders komplizierten Fällen (**Totaldefekte** oder **kombinierte Fisteln**) vorbehalten bleiben.

Es gibt bewährte Standard- und Zusatzmethoden, die der Fisteloperateur beherrschen muss. Daneben gibt es Spezialmethoden und Palliativmaßnahmen, die im Einzelfall zweckmäßiger sein können.

Im Folgenden werden vor allem Standard- und Zusatzoperationen erläutert. Spezialoperationen werden nur erwähnt, soweit ihre Besonderheiten für die Entscheidungsfindung von Bedeutung sind. Ausführlichere Informationen sind den gynäkologischen und urologischen Operationslehren zu entnehmen.

28.6.1 Harnröhrenfisteln

Harnröhren-Scheidenfisteln werden nur operiert, wenn sie Beschwerden (Inkontinenz, Fluor) machen. Kleine (distale) Fisteln werden bei liegendem Katheter zirkulär umschnitten und mit einer Tabaksbeutelnaht bzw. einstülpender Harnröhren- sowie einigen Scheidenknopfnähten in Längsrichtung verschlossen. Bei größeren (blasennahen) Fisteln ist dagegen eine umfangreichere *Harnröhren-* und *Sphinkterrekonstruktion* erforderlich. Bewährt haben sich die Plastiken nach Martius oder (bei gut ausgebildetem Scheidengewölbe) nach Everett-Te Linde (Abb. 28.4). Zusätzlich empfehlen wir die Unterpolsterung mit einem *Bulbokavernosus*-Fettlappen (Abb. 28.5).

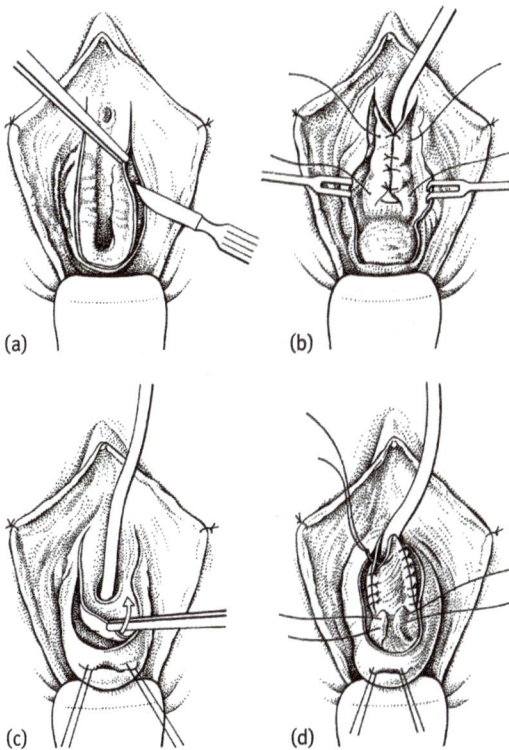

Abb. 28.4: Harnröhrenplastik nach Martius (a, b) oder Everett-Te Linde (c, d): (a) U-förmige Umschneidung der Urethralrinne und Mobilisierung der Wundränder. (b) Vereinigung der medialen Wundränder durch entropionierende Knopfnähte, zusätzliche Blasenhalsraffung. (c) U-förmige Umschneidung des Defekts bis in Portionähe und Bildung eines hinteren Scheidenlappens. (d) Der Scheidenlappen ist nach vorn umgeschlagen und hier mit den medialen Rändern der vorderen Umschneidungsfigur vernäht, zusätzliche Blasenhalsraffung. Abschließend werden bei beiden Plastiken die lateralen Scheidenwundränder miteinander vereinigt.

(a)

(b)

(c)

(d)

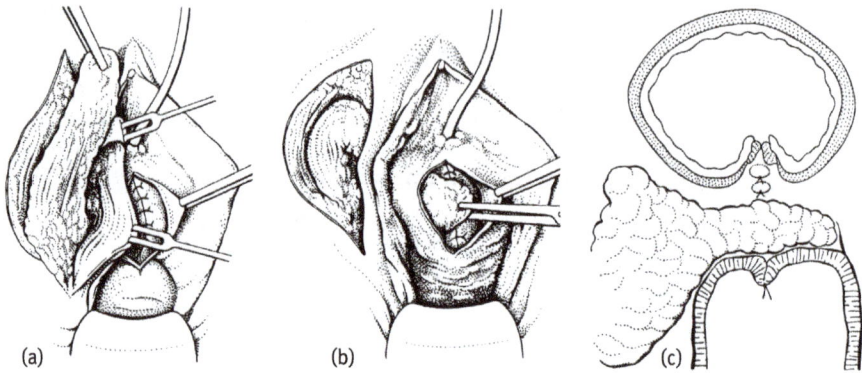

Abb. 28.5: Bulbokavernosus-Fettlappenplastik nach Martius (zur Unterpolsterung der Fistelnaht). (a) Nach der Fistelnaht (!) wird aus der rechten großen Labie ein symphysenwärts durchtrennter (Muskel-)Fettlappen gebildet. (b) Durch ein Fenster in der rechten seitlichen Scheidenwunde wird dieser Lappen zum vaginalen Operationsgebiet hindurchgezogen und dort locker fixiert. (c) Schematische Darstellung der bezweckten Fistelunterpolsterung und Hohlraumausfüllung.

Postoperativ ist der Harn zwei Wochen suprapubisch abzuleiten (Trokarzystostomie und Kathetereinführung vgl. Kap. 11). Ausnahmsweise kann zur sicheren Katheterplatzierung auch die suprapubische Gegeninzision über einer gebogenen Kornzange erfolgen, die zu Beginn der Fistelplastik von unten transurethral/vesikal hochgeführt wird und den Ballonkatheter in die Blase zieht.

28.6.2 Blasenfisteln

Vaginale Methoden

Hier sind die klassische Exzisionsmethode von Sims und Simon, die *Manschettenein-stülpungsmethode* von Füth und die *Entepithelialisierungsmethode* von Latzko zu erwähnen (Abb. 28.6). Während die erstgenannten Autoren größten Wert auf den Nahtverschluss des Blasenloches legten, ließ Latzko das Blasenloch lediglich durch Parakolpiumnähte zusammenfallen und verkleben. Die Latzko-Methode wurde außerdem vorzugsweise für Fisteln im Scheidengrund nach Hysterektomie angegeben und irreführend als hohe Kolpokleisis bezeichnet.

Obwohl sich alle Fisteloperateure um spannungslose Nähte durch ausreichende Mobilisierung der Fistelumgebung bemühten, kam es dennoch vor allem nach Füthschen Plastiken zu unliebsamen Trichterbildungen in der Blase mit rezidivierender Steineinlagerung. Wir haben deshalb in neuerer Zeit ausnahmslos die Scheidenmanschette über einem von der Scheide aus in die Blase eingeführten Ballonkatheter abgetragen und das Loch in der Blase ohne zusätzliche Ausschneidungen nach urethraler Umsetzung des Ballonkatheters mit einstülpenden atraumatischen resorbier-

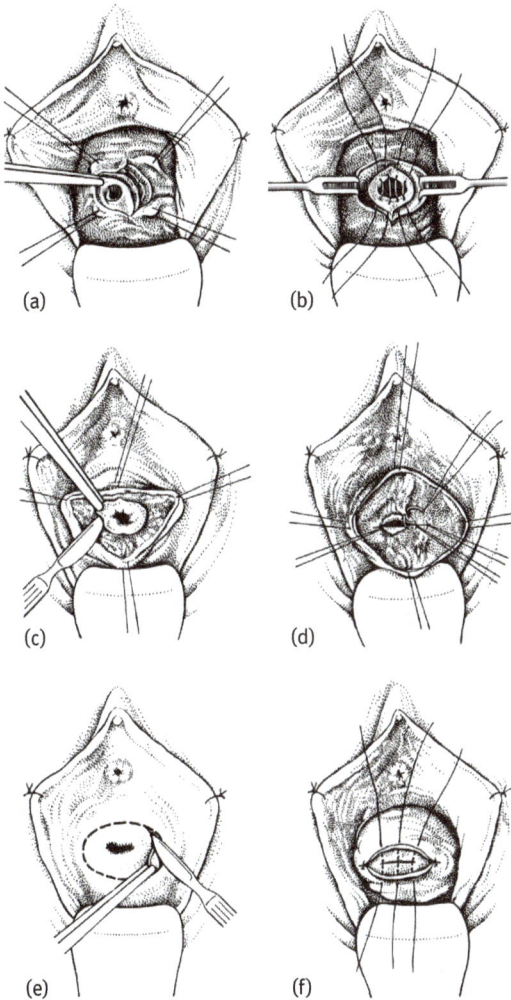

Abb. 28.6: Verschiedene Methoden der Blasenfistelplastik. (a) und (b): Exzisionsmethode nach M. Sims und G. Simon mit Aufteilung des Fistelkanals und Naht in zwei Etagen; (c) und (d): Manschetteneinstülpungsmethode nach Füth mit Manschettenmobilisierung und entropionierende Blasenraffnähten; (e) und (f): Entepithelialisierungsmethode nach Latzko mit Begrenzung der Fistelumgebung und paravesikalen/vaginalen Raffnähten.

baren Knopfnähten (Vicryl®, Dexon® 00) ein- oder zweischichtig verschlossen, wobei die 2. Nahtreihe auch das Parakolpium erfasst (modifizierte Latzko-Plastik). Falls es sich anbietet, wird Peritoneum zur zusätzlichen Abdeckung benutzt. Darunter kommen in jedem Fall noch Scheidenknopfnähte (Abb. 28.7). Wir scheuen uns auch nicht, kleine Fisteln gegebenenfalls mit Hegarstreifen aufzudilatieren (Anfrischungseffekt), um den Ballonkatheter durch die Fistel in die Blase einführen zu können, denn die Präparationserleichterung durch die Ballonspannung der Scheidenwand ist erheblich.

Ob der Harn postoperativ für zwei Wochen transurethral oder suprapubisch abzuleiten ist, richtet sich nach der Fistellokalisation. Bei blasenausgangsnahen Fisteln

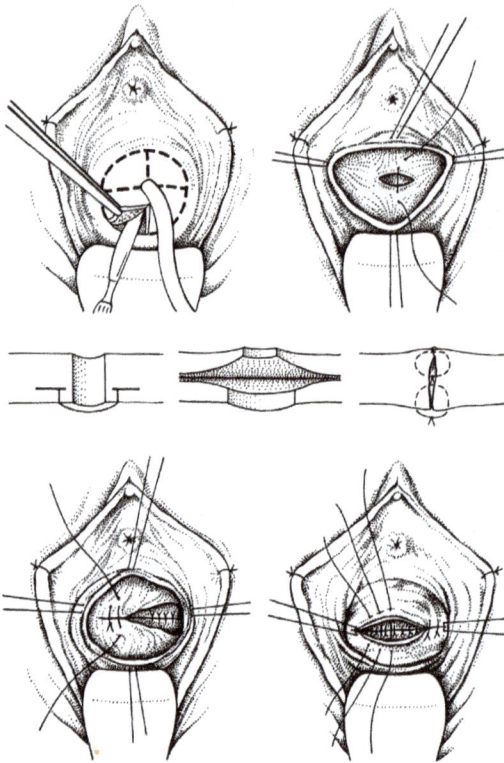

Abb. 28.7: Vaginale Operation einer Blasen-Scheidenfistel (modifiziert nach Sims-Simon und Latzko). Oben: Entepithelialisierung der Fistelumgebung unter Anspannung durch einen transvaginal eingeführten Ballonkatheter (links). Entropionierende Nähte der entfesselten Blasenwand, ohne den Fistelrand mitzufassen (rechts). Mitte: Schematische Darstellung der Anfrischungsfigur, der mobilisierten Blase und der Nahtbereiche (ohne Parakolpium-Zwischennaht). Unten: Invertierende Entspannungsnähte durch das Parakolpium (links), Scheidennähte (rechts).

sollte der Harn unbedingt suprapubisch abgeleitet werden, bei höher liegenden Blasenfisteln genügt der Harnröhrenkatheter.

Blasenhals-Scheidenfisteln erfordern zusätzlich noch die Separation der Blase von der Cervix uteri und Raffnähte der proximalen Urethra. Bei **Blasen-Zervixfisteln** werden beide Löcher getrennt genäht und gegebenenfalls die Plica vesicouterina interponiert (Abb. 28.8).

Merke: Grundsätzlich ist bei allen Harnfisteln wegen der Inkrustationsgefahr nur *resorbierbares (atraumatisches) Nahtmaterial* zu verwenden und postoperativ für reichliche Flüssigkeitszufuhr i. S. einer „Diuresespülung" zu sorgen.

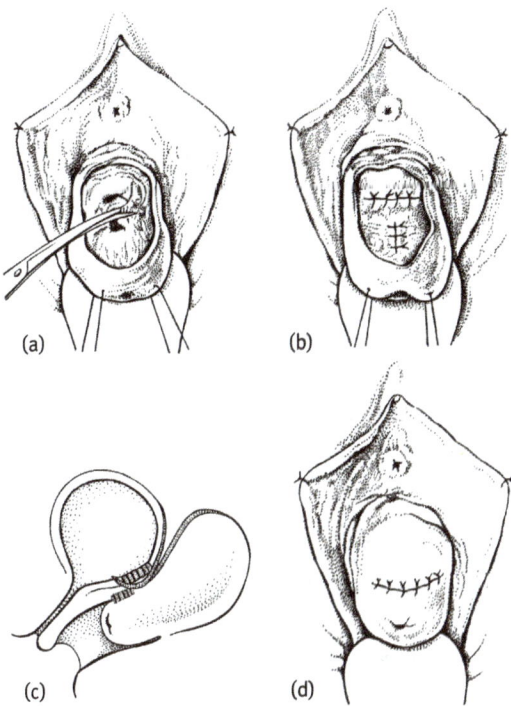

Abb. 28.8: Versorgung einer Blasen-Zervixfistel (modifiziert nach Volkovich-Küstner). (a) Aufteilung des Fistel-kanals. (b) Getrennte Naht des Blasen- u. Zervix-loches. (c) Zusätzliche Ab-sicherung durch Interposition von Peritoneum. (d) Abschlusssituation nach Scheidennaht.

Abdominale Methoden

Sie sind unseres Erachtens bei Blasenfisteln nur erforderlich:

1. bei sehr hoch sitzenden Fisteln, die vaginal trotz Scheiden-Dammschnitt nicht zu erreichen sind oder mit anderen Organen kommunizieren;
2. bei ausgedehnten retrosymphysären Verwachsungen, die vaginal nicht genügend zu mobilisieren sind;
3. bei gleichzeitig vorhandenen großen Blasenkonkrementen, die sich „von unten" nicht entfernen lassen (können meist transurethral zertrümmert werden);
4. bei zusätzlichen Ureter-Scheidenfisteln, die in einer Sitzung mitversorgt werden sollen;
5. bei gynäkologischen Zusatzbefunden, die ohnehin eine Laparotomie erfordern (z. B. Ovarialtumoren, Verdacht auf Karzinomrezidive).

Es kommen folgende Methoden in Betracht (Abb. 28.9): die **intravesikale** (extra- oder intraperitoneale) Fistelnaht, die **extravesikale** (intra- oder extraperitoneale) Fistelnaht. Beschränkt man sich auf die angegebenen Indikationen, so wird man im Allgemeinen die intravesikalen Methoden bevorzugen. Alle Methoden lassen sich leichter durchführen, wenn es gelingt, die Blase vorher durch Fistelabdichtung mit einer Scheidentamponade oder einem Ballonkatheter aufzufüllen. Außerdem ist die

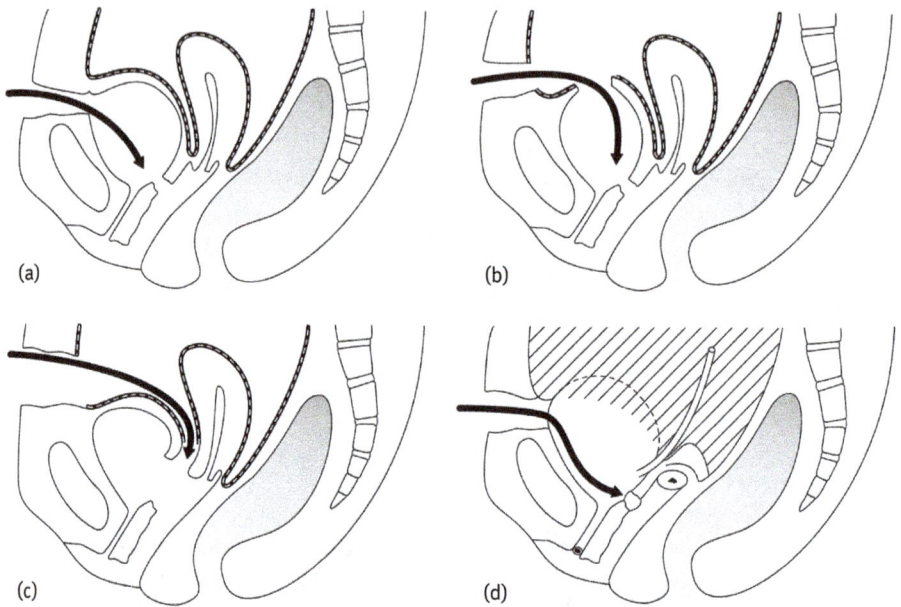

Abb. 28.9: Abdominale Operationswege bei Blasen-Scheidenfistel: (a) intravesikale, extraperitoneale Methode (Trendelenburg); (b) intravesikale, intraperitoneale Methode (Seitz); (c) extravesikale, intraperitoneale Methode (v. Dittel); (d) extravesikale, extraperitoneale Methode (Bardenheuer).

Beckenhochlagerung besonders wichtig. Will man extraperitoneal bleiben, so wird das Peritoneum nach oben abgeschoben und die Blasenvorderwand durch Eröffnung des Cavum Retzii freigelegt. Die Blase selbst eröffnet man zwischen Zügelfäden mit dem Elektromesser oder durch Stichinzision und stumpfe Erweiterung in Längsrichtung. Sodann wird die Fistel durch Anheben der Scheide mittels Tamponade oder dickem Hegarstift oder noch besser mit einem transvesikal in die Scheide eingeführten Ballonkatheter arretiert. Dann wird die Fistelöffnung umschnitten, die Scheide von der Blase separiert und nacheinander erst das Scheiden-, dann das Blasenloch verschlossen. Man kann bei kleinen Fisteln die Scheide auch offen lassen (Sekretabfluss) oder von einem 2. Team von unten aus vernähen lassen. Die Deckung des Blasendefektes mit einem Schleimhaut-Muskellappen nach Michalowski hat sich ebenfalls bewährt.

Wird der intraperitoneale Zugang gewählt, so spaltet man die Blasenhinterwand in Längsrichtung vom Scheitel bis zur Fistel, umschneidet und separiert das Blasenloch von der Scheide und näht mehrschichtig erst die Blasenwand von innen und außen, dann die Scheide. Zwischen Blasen- und Scheidennaht kommt zweckmäßigerweise ein Peritoneallappen.

Bei großen Fisteln kann man den Defekt auch mit Peritoneum parietale oder sogar mit Kollagenmatrix überbrücken. Die Adnexe lassen sich ebenfalls zur Deckung heranziehen.

Die postoperative Harnableitung erfolgt beim intravesikalen Fistelschluss am zweckmäßigsten durch Epizystostomie; beim extravesikalen Vorgehen kann ein Harnröhrenkatheter ausreichen.

28.6.3 Harnleiter-Scheidenfisteln

Das vornehmste Ziel jedes Operateurs muss es sein, eine Harnleiter-Scheidenfistel so früh wie möglich zu erkennen:
- Nach der Versorgung schwerer Blutungen bzw. bei anderen schwierigen intraoperativen Situationen sollte der Harnleiter auf seine Unversehrtheit geprüft werden, ggf. sollte der Urologe unter der Operation hinzugezogen werden.
- Frühzeitig vermehrte Wundsekretion, die unmittelbar nach der Operation auftritt, sollte Anlass geben, nach einer Urinfistel zu fahnden.
- Das Gleiche gilt, wenn nach einem zunächst normalen Verlauf eine vermeintlich vermehrte Wundsekretion auftritt. Diese spricht für eine Harnleiternekrose.
- Neben den üblichen Wundschmerzen sind Schmerzen im Nierenlager zu beachten.

Je früher die Fistelbildung erkannt und eine Reintervention vorgenommen werden kann, desto besser sind die Ergebnisse! Die günstigsten Bedingungen hat man in den ersten **24–48 Stunden** nach dem Ersteingriff, da noch keine entzündlichen Veränderungen im Operationsgebiet zu erwarten sind. Entdeckt man die Fistelbildung erst nach 72 Stunden, sollte man sich zunächst mit konservativen Maßnahmen begnügen und die definitive Versorgung zu einem späteren Zeitpunkt anstreben.

Ausnahmen machen natürlich der *Urinaszites* und die *Ureter-Wund-Fistel* zur Haut. Wenn Urin aus dem Drainagekanal herausläuft oder durch die Unterbauchwunde austritt, muss man sich auch unter ungünstigen Bedingungen zur Revision entschließen.

Oft beträgt der Zeitraum zwischen gynäkologischer Operation und Auftreten erster Fistelsymptome jedoch mehr als zehn Tage. Eine unmittelbare Rekonstruktion ist dann meistens nicht mehr empfehlenswert. Die Harnableitung muss über eine perkutan angelegte *Nephrostomie* erfolgen. Eine externe oder interne *Harnleiterschienung* ist nur bei inkompletter (wandständiger) Ureterfistel möglich. Gelingt sie, so kann sich die Fistel in 2–3 Wochen spontan verschließen. Andernfalls muss sich die sekundäre Rekonstruktion anschließen. Ohne Schienung ist eine Spontanheilung unwahrscheinlich. Geht die Urinausscheidung spontan ohne weitere Maßnahmen zurück, muss man an eine narbige Stenose mit konsekutiver Harnstauungsniere denken. Damit ist die Niere vom Untergang bedroht.

Nach gynäkologischen Operationen befinden sich die Fistelöffnungen meist wenige Zentimeter oberhalb des Ostiums, sodass eine spannungslose Neueinpflanzung in die Blase möglich ist.

Direkte Implantationsmethoden. Bewährt haben sich vor allem die *intravesikale submuköse Verlagerung* des Harnleiterendes nach Leadbetter-Politano (Abb. 28.10) oder die *extravesikale submuköse Tunnelbildung* nach Lich-Gregoir. Der implantierte Ureter wird mit einem gefensterten PVC-Schlauch bis zum Pyelon hoch geschient, seine Umgebung sorgfältig drainiert. Außerdem ist die Blase durch eine *suprapubische Harnableitung* für 1–2 Wochen zu entlasten. Auch die *transurethrale Katheterableitung* ist möglich, erfordert jedoch eine besonders sorgfältige Genitalhygiene in der postoperativen Phase. Die sog. *Uretereinzugsverfahren* können nur ein Notbehelf in einer akuten oder verzweifelten Situation sein. Sollte sich der Ureter als zu kurz erweisen, ist es besser, die Blasenwand dem Ureter entgegenzubringen (Psoas-Hitch-Technik) oder einen Blasenlappen zu bilden (Boari-Plastik).

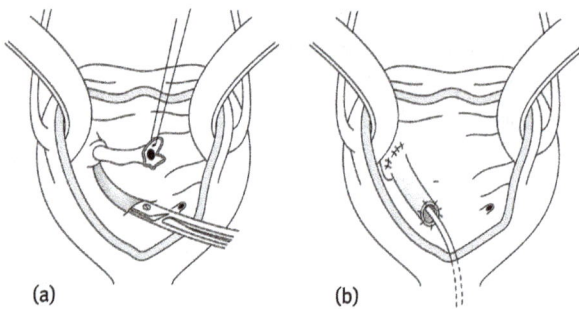

(a)   (b)

Abb. 28.10: Ureterozystoneostomie mit submuköser Tunnelbildung: (a) Der Ureter wird durch einen Neohiatus in die Blase gezogen und anschließend in den vorbereiteten Tunnel geschoben. (b) Der Ureter ist mit der Blasenschleimhaut vernäht und geschient. Die Hilfsinzision an der Blasenhinterwand ist verschlossen.

Überbrückungsplastiken. Sie gehen vor allem auf Tierexperimente von Boari (1894) zurück, der größere Harnleiterdefekte mittels eines schlauchartig umgeformten Blasenlappens überbrückte. Heute weiß man, dass sich die Lappenbasis wegen der Gefäßversorgung möglichst an der Blasenhinterwand befinden soll und der Lappen selbst 3–4 cm länger als der zu überbrückende Defekt sowie mindestens doppelt so breit wie der Harnleiterdurchmesser sein muss. Die Bedingungen dafür werden durch ausgiebige Mobilisierung der Blase, Extraperitonisierung ihrer Hinterwand und Auffüllung des Organs mit mehr als 250 ml Flüssigkeit hergestellt. Wir bevorzugen die *Invaginationsmethode* in das Blasenrohr, d. h. die submuköse Verlagerung des Harnleiters (Gil-Vernet). *End-zu-End-Anastomosen* (Küss) bzw. *End-zu-Seit-Anastomosen* (Michalowski) (Abb. 28.11) sind ebenfalls möglich, haben aber in der Regel einen vesikoureteralen Reflux zur Folge. Bei **beidseitigen Harnleiterfisteln** empfiehlt sich die ein- oder beidseitige *Boari-Plastik* oder die *direkte Implantation* der Ureteren in die längs gespaltene und quer vernähte sogenannte *Hörnerblase* (Staehler/Michalowski).

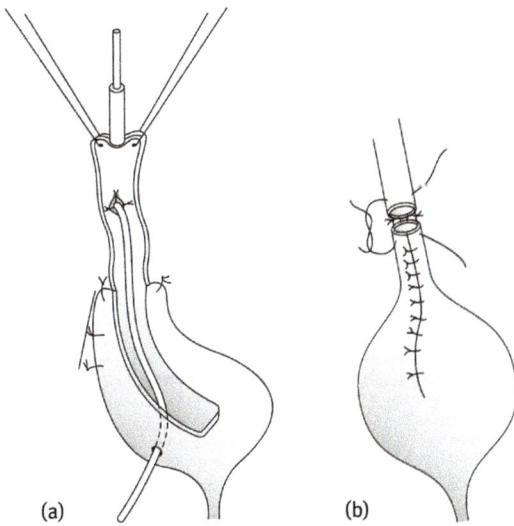

(a) (b)

Abb. 28.11: Einseitiger Harnleiterersatz durch einen gestielten Blasenlappen (Boari-Plastik): (a) in Kombination mit Psoas-Hitch-Plastik. Die Blase wird seitlich hochgezogen und am M. psoas fixiert. (b) End-zu-End-Anastomose des Harnleiters mit dem Blasenrohr.

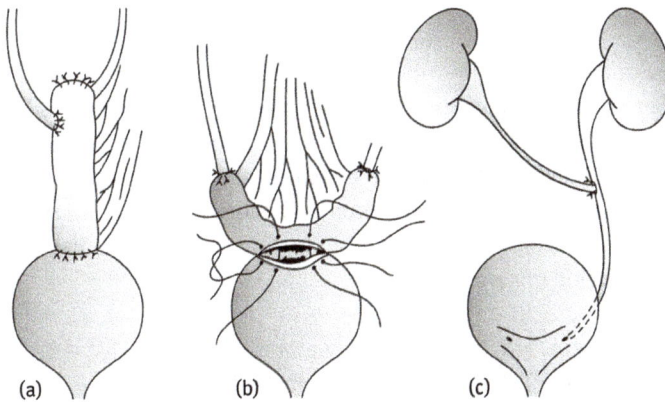

(a) (b) (c)

Abb. 28.12: Weitere Überbrückungsmöglichkeiten von Harnleiterdefekten: (a) einseitige Uretero-Intestino-Zystoplastik (sog. Dünndarminterponat); (b) beidseitige Uretero-Intestino-Zystoplastik; (c) Transuretero-Ureterostomie.

Ein- oder beidseitige Defektüberbrückungen mit einem *Ileumsegment* (*Dünndarminterponat*) und *End-zu-End-Anastomosierung* beider Ureteren kommen bei gynäkologischen Harnleiterfisteln nur ausnahmsweise nach ausgedehnten Harnleiterresektionen in Betracht (Abb. 28.12). Auch die Autotransplantation der Niere in die Fossa iliaca stellt eine Form der Überbrückung des erkrankten distalen Harnleiterabschnittes dar und wird von einigen Zentren – häufig Kliniken, welche die Nierentransplantation für Patientinnen mit einer terminalen Niereninsuffizienz in ihrem Spektrum anbieten – als bevorzugte Operationsmethode in dieser Situation angesehen. Die komplexe Technik der Nieren-Autotransplantation setzt jedoch eine intensivierte prä-operative Diagnostik, gefäßchirurgische Grundkenntnisse und ein exzellentes perio-peratives Management voraus, um das Risiko eines Organverlustes zu minimieren.

Merke: Stets ist das Grundleiden zu berücksichtigen, das über das Ausmaß der Rekonstruktions-maßnahmen mitentscheidet.

28.6.4 Kombinierte Fisteln

Sie betreffen meist Blase und Rektum oder Harnröhre und Blase mit mehr oder weni-ger großer Scheidenbeteiligung.

Merke: Ob eine Wiederherstellung der natürlichen Verhältnisse oder eine Harnableitung infrage kommt, richtet sich nach der Topographie der Harnleiterostien, dem urodynamischen Zustand der oberen Harnwege und der Nierenparenchymfunktion sowie den muskulären Gegebenheiten im Bereich der Urethra (Ausmaß des Gewebsverlustes).

Die allgemeine soziale Situation, das Alter, die Kohabitationserfordernisse und die Lebenserwartung spielen bei der Festlegung des Therapieplanes eine große Rolle. Wo die Ureteren ohnehin umgepflanzt werden müssten, die Urethra ihre funktionelle Leistung nicht mehr wiedererlangen kann und die defekte Blase möglicherweise als Scheidenersatz fungiert, kommen von vornherein nur noch *supravesikale Harnablei-tungen* in Betracht. Bei allen vaginalen Rekonstruktionsversuchen ist eine Verkür-zung und Verengung der Scheide unvermeidbar.

Blasen-Scheiden-Rektumfisteln. Für ihre Versorgung gibt es zwei Möglichkeiten:
1. getrennter Fistelverschluss mit Erhalt der Kohabitationsfähigkeit
2. einzeitige Fistelkorrektur mit Scheidenverschluss

Im ersten Falle legt man zunächst ein doppelläufiges bzw. endständiges *Sigma-Sto-ma* an und verschließt die beiden Fisteln nach Reinigung ihrer Umgebung getrennt voneinander. Die Blasenfistel wird in der bereits erwähnten Weise nach Latzko oder Füth verschlossen. Die Rektumfistel muss nach ausreichender Mobilisierung eben-falls zweischichtig ohne Schleimhautbeteiligung mit einstülpenden Knopfnähten in Quer- oder Längsrichtung vernäht werden. Die Rückverlagerung des Anus praeterna-turalis kann 8–12 Wochen später erfolgen.

Im zweiten Fall kann man nach Prüfung der analen Kontinenz die beiden Fistel-öffnungen nach v. Massenbach miteinander vereinigen. Es wird jedoch eine *Kolpo-kleisis* notwendig. Die Harnentleerung erfolgt nach dieser Palliativoperation über den After wie bei einer Ureterosigmoideostomie oder Rektumblase. Die Blase neigt dabei zu Entzündungen und zur Steinbildung. Auch die *kombinierte Lappenplastik* nach Bastiaanse hat sich bewährt. Gegenüber der v. Massenbachschen Methode hat dieses Verfahren den Vorteil, dass die natürlichen Entleerungswege erhalten bleiben, nachteilig ist der abdominelle Operationsakt (Abb. 28.13).

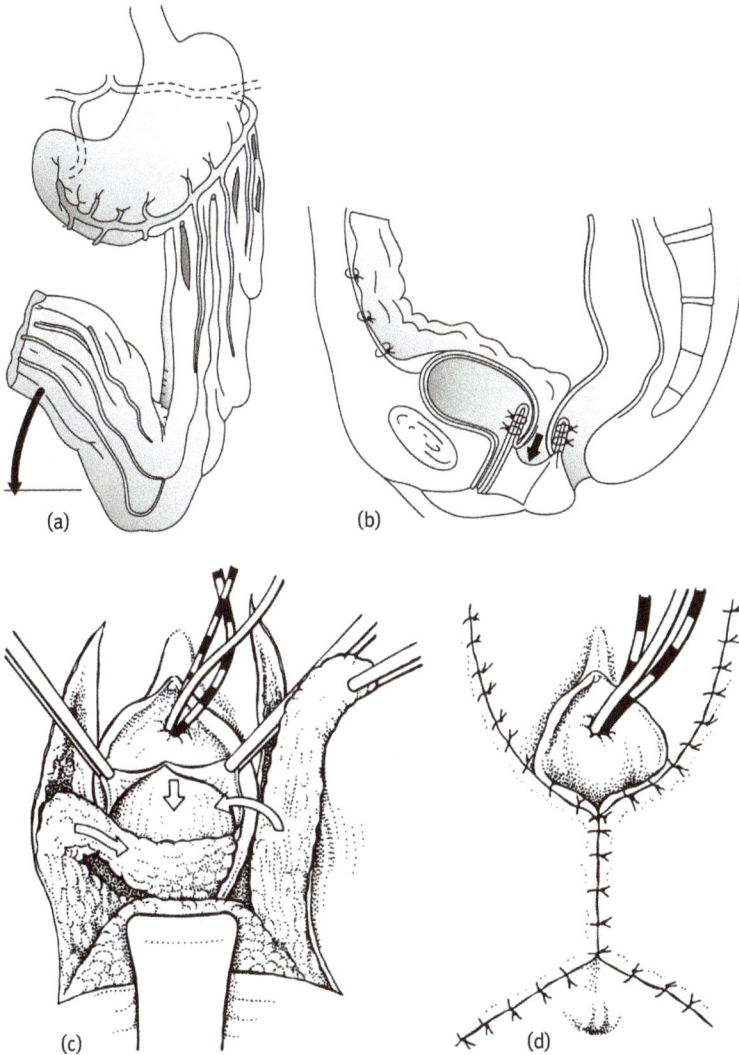

Abb. 28.13: Kombinierte Lappenplastik nach Bastiaanse bei großen Blasen-Scheiden-Rektumfisteln (abdomino-vaginales Vorgehen) mit Netzinterposition: (a) Vorbereitung des Netzlappens. (b) Nach spannungslosem Verschluss von Blase und Darm wird der Netzlappen interponiert. (c) Verstärkung der Netzunterpolsterung durch zwei Fettlappen aus dem Bereich der großen Labien und den Fossae ischiorectales. Die Harnleiter werden geschient. (d) Vereinigung der Haut im Sinne der Kolpokleisis.

Harnröhren-Blasen-Scheidenfisteln. Ihre Versorgung ist die Domäne der *Metro-und Lappenplastiken*, wobei die Defektbeseitigung ohne Sicherung der Funktion wenig Sinn hat. Die Verwendung von Muskellappen aus dem M. bulbocavernosus, M. levator (Pubokokzygeus), M. rectus abdominis oder M. gracilis ist deshalb aussichtsreicher als die alleinige Verwendung von Labien- oder Scheidenhaut. Gelegentlich lässt sich auch Blasenmuskulatur für die *Harnröhrenneubildung* verwenden. Die ausschließliche Kolpokleisis ist dagegen die schlechteste Methode. Sie hinterlässt eine mit Urin, Steinschutt und Detritus ausgefüllte „retrovesikale Unratkammer", die den Verschluss letztlich wieder sprengt oder heftige Blasentenesmen, Keimaszension und Niereninsuffizienz zur Folge hat.

28.6.5 Besonderheiten bei Karzinompatientinnen

Nach Bestrahlungen sind Wiederherstellungsversuche der oberen und unteren Harnwege oftmals problematisch, weil die Durchblutung des Gewebes nicht mehr ausreicht und erneute Eingriffe zu weiteren Schäden führen können.

> **Merke:** Operativ bedingte Urogenitalfisteln sollten deshalb möglichst vor einer Nachbestrahlung verschlossen werden.

Tierexperimentelle Untersuchungen lassen ein Intervall zwischen Operationen und Bestrahlung von 6–8 Wochen zweckmäßig erscheinen.

Kommt es bei gynäkologischen Radikaloperationen zu beidseitigen Harnleiterläsionen, so ist ein blasenschonendes zweizeitiges Vorgehen, d. h. *Harnleiterimplantation* auf der einen und zwischenzeitliche *Nephrostomie* auf der anderen Seite, der beidseitigen Boari-Plastik in einer Sitzung vorzuziehen. Ob man in solchen Fällen im Interesse der Nieren- und Harnleiterfunktion auf die Nachbestrahlung besser ganz verzichtet, muss von Fall zu Fall entschieden werden.

> **Merke:** Jede Rücksichtnahme auf die Anatomie und Funktion der Harnwege bedeutet aber einen Kompromiss gegenüber der Radikalität der Krebstherapie. Unter keinen Umständen darf die Karzinomtherapie durch die Wiederherstellungschirurgie der Harnwege vernachlässigt werden.

Als ultimum refugium eröffnen *Harnleiter-Darmanastomosen* mit oder ohne Neostoma sowohl bei ungünstigen Karzinombefunden als auch bei missglückten Ureterozystoneostomien noch einen Ausweg.

28.6.6 Supravesikale Harnableitungen

Sie interessieren den Gynäkologen bei aussichtslos erscheinenden Urogenitalfisteln bzw. Harninkontinenz III. Grades, im Zusammenhang mit der ultraradikalen Therapie von Genitalkarzinomen und ihren Folgeerscheinungen sowie bei besonderen Verletzungssituationen. In der Regel werden Methodenwahl und Durchführung dem Urologen überlassen. Unsere Ausführungen haben deshalb nur orientierenden Charakter.

Nierenfistelung. Die Nierenfistel wird heute sonographisch gestützt auf perkutanem Wege vorgenommen. Konfektionierte Sets stehen zur Verfügung, welche die dreiteilige Punktionsnadel, den Führungsdraht, Bougies und den Pigtail-Katheter enthalten. In seltenen Fällen muss intraoperativ eine Nierenfistel angelegt werden (Abb. 28.14). Die ureterorenale Durchzugsnephrostomie im Rahmen einer Ureter-Haut-Fistelbildung oder die transrenale Durchzugsnephrostomie sind faktisch obsolet. „Offene Eingriffe" an der Niere zwecks Fistelbildung sind heute seltenen Situationen vorbehalten (z. B. bei sehr adipösen Patientinnen, bei denen eine sonographisch oder CT-gestützte Punktion des Hohlsystems der Niere nicht möglich ist).

Sollte nach einer endständigen Nephrostomie bei Restniere dann immer noch Urin in die Blase ablaufen, besteht die Möglichkeit der perkutanen Harnleiterokklusion oder der laparoskopischen bzw. offenen Harnleiterunterbindung oder -klippung.

Nierenfistelungen sind auch beidseitig möglich. Patientinnen mit beidseitigen Nierenfisteln können jedoch schlecht liegen und sind mit dieser Lösung meistens unzufrieden.

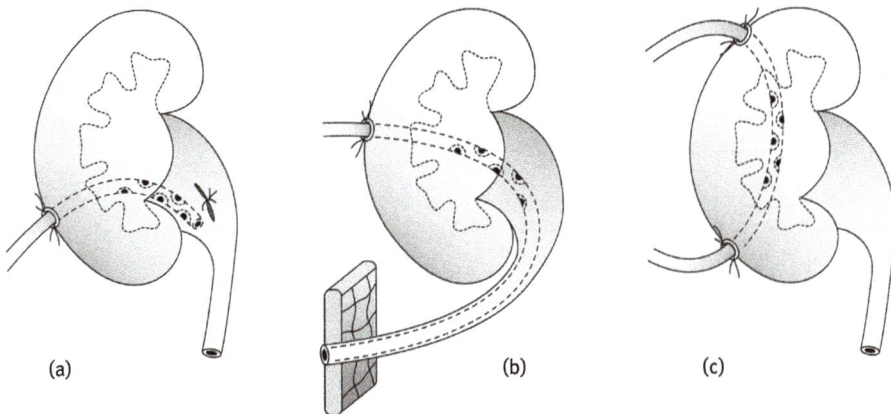

(a) (b) (c)

Abb. 28.14: Formen der „offen-operativ" angelegten Nephrostomie: (a) Pyelonephrostomie; (b) ureterorenale Durchzugsnephrostomie; (c) transrenale Durchzugsnephrostomie.

> **Merke:** Die Nephrostomieschläuche müssen je nach Inkrustationsneigung nach 4–12 Wochen ge-
> wechselt werden. Die Patientinnen sind anzuhalten, bei Herausrutschen der Drainage sofort ihren
> behandelnden Arzt aufzusuchen. Nicht epithelialisierte Nephrostomiekanäle neigen schnell zum
> Verschluss.

Harnleiterhautfistelung. Eine Harnleitereinpflanzung in die Haut ist stenosierungs-
gefährdet und wird nur im Ausnahmefall bei dickem Ureter zur Anwendung kommen. Die *Ureterostomia* in situ ist technisch einfacher, weniger belastend und reversibel; sie ist deshalb zur kurzfristigen Sicherung des Harnabflusses bei anders nicht
beherrschbaren Harnleiterläsionen geeignet (Abb. 28.15). Aber auch ihre Bedeutung
ist im Zeitalter der perkutanen Nephrostomie und der transurethralen Harnleiters-
plintung mittels Doppel-Pigtail-Katheter zurückgedrängt worden.

Harnleiter-Darm-Hautfistelung. Hierbei werden die Ureteren mit unterschiedlicher
Technik in ein ausgeschaltetes Ileumsegment (Ureteroileocutaneostomie nach Bricker), Querkolon- oder Sigmasegment (Ureterocolocutaneostomie nach Mogg) umgepflanzt (Abb. 28.16).

Der Darm wirkt als Conduit und nicht als Sammelorgan. Das *Ileumconduit* gilt als
drucklose Harnableitung und empfiehlt sich bei Ureterdilatation und/oder eingeschränkter Nierenfunktion. Die Harnleiter sind jedoch refluxiv mit dem Darm verbunden. Beim
Kolonconduit ist eine refluxive, aber auch eine antirefluxive Harnleiter-Darm-Verbindung
möglich. Der technische Aufwand einer Darminterposition ist erheblich; dafür entfallen
aber die Nachteile der unmittelbaren Ureter-Hautfistelung (s. o.). Auch das Zökum wird
für die Harnableitung verwendet. Durch ein Stück terminales Ileum oder durch die Appendix (siehe auch Pouches) kann die Fortleitung des Urins zur Haut erfolgen.

Ist außerdem ein Anus praeternaturalis erforderlich, so kann man der Patientin
unter Umständen ein 2. Neostoma durch gemeinsame Ableitung von Harn und Stuhl
ersparen (sog. feuchte Kolostomie) oder besser Stuhl und Urin getrennt in einer gemeinsamen Pelotte auffangen, nachdem der die Ureteren aufnehmende distale Sig-
maabschnitt antiperistaltisch eingenäht wurde.

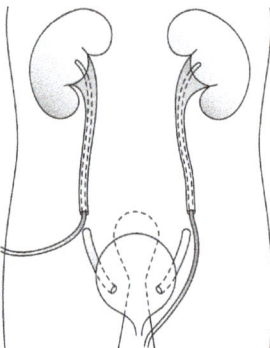

Abb. 28.15: Ureterostomia in situ als mögliche Notversorgung
von Ureterverletzungen. Die Schiene zur Harnableitung kann bis
zur definitiven Versorgung entweder vaginal (Beispiel linke Niere)
oder abdominal-extraperitoneal (Beispiel rechte Niere) heraus-
geführt werden.

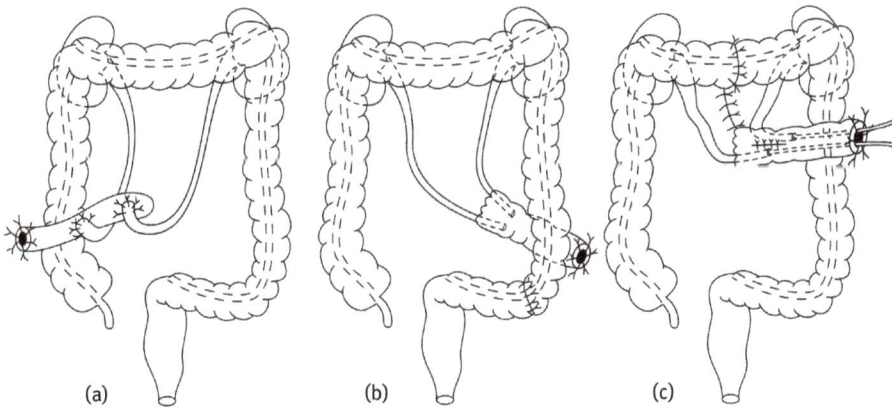

Abb. 28.16: (a) Ileumconduit (sog. Bricker Blase) mit refluxiver End-zu-Seit-Anastomose der Ureteren: (b) Sigmaconduit; (c) Querkolonconduit.

Merke: Stets muss man bei allen Neostomamethoden auch bedenken, was ständiges Tragen eines Urinals, unvermeidliche Hautreizung, Abdichtungsproblematik der Auffangbeutel und Geruchsbelästigung für die Patientin bedeuten können.

In einer Zeit, wo viele Kliniken über erfahrene Stomatherapeuten verfügen, lassen sich solche Probleme aber minimieren (Kap. 28.6.8). Für die Fistelpatientinnen sind deshalb Methoden, die auf eine Kontinenz verzichten, zumutbar, wenn dadurch die unwillkürliche Entleerung von Urin und/oder Stuhl unter Kontrolle kommt.

Völlig andere Voraussetzungen bestehen dagegen bei den *ultraradikalen Karzinomoperationen*, wo Incontinentia alvi et/sive urinae als Tribut einer möglichen Karzinomheilung eher toleriert werden.

Harnleiter-Darmanastomosen mit kontinentem Neostoma

Auf den ersten Blick mag die Harnblasenneubildung mit Anschluss an die Harnröhre (Blasensubstitution) den Idealvorstellungen einer „künstlichen Blase" am nächsten kommen (Wammack et al.). In erfahrenen Zentren stellt die orthotop angelegte Neoblase (Studer-Blase, Padua-Blase) durchaus eine Alternative zur supravesikalen, kontinenten Harnableitung dar. Es besteht jedoch einerseits ein erhöhtes Risiko für eine postoperative Inkontinenz mit all ihren Konsequenzen für die Lebensqualität der Patientinnen. Auf der anderen Seite weisen bis zu 35 % der Frauen eine Entleerungsstörung der Neoblase auf, die einen intermittierenden Selbstkatheterismus zur Folge hat. Daher wird eine kontinente Harnableitung heute noch überwiegend mithilfe eines supravesikalen Darmpouches erreicht, der mittels Katheter regelmäßig zu entleeren ist. Zwei Pouches haben in Deutschland vor allem bei Blasentumoren eine gewisse Favoritenstellung erlangt:

- Der *Kock-Pouch* wird aus einer ausgeschalteten und teilweise detubularisierten Dünndarmschlinge gebildet. Die beiden nicht aufgeschnittenen Enden des Ileums werden invaginiert. So bildet man zwei Ventilmechanismen, die einerseits einen Antirefluxmechanismus für die Harnleiteranastomose und andererseits ein Auslaufen des Pouches zur Haut verhindern (Abb. 28.17).
- Der *Mainz-Pouch* besteht aus dem ausgeschalteten Ileozökalsegment. Das Zökum erlaubt eine antirefluxive Ureterimplantation in den Pouch, das invaginierte terminale Ileum sichert die Kontinenz.

Im Falle einer vorhandenen und gut ausgebildeten Appendix vermiformis kann diese nach dem Witzel-Prinzip in die Darmwand eingenäht und für das kontinente Hautstoma verwendet werden.

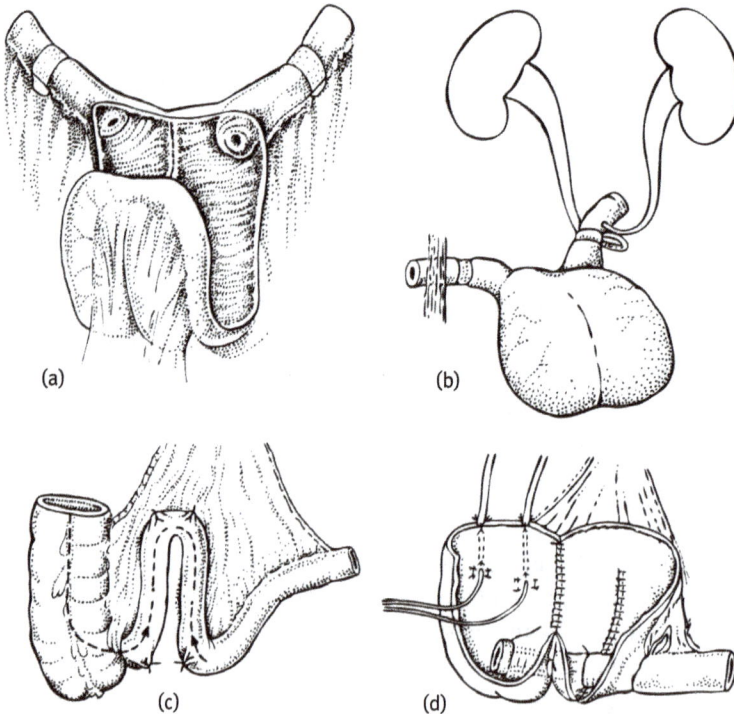

Abb. 28.17: Kontinente Harnableitung mithilfe eines Darmbeutels (Pouch): Oben: Kock-Pouch aus dem terminalen Ileum: (a) Ausschaltung von 70 cm des terminalen Ileums und Detubularisierung des mittleren Teils. Die Kocknippel sind bereits gebildet und durch Bänder vor dem Nippelslipping geschützt. (b) Endergebnis nach Pouchbildung, Hautimplantation und Ureterimplantation. Unten: Mainz-Pouch I aus dem Ileozökalsegment: (c) Ausschaltung des ileozökalen Segmentes, (d) Detubularisierung des Segmentes sowie Invagination des terminalen Ileums durch die Bauhin-Klappe (zur Vorbereitung auf die Hautableitung). Die Ureteren sind antireflux implantiert.

Die Wahl des Nabels für die Herausleitung des kontinenten Darmsegments zur Haut sichert ein gutes kosmetisches Ergebnis. Die regelmäßige Pouchentleerung darf jedoch nicht vergessen werden, da eine Überdehnung des Reservoirs letztlich doch den oberen Harntrakt gefährden kann. Die Kontinenzrate ist nach Angaben der Mainzer Gruppe nahezu 100 %. Der Verlust der Ileozökalklappe bedingt jedoch öfter chronische Durchfälle.

> **Merke:** Die Indikationen für eine kontinente Harnableitung schließen eine Lebenserwartung von mehr als einem Jahr, den dringlichen Wunsch der Patientinnen, frei von Inkontinenz zu sein, sowie eine normale (oder fast normale) Nieren- und Darmfunktion ein.

Die Compliance der Patientin und ihre Fingerfertigkeit müssen den regelmäßigen Selbstkatheterismus gewährleisten. In die Entscheidung über die Form der Harnableitung sind die Patientin und ihre Angehörigen miteinzubeziehen. Die Aufklärung über Vor- und Nachteile der verschiedenen Formen der Harnableitung sollte der Operateur selbst vornehmen.

Harnleiter-Darmanastomosen ohne Neostoma

Sie kommen bei Fistelpatientinnen nur ausnahmsweise in Betracht, wenn Lebensalter/-erwartung, Fistelätiologie/-ausmaß und die noch vorhandene Nierenfunktion dies erlauben.

Die verschiedenen Methoden der *Ureterosigmoideostomie* (Coffey, Leadbetter, Goodwin u. a.) (Abb. 28.18) haben hinsichtlich des Hineinragens des Harnleiters in das Darmlumen oder der offenen End-zu-Seit-Anastomose (mit Mukosa-Mukosanaht)

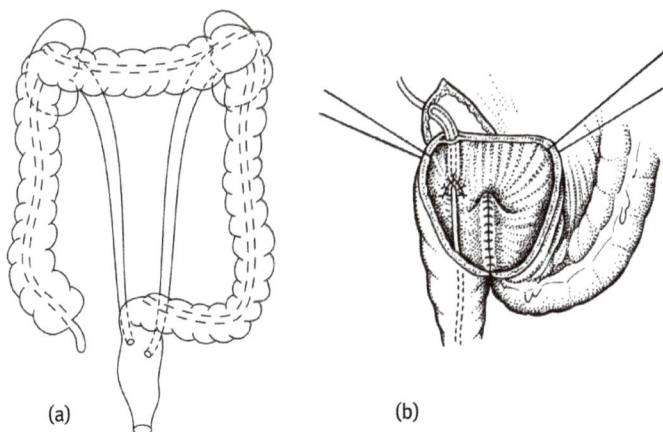

(a)   (b)

Abb. 28.18: Ureterosigmoideostomie: (a) klassische Technik nach Coffey; (b) Mainz-Pouch II aus dem Sigma (Bildung einer Seit-zu-Seit-Anastomose an der distalen Schleife des Sigmoids und Implantation der Ureteren an der oberen Kante des eröffneten Sigmoids).

sowie der Schrägkanalbildung in der Darmwand viel mit den Ureterozystoneostomien gemeinsam. Gegenüber den Neostomamethoden haben sie den Vorteil, dass
die Harnentleerung durch den After – normale Schließmuskelfunktion vorausgesetzt – willkürlich erfolgen kann.

Eine Koloskopie und ein positiver Wasserhaltetest sind notwendige Voraussetzungen für die Wahl dieser Form der Harnableitung. Die Mainzer urologische Arbeitsgruppe empfiehlt zusätzlich eine rektodynamische Abklärung.

> **Merke:** Für die Erhaltung der Kontinenz müssen jedoch Störungen des Säure-Basen-, des Elektro-
> lyt- und Wasserhaushalts (Hyperchlorämische Azidose, verminderte Alkalireserve, Hypokalämie,
> Hyponatriämie und Dehydration) infolge Rückresorption von Harnbestandteilen aus dem Darm
> und die Gefahr der konsekutiven Nierentubulusschäden beachtet und entsprechend therapiert
> werden (Abb. 28.19).

Außerdem sind auch bei technisch einwandfreier Anastomosierung Obstruktion, Reflux und aszendierende Infektionen sowie Harnsteinbildung zu befürchten, an deren
Entstehung das entero-ureterale Druckgefälle wesentlichen Anteil hat. Meist gelingt
es, diesen Gefahren durch rektumnahe Einpflanzung der Ureteren, häufige Darment-
leerungen, reichliche Flüssigkeitszufuhr, Elektrolyt- und Alkaliausgleich sowie intermittierende Infektionsbekämpfung zu begegnen.

Komplikationen an den Neoimplantationsstellen können eine *Konversion* notwendig machen: Umwandlung der Ureterosigmoideostomie in ein Conduit mit „nas-
sem Stoma". Nur selten ist zur Abwendung einer humoralen Entgleisung als Endkon-
sequenz die Nephrostomie oder Anlegung eines Anus praeternaturalis sigmoidalis
oberhalb der Harnleiterimplantation erforderlich. Die Ureterosigmoideostomie hat

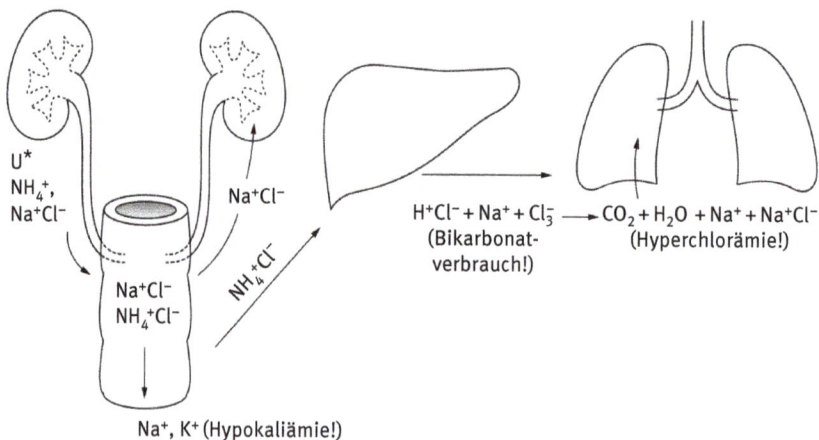

U*
NH_4^+,
Na^+Cl^-

Na^+Cl^-

Na^+Cl^-
$NH_4^+Cl^-$

$NH_4^+Cl^-$

Na^+, K^+ (Hypokaliämie!)

$H^+Cl^- + Na^+ + Cl_3^- \longrightarrow CO_2 + H_2O + Na^+ + Na^+Cl^-$
(Bikarbonat- (Hyperchlorämie!)
verbrauch!)

Abb. 28.19: Entstehung der hyperchlorämischen Azidose bei der Ureterosigmoideostomie.

deshalb trotz erheblicher Kritik nicht völlig an Bedeutung verloren. Die von Fisch und Hohenfellner publizierte Modifikation der Methode wird als *Sigma-Rektum-Pouch* (*Mainz-Pouch II*) bezeichnet (Abb. 28.18b).

Der Vorteil dieser Pouchbildung mit Fixierung des Darmes am Promontorium besteht in der Prophylaxe einer Kinkingbildung zwischen Ureter und mobiler Sigmaschlinge sowie in einer exakteren Tunnelbildung für die antirefluxive Neueinpflanzung nach Goodwin-Hohenfellner. Das größere Reservoir garantiert einen niedrigen Druck im Darm. Bereits dilatierte Ureteren stellen auch weiterhin eine relative Kontraindikation für diese Ableitungsform dar.

Die *Rektumblasen* mit Anus praeternaturalis sigmoidalis (Mauclaire) oder mit transanalem Sigmadurchzug (Gersuny, Staehler) haben an Bedeutung verloren.

Intestinozystoplastiken

Auf die Probleme einer kompletten Ersatzblasenbildung wurde bereits hingewiesen. Ist jedoch das Trigonum erhalten geblieben und frei von chronischen Entzündungen und Tumoren, dann kann der Rest der Blase durch den Darm augmentiert werden. Auch Teile des Ureters sind dann durch Darmteile ersetzbar.

Verwendet werden ausgeschaltete Sigma- oder Ileumschlingen, die U-, L- oder I-förmig mit dem Blasenausgang anastomosiert werden. Auch das ileokolische Segment ist geeignet (Abb. 28.20). Ob dadurch Kontinenz erreicht wird, ist wesentlich von der Trigonumsituation abhängig.

Bei suffizientem Blasenrest kann sich unter Umständen die Implantation der Ureteren in den Darmteil erübrigen oder es kann das Aufnähen einer kurzen längs aufgeschnittenen Darmschlinge auf den Blasenrest genügen. Derartige Intestinozysto-

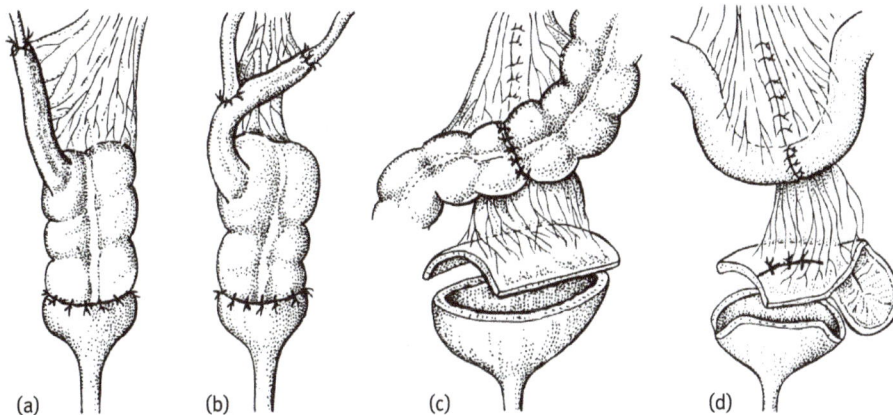

(a) (b) (c) (d)

Abb. 28.20: Blasenaugmentation; (a) Verwendung eines Ileozökalsegmentes mit einseitiger Ureterüberbrückung. (b) Beidseitige Ureterüberbrückung. (c) Intestinozystoplastik mit einem detubularisierten Sigmasegment. (d) Intestinozystoplastik mit einem detubularisierten und gefalteten Ileumsegment.

plastiken haben die günstigste Prognose. Ihr gynäkologischer Anwendungsbereich umfasst aber weniger die Fisteln als vielmehr *radiogene Schrumpfblasen* und *nervöse Krampfblasen* (Detrusorhyperaktivität, aggressive Reflexblase), die zur Blasenresektion zwingen.

> **Merke:** Ein weiteres Problem aller Ureter-Blasen-Darmverbindungen stellt die Induktion von Adenokarzinomen in den von Urin bespülten Darmabschnitten dar.

Mehr als 100 Fälle von Tumoren bei Ureterosigmoideostomie und über 20 Tumoren bei Ileum- bzw. Kolonconduit sowie Blasenaugmentationen sind bereits publiziert worden. Die Inzidenz von Karzinomen ist bei der Ureterosigmoideostomie am höchsten. Hier muss bei 25 % der Patienten nach einer Latenzzeit von 20 Jahren mit dem Auftreten eines Karzinoms gerechnet werden. Die Ätiopathogenese des sog. „Harnableitungskarzinoms" bleibt, trotz einer Vielzahl von experimentellen Modellen, nach wie vor unklar. Man kann derzeit davon ausgehen, dass bei kontinenten Darmreservoiren und Conduits kein erhöhtes Karzinomrisiko besteht. Für diese Patientinnen ist – aufgrund der aktuellen Datenlage – keine routinemäßige endoskopische Kontrolle erforderlich. Bei einer entsprechenden Symptomatik (Harntransportstörung, Hämaturie, rezidivierenden Infekten) ist jedoch an das Vorliegen eines „Harnableitungskarzinoms" zu denken.

28.6.7 Nachbehandlung nach Fisteloperationen

> **Merke:** Vor allem müssen *Harnstauungen und Infektionsausbreitungen* vermieden werden. Dazu werden Katheter und Drainagen in möglichst geschlossene Systeme mit Rückschlagventilen (Plastikbeutel und Redonflaschen) abgeleitet.

Absaugungen sind nur erforderlich, wenn die Ableitungen nicht ausreichend laufen. Bei Blasenfisteln haben sich Absaugungen mittels Ureterkatheter (Charr. 8–10) bewährt, die in einem weitlumigen Harnröhrenkatheter (Charr. 20–22 mit Flötenspitze und zwei seitlichen Augen) liegen und dadurch das Festsaugen der Blasenschleimhaut verhindern.

Katheterverstopfungen werden durch **Anregung der Diurese** (Spülung von oben!), gegebenenfalls durch zusätzliches retrogrades Anspülen über Rundspülkatheter vermieden.

Nach Harnröhren- und Blasenfistelplastiken bleibt der Dauerkatheter oder die supravesikale Drainage zwei Wochen, nach Harnleiteroperationen so lange liegen, wie die Harnleiterschiene läuft bzw. wie wir ihren intraureteralen Verbleib annehmen können (ca. zwei bis drei Wochen).

Wundgebietsdrainagen werden nach einer Woche in Etappen gezogen, sofern nicht Nahtdehiszenzen (Urinabsonderungen) zu einer längeren Verweildauer zwingen. Manchmal kann eine Drainage erst nach Prüfung des Fistelverschlusses auf Dichtigkeit entfernt werden.

Ist nach der Dauerkatheterentfernung die Patientin trocken, so wird sie nach Blasenfisteloperation angehalten, zunächst stündlich (auch nachts), dann einige Tage 2- bis 3-stündlich die Blase zu entleeren. Außerdem verabfolgen wir postoperativ gern Östrogene, weil tierexperimentelle Untersuchungen ergeben haben, dass die Reißfestigkeit der genähten Blase dadurch erhöht wird. Sonographie, Funktionsszintigraphie sowie die Ausscheidungsurographie sind geeignet, besonders nach Fisteloperationen in Harnleiternähe oder am Harnleiter den postoperativen Verlauf zu kontrollieren. Für die Entlassung genügt sonst die ausreichende, d. h. durch Ein- und Ausfuhrkontrollen bilanzierte Spontanmiktion.

> **Merke:** Die genaue vaginale und urologische Kontrolluntersuchung wird erst bei der ambulanten Wiedervorstellung nach weiteren 4–6 Wochen durchgeführt.

Ist die Patientin jetzt wieder inkontinent, so ist die Fistel gewöhnlich nicht geschlossen. Gelegentlich wird aber ein Harnröhren- oder Blasenfistelrezidiv auch durch eine vorher nicht erkannte oder erst während der Behandlung entstandene *funktionelle Verschlussinsuffizienz* vorgetäuscht. In derartigen Fällen erfolgt die Weiterbetreuung nach den Grundsätzen der funktionellen Harninkontinenz. Bei einer Restfistel entspricht die Weiterbehandlung dagegen der Vorbereitung zur Fisteloperation, d. h. bei Blasen- und proximalen Harnröhrenfisteln **erneute Dauerkatheterung** für ca. vier Wochen und **Lokalbehandlung** mit Sitzbädern und Salbenstreifen bzw. bei Ureterfisteln sorgfältige sonographische Ausscheidungsüberwachung und bei wandständigen (inkompletten) Ureter-Scheidenfisteln der **Schienungsversuch**.

Infektionsbekämpfung

Da Urogenitalfisteln fast immer infiziert sind, ist es ratsam, schnellstens ein Antibiogramm zu bekommen, um schon präoperativ gezielt mit einer **systemischen gewebe- und harntraktwirksamen Therapie** beginnen zu können (Kap. 26).

Für **lokale Nachbehandlungen** sind mitunter tägliche *Blasenspülungen*, z. B. mit 0,5 %iger Neomycinlösung (cave bei Niereninsuffizienz!) oder *Vaginalapplikationen* von Metronidazol-Ovula geeignet. Zusätzlich können Scheidenspülungen und Sitzbäder empfohlen werden.

Bei längerer Vorbereitungszeit und im weiteren postoperativen Verlauf sind die Trimethoprim-Sulfonamidkombinationen u. ä. erfolgversprechend. Bei der Dosierung sind Nierenfunktion und mögliche Nebenwirkungen einer Langzeittherapie zu beachten.

Thromboembolie-Prophylaxe

Fisteloperierte erhalten heute die gleiche Thromboseprophylaxe wie nach anderen größeren gynäkologischen oder urologischen Operationen. Außerdem sollen sie früh mobilisiert werden. Strenge Bettruhe während der Dauerkatheterung ist nur ausnahmsweise nach komplizierten Fisteloperationen erforderlich.

28.6.8 Stoma-Sprechstunde

Zahlreiche Stomaprobleme entstehen erst, wenn überraschend und unvorbereitet eine Harn- oder Stuhlableitung zur Haut erfolgen muss. Man läuft Gefahr, die Öffnung in eine Hautfalte, zu weit lateral oder in die Nähe von Hauteinziehungen, Operationsnarben oder Knochenvorsprüngen zu legen. Deshalb ist eine vorsorgliche *Planung der Stomalage und Durchführung von Klebetests* erforderlich. Der Operateur hat auf eine gute Durchblutung des Conduitendes und auf eine nippelförmige Implantation zu achten. Größere Kliniken haben durch die Etablierung eines speziellen Dispensaires die Voraussetzung geschaffen, eine optimale Stomaversorgung zu gewährleisten.

In der Stoma-Sprechstunde erlernt die Patientin bei einem speziell ausgebildeten Stomatherapeuten, die Haut richtig zu reinigen und zu pflegen, die Platten zu kleben und die Beutel zeitgerecht zu wechseln. Für die *Reinigung der Haut* nutzt man Wasser und Seife. Äther und Wundbenzin trocknen die Haut unnötig aus und zerstören den Säureschutzmantel. Die Haut wird für Entzündungen und Pilzinfektionen empfänglich. Exaktes Ausschneiden des Stomaloches und ständige Kontrolle auf Dichtigkeit verhindern ein Unterwandern der Platte durch Urin und Kot.

Bei Entzündungen oder allergischer Hautreaktion muss das Produkt gewechselt und durch eine allergenfreie Pflasterklebefläche bzw. Hautschutzplatte ersetzt werden. Folienallergien werden mit Beutelüberzügen aus Baumwolle behandelt oder durch Stomabeutel mit rückwärtigem Vlies vermieden (Blumberg, 1989). Der Stomatherapeut muss auf psychische Probleme, die im Zusammenhang mit der Stomabenutzung auftreten, eingehen und beginnende *Depressionen* behandeln. Hinweise auf ILCO- (Deutsche Ileostomie-Kolostomie-Urostomie-Vereinigung e. V.) oder DKG- (Deutsche Kontinenz-Gesellschaft) *Selbsthilfegruppen* sind dabei sehr wichtig. Mit der Stoma-Sprechstunde kann die Lebensqualität erträglich bleiben.

28.6.9 Sexualverhalten und Reproduktion

Merke: Nach einer gelungenen *vaginalen Fistelplastik* ist eine sexuelle Abstinenz für etwa drei Monate dringend anzuraten.

Auf jeden Fall sollten Frauen nach Fisteloperationen klinisch entbunden werden. Die abdominale Schnittentbindung ist für viele die sicherste Entbindungsmethode (Stoeckel). Für Geburten bei bestehenden Harnfisteln empfiehlt sich wegen der Infektionsgefahr der extraperitoneale Kaiserschnitt. Kommt dabei die Fistel in Operationsnähe, so kann sie unter Umständen in einer Sitzung mitversorgt werden. Auch während der Schwangerschaft ist eine Fisteloperation grundsätzlich möglich.

28.7 Ergebnisse, Trend und Schlussfolgerungen

Die Resultate der Fistelbehandlung sind von mehreren Umständen abhängig:
- Von der **Fistelätiologie**: Fisteln nach geburtshilflichen oder gynäkologischen Eingriffen wegen benigner Erkrankungen haben eine günstigere Prognose als Fisteln nach Krebsoperationen oder Bestrahlungen.
- Von der **Fistelgröße** und **-lokalisation**: Blasenhals- sowie sehr große oder kombinierte Fisteln sind besonders heilungsgefährdet.
- Von der **Anzahl vorausgegangener vergeblicher Fistelplastiken**: Jeder Misserfolg kann die Prognose verschlechtern.
- Vom **Geschick des Operateurs**: Seine Fertigkeit wird umso größer, je häufiger er Gelegenheit zu Fisteloperationen hat.

Dementsprechend variieren die Statistiken. Die besten Resultate stammen aus Kliniken mit vorwiegend geburtshilflichen Harnröhren- und Blasenfisteln, die ungünstigsten aus Zentren mit vielen Bestrahlungs- und Kombinationsfisteln.

Außerdem ist es nicht unwesentlich, ob stumme Nieren nach Ureterimplantationen, postoperative Todesfälle und nicht mehr operable Pflegefälle in die Berechnungen einbezogen werden.

Merke: Im Allgemeinen schwanken die Heilungsangaben zwischen 85 und 95 %. Die schlechteste Prognose haben radiogene und kombinierte Fisteln. Bei ihnen ist die interdisziplinäre Zusammenarbeit zwischen Gynäkologen, Urologen und Chirurgen besonders wichtig.

In einer Auswertung der Charité-Frauenklinik wurden 810 Fisteln aus 45 Jahren (1945–90), die in 15-Jahres-Zeiträumen analysiert (Fischer, 1990). Die Relation zwischen geburtshilflichen und gynäkologischen Fistelursachen ist in der ganzen Zeit unverändert geblieben (10:90). Innerhalb der beiden Hauptgruppen gab es jedoch erhebliche Verschiebungen. In der **Geburtshilfe** dominieren seit 30 Jahren mit steigender Tendenz die kaiserschnittbedingten Vesikozervikal- und Vesikovaginalfisteln. In der **Gynäkologie** haben in dieser Zeit die Vesikovaginalfisteln nach vaginalen und abdominalen Hysterektomien zugenommen. 70 % benignen standen 20 % maligne Grundkrankheiten gegenüber (früher 40 %:50 %). In der allgemeinen Häufigkeitsverteilung sind Vesikovaginalfisteln unverändert (60 %), Urethrafisteln häufiger

(6→13 %), Ureterfisteln und trilokale Fisteln seltener geworden (20→16 % bzw. 11→7 %). Insgesamt rechnet man heute noch mit 0,01 % geburtshilflichen und 0,2–0,5 % benignen sowie 0,7–1,4 % malignen gynäkologischen Fistelursachen. In Hinblick auf die operativen Zugangswege treten aktuell nach laparoskopischen Eingriffen am häufigsten vesikovaginale Fisteln auf. Als Ursachen werden hier die großzügige Nutzung der thermischen Präparations- und Koagulationstechniken und unzureichender Zug/Gegenzug und damit Separierung der Gewebeschichten beim Präparieren vermutet. Nach 1990 ist in der Geburtshilfe die Sectio-Frequenz weiter angestiegen, was insbesondere im Rahmen von Re-Sectiones das Risiko von vesikouterinen bzw. -zervikalen Fisteln erhöht. Mit der Einführung der spannungsfreien Bandeinlage (TVT) werden vermehrt urethrovaginale Fistel durch Banderosionen bzw. nach Revisionsoperationen beobachtet. In Hinblick auf die Operationstechnik wurde in den letzten 15 Jahren weiterhin der vaginale Zugangsweg mit und ohne Gewebeinterposition präferiert. Die Heilungserfolge waren mit beiden Vorgehensweisen mit ca. 95 % identisch, was die Notwendigkeit der Gewebeinterposition zumindest bei nicht-radiogenen Fisteln mit den Patientinnen im Vorfeld diskutiert werden sollte (Reisenauer et al. 2015, Moergeli and Tunn 2020).

Merke: Neben großen Erfahrungen bei der Fistelkorrektur bedarf es auch einer weiteren Intensivierung der Fistelprophylaxe durch schulmäßiges harnwegsschonendes Operieren, vor allem bei Standardeingriffen.

Generell gilt, den vaginalen Zugangsweg zur vesikovaginalen Fistelkorrektur zu bevorzugen. Die exakte Dokumentation bzw. bildgebende präoperative Diagnostik und postoperative Darstellung bei der Kontrolluntersuchung gewinnen zunehmend an Bedeutung, nicht zuletzt auch wegen gerichtsmedizinischen Aspekten. Neue minimal invasive chirurgische Verfahren gewinnen an Interesse, diesbezüglich fehlen die entsprechenden Erfahrungswerte. Die beschriebenen Prinzipien der Fistelbehandlung haben sich etabliert und sind weiterhin aktuell.

Literatur

Al-Awadi K, Kehinde EO, Al-Hunayan A, et al. Iatrogenic ureteric injuries: incidence, aetiological factors and the effect of early management on subsequent outcome. Int Urol Nephrol. 2005;37:235–41.

Albers P, Heidenreich A. Standardoperationen in der Urologie. Stuttgart, New York: G. Thieme Verlag; 2005.

Bodner-Adler B, Hanzal E, Pablik E, Koelbl H, Bodner K. Management of vesicovaginal fistulas (VVFs) in women following benign gynaecologic surgery: A systematic review and meta-analysis. PLoS ONE. 2017;12(2):e0171554. Chapple C, Turner-Warwick R, Vesico-vaginal fistula. BJU Int. 2005;95: 193–214.

Colleen S, Mansson W. Continent urinary reconstruction. Scand J Urol Nephrol. 1992;142(suppl).

Cromwell D, Hilton P. Retrospective cohort study on patterns of care and outcomes of surgical treatment for lower urinary-genital tract fistula among English National Health Service hospitals between 2000 and 2009. BJU Int. 2013;111(4 Pt B):E257-262.

De Cicco C, Ret Dávalos ML, Van Cleynenbreugel B, et al. Iatrogenic ureteral lesions and repair: a review for gynecologists. J Minim Invasive Gynecol. 2007;14:428–35.

Drake MJ, Noble JG. Ureteric trauma in gynecologic surgery. Int Urogynecol J Pelvic Floor Dysfunct. 1998;9:108–17.

Fischer W. Langzeitanalyse über Ursachen, Lokalisation und Behandlungsergebnis von Urogenitalfisteln an der Charité – Frauenklinik. Zentrbl Gynäkol. 1990;112:747–55.

Fischer W. Transvaginal repair of vesicocervical fistulae – a forgotten method by Volkovich-Küstner? Int Urogynecol J. 1993;4:141–5.

Gerber GS, Schoenberg HW. Female urinary tract fistulas. J Urol. 1993;149: 229–36.

Jocham D, Miller K. Praxis der Urologie. 3, überarbeitete und erweiterte Auflag. Stuttgart, New York: G. Thieme Verlag; 2007.

Jonas U, Petri E. Genito-urinary Fistulae. In: St. Stanron L, editor: Clinical gynecologic urology. St. Louis, Toronto: Mosby; 1984. p. 238–55.

Kelly J, Kwast BE. Obstetric vesicovaginal fistulas: Evaluation of failed repairs. Int Urogynecol J. 1993;4:271–3.

Kock NG. Der Pouch in der Chirurgie und Urologie. Bad Oeynhausen: TM Verlag, 1984.

Lawson JG, Hudson CN. The management of vesicovaginal and urethral fistulae. In: St. Stanton L, Tanagho EA, editors: Surgery of female incontinence. Berlin, Heidelberg, New York: Springer; 1986. p. 193–209.

Lee D, Zimmern P. Vaginal Approach to Vesicovaginal Fistula. Urol Clin North Am. 2019;46(1):123–133.

Moergeli C, Tunn R. Vaginal repair of nonradiogenic urogenital fistulas. Int Urogynecol J 2020 Sept 8. Online ahead of print.

Nagele U, Kuczyk M, Anastasiadis AG, et al. Radical cystectomy and orthotopic bladder replacement in females. Eur Urol. 2006;50:249–57.

Nicols DH, Randall CL. Vaginal surgery. 3 rd edition. Fistular Chapters. Baltimore, Hongkong: Williams & Williams; 1989.

Reisenauer C. Vesicovaginal fistulas: a gynecological experience in 41 cases at a German pelvic floor center. Arch Gynecol Obstet. 2015;292(2):245–53.

Schöller D, Brucker S, Reisenauer C. Management of Urethral Lesions and Urethrovaginal Fistula Formation Following Placement of a Tension-Free Suburethral Sling: Evaluation From a University Continence and Pelvic Floor Centre. Geburtshilfe Frauenheilkd. 2018;78(10):991–8.

Selvaggi FP, Battaglia M, Traficante A, et al. Obstetric and gynecological lesions of the ureter: experience with 88 injuries. Int Urogynecol J. 1991;2:81–4.

Stenzl A, Jarolim L, Coloby P, et al. Urethra-sparing cystectomy and orthotopic urinary diversion in women with malignant pelvic tumors. Cancer. 2001;92:1864–71.

Studer UE, Varol C, Danuser H. Orthotopic ileal neo-bladder. BJU Int. 2004;93:183–93.

Wammack R, Fisch M, Hohenfellner R. Kontinente Harnableitung – Mainz Pouch Iund II. Dt Ärzteblatt. 1993; Ausg. B 90:1769–76.

Wein AJ, Kavoussi LR, Novick AC, et al. Campbell Walsh Urology 9th ed. Philadelphia u. a.: W. B. Saunders Comp.; 2006.

Yeates WK. Ureterovaginal fistulae. In: St. Stanton L, Tanagho EA, editors: Surgery of female incontinence. Berlin, Heidelberg, New York: Springer; 1986. p. 211–27.

Zacharin RE. Obstetric fistula. Wien, New York: Springer; 1988.

29 Urogenitale Endometriose

Andreas D. Ebert, Katrin Beilecke, Rosa Maria Laterza

Autoren der 2. Auflage: Andreas D. Ebert, Kathrin Beilecke

1690	erste morphologische Beschreibung einer Endometriose durch *Daniel Shroen* aus Jena im Rahmen einer Doktorarbeit
1739	erste Beschreibung eines ovariellen Endometrioms durch *Johann Crell* in Wittenberg
1690	erste morphologische Beschreibung einer Endometriose durch *Daniel Shroen* aus Jena im Rahmen einer Doktorarbeit
1860/1861	Beschreibung extraovarieller Endometriose als Adenomyoma durch *Karl Freiherr von Rokitansky*
1896	*Friedrich von Recklinghausen* und *Thomas Cullen* beschreiben unabhängig Adenomyome und die Adenomyosis tubae
1899	Beschreibung der rektovaginalen Endometriose durch *Johannes Pfannenstiel*
1912	*O. Frankl* führt den Begriff „Adenomyosis" ein
1921	Entwicklung der Transplantationstheorie durch *John A. Sampson*
1932	morphologische Charakterisierung (*Meyer R*) *Meyer* spricht klar von Adenomyohyperplasia interna uteri (heute Adenomyosis uteri); zuvor Postulierung der Östrogenabhängigkeit durch *Lauches*
1925–1932	Endometriose als Bezeichnung der Erkrankung setzt sich durch. Besonders *Seitz* und *Philipp* befürworten den Begriff „Endometriose"
1937–1939	Theorie von *Philipp* und *Huber*: Tiefenwucherung ist die Ursache für die Endometriosis interna (primäre Endometriose) und die Aussaat von Polypen der uterinen Schleimhaut im Tubenanfang ist die Genese für die Entstehung der sekundären Endometriose (Endometriosis externa)
ab 1950er Jahre	biochemische und endokrine Konzepte; Konzept der „Pseudoschwangerschaft"
ab 1970er Jahre	immunologische und molekulare Konzepte
ab 1998	Archimetra-Konzept/Tissure Injury and Repair-Konzept (TIAR) (*Leyendecker G*)

Unter dem Begriff „Endometriose" versteht man eine östrogenabhängige, chronische Erkrankung der Gebärmutter, bei der es zur Absiedelung von Gewebe, das biologisch dem basalen Endometrium entspricht, aus dem Cavum uteri in den Bauchraum bzw. auf uterusnahe oder uterusferne Organe kommt (Ebert, 2019; Leyendecker et al., 1998, 2002, 2009 und 2019; Meyer, 1930). Endometrioseläsionen bestehen aus Drüsen, Stromazellen und glatter Muskulatur (Knapp, 1999; Leyendecker et al., 2002, 2004 und 2019; Mechsner et al., 2005 und 2019; Meyer, 1930; Moers, 1971) und werden von Nerven (Neurogenese) und Blutgefäßen (Angiogenese) versorgt (Bulun,

https://doi.org/10.1515/9783110657906-029

2009; Mechsner et al., 2008; Rogers et al., 2009; Taylor et al., 2009; Mechsner, 2019). Endometrioseherde können entsprechend ihres makroskopischen Aussehens als aktiv (rot), weniger aktiv (blau), inaktiv (schwarz) oder ausgebrannt (weiß-fibrotisch) klassifiziert werden. Objektiver ist allerdings der immunhistochemische Nachweis von molekularen Proliferationsmarkern, wie z. B. Ki-67, oder von N-Cadherinen (Bulun, 2009; Ebert, 2006; Zeitvogel et al., 2001). Aktuell geben *Genomics* und *Proteomics* neue Einblicke in die Molekularbiologie der Endometriose (Ferrero et al., 2008; Meola et al., 2009; Pelch et al., 2009; Zubor et al., 2009).

Endometrioseläsionen exprimieren den Östrogenrezeptor und den Progesteronrezeptor, was ihr Ansprechen auf endokrine Therapien erklärt (Leyendecker et al., 1998, 2002 und 2019; Moers et al., 1971). Allerdings müssen nicht alle immunhistochemisch nachgewiesenen Rezeptoren auch intakte Rezeptoren sein (Bulun, 2009). Da Endometriose als Erkrankung der Frau im reproduktionsfähigen Alter verstanden wird (Bondza et al., 2009; Bulun, 2009; Kissler et al., 2007), ist es in diesem Zusammenhang grundsätzlich von Interesse, dass kürzlich erstmals die Existenz einer prämenarchealen Endometriose bei einem 9-jährigen Mädchen histologisch bewiesen werden konnte, das seit seinem 8. Lebensjahr über zyklische Unterbauchschmerzen klagte (Ebert et al., 2009a). Mehrere Hormonkontrollen belegten außerdem das Vorliegen einer „endocrine silence". Damit muss an das Vorhandensein einer prämenarchealen Endometriose gedacht werden (Laufer, 2008). Postmenarcheale Endometrioseläsionen werden in < 3 % aller Endometriosekrankheitsfälle vermutet (Popoutchi et al., 2008).

In der deutschsprachigen Literatur wird die Endometriose überwiegend nach der Lokalisation eingeteilt: Die *Endometriosis genitalis interna* entspricht der Adenomyosis uteri, die *Endometriosis genitalis externa* beschreibt die Manifestation der Erkrankung im Bereich des inneren weiblichen Genitale, hier jedoch nicht über das kleine Becken hinausgehend, und die Endometriosis extragenitalis charakterisiert Endometrioseherde darüber hinaus, so z. B. die Endometriosen der Appendix, des Darmes, der Harnblase, der Harnleiter, der Scheide, der Lunge, der Leber und anderer seltener Lokalisationen (Ebert, 2019). Andere Einteilungen sprechen vereinfachend von der peritonealen Endometriose, der ovariellen Endometriose und der tief infiltrierenden Endometriose. Grundsätzlich sollte man davon ausgehen, dass Endometriose als Adenomyosis zu verstehen ist (Ebert, 2019).

Die urogenitale Endometriose ist eine Form der tief infiltrierenden Endometriose und betrifft die Harnblase, das Spatium vesicouterinum, den Fornix vaginae anterior, die Parametrien und die Harnleiter sowie das Spatium rectovaginale, den Fornix vaginae posterior, das Rektum und den Uterus (Ebert, 2019). Die Nierenendometriose, also der tatsächliche Befall des Nierengewebes, gehört zu den absoluten Raritäten und wird deshalb hier nur erwähnt.

29.1 Epidemiologie

Endometriose ist schon lange bekannt. Die geschätzte Prävalenz der Endometriose liegt bei 10–15 % aller Frauen im *reproduktionsfähigen* Alter. Das bedeutet bei einer angenommenen Prävalenz von 10 %, dass 1,2 Millionen Frauen in Deutschland von Endometriose betroffen sind. Es wird weiterhin eine hohe Dunkelziffer geben, da nicht alle Frauen laparoskopiert werden können und die Krankheit Endometriose auch asymptomatisch verlaufen kann. Aber es können Subgruppen definiert und analysiert werden. So liegt die Prävalenz der asymptomatischen Endometriose bei ca. 4 %, während bei jungen Frauen mit Fertilitätsproblemen in 20–48 % eine Endometriose nachweisbar ist. Bei jungen Frauen mit chronischen Unterbauchschmerzen, die auf hormonelle Therapie (orale Kontrazeptiva) nicht angesprochen haben, liegt die Prävalenz der Endometriose bei etwa 70 % (Bulun, 2009; Ebert, 2019; Garry, 2004).

Es gibt nur wenige Angaben zur Häufigkeit der tief infiltrierenden Endometriose (TIE) und der Endometriose des Harntraktes (Donnez et al., 2007a und 2007b). Das Auftreten von TIE wurde mit einer Prävalenz von 31 % speziell bei Frauen mit starken endometriosetypischen Beschwerden angegeben (Griffiths et al., 2007). Eine Ureterendometriose wurde mit 0,1–0,4 % aller Fälle beschrieben (Antonelli et al., 2004; Asimakopoulos, 2006). Generell wird die Häufigkeit einer Endometriose des Harntraktes derzeit mit etwa 1–2 % aller Endometriosefälle geschätzt (Zugor et al., 2007).

29.2 Ätiologie

Es gibt verschiedene Konzepte zur Entstehung der Endometriose:

Die von John A. Sampson entwickelte **Transplantationstheorie** ging davon aus, dass durch die retrograde Menstruation vitale Endometriumzellen in die Bauchhöhle gelangen, sich dort verbreiten und implantieren können. Diese Theorie erklärte nicht, warum zwar de facto *alle* Frauen eine retrograde Menstruation haben, aber nicht alle Frauen auch an einer Endometriose leiden. Dieser Aspekt wird durch das **Tissue Injury and Repair-(TIAR-)Konzept** (Leyendecker et al., 2019) erklärt: Embryologisch besteht der Uterus aus der Archimetra, der zukünftigen Schleimhaut und Teilen des Stromas, sowie der Neometra, dem späteren Myometrium. Zwischen Archimetra und Neometra befindet sich die sogenannte *Junctinal Zone*, die im Ultraschall als *Halo* imponiert. An dieser Gewebegrenze kommt es zu gestörten Tissue-Tissue Wechselwirkungen. Durch uterine Hyper- und Dysperistaltik kommt es nach der Desquamation zur Dislokation von basalem Endometrium (Archimetra) in den Bauchraum. Ursächlich wird hier ein lokaler Hyperöstrogenismus durch Aromataseüberexpression bzw. Aromataseaktivierung postuliert. Andererseits kann die Archimetra die Neometra infiltrieren, sodass das klinische Bild der Adenomyosis uteri entsteht.

> **Merke:** Im Mittelpunkt steht der erkrankte Uterus – Endometriose und Adenomyosis sind zwei Seiten einer Medaille.

Diese Theorie erklärt sowohl das vielgestaltige Auftreten der Endometrioseherde wie die auch bei nur bis moderaten Endometriosestadien auftretende Sterilität (Leyendecker et al., 1998, 2019). Auch das Auftreten der Endometriose bei Adoleszenten (Ebert et al., 2009; Laufer, 2008; Ebert, 2019) kann somit erklärt werden, wenn man davon ausgeht, dass es keine 100 %ige prämenarcheale „endocrine silence" gibt.

Grundsätzlich unterstützt wird das TIAR-Konzept (Leyendecker et al., 2009, 2019) durch zellbiologische oder molekulare Befunde, die belegen, dass verschiedene zelluläre Veränderungen die biologischen Eigenschaften der Endometriumzellen so modulieren, dass sich diese den schützenden und regulierenden Einflüssen des Peritoneums entziehen (Klemmt et al., 2007; Koninckx et al., 1999).

Es gibt immunbiologische Hinweise, dass durch molekulare Veränderungen in den basalen Endometriumzellen oder im peritonealen Kompartiment letztlich die Endometriumzellen durch die körpereigenen Abwehrmechanismen nicht erkannt und ihre Implantationskapazität nicht gehemmt werden kann (Bondza et al., 2007; Bulun, 2009; Grund et al., 2008). Hinzu kommen Belege, die darauf hinweisen, dass Endometriosezellen über molekulare Eigenschaften verfügen, die denen maligner Tumoren gleichen. Invasivität, Migration und Metastasierung sind bei E-Cadherinnegativen/Cytokeratin-positiven Zellen beobachtet worden (Zeitvogel et al., 2001). Angiogenese und Neurogenese wurden beschrieben. Das Erkennen der grundlegenden Zelltypen sowie deren Beeinflussung durch z. B. Zytokine, Tumornekrosefaktor (TNFa), Cyclooxygenase-2 (COX-2), Oxytocin und Aromatase sollen neue Ansatzpunkte in Diagnose und Therapie schaffen (Bulun, 2009; Ebert et al., 2005; Grund et al., 2008).

29.3 Tief infiltrierende Endometriose (TIE)

Prinzipiell können zwei Typen unterschieden werden:
1. Die **aktive Peritonealendometriose**, die durch transperitoneale Invasion in die Tiefe des benachbarten Bindegewebes einwächst, z. B. in das Septum rectovaginale, das Spatium vesicouterinum oder in die Parametrien. Bei dieser tief infiltrierenden Endometriose ist das Peritoneum über diesen Herden auch mit betroffen.
2. Es gibt Herde tief infiltrierender Endometriose, die **unterhalb des Peritoneums** wachsen, z. B. entlang von Gefäß-Nerven-Scheiden, aus dem Uterus heraus oder metastatisch in Lymphknoten. Dieser Typus lässt auf dem Peritoneum allenfalls Einziehungen sehen (Donnez et al., 2004).

Leitsymptome der TIE sind die primäre oder sekundäre Dysmenorrhoe, die stellungsabhängige oder stellungsunabhängige Dyspareunie (mit oder ohne konsekutiven Libidoverlust), verschiedene Blutungsstörungen, primäre oder sekundäre Sterilität und zyklische, aber auch azyklische bzw. chronische Unterbauchschmerzen. Je nach Lokalisation der Endometriose klagen die Patientinnen über Dyschezie, perimenstruelle Blähungen, Übelkeit, vegetative Dystonie, perimenstruell wechselnde Stuhlkonsistenz und gelegentliches Darmbluten. Dies Symptome treten zunächst zyklisch, später auch azyklisch auf (Abbott et al., 2004; Ebert, 2019).

Häufig berichten die betroffenen Frauen auch über *unspezifische* Symptome. Aufgrund der jahrelangen Schmerzen leidet ein nicht geringer Teil der Patientinnen unter Fatigue-ähnlichen Beschwerden oder unter reaktiv-depressiven Episoden bis hin zu *major depressions*. Unter unseren, allerdings sehr selektionierten Patientinnen finden sich nur 30 % Frauen ohne Angst- und Depressionssymptome (Schute, 2009, nicht publiziert)!

> **Merke:** Die Endometriose ist ein „Chamäleon der Symptome".

Zu den Beschwerden, die vor allem jüngere Patientinnen zum Urogynäkologen (meist jedoch zum Urologen) führen können, gehören Dysurie, Algurie, Polyurie, Pollakisurie und Hämaturie (Mikro- und Makrohämatourie), die Hydronephrose und ihre Symptome. Die Patientinnen zeigen häufig Symptome der Reizblase.

Bei der tief infiltrierenden Endometriose, egal ob Blase, Rektum, Sigma, Appendix, Lunge oder Leistenlymphknoten befallen sind, handelt es sich um eine Endometriosis extragenitalis, die sich bisher nur durch die experimentelle ENZIAN-Klassifikation einteilen lässt (Abb. 29.1). Im *revised Score* der American Society of Reproductive Medicine (rASRM, früher AFS, American Fertility Society, Abb. 29.2) wird die tief infiltrierende Endometriose nicht abgebildet (ASRM, 1997; Tuttlies, 2008; Ebert, 2019).

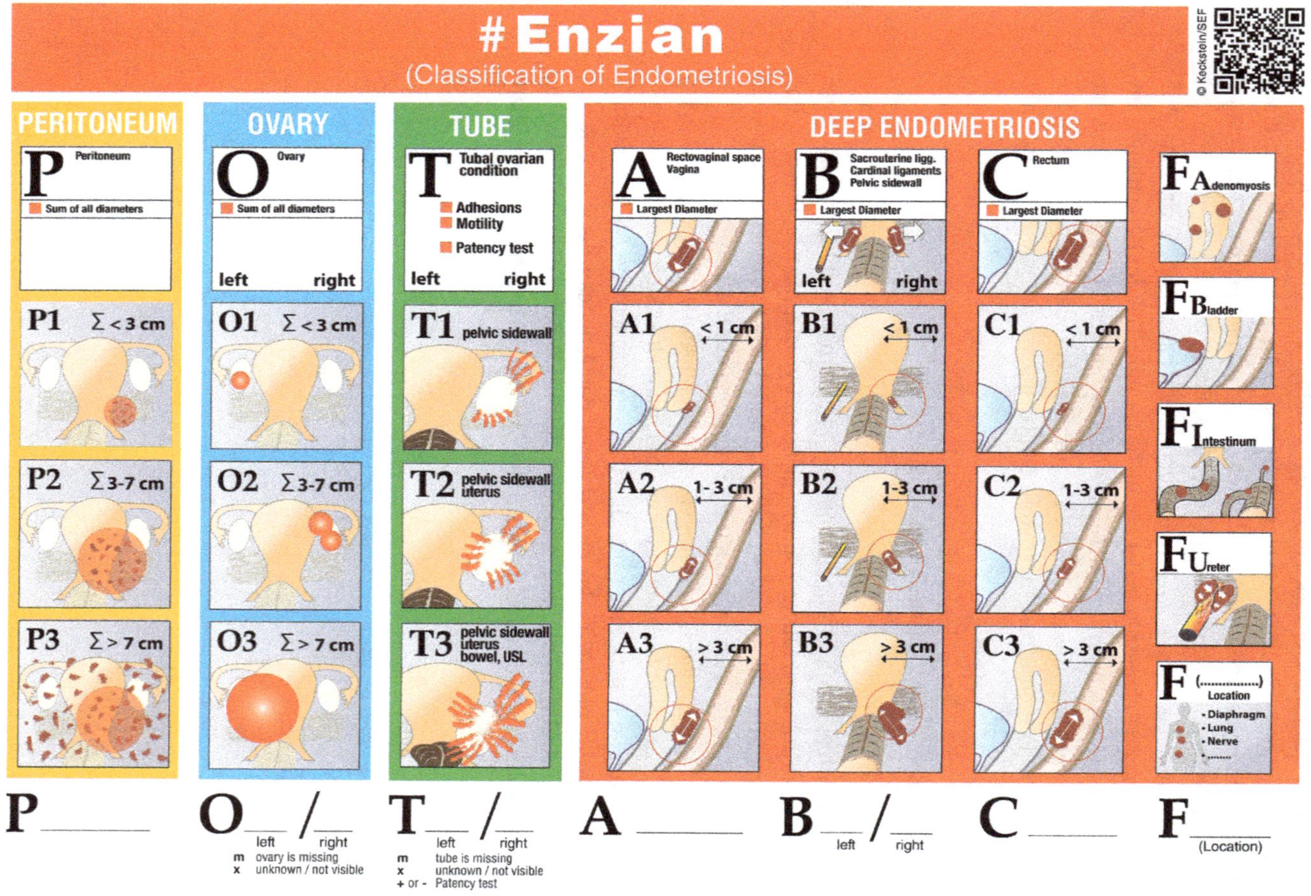

Abb. 29.1: ENZIAN-Klassifikation der tief infiltrierenden Endometriose – durchaus nützlich, aber noch experimentell (Tuttlies, 2008). Es fehlt auch in der ENZIAN-Klassifikation 2021 weiterhin die Darstellung des Befalls des Spatium vesico-uterinum.

Praxis für Frauengesundheit, Gynäkologie und Geburtshilfe
Nürnberger Str. 67, 10787 Berlin
Prof. Dr. med. Dr. phil. Dr. h. c. mult. Andreas D. Ebert

Endometriosesprechstunde	Revised Classification
Montag – Freitag	American Society for Reproductive
Tel. (030) 2000 78000 | Fax (030) 2000 78079	Medicine (rASRM)
Email: info@prof-ebert.de	

	Endometriose	< 1 cm	1 - 3 cm	> 3 cm
Peritoneum	Oberflächlich	1	2	4
	Tief	2	4	6
Ovar rechts	Oberflächlich	1	2	4
	Tief	4	16	20
Ovar links	Oberflächlich	1	2	4
	Tief	4	16	20

Douglasobliteration	Partielle Obliteration		Komplette Obliteration
	4		40

	Verwachsungen	< 1/3	1/3-2/3	> 2/3
Ovar rechts	Zarte	1	2	4
	Derbe	4	8	16
Ovar links	Zarte	1	2	4
	Derbe	4	8	16
Tube rechts	Zarte	1	2	4
	Derbe	4 *	8 *	16
Tube links	Zarte	1	2	4
	Derbe	4 *	8 *	16

* Verdopplung bei verschlossenen Tuben

Stadium:
Stadium I (1-5), Stadium II (6-15),
Stadium III (16-40), Stadium IV (>40)

V. a. Adenomyosis: ja/nein
Chrompertubation   rechts   links

Datum, Unterschrift

Namenskleber | ID

Abb. 29.2: Die rASRM-Klassifikation der Endometriose sieht eine Beurteilung der tief infiltrierenden Endometriose, z. B. der Blase oder des Rektums, nicht vor.

29.4 Harnblasenendometriose

Meist handelt es sich um eine Endometriose des Blasendachperitoneums mit konsekutiver transperitonealer Infiltration der Muscularis. Seltener ist das Blasenurothel mitbetroffen (Abrao et al., 2009). Im Bereich der Infiltration kommt es zu einer knotigen Adenofibromyohyperplasie (Abb. 29.3), was die ineffektive Blasenkontraktion und die damit verbunden Schmerzen gut erklärt. Unter dem Knoten in der Muscularis kann es zu Mikrozirkulationsstörungen im Urothel kommen, was wiederum zu Mikro- oder auch Makrohämaturien führen kann. Relativ häufig betroffen ist – fast ins Trigonum vesicae reichend – die Blasenrückwand, die dann direkt und meist subperitoneal durch die Corpus- bzw. Zervixvorderwandadenomyosis infiltriert ist (Abb. 29.4).

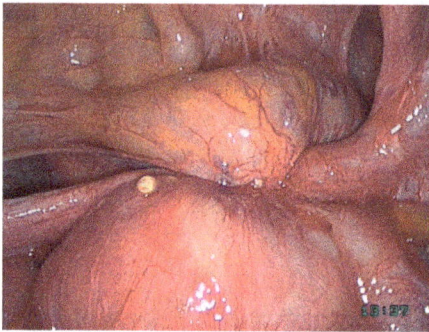

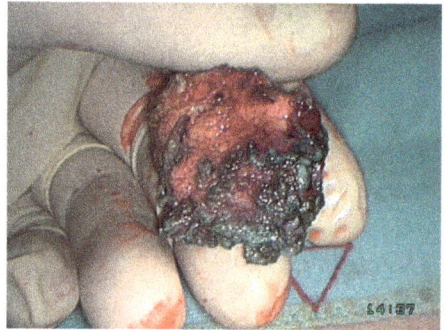

Abb. 29.3: Die knotige Infiltration der Blase unter Einbeziehung beider Ligamenta rotunda im laparoskopischen Situs (oben) lässt sich nach Resektion bestätigen (unten). Es handelt sich um einen derben, fast harten Knoten im Sinne einer *Adenofibromyohyperplasie*.

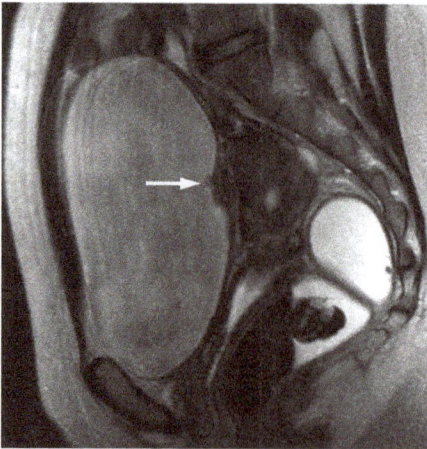

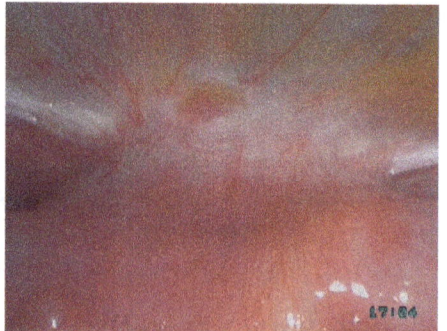

Abb. 29.4: MRT-Darstellung einer infiltrierenden Endometriose im Spatium vesicouterinum (oben) sowie laparoskopischer Befund der gleichen Patientin (unten) mit „Victory-Zeichen" (Ebert, 2018).

29.5 Ureterendometriose

Zu unterscheiden sind hier die **intrinsische** und die **extrinsische** Form (Abrao et al., 2009; Al-Khawaja et al., 2008; Ebert, 2019). Die extrinsische Ureterendometriose tritt häufiger auf und beschreibt die Kompression des Ureters von außen (Antonelli et al., 2004; Asimakopoulos, 2006). Klassischerweise wird die extrinsische Ureterendometriose bei der Ovarialendometriose gefunden, die derb-adhärent das Ovar in der Fossa ovarica verklebt und das Peritoneum über dem Ureter infiltriert. Meist schützt das Perimysium des Ureters lange vor der direkten Infiltration der Harnleiterserosa bzw. der Harnleitermuskulatur. Das Bindegewebe um den Ureter herum kann durch die endometrioseassoziierte abakterielle Entzündung schrumpfen, was zu fibrotischen Strikturen und Harnleiterdilatationen führen kann. Locus minores resistentiae dürfte hier die Kreuzungsstelle zwischen Ureter und Arteria uterina sein, die operativ im Zweifelsfall immer aufgesucht und organerhaltend saniert werden sollte (Schonman et al., 2008) (Abb. 29.5). Manchmal muss die A. uterina auch einseitig geopfert werden. Eine **Harnleiterdilatation** ist besonders deshalb gefürchtet, weil dabei häufig die eigentliche Harnleiterwand teilweise oder komplett durch die sogenannte intrinsische Ureterendometriose infiltriert ist. Sie kommt in weniger als 0,3 % aller Endometriosefälle vor (Chapron et al., 2009). Die Symptome reichen von Schmerzen, Flankenschmerzen, meist einseitigem Nierenstau bis zur Hydronephrose mit Funktionsverlust der betroffenen Niere(n) (Chapron et al., 2004).

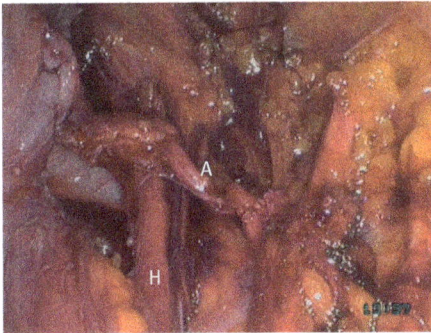

Abb. 29.5: Die rechte Arteria uterina (A) kreuzt den Harnleiter (H). Hier befindet sich eine Art *Locus minores resistentiae*, da sich in dieser Region häufig infiltrierende Endometrioseläsionen befinden. Die klaren Operationsschichten finden sich bei Endometriose wesentlich schlechter und seltener als bei anderen Krankheiten.

29.6 Rektovaginale Endometriose

Die rektovaginale Endometriose muss mit besprochen werden, da diese häufige Form der TIE das Parametrium und damit direkt oder indirekt die Ureteren involviert (Pérez-Utrilla et al., 2009; Slack et al., 2007; Ebert, 2019). Außerdem wird in der Regel bei der operativen Endometriosesanierung die bilaterale Ureterolyse bzw. die operative Ureterdarstellung nur in seltenen, günstigen Fällen nicht notwendig sein (Abrao et al., 2005; Donnez et al., 2007). Es empfiehlt sich eigentlich immer, die Ureteren sicher darzustellen (Ebert, 2008; Seracchioli et al., 2008; Ebert, 2019). Die rektovaginale Endometriose ist häufig im Fornix posterior vaginae sichtbar, im Septum rectovaginale tastbar und an den oberflächlichen Sakrouterin-Ligamenten zu vermuten. Sie kann außerdem gleichzeitig das Retroperitoneum mit den Parametrien und das Rektum infiltrieren und zur partiellen oder kompletten Obliteration des Douglas führen. Die oft sehr ausgeprägten Unterbauchschmerzen, die Darmsymptome und die typische Dyspareunie werden durch die Lokalisation der Herde und deren Innervation verursacht. Wie bei der Blasenendometriose kommt es bei der Darmendometriose durch transmurale Infiltration der Endometriose in die Muskelschichten zu einer intra- oder transmuralen Knotenbildung (Abb. 29.6), die partiell oder komplett stenosierend die Darmfunktion in ganzen Segmenten einschränkt und so die gastrointestinalen Symptome erklärt. Die Mikrozirkulationsstörungen zwischen Endometrioseknoten und Darmmukosa – seltener die Infiltration der Mukosa – führen zu den zyklischen Darmblutungen.

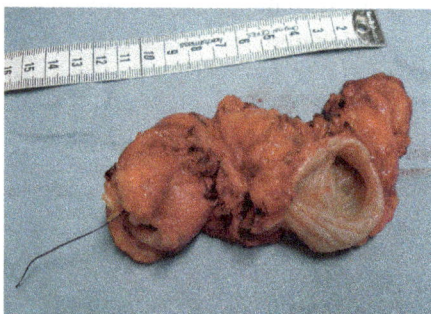

Abb. 29.6: Stenosierende Rektumendometriose. Gut sichtbar sind die im Situs nach lateral laufenden Adhäsionen, die sich beim laparoskopischen oder auch beim Präparieren „derb-holzig" anfühlen.

29.7 Diagnostik der Endometriose

Wenn eine junge Frau die *urogynäkologische* Sprechstunde wegen Beschwerden bei der Miktion oder beim Stuhlgang aufsucht, so sollte man auch an die Möglichkeit einer (extragenitalen) Endometriose denken. Folgende klinische Aspekte sollten berücksichtigt werden (Tab. 29.1).

Tab. 29.1: Diagnostisches Minimalvorgehen bei Verdacht auf Endometriosis extragenitalis et genitalis externa (nach Ebert 2019).

Anamnese	– Dysmenorrhoe
	  – primär? sekundär?
	– Dyspareunie
	  – stellungsabhängig?
	  – stellungsunabhängig?
	  – Libidoverlust?
	  – Partnerschaftsprobleme?
	  – psychogene Dyspareunie?
	– Blutungsstörungen
	  – Regeltempostörungen?
	  – Regeltypusstörungen? Hypermenorrhoe?
	  – Zusatzblutungen?
	– Unterbauchschmerzen
	  – zyklusabhängig?
	  – zyklusunabhängig?
	– Blasensymptome
	  – Dysurie? Polyurie? Pollakisurie?
	  – „Reizblase"?
	  – gehäufte Blasenentzündungen?
	  – Hämaturie
	– gastrointestinale Symptome
	  – Hämatochezie
	  – Dyschezie
	  – Tenesmen und Blähungen
	– psychosomatische Auffälligkeiten
	  – Fatigue?
	  – depressive Symptome/Störungen
	  – Medikamentenabusus?
	  – Sozialstatus?
	  – Partnerschaft?
	– Medikamenteneinnahme/Abusus?
	  – orale Kontrazeptiva?
	  – GnRH-Analoga?
	  – Gestagene?
	  – sonstige Medikamente?
	– zeitlicher Verlauf
	  – Wann war die erste Regel? War sie damals schon schmerzhaft?
	  – Seit wann bestehen Symptome? Wie haben sie sich in ihrer Qualität über die Zeit entwickelt?
	  – Wann wurden von wem wo welche Voroperationen mit welchem Erfolg durchgeführt? Liegen OP-Protokolle vor?
	  – Von wann bis wann wurde endokrine Therapien eingesetzt und mit welchem Erfolg?
	  – Von wann bis wann wurde sonstige Therapien (Akupunktur, TCM, Naturheilverfahren, Homöopathie etc.) eingesetzt und mit welchem Erfolg?
	– Die Beschwerden treten zyklisch, azyklisch und chronisch auf?

Tab. 29.1: (fortgesetzt).

gynäkologischer Status	– Spekulumeinstellung – immer Fornix posterior vaginae mitbetrachten! – Inspektion, ggf. Kolposkopie – rektovaginale Palpation
Sonographie	– transvaginal – ovarielle Endometriome? Adenomyosis uteri? – abdominal – Nierenultraschall – transanal – Endosonographie in Kombination mit Rektosigmoidoskopie zum Ausschluss einer Rektumendometriose
Laborparameter invasive Diagnostik	– CA 125, Urinstix, Bakteriologie, ggf. β-HCG – Magnetresonanztomografie (immer besser als CT) – i. v. Urogramm – Zystoskopie ggf. mit Biopsie (z. B. Ausschluss einer interstitiellen Zystitis), aber nie eine transurethrale Resektion (TUR) zur Therapie einer Blasenendometriose durchführen lassen! – Rektosigmoidoskopie möglich zum Zeitpunkt der Menstruation („Blutstraße" als Leitspur) – (Operative) Laparoskopie mit histologischer Sicherung und Stadieneinteilung ist der Goldstandard der Diagnostik. Es gibt keine rein diagnostische Laparoskopie bei Endometriose.

29.7.1 Diagnostik der Harnblasenendometriose

Anamnestische Hinweise auf die Harnblasenendometriose sind denen der Reizblase sehr ähnlich. Treten Dysurie und Pollakisurie nur während der Menstruation auf oder sind währenddessen deutlich ausgeprägter, spricht das für die Endometriose als Ursache der „Reizblase". Das Gleiche gilt für die Mikro- oder Makrohämaturie. Bei *entleerter* Harnblase ist manchmal ein infiltrierender Endometrioseherd der Harnblase bei der vaginalen Palpation im Bereich der Fornix anterior vaginae tastbar. Diese Endometrioseherde sind bei *gefüllter* Harnblase sowohl **vaginalsonographisch** als auch **abdominalsonographisch** gut darstellbar. Gleiches gilt für die **Magnetresonanztomographie** (MRT), die bei Verdacht auf Blaseninfiltration immer mit voller Blase durchgeführt werden sollte (Abb. 29.7). Hier ist eine Aussage bezüglich der gleichzeitig vorhandenen Adenomyosis uteri durch den Radiologen oder – besser – durch den geschulten Gynäkologen, der den rektovaginalen Tastbefund erhoben hat, essenziell (Abrao et al., 2007; Keckstein, 2007).

Die histologische Diagnosestellung – und damit die Bestätigung der Verdachtsdiagnose – gelingt jedoch erst durch invasive Diagnostikmethoden, wie die Zystoskopie und die Laparoskopie (Donnez et al., 2007; Keckstein, 2007; Ebert, 2019).

Die **Zystoskopie** ist bei Blasenendometriose auch in der Hand eines erfahrenen Urologen keine *operative* Methode. Die vielfach von Urologen betriebene TUR (transurethrale Resektion) ist bei Endometriose völlig obsolet, da die Endometriose vom

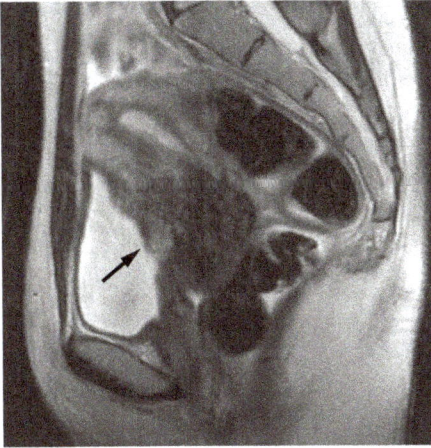

Abb. 29.7: Bei Verdacht auf infiltrierende Blasenendometriose empfiehlt sich wegen der überlegenen Gewebespezifität ein MRT mit voller Blase. Sehr schön sichtbar im vorliegenden Fall ist die ausgedehnte Adenomyosis der Uterusvorderwand, speziell auch des zervikoisthmischen Überganges zwischen Zervix und Corpus.

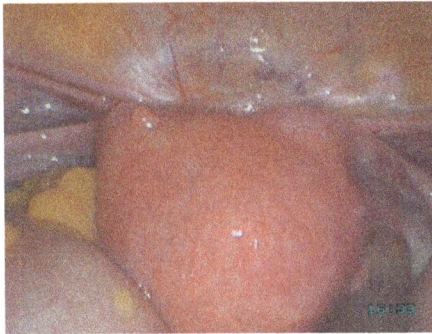

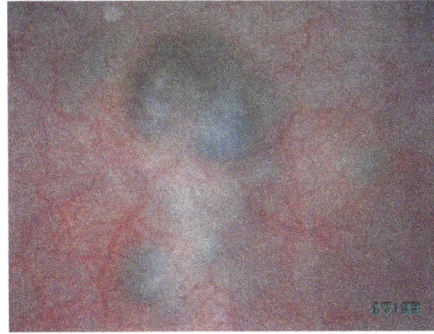

Abb. 29.8: Laparoskopischer Situs und korrespondierender Zystoskopiebefund. Diese Bilder verdeutlichen, warum eine transurethrale Resektion (TUR) therapeutisch keinen Sinn macht und vermieden werden muss. Der Herd wächst von der Blasenserosa oder der Uterusvorderwand transmural in Richtung Urothel.

Uterus oder dem Peritoneum transmural infiltrierend in Richtung Urothel wächst und somit transurethral höchstens zufällig entfernt werden kann (Abb. 29.8). Durch die Zystoskopie kann jedoch differentialdiagnostisch eine chronische oder interstitielle Zystitis bzw. auch Tumoren ausgeschlossen werden. Wird eine Zystoskopie vor einer Operation wegen ausgedehnter rektovaginaler oder urogenitaler Endometriose durchgeführt, ist es möglich und oft sinnvoll, in gleicher Sitzung Ureterschienen („DJs") zu platzieren, speziell, wenn sich die Endometriose nahe dem Trigonum befindet (Donnez et al., 2007; Ebert, 2008; Ismail, 2008; Weingertner et al., 2008; Ebert, 2019). Das Trigonum vesicae mit seinen neuronalen Strukturen und den Ostien ist bei der offenen oder laparoskopischen sanierenden Operation einer infiltrierenden

Blasenendometriose der vulnerabelste Blasenanteil (Donnez et al., 2007; Keckstein, 2007; Ebert, 2018). Die Resektion von muskulären Blasendachanteilen bereitet hingegen kaum intra- und postoperative Probleme.

Bei der operativen **Laparoskopie** ist ein Endometrioseherd meistens direkt zu sehen. Nur selten liegen die Herde peritonealisiert im Spatium vesicouterinum, also zwischen Blase und Uterus. Handelt es sich um eine tief infiltrierende Endometriose der Blase, so sieht man in der Mehrzahl der Fälle deutlich das „Victory-Zeichen" (Ebert, 2008). Das *Victory-Zeichen* (Abb. 29.9) besagt, dass die spitz aufeinander zulaufenden Ligamenta rotunda auf jenen Punkt der Blase hinweisen, an welchem die Endometriose die Blase infiltriert. Grundsätzlich entsteht dieses Zeichen dadurch, dass die sonographisch oder im MRT gut nachweisbare Vorderwandadenomyosis das Spatium vesicouterinum sowie die Blase infiltriert und so zu der charakteristischen V-förmigen Verziehung der Ligamenta rotunda führt (Chamié et al., 2009; Ebert, 2008; Keckstein, 2007; Ebert, 2019). Zieht man endoskopisch an den Ligamenta, so zeigt sich, dass die *sichtbare* Infiltrationsstelle immer nur die „*Spitze des Eisberges*" ist (Abb. 29.10).

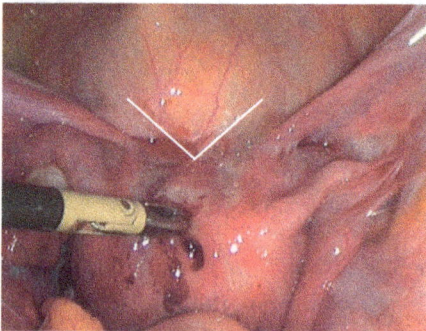

Abb. 29.9: Das Victory-Zeichen spricht für eine Blaseninfiltration (Ebert, 2018).

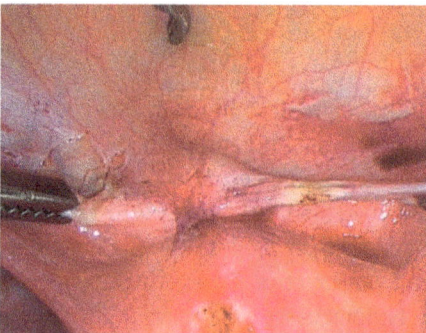

Abb. 29.10: Oftmals ist nur die Spitze des Eisberges zu sehen, d. h., unter einem „kleinen" peritonealen Endometrioseherd verbirgt sich sein größerer invasiver Anteil.

29.7.2 Diagnostik der Ureterendometriose

Anamnestische Hinweise können Schmerzen sein, die während oder nach der Miktion in Richtung Nieren ziehen oder sich auch zu chronischen Flankenschmerzen entwickelt haben. Leider werden diese Beschwerden der betroffenen jungen Frauen häufig nicht ernst genommen und die Nieren nicht untersucht (Donnez et al., 2007; Keckstein, 2007). Die gravierende Folge können Hydronephrosen (Abb. 29.11) oder stumme Nieren sein.

Merke: Es gibt keinen *„unklaren"* Nierenstau, sondern nur einen nicht *abgeklärten* Nierenstau!

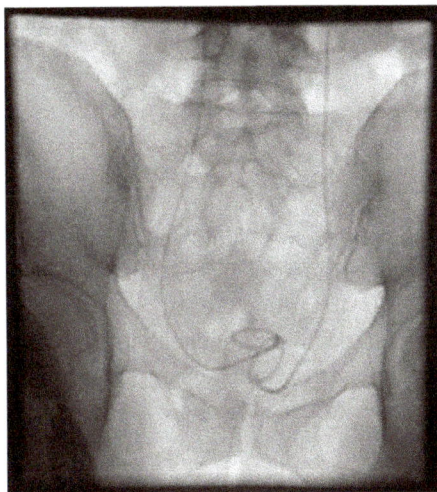

Abb. 29.11: Die präoperative DJ-Einlage kann manchmal die Harnleiterpräparation etwas sicherer gestalten. Bei bilateralem oder einseitigem Harnstau sollte auf jeden Fall eine präventive Schienung bis über die Harnleiterstenose vorgenommen werden, um die Nierenfunktion zu schützen, wenn dies noch möglich ist.

Wegweisend bei tief infiltrierender Endometriose, also auch bei ausgeprägter Ureterendometriose, ist die nierensonographisch gesicherte Hydronephrose, die durch ein **Ausscheidungsurogramm** (i. v. Urogramm) oder – wenn möglich – durch die **Ausscheidungsuro-MRT** bestätigt werden sollte (Chamié et al., 2009). Die Funktionalität der Nieren ist dann laborchemisch (Kreatinin, Harnstoff) oder/und durch eine **Nierenszintigraphie** abzuklären.

Merke: In jedem Fall sollte bei Patientinnen mit Verdacht auf eine rektovaginale oder Blasenendometriose immer die bilaterale Nierensonographie durchgeführt werden!

Bei der Laparoskopie findet sich die Ureterendometriose häufig links (Abb. 29.12). Die Unterscheidung der extrinsischen von der intrinsischen Ureterendometriose gelingt erst während der Operation, wenn man beim Präparieren das Peritoneum nicht vom Ureter trennen kann oder sogar erst nach Teilresektion des betreffenden Ureters der histologische Befund den Beweis liefert (Ghezzi et al., 2007; Keckstein, 2007, Ebert, 2019).

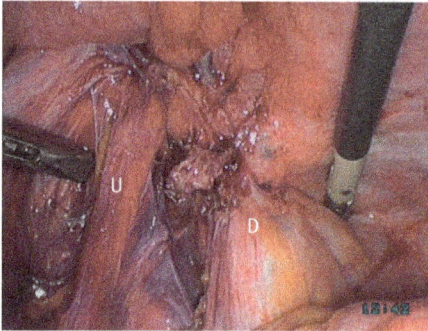

Abb. 29.12: Linksseitige Einbeziehung des Ureters (U) durch die darminfiltrierende Endometriose (D).

29.7.3 Diagnostik der rektovaginalen Endometriose

Wegweisende **Anamneseangaben** sind: perimenstruelle Blähungen, Tenesmen, wechselnde Stuhlqualitäten (Obstipation versus Diarrhoe vor allem bei stenosierenden Prozessen), „Pseudodiarrhoe", postprandiale Darmkrämpfe, Dyschezie und Hämatochezie. Die meisten Symptome treten verstärkt im Zusammenhang mit der Menstruation auf, können jedoch bei Chronifizierung des Krankheitsprozesses auch unabhängig davon zu finden sein. Hinzu kommen oft: Hypermenorrhoe, ausstrahlende Unterbauchschmerzen (cave: ischialgiforme Beinbeschwerden) sowie die Dyspareunie (Ebert, 2006).

Bei der gynäkologischen Untersuchung wird speziell der Fornix vaginae posterior gezielt nach den invasiven bläulich-roten oder narbig-ischämischen Herden einer rektovaginalen Endometriose abgesucht (Abb. 29.13). Manchmal noch subepithelial wachsend, ist die rektovaginale Endometriose gelegentlich besser palpabel als sichtbar, weshalb vor allem die rektovaginale Palpation wichtig ist. Diese kann für

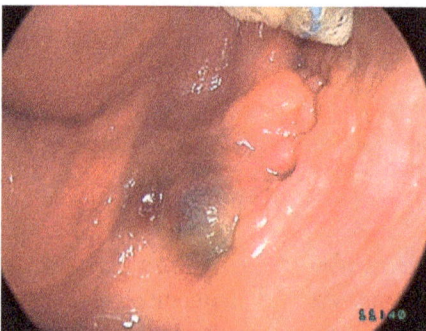

Abb. 29.13: Typische Infiltration der Fornix posterior vaginae.

die betroffenen Frauen jedoch so schmerzhaft sein, dass die Untersuchung in Kurznarkose erfolgen sollte oder muss.

Zur präoperativen Diagnostik empfehlen sich aus unserer Erfahrung die **Transrektalsonographie** (Abb. 29.14) (In welcher Höhe sitzt der Herd? Welche Darmschichten werden infiltriert?) in Kombination mit **Rektosigmoidoskopie** (Ist die Mukosa befallen?) sowie die **Magnetresonanztomographie** (MRT), welche die Metrik und die Lokalisation des invasiven Herdes dokumentiert und zusätzlich die Adenomyosis uteri beschreibt. Ein MRT (Abb. 29.14) sollte niemals zur Diagnostik von ovariellen Endometriomen durchgeführt werden, sondern zur Charakterisierung des Uterus, des Spatium rectovaginale und des angrenzenden Darmes bzw. des Spatium vesicouterinum sowie der gefüllten Blase (Ebert, 2019). Die histologische Diagnosesicherung und die Stadieneinteilung erfolgt dann per laparoscopiam bzw. per laparotomiam (Ebert, 2019).

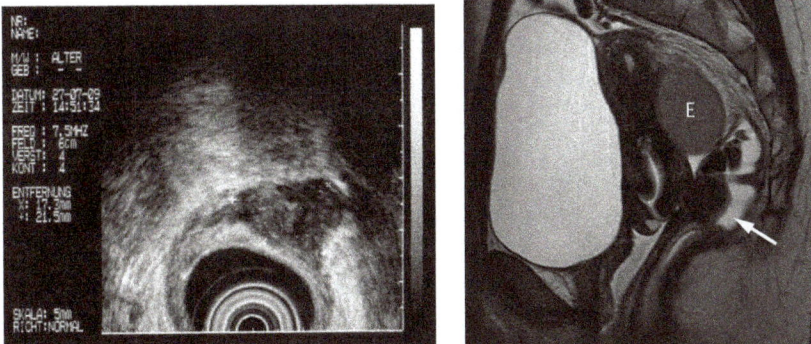

Abb. 29.14: Transrektalsonographischer Befund (oben) sowie MRT-Befund (unten) bei infiltrierender Rektumendometriose (Pfeil). Die Befunde sind am sichersten, wenn der Untersucher die Patientin selbst gynäkologisch untersucht hat. E = ovarielles Endometriom.

29.8 Therapie der Endometriose

29.8.1 Allgemeine Therapie der Endometriose

Endometriose ist als chronische, proliferativ-invasive, hormonabhängige Erkrankung der Gebärmuttergewebe mit nachfolgender, sehr individueller und bisher nicht prognostizierbarer Beteilung der sie umgebenden Organstrukturen (z. B. Peritoneum) zu verstehen. Grundsätzlich sollte sich deshalb der zu wählende Therapieansatz bei Endometriose nach den individuellen Bedürfnissen der Patientin richten, *ohne* dabei in eine iatrogene Beliebigkeit abzugleiten. Es gilt mit der betroffenen Frau (auf Wunsch ggf. auch gemeinsam mit ihrem Lebenspartner) zu klären, ob eine Therapie wegen der akuten oder chronischen *endometrioseassoziierten* Schmerzen oder wegen eines primär oder sekundär unerfüllten Kinderwunsches erfolgen soll (Becker und Ebert, 2019). Dies gilt auch für die tief infiltrierende Endometriose. Schon die Klärung dieser „einfachen Lebensfragen" belegt die umfassende Bedeutung einer suffizienten Anamnese für die Festlegung einer adjuvanten Therapie!

Vor einer adjuvanten Therapie sollte die konsequente operative Sanierung der Endometriose mit histologischer Sicherung, Stadieneinteilung und Überprüfung des tuboovariellen Apparates bei aktuellem und/oder prospektivem Kinderwunsch stehen (Ebert, 2019).

Merke: Erfolgt eine Therapie wegen unerfülltem Kinderwunsch, so sollte auf endokrine Maßnahmen verzichtet werden, da diese die Fertilität nicht verbessern. Die Ausnahme von der Regel stellt der Einsatz der GnRH-Analoga im Rahmen der IVF/ICSI-Behandlung dar.

Derzeit gilt die **operative Therapie** als effektiv (Abbott et al., 2004; Ebert, 2019). Aus dem biologischen Verständnis der Endometriose leitet sich ab, dass die individuelle Kombination operativer, medikamentöser bzw. endokriner sowie komplementärmedizinischer Therapieansätze optimal wäre.

Therapiebedürftig sind in erster Linie *symptomatische* Endometriosebefunde (Tab. 29.2). Eine wichtige Ausnahme hierbei bildet die Ureterendometriose mit drohender oder vorhandener Hydronephrose (ohne stumme Niere), da auch bei Symptomlosigkeit die Funktion der Niere gefährdet ist (Ulrich et al., 2014; Ebert, 2019). Die Frage, ob asymptomatische ovarielle Endometriome (beliebiger Größe) operiert werden müssen, ist derzeit noch offen, obwohl von einer Art von intraovariellem Kompartmentsyndrom mit entsprechenden Konsequenzen für das verbliebene gesunde Ovarialgewebe auszugehen ist. Wir operieren ab 4 cm Durchmesser (Ebert, 2019).

Tab. 29.2: Aktuelle Therapieansätze bei Endometriose (modifiziert nach Ebert 2019).

Therapieform		Bemerkungen
operativ	peritoneale Endometriose	komplette Entfernung der Endometrioseimplantate (Schere, Laser oder Ultraschall)
	ovarielle Endometriome	vollständiges vorsichtiges Ausschälen der Endometriome **Cave:** Erhalt von gesundem Gewebe und Vermeiden der Aussaat vitaler Zellen durch iatrogene Zystenruptur
	tief infiltrierende Endometriose	siehe unten
	Adenomyosis uteri	totale oder suprazervikale laparoskopische Hysterektomie, hysteroskopische oder laparoskopische Resektion von submukösen oder transmuralen Adenomyoseherden (nur im Einzelfall möglich) Mirena-Spirale erwägen
	Sterilität	operative Entfernung der Endometrioseimplantate verbessert die Chancen der spontanen Konzeption Überprüfung der Tubendurchgängigkeit und Entfernung von Endometriomen; cave: Adenomyosis bei ausgedehnter Endometriose assistierte Reproduktion notwendig (IVF/ICSI)
medikamentös	Gestagene	Antigonadotrope und antiöstrogene Wirkung, Reduktion der Makrophagenaktivität und -zahl
	kombinierte orale Kontrazeptiva (OC)	zentrale Hemmung der Ovarfunktion mit Ziel der therapeutischen Amenorrhoe bei Nonstop-Einnahme
	GnRH-Analoga	ovarielle Suppression durch Wirkung auf das Hypothalamus-Hypophysen-System, bei endometriosebedingter Sterilität in Long- oder Ultralong-Protokollen
	GnRH-Antagonisten	Elagolix (Hinweis: ist 2021 in Deutschland noch nicht zugelassen)
	Schmerztherapie	nichtsteroidale Antiphlogistika (NSAID), COX-Hemmer, schwache Opioide, Antidepressiva. Präparate-Kombinationen
	COX-2-Inhibitoren Aromatase-Inhibitoren	experimentelle, teilweise kausale Ansätze

Tab. 29.2: (fortgesetzt)

Therapieform	Bemerkungen	
	TNF-Inhibitoren	
	PAARP-Inhibitoren u. a.	
komplementäre Ansätze und erste Maßnahmen	psychosomatische Therapie	positive Denkmuster, Entspannungstechniken; Visualisierung u. a. m. Sexual- und Paartherapie
	Ernährung	ausgewogene vitamin- und mineralstoffreiche Ernährung, Reduktion von Alkohol, Zucker und Koffein, Ausschluss Fruktose- oder Laktose-Intoleranz (s. Perricos et al., 2019).
	traditionelle chinesische Medizin (TCM) Ayurveda Homöopathie Osteopathie	Akupunktur, Akupressur, Moxibustion, Kräuterheilkunde, Qi Gong traditionelle indische Heilkunst „Ähnliches soll durch Ähnliches geheilt werden" Diagnostik und Therapie von Funktionsstörungen des Körpers

29.8.2 Therapie der Harnblasenendometriose

Die Primärtherapie der symptomatischen Harnblasenendometriose erfolgt **operativ** (Ebert, 2008; Keckstein, 2007). Konservative Therapieansätze wurden beschrieben (Renato et al., 2009). Ob die Vorgehensweise per laparoscopiam oder per laparotomiam präferiert wird, hängt derzeit von den Erfahrungen und dem Können des Operateurs ab (Donnez et al., 2007; Granese et al., 2008; Yeung et al., 2009; Ebert, 2018). Es wurden verschiedene innovative Operationstechniken entwickelt (Donnez et al., 2007; Keckstein, 2007; Nerli et al., 2008; Walid und Heaton, 2009; Ebert, 2019).

Merke: Als operative Technik wird heute meist die Laparoskopie empfohlen, aber es gilt immer noch: besser gut laparotomiert als schlecht laparoskopiert.

Die *Harnblasenendometriose* befindet sich meist im Blasendach oder in der Blasenrückwand, oft besteht eine derbe Infiltration von Blasenperitoneum, Blasenmuskulatur und Corpus- bzw. Zervixvorderwand (hier handelt es sich korrekterweise um den zervikoisthmischen Übergang). Für das intraoperative Vorgehen kann es von Vorteil sein, wenn präoperativ Ureterschienen zur Identifikation der Ureteren bzw. Ureterostien gelegt wurden (Weingertner et al., 2008). Für die Blasenpräparation ist ein Uterusmanipulator (z. B. Valtchev-Manipulator) zur optimalen Darstellung der Uterusvorderwand von Vorteil (Keckstein, 2007, Pérez-Utrilla et al., 2009). Die Füllung der Harnblase mit

100–200 ml Kochsalzlösung oder mit „Blau" ermöglicht die sichere Präparation und das frühe Erkennen kleiner Blasenläsionen. Eine Unterspritzung der umliegenden Region (z. B. mit Kochsalz oder Lidocain®-Adrenalin 200.000:1) kann die Präparation zusätzlich erleichtern, manchmal gelingt es so auch, den Endometrioseherd zu exzidieren, ohne die Mukosa zu eröffnen. Außerdem führt diese lokale Unterspritzung zu einer lokalen Hypoämie mit entsprechend reduzierter Blutungsneigung.

Der infiltrierte Teil der Harnblase sollte vom Corpus oder dem zervikoisthmischen Übergang, den Ausgangspunkten der Infiltration, bis tief ins endometriosefreie, makroskopisch unauffällige Spatium vesicouterinum mobilisiert werden (Abb. 29.15). Dort lässt sich das Gewebe wieder leicht präparieren, doch ist man in dieser Region dem Trigonum vesicae und seinen nervalen Strukturen auch sehr nahegekommen (Donnez et al., 2007; Ebert, 2008; Keckstein, 2007; Ebert, 2019).

Gelingt die urothelerhaltende Blasenherdresektion, so erfolgt die seromuskuläre Naht mit 3-0 oder 4-0 Vicryl. Gelingt die urothelerhaltende Resektion hingegen nicht oder ist diese wegen der transmuskulären Infiltration bereits unmöglich, so erfolgt die wetzstein- oder apfelsinenscheibenförmige Blasendachteilresektion des Herdes visuell-makroskopisch „im Gesunden" (Donnez et al., 2007). Hierzu gehört einige Erfahrung, da eine Palpation der Resektionsränder nicht möglich ist. Durch die laparoskopische transvesikale Zystoskopie wird die gesamte, nun offene Blase auf weitere Herde durchmustert und dabei auch die Ostien sowie das gesamte Trigonum vesicae

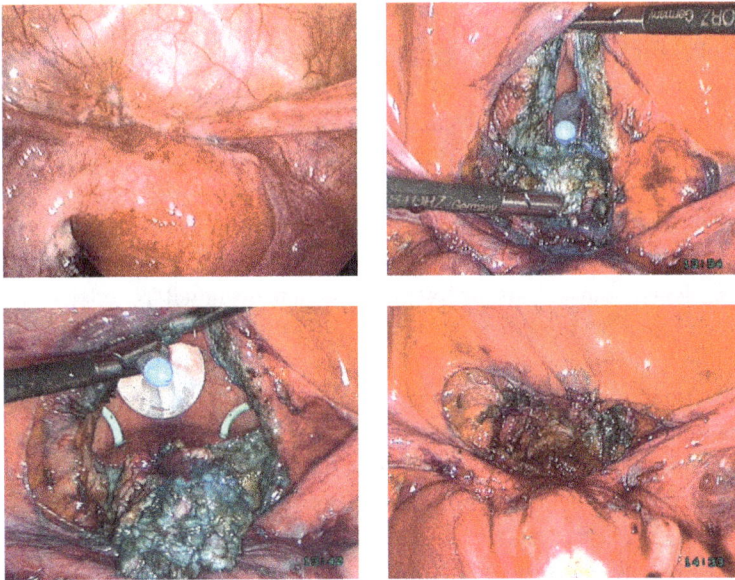

Abb. 29.15: Meist gelingt es problemlos, die infiltrierende Blasenendometriose wetzsteinförmig aus dem Blasendach zu resezieren. Problematisch wird die Situation, wenn der invasive Herd, der gewöhnlich auch tief im Spatium vesicouterinum sitzt, fast ins Trigonum vesicae reicht. Laparoskopisch kann man in dieser Region oft nur schwer entscheiden, ob die Resektion „in sano" erfolgte.

genau beurteilt. Dann wird die Harnblase durch einschichtige Allschichtnaht verschlossen und durch retrograde Blauauffüllung auf ihre Dichtigkeit geprüft. Zur Wundheilung ist eine transurethrale Harnableitung (Dauerkatheter, DK) über 6–7 Tage empfehlenswert. Vor der endgültigen Entfernung des DK macht eine Zystographie Sinn. Eventuell gelegte Double-J-Katheter können entweder noch intraoperativ oder bei komplexen Situationen später, z. B. 1–6 Wochen nach Operation, entfernt werden. 48 Stunden nach der Operation sowie vor der Entlassung führen wir jeweils eine Nierensonographie zur Kontrolle durch (Ebert, 2019).

Unsere Patientinnen werden in den ersten beiden postoperativen Jahren alle drei Monate zur Nachsorge eingeladen, da über die Rezidivhäufigkeit bei tief infiltrierender Blasenendometriose in der Weltliteratur de facto keine harten Daten vorliegen (Ebert, 2019). Die adjuvante endokrine oder medikamentöse Therapie richtet sich nach den aktuellen Leitlinien und den oben angeführten Grundsätzen (Ulrich et al., 2014). Mit einer endokrinen Therapie beginnen wir nach der ersten Menstruation post operationem (Al Kadri et al., 2009; Halis et al., 2006, 2010). Alle Patientinnen erhalten in Kooperation mit dem Sozialdienst der Klinik die Möglichkeit, an einer Anschluss-Heilbehandlung (AHB) oder eine Rehabilitationsmaßnahme in speziell qualifizierten Rehabilitationskliniken teilzunehmen (Ebert 2019).

29.8.3 Therapie der Ureterendometriose

Komplexe urogenitale oder intestinale Operationen bei tief infiltrierender Blasen- oder/und Harnleiterendometriose bzw. bei rektovaginaler Endometriose und/oder sonstiger Darmendometriose sollten kollegialerweise **interdisziplinär** nach gemeinsamer präoperativer Befundbesprechung durchgeführt werden (Ghezzi et al., 2007; Ulrich et al., 2006; Yeung et al., 2009).

Besteht der begründete Verdacht auf *Ureterendometriose* (Ultraschall, MRT, Klinik), so sollte schon präoperativ oder aber zu Beginn der Operation versucht werden, Ureterschienen zu legen, um so das operative Vorgehen eventuell zu erleichtern (Ebert, 2019). Operationen bei ausgedehnter Endometriose bzw. bei endometriosebedingten Adhäsionen im kleinen Becken gehen mit einer erhöhten Harnleiterkomplikationsrate einher (Donnez et al., 2007; Keckstein, 2007). Deshalb müssen die Patientinnen – wie alle anderen auch – prospektiv sehr ausführlich über diese Komplikationen und ihr Management aufgeklärt werden (Jung und Huh, 2008).

Das Ziel der Operationen bei der extrinsischen Ureterendometriose ist die Ureterolyse mit gleichzeitiger Dekompression des Ureters (Ghezzi et al., 2007; Keckstein, 2007). Bei der intrinsischen Ureterendometriose ist das Ziel die Mobilisierung des Harnleiters und die Teilresektion mit End-zu-End-Anastomose oder aber mit direkter Ureterneuimplantation, ggf. mit der Psoas-Hitch-Technik (Pérez-Utrilla et al., 2009).

Operationen bei ausgedehnter Endometriose sind technisch oft sehr anspruchsvoll und können extrem zeit- und personalaufwendig werden, da man durch das destruierende Wachstum, durch die massiven Verwachsungen und die Umgebungs-fibrose sehr unübersichtliche anatomische Verhältnisse im kleinen Becken vorfindet und erst millimeterweise Operationsschichten „schaffen" muss (Ebert, 2018a, 2019).

Merke: Bei der Ureterolyse muss so sparsam wie möglich mit der Elektrokoagulation umgegangen werden.

Deshalb ist es wichtig, die Ureterfreilegung immer im Bereich des gesunden Retrope-ritoneums zu beginnen (Ebert 2018a, 2019). Der betroffene Harnleiter kann so meist gut dargestellt und in seinem Verlauf verfolgt werden. Die Präparation sollte „in Richtung" des Ureters, also fast parallel zum Harnleiter, erfolgen, um die uner-wünschte Querinzision des Ureters zu vermeiden. Es ist zum Teil notwendig, den Ureterverlauf in den Parametrien komplett bis zu seiner Einmündung in die Blase darzustellen, um die durch Endometriose infiltrierten Parametrien sicher zu resezie-ren bzw. fibrotisches Gewebe komplett entfernen zu können. Gleichzeitig gilt es in ausgedehnten Fällen, den Verlauf nervaler Strukturen, hier die Nn. hypogastrici et splanchnici, des N. femorales oder des N. obturatorius, schonend darzustellen, wenn diese im OP-Gebiet liegen, um neurogene Blasenentleerungsstörungen mög-lichst zu vermeiden (Donnez et al., 2007; Keckstein, 2007).

Merke: Isolierte extrinsische oder intrinsische Ureter- oder Blasenendometriosen gibt es de facto kaum. Meist handelt es sich um komplexe Situationen.

Ob es sich um eine intrinsische Ureterendometriose handelt, kann erst intraoperativ festgestellt werden, wenn klar wird, dass der in diesen Fällen meist stenosierend wachsende Endometrioseherd sich nicht vom Ureter trennen lässt. Eine offene oder laparoskopische Ureterteilresektion wird nun notwendig. Die Kooperation mit erfah-renen Kollegen der Urologie muss also am Anfang der Operation stehen. Die Patien-tin wird den Kollegen der kooperierenden Fachabteilung grundsätzlich präoperativ vorgestellt und problematische Befunde sowie das operative Vorgehen werden pro-spektiv besprochen. Nach ausgedehnten Operationen im Bereich der Ureteren ist es empfehlenswert, für die Wundheilung die Ureterschienen 4–6 Wochen zu belassen (Keckstein, 2007). Für die adjuvante Therapie gelten die gleichen Empfehlungen wie für die Harnblasenendometriose (Al Kadri et al., 2009; Halis et al., 2006, 2010; Ulrich et al., 2006, 2014). Derzeit bleibt offen, ob die *robotic surgery* hier tatsächlich signifi-kante operative Vorteile bringen wird (Williams und Leveillee, 2009).

29.8.4 Therapie der rektovaginalen Endometriose

Die *asymptomatische* tief infiltrierende Endometriose ist selten. Meist handelt es sich um eine wenig symptomatische Endometriose. Diese kann grundsätzlich nach Aufklärung und im Konsens mit der Patientin **konservativ** behandelt werden, wenn keine stenosierenden, blutenden oder progredienten Krankheitsverläufe bzw. Prozesse vorliegen. Hier sollte mit den genannten bildgebenden Verfahren (vaginaler US, transanaler US, MRT) der Ist-Zustand festgehalten werden, um später im Rahmen der Therapie ein sicheres Monitoring zu gewährleisten.

Für die *symptomatische* rektovaginale Endometriose ist das **operative** Vorgehen die Methode der Wahl (Vercellini et al., 2009). Hierfür wurden in den letzten Jahren zahlreiche Operationstechniken entwickelt, die alle das Ziel der In-sano-Resektion haben, wobei – onkologisch gesprochen – auch bei der Endometriose eine R-0-Resektion erstrebenswert scheint (Tab. 29.3).

Tab. 29.3: Einige Beispiele für Operationstechniken bei rektovaginaler Endometriose (modifiziert nach Ebert, 2019).

Technik	Autoren (Beispiele)
per laparotomiam (offen)	Brouwer et al., 2007; Donnez et al., 2007c; Haug et al., 2007; Vercellini et al., 2009 und andere
laparoskopisch-assistierte Operation	Abrao et al., 2005; Chapron et al., 2004; Darai et al., 2007; Donnez et al., 2007c; Netzhat et al., 1992; Ribeiro et al., 2006; Vercellini et al., 2009 und andere
kombiniert vaginal-laparoskopische Operation	Abrao et al., 2005; Donnez et al., 2007c; Redwine et al., 1996; Possover et al., 2000 und andere
kombiniert vaginal-laparoskopisch-offene Operation	Haug et al., 2007; Mangler et al., 2008; Zanetti-Dallenbach et al., 2008 und andere
transvaginal-laparoskopische Operation	Boni et al., 2007; Ebert et al., 2009; Ghezzi et al., 2008
primär-vaginale anteriore Rektumresektion	Ebert, 2011
Empfehlung	Zentralisierung und Kooperation

Unabhängig davon, welchen Zugangsweg man wählt, müssen in jedem Fall der rektovaginale Herd von der Scheide und aus dem Septum rectovaginale und das Rektosigmoid von der Begleitfibrose bzw. seinen physiologischen und pathologischen Adhäsionen mobilisiert werden (Abb. 29.16). Erst dann kann der infiltrierte Darmabschnitt mit einem Linearstapler oder manuell reseziert werden, um nach Adaptation des Staplerkopfes in den kranialen Darmanteil unter Verwendung eines zirkulären Transanalstaplers die End-zu-End-Anastomose zu schießen. Nach der Kontrolle

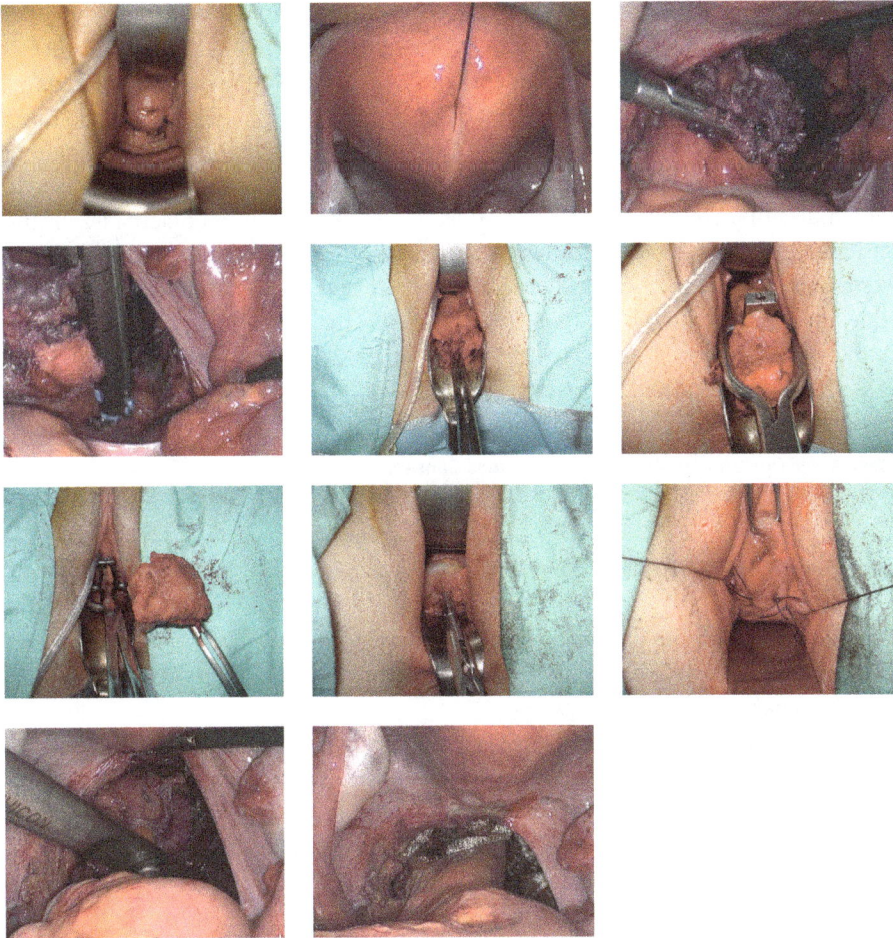

Abb. 29.16: Für die Darmresektion wurden verschiedene Operationstechniken entwickelt (Tab. 29.3). Hier das Beispiel einer transvaginal-laparoskopischen anterioren Rektumresektion (TLARR) bei einer 23-jährigen Patientin mit massiven gastrointestinalen Beschwerden: zunächst Mobilisierung des Endometrioseherdes aus der Fornix posterior sowie Mobilisierung des Rektums. Die Scheide wird passager wieder verschlossen. Der Herd befindet sich nun auf dem Rektum im Bauchraum. Der Uterus wird passager an die Bauchdecke fixiert, um das OP-Gebiet frei zu haben. Nun wird das endometriosebefallene Rektum rechts und links aus seinen holzig-derben Adhäsionen gelöst, nerven- und gefäßschonend aus seinem Meso herausgeschält und in typischer Weise vor dem invasiven Herd mit einem Linearstapler abgesetzt. Das befallene Rektum kann nun bei ausreichender Mobilisierung des Colon descendens bequem vor die Scheide gezogen werden. Dort erfolgen die Resektion des infiltrierenden Herdes, die Präparation des oralen Stumpfes sowie das Einfügen des Staplerkopfes. Dieser wird dann in den Bauchraum zurückverlegt und die Scheide nunmehr final verschlossen. Dann kann die laparoskopische Anastomose in typischer Weise „geschossen" und auf ihre Funktion hin geprüft werden. Tabotamp® kann als Hämostyptikum prophylaktisch in das OP-Gebiet eingelegt werden. Eine perioperative Antibiose ist obligat.

der Anastomose auf Dichtigkeit, z. B. durch Unter-Wasser-Rektoskopie, kann der Eingriff beendet werden.

Diese Operationen gehen mit einem erhöhten Komplikationsrisiko einher, erfordern ein möglichst fachübergreifendes Vorgehen und eine umfassende Aufklärung der betroffenen Patientin, die bewusst Teil des Teams werden sollte (Schonman et al., 2008; Seraccholi et al., 2008; Slack et al., 2007; Ebert 2018a, 2019). Auch deshalb sollten diese Frauen, wenn möglich, in einem spezialisierten Endometriosezentrum im Rahmen eines individualisierten Behandlungskonzeptes operiert bzw. therapiert werden (D'Hooghe und Hummelshoje, 2006; Ebert et al., 2008, 2019). Adjuvante oder adjuvant-experimentelle Therapieansätze sind mit der betroffenen Frau individuell zu diskutieren (Allen et al., 2009; Al Kadri et al., 2009; El-Gizawy et al., 2008; Halis et al., 2006; Osuga, 2008; Ulrich et al., 2006; Ebert, 2019).

Merke: Die Operation ist immer nur ein Teil des Ganzen!

29.9 Komplikationen und Komplikationsmanagement

Komplikationen (minor und major complications) bei scheinbar „einfachen" und komplexen Endometrioseoperationen kommen vor (Abb. 29.17 und Abb. 29.18). Entscheidend dabei sind immer:

1. die ausführliche, möglichst umfassende präoperative Aufklärung der Patientin,
2. die detaillierte Kenntnis der Anamnese und der Befunde der präoperativen Diagnostik,
3. die klinische Erfahrung und operative Qualifikation des Operateurs und
4. die ärztliche Ehrlichkeit und Selbstkritik sowie
5. der Mut zum sofortigen, zielgerichteten, interdisziplinären Handeln.

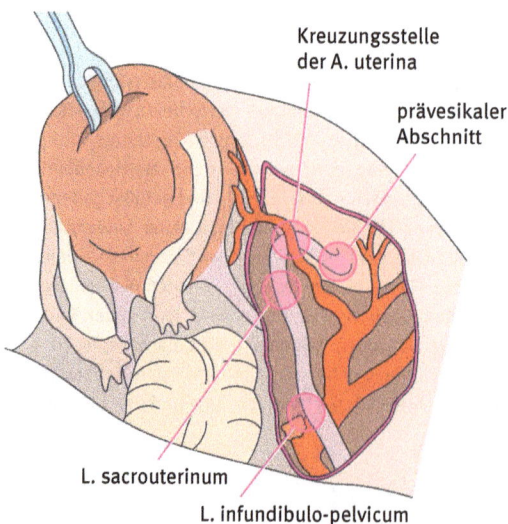

Abb. 29.17: Typische Verletzungsstellen des Ureters und der Blase bei laparoskopischen Eingriffen (Ebert, 2018).

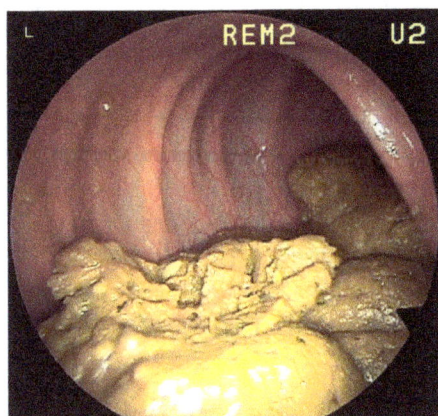

Abb. 29.18: Selbst bei größter ärztlicher Sorgfalt und unter Berücksichtigung aller üblichen operativen Sicherheitsvorkehrungen kann es wie hier dargestellt zu laparoskopischen Darmläsionen, hier bereits mit dem Optiktrokar, kommen. Es gilt: Problem erkennen – tief durchatmen und adäquat handeln – Hilfe holen – sich kümmern! Die Konversion von der Laparoskopie zur Laparotomie ist im Ernstfall zum sicheren Komplikationsmanagement keine Schande. Der Optiktrokar wurde direkt in den Darm „platziert", drin gelassen, es erfolgte eine Minilaparotomie bei liegendem Trokar, dann Darmnaht mit Omentumplombe.

29.9.1 Komplikationen bei urogynäkologischer Endometriose

Rezidive nach operativer Therapie der tief infiltrierenden Endometriose treten nicht sehr häufig auf, wobei es neben zahlreichen Fallberichten nur wenige relevante Untersuchungen zur Endometriose der harnableitenden Organe gibt (Ebert, 2019). So berichteten Rozsnyai et al. in einer prospektiven Studie über 30 Patientinnen zwischen 2006–2010 aus 5 Zentren, die zur Hälfte eine Blasenendometriose hatten, zur anderen Hälfte eine Ureterendometriose sowie eine Patientin mit beiden Endometrioselokalisationen. Die Therapie der Blasenendometriose bestand in 86,7 % in einer Blasenwandteilresektion und nur in 13,3 % konnte die Resektion mukosaerhaltend erfolgen. In 4 von 18 Ureterendometriose-Operationen (auch beidseitig) wurde primär segmental reseziert und anastomosiert. In einem Fall musste bei persistierender Ureterstenose nach 5 Monaten eine Ureterocystoneostomie durchgeführt werden, während für die übrigen eine Ureterolyse ausreichend war. In einem Follow-up-Zeitraum von durchschnittlich 24,9 Monaten (5–60 Monate) zeigte sich für alle Patientinnen, dass kein Rezidiv einer Endometriose der harnableitenden Organe aufgetreten war.

In einer retrospektiven monozentrischen Kohorten-Studie werteten Saavalainen et al. 53 Patientinnen aus, die zwischen 2004 und 2013 operiert und bis Ende 2014 nachbeobachtet wurden. In diesem Zeitraum mussten 5 Re-Operationen wegen Endometriose-Rezidiven durchgeführt werden, aber nur 2 wegen einer erneuten Endometriose der harnableitenden Organe (4 %). Beide Patientinnen erhielten als Primäroperation ein „shaving" der Blase bzw. des Ureters. Bei der nun notwendigen Rezidiv-Operation musste eine partielle Zystektomie bzw. eine Ureter-Neuimplantation erfolgen. Mautone et al. beobachteten in einer monozentrischen Studie von 2004 bis 2017 insgesamt 2740 Patientinnen mit Blasenendometriose und 5535 Patientinnen mit Ureterendometriose in unterschiedlichen Ausprägungen bzw. Stadien. Bei

264 Patientinnen mit Blasenendometriose war die Mukosa involviert, so dass eine Blasenwandteilresektion durchgeführt werden musste, während die übrigen Patientinnen mit der „Bladder-Shaving"-Technik operiert wurden. Die überwiegende Zahl der Patientinnen mit Ureterendometriose konnten im Rahmen einer Ureterolyse therapiert werden, 239 Patientinnen benötigten jedoch eine Ureterteilresektion und zusätzliche rekonstruktive Maßnahmen, 26 Patientinnen sogar eine Nephrektomie! Nach 2 Jahren Follow-Up traten in 4,1 % der Patientinnen mit Blasenendometriose auf und in 2,4 % der Patientinnen mit Ureterendometriose erneute Rezidive auf.

Die Gruppe um Ianeri et al. widmen sich in einem systematischen Review den Rezidiven der tief infiltrierenden Endometriose. Sie konnten folgende Risikofaktoren definieren: jüngeres Alter, höherer Bodymass-Index (BMI) und bei Voroperationen nicht vollständig entfernte Endometrioseherde. Die Rezidivrate nach Ureterendometriose lag bei 0–12 %. Besondere Risikofaktoren waren hier ebenfalls ein jüngeres Alter bei Ureterolyse und Hydronephrose ≥ 2. Grades für Rezidive. Außerdem zeigten sich weniger Rezidive nach Ureteroneozystostomie als nach Ureterolyse (0 % vs. 3,9 %). Für die Blasenendometriose war das radikalere Operieren auch mit weniger Rezidiven verbunden (7 % vs. 37 %). Die Auswertung der 45 heterogenen Studien war erschwert durch unterschiedliche Follow-up- Intervalle und verschiedene Definitionen von Rezidiven (Ianeri, 2018). Im Ergebnis besonders der vorliegenden Studien zeigt sich eine geringe Rezidivrate nach Endometriose-Operationen der harnableitenden Organe. Die Rezidive sind häufiger nach schonender Chirurgie, die oft auch auf Wunsche der Patientinnen erfolgt, und lassen sich auch im Rezidivfall gut resp. radikal operativ behandeln. Empfehlenswert ist präoperativ immer eine genaue Diagnostik durchzuführen, um die operativen Maßnahmen klar planen und gemeinsam mit der Patientin besprechen zu können, damit das dann konsequent umzusetzende operative Konzept hilft, Rezidive zu vermeiden.

Komplikationen nach Operationen von Endometriose der harnableitenden Organe

Komplikationen sind nicht immer vermeidbar, aber oft typisch für die beteiligten Organe. Sie können somit gut erkannt und behoben werden.

Merke: Immer an Komplikationen denken, wenn etwas in der postoperativen Rekonvaleszenz bei der Patientin nicht so läuft, wie es laufen soll.

In der französischen Studie von Rozsnyai et al. gab es bei den Operationen mit Blasenendometriose in 2/15 Fällen (13,3 %) schwere Komplikationen: eine Blasen-Scheiden-Fistel, die später erfolgreich operativ verschlossen werden konnte sowie eine Blasenatonie nach Exzision der Endometriose im Trigonumbereich, die einen intermittierenden Selbstkatheterismus über 15 Monate notwendig machte. 4/16 Patientinnen (25 %) mit Operationen wegen extrinsischer oder intrinsischer Ureterendometriose waren von Komplikationen betroffen. Eine Patientin, die simultan wegen Rektum-Endometriose operiert wurde, erlitt eine Blasenatonie, die einen intermittieren-den Selbstkatheterismus über 6 Monate erforderte. Eine weitere Patientin musste we-gen Pyelonephritis erneut stationär aufgenommen und antibiotisch behandelt wer-den. Zwei Patientinnen benötigten letztlich eine erneute Intervention, jeweils mit ei-ner Ureterocystoneostomie wegen Ureterfisteln. Die eine entstand als thermische Ne-krose und heilte nur durch Ureterschieneneinlage. Die andere entstand durch die postoperative Obliteration des Ureterstents.

Die finnische Arbeitsgruppe von Saavalainen et al. klassifizierte die Komplikati-on in Grad I–V, wobei lebensbedrohliche und tödliche Komplikationen nicht auftra-ten (Grad IV und V). Sie unterteilten die Patientinnen außerdem in verschiedene Gruppen: zur Gruppe A gehörten Patientinnen, die nur wegen Blasenendometriose operiert wurden, zur Gruppe B Patientinnen mit Blasenendometriose und/oder „Sha-ving-Operationen" wegen Ureterendometriose und zur Gruppe C Patientinnen mit Ureterocystoneostomien. In Gruppe A wurden keine Komplikationen beobachtet. Grad I-Komplikationen traten nur 2 × (4 %) auf (verstärkter postoperativer Schmerz). In 21 (40 %) Fällen gab es Grad II- Komplikationen, die konservativ zu therapieren waren: in Gruppe B zeigten sich bei der Routine-Zystoskopie von 3 Patientinnen 10 Tage nach OP kleine Blasenläsionen, weshalb der Katheter 2 weitere Wochen be-lassen wurde. In Gruppe C verlor eine Patientin (nach ausgedehnter Operation mit Blasen- und Rektum-Resektion sowie Ureterocystoneostomie mit protektivem Ileosto-ma) nach Entfernung des Katheters vaginal und rektal Urin. Auch diese Komplikati-on sistierte, nachdem der Blasenkatheter für weitere 2 Wochen belassen wurde. Die häufigste Komplikation in beiden Gruppen waren Blutungen, die durch Transfusio-nen behandelt wurden. 5 Grad III-Komplikationen mussten operativ saniert werden. In Gruppe B machte eine Ileumperforation (bei schweren Adhäsionen in der Primär-operation) eine Ileumresektion am 2. postoperativen Tag notwendig sowie eine Ure-terocystoneostomie nach thermischer Ureterläsion und die Ruptur der Blasennaht am 14. postoperativen Tag eine erneute Blasennaht per Laparoskopie. In Gruppe C wurde zweimal eine Re-Laparotomie notwendig: einmal wegen Platzbauch sowie einmal wegen Nachblutung und Abszess (Saavalainen, 2011).

In der großen monozentrischen Untersuchung von Mautone et al. traten bei 26/2470 Patientinnen, die wegen Blasenendometriose operiert wurden, Komplikationen auf. 14/239 Patientinnen, die eine Ureterocystoneostomie bekamen, wiesen postope-rative Komplikationen auf. Nach ausgedehnten Ureterolysen wurde 137-mal eine Ure-terschiene gelegt, dabei kam es in 57 Fällen zu Komplikationen, in 11 Fällen liefen diese ohne erneute Re-Intervention ab (Mautone, 2019).

Insgesamt treten Komplikationen besonders nach den ausgedehnten Operatio-nen der tief infiltrierenden Endometriose der harnableitenden Organe durchaus häu-figer auf (Abb. 29.17). In allen dargestellten Untersuchungen zielte die postoperative Überwachung auf die zu erwartenden Probleme ab. Die Patientinnen wurden post-operativ in kurzen Abständen gesehen und notwendige Bildgebungsverfahren (Sono-graphie, Zystoskopie, Computertomographie und Kernspintomographie) auch routinemäßig eingesetzt, was sinnvoll ist. Traten Komplikationen auf, so konnte kurzfristig reagiert werden.

Komplikationen nach Endometriose-Operationen die harnableitenden Organe betreffend

In einem Cochrane-Review über laparoskopische Endometriose-Chirurgie von Duffy et al. wurden 10 randomisierte kontrollierte Studien analysiert, von denen 4 über postoperative Komplikationen berichteten. Diese traten vereinzelt auf und entsprachen mit der Zahl der Gefäß- und Darmverletzungen sowie der Konversion zur Laparotomie und den Infektionsproblemen den für Laparoskopien üblichen (Duffy, 2014). Ein weiterer Cochrane-Review über die Endometriosebehandlung berichtete über Medikamentennebenwirkungen (Brown, 2014).

Anders verhält es sich bei Operationen der tief infiltrierenden Endometriose (exklusive der harnableitenden Organe), also beim Befall des Rektums, des Sigma, der Parametrien, des Fornix vaginae und der Sacrouterinligamenta. In der deutschen Leitlinie „Diagnostik und Therapie der Endometriose" beschreiben Ulrich et al. (2014) das Auftreten einer postoperativen Blasenatonie mit bis zu 29 % als häufige Komplikation nach Operationen in diesem Bereich, die meist passager, aber durchaus selbstkatherismuspflichtig sein können. Ein besonderes Risiko stellt dabei die partielle Kolpektomie dar. Fadhlaoui et al. (2015) stellten in einem Mini-Review bis zu 14 % Blasenentleerungsstörung nach Operationen wegen ausgedehnter Endometriose fest. Hinzu kamen aber auch bis zu 17 % anderer Blasenfunktionsstörungen, wobei dazu gezählt wurden: Drangharninkontinenz, Belastungsharninkontinenz, Dysurie und Blasenschmerzen. Pathophysiologisch führt eine Schädigung des Plexus hypogastricus superior zu Einschränkungen der sympathischen Nerven und damit zu Störungen der Speicherfunktion von Blase und Darm. Bei Operationen der rektovaginalen Endometriose sind z. B. eher die distal im Becken verlaufenden Äste der Nn. splanchnici pelvici im Fokus, deren Schädigung den Parasympathikus beeinträchtigt und damit die Detrusorkontraktion reduziert. Dies erklärt die unterschiedlichen Symptome der Blasenfunktionsstörungen nach Endometriose-Operationen.

29.9.2 Komplikationen bei rektovaginaler Endometriose

Endometriose, hier also funktionell und Vordergrund stehend der palpable und sonografisch nachweisbare Rektumbefall, *muss* präoperativ abgeklärt werden (Ebert, 2019). Endometriose kann aber auch „zufällig" bei einer Operation wegen anderer Indikationen gefunden werden. Man muss immer an eine gastrointestinale Endometriose denken, wenn prämenopausale Frauen über signifikante zyklische Beckenschmerzen, prämenstruelle Blähungen, Tenesmen, zyklische Dyschezie, Hämatochezie, katamenialen (perimenstruellen) Durchfall, Verstopfungen, besonders perimenstruell wechselnde Stuhlqualitäten (Obstipation versus Diarrhoe vor allem bei stenosierenden Prozessen), postprandiale Darmkrämpfe oder über ein unklares „Reizdarmsyndrom" klagen (Ebert, 2019).

Merke: Die meisten gastrointestinalen Symptome verstärken sich vor und während der Menstruation, können jedoch bei Chronifizierung des Krankheitsprozesses auch außerhalb der Regel auftreten.

Zusätzlich berichten die betroffenen Frauen oft über Hypermenorrhoe, ausstrahlende Unterbauchschmerzen (cave: ischialgieforme Beinbeschwerden) sowie Dyspareunie (Nezhat et al., 2018).

Darmendometriose ist die häufigste extragenitale Endometriose. Es wird geschätzt, dass 3,8–37 % der Patientinnen mit bekannter Endometriose betroffen sind (Nezhat et al., 2018). Die Endometriose kann den Darm tief im Bereich der Muscularis und/oder auch der Mukosa infiltrieren oder zunächst als oberflächliche Läsion nur die Darmserosa oder den subserosalen Bereich befallen. Wie bei allen Endometrioseformen, z. B. auch der Blasenendometriose, kommt es anfänglich zu einer Infiltration der Serosa, später kommt es bei der Darmendometriose durch transmurale Infiltration in die Muskelschichten zu einer intra- oder transmuralen Knotenbildung, die partiell oder komplett stenosierend die Darmfunktion in ganzen Segmenten einschränkt und so die gastrointestinalen Symptome erklären kann. Die Mikrozirkulationsstörungen zwischen Endometrioseknoten und Darmmukosa – seltener die Infiltration der Mukosa – führen zu den zyklischen Darmblutungen.

Gastrointestinale Endometriose wird am häufigsten am Rektosigma gefunden (90 % der Fälle von Darmendometriose), gefolgt von Rektum, dem Ileum und Duodenum (12 %), des Appendix (8 %) und des Coecum (6 %). Fallberichte über Läsion im Oberbauch einschließlich des Magens und des Colon transversum liegen vor.

Endometrioseläsionen betreffen letztendlich das enterische Nervensystem und können hier erhebliche Schäden verursachen: betroffen können der Auerbach-Plexus, der Meisner- Plexus oder auch die interstitiellen Cajal-Zellen sein. Diese neurogene Infiltration bzw. Beeinflussung der Darmfunktion können Übelkeit, Erbrechen oder eine semi-okklusive Krise verursachen (Alabiso et al., 2015). Außerdem kann die tief-infiltrierende Endometriose in den oberen und unteren hypogastrischen Plexus sowie in die sympathischen und parasympathischen Nervenbündel eindringen (Nezhat et al., 2018; Tosti et al., 2015). Diese Infiltration kann die Symptome (Reproduktion-, Urogenitale- und Gastrointestinale-Systeme) qualitativ und quantitativ verschlimmern und sich negativ auf die Lebensqualität auswirken (Nezhat et al., 2017).

Operative Therapieoptionen werden heute jenen symptomatischen Patientinnen empfohlen, deren Endometriosekrankheit nicht auf medikamentöse bzw. endokrine Behandlungen anspricht oder bei denen diese Behandlung kontraindiziert ist. Dies gilt z. B. für Patientinnen mit deutlichen (sub-)okklusiven Symptomen und einer durch bildgebende Verfahren (Ultraschall, MRT) bestätigte Darmstenose bei rektovaginaler Endometriose. In einigen Fällen, bei denen aus verschiedenen *objektiven* Gründen trotzdem nicht operiert werden kann, ist ein passagerer Therapieversuch mit vaginaler Dienogest-Gabe (Applikation direkt am rektovaginalen Herd) sinnvoll (Ebert, 2018).

Merke: Die interdisziplinäre Zusammenarbeit von qualifizierten Gynäkologen und Viszeralchirurgen ist für den Erfolg der Behandlung oft entscheidend.

Um die postoperative Morbidität zu reduzieren, wurden zunehmend der radikale Weg der umfangreichen Darmresektion verlassen und konservativere operative Ansätze entwickelt. Somit stehen heute drei Operationsstrategien (mit verschiedenen Modifikationen) zur Verfügung: a) das „Shaving" (Nezhat et al., 1992; Donnez und Squifflet, 2010; Roman et al., 2016a), b) die Disc-Resection (Fanfani et al., 2010 ; Remorgida et al., 2005 ; Landi et al., 2008) und c) die Segmentresektion (Nezhat et al., 2012; Darai et al., 2010; Nezhat et al., 2011):

a) Die **„Shaving-Exzision"** bezieht sich auf die Entfernung von Endometriose Schicht für Schicht von der Darmoberfläche in Richtung Lumen, bis das gesunde, unterliegende Gewebe (möglichst) ohne Lumeneröffnung erreicht wird, und kann als der konservativste Ansatz für das operative Management der Darmendometriose betrachtet werden. Das Ziel der Shave-Exzision ist es, alle oder zumindest die Mehrheit der endometriotischen und fibrotischen Läsionen auf den Darm zu herausschneiden, aber gleichzeitig die Darmschleimhaut und ein Teil der Muscularis intakt zu lassen und somit die Darmintegrität weitestgehend zu erhalten.

b) Bei der **scheibenförmigen „Disc-Exzision"** wird versucht durch eine Vollwand-Exzision nur den erkrankten Teil der Darmwand zu entfernen, wobei der resultierende Defekt geklammert und/oder vernäht wird. Die Scheibenförmig-Resektion liefert sehr gute Ergebnisse und führt im Vergleich zur Segmentresektion zu weniger postoperativen Komplikationen (Donnez und Roman, 2017; Roman et al., 2016b; Moawad et al., 2011), hat aber ein höheres Komplikationsrisiko als das Shaving (Donnez und Roman, 2017; Afors et al., 2016).

c) Die **segmentale Resektion bzw. Segmentresektion** beinhaltet die vollständige Resektion eines erkrankten Darmsegments mit anschließender Anastomose. Die segmentale Resektion ist für große, wandumgreifende, obstruktive oder multifokale Läsionen indiziert. (Nezhat et al., 2018).

In ihrem Review zeigten Donnez und Roman (2017) eine relativ höhere Komplikationsrate nach Segmentresektion im Vergleich zur Shaving- bzw. Disc-Excision. Das galt insbesondere für rektovaginale Fisteln, die Anastomosen-Insuffizienz, späte Blutung und den Langzeitblasenkatheterismus (Tab. 29.4). Diese Daten suggerieren, dass die Shaving-Excision auch in Fällen fortgeschrittener Endometriose deswegen und wegen der besseren funktionellen Ergebnisse durchführbar ist.

Der zu wählende operative Ansatz hängt überwiegend von der Lage (z. B. Rektum, Rektosigma, Sigma), der Größe (Tiefe × Breite × Dicke) und Anzahl der Läsionen und vom Vorhandensein (oder Fehlen) von Stenose ab. Dabei ist sicherlich die Lage der Herde das wichtigste Kriterium bei der Wahl des operativen Verfahrens.

Die Laparoskopie wird heute, wenn möglich, aufgrund der zahlreichen Vorteile gegenüber der Laparotomie empfohlen (Ebert, 2018, 2019), Hierzu zählen bei *ausreichender* Qualifikation des Operateurs ein geringerer Blutverlust, weniger Adhäsionsbildung, weniger postoperative Schmerzen, kürzere Krankenhausaufenthalte, weniger postoperative Komplikationen und verbesserte Fruchtbarkeitsrate (Young et al., 2017). Dennoch kann es auch bei scheinbar „einfachen" Operationen zu schwerwiegenden Komplikationen kommen, die eine Konversion von der Laparoskopie zur Laparotomie im Rahmen des Komplikationsmanagements erzwingen (Abb. 29.18).

Merke: Weiterhin gilt, dass es besser ist, gut offen zu operieren als schlecht zu laparoskopieren.

Tab. 29.4: Zusammenfassung der publizierten Studien (modifiziert nach Donnez und Roman, 2017 sowie Müller, 2019).

Technik	Komplikation	Häufigkeit (%)
„Shaving" (N = 4893)	intraoperative Darmperforation	1,7 (0,0–11)
	späte Darmperforation	0,12 (0,03–2,2)
	rektovaginale Fistel	0,25 (0,0–2,3)
	Harnretention < 20 Tage	0,61 (0,0–3,2)
	Langzeit-Blasenkatheterismus	0,23 (0,0–6,6)
	Ureterverletzung	0,13 (0,0–0,8)
	Ureterfistel	0,3 (0,0–2,2)
	Schmerzrezidiv	7,9 (– –22,2)
„Disc Resection" (N = 455)	intraoperative Darmperforation	–
	späte Darmperforation	0,0
	rektovaginale Fistel	2,8 (0,0–3,3)
	Harnretention < 20 Tage	3,7 (0,0–13,4)
	Langzeit-Blasenkatheterismus	0,0
	Ureterverletzung	0,3 (0,0–1,0)
	Ureterfistel	0,0
	Schmerzrezidiv	9,3 (– –15,4)

Tab. 29.4: (fortgesetzt)

Technik	Komplikation	Häufigkeit (%)
Segmentresektion (N = 2'956)	intraoperative Darmperforation	–
	späte Darmperforation	1,2 (– –4,5)
	Anastomoseninsuffizienz	3,7 (0 ,0–4,8)
	rektovaginale Fistel	4,3 (0,0–14,2)
	Harnretention < 20 Tage	0,0
	Langzeit-Blasenkatheterismus	5,4 (0,0–17,5)
	Ureterverletzung	0,04 (0,0–0,5)
	Ureterfistel	0,3 (0,0–2,4)
	Schmerzrezidiv	17,2 (1,1–25)

Speziell die optimalen operativen Strategien für Rektumläsionen und/oder Endometrioseläsionen des Colon sigmoideum werden aktuell weiter diskutiert (Ebert, 2019). Der wichtigste Faktor ist die Lage der Läsion, da die tieferen Läsionen erweiterte Dissektionen des Spatium rektovaginale, retrorektalen Raumes (Mesometrium) und der Beckenseitenwand erfordern können. Diese Dissektionen bergen die Gefahr der Verletzung des oberen und unteren hypogastrischen Nervenplexus, der parasympathischen und sympathischen Nervenfasern und der entsprechenden Gefäße. Auch relativ geringe Verletzungen dieser Strukturen können zu postoperativen Darm-, Blasen- oder sexuellen Dysfunktionen führen (Nezhat et al., 2007; Mohr et al., 2005; Ebert, 2019).

Merke: Je tiefer der Sitz der Läsion im Darm, umso höher ist das Komplikationsrisiko!

Komplikationen nach einer Dissektion des retrorektalen Raumes können sein: Fisteln, Anastomosen-Leakages oder -Stenosen, Darmobstruktion, Darmperforation, Darm- und Blasen-Inkontinenz, langfristig auch Darmstenosen oder Darmischämien, Blutungen, Infektionen, Verstopfung und Harnretention (Ebert, 2019; Roman et al., 2016; Kent et al., 2016).

Donnez und Roman (2017) empfehlen in ihrem Review zuerst das rektale Shaving als primäre chirurgische Behandlung, und zwar ungeachtet der Größe des jeweiligen Herdes oder von seinem Zusammenhang mit anderen Darmlokalisisationen. Wenn das operative Ergebnis des rektalen Shavings nicht zufriedenstellend ist oder sein kann, was selten sein soll, sollte die Disc-Excision (entweder laparoskopisch oder laparoskopisch-assistiert mit einem transanalen Klammerapparat) durchgeführt werden. Die Segmentresektion sollte letztlich den fortgeschrittenen Läsionen (langstreckige Stenosis, mehrere Herde im Bereich des rektosigmoidalen Überganges oder im Colon sigmoideum) vorbehalten bleiben.

Die Arbeitsgruppe um DeCicco et al. (2011) berichtete in einen systematische Review über die Ergebnisse von 1889 Darmresektionen wegen tiefinfiltrierender Endometriose. Die schweren Komplikationen (major complications) traten bei 11 % der Frauen auf, wobei eine Leakage in 2,7 %, Fisteln in 1,8 %, schwere Obstruktion in 2,7 % und Blutungen in 2,5 % beschrieben wurden. Die Autoren stellten fest, dass viele dieser Komplikationen mit der tiefen rektalen Lage des Herdes bei der segmentalen Resektion korreliert sind: je tiefer die Resektionsgrenze ist, desto höher die Wahrscheinlichkeit einer postoperativen Leakage. Aus der praktischen Erfahrung ist bekannt, dass eine Resektionsgrenze unter 6 cm ab ano immer mit der Anlage eines protektiven Ileostomas begleitet werden sollte.

Das Team um Riiskajaer et al. (2016) publizierten eine *prospektive* Studie über 128 Patienten, die sich einer segmentalen Resektion für Darmendometriose unterzogen: sie gaben ein Jahr nach der Operation eine langfristige Verbesserung der Harn- und Sexual-Funktionen an. Die Rate der Anastomosen-Leakages betrug in dieser Studie jedoch 7,4 %.

Die radikale Segmentresektion, aber auch die konservativere Disc-Exzision, erhöhen das Risiko von kurz- und langfristiger Komplikationen, insbesondere wenn es – wie bei den häufigen begleitendenden schweren Verwachsungen nicht selten unvermeidbar – im Rahmen der not- und aufwendigen Präparation zu einer signifikanten Verletzung der umgebenden neurovaskulären Strukturen entlang des untere Rektums kommt (Roman et al., 2016). Oft ist es schwieriger und langwieriger die notwendigen Operationsschichten bzw. -ebenen darzustellen, als die eigentliche Darmteiloperation vorzunehmen.

Besonders im pararektalen Raum befinden sich zahlreiche vaskuläre Strukturen, wie sympathische und parasympathische Nervenbündel, aber auch die pelvinen Nervi splanchnici und die Fasern der oberen und unteren hypogastrischen Nervenplexus. Im Idealfall wird der Operateur die Dissektion des retrorektalen Raumes und der lateralen Beckenseitenwände deshalb – wenn möglich – vermeiden.

Merke: Nervenschonende Operationen werden auch bei schwerer Endometriose immer angestrebt, dennoch sind die Nerven aufgrund der vorhandenen schweren fibrotischen Verwachsungen oft nicht darstellbar.

Die Gruppe von Nezhat et al. (2018) berichtete in ihrer monozentrischen Studie über die Bevorzugung der Shaving-Exzision für Läsionen unterhalb des Sigmas, um eine umfangreiche laterale Mobilisierung und Dissektion der lateralen und pararektalen Räume und somit eine langfristige Gefährdung der Darm- und Blasenfunktion zu vermeiden bzw. zu reduzieren. Tatsächlich waren die Ergebnisse und die Zufriedenheit der Patienten in dieser Studie hoch und die Komplikationsraten die niedrigsten unter den chirurgischen Optionen (Roman et al., 2016a, 2016b).

Wie bereits besprochen, wird die Inzidenz von postoperativen Harnwegsdysfunktionen nach einer Operation bei tiefinfiltrierender rektovaginaler Endometriose aufgrund einer schwerwiegenden Läsion der Nervenplexus, insbesondere des hypogastrischen Plexus, auf bis zu 19,5 % geschätzt (Ballester et al., 2011; Dubernard et al., 2008). In Analogie zu onkologischen Operationen wurden nervenschonende Operationstechniken entwickelt oder klinisch bei Endometriose eingesetzt. Die wenigen, langfristige Daten dieser „Nerve-Sparing Techniques" sind relativ günstig. So berichteten Ceccaroni et al. (2012) über ihre monozentrische prospektive Studie mit 126 Patienten, in welcher über eine verminderte Inzidenz von Darm- und Blasenfunktionsstörungen sowie über höhere Raten der Patientenzufriedenheit berichtet werden konnte. Die intraoperativen Komplikationen waren ähnlich denen bei konventionellen Operationsmethoden bei Darmendometriose.

29.10 Empfehlungen für Urogynäkologen

Endometriose ist viel häufiger als man denkt. Vor allem bei jüngeren, prämenopausalen Frauen können zyklusassoziierte Probleme bei der Miktion und/oder beim Stuhlgang durch eine Endometriose verursacht werden. Wichtig ist, an Endometriose zu denken und auf Hinweise in Anamnese, Untersuchung und Ultraschall zu achten. Sollte sich die Endometriose bestätigen und handelt es sich um eine tiefe infiltrierende Endometriose, empfiehlt es sich heute, die betroffenen Patientinnen an ein Endometriosezentrum zur Therapieoptimierung weiterzuleiten. Es gibt auch für Patientinnen mit ausgedehnten Befunden keinen rationalen Grund für therapeutischen Nihilismus.

Speziell die möglichen Komplikationen, die durch die modernen, teilweise sehr radikalen Operationstechniken auftreten können, sind durch die hochspezialisierte urogynäkologische Mitbetreuung günstig zu beeinflussen, wie insbesondere die Erfahrungen der Therapie der Reizblase nach Blasenteilresektionen oder der später eventuell auftretenden Harn- und Stuhlinkontinenz zeigen.

Auch Harnblasenentleerungsstörungen können und sollten durch eine frühzeitige und konsequente Elektrostimulation bzw. die chronischen Zustände durch eine sakrale Neuromodulation kompensiert werden.

Beim Auftreten von rektovaginalen, vesikovaginalen oder ureterovaginalen Fisteln sollten Urogynäkologen die Ansprechpartner für gemeinsame operative Lösungen sein. Endometriose ist als eine komplexe gynäkologische Erkrankung zu verstehen, die in den fortgeschrittenen Fällen heute mehr denn je einer inter- und intradisziplinären Zusammenarbeit bedarf (Ebert et al., 2009, 2019).

Literatur

Abbott J, Hawe J, Hunter D, et al. Laparoscopic excision of endometriosis: a randomized, placebo-controlled trial. Fertil Steril. 2004;82:878–84.

Abrao MS, Dias JA Jr, Bellelis P, et al. Endometriosis of the ureter and bladder are not associated diseases. Fertil Steril. 2009;91:1662–7.

Abrao MS, Gonçalves MO, Dias JA Jr, et al. Comparison between clinical examination, transvaginal sonography and magnetic resonance imaging for the diagnosis of deep endometriosis. Hum Reprod. 2007;22:3092–7.

Abrao MS, Sagae UE, Gonzales M, Podgaec S, Dias JA Jr. Treatment of rectosigmoid endometriosis by laparoscopically assisted vaginal rectosigmoidectomy. Int J Gynaecol Obstet. 2005;91:27–31.

Afors K, Centini G, Fernandes R, Murtada R, Zupi E, et al. Segmental and Discoid Resection are Preferential to Bowel Shaving for Medium-Term Symptomatic Relief in Patients With Bowel Endometriosis. J Minim Invasive Gynecol. 2016;23:1123–1129.

Alabiso G, Alio L, Arena S, et al. How to Manage Bowel Endometriosis: The ETIC Approach. J Minim Invasive Gynecol. 2015;22:517–529.

Allen C, Hopewell S, Prentice A, Gregory D. Nonsteroidal anti-inflammatory drugs for pain in women with endometriosis. Cochrane Database Syst Rev. 2009;1:CD004753.

Al Kadri H, Hassan S, Al-Fozan HM, Hajeer A. Hormone therapy for endometriosis and surgical menopause. Cochrane Database Syst Rev. 2009;1:CD005997.

Al-Khawaja M, Tan PH, MacLennan GT, et al. Ureteral endometriosis: clinicopathological and immunohistochemical study of 7 cases. Hum Pathol. 2008;39:954–9.

Antonelli A, Simeone C, Frego E, et al. Surgical treatment of ureteral obstruction from endometriosis: our experience with thirteen cases. Int Urogynecol J Pelvic Floor Dysfunct. 2004;15:407–12.

Asimakopoulos G. Ureteral endometriosis: diagnosis and management. Rev Med Chir Soc Med Nat Iasi. 2006;110:575–81.

ASRM. Revised American Society for Reproductive Medicine classification of endometriosis: 1996. Fertil Steril. 1997;67:817–21.

Becker C, Ebert AD. Endometriose, Infertilität und geburtshilfliche Probleme. In: Ebert AD (Hrsg.): Endometriose. De Gruyter Verlag, Berlin-Boston 2019, S. 225–235.

Ballester M, Chereau E, Dubernard G, et al. Urinary dysfunction after colorectal resection for endometriosis: results of a prospective randomized trial comparing laparoscopy to open surgery. Am J Obstet Gynecol. 2011;204:303 e301-306.

Bondza PK, Maheux R, Akoum A. Insights into endometriosis-associated endometrial dysfunctions: a review. Front Biosci (Elite Ed). 2009;1:415–28.

Boni L, Tenconi S, Beretta P, et al. Laparoscopic colorectal resections with transvaginal specimen extraction for severe endometriosis. Surg Oncology. 2007;16:S157–60.

Brouwer R, Woods RJ. Rectal endometriosis: results of radical excision and review of published work. ANZ J Surgery. 2007;77:562–71.

Brown J, Farquhar C. Endometriosis: an overview of Cochrane Reviews. Cochrane Database Syst Rev. 2014;(3):CD009590. doi:10.1002/14651858.CD009590.pub2

Bulun SE, Endometriosis. N Engl J Med. 2009;360(3):268–79.

Ceccaroni M, Clarizia R, Bruni F, et al. Nerve-sparing laparoscopic eradication of deep endometriosis with segmental rectal and parametrial resection: the Negrar method. A single-center, prospective, clinical trial. Surg Endosc. 2012;26:2029–2045.

Chamié LP, Blasbalg R, Gonçalves MO, et al. Accuracy of magnetic resonance imaging for diagnosis and preoperative assessment of deeply infiltrating endometriosis. Int J Gynaecol Obstet. 2009. Epub ahead of print.

Chapron C, Chiodo I, Leconte M, et al. Severe ureteral endometriosis: the intrinsic type is not so rare after complete surgical exeresis of deep endometriotic lesions. Fertil Steril. 2009 Mar 16. Epub ahead of print.

Chapron C, Chopin N, Borghese B, et al. Surgical management of deeply infiltrating endometriosis: an update. Ann N Y Acad Sci. 2004;1034:326–37.

Cornelius C-P. Gynäkologische Anschlussheilbehandlung (AHB) und Anschlussrehabilitation (AR) nach Indikationsgruppe 11. In: Ebert AD (Hrsg.): Endometriose. De Gruyter Verlag, Berlin-Boston 2019, S. 263–267.

Darai E, Ackerman G, Bazot M, Rouzier R, Dubernard G. Laparoscopic segmental colorectal resection for endometriosis: limits and complications. Surg Endosc. 2007;21:1572–7.

Darai E, Dubernard G, Coutant C, et al. Randomized trial of laparoscopically assisted versus open colorectal resection for endometriosis: morbidity, symptoms, quality of life, and fertility. Ann Surg. 2010;251:1018–1023.

De Cicco C, Corona R, Schonman R, et al. Bowel resection for deep endometriosis: a systematic review. BJOG. 2011;118:285–291.

D'Hooghe T, Hummelshoj L. Multi-disciplinary centres/networks of excellence for endometriosis management and research: a proposal. Hum Reprod. 2006;21:2743–8.

Donnez J, Jadoul P, Donnez O, Squifflet J. Laparoscopic excision of rectovaginal and retrocervical endometriotic lesions. In: Donnez J, editor. Atlas of operative laparoscopy and hysteroscopy. London: Informa UK Ltd.; 2007 (c). p. 63–75.

Donnez J, Jadoul P, Squifflet J. Ureteral endometriosis: a frequent complication of rectovaginal and retrocervical endometriosis. In: Donnez J, editor. Atlas of operative laparoscopy and hysteroscopy. London: Informa UK Ltd.; 2007 (a). p. 77–83.

Donnez J, Pirard C, Smets M, Jadoul P, Squifflet J. Surgical management of endometriosis. Best Pract Res Clin Obstet Gynaecol. 2004;18:329–48.

Donnez O, Roman H. Choosing the right surgical technique for deep endometriosis: shaving, disc excision, or bowel resection? Fertil Steril. 2017;108:931–942.

Donnez J, Squifflet J. Complications, pregnancy and recurrence in a prospective series of 500 patients operated on by the shaving technique for deep rectovaginal endometriotic nodules. Hum Reprod. 2010;25:1949–1958.

Donnez J, Squifflet J, Donnez O, Jadoul P. Bladder endometriosis. In: Donnez J, editor. Atlas of operative laparoscopy and hysteroscopy. London: Informa UK Ltd.; 2007 (b). p. 85–91.

Dubernard G, Rouzier R, David-Montefiore E, Bazot M, Darai E. Urinary complications after surgery for posterior deep infiltrating endometriosis are related to the extent of dissection and to uterosacral ligaments resection. J Minim Invasive Gynecol. 2008;15:235–240.

Duffy JM, Arambage K, Correa FJ, et al. Laparoscopic surgery for endometriosis. Cochrane Database Syst Rev. 2014 Apr 3;(4):CD011031. doi: 10.1002/14651858.CD011031.pub2

Ebert AD. Endometriose. Ein Wegweiser für die Praxis. 5. Auflage, Berlin, New York: Walter de Gruyter; 2019.

Ebert AD. Gynäkologische Laparoskopie. Ein Wegweiser für die Praxis. 3. Auflage, Berlin, New York: Walter de Gruyter; 2018a.

Ebert AD. Daily Vaginal Application of Dienogest (Visanne©) for 3 Months in Symptomatic Deeply Infiltrating Rectovaginal Endometriosis: A Possible New Treatment Approach? Case Rep Obstet Gynecol. 2018; 10:doi:10.1155/2018/8175870. (2018b)

Ebert AD, Bartley J, David M. Aromatase inhibitors and cyclooxygenase-2 (COX-2) inhibitors in endometriosis: new questions – old answers? Eur J Obstet Gynecol Reprod Biol. 2005;122:144–50.

Ebert AD, Burkhardt T, Parlayan S, Riediger H, Papadopoulos T. Transvaginal-laparoscopic anterior rectum resection in a hysterectomized woman with deep-infiltrating endometriosis: description of a gynecologic natural orifice transendoluminal surgery approach. JMinim Invasive Gynecol. 2009;16:231–5.

Ebert AD, Fuhr N, David M, Schneppel L, Papadopoulos T. Histological confirmation of endometriosis in a 9-year-old girl suffering from unexplained cyclic pelvic pain since her eighth year of life. Gynecol Obstet Invest. 2009;67:158–61.

Ebert AD, Jakisch D, Müller MD, et al. Endometriosezentren verschiedener Stufen zur Verbesserung der medizinischen Versorgungsqualität, der Forschung sowie der ärztlichen Fort- und Weiterbildung. J Gynäkol Endokrinol. 2008;18:62–68.

El-Gizawy Z, Tzakas E, O'Brien PM. Systematic review of the effects of aromatase inhibitors on pain associated with endometriosis. BJOG. 2008;115:1721–2.

Fadhlaoui, A, Gillon T, Lebbi I, et al. Endometriosis and Vesico-Sphincteral Disorders. Front Surg. 2015;2:doi: 10.3389/fsurg.2015.00023

Fanfani F, Fagotti A, Gagliardi ML, et al. Discoid or segmental rectosigmoid resection for deep infiltrating endometriosis: a case-control study. Fertil Steril. 2010;94:444–449.

Ferrero S, Gillott DJ, Remorgida V, et al. Proteomics technologies in endometriosis. Expert Rev Proteomic.s 2008;5:705–14.

Garry R. The effectiveness of laparoscopic excision of endometriosis. Curr Opin Obstet Gynecol. 2004;16:299–303.

Ghezzi F, Cromi A, Bergamini V, Bolis P. Management of ureteral endometriosis: areas of controversy. Curr Opin Obstet Gynecol. 2007;19:319–24.

Ghezzi F, Cromi A, Ciravolo G, et al. A new laparoscopic-transvaginal technique for rectosigmoid resection in patients with endometriosis. Fertil Steril. 2008;90:1964–8.

Granese R, Candiani M, Perino A, Venezia R, Cucinella G. Bladder endometriosis: laparoscopic treatment and follow-up. Eur J Obstet Gynecol Reprod Biol. 2008;140:114–7.

Griffiths AN, Koutsouridou RN, Penketh RJ. Predicting the presence of rectovaginal endometriosis from the clinical history: a retrospective observational study. J Obstet Gynaecol. 2007;27:493–5.

Grund EM, Kagan D, Tran CA, et al. Tumor necrosis factor-alpha regulates inflammatory and mesenchymal responses via mitogen-activated protein kinase kinase, p38, and nuclear factor kappaB in human endometriotic epithelial cells. Mol Pharmacol. 2008;73:1394–404.

Halis G, Kopf A, Mechsner S, et al. Schmerztherapeutische Optionen bei Endometriose. Deutsch Ärzteblatt. 2006;103:A1146–53.

Haug T, Kessler HP, Malur S, et al. Comparison of the combined vaginal-laparoscopic technique with primary laparotomy in the removal of rectal endometriosis via an anterior rectal resection. Gynecol Surg. 2007;4:17–24.

Ianieri MM, Mautone D, Ceccaroni M. Recurrence in Deep Infiltrating Endometriosis: A Systematic Review of the Literature. J Minim Invasive Gynecol. 2018;25:786.

Ismail S. The use of JJ stent in the management of deep endometriosis lesion, affecting or potentially affecting the ureter: a review of our practice. BJOG. 2008;115:1715; author reply 1715–6.

Jung SK, Huh CY. Ureteral injuries during classic intra-fascial supracervical hysterectomy: an 11-year experience in 1163 patients. J Minim Invasive Gynecol. 2008;15:440–5.

Keckstein J. Laparoskopische Therapie der Endometriose an Harnleiter und Blase. Gyn Praktische Gynäkologie. 2007;12:30–6.

Kent A, Shakir F, Rockall T, et al. Laparoscopic Surgery for Severe Rectovaginal Endometriosis Compromising the Bowel: A Prospective Cohort Study. J Minim Invasive Gynecol. 2016;23:526–534.

Kissler S, Zangos S, Wiegratz I, et al. Utero-tubal sperm transport and its impairment in endometriosis and adenomyosis. Ann N Y Acad Sci. 2007;1101:38–48.

Klemmt PA, Carver JG, Koninckx P, McVeigh EJ, Mardon HJ. Endometrial cells from women with endometriosis have increased adhesion and proliferative capacity in response to extracellular matrix components: towards a mechanistic model for endometriosis progression. Hum Reprod. 2007;22:3139–47.

Knapp VJ. How old is endometriosis? Late 17th- and 18th-century European descriptions of the disease. Fertil Steril. 1999;72:10–4.

Koninckx PR, Barlow D, Kennedy S. Implantation versus infiltration: the Sampson versus the endometriotic disease theory. Gynecol Obstet Invest. 1999;47(suppl 1):3–9.

Landi S, Pontrelli G, Surico D, et al. Laparoscopic disk resection for bowel endometriosis using a circular stapler and a new endoscopic method to control postoperative bleeding from the stapler line. J Am Coll Surg2008;207:205–209.

Laufer MR. Current approaches to optimizing the treatment of endometriosis in adolescents. Gynecol Obstet Invest. 2008;66(suppl 1):19–27.

Leyendecker G. Pathogenese und Pathophysiologie der Adenomyose und Endometriose (Archimetrose). In: Ebert AD (Hrsg.): Endometriose. De Gruyter Verlag, Berlin-Boston 2019, S. 5–40.

Leyendecker G, Herbertz M, Kunz G, Mall G. Endometriosis results from the dislocation of basal endometrium. Hum Reprod. 2002;17:2725–36.

Leyendecker G, Kunz G, Herbertz M, et al. Uterine peristaltic activity and the development of endometriosis. Ann N Y Acad Sci. 2004;1034:338–55.

Leyendecker G, Kunz G, Noe M, Herbertz M, Mall G. Endometriosis: a dysfunction and disease of the archimetra. Hum Reprod Update. 1998;4:752–62.

Leyendecker G, Wildt L, Mall G. The pathophysiology of endometriosis and adenomyosis: tissue injury and repair. Arch Gynecol Obstet. 2009;280:529–38.

Mechsner S, Bartley J, Loddenkemper C, et al. Oxytocin receptor expression in smooth muscle cells of peritoneal endometriotic lesions and ovarian endometriotic cysts. Fertil Steril. 2005;83 (suppl 1):1220–31.

Mechnser S. Aktuelle molekulare und histopathologische Grundlagen der Schmerzentstehung bei Endometriose. In: Ebert AD (Hrsg.): Endometriose. De Gruyter Verlag, Berlin-Boston 2019, S. 85–97.

Mangler M, Loddenkemper C, Lanowska M, et al. Histopathology-based combined surgical approach to rectovaginal endometriosis. Int J Gynaecol Obstet. 2008;103:59–64.

Mautone D, Manzone M, Caleffi G, et al. Deep Infiltrating Endometriosis of Urinary Tract. Diagnostic Workout, Laparoscopic Treatment and Outcomes: the Experience of a Single Third Level Referral Center on 6280 Patients. JMIG. 2019; 26, Issue 7, Supplement, p. 93.

Mechsner S, Schwarz J, Thode J, et al. Growth-associated protein 43-positive sensory nerve fibers accompanied by immature vessels are located in or near peritoneal endometriotic lesions. Fertil Steril. 2007;88:581–7.

Meola J, Rosa E Silva JC, Dentillo DB, et al. Differentially expressed genes in eutopic and ectopic endometrium of women with endometriosis. Fertil Steril. 2009 Feb 5. Epub ahead of print.

Meyer R. Die Pathologie der Bindegwebsgeschwülste und der Mischgeschwülste. In: Stoeckel W, editor. Handbuch der Gynäkologie (Veit-Stoeckel). Band 6, erste Hälfte. München: J. F. Bergmann; 1930. p 211–853.

Moawad NS, Guido R, Ramanathan R, Mansuria S, Lee T. Comparison of laparoscopic anterior discoid resection and laparoscopic low anterior resection of deep infiltrating rectosigmoid endometriosis. JSLS. 2011;15:331–338.

Mohr C, Nezhat FR, Nezhat CH, Seidman DS, Nezhat CR. Fertility considerations in laparoscopic treatment of infiltrative bowel endometriosis. JSLS 2005; 9:16–24.

Movers F. Die Endometriose. Stuttgart: Ferdinand Enke; 1971.

Müller MD. Prävention und Management von Komplikationen bei der operativen Endometriosetherapie. In: Ebert AD (Hrsg.): Endometriose. De Gruyter Verlag, Berlin-Boston 2019, S. 181–188.

Nerli RB, Reddy M, Koura AC, et al. Cystoscopy-assisted laparoscopic partial cystectomy. J Endourol. 2008;22:83–6.

Nezhat C, Falik R, McKinney S, King LP. Pathophysiology and management of urinary tract endometriosis. Nat Rev Urol. 2017;14:359–372.

Nezhat C, Hajhosseini B, King LP. Laparoscopic management of bowel endometriosis: predictors of severe disease and recurrence. JSLS. 2011;15:431–438.

Nezhat C, Li A, Falik R, et al. Bowel endometriosis: diagnosis and management. Am J Obstet Gynecol. 2018;218:549–562

Nezhat C, Nezhat F, Nezhat C. Endometriosis: ancient disease, ancient treatments. Fertil Steril. 2012;98:S1-62.

Nezhat C, Nezhat C, Nezhat F, et al. Outcome after rectum or sigmoid resection: a review for gynecologists. J Minim Invasive Gynecol. 2007;14:529–530; author reply 530.

Nezhat C, Nezhat F, Pennington E. Laparoscopic treatment of infiltrative rectosigmoid colon and rectovaginal septum endometriosis by the technique of videolaparoscopy and CO2 laser. BJOG. 1992;99:664–7.

Osuga Y. Novel therapeutic strategies for endometriosis: a pathophysiological perspective. Gynecol Obstet Invest. 2008;66(suppl 1):3–9.

Pelch KE, Schroder AL, Kimball PA, et al. Aberrant gene expression profile in a mouse model of endometriosis mirrors that observed in women. Fertil Steril. 2009 May 25. Epub ahead of print.

Pérez-Utrilla Pérez M, Aguilera Bazán A, et al. Urinary tract endometriosis: clinical, diagnostic, and therapeutic aspects. Urology. 2009;73:47–51.

Perricos A, Wenzl R, Ebert AD. Komplementäre Therapieansätze. In: Ebert AD (Hrsg.): Endometriose. De Gruyter Verlag, Berlin-Boston 2019, S. 259–262

Popoutchi P, dos Reis Lemos CR, Silva JC, et al. Postmenopausal intestinal obstructive endometriosis: case report and review of the literature. Sao Paulo Med J. 2008;126:190–3.

Possover M, Diebolder H, Plaul K, Schneider A. Laparoscopically assisted vaginal resection of rectovaginal endometriosis. Obstet Gynecol. 2000;96:304–7.

Redwine DB, Koning M, Sharpe DR. Laparoscopically assisted transvaginal segmental resection of the rectosigmoid colon for endometriosis. Fertil Steril. 1996;65:193–7.

Remorgida V, Ragni N, Ferrero S, et al. How complete is full thickness disc resection of bowel endometriotic lesions? A prospective surgical and histological study. Hum Reprod. 2005;20:2317–2320.

Renato S, Mohamed M, Giulia M, et al. Conservative laparoscopic management of urinary tract endometriosis (UTE): surgical outcome and long-term follow-up. Fertil Steril. 2009 May 28. Epub ahead of print.

Ribeiro PA, Rodrigues FC, Kehdi IP, et al. Laparoscopic resection of intestinal endometriosis: a 5-year experience. J Minim Invasive Gynecol. 2006;13:442–6.

Riiskjaer M, Greisen S, Glavind-Kristensen M, et al. Pelvic organ function before and after laparoscopic bowel resection for rectosigmoid endometriosis: a prospective, observational study. BJOG. 2016; 123:1360–1367.

Rogers PA, Donoghue JF, Walter LM, Girling JE. Endometrial angiogenesis, vascular maturation, and lymphangiogenesis. Reprod Sci. 2009;16:147–51.

Roman H, Milles M, Vassilieff M, et al. Long-term functional outcomes following colorectal resection versus shaving for rectal endometriosis. Am J Obstet Gynecol. 2016;215:762 e761-762 e769.

Roman H, Moatassim-Drissa S, Marty N, et al. Rectal shaving for deep endometriosis infiltrating the rectum: a 5-year continuous retrospective series. Fertil Steril. 2016;106:1438–1445.

Rozsnyai F, Roman H, Resch B, et al. Outcomes of Surgical Management of Deep Infiltrating Endometriosis of the Ureter and Urinary Bladder. JSLS. 2011;15:439–447.

Saavalainen L, Heikinheimo O, Tiitinen A, Härkki P. Deep infiltrating endometriosis affecting the urinary tract – surgical treatment and fertility outcomes in 2004–2013. Gynecol Surg.. 2016;13:435–444.

Schonman R, De Cicco C, Corona R, et al. Accident analysis: factors contributing to a ureteric injury during deep endometriosis surgery. BJOG. 2008;115:1611–5.

Seracchioli R, Mabrouk M, Manuzzi L, et al. Importance of retroperitoneal ureteric evaluation in cases of deep infiltrating endometriosis. J Minim Invasive Gynecol. 2008;15:435–9.

Slack A, Child T, Lindsey I, et al. Urological and colorectal complications following surgery for rectovaginal endometriosis. BJOG. 2007;114:1278–1282.

Taylor RN, Yu J, Torres PB, et al. Mechanistic and therapeutic implications of angiogenesis in endometriosis. Reprod Sci. 2009;16:140–6.

Tosti C, Pinzauti S, Santulli P, Chapron C, Petraglia F. Pathogenetic Mechanisms of Deep Infiltrating Endometriosis. Reprod Sci. 2015;22:1053–1059.

Tuttlies F. ENZIAN-Klassifikation zur Diskussion gestellt: Eine neue differenzierte Klassifikation der tief infiltrierenden Endometriose. J Gyn Endokrinol. 2008;2:7–13.

Ulrich U, Buchweiz O, Greb R, et al. National German Guideline (S2k): Guideline for the Diagnosis and Treatment of Endometriosis. Long Version – AWMF Registry No. 015–045. Geburtshilfe Frauenheilkd. 2014;74(12):1104–1118.

Vercellini P, Carmignani L, Rubino T, et al. Surgery for deep endometriosis: a pathogenesis-oriented approach. Gynecol Obstet Invest. 2009;68:88–103.

Walid MS, Heaton RL. Laparoscopic partial cystectomy for bladder endometriosis. Arch Gynecol Obstet. 2009;280:131–5.

Weingertner AS, Rodriguez B, Ziane A, et al. The use of JJ stent in the management of deep endometrio-sis lesion, affecting or potentially affecting the ureter: a review of our practice. BJOG. 2008;115:1159–64.

Williams SK, Leveillee RJ. Expanding the horizons: robot-assisted reconstructive surgery of the distal ureter. J Endourol. 2009;23:457–61.

Yeung PP Jr, Shwayder J, Pasic RP. Laparoscopic management of endometriosis: comprehensive review of best evidence. J Minim Invasive Gynecol. 2009;16:269–81.

Young S, Burns MK, DiFrancesco L, Nezhat A, Nezhat C. Diagnostic and treatment guidelines for gastrointestinal and genitourinary endometriosis. J Turk Ger Gynecol Assoc. 2017;18:200–209.

Zanetti-Dällenbach R, Bartley J, Müller C, Schneider A, Köhler C. Combined vaginal-laparoscopic-abdominal approach for the surgical treatment of rectovaginal endometriosis with bowel resection: a comparison of this new technique with various established approaches by laparoscopy and laparotomy. Surg Endosc. 2008;22:995–1001.

Zeitvogel A, Baumann R, Starzinski-Powitz A. Identification of an invasive, N-cadherin-expressing epithelial cell type in endometriosis using a new cell culture model. Am J Pathol. 2001;159:1839–52.

Zubor P, Hatok J, Galo S, et al. Anti-apoptotic and pro-apoptotic gene expression evaluated from eutopic endometrium in the proliferative phase of the menstrual cycle among women with endometriosis and healthy controls. Eur J Obstet Gynecol Reprod Biol. 2009 May 19. Epub ahead of print.

Zugor V, Krot D, Rösch WH, Schrott KM, Schott GE. Endometriosis of the ureter and urinary bladder. Urologe A. 2007;46:71–8.

30 Harnwegsverletzungen

Wilhelm Hübner

Autoren der 2. Auflage: Dieter Kranzfelder, Jan Roigas

100 n. Chr.	*Soranos von Ephesos* führt Hysterektomien bei Uterusprolaps durch
1847	Chloroform-Narkose (*James Young Simpson*)
1878	totale Hysterektomie per Laparotomiam (*Wilhelm Alexander Freund*)
1896	vordere Kolporrhaphie im Lehrbuch von *Friedrich Schauta* beschrieben
1961	Antirefluxplastik bei Neueinpflanzung des Ureters (*Lich W, Gregoir R*)
1995	TVT-Operation (*Ulmsten U, Petros P*)

30.1 Lokalisation und Ursachen

Der operativ tätige Gynäkologe und Geburtshelfer ist im Umgang mit Harnröhre, Blase und Ureter vertraut. Bei therapeutischen Eingriffen bezieht er mögliche anatomische Veränderungen durch vorbestehende Erkrankungen und Anomalien in die Operationsplanung mit ein. Dennoch kann es infolge von Gewebsatrophie, Narbenbildung, schwangerschaftsbedingten Gewebsauflockerungen, Tumorbildungen, karzinomatösen Gewebeveränderungen, ausgedehnten Blutungen und Infektionen mit oder ohne Verschulden des Arztes zu Verletzungen der ableitenden Harnwege kommen. Neben einer Verletzung bei Operationen sind Verletzungen durch diagnostische Verfahren wie Urethrozystoskopie und Kürettage zu nennen. Auch bei der Einlage einer Intrauterinspirale wurden Blasenperforationen beobachtet. Weitere traumatische Harnwegsverletzungen sind möglich bei Sexualdelikten, kriminellen Aborten und Pfählungsverletzungen.

Verletzungen der Harnröhre sind selten. Einkalkuliert werden müssen sie bei Adhäsiolysen, nach fehlgeschlagenen Harninkontinenzoperationen, Urethrabougierungen, suburethralen Zysten- und Divertikeloperationen.

Verletzungen der Harnblase entstehen vor allem bei abdominalen operativen Eingriffen an Uterus und Adnexen, aber auch beim Legen der verschiedenen Bänder im Rahmen der Belastungsinkontinenztherapie. Folgende **Prädilektionsstellen intraoperativer Blasenverletzungen** können unterschieden werden (Abb. 30.1):

- der *Vertexbereich* bei mangelhaft entleerter oder narbig verzogener Blase, Beispiele: Laparotomie, Uterusexstirpation, Sectio caesarea, Narbendurchtrennung per laparoscopiam,
- der *Blasenboden* während der Präparation der Scheidenvorderwand und des Überganges der Scheide zum Uterus sowie bei Mobilisierung der Blase von der

https://doi.org/10.1515/9783110657906-030

Zervix oder beim Einführen der Insertionsspieße im Rahmen der TVT-Operationen,

Beispiele: vordere Kolporrhaphie, Cerclage nach Shirodkar, vaginale und abdominale Hysterektomie, Harninkontinenzoperationen,

– die *Blasenvorderwand* bei Präparation im Cavum Retzii,

Beispiele: Kolposuspensionsverfahren, Schlingenplastiken, Bandeinlagen.

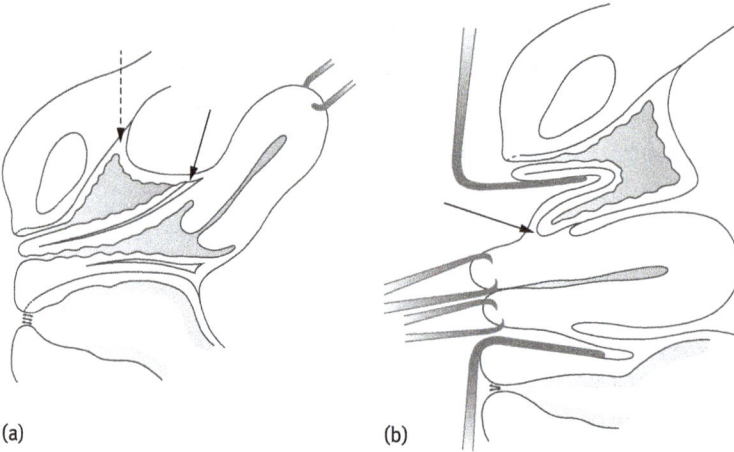

(a)   (b)

Abb. 30.1: Prädilektionsstellen für Blasenverletzungen während gynäkologischer Operationen (a) bei abdominalen, (b) bei vaginalen Eingriffen.

Die Angaben zur Häufigkeit von Blasenläsionen variieren in der Literatur. In einer prospektiven multizentrischen Untersuchung, bei der im Rahmen aller geplanten abdominalen, vaginalen und laparoskopischen Hysterektomien intraoperative Zystoskopien durchgeführt wurden, entdeckte man bei 3,6 % der Patientinnen Blasenverletzungen, wobei von diesen nur 35 % ohne die Blasenspiegelung erkannt worden wären (Vakili et al., 2005). Eine Übersichtsarbeit über 47 Studien bestätigte die höhere Erkennungsrate von Harnwegsverletzungen bei Verwendung der intraoperativen Zystoskopie und fand Häufigkeiten von 0,3–12,1 %, abhängig von der Komplexität der Operationen (Gilmour et al., 2006). Dementsprechend ist die Indikation zur intraoperativen namentlich flexiblen Zystoskopie großzügig zu stellen.

Ureterverletzungen sind am zweithäufigsten. Diese treten bei abdominalen Eingriffen im kleinen Becken häufiger auf als bei vaginalen. Die genaue Anzahl der Ureterverletzungen ist ebenfalls schwer festzulegen. Sie liegt nach Literaturangaben bei abdominellen Hysterektomien bei knapp 1 %, bei vaginalen Hysterektomien bei unter 0,5 %, bei Radikaloperationen bei ca. 3 % und bei laparoskopischen Hysterektomien bei bis zu 7,3 % (Gilmour et al., 2006, Leitlinien 2007).

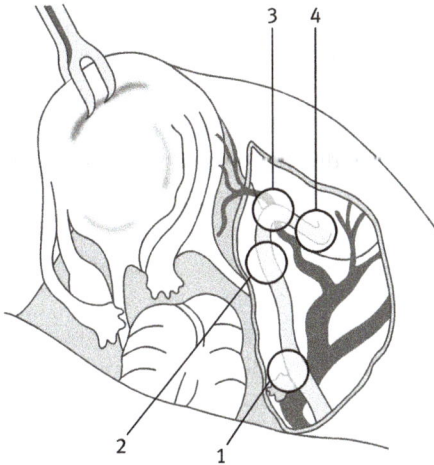

Abb. 30.2: Prädilektionsstellen für Harn-leiterverletzungen, dargestellt am Beispiel der abdominalen Hysterektomie (Zahlen-erläuterung s. Text).

Auch bei den Ureterverletzungen sind Prädilektionsstellen zu finden (Abb. 30.2). Prädilektionsstellen für **Ureterverletzungen** sind:

- das Ligamentum infundibulo-pelvicum (1); Beispiele: entzündliche Adnexpro-zesse, fixierte Kystome,
- das Ligamentum sacrouterinum (2); Beispiele: Douglas-Endometriose, Parametri-tis,
- die Kreuzungsstelle der A. uterina (3); Beispiele: Blutungen im Uterinagebiet, parametrane Infiltration,
- der prävesikale Abschnitt (4); Beispiele: unzureichende Präparation der Blasen-pfeiler, Prolapsus uteri.

Kommt es zu Verletzungen der Harnröhre, der Harnblase oder des Ureters, dann muss deren Ausdehnung erkannt, sonographisch bzw. radiologisch dargestellt und einer gezielten Therapie zugeführt werden (Albers und Heidenreich, 2005; Lynch, 2005).

Merke: Ob diese Verletzungen durch den Gynäkologen selbst oder durch einen Urologen versorgt werden, hängt von der Erfahrung des Operateurs, der Schwere der Verletzung und von der Verfüg-barkeit eines versierten Urologen ab.

30.2 Verletzungen von Harnblase und Urethra

Hinweise zur Vermeidung von Harnblasen- und Urethraverletzungen. Eine lokale oder systemische mehrwöchige präoperative Östrogentherapie lockert besonders in der Postmenopause Narbenbildungen auf und erleichtert die Präparation der einzelnen Gewebsschichten. Es ist hierbei wichtig, darauf zu achten, dass in der richtigen Schicht präpariert wird. Dies geschieht besser mit Messer und Schere als stumpf durch Tupferdruck. Auf eine subtile Blutstillung ist zu achten. Werden zur Vermeidung von übermäßigem Blutverlust die Gewebsschicht mit Por-8® infiltriert, so kann das Auffinden der Spatien zusätzlich erschwert sein.

Bei Prolaps- oder Kolposuspensionsoperationen verbessert das passagere Einführen eines Metall- oder Foley-Katheters in die Blase die topographische Übersicht. Ebenso hat sich bei unübersichtlicher Blasenpräparation das Anfüllen der Blase mit 100–200 ml physiologischer Kochsalzlösung mit oder ohne Zusatz von Indigokarmin bewährt.

Diagnose einer Blasenverletzung. Eine offene intraoperativ verursachte Blasenläsion lässt sich öfter ohne Schwierigkeiten erkennen. Ablaufender Urin und die graurot schimmernde Farbe der Blasenschleimhaut sind charakteristische Merkmale. Besteht der Verdacht auf eine gedeckte Blasenverletzung oder der Blasenwandperforation z. B. im Rahmen einer TVT-Bandeinlage, kann eine Spülprobe bzw. eine intraoperativ durchgeführte Zystoskopie zur Klärung beitragen. Am sichersten lassen sich Verletzungen der Harnröhre und Blase durch eine retrograde Urethrozystographie unter Bildwanderkontrolle erfassen (Gomez et al., 2004).

Therapie der Blasenverletzung. Eine isolierte punktuelle **Blasenperforation**, z. B. bei der Kürettage, heilt meist unversorgt unter Antibiotikaschutz und Blasendrainage komplikationslos ab. Auch eine erkannte Blasenperforation im Rahmen einer TVT-Einlage ist in aller Regel mit einer eintägigen Blasendrainage über einen Foley-Katheter ausreichend therapiert. Bei allen anderen **Blasenläsionen** muss im Einzelfall entschieden werden, ob zunächst die Primäroperationen zu Ende geführt werden oder die Versorgung gleich erfolgen soll. Die Beendigung der Primäroperation vor der Blasennaht hat den Vorteil, dass damit klare und übersichtliche Verhältnisse geschaffen werden. Der inzwischen austretende Urin wird über einen Sauger oder durch Kompression eliminiert. In der Regel lässt sich die Blase vom gleichen abdominalen oder vaginalen Zugang wie die Primäroperation reparieren.

Für die Versorgung wird die Blasenverletzung dargestellt und durch Begrenzungsnähte gezügelt; zerfetzte Wandanteile können reseziert werden. Die Naht erfolgt zweischichtig unter Verwendung von atraumatischem, resorbierbarem Nahtmaterial der Stärke 2-0 bis 4-0. Es ist darauf zu achten, dass die Wundränder spannungsfrei adaptiert werden können. Bei vaginaler Hysterektomie kann als dritte abdeckende Naht der freie Peritonealrand der Plica mit dem Scheidenwundrand vernäht werden. Auf diese Weise ist die Blasennaht vom übrigen Wundgebiet isoliert.

Merke: Blasenverletzungen in Ureternähe sind nach retrograder Harnleiterschienung zu versorgen. Wenn die Uretermündung in den Defekt einbezogen ist, muss der Harnleiter in gleicher Sitzung nach der Blasennaht neu implantiert werden.

Bei ausreichender Länge des verbliebenen Harnleiters kann die Ureterozystoneostomie mit Refluxplastik (nach Lich-Gregoir oder Politano-Leadbetter) durchgeführt werden. Eine nahezu spannungsfreie Anastomose ist hierbei jedoch Grundvoraussetzung. Alternativ, bei einem größeren Längendefizit des Ureters, empfehlen sich die Psoas-Hitch-Technik oder die Boari-Plastik, ggf. auch die Kombination beider Verfahren. Dazu muss die Patientin bei primär vaginaler Operation anschließend laparotomiert werden. Nach Abschluss der Blasennaht ist die Qualität des Wundverschlusses über eine Blasenfüllung zu prüfen.

Die Harnblase muss für mindestens acht Tage entlastet werden. Die Wahl der Urinableitung, ob suprapubisch oder transurethral, richtet sich nach dem Primäreingriff und der Lage der Blasenläsion.

Je weiter die Blasennaht vom Blasenausgang entfernt ist, desto unproblematischer ist die Wahl der Urinableitung. Nur nach Verletzungen der Blasenhalsregion sollte der Urin unbedingt suprapubisch abgeleitet werden. Die Prognose einer sachgemäß versorgten Blasenverletzung in zweischichtiger Nahttechnik ist gut. Bei Wundheilungsstörungen können Fisteln entstehen. Das Risiko dafür ist bei mangelhafter Nahttechnik, Infektion der Wunde oder Nekrosebildung z. B. bei vorbestrahlten Patientinnen erhöht. Auch die Grunderkrankung (z. B. Karzinom) ist hier von Bedeutung (vgl. Kap. 28).

Diagnose der Urethraverletzung. Das Erkennen einer kleinen Urethraläsion ist schwierig; sie kann leicht übersehen werden. Besteht der Verdacht, kann über eine Sondierung mit einer Knopfsonde, eine Urethroskopie oder über eine Blauprobe bzw. Kontrastmittelapplikation mittels Doppelballonkatheter (vgl. Kap. 13.2) die Diagnose erhärtet werden (Buse et al., 2005).

Therapie der Urethraverletzung. Zur besseren Lokalisation der Urethraverletzung und zur Schienung wird ein Katheter gelegt, die Verletzung selbst wird zweischichtig mit atraumatischem, resorbierbarem Nahtmaterial der Stärke 2 bis 4-0 durch Einzelknopfnähte in Verlaufsrichtung der Urethra zur Strikturprophylaxe verschlossen.

Die Harnableitung erfolgt über mindestens acht Tage über einen suprapubischen Katheter. Wird eine Läsion unzureichend versorgt oder übersehen, kann sich eine Urethrozele, ein Abszess oder ein Fistelgang ausbilden. Für die operative Versorgung ausgedehnter Urethraverletzungen im Rahmen eines Polytraumas oder bei einer

Pfählungsverletzung wird auf gynäkologische oder urologische Operationslehren verwiesen. Steht die Urethraverletzung im Rahmen des Polytraumas nicht im Vordergrund, soll primär eine reine Harnableitung (Cystofix) und verzögerte Versorgung der Urethra (delayed urgency) unter optimalen OP-Bedingungen immer in Erwägung gezogen werden.

30.3 Ureterverletzungen

Hinweise zur Vermeidung von Ureterverletzungen. Zur Vermeidung von Komplikationen ist es wichtig, den Verlauf der Harnleiter möglichst genau zu kennen. Aus diesem Grund sollte der präoperative Status sonographisch dokumentiert sein. Bei vielen Laparotomien ist es möglich, den Ureterverlauf sowie die Peristaltikwellen durch das Peritoneum hindurch zu beobachten. In anderen Fällen kann das Peritoneum der Plica lata am hinteren Blatt der Plica gespalten und nach Auffinden des Ureters dieser bis zur Kreuzungsstelle der A. uterina verfolgt werden.

Ist der Ureter infolge einer Tumorinfiltration eingemauert, dann sollten die Abflussverhältnisse präoperativ über die Sonographie bzw. ein Ausscheidungsurogramm/Computertomogramm oder retrograd mit Schienung unter Durchleuchtung dargestellt werden. Intraoperativ empfiehlt sich eine retrograde Ureterschienung. Nicht selten kommt es beim Absetzen der A. uterina zu einer stärkeren Blutung, die ein blindes Setzen von Klemmen zur raschen Blutstillung nach sich zieht. Durch isolierte Präparation der A. uterina, möglichst uterusnahes Setzen der Klemmen, Darstellung des Ureterdaches und Verfolgung des Harnleiters unter der A. uterina bis zur Blase wird die Gefahr einer Blutung und Verletzung deutlich reduziert.

Um intraoperativ zunächst unbemerkt gebliebene Ureterläsionen noch vor dem Ende der Operation zu entdecken, sollte nach Herstellung von Bluttrockenheit und Spülung des kleinen Beckens der Verlauf beider Ureteren und ihre Integrität noch einmal überprüft werden.

Merke: Die Feststellung einer Peristaltik allein ist für den Nachweis der Integrität des Harnleiters nicht ausreichend.

Bei begründetem Verdacht kann eine Chromozystoskopie erfolgen, bei der nach intravenöser Indigokармingabe auf einen evtl. Blauaustritt ins Gewebe bzw. einen Blauauswurf in die Blase geachtet wird (vgl. Kap. 11). Intraoperativ kann auch die Sonographie eingesetzt werden. Im Zweifelsfall kann die intraoperative Einlage einer Ureterschiene einfach Sicherheit gewährleisten.

Intraoperative Therapie von Ureterverletzungen. Den Grad der Ureterläsion intraoperativ zu erkennen ist häufig schwierig. Für die gezielte Therapie ist es dennoch wichtig zu unterscheiden, ob nur das Ureterbett mit dem gefäßführenden umgebenden Bindgewebe verletzt, der Ureter selbst an isolierter Stelle durch eine Klemme längere Zeit gequetscht, das Lumen ligiert oder ob der Ureter partiell eröffnet oder sogar vollständig durchtrennt worden ist.

Wurde das Ureterbett nur an isolierter Stelle verletzt, bedarf es in der Regel keiner weiteren Therapie. Das in der Adventitia noch vorhandene Kapillarnetz reicht für eine ausreichende Versorgung der Ureterwand aus, eine in die Ureterregion locker eingeführte Easy-flow-Drainage kann einer Hämatom- und Serombildung und damit einer weiteren Schädigung des Ureters vorbeugen. Das Ausmaß der Schädigung eines Ureters durch Setzen einer Klemme ist schwer abzuschätzen. Eine Entscheidung darüber, ob z. B. eine Ureteranastomose im geschädigten Bereich notwendig ist, muss im Einzelfall getroffen werden. Die meisten **offenen Ureterverletzungen im mittleren und oberen Harnleiterdrittel** werden am sichersten über einen aus Silikon oder Polyurethan gefertigten Pigtail- oder einen Doppel-J-Katheter geschient. Wandläsionen bei Erhalt der Kontinuität werden anschließend durch eine atraumatische Naht (monophiles Nahtmaterial, z. B. PDS 2-4-0) in Verlaufsrichtung des Harnleiters versorgt. Bei vollständig durchtrenntem Ureter erfolgt eine End-zu-End-Anastomose der spatulierten Ureterenden (Abb. 30.3). Der Nahtbereich ist durch eine extraperitoneal herausgeleitete Easy-flow-Drainage zu sichern.

Nach 3–4-wöchiger Heilungsphase kann die Schiene endoskopisch durch die Blase entfernt werden. Anschließend ist sonographisch und ggf. urographisch zu kontrollieren, ob die Harnentleerung ausreicht oder eine Stauungsniere entsteht. Der Vorteil der inneren Schienung liegt im geraden Verlauf des Harnleiters und der sicheren Urinableitung. Da auch innere Harnleiterschienen in der Regel refluxiv sind, ist zur Entlastung der Läsion jedenfalls ein DK postoperativ zumindest für 5 Tage zu belassen.

Treten die **offenen Verletzungen im unteren Drittel des Harnleiters** auf, dann stehen mehrere Behandlungswege zur Verfügung. Bei kompletter Harnleiterdurchtrennung ist die Neo-Implantation des Harnleiters in die Blase nach der Psoas-Hitch-Technik die Methode der Wahl. Eine Antirefluxplastik hierbei ist Standard (Albers

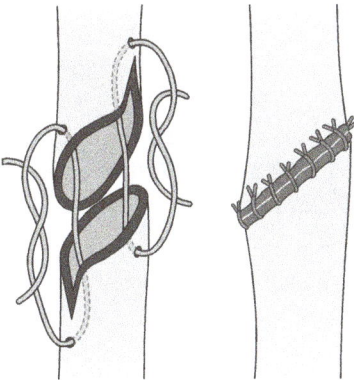

Abb. 30.3: End-zu-End-Anastomose bei vollständig durchtrenntem Ureter bei schräg angeschnittenen Ureterenden zur postoperativen Stenoseprophylaxe.

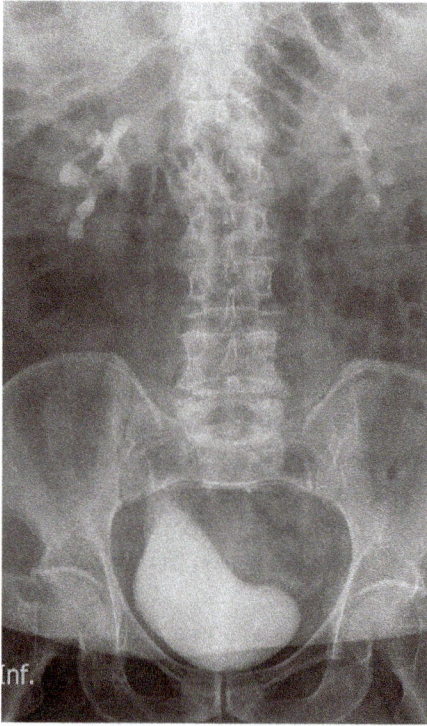

Abb. 30.4: Darstellung der Abflussverhältnisse im intravenösen Urogramm nach Harnleiterneo-implantation in Psoas-Hitch-Technik.

und Heidenreich, 2005). Mit der Psoas-Hitch-Technik ist ein erheblicher Längengewinn der Harnblase nach kranial zu erzielen (Abb. 30.4).

Nur in Einzelfällen wird eine primäre End-zu-End-Anastomose möglich sein. Der Harnleiter ist hierfür gewöhnlich nicht mehr lang genug. Bei kurzem Ureter wird die Neo-Implantation durch eine Überbrückung mittels Blasenmanschette (Boari-Plastik) vorgenommen. Wurde der Ureter ligiert und nicht durchtrennt, ist es meist ausreichend, nur die Ligatur zu lösen. Bei **inkompletter Harnleiterläsion** wird wie bei Läsionen im mittleren oder oberen Harnleiterdrittel, d. h. mit Harnleiterschienung und lockerer Naht vorgegangen.

Prognose. Die Prognose einer Harnleiterverletzung ist sehr gut, wenn die Diagnose früh gestellt und die operative Korrektur sofort durchgeführt wird. Wird eine Läsion übersehen, besteht die Gefahr einer Fistelbildung, Obstruktion und Hydronephrose, Infektion und Urinphlegmone.

Maßnahmen bei intraoperativ nicht erkannten Ureterverletzungen

Merke: Einseitige Harnleiterligaturen können klinisch stumm bleiben oder nur mäßiges Fieber, Flankenschmerz, Subileus und eine Oligurie hervorrufen.

Besteht nur der geringste Verdacht auf eine Ureterverletzung, müssen postoperativ Nieren und Harnleiter durch KM CT dargestellt werden. Evtl. sind zusätzlich radiologische Kontrollen im Sinne einer retrograden Ureterdarstellung vorzunehmen, die ggf. auch gleich die Therapie darstellen. Die Bestimmung von Kreatinin und der glomerulären Filtrationsrate ist im Zweifelsfall auch erforderlich.

Zu beachten ist, dass das Nierenbecken und der Harnleiter bei einer Harnleiterligatur zunächst nur mäßig dilatiert sind, weswegen die Stauung von Ungeübten oft übersehen wird. Außerdem sollte die präoperative Ausgangssituation bekannt sein (generelle Sonographieerfordernis vor gynäkologischen Operationen, vgl. Kap. 13.1). Wird die Diagnose einer Ureterunterbindung nicht rechtzeitig gestellt, kann ein langsamer Untergang der Niere die Folge sein.

Wurde der Harnleiter unterbunden, dann ist zu entscheiden, ob die Ligatur sofort gelöst werden kann. Dies ist in der Regel nur innerhalb der ersten 12 bis 24 Stunden sinnvoll. Später und bei zu hohem Reinterventionsrisiko ist die Niere über eine Nephrostomie zu entlasten, bis nach 3–6 Monaten eine Relaparotomie mit neuer Einpflanzung des Ureters oder eine End-zu-End-Anastomose erfolgen kann.

Wurde das Ureterlumen eröffnet oder wird die Ureterwand infolge einer massiven Schädigung nekrotisch, so kommt es zum Extravasat von Urin und zur Ausbildung eines Urinoms, was häufig innerhalb der ersten zehn postoperativen Tage zu einer Ureter-Scheiden- oder Ureter-Haut-Fistel führt. Bei Verdacht auf ein Urinom ist die Drainageflüssigkeit auf Kreatiningehalt zu überprüfen (über dem Serumspiegel?), unklare Flüssigkeitsansammlungen können sonographisch oder CT gezielt punktiert und analog überprüft werden.

Schmerzen im Bereich der Flanke und des Abdomens sowie febrile bis septische Temperaturen sind begleitende Symptome, die schon sehr frühzeitig postoperativ auftreten können.

Ein Übertritt von Urin in die freie Bauchhöhle führt zu Ileus und Peritonitis. Bei Ausbildung einer lebensbedrohlichen Urosepsis kann die Nierenentfernung erforderlich werden.

Bleibt die Wundreaktion im Bereich der Ureterverletzung postoperativ lokal eingegrenzt, ist eine spontane Heilung möglich. Eine Fibrosierung mit Stenosierung der Ureterwand kann daraus resultieren!

30.4 Unfallverletzungen

Pfählungsverletzungen, Frakturen, stumpfe Bauchtraumen, Schuss- und Stichverletzungen können mit schweren Traumen der Nieren und ableitenden Harnwege kombiniert sein. Am häufigsten werden hierbei die Nieren verletzt, wesentlich seltener Harnblase und Urethra, extrem selten die Harnleiter (Buse et al., 2005; Goldmann et al., 1998; Lynch, 2005).

Diagnose. Die Kenntnis des Unfallhergangs kann bereits wichtige Hinweise liefern. Eine Mikro- oder Makrohämaturie macht eine Verletzung im Bereich des Urogenitaltraktes wahrscheinlich. Bei der Inspektion und Untersuchung des Abdomens und des Genitalbereiches ist auf Kontusionszeichen und subkutane Hämatome zu achten, die auf tiefere Verletzungen im Retroperitonealraum oder im Becken hindeuten könnten. Diffuse abdominelle Schmerzen können Folge einer Darmperforation, einer intraabdominellen Blutung, eines Urinaustritts oder eines retroperitonealen Hämatoms sein.

Eine Übersichtssonographie des Abdomens, eine Sonographie der Nieren und ableitenden Harnwege und des kleinen Beckens grenzen den Verletzungsort ein.

Abhängig vom vermuteten Verletzungsgrad sind weiterführende Diagnoseverfahren wie Computertomographie, Sonographie und Zystographie großzügig zu indizieren.

Therapie. Abhängig von Schwere und Art der Unfallverletzungen wird der Therapieplan unter den betroffenen Fachdisziplinen abgestimmt.

30.5 Sexualdelikte mit Harntraktbeteiligung

Eine Harntraktbeteiligung bei Sexualdelikten ist ein sehr seltenes Ereignis.

Merke: Einige als Pfählungsverletzung geführte Unfälle müssen ursächlich als Folge eines nicht angezeigten Sexualdeliktes angenommen werden.

Zum Thema Einbringen von Fremdkörpern in Urethra und Blase bei sexuellen Handlungen vgl. Abschnitt 30.6.

Diagnose. Die Anamnese gibt häufig keinen verlässlichen Hinweis auf den Tathergang. Eine nach dem Ereignis stattgehabte spontane Miktion klaren Urins schließt eine Harnröhren- und Blasenverletzung weitgehend aus.

Bei ausgeprägtem Vulva-/Labien- und Scheidenhämatom muss mit einer Beteiligung der ableitenden Harnwege gerechnet werden.

Spekulumeinstellung, Vaginoskopie und Palpation sind unter anderem infolge psychischer Nachwirkungen des Sexualdelikts vor allem bei Kindern erschwert bzw. nicht möglich. Abhängig vom Schweregrad der Verletzung kann die Fortsetzung der Diagnostik in Narkose erforderlich sein.

Die **Blasenwand** und ein paravesikales Hämatom können bei ausreichender Blasenfüllung mit der vaginalen und abdominalen Sonographie beurteilt werden. Bei Verdacht auf eine Harnröhrenverletzung wird diese sondiert bzw. die Blase katheterisiert. Ist eine **Ureter- bzw. Nierenbeteiligung** nicht auszuschließen, ist ein Computertomogramm bzw. Infusionsurogramm indiziert.

Bei hochakuter klinischer Symptomatik sollte ohne Zeitverlust laparoskopiert und abhängig von der Verletzung laparotomiert werden.

Therapie. Kleinere, nicht penetrierende Verletzungen können häufig konservativ versorgt werden. Komplizierte bzw. kombinierte Traumen bedürfen meist der Konsultation eines Urologen und Chirurgen. Größere Hämatome sind auszuräumen und zu drainieren, Blutungen zu stillen und Verletzungen des äußeren und inneren Genitale zu nähen. Verletzungen der ableitenden Harnwege werden entsprechend vorgenannten Therapieempfehlungen versorgt.

30.6 Fremdkörper in den Harnorganen

Am häufigsten gelangen Fremdkörper wie Haar- und Stricknadeln, Kerzen, Kugelschreiber, Fieberthermometer im Rahmen sexueller Aktivitäten und im Besonderen bei autoerotischen Manipulationen in Harnröhre und Blase. Selten finden sich Elevationsfäden, die im Rahmen einer Kolposuspensionsoperation bzw. einer vagino-abdominalen Schlingenoperation auf einem falschen Weg durch die Blase geführt worden sind.

Hämaturie und Miktionsstörungen bis hin zum Harnverhalt sind die ersten klinischen Symptome.

Diagnose. Palpation, Sonographie, Röntgenübersicht, Zystoskopie oder auch Computertomographie führen zu einem sicheren Fremdkörpernachweis.

Therapie. Kleinere Fremdkörper lassen sich in der Regel mit einer Fasszange direkt oder über ein Zystoskop entfernen. In Einzelfällen kann eine suprapubische operative Entfernung des Fremdkörpers durch Sectio alta notwendig werden.

30.7 Massive Blutungen aus dem Harntrakt

Eine massive Blutung aus dem Harntrakt ist immer ein Hinweis auf eine frische Verletzung oder eine ernste Erkrankung. Aus gynäkologischer Sicht sind ursächlich zu nennen:

- Blasenläsion im Rahmen gynäkologischer und urogynäkologischer Operationen und bei Sectio caesarea
- Gefäßverletzungen beim perkutanen Legen eines Zystostomiekatheters
- Blasenwandinfiltration eines malignen Genitaltumors mit Gefäßarrosion
- akute hämorrhagische Zystitis bei Cyclophosphamidbehandlung und radiogener Therapie
- Hämolyse beim HELLP-Syndrom
- Unverträglichkeit oder Überdosierung von Antikoagulantien

Differentialdiagnostisch müssen ausgeschlossen werden:
- primärer Blasentumor
- Nieren- und Harnleitertumoren
- Nieren- und Harnleitersteine
- traumatische Verletzungen der Harnorgane
- radiogenes Ulkus als Spätreaktion einer radiologischen Therapie

Diagnose und Therapie. Der Ausgangspunkt intraoperativ auftretender frischer Harntraktblutungen ist unverzüglich darzustellen und zu versorgen.

> **Merke:** Bei postoperativ sich verstärkender oder neu einsetzender Blutung ist das Blasenlumen mit einem (Rund)spülkatheter oder Zystoskop klar zu spülen und anschließend zu zystoskopieren.

Für eine Dauerspülung wird ein dreiläufiger Spülkatheter mit zentraler und seitlicher Öffnung benötigt.

Die weitere Therapie richtet sich nach der Grunderkrankung und wird in enger Abstimmung mit dem Urologen erfolgen. Operationsbedingte Blutungen aus der Blasenwand klingen bei ausreichender Blasenentlastung nach Drainage und Spülung meist rasch ab.

Literatur

Albers P, Heidenreich A. Standardoperationen in der Urologie. Stuttgart: Thieme; 2005.

Buse S, Lynch TH, Martinez-Pineiro L, et al. Verletzungen der ableitenden Harnwege bei polytraumatisierten Patienten. Unfallchirurg. 2005;108:821–8.

Gilmour DT, Das S, Flowerdew G. Rates of urinary tract injury from gynecologic surgery and the role of intraoperative cystoscopy. Obstet Gynecol. 2006;107(6):1366–72.

Goldman HB, Idom CB, Dmochowski Jr R. Traumatic injuries of the female external genitalia and their assiciation with urological injuries. J Urol. 1998;159: 956–9.

Gomez R, Ceballos L, Coburn M, et al. Consensus on Genitourinary Trauma. BJU International. 2004;94:27–32.

Leitlinien der DGGG. Operationsbedingte Verletzungen des Ureters in der Gynäkologie und Geburtshilfe. Frauenarzt. 2007;48:169–71.

Lynch TH. EAU Guideliner on urological trauma. European Urology. 2005;47:1–15.

Vakili B, Chesson RR, Kyle BL, et al. The incidence of urinary tract injury during hysterectomy: a prospective analysis based on universal cystoscopy. Am J Obstet Gynecol. 2005;192(5): 1599–604.

31 Urologische Tumorerkrankungen

Stefan Hinz

Autor der 2. Auflage: Dietmar Schnorr

1869	erfolgreiche Nephrektomie
1877	Zystoskop
1887	Zystektomie
1895	Röntgenstrahlung
1931	Resektoskop
1950	Ileum Conduit
1958	Neoblase
1969	Cisplatin (Chemotherapeutikum)
1970	Zystoskop mit Kaltlicht-Glasfaseroptik (TUR-B/P)
1980	Ureterorenoskopie
1980	Zystektomie mit Harnableitung als Standard
1990	Laparoskopie
2000	Roboter-assistierte Chirurgie (DaVinc-System)
2003	Angiogeneseinhibitoren (VEGFR-Inhibitoren u. a.)
2009	LESS (laparoskopic single-site-surgery), NOTES (natural orifice transluminal endo-scopic surgery)
2015	Checkpoint Inhibitoren (PD-1, PD-L1, CTLA-4 Inhibitioren) Erstzulassung Nierenzell-karzinom

31.1 Übersicht, Häufigkeiten, Diagnostik

Die Urogynäkologie setzt eine enge Kooperation aus Gynäkologen und Urologen als selbstverständlich voraus. Aufgrund der engen nachbarschaftlichen Beziehung von urologischen und gynäkologischen Organen sind aber auch fachübergreifende Kenntnisse unumgänglich. Besonders die Tumore der Nieren und der ableitenden Harnwege, haben bei Erkrankungen des urogynäkologischen Formenkreises eine herausragende Bedeutung. Bei der rasanten Entwicklung der Therapie von urologischen Tumorerkrankungen erscheint hier eine fachspezifische Behandlung von ausgewiesenen Uro-Onkologen sinnvoll. In Folgendem wird deshalb der Schwerpunkt eher auf die Diagnostik bzw. Differentialdiagnostik der einzelnen Erkrankungen gelegt.

https://doi.org/10.1515/9783110657906-031

Frauen

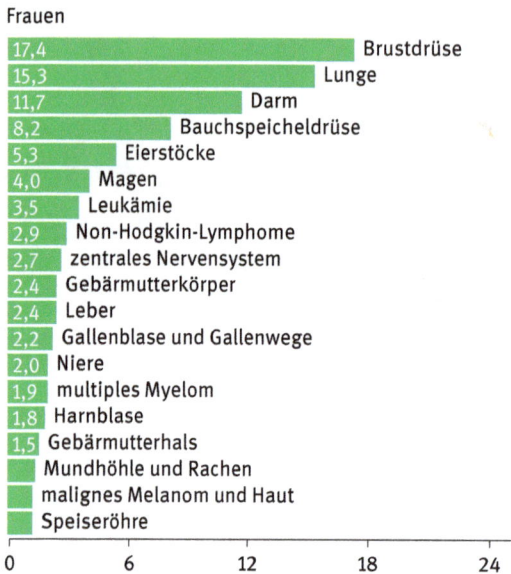

Abb. 31.1: Prozentualer Anteil der häufigsten Tumorlokalisationen an allen Krebssterbefällen in Deutschland 2014.

Bösartige Erkrankungen von Niere und Harnblase gehören allgemein zu den 15 häufigsten Tumor-Erkrankungen bei der Frau (Abb. 31.1). Da diese Tumore vor allem im fortgeschrittenen Lebensalter auftreten kommt Ihnen eine besondere Bedeutung bei der urogynäkologischen Diagnostik zu.

Krebsbericht RKI 2016

Die Tumorinzidenz an Blasenkrebs nimmt nach dem 50. Lebensjahr deutlich zu. Das Durchschnittsalter von Patienten mit Blasenkrebs beträgt etwa 65 Jahre. Urethralkarzinome treten häufiger bei Frauen als bei Männern auf. Sie machen aber nur 0,02 % aller malignen Tumoren aus. Nierenparenchymtumoren (Nierenzellkarzinom), Nierenbecken- und Harnleitertumoren betreffen 2 % aller malignen Tumoren. Nierenbecken- und Harnleitertumoren treten vergleichsweise gegenüber dem Nierenzellkarzinom selten auf. *Sekundäre Blasentumoren* durch Invasion/Infiltration aus Nachbarorganen oder Metastasen sind sehr selten, aber prognostisch ungünstig und bedürfen der interdisziplinären Zusammenarbeit in der Ausbreitungsdiagnostik und Therapie.

In Tab. 31.1 sind die Tumoren der weiblichen Harnorgane entsprechend ihrer urogynäkologischen Relevanz aufgelistet.

Merke: Nierentumore und Urothelkarzinome gehören zu den 15 häufigsten Tumorerkrankungen der Frau und können durch effiziente Vorsorge-Untersuchungen (V. a. Urin-Diagnostik und Sonographie) häufig in einem frühen Stadium diagnostiziert werden. Die frühe Diagnose ist hier die Grundvoraussetzung für einen kurativen Therapieansatz.

Tab. 31.1: Tumoren der weiblichen Harnorgane.

	benigne	maligne
Harnröhre	Karunkel Polyp Condylomata acuminata	Plattenepithelkarzinom (80 %, distal), Urothelkarzinom (14 %), Adenokarzinom (6 %, proximal), selten: Melanoblastom, Sarkom
Blase	Papillom (3 %) selten: Endometriose, Myom, Hämangiom, Fibrom	Urothelkarzinom (90 %), Plattenepithelkarzinom (5 %), Adenokarzinom (2 %), Urachuskarzinom; sekundäre Tumoren: invasiv/infiltrativ von Zervix, Uterus, Ovarien, Sigma, Rektum. Metastasen: Magen-, Lungen-, Mammakarzinom
Nierenbecken, Harnleiter	Papillom, Fibroepitheliom	Urothel-, Plattenepithel-, Adenokarzinom
Niere	Zysten, Adenom, Fibrom, Angiomyolipom	Nierenzellkarzinom (85 %), Wilms-Tumor (Nephroblastom im Kindesalter), Sarkom, Onkozytom; Metastasen: Melanom, Bronchialkarzinom

31.1.1 Leitsymptome bei Tumoren der ableitenden Harnwege

Aufgrund der intensiven Diagnostik bei urogynäkologischen Erkrankungen mittels Kolposkopie, Zystoskopie, und transvaginalem Ultraschall besteht eine hohe Wahrscheinlichkeit inzidentielle Tumore zu diagnostizieren. Auf der anderen Seite muss ebenfalls in Betracht gezogen werden, dass urologische Tumore als Ursache für urogynäkologische Symptomenkomplexe identifiziert werden können.

Die führenden Symptome urologischer Tumore sind neben Miktionsbeschwerden die schmerzlose Makro- oder Mikrohämaturie bzw. der Blutaustritt aus der Harnröhre.

Malignome im Frühstadium lösen in der Regel keine Schmerzen aus.

Merke: Die führenden Symptome urologischer Tumore sind neben Miktionsbeschwerden die schmerzlose Makro- oder Mikrohämaturie bzw. der Blutaustritt aus der Harnröhre.

Makrohämaturie

Bei der Makrohämaturie zeigt sich eine mit bloßem Auge sichtbare Rotfärbung des Urins und eine solche ist immer abklärungsbedürftig. Es kann zusätzlich zur Koagelbildung oder im Extremfall bei starker Blutung zu einer Koagel-bedingten Harnblasentamponade kommen.

Im Verlauf der Miktion weist eine initiale Hämaturie auf Prozesse im Harnröhrenbereich hin, eine terminale Hämaturie auf Erkrankungen des Blasenauslasses und des Trigonums. Die totale bzw. durchgehende Hämaturie wird dagegen bei Blasenerkrankungen und Tumoren des oberen Harntraktes beobachtet.

Die häufigste Ursache für eine Makrohämaturie bei der Frau ist neben der bakteriellen oder abakteriellen Zystitis eine Urolithiasis. Diese Krankheitsbilder gehen jedoch häufig mit Schmerzen oder anderen dysurischen Beschwerden einher. Besonders bei der schmerzlosen Hämaturie sollte deshalb ein malignes Geschehen differentialdiagnostisch in Betracht gezogen werden.

Bei Verdacht auf eine Makrohämaturie sind neben der Anamnese und dem klinischen Befund eine Urinanalyse mit Urinsediment, die Sonographie der ableitenden Harnwege, die Zytologie und bei V. a. Infekt eine mikrobiologische Untersuchung indiziert. Sollten die aufgeführten Untersuchungen keinen zielführenden Befund ergeben kann eine Abdomen Computertomographie mit Ausscheidungsphase zur Darstellung der ableitenden Harnwege oder ggf. eine invasive Diagnostik mittels Urethrozystoskopie oder Ureterorenoskopie angeschlossen werden (Tab. 31.2).

Merke: Die häufigste Ursache für eine Makrohämaturie bei der Frau ist neben der bakteriellen oder abakteriellen Zystitis eine Urolithiasis. Diese Krankheitsbilder gehen häufig mit Schmerzen oder anderen dysurischen Beschwerden einher.

Tab. 31.2: Vorgehen bei Makrohämaturie.

1.	Anamnese und klinischer Befund
2.	Urin Analyse/Sediment
	a) bei V. a. Infekt Antibiotische Behandlung
	b) bei V. a. Urolithiasis native Computertomografie
3.	Sonographie der ableitenden Harnwege
4.	Urethro-Zystoskopie ggf. mit Probenentnahme
Fakultativ	
5.	3 Phasen Computertomografie (nativ/arteriell KM Phase/Spätphase)
6.	Uretero-Renoskopie ggf. mit Probenentnahme

Mikrohämaturie

Die Mikrohämaturie ist deutlich komplexer und wird mit einer Prävalenz von etwa 4–5 % häufig diagnostiziert. Es handelt sich um eine Labordiagnose und ist mit bloßem Auge nicht sichtbar. Definitionsgemäß finden sich mindestens 3 Erythrozyten pro Gesichtsfeld. Eine Erythrozytenausscheidung im Urin von bis zu 1 Mio. Erythrozyten/24 h gilt als nicht pathologisch.

Die Verwendung von Urin Teststreifen wird inzwischen sehr kritisch gesehen da diese sehr sensitiv sind und auch bei physiologischen Erythrozytenkonzentrationen im Urin ein falsch positives Ergebnis liefern können.

Ebenfalls besteht bei der Frau die Möglichkeit, dass menstruationsbedingte Blutungen falsch positive Befunde ergeben.

Die meisten Fachgesellschaften fordern somit den mehrfachen Nachweis im korrekt entnommenen Urinsediment (zwei von min. drei Tests) für eine „signifikante" Mikrohämaturie (Bolenz et al., 2016).

Es wird prinzipiell zwischen einer glomerulären und nicht glomerulären Mirkrohämaturie unterschieden.

Bei bis zu 80 % der Patienten mit asymptomatischer nicht glomerulären Mikrohämaturie liegt eine sogenannte idiopathische konstitutionelle Mikrohämaturie ohne Krankheitswert vor.

Besonders bei Urogynäkologischen Erkrankungen liegt häufig begleitend eine Mikrohämaturie vor, was bei der weiterführenden Diagnostik berücksichtigt werden sollte.

Die nachfolgende modifizierte Tabelle 31.3 berücksichtigt die internationalen Leitlinien zur Abklärung der asymptomatischen Mikrohämaturie und gibt einen Überblick zu den unterschiedlichen Handlungsempfehlungen.

Tab. 31.3: Vorgehen bei Mikrohämaturie (Bolenz et al., 2016).

Definitionen und Handlungsempfehlungen zur Abklärung einer asymptomatischen Mikrohämaturie (aMh) unter Berücksichtigung der Empfehlungen internationaler Leitlinien (1, 8, 14–20).

Parameter	Definition/Handlungsempfehlungen
Mikrohämaturie	≥ 3 Erythrozyten/Gesichtsfeld*
nephrologische Überweisung	wenn Proteinurie, Albuminurie, Erythrozytenzylinder und/oder dysmorphe Erythrozyten in der Mikroskopie und/oder Niereninsuffizienz/erhöhtes Kreatinin
Altersgrenze	bei Patienten > 40 Jahren abklären
Urinzytologie	für alle Patienten > 50 Jahren mit negativem Ultraschall und Zystoskopie
Urethrozystoskopie	> 40 Jahre oder weitere Risikofaktoren, Patienten mit atypischer oder positiver Zytologie
Bildgebung	laut Leitlinienempfehlung CT-Urographie, wenn kein Korrelat in Basisdiagnostik oder Urethrozystoskopie, oder bei Patienten mit positivem Befund im Ultraschall Nach Ansicht der Autoren ist CT-Urographie nur bei Patienten mit multiplen Risikofaktoren gerechtfertigt.
Follow-up – wer?	Patienten > 40 Jahren, (Ex-)Raucher, anamnestische Exposition gegenüber Chemikalien
Follow-up – was?	Urinanalyse, Zytologie und Blutdruckmessung nach 6, 12, 24 und 36 Monaten bei initial negativer Untersuchung

*sichtbarer Ausschnitt im Mikroskop bei 400-facher Vergrößerung

Merke: Eine signifikante Mikrohämaturie besteht bei wiederholtem mikroskopischem Nachweis von mehr als 3 Erythrozyten pro Gesichtsfeld. Teststreifen sollten hierfür nicht verwendet werden.

Miktionsbeschwerden

Das diagnostische Vorgehen bei Miktionsstörungen wurde bereits in vorherigen Kapiteln ausführlich beschrieben. Es soll hier vor allem auf Miktionsbeschwerden eingegangen werden die klassischerweise von Tumoren der ableitenden Harnwege hervorgerufen werden. Auf die spezielle Symptomatik der häufigsten urologischen Tumorerkrankungen wird dann nachfolgend bei den einzelnen Tumorentitäten eingegangen.

Obstruktive Beschwerden

Bei Tumoren der Harnblase, des Beckenbodens oder der Harnröhre kommt es häufiger zu Beschwerden bei der Miktion.

Das Spektrum der Obstruktion durch Tumore reicht dabei von minimalen Veränderungen des Harnstrahls bis hin zu einem Harnverhalt. Die Beschwerden sind teilweise schwer objektivierbar weshalb der Anamnese hier ein großer Stellenwert eingeräumt werden sollte.

Eine fortgeschrittene Obstruktion die zur Einschränkung des Harnstrahls mit Reduktion des Flows führt zeigt sich eher bei fortgeschrittenen bzw. infiltrativ wachsenden Tumoren.

Diagnostische Möglichkeiten:
– Anamnese
– Inspektion des Miktionsablaufes
– Harnflussmessung (Uroflow)
– Restharnbestimmung (Sonographisch oder mittels Einmalkatheter)

Irritative Beschwerden

Neben der Hämaturie sind besonders bei der Frau die irritativen Miktionsbeschwerden ein häufiges Erstsymptom von Tumorerkrankungen der ableitenden Harnwege. Im Vordergrund stehen hier die vermehrte Miktionsfrequenz, der imperative Harndrang, die Algurie/Dysurie, die Miktionsverzögerung und schlussendlich auch die Dranginkontinenz.

Also alles Symptome, die auch häufig bei urogynäkologischen Erkrankungen auftreten, so dass bei dieser Symptomatik eigentlich immer eine weiterführende apparative Diagnostik zum Ausschluss einer Malignität angeschlossen werden sollte.

Im Vordergrund steht hier die Urethrozystoskopie. Die meisten Tumore der ableitenden Harnwege gehen von der Schleimhaut aus und sind somit makroskopisch gut zu erkennen. Eine Ausnahme bilden sehr kleine Tumore und das Carcinoma in situ des Urothels welches teilweise nur als leichte Rötung oder auch nur mittels Photodynamischer Diagnostik (PDD) sichtbar gemacht werden kann. Auf die PDD wir noch detaillierter bei der Diagnostik des Urothelkarzinoms eingegangen

Da die Tumore des oberen Harntraktes in der Regel keinen Einfluss auf die Miktion haben ist eine Ureterorenoskopie in der Regel bei diesen Beschwerden nicht erforderlich

Diagnostische Möglichkeiten:
- Urethrozystoskopie
- Photodynamische Diagnostik (PDD)
- Sonographie (transvaginal bzw. transrektal)
- CT Becken oder für eine bessere Beurteilung der Weichteile im kleinen Becken MRT.

31.2 Harnröhrentumoren

31.2.1 Benigne Harnröhrentumore

Karunkel, Polypen und Condylomata acuminata sind die häufigsten benignen Veränderungen an der äußeren Harnröhrenöffnung (Tab. 31.1). Frauen im mittleren und höheren Lebensalter sind bevorzugt betroffen. Während die Karunkel eher eine breite Basis haben stellen sich die Polypen gestielt dar. Condylomata acuminata sind in der Regel differentialdiagnostisch durch ihr Blumenkohlartiges Wachstum zu identifizieren und finden sich meistens im Bereich der Vagina und Vulva, können aber selten auch in der Urethra oder in der Cervix uteri auftreten.

Symptome

Gut- und bösartige Veränderungen an der weiblichen Urethra können Dysurie, Brennen und Schmerzen beim Wasserlassen und Koitus verursachen und bluten leicht.

Die **Blutung** ist führendes Symptom aller Harnröhrentumoren (Blut in der Wäsche, initiale Hämaturie). Bei Tumorwachstum kann es bis zum Harnverhalt kommen. Drang- und/oder Stressinkontinenz infolge endourethraler Wucherung werden gelegentlich beobachtet.

Diagnose/Differentialdiagnose

Harnröhrenkarunkel/Polypen: Rötlicher von der Harnröhrenschleimhaut ausgehender glatter Tumor der häufig schon bei der Inspektion des äußeren Genitals im Meatus der Urethra zu erkennen ist. Die Harnröhrenöffnung sollte nicht nur mit dem bloßen Auge, sondern auch durch das Kolposkop betrachtet werden. Urethralkarunkel manifestieren sich bei älteren Frauen meistens an der dorsalen Zirkumferenz der distalen Urethra und wölben sich in das Vestibulum vaginae vor. Sie imponieren als himbeerähnliche, vaskularisierte, rötliche Tumoren, die dem Orificium urethrae externum direkt aufsitzen.

Plötzlich auftretende hämorrhoidenähnliche Anschwellungen der hinteren Zirkumferenz sprechen für Thrombosierung. Differentialdiagnostisch muss an *Schleimhautdislokationen* (Prolaps, Ektropium), *paraurethrale Zysten und Abszesse,* spezifische *Infektionen* (Lues, Tbc, Gonorrhoe) und *Karzinome* gedacht werden

Harnröhrentumore ergeben bei der Untersuchung der Urethra von vaginal einen indurierten, meist indolenten Bezirk im Harnröhrenverlauf. *Urethradivertikel (kongenital oder erworben)* sind Ursache rezidivierender Harnwegsinfekte, eitriger Sekretion, Dysurie und Nachtröpfeln und werden palpatorisch und mittels Doppelballonurethrographie diagnostiziert.

Die **Urethrozystoskopie** zur Beurteilung von Blase und Harnröhre bei gleichzeitiger vaginaler Mituntersuchung komplettiert die Diagnostik bei Harnröhrentumoren. Die Diagnose wird gesichert durch transurethrale Elektroresektion mit Gewebeentnahmen zum histopathologischen Staging.

Condylomata acuminata: Bei den Condylomata kann es auch zu einer entfernten nicht kontinuierlichen Ausbreitung in das Perineum, den Mons pubis oder den Anus oder das Rektum kommen so dass hier eine ausgiebige Inspektion und ggf. auch eine Rektoskopie und Zystoskopie erforderlich ist.

Als Besonderheit bei der Diagnostik ist der Essigsäuretest zu erwähnen. Hierbei werden die auffälligen Areale mit Essigsäure (3–5 %) betupft und färben sich klassischerweise daraufhin weißlich. Der Test zeigt jedoch eine relativ geringe Sensitivität und Spezifität und ist nur orientierend hilfreich.

Ein DNA-Virusnachweis von Humanen Papillomaviren (HPV) ist mittels PCR an Abstrichen oder Probenentnahmen möglich wird aber nicht als Routineuntersuchung empfohlen.

Ein serologischer Nachweis von Antikörpern hat aufgrund der hohen Durchseuchung der Bevölkerung keine Bedeutung.

Da es sich um eine sexuell übertragbare Erkrankung handelt sollte der Partner ebenfalls untersucht und entsprechend behandelt werden.

Therapie

Urethralkarunkel und **Urethralpolypen** werden lokal exzidiert oder mit Laserskalpell/Diathermienadel abgetragen. Eine Sondierung mit dem Katheter zur besseren Lokalisation des Karunkels/Polypen und zum Ausschluss einer Harnröhrenstenose ist erforderlich. Der Karunkel/Polyp wird mit einer zarten Klemme hervorgezogen, an der Basis abgetragen und der Schleimhautdefekt mit Einzelknopfnähten (Vicryl 4 × 0) verschlossen. Das Gewebe muss histologisch untersucht werden. Ein Harnröhren-Verweilkatheter Charr. 18 für ein bis zwei Tage verhindert postoperative Miktionsbeschwerden.

Condylomata acuminata werden in der Regel chirurgisch entfernt oder mit einem CO_2-Laser vaporisiert.

Bei geringgradigem Befall ist ein topischer Therapieversuch mittels Applikation von Imiquimod oder destruierenden Lösungen bzw. Salben (Silbernitrat, Trichloressigsäure, 5-Fluorouracil) gerechtfertigt.

Ggf. Partner ebenfalls therapieren. Nach Behandlung ist ein geschützter Geschlechtsverkehr (Kondom) für weitere 3 Monate zu empfehlen.

31.2.2 Maligne Harnröhrentumore

Das primäre *Harnröhrenkarzinom* der Frau ist selten und macht weniger als 1 % aller urologischen Tumoren aus. Prognostisch von Bedeutung sind Lokalisation und Infiltrationsgrad. Es kann sich vulvourethral und endourethral ausbreiten. Selten nimmt es von den paraurethralen Drüsen seinen Ausgang. Distal (vordere Urethra) überwiegen die Plattenepithelkarzinome, proximal (hintere Harnröhre) die Urothel- und Adenokarzinome. Die 5-Jahresüberlebensrate distaler Harnröhrenkarzinome beträgt 60 %, die der proximal lokalisierten Karzinome hingegen nur 10 % wegen der frühen Metastasierung in die iliakalen Lymphknoten.

Symptome
Die Symptome der malignen Urethra-Tumore sind identisch mit den gutartigen Harnröhrentumoren.

Die **Blutung** ist das führende Symptom. Aufgrund des ggf. infiltrativen Wachstums können auch die Nachbarorgane symptomatisch betroffen sein.

Diagnose
Ein Drittel der Urethralkarzinome wachsen distal, zwei Drittel im mittleren und proximalen Harnröhrenbereich. Bei Befall des distalen Harnröhrenabschnittes verläuft die Metastasierung in die oberflächlichen und tiefen Leistenlymphknoten. Proximal gelegene Tumoren metastasieren frühzeitig in die iliakalen Lymphknoten und sind prognostisch ungünstig (Abb. 31.3). Eine definitive Diagnose kann nur durch eine histologische Untersuchung von Gewebe erfolgen. Zur Probengewinnung sollte bei kleinsten Befunden direkt eine vollständige Resektion im Gesunden durchgeführt werden. Eine Probenentnahme (Nadelbiopsie) ist sinnvoll, wenn ein tiefergehendes, die Schleimhaut überschreitendes, Wachstum vermutet wird oder ein Funktionserhalt des Schließmuskels gefährdet ist. Bei hochgradigem Malignitätsverdacht sollte in jedem Fall ein Staging mittels CT Thorax/Abdomen/Becken durchgeführt werden.

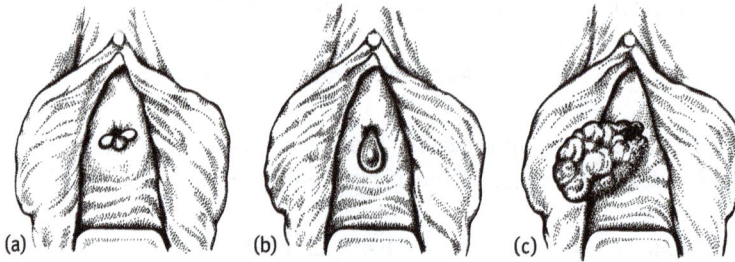

Abb. 31.2: Gut- und bösartige Tumoren an der Harnröhrenmündung: (a) Karunkel; (b) Polyp; (c) vulvo-urethrales Karzinom.

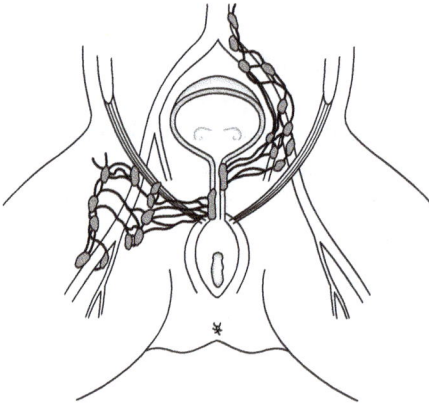

Abb. 31.3: Primäre Lymphknotenstationen des distalen Urethralkarzinoms in oberflächlichen und tiefen Leistenlymphknoten und des proximalen Urethralkarzinoms in iliakalen Lymphknoten.

Therapie

Die Behandlung des **Harnröhrenkarzinoms** richtet sich nach Lokalisation, Infiltrationsgrad und Stadium. Die regionären Lymphknoten sind die oberflächlichen und tiefen Leisten- sowie die Beckenlymphknoten.

Oberflächliche Tumoren (Ta, Tis, T1) werden transurethral reseziert. Umschriebene distale Karzinome, häufig Plattenepithelkarzinome, werden exstirpiert. Kontaktbestrahlung, Afterloading oder perkutane Radiotherapie als Strahlentherapiemodalitäten beim invasiven Harnröhrenkarzinom mit und ohne Einbeziehung der Lymphabflussbahnen haben überwiegend palliativen Charakter. Die Strahlentherapie kann gegenüber der radikalen Harnröhrenchirurgie einschließlich Lymphknotendissektion inguinal und pelvin allenfalls einen günstigeren urologisch-funktionellen Effekt erzielen.

Merke: Die Prognose des Harnröhrenkarzinoms ist im Allgemeinen nicht gut. Eine vollständige Resektion steht therapeutisch im Vordergrund. Aufgrund der geringen Fallzahl existiert aktuell keine evidenzbasierte systemische Therapie bei metastasierter Erkrankung. Die systemische medikamentöse Therapie erfolgt entsprechend des Tumortyps (meist Plattenepithelkarzinom).

Bei Nachweis eines invasiven, nicht metastasierten Harnröhrenkarzinoms im mittleren und proximalen Anteil sollte deshalb das Ausmaß der chirurgischen Intervention in Relation zum Allgemeinzustand und der Lebensqualität der Patientin stehen. In wenigen Fällen werden jedoch radikale Eingriffe indiziert sein: Zystourethrektomie mit Exstirpation von Scheide, Vulva, Zervix, Uterus sowie bilaterale pelvine Lymphadenektomie. Als supravesikale Harnableitungen stehen zur Verfügung: Ileum- oder Kolon-Conduit, Mainz-Pouch II (Sigma-Rektum-Pouch).

Bei Lymphknotenmetastasen kann eine Chemotherapie in Abhängigkeit vom Tumortyp erfolgen. Die Chemotherapie kann unter neoadjuvanter als auch adjuvanter Zielsetzung durchgeführt werden. Eine klare Empfehlung existiert aufgrund von mangelhafter Studienlage nicht.

31.3 Harnblasentumore

31.3.1 Ätiologie, Erscheinungsformen

Bei über 90 % aller Harnblasentumoren handelt es sich um Urothelkarzinome mit epithelialem Ursprung. Plattenepithelkarzinome kommen in der westlichen Welt mit 5 % deutlich weniger häufig vor und sind oft assoziiert mit Bilharziose oder über lange Jahre bestehenden chronischen Harnwegsinfektionen. Noch seltener sind Adenokarzinome mit 2 %, die primär vesikal auftreten können und meistens vom Urachus ausgehen. Lediglich in 3 % findet man gutartige urotheliale Papillome einschließlich der papillären urothelialen Neoplasie mit geringem malignem Potenzial (PUNLMP).

In Deutschland erkranken nach Schätzungen des Robert-Koch-Instituts jährlich 28.500 Menschen an einem Harnblasenkarzinom (21.000 Männer und 7500 Frauen) und das Blasenkarzinom ist derzeit der zweithäufigste Tumor im Fachgebiet Urologie.

Zigarettenrauchen ist der bekannteste Risikofaktor bei der Blasenkarzinomentwicklung. Über 30 % aller Blasentumorerkrankungen sind mit Nikotinabusus assoziiert. Folgende Medikamente werden mit der Ausbildung von Blasenkarzinomen in Verbindung gebracht: Phenazetin (Nierenbeckenkarzinom) und Cyclophosphamid bei Langzeitanwendung. Exposition und Befall mit Schistosoma haematobium führen unbehandelt zu Bilharziose und sind mit erhöhter Inzidenz von Plattenepithel- und Urothelkarzinomen in der Harnblase assoziiert.

Das Urothelkarzinom ist eine anerkannte Berufserkrankung im Druckereigewerbe, in der Eisen- und Aluminiumproduktion und in der Farbstoffindustrie. Als ätiologisch gesicherte Kanzerogene gelten Naphthylamine, Benzidine und Fuchsin mit Latenzzeiten von 10–40 Jahren zwischen Einwirkung der Noxe und Entstehung eines Blasenkarzinoms.

Folgende Gesichtspunkte sind bei der Pathologie und Pathogenese des Blasenkarzinoms relevant:

1. **Gewebetypen:** Urothelkarzinom 92 %, Plattenepithelkarzinom 5 %, Adenokarzinom 2 %, seltene kleinzellige Karzinome 1 %;

   Entsprechend der aktuellen WHO Klassifizierung von 2016 werden pathologisch beim Invasiven Urothelkarzinom 10 unterschiedliche Tumorarten und bei der Nicht-Invasiven urothelialen Läsion weitere 6 Tumor Typen unterschieden. Zur Vereinfachung werden in Tab. 31.4 die therapeutisch relevanten Gruppen zusammengefasst.

2. **Wachstumsformen:** papillär 75 %, solide 20 %, Carcinoma in situ (Cis) 5 %;

3. **Lokalisationen:** in 50 % multilokulär wachsend (Seiten-/Hinterwand 70 %, Blasenboden 30 %, Vorderwand 10 %);

Wachstumsarten:

– oberflächliche Karzinome (75 %): Ta bis T1 (und CIS) (low grade und high grade)
– muskelinvasives Karzinom (20 %): T2 bis T4 (high grade)
– primär metastasiertes Karzinom (5 %): N+ oder M+

Das typische oberflächliche Urothelkarzinom imponiert zystoskopisch als exophytischer papillärer Tumor (uni- oder multilokulär), der leicht blutet und auf die Mukosa (Ta) oder Submukosa (T1) beschränkt bleibt.

Das oberflächliche Urothelkarzinom ist in der Regel gut endoskopisch zu behandeln und neigt je nach Risiko Typ (low-, Intermediate- und high risk) entsprechend häufig zu einem Rezidiv. Bei bis zu 20 % der Erkrankungen kommt es im Verlauf zu einem Progress in ein muskel-invasives Stadium. Bei adäquater Therapie und Nachsorge kann in den meisten Fällen bei low-risk und intermediate risk der Progress in eine muskelinvasive Erkrankung verhindert werden.

Tab. 31.4: Pathologie des invasiven Urothelkarzinoms und der nicht-invasiven urothelialen Läsionen.

---

invasives Urothelkarzinom

nested, einschließlich großzellig nested

mikrozystisch

mikropapillär

lymphoepitheliom-artig

plasmazytoid/siegelringzellig/diffus

sakromatoid

riesenzellig

Gering differenziert

lipid-reich

klarzellig

nicht-invasive urotheliale Läsionen

urotheliales Carcinoma in situ

nicht-invasives papilläres Urothelkarzinom, niedriggradig (low grade)

nicht-invasives papilläres Urothelkarzinom, hochgradig (high grade)

papilläre urotheliale Neoplasie mit geringem malignem Potenzial

urotheliales Papillom

invertiertes urotheliales Papillom

urotheliale Proliferation mit unklarem malignem Potenzial

urotheliale Dysplasie

31.3.2 Risiko Klassifizierung des Urothelkarzinoms

- **low-risk** (50 %): unilokulär, pTa, low grade (G1), < 3 cm; Rezidivrisiko innerhalb 5a: 24–49 %
- **intermediate-risk** (35 %): multilokulär, pTa-1, low grade (G1–G2), > 3 cm; Rezidivrisko innerhalb 5a: 58–65 %
- **high-risk** (15 %): multilokulär, pT1, high grade (G3), Cis, frühes Rezidiv; Rezidivrisiko innerhalb 5a: 73–84 %

Eine Sonderform der oberflächlichen urothelialen Läsionen bildet das Carcinoma in situ (Cis), das endoskopisch flächig und nicht exophytisch imponiert. Es ist ein schlecht differenziertes Karzinom (G3) und im Gegensatz zu anderen Tumorentitäten hoch aggressiv und endoskopisch chirurgisch nicht zu behandeln. Es kann alleine oder in Kombination mit anderen oberflächlichen Tumoren auftreten und gilt als ungünstiger prognostischer Faktor.

> **Merke:** Das Carcinoma in situ (CIS) ist schlecht differenziert (G3), gilt als ungünstiger prognostischer Faktor und ist endoskopisch chirurgisch nicht therapierbar.

Bei pTa- und pT1-Tumoren findet sich nur selten eine Metastasierung (Ausnahme: pT1G3-Tumoren entwickeln in 10 % Lymphknoten- oder Fernmetastasen). Dagegen weisen muskelinvasive Karzinome (pT2 bis pT4) bereits bei Diagnosestellung in 30 bis 60 % Metastasen auf. Die muskelinvasiven Urothelkarzinome haben insgesamt eine schlechte Prognose. Selbst bei invasiver Therapie zeigt sich insgesamt eine 5-Jahres-Überlebensrate von nur ca. 50 %.

Symptome

Leitsymptom ist die intermittierende schmerzlose Hämaturie welche als Mikro- oder Makrohämaturie imponieren kann. Je nach Lokalisation des Tumors zeigt sich die Makrohämaturie initial zu Miktionsbeginn, terminal zu Miktionsende oder durchgehend.

Sowohl eine sekundäre Infektion als auch ein infiltrierend wachsendes Blasenkarzinom können eine chronisch rezidivierende Zystitis mit Pollakisurie, Strangurie und Algurie vortäuschen. Irritative Symptome können auf das Vorliegen eines Carcinoma in situ (Cis) hinweisen. Eine länger als drei Wochen anhaltende Zystitis erfordert eine Zystoskopie zum Tumorausschluss.

Diagnose/Differentialdiagnose

Labor: Neben dem Urinsediment zur Quantifizierung der Mikrohämaturie und zur Beurteilung der Infektsituation stehen keine standardisierten Labor-Untersuchungen zur Verfügung um eine Malignität in den ableitenden Harnwegen zu belegen oder auszuschließen.

Es sind aktuell eine Reihe von kommerziellen molekularen und Protein basierten Urintests (NMP22, Fish Test) verfügbar. Aufgrund der unzureichenden Sensitivität und Spezifität kann jedoch bisher keiner dieser Tests zur Früherkennung oder als Screening-Tool empfohlen werden.

Die Urinzytologie hat gerade bei Nachweis von high-grade Zellen eine hohe Spezifität aber ohne einen Hinweis auf die Lokalität der Läsion zu geben. Die Urinzytologie ist von daher eher im Rahmen von endoskopischen Untersuchungen oder zum Ausschluss eines Karzinoms im Verlauf nach kurativ intendierter Therapie empfehlenswert.

Merke: Kommerzielle molekulare und Protein basierte Urintests sind zum aktuellen Zeitpunkt nicht als Screening-Untersuchungen empfohlen.

Endoskopie: Die Diagnose Blasentumor wird letztendlich endoskopisch mit starren oder flexiblen Instrumenten gestellt und sollte histologisch gesichert werden.

Die visuelle Inspektion der Blase erlaubt Angaben zur Lokalisation, Größe, Wachstumsform- und -art des Tumors. Ist ein Blasentumor makroskopisch nicht sichtbar kann evtl. Blutaustritt aus den Ostien Hinweise auf ein Krankheitsgeschehen im Harnleiter oder Nierenbecken geben. Die Fluoreszenz-Zystoskopie mit Blaulicht ermöglicht eine um 20 % höhere Detektionsrate kleiner Satellitentumoren und flacher Tumoren (CIS) gegenüber der Weißlichtzystoskopie.

Bei der Photodynamischen Diagnostik (PDD) wird ein Fluoreszenzfarbstoff (Hexaminolävulinat) eine Stunde vor der Zystoskopie mittels Katheter in die Blase eingebracht. Der Farbstoff wird von den Tumorzellen vermehrt aufgenommen. In der Blau-Licht-Zystoskopie leuchten diese fotoaktiven Porphyrine dann rot auf und lassen sich so von der gesunden hellblau leuchtenden Harnblasenschleimhaut besser differenzieren.

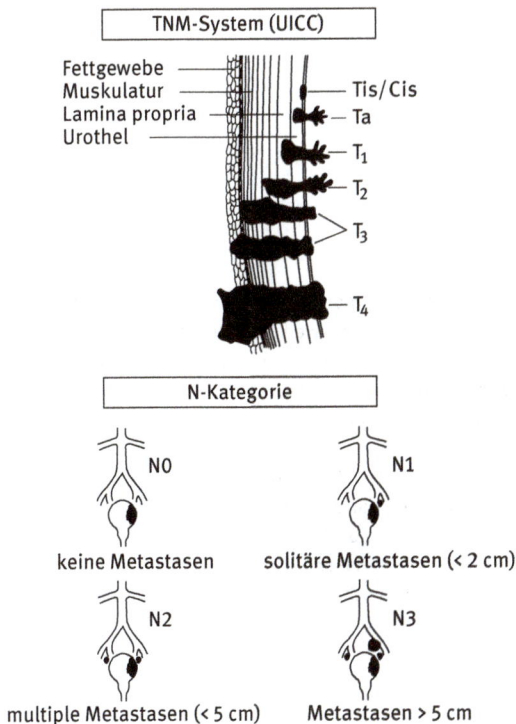

Abb. 31.4: Histopathologische Klassifizierung der Harnblasenkarzinome nach dem TNM-System.

Im Rahmen der endoskopischen Untersuchung sollte eine Urinprobe zur zytologischen Untersuchung entnommen werden da dies ohne weiteren Aufwand möglich ist und wichtige Hinweise auf ein CIS liefern kann.

Bei V. a. Malignität sollte eine Transurethrale Resektion (TUR-B) des auffälligen Areals angeschlossen werden.

Die TUR-B ist elementar für die Diagnostik des Urothelkarzinoms und gleichzeitig die adäquate Therapie von oberflächlichen nicht muskel-invasiven Tumoren.

Differentialdiagnostisch von Bedeutung sind bläulich schimmernde Endometrioseherde, schollige Leukoplakien (keine Präkanzerose!), Plattenepithelinseln und Epithelmetaplasien bei chronischer Trigonumzystitis, tuberkulöse Ulzera, Bilharziose-Befall, blau-schwarze Melanommetastasen, mannigfaltige Fremdkörper, Myofibrosarkome und solitäre, in Spätstadien schleimproduzierende und nekrotische Tumoren ausschließlich im Blasenscheitel lokalisiert, die meist einem Urachuskarzinom (Adenokarzinom) entsprechen (Beispiele in Abb 31.5).

Abb. 31.5: Zystoskopische Befunde (erfasst und mit freundlicher Genehmigung von Wolfgang von Pokrzywnitzki). (a) Makroskopisch: Inselartige flächige erhabene weißliche Veränderungen im Bereich des Trigonum vesicae klassischerweise mit Zyklus abhängigen Veränderungen. Mikroskopie: nicht verhornende plattenepitheliale Metaplasie des Urothels mit chronisch entzündlichen Veränderungen. (b) Makroskopisch: bullös zystische Veränderungen im Bereich Blasenauslass/Trigonum Vesicae Verdacht auf Urocystitis cystica et glandularis. Histologischer Befund: mit flachem Epithel und teilweise Urothel ausgekleidete Zystische Strukturen. Urocystitis glandularis vom nicht-intestinalem Typ. (c) Makroskopisch: ödematöse papilläre Veränderung am Blasenboden bei Z. n. Dauerkatheter Versorgung V. a. benigne Veränderung. Histologischer Befund: kein Anhalt für Malignität. (d) Makroskopisch: papillärer Tumor der linken Harnblasenseitenwand hochgradiger V. a. oberflächliches Urothelkarzinom. Histologischer Befund: Urothelkarzinom pTa G2 (low Grade). (e) Makroskopisch: solider Tumor am Blasenboden hochgradiger V. a. Urothelkarzinom. Histologischer Befund: Urothelkarzinom pT1 G3 (high grade).

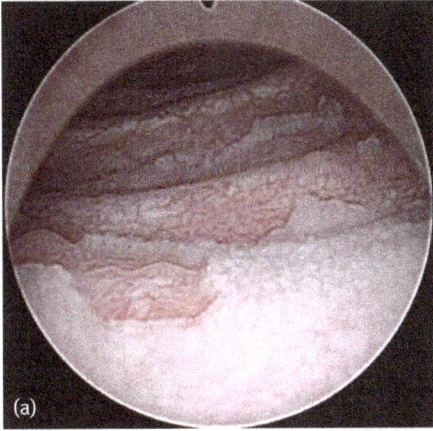

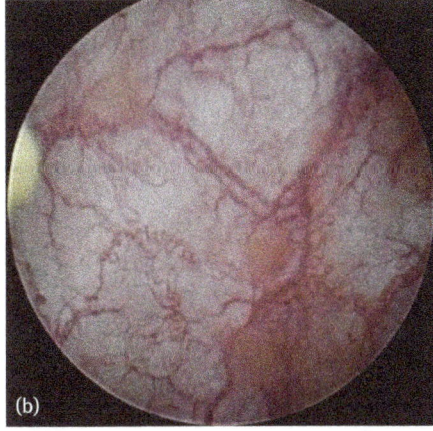

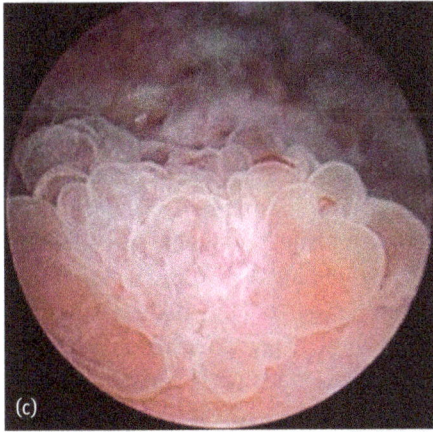

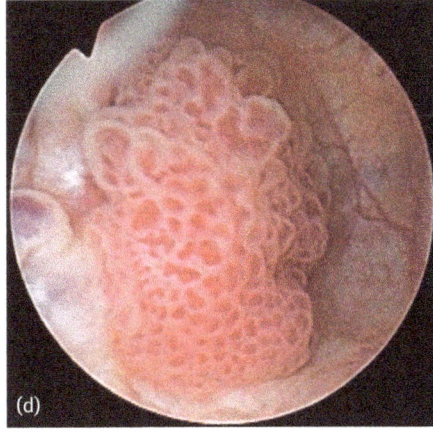

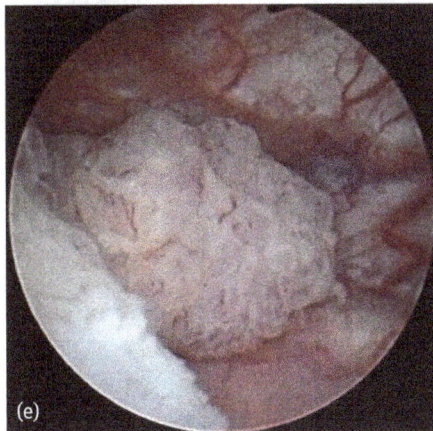

31.3.3 Bildgebende Diagnostik (Urographie, CT, MRT, Sonographie)

Bei oberflächlichen high risk Tumoren oder muskelinvasiven Tumoren ist ein Staging mittels CT Thorax/Abdomen/Becken inkl. KM i. v. und Ausscheidungsphase (CT-Urographie) zur Beurteilung der lokalen Ausbreitung des Tumors, zum Ausschluss von Metastasen und zum Ausschluss eines Zweitmalignoms im ableitenden Harntrakt empfohlen. Alternativ kann bei KM Unverträglichkeit auch ein MRT Abdomen ebenfalls mit KM i. v. (MRT-Urographie) und Ausscheidungsphase erfolgen. Eine retrograde Urographie gilt aufgrund der geringeren Sensitivität als nachrangig. Zudem ist hierbei keine Aussage bezüglich der Tumor-Invasion und Ausbreitung möglich.

Das Urothelkarzinom gilt als panurotheliale Erkrankungen und bei bis zu 7 % der Blasentumore zeigt sich ein simultaner Befall der oberen Harnwege. Bei Tumoren im Trigonum-Bereich und multiplen Blasentumoren ist das Risiko eines Zweitmalignoms signifikant erhöht so dass eine zusätzliche bildgebende Abklärung im oberen Harntrakt erfolgen sollte. Bei auffälligen Befunden oder positiver Spülzytologie des oberen Harntraktes sollte eine endoskopische Ureterorenoskopie mit Probenentnahme oder wenn möglich Sanierung des Befundes durchgeführt werden.

Die vaginale Sonographie kann eine sinnvolle Ergänzung bei Tumoren im Trigonum und der Hinterwand darstellen. Nicht selten können *Zervix- und Vaginalkarzinome* am Blasenboden, im Trigonum und am Blasenauslass die Harnblasenmuskulatur infiltrieren, penetrieren und durch die Blasenschleimhaut in das Blasenlumen einbrechen. Nicht immer korreliert dabei der Blasenbefund mit dem klinischen Bild. Endoskopisch sichtbare Zeichen der Blasenwandinfiltration von außen können bullöse Mukosaveränderungen, kissenartige Wandödeme und Trigonumdislokationen sein. Das in die Blase eingebrochene Karzinom lässt Ulzerationen und Defekte der Blasenmukosa erkennen.

Für die Organzuordnung (Zervix, Scheide, Ovarien, Uterus, Rektum, Sigma) und Tumorausbreitung sind bei derartigen Zystoskopiebefunden vaginale und rektale bimanuelle Palpation, vaginale Sonographie und CT-Untersuchung unerlässlich.

Merke: Bei Tumoren im Trigonum-Bereich und multiplen Blasentumoren ist das Risiko eines Zweitmalignoms signifikant erhöht so dass eine zusätzliche bildgebende Abklärung im oberen Harntrakt erfolgen sollte.

31.3.4 Therapiegrundsätze

Bei der Therapie des Harnblasenkarzinoms muss grundsätzlich zwischen oberflächlichen Karzinomen (Ta, T1, Tis), muskelinvasiven Tumoren ($\geq$ T2) und einer metastasierten Erkrankung (N+, M+) unterschieden werden.

31.3.4.1 Nicht muskelinvasive Urothelkarzinome der Harnblase

Oberflächliche Blasenkarzinome werden primär transurethral komplett reseziert (TUR-B). Die TUR-B erfolgt in Narkose und stellt Diagnose und Therapie zugleich dar.

Die vollständige transurethrale Resektion ist der essenzielle Schritt für eine günstige Prognose. Hierbei ist darauf zu achten eine Resektion bis in die tiefe Muskelschicht vorzunehmen.

Die Abwesenheit von Detrusor-Muskulatur im OP-Präparat ist assoziiert mit einem signifikant erhöhtem Rezidiv Risiko, einem früheren Rezidiv und einem Understaging des Tumors. Bei kleinen Tumoren (< 1 cm) sollte eine in Toto Resektion angestrebt werden.

Bei großen, multiplen oder Cis-assoziierten Tumoren besteht auch nach TUR-B eine Rest-Tumorpersistenz in bis zu 80 % der Fälle. Daher ist eine Nachresektion (Re-TUR-B) im Abstand von 4 bis 6 Wochen erforderlich. Da 70 % der oberflächlichen Tumoren innerhalb von zwei Jahren rezidivieren und bei High-risk-Karzinomen (T1G3) in 5 bis 20 % die Gefahr der Progression in ein höheres Stadium besteht, wird heute unmittelbar nach kompletter TUR-B innerhalb von sechs Stunden die intravesikale Instillation eines Chemotherapeutikums zur Reduzierung des Rezidivrisikos gefordert (Mitomycin-C, Doxorubicin, Epirubicin, jeweils als Einmalinstillation). Besonders effektiv ist die Einmalinstillation bei low risk Tumoren. Bei multilokulären Tumoren, Cis und Rezidiven nach TUR-B (high risk Tumore) kommt als Therapie der 1. Wahl die adjuvante intravesikale BCG-Immuntherapie über die Dauer von mindestens einem, besser zwei bis maximal drei Jahren zur Anwendung (BCG: Bacillus-Calmette-Guérin).

Zystoskopie-Kontrollen müssen regelmäßig alle drei Monate über einen Zeitraum von zwei Jahren durchgeführt werden, danach ist eine Verlängerung der Intervalle möglich.

Merke: Grundlage für eine günstige Prognose ist die vollständige Resektion von oberflächlichen Urothelkarzinomen. Die Resektion sollte bis in die tiefe Muskelschicht erfolgen.

31.3.4.2 Muskelinvasive Urothelkarzinome der Harnblase

Indikationen zur radikalen Zystektomie sind: T2–T4a No Nx Mo-Blasenkarzinome, T1G3 und BCG-resistentes Carcinoma in situ (Therapieversagen nach BCG) sowie ausgedehnte exophytische oberflächliche Tumoren mit erheblicher Symptomatik (Blutung, Tenesmen, Pollakisurie), die konservativ und transurethral (TUR-B) nicht kontrolliert werden können.

Die radikale Zystektomie bei der Frau bedeutet: Entfernung von Blase, Uterus, Adnexen, vorderer Scheidenwand, Harnröhre (nur bei Krebsbefall des Blasenauslasses und/oder diffuser Cis-Befall der Blase) und regionale pelvine Lymphadenektomie bds. Bei tumornegativem Schnittrand bleibt die Harnröhre erhalten.

Bei der Frau kann in Abhängigkeit von der Tumorlokalisation und Ausdehnung auf die Entfernung der vorderen Vaginalwand verzichtet werden, bzw. in Abhängigkeit vom Menopausenstatus auf die Entfernung der Adnexe und ggf. des Uterus.

Die operative Mortalität bei Zystektomie beträgt in Europa 3,7 %. Die frühe Morbidität von rund 30 % ist temporär, die Spätmorbidität wird überwiegend von der Art der Harnableitung bestimmt. Die radikale Zystektomie kann konventionell offen-chirurgisch, laparoskopisch als auch laparoskopisch-roboterassistiert in entsprechenden Zentren durchgeführt werden.

Blasenerhaltende Behandlungsversuche stellen nach aktueller Datenlage keine Standardbehandlungen bei muskelinvasivem Blasenkarzinom dar. Sie können in Einzelfällen Patientinnen vorbehalten bleiben, die einer Zystektomie und Harnableitung nicht zustimmen oder für eine Radikaloperation nicht infrage kommen.

Beispiele für blasenerhaltende Behandlungsversuche:

1. Als Alternative für Patienten mit erheblichen Komorbiditäten kann bei günstiger Lage des Tumors eine Blasenteilresektion in Betracht gezogen werden. Es besteht hiernach jedoch ein deutlich erhöhtes Rezidiv-Risiko und die Patienten müssen regelmäßig zystoskopisch und mit entsprechender Bildgebung nachgesorgt werden.
2. Als nicht operative kurativ intendierte Therapie-Alternative besteht auch die Möglichkeit einer kombinierten Radio-Chemotherapie. Die Ergebnisse einer Radio-Chemotherapie sind besonders gut, wenn eine vollständige transurethrale Resektion des Tumors vor Therapiebeginn möglich ist.

Entsprechend der aktuellen S3 Leitlinie soll bei muskelinvasivem Urothelkarzinom das Therapiekonzept vor Therapiebeginn multidisziplinär festgelegt werden.

Es besteht die Möglichkeit einer neoadjuvanten Chemotherapie vor Zystektomie, welche für alle Tumorstadien in prospektiven Studien einen signifikanten Überlebensvorteil von 5 % gezeigt hat. Alternativ kann bei fortgeschrittenem Tumor mit pathologisch nachgewiesenem wandüberschreitendem Wachstum (> = pT3) oder Lymphknoten Befall (N+) eine adjuvante Chemotherapie angeboten werden mit dem Vorteil eine Übertherapie zu vermeiden.

Direkte Vergleichsstudien von neoadjuvanter und adjuvanter Therapie im Bedarfsfall sind in Ihrer Aussage begrenzt.

Bei fehlenden Kontraindikationen besteht international der Konsens für die Durchführung einer neoadjuvanten Cisplatin haltigen Kombinationschemotherapie (z. B. 3–4 Zyklen einer Cisplatin + Gemcitabine Kombination)

Die 5-Jahresüberlebensraten betragen 40 bis 60 %. Tumorstadium und Lymphknotenstatus sind die einzigen unabhängigen prognostischen Überlebensfaktoren.

Merke: Die radikale Zystektomie ist die einzige international etablierte kurative Therapie für ein muskelinvasives Urothelkarzinom der Harnblase. Alternative Blasen-erhaltende Therapiekonzepte wie die Blasenteilresektion oder eine kombinierte Radio-Chemo-Therapie können in Ausnahmefällen mit der Patientin diskutiert werden.

Nach Zystektomie kommen nicht-kontinente und kontinente Harnableitungen infrage. Drei Optionen kommen derzeit als Standard in Betracht (Abb 31.6 und Abb. 31.7):

1. Das Ileum-Conduit (Uretero-Ileo-kutaneostomie) als nicht-kontinente Harnableitung ist am weitesten verbreitet und zeigt im Vergleich zu den Alternativen eine günstige Komplikationsrate. Hierbei werden beide Harnleiter mit einem Ileumresektat (ca. 15 cm) anastomosiert. Das Ileumresektat wird über die Haut inkontinent aus-

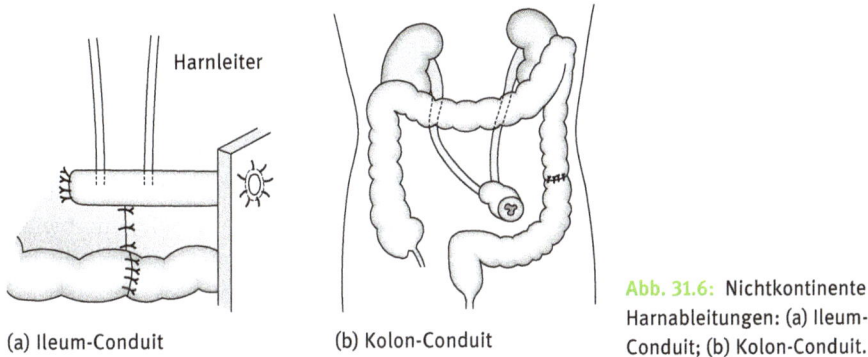

(a) Ileum-Conduit

(b) Kolon-Conduit

Abb. 31.6: Nichtkontinente Harnableitungen: (a) Ileum-Conduit; (b) Kolon-Conduit.

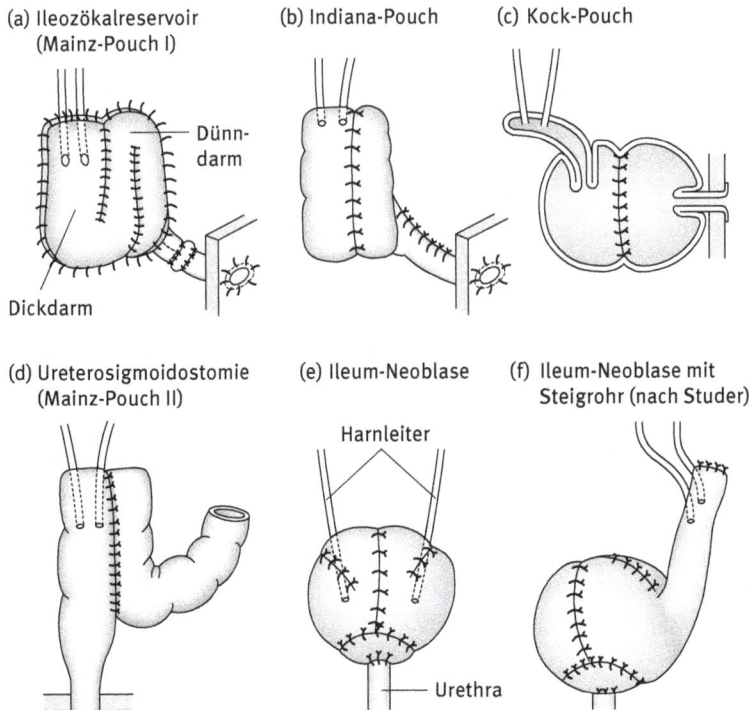

(a) Ileozökalreservoir (Mainz-Pouch I)

(b) Indiana-Pouch

(c) Kock-Pouch

(d) Ureterosigmoidostomie (Mainz-Pouch II)

(e) Ileum-Neoblase

(f) Ileum-Neoblase mit Steigrohr (nach Studer)

Abb. 31.7: Kontinente Harnableitungen: (a) Mainz-Pouch I; (b) Indiana-Pouch; (c) Kock-Pouch; (d) Mainz-Pouch II (Rektosigmoid-Pouch); (e) Ileum-Neoblase; (f) Ileum-Neoblase nach Studer.

geleitet und muss dauerhaft mit einem Beutel versorgt werden. Es kommt in bis zu 20 % zu Stomastenosen, ureterointestinalen Strikturen und Dilatationen der oberen Harnwege.

2. Der Kontinente Pouch (Ileum-, Mainz-, Indiana-Pouch) ist ein aus Ileumsegmenten, Ileozökalsegmenten oder sigmoidalem Kolon zusammengesetztes Reservoir, welches in kontinenter Form über die Haut ausgeleitet wird. Diese Pouches werden durch intermittierenden Selbstkatheterismus entleert. Früh- und Spätkomplikationen von bis 37 % betreffen vor allem Infektionen, Inkontinenz, Steinbildung, metabolische Störungen, Schwierigkeiten beim Katheterisieren und Strikturen.

3. Die orthotope Ileum-Neoblase mit Anschluss an die Harnröhre. Hierbei wird aus ca. 60–70 cm Ileum in unterschiedlicher Form eine Neoblase zusammengesetzt mit Implantation beider Harnleiter. Die Neoblase bietet eine kontinente Harnableitung, bei der via naturalis über die Harnröhre mit Hilfe der Bauchpresse miktioniert wird. Beispiele für orthotope Ersatzblasen sind die Ileum-Neoblase nach Hautmann, die Ileum-Neoblase mit Steigrohr nach Studer und die ovale sog. Padua-Blase. Alle Formen können inzwischen auch der Frau angeboten werden, auch wenn die Raten von Inkontinenz oder Harnverhalten und die Notwendigkeit eines intermittierenden Einmalkatheterismus im Vergleich zum Mann häufiger auftreten. Sonstige Früh und Spätkomplikationen ähneln denen des kontinenten Pouches, so dass der Pouch in den letzten Jahren im Vergleich zur Neoblase deutlich an Bedeutung verloren hat.

Kontraindikationen für komplexere Harnableitungen sind schwere neurologische und psychiatrische Krankheiten, Niereninsuffizienz, erhebliche Leberfunktionsstörungen, Colitis ulcerosa, Morbus Crohn, Divertikulitis, Polyposis, Strahlenschädigungen im kleinen Becken, fehlende Motivation oder Unfähigkeit zum Selbstkatheterisieren und Intoleranz gegenüber einer möglichen Inkontinenz.

31.3.4.3 Metastasiertes Urothelkarzinom

Eine metastasierte Krebserkrankung liegt bereits bei 5 % der Patientinnen zum Zeitpunkt der Diagnose vor, mit Befall von Lymphknoten, Lunge, Leber oder Skelett. Nach radikaler Zystektomie entwickeln bis zu 50 % der operierten Patientinnen im Verlauf von fünf Jahren Metastasen. Ein Drittel erleidet ein lokales Rezidiv allein im kleinen Becken, die meisten bilden jedoch Fernmetastasen aus. Das Urothelkarzinom der Harnblase gilt als chemosensitiver Tumor. Ansprechraten zwischen 40 und 70 % sind mit cisplatinhaltigen Kombinationen erreicht worden. MVAC (Methotrexat, Vinblastin, Adriblastin bzw. Etoposid, Cisplatin) und GC (Gemcitabine, Cisplatin) werden beim metastasierten Blasenkarzinom mit Erfolg als Erstlinien-Standardtherapie eingesetzt. Die mediane Überlebensdauer beträgt jedoch trotzdem nur 12 bis 14 Monate.

Auch wenn cisplatinhaltige Kombinationen den Erstlinien-Standard darstellen kommen diese für Patienten mit eingeschränktem Performance Status (ECOG ≥ 2), verminderter Nierenfunktion (Kreatinin Clearance < 40 ml/min), peripherere Neuropathie oder NYHA III Herzinsuffizienz nicht in Frage. Diesen Patienten kann alternativ eine Kombination mit Carboplatin mit deutlich geringerer Wirksamkeit angeboten werden. Inzwischen steht alternativ für dieses Patientenkollektiv auch die Immuntherapie mit Checkpoint Inhibitoren (Pembrolizumab, Atezolizumab) zur Verfügung, wenn bestimmte histologische Kriterien erfüllt sind (positiver PD-L1 Tumorstatus).

In der Zweitlinie des metastasierten Urothelkarzinoms sind die Checkpoint Inhibitoren inzwischen neben dem Chemotherapeutikum Vinflunin der Therapie-Standard.

Die Immuntherapie bietet bei überschaubarer Toxizität eine Chance auf ein Langzeitansprechen in bis zu 30 % der Fälle. Weitere Einsätze der Immuntherapie im adjuvanten oder neoadjuvanten Setting werden aktuell auch bei nicht metastasiertem Urothelkarzinom in prospektiven Studien überprüft.

Unkontrollierbare Symptome infolge weit fortgeschrittener, inoperabler Blasenkarzinome (klinisch relevante Hämaturie, unbeherrschbare Drangsymptomatik, Schmerzen) können palliativ durch perkutane Kurzzeit-Strahlentherapie (z. B. 3 × 10 Gy) günstig beeinflusst werden. Bei Harnstauung mit Symptomatik wie Schmerzen und Fieber kommt die perkutane Nephrostomie in Betracht; bei einer Lebenserwartung von mehr als sechs Monaten kann auch ein palliatives Ileum-Conduit indiziert sein.

Merke: Die zielgerichtete Immuntherapie (Checkpoint Inhibitor) bietet bei überschaubarer Toxizität die Chance auf ein längerfristiges Ansprechen in bis zu 30 % der metastasierten Urothelkarzinome.

31.4 Tumore des oberen Harntraktes und der Nieren

31.4.1 Ätiologie und Erscheinungsformen

Nierenbecken- und Harnleitertumore
Sind überwiegend Urothelkarzinome, seltener Plattenepithelkarzinome und machen nur 1 % aller Tumoren der Urogenitalorgane aus. Noch seltener sind in dieser Lokalisation benigne Fibrome, Adenome und Hämangiolipome. Urothelkarzinome des Nierenbeckens und Ureters sind hinsichtlich ihrer Biologie, des Auftretens, der Ätiologie (Phenazetin-Abusus, Balkan-Nephritis) und der Symptome (Hämaturie) mit dem Harnblasenkarzinom vergleichbar. Erwachsene im 7. Lebensjahrzehnt sind am häufigsten betroffen. Die unklare Hämaturie wird durch Sonographie, Urogramm, Zystoskopie, ggf. Pyelographie und Ureterorenoskopie mit Spülzytologie und Probe-exzisi-

on geklärt. CT- und MR-Urographie können ebenfalls ergänzend zur Diagnosestellung angewendet werden.

Die Behandlung des Nierenbeckenkarzinoms besteht in der Nephroureterektomie mit Lymphknotendissektion, Entfernung des gesamten Ureters einschließlich des zugehörigen Ureter-Ostiums mit Harnblasenmanschette.

Bei distalen Harnleitertumoren kann eine partielle Ureterresektion mit Harnleiterneuimplantation in die Blase indiziert sein (Einzelniere, kleiner lokalisierter distaler Tumor). Bei nicht muskelinvasiven Low-grade-Tumoren im Nierenbecken bzw. Ureter sind endoskopische Verfahren (Elektroresektion, Laser) angezeigt. Die metastatische Erkrankung wird mit einer Chemotherapie analog zum Urothelkarzinom der Harnblase behandelt.

Nierentumore

Nierenzellkarzinome (NZK) sind die häufigsten malignen Tumoren des Nierenparenchyms. Sie nehmen ihren Ausgang vom proximalen Tubulusepithel, treten überwiegend sporadisch und selten familiär (z. B. von-Hippel-Lindau-Syndrom) auf und weisen in mehr als 95 % der Fälle einen Allelverlust am Chromosom 3p und Deletionen von 3p 21–26 auf, wo das VHL-Gen lokalisiert ist.

Die Anzahl an Neuerkrankungen steigt seit 1970 an, die Inzidenz nimmt mit dem Alter zu und erreicht einen Gipfel zwischen dem 60. und 70. Lebensjahr. In Deutschland erkranken jährlich etwa 15.000 Menschen an einem NZK. Das Verhältnis Männer zu Frauen beträgt 1,5:1. Trotz der angestiegenen Inzidenzrate bei zunehmend früherer Entdeckung der Tumoren durch häufigere Anwendung bildgebender Verfahren ist die Mortalität an NZK unbeeinflusst geblieben.

Als ätiologische Faktoren werden vor allem die Lifestyle-Faktoren Rauchen, Adipositas, fettreiche, ballastarme Kost und antihypertensive Langzeitbehandlung diskutiert. Ein erhöhtes Erkrankungsrisiko besteht bei polyzystischer Nierendysplasie, Hämodialyse infolge terminaler Niereninsuffizienz, positiver Familienanamnese, tuberöser Sklerose (autosomal dominant) und von-Hippel-Lindau- (VHL-) Syndrom (autosomal dominante Tumorerkrankung mit Ausbildung von klarzelligem NZK (in 50 % der Erkrankten), Phäochromozytom, Retinaangioblastom, Hämangioblastom des Hirnstammes, Kleinhirns und Rückenmarks, Nieren- und Pankreaszysten, Innenohrtumoren in der 3. bis 5. Lebensdekade).

Bei etwa 25 % der Patienten liegt bereits bei Diagnosestellung eine (synchrone) metastasierte Nierentumorerkrankung mit einer schlechten Prognose vor. Ohne Nachweis von Metastasen kann mit 5-Jahresüberlebensraten je nach Tumorstadien zwischen 50 % und 90 % gerechnet werden. Allerdings haben Betroffene auch nach radikaler Tumorentfernung ein erhöhtes Langzeitrisiko für die Entstehung eines kontralateralen NZK und von sekundären (metachronen) Fernmetastasen.

Histopathologisch präsentiert der Nierentumor eine heterogene Gruppe mit differenten histologischen, genetischen und klinischen Eigenschaften, die sowohl gutartige (Onkozytom) als auch hochgradig maligne Läsionen (Ductus-Bellini-Karzinom) umfassen:

Klarzelliges NZK (80–90 %), papilläres NZK, Typ I low grade und Typ II high grade (10–15 %), chromophobes NZK (4–5 %), Ductus-Bellini-Karzinom (Sammelrohrtumor, 1 %), neuroendokrine und unklassifizierte NZK (1 %).

Onkozytome werden als benigne Neubildungen klassifiziert und nehmen wegen der geringen Tendenz zur Metastasierung eine gesonderte Stellung ein. Eine Differenzierung zwischen Onkozytom und malignem Nierentumor ist mittels bildgebenden Verfahren nicht möglich. Eine Punktion des Tumors erfolgt jedoch heutzutage nur in Ausnahmefällen da durch eine negative Punktion die Malignität nur bedingt ausgeschlossen werden kann.

Bei der TNM-Klassifikation, Stadien- und Grading-Einteilung wird auf die entsprechenden aktualisierten Fassungen verwiesen, die in diesem Kapitel als Grundlage dienen.

> **Merke:** Die Diagnose eines Nierenzellkarzinoms erfolgt in den meisten Fällen zufällig im Rahmen einer sonographischen oder radiologischen Diagnostik. Eine Punktion ist in der Regel nicht notwendig.

31.4.2 Symptome

Das NZK wächst lange Zeit symptomlos. Das Leitsymptom ist die schmerzlose Hämaturie.

Heute werden mehr als 50 % der NZK zufällig bei der sonographischen Untersuchung unspezifischer Abdominalbefunde entdeckt. Die klassische *Spätsymptom-Trias* Hämaturie, palpabler Tumor und Flanken-Schmerz wird nur noch selten in 6 bis 10 % vorgefunden und ist eher als historisch anzusehen. Dagegen werden paraneoplastische Syndrome in mehr als 30 % der Patientinnen mit symptomatischem NZK gefunden: Bluthochdruck, Kachexie, Gewichtsverlust, Fieber, Neuromyopathie, Amyloidose, Anämie, hohe Blutsenkungsgeschwindigkeit, Stauffer-Syndrom (Polyzythämie, Hyperkalzämie, Leberdysfunktion).

31.4.3 Diagnose/Differentialdiagnose

Bei Hinweis/Verdacht auf ein NZK gelten ein CT-Abdomen/Thorax mit Kontrastmittel als obligate Standarddiagnostik. Ein MRT ist bei gesicherter Jodallergie und bei der Darstellung eines Tumorthrombus in der V. cava inferior indiziert. Knochenszintigraphie und Schädel-CT bzw. -MRT sind nur bei entsprechender Symptomatik angezeigt.

Renovasographie, Cavographie, i. v.-Urogramm und Feinnadelbiopsie gehören nicht mehr zur Diagnostik des NZK.

Als Differentialdiagnosen beim NZK gelten folgende *benigne Raumforderungen*: Nierenzysten, Zystennieren (polyzystische Nierendysplasie), Angiomyolipom, Adenom, Onkozytom, Abszesse, xantogranulomatöse Pyelonephritis.

Maligne Prozesse, die Niere einbeziehend, sind: Nierenbeckenkarzinom, Sarkome, Lymphome, Nephroblastom (Wilms-Tumor), renale Metastasen (Melanom, Bronchialkarzinom).

31.4.4 Therapiegrundsätze

31.4.4.1 Lokalisiertes Nierenzellkarzinom

Wenn möglich sollte eine Organ-erhaltende Tumorresektion bei V. a. Nierenzellkarzinom durchgeführt werden. In Abhängigkeit von der Erfahrung des Operateurs kann diese onkologisch gleichwertig offen oder laparoskopisch bzw. roboterassistiert durchgeführt werden.

Eine *absolute Indikation* zur partiellen Tumornephrektomie ergibt sich bei anatomischen oder funktionellen Einzelnieren.

Sollte eine Organ-erhaltende Nierenteilresektion nicht möglich sein stellt die *radikale Nephrektomie mit En-bloc-Entfernung von Niere und Gerota-Faszie* den Goldstandard der kurativen Therapie des lokalisierten NZK dar. Eine routinemäßige Adrenalektomie wird nicht mehr gefordert und ist nur indiziert bei fraglicher Nebenniereninvasion oder großen Oberpoltumoren.

Eine Lymphadenektomie sollte beim Nierenzellkarzinom auf die Nierenhilusregion als Staging-Prozedur beschränkt bleiben. Die ausgedehnte Lymphadenektomie gilt nicht als Therapiestandard und verbessert nicht das Überleben. Auch die radikale Tumornephrektomie kann *offen chirurgisch, laparoskopisch oder roboterassistiert* vorgenommen werden.

Auch NZK im Stadium III (T3NOMO, T1-T3N1MO) mit ausgedehntem Tumorthrombus in der V. renalis, V. cava inferior und bis in den rechten Herzvorhof werden mit Erfolg und Überlebensvorteil für die Patientinnen operativ behandelt.

Alternative Behandlungsverfahren für kleine periphere Tumoren < 5 cm bei Kranken mit Kontraindikationen für größere Eingriffe (Alter, schlechter Zustand, Op.-Ablehnung) sind: Radiofrequenzablation, Kryoablation, Mikrowellenablation und die Surveillance). Bei tendenziell geringer Wachstumstendenz des Nierenzellkarzinoms kann vor allem bei älteren Patienten mit kleinen Tumoren(< 3 cm) zunächst auf eine Resektion verzichtet werden. Die kleinen Tumore sollten regelmäßig kontrolliert werden und bei Größenprogredienz ggf. reseziert werden.

Merke: Wenn möglich sollte eine Nierenteilresektion durchgeführt werden. Die laparoskopische Nierenteilresektion bietet bei gleicher onkologischer Sicherheit einen erheblichen Vorteil gegenüber der offenen OP da auf den Flankenschnitt verzichtet werden kann. Mit Hilfe der Roboter-assistierten Technik können auch komplexe und größerer Tumore minimalinvasiv und nierenerhaltend operiert werden.

31.4.4.2 Metastasiertes Nierenzellkarzinom

Die palliative Tumornephrektomie bei Metastasen und Metastasektomien sind nur eingeschränkt bei gutem Allgemeinzustand des Patienten und geringer Metastasenlast indiziert. Zudem sollte sich unmittelbar an eine palliative Tumornephrektomie eine systemische Therapie anschließen. Bei synchroner Metastasierung und Metastasektomie ist die Prognose deutlich günstiger als die Operation von metachronen Metastasen.

Aufgrund der komplexen Studienlage sollte in der metastasierten Situation das therapeutische Vorgehen multidisziplinär festgelegt werden.

Bisher konnte bei keiner Chemotherapie ein signifikanter Überlebensvorteil für das metastasierte Nierenzellkarzinom nachgewiesen werden.

In den letzten Jahren führte jedoch die Aufklärung molekularer Vorgänge beim Nierenzellkarzinom zur Entwicklung und Anwendung von Substanzen, die als Antikörper Stoffwechselvorgänge im Tumor beeinflussen können oder immunmodulatorisch wirken.

Für die Behandlung des metastasierten Nierenzellkarzinoms stehen inzwischen eine Reihe von zielgerichteten Substanzen (targeted therapies) zur Verfügung.

Die wesentlichen Medikamentengruppen sind die Immuntherapeutika: Checkpoint Inhibitoren (CPI) oder Immun Onkologie(IO)-Therapie: Nivolumab, Ipilimumab, Pembrolizumab, Avelumab und die Angiogenesehemmer (Tyrosinkinase Inhibitoren und oder VEGF Inhibitoren, oder m-Tor Inhibitoren): Cabozantinib, Sunitinib, Pazopanib, Axitinib, Temsirolumus, Everolimus die entweder einzeln oder auch in Kombination je nach Tumor Typ, Risikoprofil und Therapielinie eingesetzt werden können. Vor allem in der Erstlinie als IO/IO- oder IO/TKI-Kombination (Jonasch, 2014).

Auch wenn gerade mit Hilfe der Immuntherapie sehr erfreuliche Langzeit-Remissionen erzielt werden können bleibt das metastasierte NZK jedoch eine nicht heilbare Erkrankung dessen Behandlung spezialisierten Zentren oder Praxen vorbehalten werden sollte.

Literatur

Bolenz C, Schröppel B, Eisenhardt A et al. The investigation of hematuria. Dtsch Arztebl Int. 2018;115:801–7.

European Association of Urology. Guidelines 2020. Arnheim, The Netherlands: EAU; 2020.

Fisch M, Wammack R, Hohenfellner R. The sigma rectum pouch (Mainz pouch II). World J Urol. 1996;14:68–72.

Graham SD Jr, editor. Glenn's Urologic Surgery, 8th ed. Philadelphia: Lippincott Williams & Wilkins; 2015.

Hautmann RE, Gschwend JE, de Petriconi R, Volkmer BG. Cystectomy for transitional cell carcinoma of the bladder :results of a surgery only series in the neobladder Erea. J Urol. 2006;176:486–9.

Jakse G, Algaba F, Malmstrom PU, Oosterlinck W. A second-look TUR in T1 transitional cell carcinoma:why? Eur Urol. 2004;45:539–46.

Jocham D, Miller K, editors. Praxis der Urologie, 4. Aufl. Stuttgart, New York: Thieme; 2020

Jonasch E, Gao J, Rathmell WK. Renal cell carcinoma. BMJ. 2014 Nov 10;349:g4797.

Krebsgesellschaft, Deutsche Krebshilfe, AWMF. S3-Leitlinie Früherkennung, Diagnose, Therapie und Nachsorge des Harnblasenkarzinoms, Langversion 2.0, 2020, AWMF-Registrierungsnummer 032/038OL.

Leitlinienprogramm Onkologie (Deutsche Barnes, B.; Kraywinkel, K.; Nowossadeck, E.; Schönfeld, I.; Starker, A.; Wienecke, A.; Wolf, U. Bericht zum Krebsgeschehen in Deutschland 2016; Robert Koch-Institut: Berlin, Germany, 2016.

Ljunberg B, Hanbury DC, Kuczyk MA, et al., European Association of Urology Guideline Group for reneal cell carcinoma (2007). Renal cell carcinoma guideline. Eur Urol. 2007;51:1502–10.

Novick AC. Laparoscopic and partial nephrectomy. Clin Cancer Res. 2004;10:6322–7.

Patschan O, Horstman M, Thomas C, Schlemmer HP, Stenzl A. Diagnostik von Urothelkarzinomen des oberen Harntraktes. Urologe. 2008;11:1487–94.

Sylvester RJ, Oosterlinck W, van der Meijden AP. Asingle immediate postoperative instillation of chemotherapy decreases the risk of recurrence in patients with stage TaT1 bladder cancer: a meta-analysis of published results of randomized clinical trials. J Urol. 2004;171:2186–91.

Wittekind Ch.(Hrsg.). TNM: Klassifikation maligner Tumoren. 8. Auflage. Wiley-VCH, Weinheim 2017,

32 Fehlbildungen

Wolfgang Fischer, Markus Hübner

Autoren der 2. Auflage: Wolfgang Fischer, Jan Roigas, Bernd Schönberger †

Eingangs wurde bereits auf die gemeinsame Entwicklungsgeschichte der Harn- und Geschlechtsorgane und auf die Bedeutung ihrer Anomalien für die Frauenheilkunde hingewiesen (Kap. 2). An dieser Stelle folgt eine eingehende Darstellung der Zusammenhänge.

> **Merke:** Auf das Urogenitalsystem entfallen 25 bis 35 % aller Fehlbildungen. Entweder sind beide Organsysteme betroffen oder Anomalien des einen Systems haben Rückwirkungen auf das andere. Es empfiehlt sich deshalb, zwischen Nieren- und Harntraktanomalien ohne und mit Genitalbeteiligung zu unterscheiden.

Ohne Genitalbeteiligung sind sie entweder bereits anamnestisch bekannte Zufallsbefunde oder Ergebnisse systematischer Durchuntersuchungen bei Tumorerkrankungen sowie bei Problemfällen von funktioneller Harninkontinenz.

Mit Genitalbeteiligung spielen sie bei der Vaginalaplasie (Mayer-Rokitansky-Küster-Hauser-Syndrom), in der Sterilitätsdiagnostik und bei Varianten der Geschlechtsentwicklung (früher: Intersexualität) eine besondere Rolle. Schwere Missbildungen der Harnorgane werden dagegen heute meist im Rahmen der pränatalen Diagnostik oder beim Neugeborenen festgestellt (Tab. 32.1). In jedem Fall muss sich der Gynäkologe über die Konsequenzen im Klaren sein, die sich aus der Feststellung von Harntraktanomalien für sein weiteres Vorgehen ergeben.

Tab. 32.1: Pränatale Diagnostik von Entwicklungsstörungen der Nieren und Harnwege.

Anomalie		Diagnosezeitpunkt	Prognose
Agenesie der Niere			
	unilateral	ca. 12.–20. SSW	+
	bilateral (Pottersequenz)	ca. 12.–20. SSW	–
polyzystische und multizystische Nephropathie		(in Einzelfällen pränatal nicht möglich)	
	bilateral	ca. 12.–20. SSW	–/ +
	unilateral	ca. 12.–20. SSW	+

https://doi.org/10.1515/9783110657906-032

Tab. 32.1: (fortgesetzt)

Anomalie		Diagnosezeitpunkt	Prognose
Obstruktionen			
	subpelvine (z. B. Ureter-abgangsstenose)	ca. 20.–30. SSW	+
	prävesikale (z. B. Ureterozele)	ca. 20.–30. SSW	+
	subvesikale (z. B. Klappen)	ca. 12.–20. SSW	+
Doppelniere		ca. 20.-30. SSW	+
Hufeisenniere		(schwierige pränatale Diagnose)	+
Prune-Belly-Syndrom (Trias: Bauchmuskelhypoplasie, Megazystis, Kryptorchismus)		ca. 15.–20. SSW	–/ +
Harnblasenagenesie		ca. 20. SSW	–
Harnblasenekstrophie		ca. 20. SSW	–/ +

32.1 Form- und Lageanomalien der Nieren

32.1.1 Ursachen und Erscheinungsformen

Unter den vielgestaltigen Erscheinungsformen sind die *Nierenagenesien*, die *Nieren-dystopien*, die *Verschmelzungsnieren*, die *Doppelbildungen* und die *Rotationsanomalien* nicht nur wegen ihrer topographischen Besonderheiten, sondern auch wegen der möglichen **Sekundärerkrankungen** bedeutsam. Harntransportstörungen, rezidivierende Infektionen und Steinbildungen gehören zu den häufigsten Komplikationen. Schwangerschaften und gynäkologische Erkrankungen mit ohnehin erhöhtem urologischem Komplikationsrisiko (z. B. Zervixkarzinome, Deszensus- und Inkontinenzoperationen mit nachfolgender Notwendigkeit einer transurethralen oder suprapubischen Harnableitung) erfordern deshalb bei Nieren- und Harnleiteranomalien eine besonders sorgfältige Überwachung der Nierenfunktion und der Keimbesiedelung der Harnwege. Doppelnieren werden im nächsten Abschnitt besprochen, da die Ureterdoppelungen von großem klinischem Interesse sind.

Angeborene Solitärnieren sind etwas häufiger links zu finden. Die Häufigkeit beträgt 0,5–1:1000, wobei die angeborenen Solitärnieren bei Männern öfter vorkommen als bei Frauen (1,8:1). Auf der Seite der Nierenagenesie fehlen gewöhnlich auch der Ureter und die entsprechende Hälfte des Trigonum vesicae. Je nachdem, ob die

Differenzierung des metanephrogenen Gewebes infolge Fehlens des Wolff-Ganges oder gestörter Aussprossung seiner Ureterknospe unterbleibt, ist eine mehr oder weniger ausgeprägte Genitalbeteiligung zu erwarten.

Nach Kermauner (1924) ist die *Nierenagenesie* in ⅓ der Fälle mit Genitalfehlbildungen kombiniert. Wir fanden sie bei neun von 38 Vaginal-Uterusaplasien und bei drei von elf sonstigen Uterus- und Vaginalmissbildungen. In vier Fällen bestand gleichzeitig eine *Nierendystopie* auf der Gegenseite.

Magee und Mitarb. (1979) schlugen eine embryologische Klassifikation vor, die den Zeitpunkt der Fehlentwicklung berücksichtigt. Bei einem Insult vor der 4. Embryonalwoche kommt es zum kompletten Fehlen von urogenitalen Strukturen auf der einen Seite (Abb. 32.1). In der 4. Woche betrifft die Störung den Wolff-Gang und die Aussprossung der Ureterknospe sowie die Funktion der Müller-Gänge, sodass ein Uterus bicornis und eine gedoppelte Vagina entstehen. Nach der 4. Woche ent-

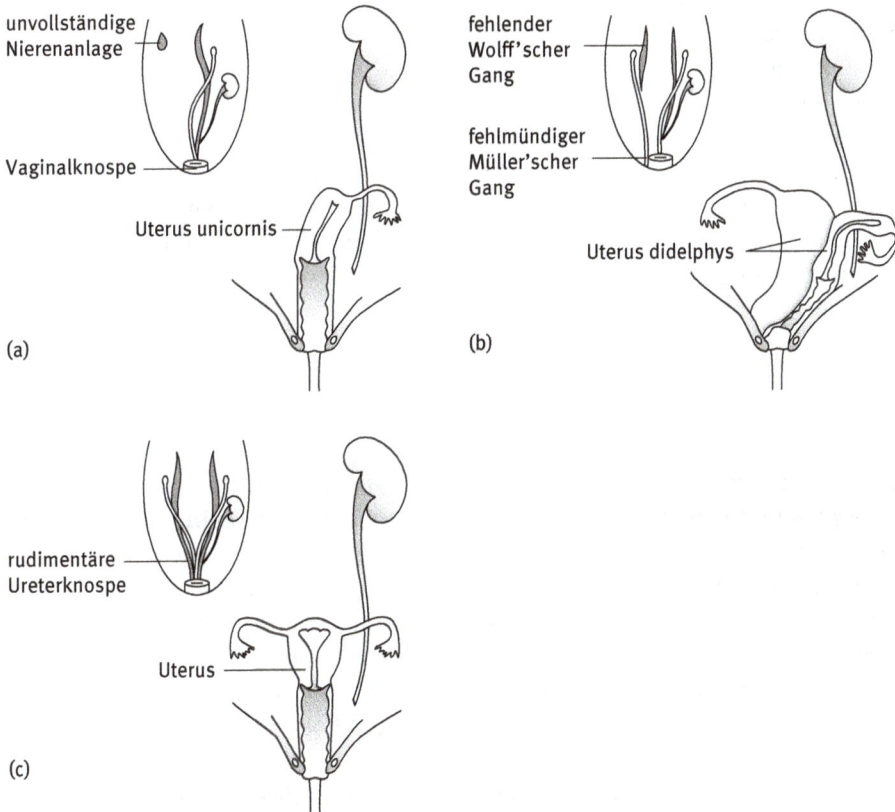

Abb. 32.1: Embryologische Klassifikation von kombinierten Fehlbildungen des Urogenitaltraktes der Frau (Magee et al., 1979): (a) komplettes Fehlen von urogenitalen Strukturen vor der 4. Embryonalwoche; (b) Störung des Wolff-Ganges und der Aussprossung der Ureterknospe sowie des Müller-Ganges in der 4. Woche; (c) Fehlbildung von Ureterknospe und Nierenanlage nach der 4. Woche.

wickeln sich Wolff- und Müller-Gang normal, nur die Ureterknospe und die Nierenanlage sind betroffen.

Nierendystopien entstehen bei verzögerter Harnleiterknospung, bei Anschluss an
defektes metanephrogenes Gewebe und bei gestörtem Aszensus der Nieren. Sie kommen meist einseitig vor und liegen in der unteren Lendenregion oder als Beckenniere
vor dem Ileosakralgelenk bzw. vor dem Promontorium. Mitunter befinden sie sich auch
ausgesprochen tief in der Nähe des Beckenbodens oder intraligamentär neben dem Uterus bzw. an der Beckenwand. Meist sind sie gelappt, scheiben- oder kuchenförmig und
wegen der komplizierten Gefäßversorgung aus der Aorta und den Iliakalgefäßen nicht
verschieblich. Das Pyelon liegt wegen der ausgebliebenen Rotation ventral.

Ähnlich sehen *Verschmelzungsnieren* aus. Bei der symmetrischen Hufeisenniere
kommt neben der Rotationsanomalie auch eine abnorme Achsenstellung hinzu. Die
Nieren sind in der Regel am unteren Pol durch eine bindegewebige oder eine paren-
chymatöse Brücke verbunden. Der Aszensus der Niere wird an der Einmündung der
Arteria mesenterica inferior aufgehalten. Es gibt aber auch Verschmelzungsnieren,
die bereits im Becken liegen bleiben und völlig asymmetrisch erscheinen.

Gekreuzte Dystopien kommen mit und ohne Fusion der Nieren vor. Man vermutet, dass der Aszensus einer Niere mechanisch behindert wird und dass die Niere
zur anderen Seite ausweicht. Es könnte aber auch eine abnorm wandernde Ureterknospe die Ursache sein. Klinische Symptome fehlen oder es werden uncharakteristi-
sche Kreuz- bzw. Unterleibsschmerzen (mitunter auch beim Verkehr) sowie Obstipation und Dysmenorrhoe angegeben. Kommt es infolge pelviureteraler Obstruktion
zur Harnstauung oder durch Infektion zur Pyonephrose, so entsteht ein lebensbedrohliches Krankheitsbild.

32.1.2 Diagnostik/Differentialdiagnostik

Die **Sonographie** ergibt den Verdacht, der durch eine weiterführende Diagnostik
mittels **Computertomographie** oder **Magnetresonanztomographie** vervollständigt
werden kann. Bei Kindern sollte der MRT der Vorzug gegeben werden. Beide Untersuchungen können durch die Darstellung verschiedener Phasen (arterielle Phase, venöse Phase und Spätphase mit Ausscheidungs- und Abflussverhältnissen) eine oft
exzellente Beurteilung der anatomischen Verhältnisse ermöglichen. Das klassische
Ausscheidungsurogramm kommt heute nur noch selten zur Anwendung.

Die Unterscheidung zwischen Agenesie (Aplasie) oder Dystopie kann trotz moderner Untersuchungsmethoden sehr kompliziert sein. Die **Zystoskopie** liefert nur
bei Fehlen eines Harnleiterostiums Verdachtsmomente. Zwei normotope Harnleiterostien finden sich hingegen gelegentlich auch bei Verschmelzungsnieren, die als
scheinbare Solitärnieren lateral und dystop (z. B. gekreuzte Dystopie) oder in der
Mitte (z. B. Hufeisenniere) liegen. Die Verwechslungsgefahr mit einem Genitaltumor
ist umso größer, je ausgeprägter die Dystopie ist. Zur Beurteilung der Nierenfunktion

kann neben der üblichen Labordiagnostik auch das Isotopennephrogramm als nuklearmedizinisches Untersuchungsverfahren herangezogen werden.

Merke: Je nach Lokalisation und Sekundärveränderungen können *Beckennieren* mit Ovarialtumoren, intraligamentären Myomen oder entzündlichen Adnextumoren verwechselt werden.

Die **Laparoskopie** kann hier eine Klärung bringen. Seltenere Fehldiagnosen sind Rektumtumoren, Appendizitis mit Abszessbildung oder parametrane Abszesse (bei Pyonephrose der Beckenniere) sowie Hämatometra bei Vaginalaplasie bzw. rudimentärem Uterusnebenhorn.

Die Annahme eines zystischen Ovarialtumors ist besonders nahe liegend, wenn die Beckenniere hydronephrotisch verändert ist. Überhaupt und noch rechtzeitig genug an die Möglichkeit einer Beckenniere zu denken, darauf kommt es also an!

Merke: Auf jeden Fall ist ein *präoperatives Urogramm* oder besser ein *Computer- oder Magnetresonanztomogramm (MR-Urographie)* mit Kontrastmittelstudie in verschiedenen Phasen (arterielle, venöse und Spätphase) bei Tumoren im kleinen Becken zu fordern, die mit Genitalmissbildungen einhergehen.

32.1.3 Therapie bei Beckenniere

Der Gynäkologe sollte bei Beckennieren einen interdisziplinären Ansatz suchen. Ihre Exstirpation setzt eine normale kontralaterale Nierenfunktion voraus und ist eine urologische Therapie. Dennoch gibt es auch in der neueren Literatur immer wieder Mitteilungen über Entfernungen dystoper Nieren infolge Tumorverwechslung, die nachträglich nur zu rechtfertigen sind, wenn die Niere hochgradig verändert war und keine Urämie folgte (cave: solitäre Becken- und Verschmelzungsnieren!). Im Zweifelsfall oder bei erst intraoperativ erkannter Beckenniere ist der Abbruch einer Laparotomie immer noch besser als ungewisses Fortsetzen der Operation.

32.1.4 Besondere Beckennierensituationen

Beim **Zervixkarzinom** sind in Fällen von sakraler Nierendystopie Bestrahlungen und Radikaloperationen gleichermaßen problematisch. Bestrahlt man, so droht die Strahlennephritis mit Hypertonie und Niereninsuffizienz. Entschließt man sich dagegen zur Radikaloperation, so ist – je nachdem, ob man die Beckenniere entfernt oder belässt – mit komplizierten Operationsverhältnissen oder eingeschränkter Radikalität sowie mit vermehrten postoperativen Komplikationen (Infektion und Harnstauung) zu rechnen. Die Entscheidung ist von Fall zu Fall unter Berücksichtigung des

Karzinomstadiums und des Funktionszustandes nicht nur der dystopen, sondern auch der kontralateralen Niere zu treffen.

Bei **Aplasia vaginae, dem Mayer-Rokitansky-Küster-Hauser-Syndrom,** an dem eine aus 4500 Frauen leiden, ist die Bildung einer künstlichen Vagina nur möglich, wenn sie mit der Beckenniere nicht kollidieren kann, also nur begrenzt bei präsakraler Nierenlage bzw. solitärer Beckenniere. Neben den weniger belastenden Scheidenersatzmethoden (Peritoneal-, Sigma-, Haut- oder Amnionscheide), die in Betracht kommen, hat sich heute die laparoskopische Anlage einer Neovagina nach Vecchietti etabliert. Sie bietet den Vorteil der direkten endoskopischen Visualisierung möglicher anatomischer Besonderheiten, die bei der operativen Anlage der Neovagina zu beachten sind.

Schwangerschaften sind bei *Nierenlokalisation im kleinen Becken* wegen der besonderen Harnstauungs- oder Harnweginfektionsgefahr kompliziert. Unter der Geburt sind wegen der mit Lage- und Einstellungsanomalien des Kindes einhergehenden Beckenverengungen die Verläufe meist protrahiert. Sie garantieren auch keineswegs spontane Gebärfähigkeit bei späteren Schwangerschaften, weil Nierenverlagerung und -vergrößerung später noch zunehmen können. In der Regel kommt es jedoch bereits bei der ersten Geburt durch Kompression und Harnstauung zu einer Verhärtung und Vergrößerung bzw. Unnachgiebigkeit der lagebeständigen Beckenniere, die – vergleichbar mit einem eingeklemmten Ovarialtumor – eine geburtsunmögliche Situation heraufbeschwört.

Merke: Deshalb gilt heute bei bekannter Beckenniere die Schnittentbindung als Methode der Wahl.

Forzepsentbindungen oder Vakuumextraktionen können Nierenparenchymrisse provozieren und sind – wie bei jeder engen Beckensituation – kontraindiziert.

In der Fossa iliaca liegende oder *lumbaldystope Nieren* sind dagegen mit transplantierten Nieren vergleichbar und bieten in der Regel keine geburtsmechanischen Probleme. Bei ihnen werden Entbindungsweg und Zeitpunkt ausschließlich von der Nierenfunktion bestimmt.

32.2 Zystische Nierenfehlbildungen

32.2.1 Ursachen und Erscheinungsformen

Zystische Nierendysplasien finden sich in einer umfangreichen Palette von Erscheinungsformen, die zu unterschiedlichen Zeitpunkten des Lebens klinisch relevant werden. Für den Geburtshelfer können die von Osathanondh und Potter (1964) klassifizierten Typen I und II, für den Gynäkologen der Typ III Bedeutung erlangen (Abb. 32.2).

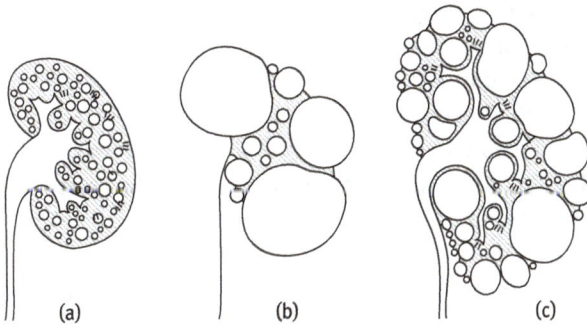

Abb. 32.2: Zystische Nierenfehlbildungen: (a) infantile Zystenniere, Typ I nach Potter; (b) multizystische Dysplasie, Typ II nach Potter; (c) adulte Zystenniere, Typ III nach Potter.

Potter-Typ 1: autosomal rezessive polyzystische Nephropathie (ARPN). Die autosomal rezessive Form geht in der Regel mit einer kongenitalen Leberfibrose einher. Sie wird meist im 3. bis 6. Lebensmonat entdeckt. Die Kinder werden selten älter als zehn Jahre und sterben an den Folgen der Niereninsuffizienz oder an Leberversagen, es sei denn, man transplantiert.

Eine zweite Variante *ohne Leberfibrose* führt infolge einer pulmonalen Insuffizienz schon unmittelbar nach der Geburt zum Tode. Die Ursache ist ein Gigantismus der Sammelrohre, wie Mikrodissektionsstudien zeigen konnten. Die zystisch veränderten Nieren erreichen selten eine solche Größe, dass sie zum Geburtshindernis werden

Potter-Typ 2a: multizystische Nierendysplasie. Diese Fehlbildungsform ist in der Regel *einseitig*. Während der Fetalzeit entwickelt sich eine Niere zu einer „bindegewebigen Attrappe" in 3- bis 5-fach vergrößerter Nierenkontur. Die Mikrodissektionsuntersuchungen wiesen primitive, erweiterte und traubenartig ausmündende Sammelrohre nach. Entweder sind Reste eines dysplastischen Nierengewebes oder überhaupt kein Parenchym nachweisbar. Wenn die Erkrankung *beidseitig* ist, was äußerst selten vorkommt, ist man früher davon ausgegangen, dass die Kinder schnell postnatal versterben. Allerdings beschreiben Feldenberg et al. (2000) Einzelfälle, die eine derartige Erkrankung überlebt haben. Heute ermöglichen moderne Ultraschallverfahren der Pränataldiagnostik die Erkennung von fetalen Nierenveränderungen bereits vor der Geburt. Differentialdiagnostisch kommt die kongenitale Harnstauungsniere infolge frühzeitiger ureteraler, vesikaler oder urethraler Harnentleerungsstörung in Betracht. Da die Harnsekretion bereits im 3. Monat einsetzt und der Fet von diesem Zeitpunkt an seine Blase in das Fruchtwasser entleert, kann ein Missverhältnis zwischen Harnproduktion und -entleerung zum Zeitpunkt der Geburt bereits erhebliche Ausmaße angenommen haben.

Potter-Typ 2b: hypoplastische Nierendysplasie. Die hypoplastische Nierendysplasie ist mit dem Potter-Typ 2a identisch, die Niere ist jedoch zusätzlich verkleinert.

Potter-Typ 3: autosomal dominante polyzystische Nephropathie (ADPN). Diese Fehlbildungsform wird autosomal dominant vererbt und ist seltener mit einer zystischen Erkrankung von Lunge, Leber und Pankreas assoziiert. Durch die breite Anwendung der Sonographie werden die Nierenvergrößerungen meist schon im Kindesoder Jugendalter entdeckt, obwohl die Erkrankung erst im 4. Lebensjahrzehnt symptomatisch wird. Bei der Erwachsenenform finden sich aneurysmatische und zystische Ektasien verschiedener Nephronabschnitte. Im Terminalstadium der Erkrankung können die Nieren mehrere Kilogramm wiegen und zu Verdrängungserscheinungen Anlass geben. Im Vordergrund stehen beim Erwachsenen Tumorsymptome wie Druckgefühl in der Lendenregion, Hämaturie und intermittierende kolikartige Schmerzen durch Ureterkompression und Harnweginfektionen. Hochdruck, Anämie, Kopfschmerzen, Müdigkeit, ständiges Durstgefühl und Inappetenz sind Ausdruck einer bereits manifesten Einschränkung der Nierenfunktion.

Potter-Typ 4: zystische Nierendysplasie bei fetaler Obstruktion der unteren Harnwege. Fetale Obstruktionen (obstruktiver Megaureter, Urethralklappen) sind oft mit einer zystischen Nierendysplasie assoziiert. Hierbei bedingen die hohen Druckverhältnisse die zystische Erweiterung. Die betroffenen Nieren sind häufig normal groß, es liegen kortikale Zysten vor. Die Präsenz von Symptomen ist abhängig vom Grad der Ausprägung, die Nierenfunktion ist häufig normal.

Nierenzysten. Einfache kortikale oder parapelvine Zysten finden sich mit fortschreitendem Alter in zunehmender Häufigkeit. Sie entstehen aus divertikelartigen Ausbuchtungen distaler Nephronabschnitte oder von Sammelrohren. Die Ätiologie ist unklar. Zysten können mit Nierenkarzinomen vergesellschaftet sein. Ist eine Zyste nicht blande, wird sie als suspekte, atypische oder komplexe Zyste bezeichnet. Die Klassifikation nach Bosniak berücksichtigt bildmorphologische Befunde atypischer Zysten in der Computertomographie in Bezug auf Septierungen, Verkalkungen oder ein Kontrastmittelenhancement der Zystenwand. Die Bosniak-Klassifikation unterscheidet vier Haupttypen von Zysten. Anhand dieser Klassifikation wird in der Regel auch die Indikation zu einer operativen Freilegung der Niere gestellt (Typen 3 und 4, Abb. 32.3).

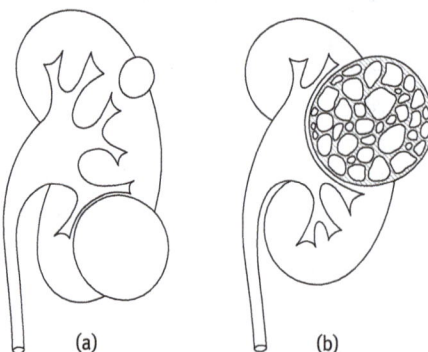

Abb. 32.3: Nierenzysten: (a) kortikale Zysten; (b) atypische Zyste nach Bosniak Typ 3 und 4, beim Erwachsenen meist maligne, es besteht eine OP-Indikation.

Die Klassifikation nach Potter ist mittlerweile durch eine neuere Einteilung ersetzt worden, die der Vollständigkeit halber hier aufgeführt werden soll. Kemper und Steffens beschreiben eine Einteilung in **erbliche, zystische Nierenerkrankungen**, die die **autosomal-rezessive polyzystische Nierendegeneration** (früher Potter I), die **autosomal-dominante polyzystische Nierendegeneration**, sowie die **medulläre zystische Nierenerkrankung** und den **Nephronophthisekomplex** beinhalten. Darüber hinaus werden **multizystisch-dysplastische Nieren** auch in Kombination mit komplexen Harntraktfehlbildungen beschrieben. Hinzu kommen **erworbene zystische Nierenerkrankungen**, die in einfache Zysten und erworbene Zysten nach Dialyse unterteilt werden können.

32.2.2 Diagnostik

Besteht im Zusammenhang mit gynäkologischen Erkrankungen Verdacht auf Zystennieren, so sind die Sonographie und ggf. die Computertomographie oder eine Magnetresonanztomographie zu veranlassen. Beide Untersuchungen ergänzen einander in Bezug auf die Differenzierung zwischen blanden und atypischen Zysten. Wenn Unsicherheit hinsichtlich der Dignität von Zysten besteht, gilt nach wie vor die operative Freilegung der Niere als indiziert.

32.2.3 Therapie

Werden bereits bei Feten *Zysten- oder Sacknieren* festgestellt, die beide Seiten betreffen, so ist die Prognose infaust und der Entschluss zur vorzeitigen Geburtseinleitung kann diskutiert werden. Später ist für die Behandlung der Urologe zuständig. Er wird bei rezidivierenden Koliken, Hämaturie und Harnwegsinfektionen eine konservative Therapie anstreben, solange es eben vertretbar ist.

Eine **Zystenpunktion** bringt keinen Gewinn. Unter sonographischer Kontrolle können Solitärzysten punktiert werden, insbesondere wenn sie infiziert zu sein scheinen. Bei Zysten, die wegen ihrer Lage oder Größe zu einer entsprechenden Klinik führen (z. B. Harntransportstörung), stellt heute die laparoskopische Zystenfensterung die Therapiemethode der Wahl dar. Atypische Zysten müssen unter einem Tumorverdacht freigelegt werden. Ob Schwangerschaften bei der polyzystischen Nierenerkrankung ausgetragen werden können oder ein Abbruch diskutiert werden sollte, ist abhängig von der Gesamtsituation.

32.3 Harnleiteranomalien

Sie beschäftigen den Gynäkologen vor allem im Zusammenhang mit der Harninkontinenz, bei der Radikaloperation des Zervixkarzinoms oder schwerer Endometrioseoperationen mit Harnleiterbeteiligung und bei der Differentialdiagnose urethrovesikaler Tumoren. Ektope Harnleitermündungen, Harnleiterverdoppelungen und Ureterozelen liefern dafür das pathologisch-anatomische Substrat (Abb. 32.4 bis 32.7).

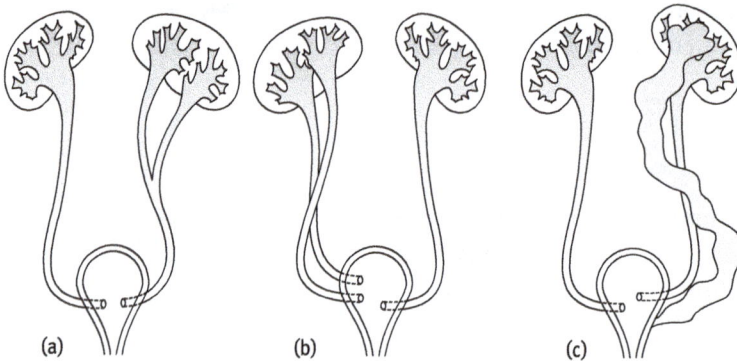

Abb. 32.4: Verschiedene Formen von Doppelnieren: (a) Ureter fissus; (b) Ureter duplex; (c) ektope Uretermündung.

32.3.1 Ursachen und Erscheinungsformen

Ureter- und Nierenverdoppelungen entstehen, wenn statt einer Ureterknospe zwei voneinander getrennte Ureteraussprossungen aus dem Wolff-Gang in das metanephrogene Gewebe einwachsen. Die beiden Nierenbecken behalten jedoch einen gemeinsamen Parenchymmantel (Doppelniere), sodass nur sehr selten eine echte überzählige (dritte) Niere entsteht. Bei *Uretergabelunge*n ist die Spaltung der Anlage nach Beginn der Aussprossung gewissermaßen als Versuch einer verfrühten Nierenbeckenbildung anzusehen. *Ektope Harnleitermündungen* entstehen, wenn die Knospenbildung zu dicht an der Einmündungsstelle des Wolff-Ganges in die Kloake erfolgt bzw. wenn die Trennung beider Mündungen durch Wachstum und Gewebsverschiebung unterbleibt. Dementsprechend reicht die Variationsbreite von der einfachen oder zusätzlichen Uretermündung in Nähe des lateralen Trigonumzipfels, entlang der Ureterlinie bis zum inneren Blasenmund und darüber hinaus in die primäre Urethra sowie in die Abkömmlinge des Sinus urogenitalis hinein.

Trennt sich die Ureterknospe überhaupt nicht vom Wolff-Gang, so ist die spätere Kommunikationsmöglichkeit mit einer **Gartner-Gang-Zyste** gegeben. Die extrem seltene Uretermündung in den Enddarm ist dagegen Ausdruck einer atypischen Kloakenbildung. Die allen ektopen Uretermündungen eigene Stenosierungsneigung kompliziert infolge *Ureterozelenbildung* zusätzlich die Verhältnisse. Für die vesikale Ureterozelenbildung werden Persistenz der frühembryonalen Verschlussmembran an der Uretermündung (Chwalla), abnorme intramurale Verlaufsrichtung des Harnleiters und angeborene Schwäche der Waldeyer-Ureterscheide verantwortlich gemacht.

32.3.2 Klinik

Ureterverdoppelungen sind häufiger ein- als beidseitig. Nach dem *Weigert-Meyer-Gesetz* mündet der vom oberen Nierenbecken kommende Ureter stets kaudal (Weigert) und mehr medial (R. Meyer) als der vom unteren Nierenbecken kommende Ureter (Abb. 32.5a). Wegen der abnormen Einmündung zumindest eines der beiden Harnleiter ist die Vergesellschaftung mit einem vesikoureteralen Reflux besonders häufig. Typischerweise ist das lateralektope Ostium, das zum unteren Nierenanteil gehört, refluxiv.

Bei extravesikaler Mündung eines Doppelureters ist die gleichseitige obere Nierenanlage häufig rudimentär oder hydronephrotisch verändert und der Harnleiter infolge Mündungsstenose dilatiert. Aszendierende Infektionen aus dem Genitalbereich sind unausweichlich.

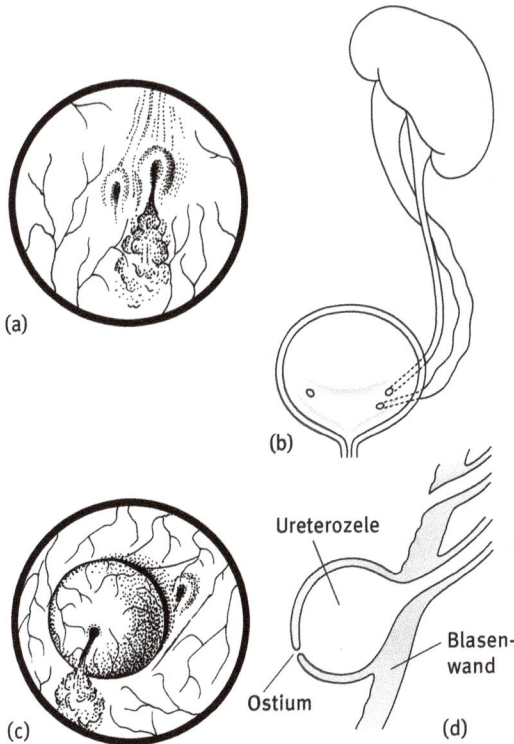

Abb. 32.5: Ureterverdoppelung: (a) Uretermündung nach der Regel von Weigert und Meyer; (b) Kreuzung der Ureteren vor der Blase; (c) Ureterozele im zystoskopischen Bild; (d) Schnitt durch die Ureterozelenwand.

Noch häufiger als die kompletten sind jedoch die inkompletten Harnleiterverdoppelungen (Ureter bifidus oder fissus), die ebenfalls ein- oder beidseitig vorkommen können. Die Gabelung erfolgt häufiger im oberen Harnleiterdrittel, seltener im unteren Harnleiter oder in Blasennähe. Uretergabelungen nach unten sind dagegen sehr selten und ätiologisch bisher ungeklärt.

Ektope Harnleitermündungen können sowohl in der Blase als auch (klinisch bedeutsamer) außerhalb der Blase vorkommen. Dabei kann es sich um einen einfach angelegten oder häufiger um einen Doppelureter handeln, dessen „Partner" an normaler Stelle in die Blase mündet. Außerhalb der Blase werden Harnleitermündungen am häufigsten im Vestibulum vaginae und in der Urethra, nahezu ebenso häufig in der Vagina, wesentlich seltener dagegen in der Cervix uteri und als Rarität sogar im Rektum gefunden (Abb. 32.6a). Auch blinde Ureterendigungen in der Blasenwand oder zwischen Scheide und Urethra sowie Kommunikationen mit Gartner-Gang-Zysten wurden beschrieben (Abb. 32.6 b). Stoeckel hat eine besonders reichhaltige Kasuistik zusammengestellt.

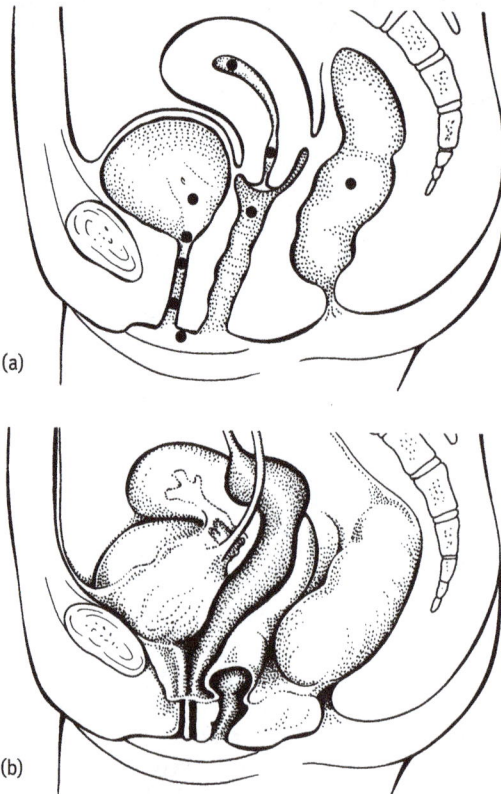

Abb. 32.6: Ektope Harnleitermündungen: (a) Übersicht möglicher Lokalisation im Urogenitalbereich und im Rektum; (b) Mündung des überzähligen Ureters in den Gartner-Gang (nach Stoeckel, 1938).

Klinische Symptome. Sie sind vor allem bei ektopen Uretermündungen außerhalb der Blase zu erwarten. Je nach Funktion der zugehörigen Niere sind *Incontinentia ureterica* oder hartnäckiger *Fluor* mit rezidivierenden Fieberschüben vorherrschend.

Hervorzuheben ist, dass das Harnträufeln nicht immer von Kindheit an bestehen muss, sondern auch später nach einer oder mehreren Entbindungen oder gynäkologischen Operationen beginnen kann (traumatische Eröffnung einer zunächst blinden Ureterendigung?). Die Verwechslungsgefahr mit einer *urethralen Verschlussinsuffizienz* oder *Harnfistel* ist dann besonders nahe liegend. Andererseits kann ein in die Urethra mündender Ureter unter Sphinkterwirkung stehen, sodass die Harninkontinenz ausbleibt.

Auch **endovesikal mündende Doppelureteren** sind in ihrer klinischen Dignität nicht zu unterschätzen, insbesondere wenn sie sich gegenseitig behindern und dadurch Harnstauungen und Infektionen provozieren. Sie können in einer gemeinsamen Bindegewebsscheide wie ein kräftiges Rohr wirken und dann selbst bei der Ureterpräparation während einer Radikaloperation des Zervixkarzinoms vereint bleiben. Sie können aber auch weiter auseinander liegen, sodass die A. uterina zwischen ihnen hindurchzieht. Durch die heute vor großen gynäkologischen Operationen übliche bildgebende Diagnostik (Kap. 13) sind derartige Überraschungen seltener geworden.

> **Merke:** Dennoch gilt Stoeckels Mahnung uneingeschränkt, dass man nicht sorglos alles Intraligamentäre durchschneiden dürfe, wenn *ein* Harnleiter dargestellt ist. Die Möglichkeit eines *zweiten* präoperativ nicht erkannten Ureters besteht hin und wieder.

Ureterozelen können symptomlos sein, wenn sie klein sind und insbesondere zu einem in der Blase mündenden Einzelureter gehören.

Ektope Ureterozelen verursachen dagegen – abgesehen von der Inkontinenzproblematik bei extravesikaler Lokalisation – vor allem Infektionen und Stauungserscheinungen einschließlich Steinbildung. Ihre häufige Kombination mit Ureterverdoppelungen gehört zur besonderen Disposition des weiblichen Geschlechts. Auch beidseitiges Vorkommen ist möglich. Graduell kann man die kegelförmige Vortreibung des Harnleiterwulstes von der lebhaft agierenden an- und abschwellenden Ureterozele und der konstant gefüllten, nicht mehr agierenden, komplett stenosierten Ureterozele unterscheiden. Gehören sie zu endovesikal mündenden Doppelureteren, so können sie durch Insuffizienz (vesikoureteraler Reflux!) oder Kompression der übrigen Ostien das Krankheitsbild zusätzlich komplizieren. Auch ein *Prolaps* der Ureterozele per urethram mit Miktionserschwernis bis zur völligen Harnverhaltung sowie Inkarzeration der prolabierten Ureterozele und dementsprechende Verwechselungen mit Prolaps der Urethra oder Blase sind möglich. Schwangerschaften und Geburten wirken begünstigend.

32.3.3 Diagnostik/Differentialdiagnostik

Merke: Fortschritte in der Diagnostik, wie Computertomographie und Magnetresonanztomographie mit Kontrastmittel und verschiedenen Untersuchungsphasen (arterielle, venöse und Spätphase), haben die Erkennung von Nierenverdopplungen, Zystennieren und Harnleiteranomalien zuverlässiger gemacht.

Wenn jedoch eine *überzählige Nierenanlage* kein Kontrastmittel auszuscheiden vermag, stehen wir vor einem Dilemma. Dann helfen nach wie vor nur die subtile Anamnesenerhebung und geduldige Beobachtung bzw. Suche nach Sekretabsonderungen unter Einbeziehung der **Urethrozystoskopie** (ggf. zusätzlich Kolposkopie und Rektoskopie) sowie Sondierungs- und **retrograde Kontrastmitteldarstellungsversuche** und die **Laparoskopie.**

Die Suche nach *ektopen Uretermündungen* sollte am Vestibulum vaginae beginnen, wobei die Gegend dorsal und ein wenig lateral von der Harnröhrenmündung sowie der Hymenalsaum besonders zu beobachten sind. Sobald jedoch das hintere Spekulumblatt in die Scheide eingeführt wird, ist der günstigste Zeitpunkt für die Erkennung in der Vulva gelegener Uretermündungen bereits verpasst, weil das ektope Ostium durch den Zug meist verlegt wird.

Zuweilen ist auch die vaginale Suche zunächst erfolglos, weil die in der vorderen Vaginalwand oder im vorderen Scheidengewölbe etwas lateral von der Mittellinie befindliche Ureteröffnung durch das vordere Spiegelblatt oder Schleimhautfalten verdeckt wird. Häufiger ist jedoch die vaginale oder vulväre Ureterozelenbildung infolge einer *Ostiumstenose.* Je nach Stenosierungsgrad und Sekretionsfähigkeit der zugehörigen Niere ist die Abgrenzung gegenüber paravaginalen bzw. paraurethralen und Gartner-Gang-Zysten sowie Harnröhrendivertikeln mehr oder weniger schwierig.

Lässt sich das Ostium nicht sondieren und versagt auch die **Vaginographie** oder **retrograde Urethrographie** mittels Spezialabdichtung, so wird man durch **Kontrastmittelinjektion** in das zystische Gebilde die weitere Klärung anstreben. Bei der **Urethroskopie** ist die hintere Harnröhrenwand besonders sorgfältig abzusuchen und daran zu denken, dass hier ebenfalls ektope Ureterozelen vorkommen können. Den Nachweis einer uterinen Uretermündung wird man heute durch Hysteroskopie und Kontrastmitteleinspritzung in den Uterus mittels eines Portioadapters versuchen.

Einfacher ist dagegen die **zystoskopische Erkennung** doppelter Uretermündungen in der Blase, die voneinander unabhängig oder gemeinsam agieren können, sowie von *vesikalen Ureterozelen* (Abb. 32.5c, d). Man sieht, wie sich der Ureterozelensack rhythmisch aufbläht und seinen Inhalt im Aktionsintervall des Harnleiters ganz oder teilweise in die Blase entleert, also wieder zusammenfällt, oder der Ureterozelensack imponiert als endovesikaler „Tumor", der bei entsprechender Größe sogar die Blasenkapazität einzuschränken vermag. Im Gegensatz zur hochroten Urethraschleimhaut und weiten Urethramündung beim Urethraprolaps ist die Ureterozele stets von normaler Blasenschleimhaut bedeckt, transparent und mit einem engen Ostium behaftet. Sonographisch sind Ureterozelen gut erkennbar. Im **Ausscheidungsurogramm** imponieren vesikale Ureterozelen manchmal durch ihre Schlangenkopfform und im **Zystogramm** durch die Kontrastmittelaussparung.

Für die Unterscheidung eines Ureterozelenprolaps vom Harnröhren- oder Blasenprolaps sind seine Unbeeinflussbarkeit durch intraabdominale Drucksteigerungen und die Fluktuation sowie Kompressibilität seines Inhaltes von Bedeutung.

32.3.4 Therapie

Alle Maßnahmen haben vom **Funktionszustand der Nieren** auszugehen. Ist dieser bei vesikal mündenden Doppelureteren annähernd normal, so ist im Falle einer Harnleiterverletzung bei gynäkologischen Operationen die sofortige Ureterozystoneostomie indiziert. Das Gleiche gilt mit Einschränkung (Nierenanomalie?) für ektop mündende Einzelureteren. Ein extravesikal mündender Doppelureter (2. Harnleiter normotop) wird dagegen wegen Hydro- oder Pyonephrose in der Regel mitsamt dem oberen Nierenanteil vom Urologen zu exstirpieren sein. Ektope Ureterozelen werden dabei mit beseitigt. Kleinere, zufällig anlässlich einer Zystoskopie oder Urographie entdeckte Ureterozelen wird man dagegen in Ruhe lassen, d. h. nur beobachten. Verursachen sie jedoch rezidivierende Harnwegsinfekte und Steinbildungen, so kommt die transurethrale Ostiumschlitzung in Betracht. Danach kann allerdings eine Antirefluxoperation erforderlich werden. Ist wegen großer vesikaler oder prolabierter Ureterozelen eine transvesikale Abtragung notwendig, so wird der Urologe diese Operation zweckmäßigerweise gleich mit einer Antirefluxplastik kombinieren.

Gefäßbedingte Anomalien und Sekundärveränderungen des Harnleiters, pelviureterale Obstruktion infolge aberrierender Gefäße, Doppel- und Dreifachversorgungen der Nieren sind häufig. Aberrierende Gefäße können zu Obstruktionen am Harnleiterabgang führen, die meist schon im Kindesalter entdeckt werden.

32.3.5 Abnorme Gefäßbeziehungen

Retrokavaler Ureterverlauf. Als Folge einer abnormen Entwicklung der Vena cava aus der ventralen Suprakardinalvene kann der (rechte) Harnleiter dorsal von der großen Hohlvene verlaufen und Harnabflussstörungen verursachen (Abb. 32.7a).

Right-ovarian-vein-Syndrome. Eine gemeinsame Bindegewebsscheide von Ureter und Vena ovarica (speziell an deren Kreuzungsstelle) sowie Thrombosen und Aberrationen der Ovarialvene können ebenfalls Harnabflussstörungen und rezidivierende Pyelonephritiden bewirken, die meist intermittierenden Charakter haben. Meist be-

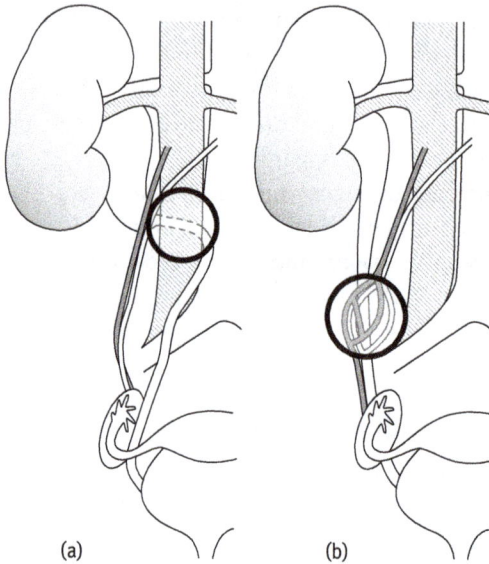

Abb. 32.7: Gefäßbedingte Ureterano-
malien mit Harnstauung: (a) retrokavaler Ureter; (b) Vena-ovarica-Syndrom.

(a)   (b)

ginnen die Symptome während einer Schwangerschaft infolge Venenerweiterung, ohne zu diesem Zeitpunkt bereits ätiologisch geklärt werden zu können. Auch prämenstruelle kolikartige Flankenschmerzen sind richtungweisend (Abb. 32.7b). Die linke Ovarialvene kann ebenfalls betroffen sein.

Diagnostik/Differentialdiagnostik

Früher kamen die kombinierte Ausscheidungsurographie und Phlebographie in der Diagnostik zur Anwendung. Heute bringen die Computertomographie oder besser die Magnetresonanztomographie mit venöser und Spätphase beide Abnormitäten am besten zur Darstellung. Während beim retrokavalen Ureterverlauf der Harnleiter die Vena cava meist in Höhe des 4. oder 5. Lendenwirbels unterkreuzt, ist beim Ovarian-vein-Syndrome ein Kompressionseffekt der kreuzenden Ovarialvene auf den Ureter mit Dilatation des oberen Harnleiters und zarten distalen Ureterkonturen charakteristisch.

Therapie

Pelviureterale Obstruktionen infolge unterer Polgefäße oder echter Stenose erfordern eine Nierenbecken-Harnleiter-Abgangsplastik, in der Regel mit Kontinuitätstrennung. Der retrokavale Ureterverlauf lässt sich nach Durchtrennung und Vorziehen des Harnleiters sowie Reanastomosierung korrigieren. Das Ovarian-vein-Syndrome kann die Embolisation oder Exstirpation der gesamten Ovarialvene (unter Umständen mit zusätzlicher Salpingoophorektomie) erfordern. Dieser Eingriff kann laparoskopisch durchgeführt werden.

32.4 Blasenanomalien

Sie treten gelegentlich als *Fisteln*, *Zysten* oder *Divertikel des Urachus* (bei Persistenz von Teilen des Allantoisganges), als Divertikel in Nähe der Harnleiterostien, als *Megazystis*, als *Blasenverdoppelung* (bei falscher Wachstumsrichtung des Septum urorectale) oder als *Ecstrophia vesicae* (bei Hemmungsmissbildungen im Bereich der Kloakenmembran) in Erscheinung.

> **Merke:** Der Gynäkologe wird selten mit Blasenanomalien konfrontiert, nicht nur, weil das weibliche Geschlecht insgesamt seltener betroffen ist als das männliche, sondern auch, weil die Auswirkungen häufig schon zur Behandlung im Kindesalter zwingen. Schon eher wird er sich dagegen mit den Behandlungskonsequenzen bei späteren Schwangerschaften oder gynäkologischen Erkrankungen auseinandersetzen müssen.

Er sollte deshalb wenigstens die Symptome und die wichtigsten diagnostisch-therapeutischen Maßnahmen kennen.

32.4.1 Klinische Symptome

Urachusfisteln verursachen durch ständiges Nässen (Symptom des nässenden Nabels) ein chronisches Nabelekzem; *Urachuszysten* können Bauchwandtumoren schleimigen Inhalts bedingen, die bei Abszedierung zur Spontanperforation neigen, und *Urachusdivertikel* sind wie alle Blasendivertikel durch Restharn- und Steinbildung sowie chronische Infektionen gekennzeichnet (Abb. 32.8). Bleiben sie unbehandelt, kann sich ein hochmalignes Urachuskarzinom entwickeln.

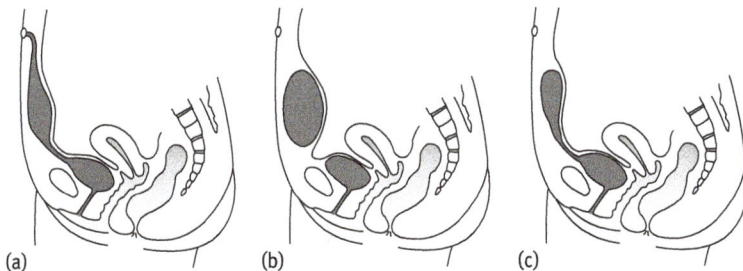

Abb. 32.8: Erscheinungsformen bei Urachuspersistenz: (a) Urachusfistel, (b) Urachuszyste, (c) Urachusdivertikel.

Bei *fetaler Megazystis* besteht ebenfalls – wie bei kongenitalen Zystennieren – die Möglichkeit des Geburtshindernisses. Später stehen Inkontinenz und Restharn (Überlaufblase), vesikoureteraler Reflux und rezidivierende Infektionen im Vordergrund.

Echte Blasenverdoppelungen sind extrem selten. Das gleiche gilt für die *Blasenekstrophie*, bei der die polypöse Blasenhinterwand mit dem Trigonum frei zutage liegt, die Schambeinäste klaffen (Spaltbecken mit Watschelgang), Labien, Klitoris und vordere Harnröhrenwand ebenfalls gespalten sind, die Scheide fehlen oder verkümmert sein kann und meist eine Nabelhernie hinzukommt. Zur absoluten Harninkontinenz gesellen sich alsbald Hautulzerationen der Umgebung, Ostieninsuffizienz, abszedierende Infektionen und maligne Entartungen der Blasenschleimhaut, sodass von unbehandelten Kindern nach 20 Jahren nur noch etwa 10 % leben. Andererseits wurden aber bereits Schwangerschaften bei vorhandener Blasenekstrophie ausgetragen und häufiger auf vaginalem als auf abdominalem Wege beendet.

32.4.2 Diagnostik/Differentialdiagnostik

Urachuspersistenzen gelangen durch **Farbstoffeinspritzungen, zystographische Untersuchung** oder **Schnittbildverfahren** zur Darstellung. Differentialdiagnostisch kommen Rückbildungsstörungen des Ductus omphaloentericus in Betracht. Bei *Blasendivertikeln* ergeben **Ausscheidungsurographie, Miktionszystourethrographie** und **Computertomographie** oftmals zuverlässigere Befunde als die Zystoskopie (Abb. 32.9). *Blasenverdoppelungen* und die mit ihnen verbundenen Missbildungen sind durch Röntgendiagnostik und Zystoskopie abzuklären. Bei der korrigierten und unkorrigierten *Blasenekstrophie* ist die Einschätzung des oberen Harntraktes vordringlich.

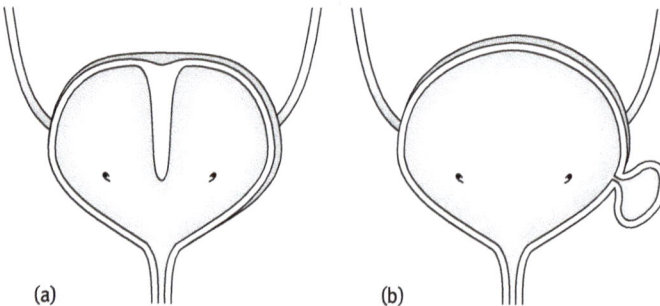

(a)　　　　　　　　　(b)

Abb. 32.9: Blasenfehlbildungen: (a) Blasenseptum, (b) Divertikel.

32.4.3 Therapie

Die Behandlung erfolgt zumeist schon im Kindesalter. Bei *Urachusabnormitäten* ist die sorgfältige Exzision bis zur Einmündung des Ganges in die Blase erforderlich. Bei der Beseitigung von *Blasendivertikeln* ist die Ureternähe zu beachten. Bei der *Blasenekstrophie* ist einerseits die supravesikale Harnableitung oder andererseits die Blasenaufbauplastik indiziert. Beide Operationsverfahren sollten bereits im Kindes- bzw. Säuglingsalter angewendet werden. Wegen des Spaltbeckens bereitet die plastische Umformung des äußeren Genitales Probleme.

32.5 Harnröhrenanomalien

32.5.1 Ursachen und Erscheinungsformen

Sie begegnen dem Gynäkologen im Zusammenhang mit der Harninkontinenz, bei gleichzeitigen Genitalanomalien und bei pathologischen Veränderungen im Bereich der vorderen Vaginalwand. Grundsätzlich unterscheidet man **Spaltbildungen** der Urethra in Form der *Epispadie* und *Hypospadie*, kongenitale **Harnröhrenerweiterungen und -einengungen** sowie **Urintaschen** in Form von *Divertikeln, Urethrozelen* und *suburethralen Zysten*. Letztere können auch erworben sein.

Die *Epispadie* ist die Folge einer gestörten Entwicklung des vorderen Teiles der Kloakenmembran. Als komplette Spaltbildung wurde sie bereits bei der *Ecstrophia vesicae* erwähnt. Ohne Blasenbeteiligung wird sie auch als partielle Epispadie bezeichnet. Stets sind Klitoris und kleine Labien einbezogen (Abb. 32.10a).

Die *Hypospadie* kommt entweder durch eine Persistenz des Sinus urogenitalis, d. h. eine gemeinsame Mündung von Urethra und (wohlausgebildeter) Vagina, oder durch einen Defekt der hinteren Harnröhrenwand und des Septum urethrovaginale zustande (Abb. 32.10b).

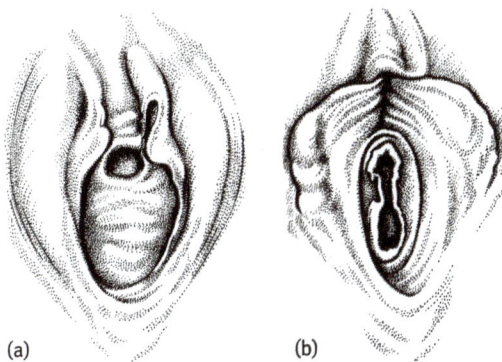

(a)   (b)

Abb. 32.10: Harnröhrenspaltbildungen: (a) Epispadie mit gespaltener Klitoris (und Spaltbecken), (b) Hypospadie.

Von ihr unterscheidet sich die kongenitale *Harnröhrenerweiterung* dadurch, dass bei Letzterer die Vagina meist rudimentär ist oder völlig fehlt. Kongenitale Harnröhrenerweiterungen bei völlig normalem Genitale wurden allerdings ebenfalls beschrieben. Hier besteht im Falle einer Schwangerschaft als Rarität die Möglichkeit eines Blasenprolaps intra partum.

Angeborene *Harnröhrenstenosen* kommen beim weiblichen Geschlecht nur in der distalen Urethra bzw. an der äußeren Harnröhrenmündung (Meatusstenose) infolge der fehlerhaften Verschmelzung des entoektodermalen Überganges vor. Häufig bleibt auch die Genitalentwicklung infantil. Als Folge des erhöhten Auslasswiderstandes muss außerdem die Verödung des Urachus ausbleiben, also eine Urachusfistel entstehen. Manchmal wird die Harnröhrenstenose auch nur durch Verklebungen der kleinen Labien vorgetäuscht.

Die verschiedenen Formen der **„Urintaschen"** verdanken ihre Einteilung der unterschiedlichen Wandbeschaffenheit und Kommunikationsbreite mit der Urethra (Abb. 32.11). An ihrer Entstehung sind die paraurethralen Gänge maßgeblich beteiligt.

Doppelte Harnröhren münden neben- oder hintereinander. Das Ostium der akzessorischen Urethra kann stenosiert, die Urethra selbst urethrozelen- oder divertikelartig dilatiert sein.

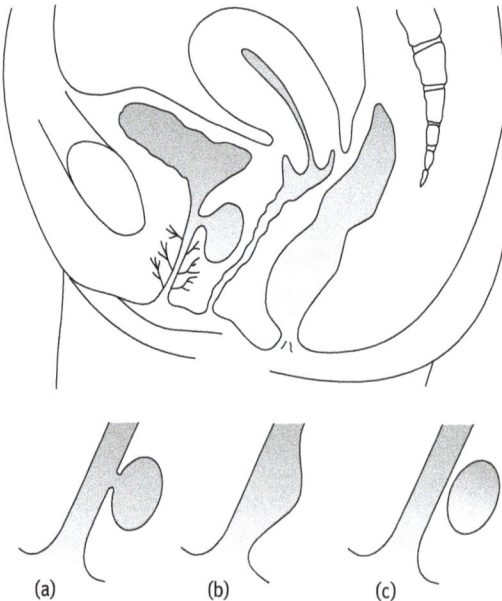

Abb. 32.11: Verschiedene Formen der „Urintaschen" der weiblichen Urethra: (a) Divertikel, (b) Urethrozele, (c) suburethrale Zyste.

32.5.2 Klinische Symptome

Bei der *Epispadie* steht die Harninkontinenz im Vordergrund. Bei der *Hypospadie* und *kongenitalen Harnröhrenerweiterung* kann sie ebenfalls vorhanden sein; sie kann aber auch fehlen! Wesentlich ist hier die Möglichkeit der Varianten der Geschlechtsentwicklung zu bedenken, insbesondere wenn beim weiblichen Geschlecht eine Klitorishypertrophie hinzukommt und beim männlichen Geschlecht die Skrotolabialfalten offengeblieben oder unvollkommen verschmolzen sind (Abb. 32.12). Die Katastrophe bahnt sich bei der Aufnahme sexueller Kontakte an, indem eine zunächst kontinente Frau jetzt zunehmend inkontinent wird. Erfolgt der Geschlechtsverkehr per sinum urogenitalem sive per urethram, besteht eine große Verletzungsgefahr! Infolge Geschlechtsverkennung bei der Geburt kann sich jetzt auch ein Konflikt zwischen angenommenem, gonadalem bzw. hormonalem Geschlecht anbahnen (Abb. 32.13).

Bei *angeborener Harnröhrenstenose*, bei „*Urintaschen*" oder *akzessorischer Urethra* sind dagegen rezidivierende Harnweginfektionen und Dysurie (manchmal auch Dyspareunie) dominierend. Steinbildungen und maligne Entartungen sind ebenfalls möglich.

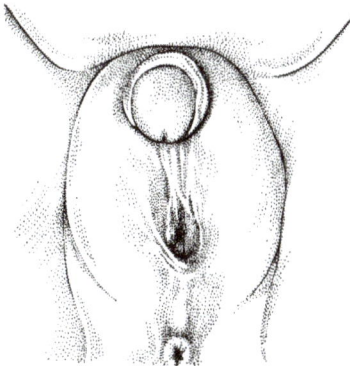

Abb. 32.12: Mehrdeutiger äußerer Genitalbefund: Hypospadia perinealis oder Persistenz des Sinus uro-genitalis mit Klitorishypertrophie.

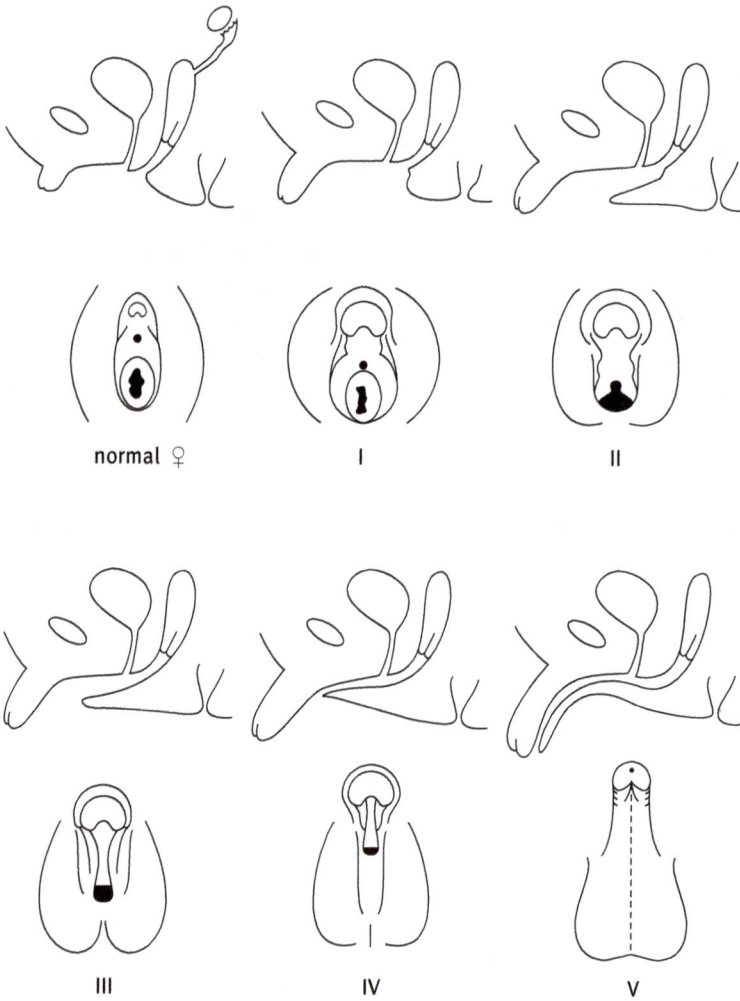

Abb. 32.13: Einteilung des intersexuellen Genitales nach Prader (Pseudohermaphroditismus femininus): Typ I nur Klitorishypertrophie, Typ II zusätzliche Verbreiterung des Dammes (vestibulärer Sinus urogenitalis), Typ III kleiner Phallus, anogenitale Distanz größer (kanalikulärer Sinus urogenitalis), Typ IV gekrümmter Phallus, skrotale oder perineale Hypospadie, Labien stark gefältelt, Typ V typisches männliches äußeres Genitale.

32.5.3 Diagnostik/Differentialdiagnostik

Epispadie und *Hypospadie* bei gut entwickelter Vagina sind durch **einfache Inspektion**, Hypospadie bei rudimentärer und fehlender Vagina dagegen erst durch zusätzliche **Endoskopie** und **Röntgenkontrastdarstellung** zu klären.

Für die Differentialdiagnose der Varianten der Geschlechtsentwicklung ist eine differenzierte hormonelle Diagnostik als auch **Chromosomenanalyse unter Berücksichtigung der Bestimmungen des Gendiagnostikgesetzes unerlässlich**. Neben der ausführlichen Anamneseerhebung und der körperlichen Untersuchung soll mithilfe nicht-invasiver Verfahren die anatomisch-morphologische Situation mittels Bildgebungsverfahren der Sonographie und MRT dargestellt werden.

Zur zusätzlichen Diagnostik und Klärung der Situation der Gonaden und der inneren Geschlechtsorgane kann eine Urethrozystoskopie/Vaginoskopie in Narkose mit Bilddokumentation als auch eine Laparoskopie sinnvoll sein. Detaillierte Empfehlungen zur hormonellen Diagnostik finden sich in der S2k-Leitlinie 174/001: Varianten der Geschlechtsentwicklung.

Urethrastenosen sind anzunehmen, wenn die vorsichtige **Sondierung bzw. Bougierung** bei Kleinkindern nicht leicht bis Charr. 12, bei Schulkindern bis Charr. 18 und bei Jugendlichen bzw. Erwachsenen bis Charr. 22 gelingt. **Miktionszystourethrographie** und **Miktiometrie** (Zystometrie, Uroflowmetrie) ermöglichen die weitere Objektierung. Zur Differentialdiagnose der „*Urintaschen*" und der *akzessorischen Urethra* wird man sich außer der sorgfältigen Inspektion und Palpation der vorderen Vaginalwand (Exprimat der Urethra?), der prograden Urethrozystoskopie, der **Überdruckurethrographie** mittels Doppelballonkatheter – u. U. sogar der **Kontrastmittelinjektion** in das fragliche Gebilde per vaginam – bedienen.

32.5.4 Therapie

Die totale *Epispadie* ist wie die *Ecstrophia vesicae* zu behandeln. Bei partieller Epispadie kann die Beseitigung der Harninkontinenz durch eine Schlingenplastik gelingen. Auch Defektüberbrückungen mit einem Blasenlappen wurden bereits empfohlen.

Bei der *Hypospadie* und kongenitalen Harnröhrenerweiterung wird das Vorgehen vom Differenzierungsgrad der Vagina bestimmt. Ist diese gut entwickelt, so kommt die Diaphragmaplastik mit oder ohne Harnröhrenverlängerung – wie bei einem traumatischen Harnröhrendefekt – in Betracht.

Diese Einstellung ist auch der künstlichen Scheidenbildung bei kongenitaler Harnröhrenerweiterung mit Aplasia vaginae zugrunde zu legen.

Bei Meatusstenosen hat sich die Meatotomie bewährt, bei Stenosen der distalen Urethra genügen Bougierungen. Urethrozelen werden durch direkte Muskelnähte versenkt. Divertikel werden besser exstirpiert als exkochleiert (Abb. 32.15). Die Ausschälung suburethraler Zysten darf nicht weniger sorgfältig erfolgen (Fistelgefahr).

„Man sollte sich jedoch hundertmal überlegen, ob man sich zu einem chirurgischen Eingriff bei Hypospadie-Inkontinenz entschließen soll. In diesen verbildeten dünnwandigen Organen kann leichter noch als sonst ein operativer Misserfolg herauskommen. Wer reiche Erfahrungen auf dem Gebiete der Harnröhren- und Fistelplastik besitzt, der mag an solche Operationen herangehen – wer sie nicht hat, der soll die Finger davon lassen" (Stoeckel).

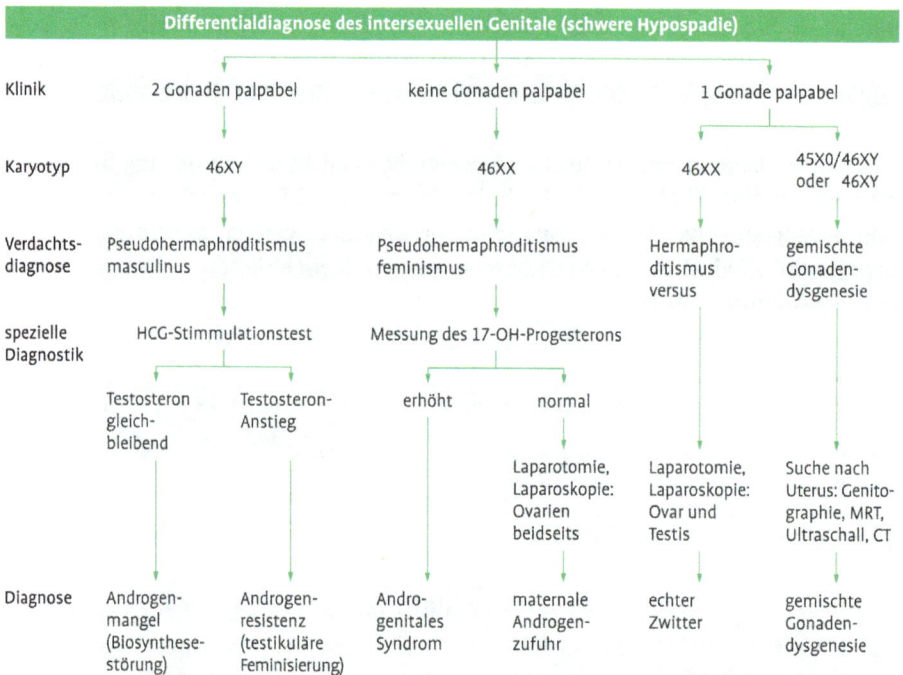

Differentialdiagnose des intersexuellen Genitale (schwere Hypospadie)				
Klinik	2 Gonaden palpabel	keine Gonaden palpabel	1 Gonade palpabel	
Karyotyp	46XY	46XX	46XX	45X0/46XY oder 46XY
Verdachtsdiagnose	Pseudohermaphroditismus masculinus	Pseudohermaphroditismus feminismus	Hermaphroditismus versus	gemischte Gonadendysgenesie
spezielle Diagnostik	HCG-Stimmulationstest	Messung des 17-OH-Progesterons		
	Testosteron gleichbleibend / Testosteron-Anstieg	erhöht / normal		
			Laparotomie, Laparoskopie: Ovarien beidseits	Laparotomie, Laparoskopie: Ovar und Testis	Suche nach Uterus: Genitographie, MRT, Ultraschall, CT
Diagnose	Androgenmangel (Biosynthesestörung) / Androgenresistenz (testikuläre Feminisierung)	Androgenitales Syndrom / maternale Androgenzufuhr	echter Zwitter	gemischte Gonadendysgenesie

Abb. 32.14: Vereinfachtes diagnostisches Abklärungsschema beim intersexuellen Genitale (nach Griffin und Wilson, 1992).

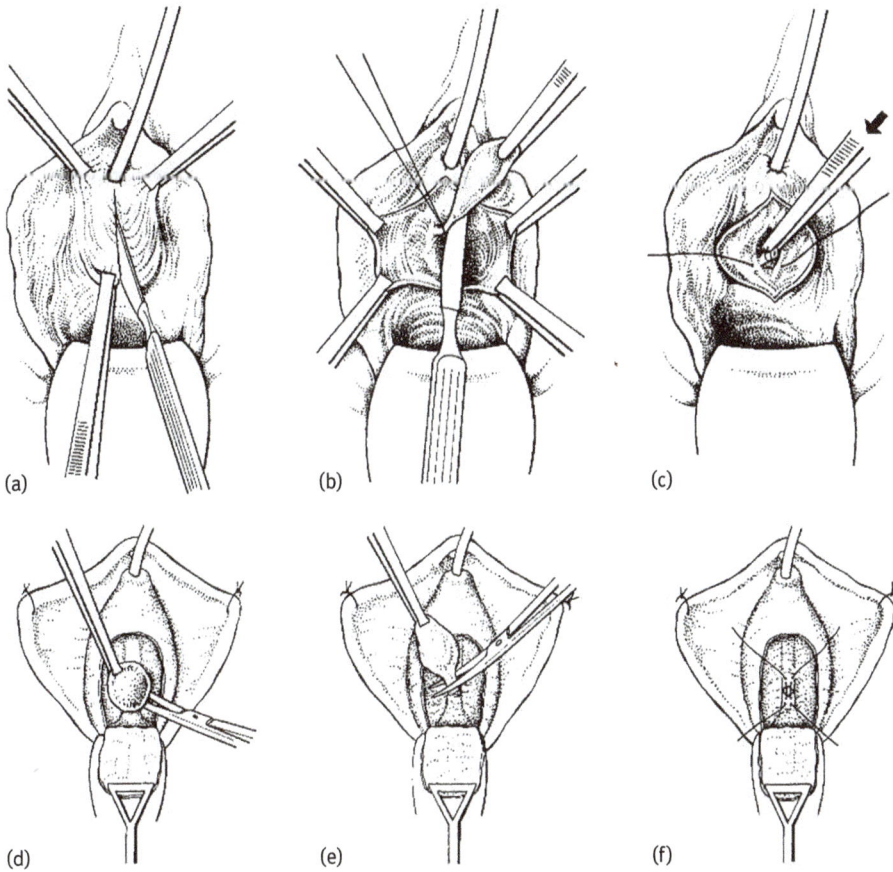

Abb. 32.15: Exstirpation eines Urethradivertikels. Obere Reihe: bei geringer Ausdehnung (a) mediane Kolpotomie, (b) Abbindung und Durchtrennung des Divertikelstiels, (c) Versenkung des Stumpfes durch periurethrale Fasziennähte. Untere Reihe: bei mehreren Kammern oder extensiver Ausbreitung (d) Divertikelfreilegung und Ausschälung nach Aufklappen der vorderen Vaginalwand vom Bogenschnitt, (e) Divertikelentfernung durch Abtragung an der Basis, (f) Harnröhrennähte in querer Richtung, d. h. Fadenführung längs zur Urethra (andernfalls Stenosierungsgefahr!)

32.6 Vorgehen bei Varianten der Geschlechtsentwicklung

In Tab. 32.2 ist die aktuelle DSD-Klassifikation (disorders of sexual development) aufgeführt.

Tab. 32.2: Diagnosen innerhalb der DSD-(disorders of sexual development)-Klassifikation (Lee et al., 2006).

---

1. 46,XY-DSD

    a. Störungen der testikulären Entwicklung

        i. komplette gonadale Dysgenesie (Swyer-Syndrom)
        ii. partielle gonadale Dysgenesie
        iii. gonadales Regressionssyndrom
        iv. ovotestikuläre DSD

    b. Störungen der Androgensynthese oder -wirkung

        i. Androgensynthesedefekte

            1. 5α-Reduktase-Mangel
            2. 17-Hydroxysteroiddehydrogenase-Mangel
            3. StAR-Mutationen

        ii. Defekte der Androgenwirkung

            1. partielle Androgen-Insensitivität
            2. komplette Androgen-Insensitivität

        iii. LH-Rezeptordefekte (Leydig-Zell-Aplasie/-hypoplasie)
        iv. Störungen des AMH und AMH-Rezeptors (Syndrom des persistierenden Müller-Gangs)

    c. generelle Kategorien

        i. Hypospadien (nicht assoziiert mit einem Hormondefizit)
        ii. kloakale Exstrophie

2. 46,XX-DSD

    a. Störungen der gonadalen (ovariellen) Entwicklung

        i. ovotestikuläre DSD
        ii. SRY+, dup SOX9 testikuläre DSD
        iii. gonadale Dysgenesie

    b. Androgenüberschuss

        i. fetal-adrenal

            1. 21-Hydroxylase-Mangel
            2. 11-Hydroxylase-Mangel

        ii. fetoplazental

            1. Aromatase-Mangel
            2. Cytochrom-P450-Oxidoreduktase-Mangel

(fortgesetzt).

---

c. generelle Kategorien

    i. kloakale Exstrophie

    ii. vaginale Atresie (Mayer-Rokitansky-Küster-Hauser-Syndrom)

    iii. Murcs (Müller-, renale, zervikothorakale somatische Abnormitäten)

3. Geschlechtschromosomen-DSD

    a. 45,X – Turner-Syndromund Varianten

    b. 47,XXY – Klinefelter-Syndrom und Varianten

    c. 45,X/46,XY – gemischte gonadale Dysgenesie, ovotestikuläre DSD

    d. 46,XX/46,XY (chimäre, ovotestikuläre DSD)

In unserer heutigen Zeit hat sich ein wesentlich sensiblerer Umgang mit dieser Thematik etabliert, als dies noch in den letzten Dekaden üblich war. Die bereits zitierte S2k-Leitlinie: Varianten der Geschlechtsentwicklung positioniert sich hier klar: Im Vordergrund steht das Selbstbestimmungsrecht des Individuums. Die zukunftsweisenden Entscheidungen für die Betroffenen müssen in ein interdisziplinäres und interprofessionelles Setting eingebettet werden, welches in einem spezifischen Zentrum angeboten werden kann.

Literatur

Aittomaki K, Eroila H, Kajanoja P. A population-based study of the incidence of Mullerian aplasia in Finland. Fertil Steril. 2001;76:624–5.

AWMF-Leitlinie S2k 174/001: Varianten der Geschlechtsentwicklung

Bosniak MA. The current radiological approach to renal cysts. Radiology. 1986;158:1–10.

Brucker SY, Gegusch M, Zubke W, Rall K, Gauwerky JF, Wallwiener D. Neovagina creation in vaginal agenesis: development of a new laparoscopic Vecchietti-based procedure and optimized instruments in a prospective comparative interventional study in 101 patients. Fertil Steril. 2008;90:1940–52.

Feldenberg SR, Siegel NJ. Clinical course and outcome for children with multicystic dysplastic kidneys. Pediatr Nephrol. 2000;14:1098–1101.

Fritz KW, Leistner H. Kritische Bemerkungen zur Isotopennephrographie, in: Karl Julius Ullrich, Klaus Hierholzer (Hrsg.): Normale und pathologische Funktionen des Nierentubulus, Verlag Hans Huber, Basel, Stuttgart 1965, S. 420 und 421.

Handel LN, Leach GE. Current evaluation and management of female urethral diverticula. Curr Urol Rep. 2008;9:383–8.

Hemal AK. Laparoscopic management of renal cystic disease. Urol Clin North Am. 2001;28:115–26.

Herlin M, Bjorn AM, Rasmussen M, Trolle B, Petersen MB. Prevalence and patient characteristics of Mayer-Rokitansky-Kuster-Hauser syndrome: a nationwide registry-based study. Hum Reprod. 2016;31:2384–90.

Hoffmann H, Chaoui R, Bollmann R, et al. Der pränatale Einsatz des gepulsten Doppler-Ultraschalls im Rahmen der Differentialdiagnostik bilateraler Nierenfehlbildungen. Geburtsh u Frauenheilk. 1990;50:203–6.

Houk CP, Hughes IA, Ahmed SF, et al. Writing Committee for the International Intersex Consensus Conference Participants. Summary of consensus statement on intersex disorders and their management. International Intersex Consensus Conference. Pediatrics. 2006;118:753–7.

Houk CP, Lee PA. Consensus statement on terminology and management: disorders of sex development. Sex Dev. 2008;2:172–80.

Jennings RW. Prune belly syndrome. Semin Pediatr Surg. 2000;9:115–20.

Jentzsch J, Methfessel HD, Lampe D. Behandlung des weiblichen Harnröhrendivertikels. Gynäkol prax. 1991;15:103–8.

Jocham D, Miller K. Praxis der Urologie. 3, überarbeitete und erweiterte Auflage. Stuttgart, New York: G.Thieme Verlag; 2007.

Kemper und Steffens in: Stein et al. Kinderurologie, 3. Auflage, 2012 (ISBN 978-3-13-674803-9).

Kramer SA, Kelalis PP, Assessment of urinary continence in epispadias: review of 94 patients. J Urol. 1982;128:290–3.

Lee PA, Houk CP, Ahmed SF, et al. International Consensus Conference on Intersex organized by the Lawson Wilkins Pediatric Endocrine Society and the European Society for Paediatric Endocrinology. Consensus statement on management of intersex disorders. International Consensus Conference on Intersex. Pediatrics. 2006;118:488–500.

Magee MC, Lucey DT, Fried FA. A new embryologic classification for uro-gynecologic malformations: the syndromes of mesonephric duct induced mullerian deformities. J Urol. 1979;121:265.

Rall K, Schickner MC, Barresi G, et al. Laparoscopically assisted neovaginoplasty in vaginal agenesis: a long-term outcome study in 240 patients. J Pediatr Adolesc Gynecol. 2014;27:379–85.

Siefker-Radtke A. Urachal carcinoma: surgical and chemotherapeutic options. Expert Rev Anticancer Ther. 2006;6:1715–21.

Siegel A, editor. Kinderurologie. Berlin, Heidelberg, New York u. a.: Springer-Verlag; 2000.

Stoeckel W, Bd. X, Teil 1, Kap. 4. München: JF Bergmann; 1938. p. 202ff.

Thüroff JW, Schulze-Wissermann H. Kinderurologie in Klinik und Praxis. 2., komplett überarbeitete Auflage. Stuttgart, New York: G. Thieme Verlag; 2000.

Warren KS, McFarlane J. The Bosniak classification of renal cystic masses. BJU Int. 2005;95:939–42.

Wein AJ, Kavoussi LR, Novick AC, et al. Campbell Walsh Urology 9th ed. Philadelphia u. a.: W. B. Saunders Comp.; 2006.

33 Medizinrechtliche Aspekte

Johann Neu, Eckhard Petri †

Autoren der 2. Auflage: Johann Neu, Hans D. Methfessel

2200 v. Chr.	Der Codex Hammurabi kennt den Begriff des ärztlichen Kunstfehlers (Mesopotamien)
533 v. Chr.	Das römische Bürgerrecht wird publiziert (Corpus Iuris Civile)
350 v. Chr.	„Die Herrschaft des Gesetzes ist besser als die Herrschaft des Tyrannen" (*Aristoteles*)
1060	römisches Recht in Italien wiederentdeckt und an Universitäten gelehrt (*Irnerius von Bologna*)
1812	alllgemeines bürgerliches Gesetzbuch (ABGB) in Österreich
1900	In Deutschland tritt das Bürgerliche Gesetzbuch (BGB) in Kraft
1912	Zivilgesetzbuch (ZGB) in der Schweiz
1994	Gründung der AG Medizinrecht der DGGG
1999	AG Medizinrecht der OEGGG

33.1 Die Rechtsbeziehungen zwischen Arzt und Patient

Die zivilrechtliche Haftung des Arztes ist in Deutschland im Bürgerlichen Gesetzbuch (BGB) geregelt. Neben dem Vertragsrecht sind auch die Vorschriften über das Recht der unerlaubten Handlungen (Deliktsrecht) die Grundlagen der zivilrechtlichen Arzthaftung. Es gelten die allgemeinen Regeln des Bürgerlichen Rechts. Das Gesetz zur Verbesserung der Rechte von Patientinnen und Patienten, umgangssprachlich *Patientenrechtegesetz*, ist als Artikelgesetz am 26. Februar 2013 in Kraft getreten. Die das Zivilrecht betreffenden Regelungen beschreiben in den §§ 630 a-h BGB die Rechtsbeziehungen zwischen Behandler- und Patientenseite aus dem medizinischen Behandlungsvertrag. Insbesondere wird geregelt
- die Qualität der vom Arzt geschuldeten Behandlungsmaßnahmen (Standard)
- die Natur des Behandlungsverhältnisses (Dienstvertrag)
- die dem Behandelnden obliegenden Informationspflichten
- das Erfordernis einer wirksamen Einwilligung vor Durchführung einer medizinischen Maßnahme
- die Aufklärungspflichten über Risiken und Behandlungsalternativen
- die Dokumentation der Behandlung
- das Recht auf Einsichtnahme in die Patientenakte
- die Beweislast bei
  - vollbeherrschbaren Risiken
  - Aufklärungsrügen
  - Dokumentationsmängeln

https://doi.org/10.1515/9783110657906-033

- mangelnder Befähigung des Behandlers
- groben Behandlungsfehlern und Befunderhebungsfehlern.

Erfasst werden die Vertragsbeziehungen zwischen Patienten und Ärzten, aber auch anderen Heilberufen wie Heilpraktikern, Hebammen, Psycho- oder Physiotherapeuten.

Wie jedes Gesetz ist auch das Patientenrechtegesetz, wenn es auf den Einzelfall angewendet werden muss, anhand der umfangreichen Arzthaftungsrechtsprechung, auf der es letztendlich beruht, zu interpretieren.

Merke: Die insgesamt nur acht Paragrafen (§§ 630a-h BGB) geben einen schnellen Überblick hinsichtlich der Rechte und Pflichten aus dem ärztlichen Behandlungsvertrag.

33.1.1 Ärztlicher Standard, Leitlinien, Richtlinien

Vertraglich wie deliktisch schuldet der Arzt dem Patienten nach § 276 BGB die im Verkehr erforderliche Sorgfalt.

In § 630a Abs. 2 BGB wird konkretisiert, dass die Behandlung nach den zum Zeitpunkt der Behandlung bestehenden, allgemein anerkannten fachlichen Standards zu erfolgen hat, soweit nicht etwas anderes vereinbart ist.

Nach der Definition des Standards durch die Rechtsprechung hat der Arzt diejenigen Maßnahmen zu ergreifen, die in der speziellen Behandlungssituation von einem gewissenhaften und aufmerksamen Arzt aus berufsfachlicher Sicht seines Fachbereichs vorausgesetzt und erwartet werden (BGH VersR 1999, 716). Konkret bedeutet dies die Beachtung der in der Wissenschaft allgemein oder überwiegend anerkannten Grundsätze für Diagnose und Therapie, die Beachtung des in medizinischer Praxis und Erfahrung Bewährten, nach naturwissenschaftlicher Erkenntnis Gesicherten. Der Standard ist für jeden Einzelfall durch sachverständige medizinische Würdigung zu definieren (BGH VI ZR 57/07, Beschluss vom 28. März 2008), er ist eine variable Größe, passt sich den Gegebenheiten und Notwendigkeiten im jeweils konkreten Einzelfall an (Deutsch, Ressourcenbeschränkung und Haftungsmaßstab im Medizinrecht, VersR 1998,261).

Häufig werden in medizinischen Gutachten die Begriffe „standardgerecht", „leitliniengemäß" und „richtlinienkonform" synonym verwendet. Dies wird der unterschiedlichen rechtlichen Bedeutung dieser Begriffe nicht gerecht, kann zu einem Qualitätsverlust des Gutachtens führen und in letzter Konsequenz ein erhebliches Risiko für eine juristische Fehlentscheidung darstellen.

Richtlinien sind für den Behandler rechtlich verbindlich.

Die Nichtbeachtung einer Richtlinie ist als Standardunterschreitung einzuordnen, wenn nicht zwingende Gründe aufgrund von Besonderheiten des Einzelfalls dies gebieten.

Merke: Der Verstoß gegen Richtlinien hat grundsätzlich **Beweiswirkung** für einen Behandlungsfehler.

Leitlinien sind rechtlich unverbindlich

Sie sind systematisch entwickelte, wissenschaftlich begründete und praxisbezogene *Orientierungshilfen* für die angemessene ärztliche Vorgehensweise bei speziellen gesundheitlichen Problemen und stellen, gleichgültig auf welcher Entwicklungsstufe sie sind, nur allgemeine Handlungsempfehlungen dar.

Die Nichtbefolgung von Leitlinien rechtfertigt per se nicht die Feststellung eines Behandlungsfehlers. Genauso wenig schließt das Befolgen von Leitlinien automatisch einen Behandlungsfehler aus. Leitlinien können kein Sachverständigengutachten ersetzen und nicht unbesehen als Maßstab für den Standard übernommen werden.

Merke: Der Verstoß gegen Leitlinien hat grundsätzlich lediglich **Indizwirkung** (keine Beweiswirkung) für einen Behandlungsfehler. Je stärker die Besonderheiten des Einzelfalles von typisierten Fallvarianten abweichen, desto schwächer ist die Indizwirkung.

33.1.2 Behandlungsfehler

Der früher gebräuchliche Begriff „Kunstfehler" ist in der Rechtsprechung seit Jahrzehnten obsolet und durch den Begriff „Behandlungsfehler" ersetzt worden.

Definiert wird der Behandlungsfehler als Verstoß gegen anerkannte Regeln der Heilkunde aufgrund Außerachtlassung derjenigen Sorgfalt, die von einem ordentlichen, pflichtgetreuen Arzt der in Rede stehenden Fachrichtung in der konkreten Situation erwartet werden kann.

Merke: Die objektive Standardunterschreitung ist ein Behandlungsfehler.

Die Rechtsprechung unterscheidet zwischen Behandlungsfehlern und schweren (groben) Behandlungsfehlern, was beweisrechtliche Konsequenzen hat. Ein leichter Behandlungsfehler, wie oft in Gutachten zu lesen, kommt in der Rechtsprechung nicht vor und ist daher für die haftungsrechtliche Bewertung unbrauchbar.

Ein Behandlungsfehler ist als schwer zu qualifizieren, wenn er aus objektiver ärztlicher Sicht nicht mehr verständlich erscheint, weil er einem Arzt schlechterdings nicht unterlaufen darf (BGH VersR 1996, 1148), zum Beispiel bei einem offenkundigen Verstoß gegen anerkannte Behandlungsgrundsätze, Missachtung elementarer Grundregeln des Fachgebietes oder grundloser Außerachtlassung selbst verständlicher therapeutischer Maßnahmen.

Merke: Die objektiv erhebliche Standardunterschreitung ist ein grober Behandlungsfehler.

33.1.3 Diagnose und Diagnostik

Der Dienstvertragscharakter des Behandlungsvertrages bedingt, dass der Arzt nicht in jedem Fall die objektiv richtige Diagnose schuldet. Nicht jede sachlich unrichtige Diagnose führt zur Haftung (OLG Karlsruhe VersR 1994, 860), wohl aber das Nichterkennen einer erkennbaren Erkrankung (BGH VersR 1958, 545).

Der Arzt schuldet dem Patienten eine richtige Diagnostik, also richtiges diagnostisches Vorgehen. Das Spektrum der im Einzelfall in Betracht kommenden Diagnostikpflichten ist breit gefächert: Erhebung der Anamnese, eigene klinische Befunderhebung (durch körperliche Untersuchung), Durchführung und/oder Veranlassung von Zusatzuntersuchungen, Einschaltung von Ärzten anderer Fachgebiete, Überprüfung zweifelhafter Fremdbefunde, Auswertung der eigenen und der Fremdbefunde, differentialdiagnostische Erwägungen und schließlich Überprüfung der Arbeitsdiagnose bei ausbleibender Beschwerdebesserung.

Verletzt der Arzt eine Diagnostikpflicht, und stellt deshalb nicht die richtige Diagnose (**Diagnosefehler**), indem eindeutige Symptome nicht erkannt, falsch gedeutet oder die für eine bestimmte Erkrankung kennzeichnend sind, nicht ausreichend berücksichtigt werden, haftet er für den daraus resultierenden Schaden.

Merke: Die objektiv falsche und **vermeidbare Fehlinterpretation** vorliegender Befunde ist ein **Diagnosefehler.**

Merke: Die objektiv falsche, aber in der gegebenen Situation unverschuldete, weil **vertretbare Fehlinterpretation** vorliegender Befunde ist ein **Diagnoseirrtum.**

Eine Haftung des Arztes scheidet bei einem Diagnoseirrtum aus, weil das ärztliche Versehen nicht auf einem Sorgfaltsmangel, also nicht auf Fahrlässigkeit beruht.

33.1.4 Therapiegrundsätze

Ärztliche Therapiefreiheit bedeutet zugleich Methodenfreiheit, wodurch dem Arzt bei der Wahl der diagnostischen und therapeutischen Methode aufgrund
- seiner medizinischen Kenntnisse,
- seines ärztlichen Wissens,
- der jeweils verschiedenen Gegebenheiten des konkreten Behandlungsfalles und
- seiner eigenen Erfahrung und Geschicklichkeit in der Behandlungsmethode

ein gewisser Beurteilungs- und Ermessensspielraum zusteht (BGH VersR 1992, 238), allerdings stets in dem Rahmen, den das Patientenrechtegesetz durch die Informations- und Aufklärungspflichten und unter dem Vorbehalt einer wirksamen Einwilligung des Patienten vorgibt.

33.1.5 Das voll beherrschbare Risiko

Darunter fallen nach dem Patientenrechtegesetz potenzielle Gefahrenquellen, deren Beherrschbarkeit in der Regel ausschließlich in den Organisations- und Gefahrenbereich des Behandelnden fällt, wie z. B. bei
- Einsatz medizinisch-technischer Geräte und Materialien
- Einhaltung von Hygienestandards
- Koordinierung und Organisation der Behandlungsabläufe
- reinen Pflegemaßnahmen
- Bewegungs- und Transportmaßnahmen
- Lagerung des Patienten auf dem Operationstisch

Es handelt sich also um solche Risiken, die **nicht** vorrangig aus den Eigenheiten des menschlichen Organismus erwachsen, sondern allein durch den Klinikbetrieb oder die Arztpraxis gesetzt sind und welche durch sachgerechte Organisation und Koordinierung des Behandlungsgeschehens objektiv voll beherrscht werden können.

33.1.6 Organisationsverschulden

Nach der Rechtsprechung ist die Organisation von Diagnostik und Therapie so zu gestalten, dass jede vermeidbare Gefährdung der Patienten ausgeschlossen ist (OLG Köln VersR 1990, 1240).

Zum personellen Ausstattungsstandard (grundsätzlich Facharztstandard) gehören insbesondere die Vermeidung von Anfängeroperationen ohne Facharztassistenz (BGH VersR 1992, 745) und kein auf sich allein gestellter Anfängerarzt in der Klinikambulanz (BGH VersR 1988, 723). Dieser Standard muss auch im Nacht- und Sonntagsdienst der Kliniken gewährleistet sein (OLG Düsseldorf VersR 1996, 659). Dazu gehören auch generelle Weisungen für interne Ablauforganisation (BGH VersR 1998, 634), die Regelung des Operationsdienstes nach ermüdendem Nachtdienst (BGH VersR 1986, 296) und Regelungen für den Fall eines plötzlichen personellen Engpasses (BGH VersR 1985, 1043).

Durch die Veränderungen der Versorgungsstruktur, Reduktion der Liegezeiten bis hin zum vollständigen ambulanten Operieren kommt dem **Schnittstellenmanagement** eine große Bedeutung zu. Die Zusammenarbeit und Kommunikation zwischen dem stationären und ambulanten Bereich, fehlende Rücksprache oder inhaltlich falsche Briefe sind häufiger Grund für vermutete Behandlungsfehler.

Kasuistik: 63jährige Patientin nach Laparotomie mit intraoperativer Einlage eines Ureter-Katheter, welcher schon im Krankenhaus entfernt wurde. Im Entlassungsbrief wird der ambulante Urologe um Entfernung gebeten, findet ihn natürlich nicht. Nach verschiedenen Manipulationen und nach Röntgenaufnahme kommt es zu Blutungen und starken Schmerzen.

Die Schlichtungsstelle stellte einen Behandlungsfehler fest, da die fehlerhafte Information im Arztbrief unnötig und vermeidbar zu einem endoskopischen Entfernungsversuch und einer radiologischen Untersuchung geführt hatte.

33.1.7 Aufklärung

Dem grundgesetzlich geschützten Selbstbestimmungsrecht des Patienten folgt die in § 630e BGB normierte Pflicht des Behandelnden, eine Eingriffs- und Risikoaufklärung vorzunehmen, die
- **mündlich** durch den Behandelnden oder durch eine Person erfolgen muss, die über die zur Durchführung der Maßnahme notwendige Befähigung verfügt,
- so **rechtzeitig** zu erfolgen hat, dass der Patient seine Entscheidung über die Einwilligung wohlüberlegt treffen kann,
- für den Patienten **verständlich** sein muss.

Ergänzend kann zu der mündlichen Aufklärung auch auf Unterlagen Bezug genommen werden, die der Patient in Textform erhält. Dem Patienten sind Abschriften von Unterlagen, die er im Zusammenhang mit der Aufklärung oder Einwilligung unterzeichnet hat, auszuhändigen. Bei der Aufklärung ist auch auf Alternativen zur vorgeschlagenen Maßnahme hinzuweisen, wenn mehrere medizinisch gleichermaßen indizierte und übliche Methoden zu wesentlich unterschiedlichen Belastungen, Risiken oder Heilungschancen führen können.

Dieses ist gerade bei Beckenbodenrekonstruktionen wichtig, da verschiedene konkurrierende Zugangswege vorliegen, mit unterschiedlichen kurz- und langfristigen Erfolgsraten, vor allem aber seltenen, aber gravierenden Komplikationsmöglichkeiten (s. u.).

Der Aufklärung des Patienten bedarf es nicht, soweit diese ausnahmsweise aufgrund besonderer Umstände entbehrlich ist, insbesondere wenn die Maßnahme unaufschiebbar ist oder der Patient auf die Aufklärung ausdrücklich verzichtet hat. Die Mehrzahl der urogynäkologischen Eingriffe sind Elektivoperationen, welche immer eine ausführliche Aufklärung bedingen, da bei ihrer Unterlassung keine akute Notsituation entsteht (z. B. im Gegensatz zur Not Sectio).

Merke: Die Rechtsprechung qualifiziert den indizierten, standardgerecht ausgeführten ärztlichen Heileingriff diagnostischer wie therapeutischer Art als Tatbestand der Körperverletzung. Um als rechtmäßig zu gelten, muss er von einer durch Aufklärung getragenen Einwilligung des informierten Patienten gerechtfertigt sein (informed consent).

Die Risikoaufklärung soll nach der Rechtsprechung den Patienten über typische, mit dem Eingriff verbundene Risiken informieren. Die Typizität eines Risikos hängt nicht von seiner statistischen Häufigkeit (z. B.: Infektion bei Operation im Bauchraum) ab, sondern davon, ob das Risiko der Eigenart des Eingriffs spezifisch anhaftet und mit diesem unmittelbar zusammenhängt (z. B.: Darmläsion bei Operation im Bauchraum).

Ausschlaggebend ist vor allem, ob das betreffende Risiko bei seiner Verwirklichung die Lebensführung des Patienten besonders belastet (BGH VersR 2000, 725). Dies hat zur Folge, dass grundsätzlich auch über extrem seltene Risiken aufzuklären ist, wenn das Risiko für den Laien überraschend ist und dessen Kenntnis bei einem Durchschnittspatienten ohne medizinische Vorbildung und ohne besondere Erfahrung mit einer spezifischen Krankheitsvorgeschichte nicht vorausgesetzt werden kann (BGH VersR 1994, 1228).

Merke: Umfang und Intensität der Risikoaufklärung richten sich umgekehrt proportional nach dem Indikationsgrad. Je weniger ein ärztlicher Eingriff medizinisch geboten ist, desto ausführlicher und eindrücklicher ist der Patient zu informieren (BGH VersR 1991, 227).

Aufklärung über alternative Behandlungsmethoden

Über Behandlungsalternativen ist gem. § 630e BGB aufzuklären, wenn für eine medizinisch sinnvolle und indizierte Therapie mehrere gleichwertige Behandlungsmöglichkeiten zur Verfügung stehen, die zu jeweils unterschiedlichen Belastungen des Patienten führen oder unterschiedliche Risiken und unterschiedliche Erfolgschancen bieten. Diese Pflicht besteht auch, wenn eine alternativ in Betracht kommende Methode in der eigenen Einrichtung nicht vorgehalten wird.

Für das Bestehen einer Behandlungsalternative kann eine unterschiedliche Qualität des Eingriffs bedeutsam sein, so zum Beispiel bei abweichenden Eingriffsmethoden (OLG Köln VersR 1990, 1010). Bei gleichartig schwerwiegenden Eingriffen kann es in eingeschränktem Maß auch darauf ankommen, ob ein signifikanter Unterschied zwischen den mit den verschiedenen Eingriffsarten verbundenen Risiken besteht. Dann ist eine besondere und spezielle Aufklärung über die unterschiedlichen Risiken erforderlich (OLG Oldenburg VersR 2000, 61).

Hat die Patientin eine echte Wahlmöglichkeit, muss ihr durch entsprechende vollständige ärztliche Belehrung die Entscheidung darüber überlassen bleiben, auf welchem Weg die Behandlung erfolgen soll und auf welches Risiko sie sich einlassen möchte.

Besteht die Möglichkeit, eine Operation durch eine konservative Behandlung zu vermeiden, und ist die Operation deshalb nur relativ indiziert, muss die Patientin hierüber aufgeklärt werden (BGH VersR 2000, 766).

Merke: Für den Patienten gibt es eine echte Wahlmöglichkeit, wenn für den konkreten Behandlungsfall mehrere medizinisch gleichermaßen indizierte und bewährte Behandlungsmethoden zur Verfügung stehen, die gleichwertig sind, aber unterschiedliche Risikospektren und Erfolgschancen aufweisen.

Bei Anwendung einer Außenseitermethode, einer neuen Behandlungsmethode oder Vornahme eines Heilversuchs mit neuen Medikamenten muss dem Patienten unmissverständlich vermittelt werden, dass im Unterschied von herkömmlichen, bereits zum medizinischen Standard gehörenden Therapien in besonderem Maß mit bisher unbekannten Risiken und Nebenwirkungen zu rechnen ist (BGH VersR 2007, 1273).

Maßgeblicher Zeitpunkt der Aufklärung

Die Bedeutung des Selbstbestimmungsrechts des Patienten verlangt bei zeitlich und sachlich nicht dringlichen Wahleingriffen (auch diagnostischen), die mit erheblichen Belastungen und Risiken verbunden sind, dass die Aufklärung so rechtzeitig erfolgt, dass die Überlegungsfreiheit ohne vermeidbaren Zeitdruck (Notfälle und Sonderlagen ausgenommen) gewährleistet ist.

Merke: Wenn die Durchführung der Operation nicht mehr vom Vorliegen wichtiger Untersuchungsbefunde abhängt, ist der Arzt bereits bei der Vereinbarung eines Operationstermins zur Aufklärung verpflichtet. In diesen Fällen ist eine Aufklärung erst am Tag des Eingriffs grundsätzlich verspätet (BGH VersR 2003, 1441).

Eine Ausnahme kommt in Betracht, wenn nur ein kleiner Eingriff mit nur geringen oder wenig einschneidenden Risiken durchgeführt werden soll (BGH VersR 1992, 960 ff.). In solchen Fällen muss jedoch dem Patienten im Zusammenhang mit der Aufklärung über die Art des Eingriffs und seine Risiken auch vom Ablauf her verdeutlicht werden, dass ihm eine eigenständige Entscheidung darüber überlassen bleibt, ob er den Eingriff durchführen lassen will (BGH VersR 1994, 1235). Das ist nicht der Fall, wenn die Aufklärung erst so unmittelbar vor dem Eingriff erfolgt, dass der Patient schon während der Aufklärung mit einer sich nahtlos anschließenden Durchführung des Eingriffs rechnen muss und deshalb unter dem Eindruck steht, sich nicht mehr aus einem bereits in Gang gesetzten Geschehensablauf lösen zu können.

Durch die zunehmende ambulante Versorgung oder nur noch kurze klinische Überwachung kommt der *Sicherungsaufklärung* bei Entlassung eine große Bedeutung zu. Viele Komplikationen verwirklichen sich erst einige Tage nach einem Eingriff (z. B. Nekrosefisteln bei Nutzung der thermischen Dissektion), sodass der Patient in die Lage versetzt werden muss, evtl. Komplikationen zu vermuten und die adäquate Reaktion einleiten kann (Abb. 33.1).

33.1.8 Dokumentation

Zu dokumentieren sind die durchgeführten ärztlichen Maßnahmen, die erhaltenen Informationen oder sonstigen Tatbestände, die für den dokumentierenden Arzt selbst oder im Falle einer Weiterbehandlung anderenorts relevant für die künftigen diagnostischen und/oder therapeutischen Dispositionen sein könnten:
– Anamnese
– Diagnosen
– Untersuchungen, Untersuchungsergebnisse, Befunde
– Therapien und ihre Wirkungen
– Eingriffe und ihre Wirkungen
– Einwilligungen und Aufklärungen

Merke: Die Dokumentation dient vorrangig der Patientensicherheit im Sinne einer Behandlungsunterstützung.

33.2 Die zivilprozessuale Situation

Im Zivilprozess spielt die Beweislastverteilung zwischen den Streitparteien eine wesentliche Rolle. Um zu obsiegen, reicht es nicht aus, dass eine Partei im Recht ist, sie muss es zusätzlich beweisen.

33.2.1 Beweislast

33.2.1.1 Generelle Beweislastverteilung
Die **Beweislastverteilung** im Arzthaftungsrecht ist grundsätzlich so, dass die Patientenseite die anspruchsbegründenden Tatsachen beweisen muss, also zunächst einen

Behandlungsfehler des Arztes in Gestalt einer Standardunterschreitung in Bezug auf z. B. Diagnostik, Therapie, Beratung, Organisation oder Hygiene.

Ist der Beweis eines Behandlungsfehlers gelungen, hat der Patient darüber hinaus auch die Kausalität zwischen Behandlungsfehler und Gesundheitsschaden zu beweisen. Dieser Beweis ist oft schwer zu führen, weil oftmals das Krankheitsrisiko und der Fehler in dieselbe Schädigungsrichtung zielen.

Das Prozessrisiko des Arztes ist angesichts dieser Ausgangslage grundsätzlich geringer als das des Patienten.

Geht es allerdings um die Frage, ob eine ordnungsgemäße Aufklärung stattgefunden hat, trifft die Beweislast den Arzt:

Er hat zu beweisen, dass der Patient über Art und Umfang typischer Risiken der Behandlung, Dringlichkeit der Behandlung, Gefahren bei Nichtdurchführung einer vorgesehenen Behandlung informiert und dass das Aufklärungsgespräch zum richtigen Zeitpunkt geführt wurde.

33.2.1.2 Besondere Beweislastregeln (§ 630 h BGB)
Voll beherrschbares Risiko

Wenn sich ein allgemeines Behandlungsrisiko verwirklicht hat, das für den Behandelnden voll beherrschbar war und welches zu einem Gesundheitsschaden des Patienten geführt hat, spricht die gesetzliche Vermutung dafür, dass ein Fehler des Behandelnden vorliegt. Der Behandelnde muss Umstände darlegen und beweisen, welche diese gesetzliche Vermutung entkräften.

Einwilligung

Der Behandelnde hat darzulegen und zu beweisen, dass er eine wirksame Einwilligung nach zeitgerechter und ordnungsgemäßer Aufklärung des Patienten (über Art und Umfang typischer Risiken der Behandlung, Dringlichkeit der Behandlung, Gefahren bei Nichtdurchführung einer vorgesehenen Behandlung und Alternativen) eingeholt hat.

Dokumentationsmangel

Hat der Behandelnde eine medizinisch gebotene wesentliche Maßnahme und ihr Ergebnis nicht dokumentiert oder die Patientenakte nicht aufbewahrt, besteht die von ihm zu widerlegende gesetzliche Vermutung, dass er diese Maßnahme nicht getroffen hat. Die Arztseite müsste darlegen und beweisen, dass die Maßnahme dennoch getroffen wurde.

Mangelnde Befähigung

War ein Behandelnder für die von ihm vorgenommene Behandlung nicht befähigt, weil

- ihm die notwendige fachliche Qualifikation fehlte,
- er sich noch in der medizinischen Ausbildung befand,
- er als Berufsanfänger noch nicht über die notwendige Erfahrung verfügte,

besteht die gesetzliche Vermutung, dass die mangelnde Befähigung für den Eintritt des Gesundheitsschadens ursächlich war. Die Klinik müsste darlegen und beweisen, dass der eingetretene Schaden seine Ursache nicht in der fehlenden Qualifikation, Übung oder Erfahrung des Behandelnden hat.

Grober Behandlungsfehler

Liegt ein grober Behandlungsfehler vor und ist dieser grundsätzlich geeignet, einen Gesundheitsschaden der tatsächlich eingetretenen Art herbeizuführen, besteht die gesetzliche Vermutung, dass der Behandlungsfehler für diese Verletzung ursächlich war. Das Beweismaß der generellen Eignung ist äußerst gering: Ein Kausalzusammenhang muss nicht einmal naheliegend oder auch nur wahrscheinlich sein.

Der Behandelnde müsste darlegen und beweisen, dass in diesem konkreten Fall ausnahmsweise die Kausalität sicher ausgeschlossen oder zumindest äußerst unwahrscheinlich (= gegen Null) ist.

Befunderhebungsfehler

Hat es der Behandelnde unterlassen,
- einen medizinisch gebotenen Befund rechtzeitig zu erheben oder zu sichern
- und hätte der Befund mit hinreichender Wahrscheinlichkeit (> 50 %) ein reaktionspflichtiges Ergebnis gezeigt,
- und wenn das Nichterkennen oder die Nichtreaktion darauf eine erhebliche Standardunterschreitung (grober Behandlungsfehler) gewesen wäre,

gelten dieselben Beweislastregeln wie bei einem groben Behandlungsfehler.

33.3 Prinzipien der Begutachtung

33.3.1 Aufgaben des Gutachters

Der Gutachter hat im Wesentlichen drei Aufgaben. Er soll für ein medizinisch in der Regel nicht sachverständiges juristisches Entscheidungsgremium den medizinischen Sachverhalt klären, das in Streit stehende ärztliche Handeln bewerten und bei Feststellung eines Behandlungsfehlers abgrenzen, welche gesundheitlichen Schäden bei richtiger Behandlung zwangsläufig erkrankungsbedingt ohnehin aufgetreten wären, welche gesundheitlichen Schäden unvermeidbar behandlungsbedingt sind (z. B. Nebenwirkung eines korrekt indizierten und dosierten Medikaments) und welche gesundheitlichen Schäden auf Behandlungsfehler zurückzuführen sind.

33.3.2 Persönliche Voraussetzungen des Gutachters

Unabdingbare persönliche Voraussetzungen eines Gutachters sind sachliche Kompetenz, Unbefangenheit, Unabhängigkeit, Unvoreingenommenheit und Neutralität.

Sollte für den Gutachter ein objektiv vernünftiger Grund vorliegen, der geeignet ist, vom Standpunkt eines verständigen vernünftig abwägenden Prozessbeteiligten aus Misstrauen gegen seine Unparteilichkeit zu rechtfertigen, besteht die Verpflichtung, dies dem Auftraggeber vor Annahme des Gutachtenauftrages mitzuteilen. Dies ist dann anzunehmen, wenn eine Streitpartei von ihrem Standpunkt aus befürchten könnte, der Gutachter werde den Auftrag nicht unparteilich und sachlich ausführen.

Ein objektiver Befangenheitsgrund und damit eine Mitteilungspflicht besteht insbesondere auch dann, wenn zu einer Streitpartei ein persönliches oder wirtschaftliches Näheverhältnis besteht oder bestanden hat.

Dies gilt unabhängig davon, ob der Gutachter sich tatsächlich befangen fühlt.

33.3.3 Die Annahme des Gutachtenauftrags

Vor Annahme des Gutachtenauftrages sollte der Gutachter prüfen, ob
- Probleme mit der Zeitvorgabe des Auftraggebers auftreten könnten,
- die Besorgnis der Befangenheit besteht,
- ausreichende eigene fachliche Kompetenz (Zusatzgutachten erforderlich?) vorhanden ist,
- Delegationsabsicht besteht,
- die erforderlichen Krankenpapiere vollständig sind,
- für den Auftraggeber unerwartet hohe Kosten entstehen,
- ein klar definierter Auftrag (Fragestellung) vorliegt und schließlich, ob
- eine persönliche Untersuchung (obwohl Aktengutachten erbeten) erforderlich ist.

33.3.4 Inhalt und Aufbau des Gutachtens

Der Inhalt und Aufbau des Gutachtentextes sollte die Arbeits- und Vorgehensweise des Sachverständigen bei der Begutachtung widerspiegeln.

Das beinhaltet zunächst eine klare Gliederung, beginnend mit der Wiedergabe der Beweisfragen. Dann folgt die möglichst vollständige Klärung und Sammlung der Tatsachen mit Hinweisen auf verwendete (fehlende) Unterlagen, auf Untersuchung des Patienten durch den Gutachter und schließlich auch auf divergierende Sachverhaltsschilderungen der Parteien. Die Sachverhaltsdarstellung enthält das Wesentliche in konzentrierter Form ohne Wertung.

Etwaige Dokumentationslücken und sich daraus ergebende gutachterliche Bewertungsprobleme sind für den Auftraggeber darzustellen, der bei Verwendung des Gutachtens die juristischen Schlüsse daraus zu ziehen hat.

Daran schließt sich die Darstellung der für den konkreten Fall infrage kommenden Regeln des Fachs an, also des Standards. Vor diesem Hintergrund wird das in Streit stehende Vorgehen des Arztes geprüft, mit Erörterung noch offener Aspekte und Probleme. Erst dann – wenn alle Grundlagen vorliegen – folgen die gutachtlichen Entscheidungen zur Fehlerfrage und zu Kausalitätsproblemen.

33.3.5 Die gutachterliche Würdigung

Bei der gutachterlichen Würdigung ist eine Sachverhaltswiederholung entbehrlich. Wichtig ist, dass der Gutachter seine Fachgrenzen beachtet, klare Aussagen zur Frage eines Behandlungsfehlers (Standard eingehalten ja/nein) trifft und Gesundheitsschäden bei Bejahung eines Behandlungsfehlers differenziert (iatrogen fehlerbedingt, iatrogen unverschuldet, krankheitsbedingt) darstellt.

Die Literatur darf in Bezug auf die ex ante zu bewertende Behandlungsfehlerfrage – im Gegensatz zur ex post zu bewertenden rein naturwissenschaftlichen Kausalitätsbewertung mit neuester Literatur – nur zeitgemäß zitiert und ein etwaiger Schulenstreit muss erläutert und gewichtet werden.

Das Gutachten sollte nicht zu lang sein, die Darstellung und Diskussion irrelevanter Aspekte des medizinischen Sachverhalts hat zu unterbleiben. Allerdings ist ein zu kurzes Gutachten ohne ausreichende Begründung der Ergebnisse für den Auftraggeber unbrauchbar. Widersprüchlichkeiten z. B. zwischen Diskussion und Beantwortung der Beweisfragen am Schluss sind zu vermeiden. Der Auftraggeber und die Patientenseite sind auf eine laienverständliche Sprache im Gutachten angewiesen. Im Gutachten sind keine Rechtsfragen (z. B. zur ärztlichen Aufklärungspflicht im konkreten Fall) zu erörtern, deren Klärung obliegt dem Auftraggeber. Der Sachverständige sollte sich darauf beschränken, die medizinischen Grundlagen (z. B. Darstellung der typischen Risiken, Behandlungsalternativen, Verlauf bei Nichtdurchführung der Behandlung) zu liefern, die der juristische Auftraggeber benötigt, um die Aufklärungsproblematik sachgerecht zu beurteilen. Die Beweisfragen sollten in der Zusammenfassung wiederholt und beantwortet werden.

33.4 Schlichtungsstellen und Gutachterkommissionen

33.4.1 Entstehung, Zuständigkeiten

Von den Landesärztekammern wurden in den Jahren 1975 bis 1978 in Deutschland Schlichtungsstellen und Gutachterkommissionen eingerichtet.

> **Merke:** Diese Stellen verfolgen zwei Zielrichtungen: Einerseits soll Patienten die Durchsetzung berechtigter Schadenersatzforderungen aus fehlerhafter ärztlicher Behandlung erleichtert und andererseits Ärzte vor unberechtigter Inanspruchnahme geschützt werden. Vor allem aber sollen durch umfassende, abschließende und die Beteiligten überzeugende Aufarbeitung der Arzthaftungsstreitigkeiten gerichtliche Auseinandersetzungen vermieden werden.

In den einzelnen Landesärztekammerbereichen finden sich, der föderalistischen Organisation der Ärzteschaft entsprechend, unterschiedlichste Institutionen, die auf ebenso unterschiedlichen Wegen das Ziel der außergerichtlichen Streitschlichtung anstreben.

Sachlich zuständig sind die Gutachterkommissionen und Schlichtungsstellen ausschließlich für patientenseits vermutete Behandlungsfehler (in Norddeutschland auch Aufklärungsmängel), nicht aber Honorarstreitigkeiten, berufs- und standesrechtliche oder sonstige, Ärzten vorgehaltene Verfehlungen.

Örtlich zuständig ist jeweils die Stelle, in deren Bereich die strittige Behandlung durchgeführt worden ist. In Baden-Württemberg sind vier Gutachterkommissionen auf Bezirksstellenebene eingerichtet, in Bayern, Hessen, Rheinland-Pfalz und Sachsen auf Landesärztekammerebene. In Nordrhein-Westfalen arbeiten die Gutachterkommissionen Nordrhein und Westfalen-Lippe. Die Norddeutsche Schlichtungsstelle ist für die zehn Bundesländer Berlin, Brandenburg, Bremen, Hamburg, Mecklenburg-Vorpommern, Niedersachsen, Saarland, Sachsen-Anhalt, Schleswig-Holstein und Thüringen zuständig.

33.4.2 Verfahren am Beispiel der Norddeutschen Schlichtungsstelle

Zunächst werden die Zustimmungen aller Beteiligten (Patient/Arzt/Berufshaftpflichtversicherung) für die Durchführung des – freiwilligen – Verfahrens eingeholt. Antragsrechtsberechtigt sind alle drei Beteiligten (Patient, Arzt/Klinik/MVZ, Haftpflichtversicherer) eines Verfahrens.

Danach folgt die Sachverhaltsaufklärung durch die Beiziehung der relevanten Krankenunterlagen, wobei nach dem Untersuchungsgrundsatz (verminderte Substantiierungspflicht für Patienten, die Schlichtungsstelle klärt den Sachverhalt selbst auf – im Gegensatz zu einem Zivilgericht) verfahren wird.

Jedes Verfahren vor der Norddeutschen Schlichtungsstelle wird mindestens von einem Facharzt der betroffenen Fachrichtung als Ärztlichem Mitglied und einem Juristen mit Befähigung zum Richteramt im Dialog bearbeitet.

Nach medizinischer und juristischer Auswertung der Krankenunterlagen erfolgt regelmäßig die Beauftragung eines externen medizinischen Sachverständigen mit der Erstattung eines wissenschaftlich begründeten Gutachtens.

Dieses externe Gutachten wird stets einer medico-legalen Bewertung durch das Ärztliche Mitglied und dem zuständigen Juristen der Schlichtungsstelle unterzogen. Juristische Verfahrensleitung gewährleistet die Einhaltung der Verfahrensregeln und die Berücksichtigung der für die Beurteilung der Haftungsfrage einschlägigen Gesetze und Rechtsprechung.

Die Tätigkeit der Schlichtungsstelle endet mit der Feststellung, ob ein ärztlicher Behandlungsfehler und ein dadurch verursachter Gesundheitsschaden vorliegt, d. h. mit der Feststellung, ob die geltend gemachten Schadensersatzansprüche dem Grunde nach berechtigt sind oder nicht. Diese Entscheidung enthält zwingend auch die Prüfung juristischer Gesichtspunkte (z. B. Beweislastgrundsätze, Aufklärungsfragen).

33.4.3 Unterschiede zum Zivilprozess

Das Norddeutsche Schlichtungsverfahren unterscheidet sich grundlegend vom Zivilprozess (Tab. 33.1).

Tab. 33.1: Das Norddeutsche Schlichtungsverfahren im grundsätzlichen Unterschied zum Zivilgericht

Schlichtungsstelle	Zivilgericht
Beteiligte: Arzt, Versicherung, Patient	Beteiligte: Arzt, Patient
freiwilliges Verfahren	Teilnahmezwang
nichtöffentlich	öffentlich
Untersuchungsgrundsatz	Parteimaxime
schriftlich	schriftlich, mündlich
keine Zeugenvernehmung	Zeugenvernehmung
zwei medizinische Sachverständige	ein medizinischer Sachverständiger
Verfahrensdauer 20 Monate	Verfahrensdauer mehrere Jahre
Entscheidung unverbindlich	Entscheidung verbindlich
kostenfrei für Patienten/Ärzte	Kostenrisiko für alle Beteiligten
Entscheidung durch Juristen und Ärzte	Entscheidung allein durch Juristen

33.4.4 Antragsentwicklung

Seit Gründung der Norddeutschen Schlichtungsstelle in Hannover 1976 ist, wie in den anderen Schlichtungsstellen in Deutschland seit 2015 ein leichter Rückgang der Verfahren zu verzeichnen (Abb. 33.1), dies entspricht auch der Tendenz auf dem gerichtlichen Sektor. Die Zahlen der MDK-Gemeinschaft sind ansteigend, geben allerdings keinen Aufschluss darüber, ob die Begutachtung von Patientenseite wegen vermuteter Behandlungsfehler oder von Kassenseite (ohne Patientenbeteiligung) für die Realisierung von Regressen initiiert worden ist (Abb. 33.2).

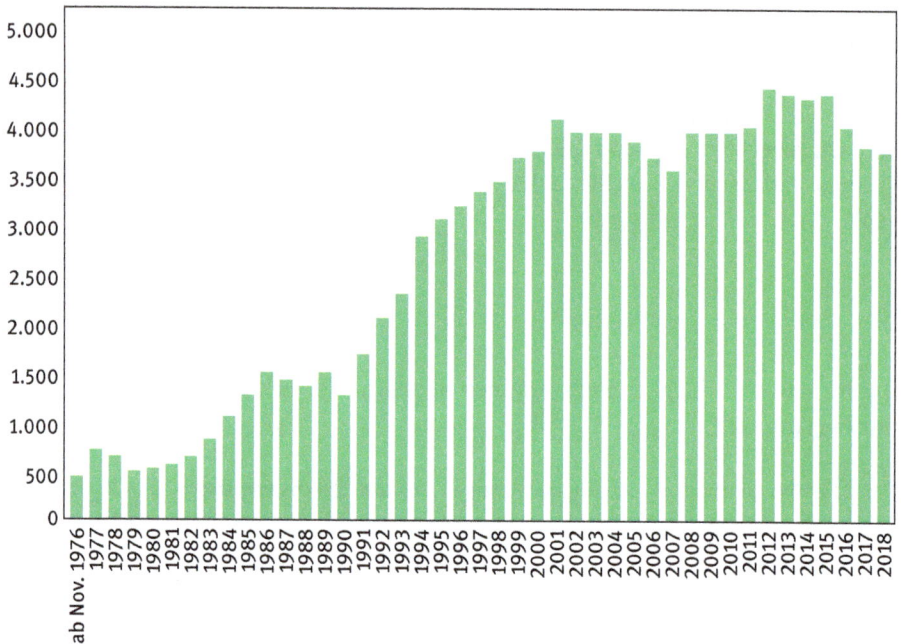

Abb. 33.1: Antragsentwicklung der Norddeutschen Schlichtungsstelle (1976–2018: 117.922 Anträge).

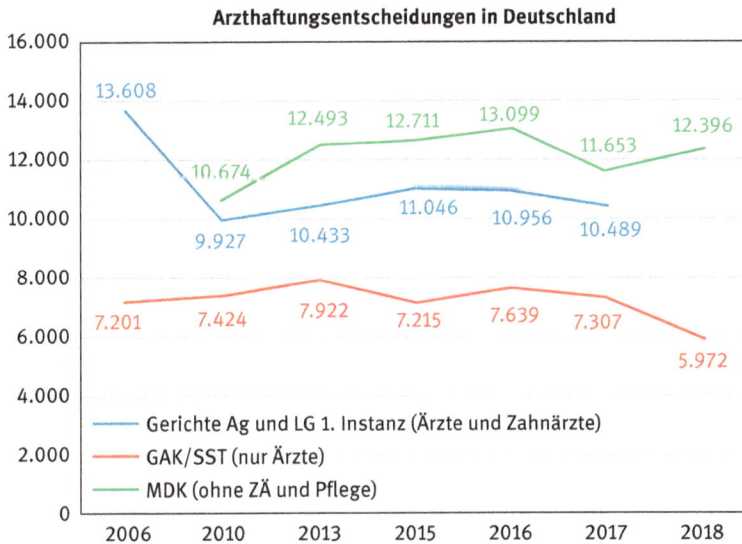

Abb. 33.2: Begutachtung in Gerichten, Schlichtungsstellen und Medizinischen Dienst der Krankenkassen (Quellen: Jahresstatistiken Behandlungsfehler-Begutachtung der MDK-Gemeinschaft, Statistische Erhebung der Gutachterkommissionen und Schlichtungsstellen, Statistisches Bundesamt Zi-
vilgerichte).

33.4.5 Prozessvermeidungsquote

Die Schlichtungsstelle für Arzthaftpflichtfragen der norddeutschen Ärztekammern
führte Ende 2016 eine Umfrage mit dem Ziel durch, die Akzeptanz ihrer Entscheidungen und die „Prozessvermeidungsquote" zu ermitteln. Entscheidungsjahrgang war
2011, wobei es von 2.520 Fällen 1.586 Rückläufer gab.
– 85,4 % (1.354 Fälle): Akzeptanz der Entscheidungen
– 14,6 % (232 Fälle): anschließende Gerichtsverfahren
– Lediglich in 232 Fällen kam es nachfolgend zu einem Gerichtsverfahren:
  – 58,19 % (135 Fälle): bestätigtes Urteil
  – 23,71 % (55 Fälle): konträres Urteil
  – 18,10 % (42 Fälle): noch anhängige Verfahren

Die „Prozessvermeidungsquote" – und damit die Effizienz der Norddeutschen
Schlichtungsstelle – liegt dementsprechend bei 85,4 %. Im Vergleich zum Gericht
wird das schnelle und unbürokratische Verfahren seit Langem auch – nicht nur in
darauf spezialisierten Kreisen – in der Anwaltschaft als primär zu bevorzugende Alternative zum Zivilprozess betrachtet.

33.5 Haftungsrechtliche Schwerpunkte in der Urogynäkologie

33.5.1 Allgemeine Daten

Erfassung und Analyse sämtlicher im Rahmen der Entscheidungen der Norddeutschen Schlichtungsstelle anfallenden Daten erfolgt über das Programm MERS (Medical Error Reporting System).

Das Doppelfach Frauenheilkunde/Geburtshilfe rangiert bezüglich der Zahl jährlich anstehender Entscheidungen auf dem 4. Platz nach Unfallchirurgie, Allgemeinchirurgie und Orthopädie.

Von Bedeutung sind dabei die therapiebedingten Kollateralschäden (Tab. 33.2). Allein in 180 von 378 Fällen waren Verletzungen von Harnleiter und Blase Gegenstand eines Schlichtungsverfahrens.

Tab. 33.2: Therapiebedingte Kollateralschäden im Fach Gynäkologie.

betroffenes Organ	n =	Fehler/Kausalität bejaht (n =)
Ureter	105	50
Darm	101	46
Blase	75	4
Haut	49	25
Nerven	30	20
Gefäße	18	10
gesamt	378	155 (41,01 %)

33.5.2 Verletzungen der ableitenden Harnwege

Durch die engen Lagebeziehungen zwischen Genitalorganen und ableitenden Harnwegen besteht bei Eingriffen im kleinen Becken der Frau eine potenzielle Verletzungsgefahr von Harnleitern und Blase. Da die Operationsebene oftmals nur wenige Millimeter vom Harntrakt entfernt liegt, muss sich der operativ tätige Gynäkologe des Risikos einer Läsion ständig bewusst sein.

Von 2007 bis 2015 haben die Autoren 251 Begutachtungen bei Organverletzungen im Rahmen gynäkologischer Operationen für die Schlichtungsstelle vorgenommen.

In diesem Zeitraum ist es zu einer deutlichen Zunahme der endoskopischen Eingriffe auf allen Versorgungsebenen gekommen, Hysterektomien werden als LAVH, TLH oder LASH durchgeführt, unklare sonographische Befunde werden sehr schnell endoskopisch abgeklärt, große onkologische Eingriffe erfolgen ebenfalls endoskopisch.

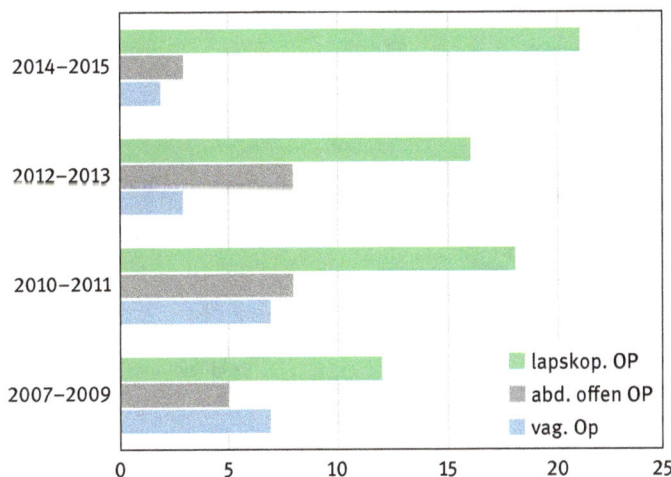

Abb. 33.3: Schlichtungsgutachten zu Organverletzungen in verschiedenen Zeiträumen.

Bei fehlender Kenntnis der Absolutzahlen der operativen Eingriffe und der Operationstechniken ist eine deutliche Zunahme der Organverletzungen zu Lasten der endoskopischen Eingriffe zu verzeichnen (Abb. 33.3).

Harnleiter

Die enge anatomische Beziehung der Harnleiter zu den Genitalorganen erklärt den traditionell hohen Anteil an Ureterverletzungen bei operativen Eingriffen im kleinen Becken (Abb. 33.4).

Die Frequenz der Harntraktverletzungen liegt nach großen klinischen Statistiken bei der einfachen Hysterektomie unter 1 %, bei Radikaloperationen 1–3 %. Allerdings sind diese Angaben aus medizinrechtlicher Sicht von geringer Bedeutung, da aus ihnen nicht hervorgeht, welche Läsionen vermeidbar fehlerhaft verursacht wurden und welche nicht.

Bei den Harnleiterverletzungen waren 5 bds. Ureterverletzungen, **nur 7** von 87 Ureterverletzungen wurden intraoperativ erkannt.

8 Patientinnen wurden im Intervall nephrektomiert, 1 erhielt eine Autotransplantation bei langstreckiger Koagulationsnekrose (Abb. 33.5).

Von den direkten intraoperativen Läsionen abzugrenzen sind die Nekrosefisteln des Harntrakts. Sie entstehen aus einer Interferenz von Gewebstrauma und Ischämie bei zunehmender thermischer Dissektion beim endoskopischen Operieren und manifestieren sich im Allgemeinen 7–14 Tage nach der Operation.

Das Intervall bis zur Diagnosestellung reichte von 7 intraoperativen Diagnosen einer Harnleiterläsion, bei den weiteren 80 Verletzungen reichte die Erkennung vom

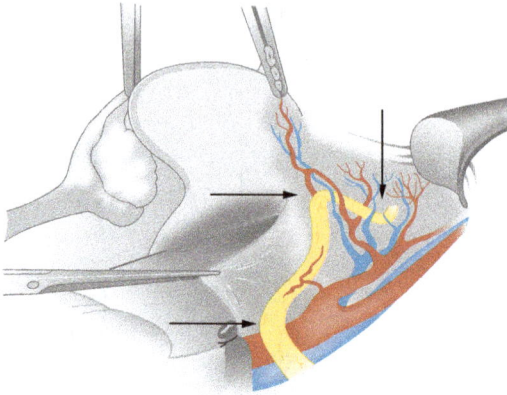

Abb. 33.4: Prädilektionsstellen für eine Ureterläsion.

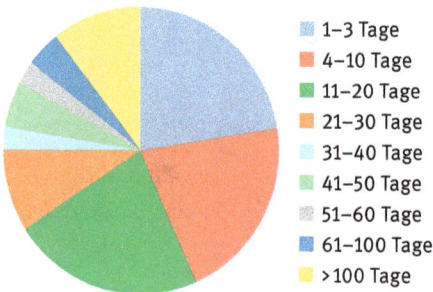

- 1–3 Tage
- 4–10 Tage
- 11–20 Tage
- 21–30 Tage
- 31–40 Tage
- 41–50 Tage
- 51–60 Tage
- 61–100 Tage
- > 100 Tage

Abb. 33.5: Intervall bis zur Erstsymptomatik bei 251 Organverletzungen zwischen 2007 und 2015 (Petri et al., 2017)

2.–3. postoperativen Tag (15 Frauen) bis zu 150 Tagen (Abb. 33.5). Zwei Fälle mit 270 Tagen bzw. 86 Monaten mit Nephrektomien sind möglicherweise durch kongenitale Nierenhypoplasien und nicht iatrogenen Läsionen in Zusammenhang zu bringen. 40,6 % wurden innerhalb der ersten 3 Wochen erkannt und antherapiert.

Es gibt typische Prädilektionsorte für Ureterläsionen: die Kreuzung des Harnleiters mit der A. iliaca communis in der Nähe des Ligamentum infundibulo-pelvicum („Gefäßstiel der Adnexe"), die Unterkreuzung mit der A. uterina am Zervixrand sowie die Einmündung in die Blase (Abb. 33.4).

Merke: Eine präoperative Nephrosonographie ist zu empfehlen, da im Falle postoperativer Ureterkomplikationen ein Bilddokument zum Vergleich vorhanden ist.

Tab. 33.3: Situationen mit besonderer Gefährdung des Ureters.

ausgedehnte Endometriose
paravaginale und parazervikale Zysten, zervikale Myome
ausgedehnte Adhäsionen im kleinen Becken
Uterusmissbildungen
große und entzündliche Tumoren
mehrmalige Sectio, Plazentainsertion in der Zervix, Nothysterektomie
intraligamentäre Tumoren
Lymphonodektomie

Bei einfachen und unkomplizierten Eingriffen ist eine Identifikation bzw. Freilegung der Harnleiter nicht erforderlich. Eine völlig andere Situation ergibt sich aus erschwerten und problembehafteten Operationsbedingungen (Tab. 33.3). Hier ist mit einer veränderten Topographie der Harnleiter zu rechnen. Deshalb ist in diesen Fällen eine Darstellung des Ureterverlaufs mit Distanzierung während der Präparation und vor dem Absetzen von Strukturen zwingend geboten. Die bloße Visualisierung unter dem Peritoneum ist nicht ausreichend. Das gilt besonders bei der Resektion verbackener Adnextumoren unter Anwendung koagulierender Instrumente. Hier kann es durch Hitzefortleitung rasch zur Thermonekrose der Ureterwand kommen.

Kasuistik

Bei histologisch gesichertem Zervixkarzinom wurde bei der 50-jährigen Patientin eine laparoskopische radikale Hysterektomie mit Adnexektomie beiderseits und pelviner Lymphknotenentfernung durchgeführt. Vier Tage nach der Operation entwickelte die Patientin Fieber und eine Harnblasenentleerungsstörung, Abflusskontrollen der Nieren waren unauffällig, sonografisch und palpatorisch wurde der Verdacht auf eine Lymphzyste oder einen Abszess am Scheidenstumpf geäußert. Deshalb erfolgte acht Tage nach der Primäroperation eine Laparoskopie, wobei eine Lymphozele der rechten Beckenwand gefenstert wurde. Nach diesem Eingriff entfieberte die Patientin und wurde mit noch geringem vaginalem Lymphfluss für fünf Wochen in eine Rehabilitationsklinik verlegt. Im Abschlussbericht dieser Einrichtung wurde der Verdacht auf einen Nierenstau rechts geäußert.

In einer urologischen Belegabteilung wurde eine Harnstauungsniere dritten Grads mit Nachweis einer Harnleiterscheidenfistel rechts diagnostiziert. Nachdem im Rahmen einer Urethrozystoskopie die Einlage eines Ureter-Katheters nicht gelang, wurde eine perkutane Nephrostomie angelegt. Zwei Monate später erfolgte eine Harnleiterneueinpflanzung, nach unkompliziertem postoperativen Verlauf die Entlassung in die Häuslichkeit.

Stellungnahme Krankenhaus

Die operierende Klinik gibt an, der Eingriff sei komplikationslos durchgeführt worden, im postoperativen Verlauf habe der Ultraschall der Nieren keine Auffälligkeiten ergeben. Fieber und Harnblasenentleerungsstörungen seien mit entsprechenden Antibiotika behandelt worden, wegen des fraglichen Abszesses am Scheidenstumpf sei eine Laparoskopie durchgeführt und die an der Beckenwand rechts diagnostizierte Lymphozele gefenstert worden. Danach sei es zu einer schnellen Besserung des Zustands gekommen, wobei zum Zeitpunkt der Entlassung sich klare Flüssigkeit über das Scheidenende entleert habe, welche als Lymphflüssigkeit interpretiert worden sei. Die Nieren seien nicht gestaut gewesen. Im gesamten postoperativen Verlauf habe es keinen Anlass gegeben, eine Verletzung des Ureters anzunehmen.

Entscheidung der Schlichtungsstelle

Die radikale Hysterektomie wurde fachgerecht durchgeführt, ein Hinweis auf eine primäre Schädigung des Harnleiters ergab sich zunächst nicht. Ultraschalluntersuchungen der Nieren waren unauffällig. Bei der neuerlichen Laparoskopie wegen Fieberschüben und Schmerzen bei deutlicher Erhöhung der Entzündungsparameter und der sonografisch zystischen Struktur am Scheidenende wurde die zystische Raumforderung im rechten Beckenwandbereich als Lymphzyste interpretiert, es erfolgte weder eine Darstellung des Ureters noch zum Beispiel eine Kreatinin-Bestimmung aus der gewonnenen Flüssigkeit. Eine Mikrobiologie des Sekrets ergab reichlich Escherichia coli, welches als typischer Keim bei Harnwegsinfekten angesehen werden kann. Auch eine intraoperative Farbprobe oder am OP-Ende eine Urethrozystoskopie mit Uretersondierung (und/oder Injektion einer Farblösung) erfolgten nicht. Der Abgang von klarer Flüssigkeit über die Scheide wurde als Lymphflüssigkeit interpretiert, wobei sich an diesem Flüssigkeitsabgang auch im Rahmen der Rehabilitationsmaßnahme nichts geändert hat.

Nach Ansicht der Schlichtungsstelle liegt ein Befunderhebungsmangel vor, nachdem bei Auftreten von vaginalem Flüssigkeitsabgang zielführender das Symptom hätte abgeklärt werden müssen. In CT oder MRT oder Urogramm hätte man eine Harnabflussstörung oder die Fistel schon im Rahmen des postoperativen Verlaufs erkennen müssen, der Patientin hätten durch sofortige Intervention die langen Wochen der Inkontinenz und die Beschwerden in Zusammenhang mit der perkutanen Nephrostomie erspart werden können. Die Veranlassung einer Rehabilitationsmaßnahme bei noch vollem Flüssigkeitsabgang aus der Scheide war nicht zielführend, hat zusätzlich die Diagnosestellung der Fistel protrahiert.

Die Voraussetzungen für eine Beweislastumkehr in Bezug auf die urologische Rekonstruktionsoperation sind im vorliegenden Fall aber nicht erfüllt, da es nach medizinischer Erfahrung äußerst unwahrscheinlich ist, dass bei Durchführung der gebotenen Diagnostik bis auf die zeitliche Verzögerung von sechs bis acht Wochen ein anderer Verlauf zu erwarten gewesen wäre.

Eine operative Versorgung wäre in jedem Fall notwendig gewesen. Auch bei frühzeitigerer Einlage eines Doppel-J-Katheters oder Anlage einer perkutanen Nephrostomie wäre die urologische Nachoperation erforderlich geworden, das lange Tragen von Windeln und Vorlagen sowie die mit der Irritation der ableitenden Harnwege verbundenen Schmerzen und Beschwerden der Patientin hätten aber um mindestens sechs bis acht Wochen verkürzt werden können.

Fazit

Verletzungen von Nachbarorganen gehören bei gynäkologischen Eingriffen im kleinen Becken, vor allem bei Radikaloperationen gynäkologischer Tumore, zu den seltenen, aber typischen Komplikationen, die nicht mit letzter Sicherheit vermeidbar sind. Bei atypischem postoperativem Verlauf mit Schmerzen und Fieberschüben muss eine Verletzung der ableitenden Harnwege immer in Betracht gezogen werden, welches hier fehlerhaft unterblieb.

Die Bemühungen des Operateurs um Darstellung und Schonung der Harnleiter in schwierigen Phasen des Eingriffs sollten exakt dokumentiert werden. Bei der vaginalen Hysterektomie ist die Darstellung der Ureteren sehr schwierig und vom vaginalen Situs her meist nicht realisierbar. Falls eine Läsion (z. B. komplette Durchtrennung) im juxtavesikalen Bereich erkennbar ist, muss zur Reimplantation ohnehin auf abdominalen Zugangsweg konvertiert werden.

Elemente der Fehlerprüfung bei einer Ureterläsion sind der Operationsbericht und die postoperative Verlaufsdokumentation (ärztliche Aufzeichnungen, Pflegeprotokolle). Daraus ergeben sich folgende Konsequenzen:

- Auch bei unkomplizierten Operationen müssen die wichtigsten taktischen Schritte des Eingriffs in Ureternähe (Durchtrennen und Unterbinden des Gefäßstiels der Adnexe, Absetzen der Parametrien von der Uteruskante, abschließende Blutstillung im entleerten kleinen Becken) insbesondere bei Anwendung von Elektrokoagulation korrekt beschrieben sein. Doch ist eine explizite Erwähnung der Integrität der Harnleiter nicht erforderlich, da eine abschließende Prüfung des Wundgebiets zur Routine gehört und nicht dokumentationspflichtig ist.
Im gutachterlichen Alltag ist es wenig nachvollziehbar, wenn bei einer „einfachen Hysterektomie" „ohne Auffälligkeiten" ein glatter Operationsverlauf beschrieben wird, der Eingriff aber > 5 Stunden gedauert hat.
- Wenn bereits intraoperativ der Verdacht auf eine Ureterläsion oder gefährliche Nähe zum Organ bestand, muss der Operateur in der Dokumentation deutlich machen, welche Maßnahmen er getroffen hat, die Verletzung zu erkennen bzw. auszuschließen. Farbproben, verstärkte Diurese und Urethrozystoskopie stehen als einfache Maßnahmen zur Verfügung.
- Bei postoperativen Symptomen wie Flankenschmerzen, Fieberattacken, Subileus sowie auffälliger Ansammlung von Flüssigkeit in der Bauchhöhle sollte an eine Verletzung der Harnleiter gedacht und sofort eine bildgebende Diagnostik ver-

anlasst werden (Sonographie der Nieren und des Abdomens, eventuell Urogramm, CT oder MRT). Das Unterlassen dieser Maßnahmen ist als befunderhebungsfehlerhaft zu bewerten.

– Es sollte zeitgerecht urologische Kompetenz einbezogen werden, um Art und Lokalisation der Verletzung am Ureter festzustellen und die daraus erforderlichen therapeutischen Konsequenzen zu ziehen (sofortige Revision bzw. Reimplantation, Schienung des Ureters, Nephrostomie?).

> **Merke:** Da es in seltenen Fällen zum völlig symptomlosen Untergang der betroffenen Niere kommen kann (sogenannte Autonephrektomie), empfiehlt sich eine sonographische Beurteilung der ableitenden Harnwege zum Zeitpunkt der Entlassung aus klinischer Behandlung. Im Rahmen der *Sicherungsaufklärung* bei Entlassung (spätestens beim ambulanten Operieren oder nur kurzem Aufenthalt) muss darauf hingewiesen werden, dass auch im Intervall von 10–14 Tagen Symptome auftreten können (z. B. Nekrosefisteln).

Die Fehler- und Schadensgeneigtheit der Ureterläsionen ist mit ~45 % stattgegebener Haftungsansprüche deutlich höher als bei allen anderen beklagten Komplikationen (~ 30 %).

Harnblase

Zur Blasenverletzung bei abdominalem Vorgehen kommt es bei narbiger Fixierung des Blasenfundus an der vorderen Bauchwand nach wiederholten Laparotomien sowie beim Ablösen der Blasenhinterwand von der Anheftung auf der Zervix. Die Läsionen werden im Allgemeinen sofort erkannt und heilen nach sachgerechter Naht und anschließender Blasendrainage gewöhnlich folgenlos ab.

Etwas problematischer sind Verletzungen bei vaginalem Zugang am Blasenboden bzw. Trigonum vesicae. Sie entstehen meist bei der Präparation des Spatium vesico-uterinum bzw. der Plica vesico-uterina des Peritoneums. Prädestiniert sind Patientinnen mit vorausgegangener Zervixkonisation oder Schnittentbindung.

Kasuistik

Die Einweisung einer 47-jährigen Patientin erfolgte bei ambulant urodynamisch gesicherter Belastungsinkontinenz zur Einlage eines alloplastischen Bands. Bei der intraoperativen zystoskopischen Lagekontrolle wurde eine Perforation der Harnblasenwand links erkannt. Daraufhin wurde der Trokar entfernt und eine nochmalige Einlage durchgeführt. Bei der zystoskopischen Kontrolle zeigte sich die Harnblasenwand intakt. Am Ende des Eingriffs war der Urin leicht blutig. Im Aufwachraum wurden hypotone Blutdruckwerte gemessen, der Puls war konstant. Bei subjektiv empfundenem Druckgefühl im Bauchraum und geringer Urinausscheidung wurde ein Harnblasenspülkatheter eingelegt, die Blutdruckkontrollen waren konstant systolisch unter 100 mmHg. Trotz Gabe von Plasma-Expandern und einem blutdrucksteigerndem Medikament ließ sich der

Blutdruck nie über Werte von 100/60 mmHg anheben. Die Unterbauchschmerzen nah-
men zu, die Kreislaufsituation war medikamentös nicht beherrschbar. Am Abend wurde
eine Revisionsoperation durchgeführt, bei der neben den bereits sechs Erythrozytenkon-
zentraten 2.800 ml aufbereitetes Blut aus dem Cell-Saver retransfundiert wurden. Nach
Übernahme des Eingriffs durch die Chirurgische Klinik wurde die eröffnete Harnblase
verschlossen, im Bereich der linken Beckenwand erfolgten multiple Umstechungsligatu-
ren. Die Blutgerinnung war durch die Massentransfusion ungenügend, sodass das Be-
cken austamponiert und der Eingriff beendet wurde. Am nächsten Tag wurde das be-
lassene Bauchtuch entfernt. Zwei Tage später wurde bei zunehmender Schwellung des
linken Beins dopplersonographisch eine Phlebo-Thrombose nachgewiesen. Nach einer
Woche wurde nach computertomographisch nachgewiesenem großen Hämatom im
kleinen Becken rechts und neuerlicher Blasenläsion eine Revisionsoperation durch-
geführt, wenige Tage später wurde eine Infektion mit MRSA nachgewiesen, welche ent-
sprechend antibiotisch behandelt wurde.

Im weiteren Verlauf wurde eine Beinheberschwäche als Läsion des Nervus femora-
lis links diagnostiziert, wobei nach Entlassung 57 Tage nach Primäreingriff eine Dauer-
antikoagulation mit Marcumar notwendig war, das linke Bein bei fortbestehender
Schwäche gewickelt wurde; es bestehen komplexe Schmerzen und Kribbeln in Händen,
Müdigkeit und Schlaflosigkeit.

Beanstandung der ärztlichen Maßnahmen

Die Patientin ist der Ansicht, dass die Operation fehlerhaft durchgeführt worden sei
und sie nicht nur eine weiterbestehende Harninkontinenz beklage, sondern auch
vielfältige Beschwerden habe, deren Entstehung ihr nicht nachvollziehbar seien.

Stellungnahme Krankenhaus

Aufgrund des Beschwerdebilds habe eine eindeutige Indikation zur Einlage eines
Bands bestanden. Dabei sei es auf der linken Seite zu einer Perforation der Blasenwand gekommen, welche erkannt und auf die entsprechend reagiert worden sei. Auf
die im weiteren Verlauf aufgetretenen Beschwerden sei adäquat reagiert worden, bei
Verdacht auf intraabdominale Nachblutung sei unverzüglich nachoperiert worden.
Aufgrund der starken Blutungen an der linken Beckenwand sei die Chirurgie mit einbezogen worden, welche auch den weiteren Verlauf übernommen habe.

Entscheidung der Schlichtungsstelle

Bei der Patientin ist es zu einer Perforation der Harnblase bei Einlegen eines retropubischen Bands gekommen, welche in der Literatur in einer Häufigkeit von 3 bis
15 Prozent beschrieben wird. Intraoperativ wurde auf diese Komplikation adäquat
reagiert.

Postoperativ wurde fehlerhaft auf die deutlichen Zeichen einer Blutung und einer beginnenden Schocksymptomatik nicht adäquat reagiert, es wurden Erythrozytenkonzentrate und kreislaufsteigernde Medikamente gegeben und fehlerhaft die Patientin sogar auf die Normalstation zurückverlegt. Erst am späten Abend des ersten postoperativen Tags erfolgte die Revision, bei der dann der Chirurg hinzugezogen wurde. Eine Re-Operation war bei der stattgehabten Nachblutung unumgänglich, das Ausmaß des Eingriffs, des Blutverlusts und damit der Folgekomplikationen wie notwendige Massentransfusionen, Blutgerinnungsstörungen, MRSA-Infektion und ausgeprägte Thrombosierung des linken Beins hätten deutlich reduziert werden können, wenn direkt postoperativ – noch auf der Überwachungsstation – eine Ultraschalldiagnostik und eine sofortige Revision erfolgt wären. Bei fehlender Stabilisierung des Kreislaufs und zunehmender Schmerzsymptomatik hätte eine frühzeitige Revision innerhalb der ersten vier bis fünf Stunden das Ausmaß des Blutverlusts, die Gerinnungsstörung mit heute noch immer notwendiger Antikoagulation und die Folgen der Beinvenenthrombose deutlich reduzieren, wenn nicht sogar völlig verhindern können. Eine Revisionsoperation war notwendig, die weiteren Interventionen wie Wechsel beziehungsweise Entfernung des Bauchtuchs, Massentransfusionen und Maßnahmen im Rahmen der Thrombosebehandlung waren vermeidbar. Weiter ist eine um neun Monate verzögerte Rekonvaleszenz als Schaden zu werten. Bei zeitgerechter Erkennung und frühzeitiger Revision der Nachblutung wären der Blutverlust, der Bluterguss und damit die Größe der Wundhöhle und somit die Infektionsgefahr drastisch zu reduzieren gewesen.

Fazit

Verletzungen von Nachbarorganen bei Eingriffen im kleinen Becken gehören zu den seltenen, aber nicht immer sicher zu vermeidenden Komplikationen. Auf die Blasenperforation bei Einlage des Bands wurde korrekt reagiert. Im Wissen um die intraoperative Komplikation war schon im Aufwachraum die hypotone Blutdrucksituation bei fast fehlender beziehungsweise rein blutiger Urinausscheidung Indikation für eine Ultraschalluntersuchung zum Ausschluss einer Blasentamponade und/oder einer Nachblutung im kleinen Becken. Die deutlichen Zeichen einer beginnenden Schocksituation, der Abfall des Hämoglobin-Werts und die zunehmenden Schmerzen hätten eine frühere Information des diensthabenden Gynäkologen notwendig gemacht, sodass von einem Befunderhebungsmangel des Pflegepersonals und der Ärzte ausgegangen werden muss.

Ist sich der Operateur über das Vorhandensein bzw. den Sitz einer Läsion der Blase im Unklaren, sollte noch intraoperativ eine Farbstoffauffüllung der Blase erfolgen.

Vorwürfe der betroffenen Patientin gegenüber den behandelnden Ärzten werden meist dann erhoben, wenn die Primärnaht einer Verletzung nicht hält und sich eine

Blasenscheidenfistel entwickelt. Dann ist anhand des Operationsberichts zu prüfen, ob während des Eingriffs gegen geltende Standards verstoßen wurde.

Fehler- und Schadensgeneigtheit sind bei Blasenläsionen im Allgemeinen sehr niedrig.

33.5.3 Operative Therapie von Genitaldeszensus und Belastungsinkontinenz

Gemessen an der großen Zahl an operativen Korrekturen von Deszensus und Harninkontinenz ist die Zahl der Anträge in den Schlichtungsstellen und Klagebegehren bei Gericht relativ klein. Es handelt sich um Elektiveingriffe, bei denen die Erwartungshaltung durch gute Aufklärung offenbar reduziert ist. Neben Revisionsoperationen bei Schmerzen und Defektheilungen nach Verwendung alloplastischer Materialien werden postoperativ bei nicht erreichtem Erfolg die mangelnde präoperative Information über konservative Alternativen beklagt. Abhängigkeit vom subjektiven Beschwerdebild und dem klinischen Befund ist immer eine Stufendiagnostik zu fordern, welche in Abhängigkeit von der von der Patientin gewünschten und akzeptierten Therapie unter Einbeziehung von Erfolgsaussichten und Komplikationsmöglichkeiten mehr oder weniger invasiv sein sollte. Jüngere Studien haben z. B. gezeigt, dass die früher grundsätzlich geforderte urodynamische Funktionsprüfung bei eindeutigem Beschwerdebild und jüngeren Frauen nicht zwingend notwendig ist.

Die aktuelle Situation der Beckenbodenchirurgie ist durch überwiegend paramedizinische Gründe schwierig, nachdem nach den Warnhinweisen der FDA (amerikanische „Food and Drug Administration") durch Resolutionen von Patientengruppierungen zwar nicht die Bänder zur Behandlung der Belastungsinkontinenz in das gesundheitspolitische Visier geraten sind, in England durch publizistische Aktionen bei den Patientinnen aber eine gänzliche Ablehnung der Verwendung von alloplastischen Materialien bewirkt wurde. In den U.S.A. wurden im April 2019 alle Kunststoffnetze zur vaginalen Prolapschirurgie verboten, sodass auch in Europa die Mehrzahl der Produkte nicht mehr zur Verfügung steht (FDA 2019). Da gleichzeitig durch die euphorische Gesamtübernahme der Inkontinenzchirurgie durch alloplastische Bänder seit 1996 die Erfahrung mit der konventionellen Technik einer Kolposuspension oder autologen Schlingenplastiken völlig verlorengegangen ist, werden jetzt wieder intraurethrale Injektionen trotz begrenzter und nur kurzzeitiger Erfolge als „first-line" Therapie propagiert, europäische Netz- und Bandprodukte empfohlen, für die aber häufig keine Zulassung besteht. Vor der Verwendung muss in dieser Situation außerhalb randomisierter Studien dringend gewarnt werden, nachdem es sich um „therapeutische Versuche" handelt, welche ein extremes Aufklärungsverhalten bedingen.

Die veränderten perioperativen Bedingungen mit Vorgabe von Grenzverweildauern und dem Bestreben der Kostenträger nach dem Vorbild des europäischen und internationalen Auslandes zur Durchführung urogynäkologischer Eingriffe unter ambulanten Bedingungen macht die Überwachung möglicher postoperativer Komplikationen schwierig. Typische Blasenentleerungsprobleme nach Anti-Inkontinenz-Operationen, Schmerzen und Sensibilitätsausfälle nach extensiven Beckenbodenrekonstruktionen müssen bei der *„Sicherungsaufklärung"* bei Entlassung, vor allem aber durch intensivierte Kooperation mit den nachbehandelnden Ärzten zeitgerecht erkannt werden, wobei bei den aktuellen Anträgen in der Schlichtungsstelle diese „Schnittstellenproblematik" deutlich wird.

Bei persistierenden Miktionsproblemen mit Harndrangsymptomatik und hohen Restharnwerten nach spannungsfreier Schlinge sollte innerhalb von 4–8 Wochen eine Korrektur (Spaltung des Bands an der Urethra oder partielle Explantation) erfolgen. Das Unterlassen dieser Maßnahme ist als fehlerhaft zu bewerten. Nach vaginaler sakrospinaler Fixation des Scheidenstumpfes auftretende passagere ischialgiforme Beschwerden sind eine bekannte Komplikation, die meist nach 8 bis 10 Tagen abklingt. Bei Persistenz und erheblichem Beschwerdebild muss allerdings sehr rasch der Entschluss zur Reintervention mit Lösung der Fixationsfäden getroffen werden, wie die nachfolgende Kasuistik zeigt.

Die 64-jährige Patientin hatte sich wegen eines Prolapses des Scheidenstumpfs einer sakrospinalen Fixation des Scheidenrohrs auf vaginalem Weg unterzogen. Im Operationsbericht wurde der Eingriff mit Legen zweier Fixationsnähte durch das Ligamentum sacrospinale nachvollziehbar beschrieben. Noch in der Nacht nach dem Eingriff entwickelten sich bei der Patientin zunehmend heftige Schmerzen im rechten Bein mit Taubheitsgefühl sowie Lähmungserscheinungen am rechten Fuß. Die unmittelbare neurologische Untersuchung ergab zunächst den Verdacht auf lagerungsbedingten Schaden des Plexus lumbosacralis. Bei weiterer Diagnostik in den folgenden Tagen fand sich ein erloschener ASR mit Hypo- bzw. Dysästhesien L4 bis S3 sowie eine Fußsenkerparese KG4 bis 5,5. Als besonders belastend erwiesen sich die Schmerzen. Erst 10 Tage nach der Operation entschloss man sich zur Revision mit Entfernung der beiden Fixationsfäden. Danach trat eine Besserung ein, insbesondere ließen die Schmerzen nach. Es schloss sich eine Rehabilitationsmaßnahme an.

Die Patientin erhob den Vorwurf fehlerhafter Behandlung und wandte sich an die Schlichtungsstelle.

Der beauftragte neurologische Gutachter stellte nach eigener Untersuchung noch ein Jahr später persistierende Ausfälle von Ästen des rechtsseitigen Plexus lumbosacralis fest. Aus der Literatur sei die Gefährdung des N. ischiadicus und anderer Teile des Plexus lumbosacralis bei der vaginalen sakrospinalen Fixation bekannt. Im konkreten Fall wären allerdings Ausdehnung und Schwere des Nervenschadens ungewöhnlich. Das Abklingen der heftigen Beschwerden nach Fadenlösung lasse erkennen, dass der Nervenschaden durch Zugwirkung der Fixationsnaht entstanden sei. Mit einer Besserung wäre in den nächsten 1½ Jahren noch zu rechnen.

In Würdigung des neurologischen Gutachtens und unter Berücksichtigung operativ gynäkologischer Aspekte gelangte die Schlichtungsstelle abschließend zu der Feststellung, dass die Läsion von Anteilen des Plexus lumbosacralis bei der sakrospinalen Fixation des Scheidenstumpfs per se nicht als fehlerhaft zu bewerten ist. Als fehlerhaft anzulasten ist den behandelnden Ärzten dagegen die Verzögerung des Entschlusses zur Reintervention um etwa 6 Tage. Während dieses Zeitraums musste die Patientin unter heftigen Schmerzen leiden. Ob es allerdings durch diese Latenzzeit zu einer weiteren Verschlechterung des Nervenschadens kam, konnte nicht mit der notwendigen Wahrscheinlichkeit bewiesen werden.

Es wurde die außergerichtliche Regulierung von Schadenersatzansprüchen empfohlen.

Literatur

FDA News Release: FDA takes action to protect women's health, orders manufacturers of surgical mesh intended for transvaginal repair of pelvic organ prolapse to stop selling all devices. April 16, 2019.

Leitlinien „Operationsbedingte Verletzungen des Ureters in der Gynäkologie und Geburtshilfe". AMWF-Leitlinien-Register Nr. 015/061 AMWF-online (nicht verlängert)

Leitlinien „Belastungsinkontinenz". AMWF-Leitlinien-Register Nr. 015/005 AMWF-online. Geburtsh Frauenheilk 2013;73(9): 899–903 (Neuaufl.in Vorb.)

Leitlinien „Descensus genitalis der Frau". AMWF-Leit-linien-Register Nr. 015/006 AMWF-online

Petri E, Methfessel HD, Neu J. Organverletzungen. Der Gynäkologe. 2017;50(2):142–150

Petri E. Moderne Therapie der Belastungsharninkontinenz. gyn prax. 2020; Band 46/04:634–40.

Anhang

Unter dem Titel „Neuere Aspekte zur Pathophysiologie der weiblichen Harninkontinenz" hatte Ulf Ulmsten u. a. den angefügten Beitrag für die 1995 erschienene erste Auflage dieses Buches verfasst. Ein besonderer Beitrag aus verschiedener Hinsicht: Das inaugurierte TVT-Verfahren beruht auf Grundlage dieser, mit Petros zusammen entwickelten Theorien. Die Theorien und das TVT-Verfahren haben auch nach 15 Jahren nicht ihre Aktualität verloren. Ulf Ulmsten hätte als enger Freund von Wolfgang Fischer sicher gern an der aktuellen Ausgabe des Buches mitgearbeitet, wenn er nicht nach schwerer Erkrankung bereits im Jahre 2004 verstorben wäre. Diesen Beitrag im Buchtext zu integrieren, hätte zu Redundanzen geführt und Änderungen erforderlich gemacht. Deshalb haben sich die Herausgeber entschlossen, den ungeänderten Beitrag losgelöst im Anhang anzufügen. Für die „Ulmsten-Generation" eine Erinnerung, für die jüngeren Leser sicher eine spannende Ergänzung zum eigentlichen Buch, für uns Herausgeber eine besondere Ehre.

Die Herausgeber

Die Klassifikation der weiblichen Harninkontinenz in Bezug auf die anatomische Dysfunktion
U. Ulmsten

Von den derzeit bestehenden **Theorien** über die Stress- und Urge-Inkontinenz zeigen sowohl das *Prinzip der abdominalen Drucktransmission* als auch die *Theorie der Detrusorinstabilität* die biophysikalische Beschreibung eines Phänomens auf, erklären oder interpretieren aber nicht die zugrunde liegenden Faktoren oder Gewebedefekte, die letztendlich für das Auftreten der Symptome verantwortlich sind. Diese Bedenken wurden kürzlich durch eine andere Theorie geäußert, die sich auf anatomische Dysfunktion wichtiger Gewebestrukturen für den Öffnungs- und Verschlussmechanismus der Urethra stützt. Darüber hinaus gibt sie eine Erklärung, wie Kontinenz gesichert wird und wie Inkontinenz auftreten kann. Ein kompliziertes Zusammenspiel zwischen verschiedenen extravesikalen und extraurethralen Faktoren, die für Funktion und Dysfunktion des unteren Harntraktes verantwortlich sind, wird erklärt.

Die wichtigsten Faktoren sind die Ligamenta pubourethralia, die suburethrale vaginale Hängematte und die Beckenbodenmuskulatur, insbesondere der Musculus pubococcygeus. Darüber hinaus sind alle diese Strukturen miteinander verbunden, wo- bei das Bindegewebe als Klebstoff fungiert.

In Abb. 1 und 2 ist die sich öffnende und schließende Blase anhand des urethralen Verschlussmechanismus und des Mechanismus des Blasenhalsverschlusses dargestellt. Defekte einer oder verschiedener oben angeführter anatomischer Strukturen können verschiedene Symptome des Harnverlustes verursachen.

https://doi.org/10.1515/9783110657906-034

Anatomische Klassifikation der weiblichen Harninkontinenz in Abhängigkeit von Defekten stützender Strukturen der Urethra und des Blasenhalses

Spezifische klinische Symptome, die jeweils bei einem besonderen Defekt vorkommen (Abb. 3), sind nachfolgend angegeben. In Abhängigkeit von der Lokalisation des Defektes und der „Sensitivität" der Nervenendigungen kann der Patient Stressinkontinenz, Urge-Inkontinenz, Blasenhalsöffnung oder verschiedene Kombinationen aller drei Möglichkeiten entwickeln.

In Zusammenhang mit dieser anatomischen Klassifikation versuchen die derzeitigen ICS-Standards die Detrusorinstabilität, die Urethrainstabilität und die genuine Stressinkontinenz als feststellbare Ereignisse, nicht aber kausal zu definieren.

Beziehung zwischen Symptomen und Klassifikation

Allgemein sind Defekte der vorderen Vaginalwand mehr für die Entstehung der Stressinkontinenz, Defekte der hinteren Vaginalwand eher für Symptome eines gestörten Öffnungsmechanismus verantwortlich. Symptome der Pollakisurie, Drangsymptomatik und Nykturie können bei Läsionen in beiden Abschnitten auftreten.

Die Diagnose anatomischer Defekte 1 bis 6 bei einer bestimmten Patientin bedeutet aber nicht, dass unbedingt Symptome der Harninkontinenz vorliegen müssen. Andere Faktoren sind auch wichtig, wie der Urethradruck, der eine vaskuläre und glattmuskuläre Komponente besitzt und über unwillkürliche wie willkürliche Kompensationsmechanismen verfügt. Letztere müssen erlernt werden und schließen die Anhebung des Beckenbodens durch eine willkürliche Kontraktion und zentralnervöse Hemmechanismen (Blasentraining) ein.

Defekt 1: Suburethraler vaginaler Defekt – ausgeprägte Erschlaffung der vaginalen Hängematte

Harnverlust in der liegenden Untersuchungsposition kann beim Husten mittels Pinzettentest überprüft werden, indem man mit einer Pinzette die Vagina paraurethral strafft und die Patientin auffordert, zu husten. Wird damit Harnverlust verhindert, so beweist dies die Bedeutung einer richtig strafen suburethral gelegenen Vagina für den Urethraverschlussmechanismus.

Das Symptom einer am Tage bestehenden Feuchtigkeit ist oftmals zurückzuführen auf einen defekten urethralen Verschlussmechanismus, der auf eine atrophische urethrale Schleimhaut mit herabgesetzter Vaskularisierung und niedrigem maximalem Urethradruck zurückzuführen ist. Linderung der Symptome mittels Östrogentherapie kann auf eine Verbesserung der Mukosabeschaffenheit zurückgeführt werden. Oftmals kann auch Harnverlust durch die Anwendung eines Vaginaltampons verbessert werden.

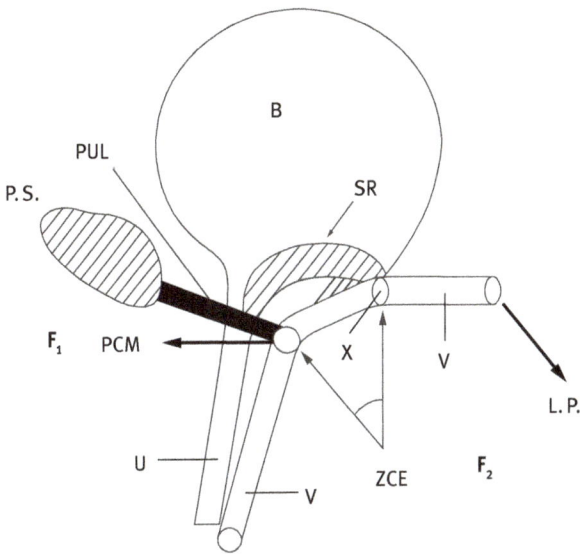

Abb. 1: Schematische Darstellung der Anatomie des unteren Harntraktes und wichtiger funktioneller Strukturen. PS = Symphyse; PUL = Ligamenta pubourethralia; PCM = Pubokokzygeusmuskel; U = Urethra; V = Vagina; B = Blase; SR = Dehnungsrezeptoren oder freie Nervenendigungen im Bereich des Blasenbodens und des inneren Harnröhrenabschnittes; LP = Levatorplatte; ZCE = Zone der kritischen Elastizität der Scheide. Beachte den nach vorn und aufwärts gerichteten Zug (F1) der Scheide und der Harnröhre durch PCM und PUL. Andererseits werden die Vagina und der Blasenboden durch die Levatormuskulatur nach hinten und unten gezogen (F2, die longitudinalen Beckenbodenmuskeln sind hier nicht dargestellt). Dieses Diagramm zeigt auch, dass die Vagina nicht mit der Harnröhre und dem Blasenhals in der Zone der kritischen Dehnbarkeit verbunden ist. Es ist wichtig, dass die Scheide sich hier frei bewegen kann. Im Bereich der oberen und der hinteren Anteile der Zone der kritischen Elastizität bzw. Dehnbarkeit befinden sich Bindungsgewebsbündel, die die Scheide mit der Blase verbinden. Der eigentliche Fixationspunkt ist durch X markiert. Der Zug nach vorwärts und die Kontraktion durch PUL und PCM, wie auch die nach hinten und unten gerichtete Kontraktion durch LP verursachen ein Abknicken der Harnröhre im Bereich des inneren Meatus. Damit wird die Harninkontinenz vermieden. Es ist wichtig, darauf hinzuweisen, dass alle hier befindlichen Strukturen mittels Bindegewebe, das wie ein biologischer Klebstoff fungiert, verbunden sind.

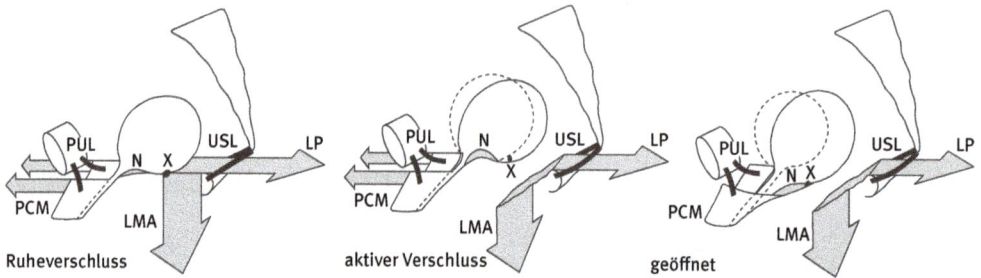

Abb. 2: Dreidimensionale Darstellung der Blase und der Harnröhre, die in der Hängematte aus der vorderen Vaginalwand liegen. Die breiten Pfeile zeigen die Kräfte, die auf die vordere Vaginalwand einwirken und diese wie ein Trommelfell spannen. Die Scheide ist im vorderen Anteil durch die pubourethralen Ligamenta (PUL) und hinten durch die sakrouterinen Ligamenta (USL) aufgehängt. **Oben:** Ruhe-Position. Die Scheide wird gegen die sich aufhängenden pubourethralen Ligamenta und die Sakrouterinligamenta durch entgegengesetzte Kontraktion des Pubokokzygeusmuskel (PCM), der Levatorplatte (LP) und der längs verlaufenden Muskelfasern des Anus (LMA) gespannt. **Bildmitte:** aktiver Verschluss. Die Kontraktion des Pubokokzygeusmuskels nach vorn zieht die zwei Enden der vaginalen Hängematte um die Harnröhre, verschließt und fixiert sie. Zur selben Zeit ziehen Levatorplatte und longitudinaler Muskel des Anus den Blasenboden nach X herunter und zurück gegen die Urethra. Dies trägt zum Blasenhalsverschlussmechanismus bei. Eine adäquate Elastizität ist in der Scheide unterhalb des Blasenbodens für die gleichzeitig entgegengesetzten Muskelbewegungen erforderlich. Eine gestörte Anatomie in irgendeiner dieser Strukturen resultiert in einem defekten Verschlussmechanismus und in Harnverlust unter Belastung. Die durchbrochenen Linien zeigen die Ruheposition der Blase an. **Unten:** Öffnung des Blasenhalses. Als Teil des Miktionsreflexes erschlafft der Pubokokzygeusmuskel. Dies erlaubt LP und LMA, ungehemmt nach F2 zu ziehen, indem die Blase geöffnet wird, eine Trichterbildung erzeugt und somit der urethrale Auslass vergrößert wird. Zur selben Zeit werden Nervenendigungen (N) stimuliert, die wiederum den Miktionsreflex aktivieren. Umgekehrt kann dieser Reflex durch eine willkürliche Kontraktion der quer gestreiften Beckenbodenmuskulatur induziert werden, was meist bei Überanstrengung passiert. Eine Erschlaffung im Bereich der Scheide äußert sich in einem Durchhängen und einem Verlust der trommelfellartigen Spannung. Dies wiederum verursacht eine ungenügende Unterstützung von unten für die Nervenendigungen und führt damit zu einer frühzeitigen Aktivierung des Miktionsreflexes oder der Blaseninstabilität. Es ist möglich, für willkürliche Kontraktionen des Beckenbodens diesen Reflex umzukehren, indem N von unten gestützt wird. Die gebrochenen Linien zeigen die Ruheposition der Blase an. Eine gestörte Eröffnung bei schlaffer supralevatoriell gelegener Vagina – ob durch die schlaffe Vagina selbst oder durch die Sakrouterinligamente verursacht – kann Ausdruck eines erschwerten Miktionbeginns, einer Miktionsunterbrechung, eines herabgesetzten Flows, hoher Restharnmengen infolge ungenügender Nervenstimulation an Punkt N sein. Die Obstruktion, die oftmals nach Blasenhalsevelationsoperationen gesehen wird, kann durch eine mechanische Überlagerung mit diesem Öffnungsmechanismus erklärt werden.

Defekt 2: Ausgeprägte Vernarbung und Spannung im Bereich der Blasenhalszone

Dieses „Syndrom der fixierten Vagina" ist immer iatrogener Genese.

Vernarbung und Elastizitätsverlust in der *„Zone der kritische Elastizität"* (ZKE) der Scheide infolge vaginaler Operationen oder Blasenhalselevationen kann den Pubokokzygeusmuskel an die Levatorplatte fixieren (Abb. 1). So übersteigt F2 F1, wobei sich der Blasenhals öffnet, wenn er eigentlich verschlossen werden soll.

Das *„Syndrom der fixierten Vagina"* ist oftmals mit einem niedrigen Urethradruck vergesellschaftet. Fast immer nässt die Patientin morgens nach dem Aufstehen ein, bevor sie die Toilette erreicht. In den schlimmsten Fällen beginnt der Harnverlust bereits unmittelbar nach dem Verlassen des Bettes, ein Unterbrechen des Harnstrahles

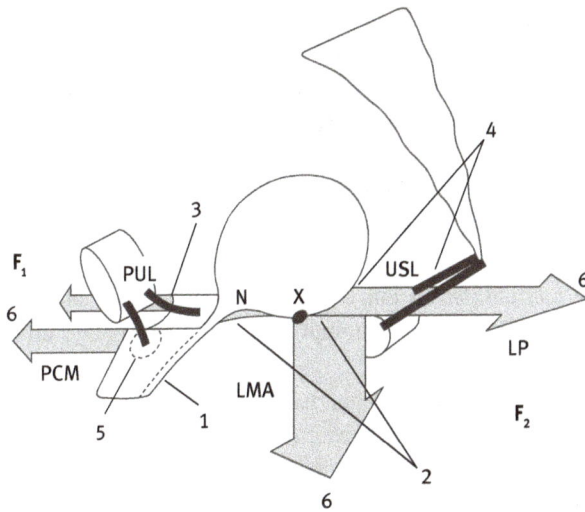

Abb. 3: Schematische Darstellung von defekten anatomischen Strukturen, die verschiedene Typen einer Dysfunktion der weiblichen Harnwege verursachen können. (1) Defekt der suburethral gelegenen vaginalen Hängematte. (2) Externe Enge, Narbenbildung im Bereich der Blasenhalszone. (3) Erschlaffung der Ligamenta pubourethralia. (4) Erschlaffung der Ligamenta sacrouterina, Erschlaffung der supralevatoriellen Vagina. (5) Störung des kollagenen Ansatzes des Pubokokzygeusmuskels an der Scheide. (6) Störung an der quer gestreiften Muskulatur: (a) Traumatisierung des M. sphinct. ani ex. (b) Levatorplatte: zerrissener Muskelansatz an der Symphyse – Erschlaffung des kollagenen Ansatzes – Denervation.

ist unmöglich. Es kann hierbei keine besonders auffällige Stressinkontinenz vorliegen. Viele Patienten klagen über Harnverlust, wenn sie sich nach vorn beugen, aber ohne Stressinkontinenz beim Husten – ein paradoxer Harnverlust, da der Druck beim Nachvornbeugen weitaus niedriger ist als beim Husten. Die „Zone kritischer Elastizität" (Abb. 1) ist nicht elastisch. F_2 kennzeichnet die kräftige Kontraktion des Beckenbodens, um die intraabdominalen Organe zu stützen, sodass F2 leicht F_1 neutralisiert oder aufhebt. Der Blasenhals öffnet sich, anstatt sich zu verschließen. Bei der Untersuchung ist die Scheide meistens sehr eng in der Region des Blasenhalses. Es ist keine Bewegung des urethrovesikalen Überganges (UVJ) möglich.

Nach vorn gerichtete Fixation: Wenn der Blasenhals während der Blasenhalseleva-tion oder Schlingenoperation zu eng an das Schambein verankert wird, ist die Bildung eines Trichters durch F_2 nicht möglich, wodurch Blasenentleerungsstörungen und postoperative Restharnmengen auftreten. Einige dieser Patienten urinieren niemals wieder spontan.

Defekt 3: Schadhafte Ligamenta pubourethralia

Es handelt sich hierbei um den schwerwiegendsten Defekt.

Die wichtige Stützfunktion ist verloren gegangen, sodass sowohl der urethrale wie auch der Blasenhalsverschlussmechanismus inaktiviert werden. Die Blase, die Scheide und das Rektum sind allesamt in einer richtigen anatomischen Position in Ruhe, aber fallen bei Belastung nach hinten, prolabieren gemeinsam unter die untere Symphysengrenze. Ein aktives Nach-unten-Kippen der Levatorplatte scheint diese Veränderungen zu verursachen. Eine Erschlaffung der Ligamenta pubourethralia kann angeboren sein, tritt mit zunehmendem Alter auf (Kollagenverlust) oder kann durch Geburten hervorgerufen werden. Solch ein Defekt muss auch angenommen werden, wenn Patienten Schwierigkeiten beim Einleiten der Defäkation haben oder stuhlinkontinent sind.

Ein einfacher klassischer Test, um einen vorliegenden Defekt der Ligamenta pubourethralia nachzuweisen, ist der *Bonney*-Test. Unilateral angewendet ist es unmöglich, die Urethra zu obstruieren. Der Bonney-Test verankert die Urethra im selben Maß, wie es die Ligamenta pubourethralia tun.

Defekt 4: Erschlaffung der Ligamenta sacrouterina. Erschlaffung der supralevatoriellen Vagina

Diesem Defekt liegt eine Erschlaffung im Bereich des hinteren Scheidenfornix zugrunde. Patienten haben Symptome der Harninkontinenz, Blasenentleerungsstörungen, Beckenschmerzen und große Restharnmengen.

Wahrscheinlich liegt hier eine Überdehnung im Bereich des Scheidengewölbes unter der Geburt vor. Die Läsion entsteht auch beim Verschluss des Scheidengewölbes nach Hysterektomie, wenn der ligamentäre Stützapparat nicht berücksichtigt wird. Kongenital bedingt treten die Symptome nach der Menarche auf. Eine Erschlaffung der supralevatoriell gelegenen Vagina ermöglicht keinen adäquaten Zug auf die Scheide unterhalb der Nervenendigungen des Blasenhalses (Abb. 3), wodurch Symptome der Pollakisurie, Reizblase und Nykturie auftreten. SS ist herabgesetzt. Der belastungsinduzierte Transmissionsfaktor kann positiv sein anstelle von sonst üblicher Negativität bei Patienten mit Harninkontinenz.

Defekt 5: Erschlaffung der kollagenen Ansatzstellen zwischen Vagina und dem Pubokokzygeusmuskel

Es handelt sich hier um einen schwerwiegenden Defekt mit ähnlichen Symptomen wie bei Läsionen im Bereich der Ligamenta pubourethralia (Nr. 3). Die Scheide ist durch kollagenes Bindegewebe an die Pubokokzygeusmuskulatur „geklebt". Ein überdehnter kollegialer Ansatzpunkt zwischen Pubokokzygeusmuskel und Scheide (Abb. 1 und 2) kann den Blasenhalsverschlussmechanismus dadurch verändern, dass der Muskelbauch ungenügend gegen die ligamentäre Stütze gezogen werden kann. Auch kann damit der urethrale Verschlussmechanismus inaktiviert werden.

Klinisch äußert sich dieser Defekt ähnlich der Läsion der pubourethralen Ligamenta. Zu diagnostizieren ist dieser Defekt bei Patienten, deren Blasenhals sich in korrekter anatomischer Ruhe- und Belastungsposition befindet, wobei klinisch eine schlaffe suburethrale Vagina mit hohem Transmissionsfaktor vorliegt. Auffallen könnten derartige Veränderungen bei sehr alten Patienten, die zum ersten Mal Symptome ähnlich den pubourethralen Defekten entwickeln, z. B. Harnträufeln, fäkale Inkontinenz usw. Röntgenologisch befindet sich der Blasenhals sowohl in Ruhe wie auch unter Belastung in einer richtigen anatomischen Position.

Differentialdiagnostisch kann eine Unterscheidung gegenüber dem Defekt der pubourethralen Ligamenta schwerfallen, vor allem dann, wenn der Blasenhals in Ruhe unterhalb der unteren Symphysenkante liegt. Jedoch ist eine Unterscheidung zu einem Defekt der pubourethralen Ligamenta nur von akademischem Interesse, da der anatomische Defekt bei den meisten vaginalen HI-Operationen mitkorrigiert wird, indem die Scheide wiederum am Pubokokzygeusmuskel fixiert wird.

Defekt 6: Störungen quer gestreifter Muskulatur

Ein zerrissener externer analer Sphinkter tritt selten auf, ist aber ein korrigierbarer Defekt. Lähmung des muskulären Beckenbodens wird nicht als primärer ätiologischer Faktor der weiblichen Harninkontinenz angesehen, stellt jedoch in qualitativer Hinsicht einen zusätzlichen Faktor dar. Swash ordnete der Harn- wie auch der Stuhlinkontinenz eine muskuläre Denervation zu. Jedoch findet man nicht bei allen Patientinnen mit einer Denervation des Beckenbodens intra partum eine Harn- oder Stuhlinkontinenz bzw. umgekehrt.

Eine Muskeldenervation bei inkontinenten Patienten wird entsprechend der Bindegewebstheorie wie folgt erklärt: Der fetale Kopf kann die Motorendplatten des Beckenbodens, das vaginale Bindegewebe oder auch beide zerstören. Die Beckenbodenmuskeln stellen eine wichtige Stütze der Urethra dar. Denervation ruft einen Verlust des Muskeltonus hervor, sodass ein Prolaps des Blasenhalses und anderer Organe in Ruhe teilweise durch einen denervierten Beckenboden hervorgerufen wird.

Viele Patienten, deren Blasenhals unter dem unteren Symphysenrand liegt, werden durch unsere intravaginale Schlingenplastik ohne Blasenhalselevation geheilt. Demgemäß glauben wir, dass eine Denervation der Muskulatur nicht den primären

Grund der Harninkontinenz darstellt. Sie kann jedoch durch eine Veränderung der Kräfte, die auf die pubourethrale Ligamenta einwirken, zur mechanischen Dysfunktion führen.

Quelle

Ulmsten U, Die Klassifikation der weiblichen Harninkontinenz in Bezug auf die anatomische Dysfunktion. Aus: Fischer W, Kölbl H, Hrsg. Urogynäkologie in Praxis und Klinik. Berlin, New York: de Gruyter; 1995. p. 188–92.

Stichwortverzeichnis

www.ingramcontent.com/pod-product-compliance
Lightning Source LLC
Chambersburg PA
CBHW081458190326
41458CB00015B/5282